Original-Prüfungsfragen
mit Kommentar

Stolz, Stolz, Hocker

GK 2
Anamneseerhebung und allgemeine Krankenuntersuchung

© Chapman & Hall GmbH; D-69469 Weinheim, Bundesrepublik Deutschland, 1994

ISBN 3-8261-9003-3

Original-Prüfungsfragen mit Kommentar

GK 2

Anamneseerhebung und allgemeine Krankenuntersuchung

siebte Auflage
bearbeitet von B. Stolz, E. Stolz und A. Hocker,

CHAPMAN & HALL
London · Glasgow · Weinheim · New York · Tokyo · Melbourne · Madras

Dr. med. Anke Hocker
Am Tobisberg 9
D-66424 Homburg/Saar

Dr. med. Birgit Stolz
Schwabenheimer Str. 37
D-69221 Dossenheim

Elke Stolz
Am Häuselberg 17
D-67434 Neustadt

Autoren und Verlag haben sich bei der Zusammenstellung der Fragen, bei der Zuordnung der Lösungen sowie bei der Kommentierung von Fragen und Lösungen um größtmögliche sachliche Richtigkeit bemüht. Dennoch wird eine Gewähr für die in diesem Band enthaltenen Angaben nicht übernommen.

---

1. Auflage 1983
2. Auflage 1984
3. Auflage 1986
4. Auflage 1989
5. Auflage 1991
6. Auflage 1993
7. Auflage 1994

CIP-Kurztitelaufnahme der Deutschen Bibliothek

Original-Prüfungsfragen mit Kommentar GK 2. - London ; Glasgow ; Weinheim ; New York ; Tokyo ; Melbourne ; Madras : Chapman and Hall.
Anamneseerhebung und allgemeine Krankenuntersuchung /
Bearb. von A. Hocker ... – 7. Aufl. – 1994
ISBN 3–8261–9003–3
NE: Hocker, Anke

© Chapman & Hall GmbH, D-69469 Weinheim, Bundesrepublik Deutschland, 1994

Gedruckt auf säurefreiem Papier.

Alle Rechte, insbesondere die der Übersetzung in andere Sprachen, vorbehalten. Kein Teil dieses Buches darf ohne schriftliche Genehmigung des Verlages in irgendeiner Form – durch Photokopie, Mikroverfilmung oder irgendein anderes Verfahren – reproduziert oder in eine von Maschinen, insbesondere von Datenverarbeitungsmaschinen, verwendbare Sprache übertragen oder übersetzt werden. Die Wiedergabe von Warenbezeichnungen, Handelsnamen oder sonstigen Kennzeichen in diesem Buch berechtigt nicht zu der Annahme, daß diese von jedermann frei benutzt werden dürfen. Vielmehr kann es sich auch dann um eingetragene Warenzeichen oder sonstige gesetzlich geschützte Kennzeichen handeln, wenn sie nicht eigens als solche markiert sind.

All rights reserved (including those of translation into other languages). No part of this book may be reproduced in any form – by photoprint, microfilm, or any other means – nor transmitted or translated into a machine language without written permission from the publishers. Registered names, trademarks, etc. used in this book, even when not specifically marked as such, are not to be considered unprotected by law.

Herstellerische Betreuung: PRO EDIT GmbH, D-69126 Heidelberg
Satz: Satzrechenzentrum Kühn & Weyh Software GmbH, D-79110 Freiburg
Druck und Bindung: Röck GmbH, D-74189 Weinsberg
Printed in the Federal Republic of Germany

Vorwort

Die letzte Hürde vor dem Erscheinen eines Buches ist wohl das Schreiben des Vorworts – und es gestaltet sich fast schwieriger als das Schreiben der Kommentare selbst.

Die Kommentare beziehen sich auf sämtliche verfügbaren Original-Prüfungsfragen zum Fachgebiet Anamneseerhebung und allgemeine Krankenuntersuchung von August 1982 bis August 1993.
Wir haben versucht, auf alle Lösungsmöglichkeiten – auch auf die Falschantworten, sofern sie Sinn ergeben – einzugehen, um so die Beantwortung ähnlich gestellter Fragen zukünftiger Examina zu erleichtern. Um unnötiges und zeitraubendes Hin- und Herblättern zu ersparen, haben wir weitgehend auf Querverweise innerhalb der Antwortkommentare verzichtet.

Obwohl wir natürlich glauben, daß uns der Kommentarteil dieses Bandes gelungen ist, sind wir für jede kritische und konstruktive Stellungnahme dankbar.

Wir hoffen, daß unsere Kommentare die Prüfungsvorbereitung erleichtern und wünschen viel Erfolg.

Mannheim, im März 1994
                                                                                  Anke Hocker

Um eine optimale Prüfungsvorbereitung zu gewährleisten, enthält dieser Band ein umfassendes Kurzlehrbuch, das sich am Gegenstandskatalog orientiert. Wir haben es jedoch so konzipiert, daß es auch über die Prüfung hinaus als Nachschlagewerk nützlich ist.

Wir hoffen, daß es mit der Neubearbeitung 1992 gelungen ist, dem gehobenen Schwierigkeitsgrad der Prüfungsfragen gerecht zu werden.

Vor allem durch Ergänzungen des Textes mit zahlreichen Tabellen und einem Tafelteil soll die Prüfungsvorbereitung erleichtert und ein größerer Bezug zur Praxis hergestellt werden.

Für die Prüfung wünschen wir viel Glück und Erfolg.

Heidelberg, im Juni 1992
                                                                    Birgit Stolz
                                                                    Elke Stolz

Inhalt

Inhaltsverzeichnis zum Kurzlehrbuch   IX

Inhaltsverzeichnis zum Fragen- und Kommentarteil   XV

Bearbeitungshinweise   XVII

Gegenstandskatalog   XIX

Kurzlehrbuch   1

Literaturangaben   238

Tafelteil   239

Fragen- und Kommentarteil   251

Bildanhang   433

Anhang I: Examen Frühjahr 1992   443
Anhang II: Examen Herbst 1992   457
Anhang III: Examen Frühjahr 1993   471
Anhang IV: Examen Herbst 1993   485

Inhaltsverzeichnis zum Kurzlehrbuch

1 Anamnese 3

1.1 Allgemeines 3

1.1.1 Definitionen 3
1.1.2 Eigen- und Fremdanamnese 3
1.1.3 Standardisierungsgrade 4
1.1.4 Dokumentation 4

1.2 Interaktionsfunktion 5

1.2.1 Interaktion 5
1.2.2 Rollenverhalten des Arztes und des Patienten 5
1.2.3 Ärztliche Gesprächsführung 6
1.2.4 Unbewußte Anteile der Arzt-Patient-Beziehung 6

1.3 Informationsfunktion 6

1.3.1 Definition 6
1.3.2 Identifizierende Daten 6
1.3.3 Gegenwärtige Beschwerden des Patienten 7
1.3.4 Bisher durchgeführte Maßnahmen 7
1.3.5 Vorgeschichte, vegetative Anamnese, Standardfragen 7
1.3.6 Familienanamnese 8
1.3.7 Sozialanamnese 8

1.4 Integrationsfunktion 9

2 Körperliche Untersuchung des Erwachsenen 10

2.1 Allgemeine Voraussetzungen 10

2.1.1 Technische Voraussetzungen 10
2.1.2 Einfluß von Körpergewicht, Übung, Beruf 10
2.1.3 Hilfsmittel 13
2.1.4 Dokumentation körperlicher Untersuchungsbefunde 14

2.2 Wichtige Allgemeinbefunde 14

2.2.1 Grundmeßgrößen, deren Normalbereiche, Meßmethoden 14
2.2.2 Behaarungstypen 19
2.2.3 Haut und Schleimhäute 19
2.2.4 Hautturgor 20
2.2.5 Bewußtsein 22
2.2.6 Bewegung und Haltung 22
2.2.7 Sprache und Stimme 24
2.2.8 Geruchsphänomene 25
2.2.9 Sehvermögen 26

2.3 Untersuchung des Kopfes 27

2.3.1 Schädel 27
2.3.2 Gesicht 32
2.3.3 Mundhöhle 33

2.4 Untersuchung des Halses 37

2.4.1 Lymphknoten 37
2.4.2 Halsgefäße 38
2.4.3 Schilddrüse 38

2.5 Untersuchung des Thorax; Atmung, Lungen 41

2.5.1 Topographische Anatomie 41
2.5.2 Inspektion 43
2.5.3 Untersuchung der Brust 46
2.5.4 Palpation des Thorax 48
2.5.5 Atmung 49
2.5.6 Stimmfremitus 52
2.5.7 Perkussion der Lunge 52
2.5.8 Auskultation der Lunge 54
2.5.9 Mit Perkussion und Auskultation differenzierbare Symptomenkomplexe 56

2.6 Untersuchung des Kreislaufsystems 60

2.6.1 Arterien 60
2.6.2 Blutdruck 65
2.6.3 Kreislaufinsuffizienz 66
2.6.4 Venen, chronisch-venöse Insuffizienz 67

2.7 Untersuchung des Herzens 68

2.7.1 Inspektion 68
2.7.2 Palpation 70
2.7.3 Perkussion 70
2.7.4 Die Auskultation des Herzens 72
2.7.5 Herzinsuffizienz 91

2.8 Untersuchung der Abdomens 93

2.8.1 Beziehung zwischen Topographie und Schmerzangaben 95
2.8.2 Inspektion 97
2.8.3 Palpation des Abdomens 98
2.8.4 Perkussion 103
2.8.5 Auskultation 106
2.8.6 Umfangmessung des Abdomens 109
2.8.7 Proktologische Untersuchung 109

2.9 Untersuchung der Statik und der Wirbelsäule 109

2.9.1 Charakterisierung der Körperhaltung 110
2.9.2 Beckenstand 111
2.9.3 Haltungs- und Formabweichungen der Wirbelsäule 112
2.9.4/5/6 Funktionsprüfungen der Hals-, Brust- und Lendenwirbelsäule 113

2.9.7 Schmerzprovokation 115
2.9.8 Muskuläre Zeichen 115

2.10 Untersuchung der Extremitäten 116

2.10.1 Form- und Haltungsabweichungen 116
2.10.2 Oberflächeninspektion und Palpation 118
2.10.3 Formveränderungen und Fehlstellungen der Gelenke 119
2.10.4 Funktionsprüfung der Gelenke 122
2.10.5 Prüfung der Gelenkstabilität 122
2.10.6 Komplexe Funktionsprüfungen 122
2.10.7 Muskeln und Sehnen 123

3 Untersuchung des Kindes 125

3.1 Erhebung der Anamnese 125

3.1.1 Anamnese zum jetzigen Erkrankungsbild und zu früheren Krankheiten 125
3.1.2 Familienanamnese 126
3.1.3 Schwangerschaftsanamnese der Mutter 127
3.1.4 Entwicklungs- und Ernährungsanamnese 127
3.1.5 Schutzimpfungen und Suchreaktionen 127
3.1.6 Sozialanamnese 128

3.2 Besonderheiten der Untersuchungstechnik 129

3.2.1 Grundsätze der Untersuchung 129
3.2.2 Allgemeine und besondere Untersuchungen 132
3.2.3 Neurologische Untersuchungen 139

3.3 Beurteilung der normalen körperlichen, geistigen und seelischen Entwicklung 141

3.3.1 Körperlänge und -gewicht, Schädel 141
3.3.2 Motorische Entwicklung 143
3.3.3 Geistige, emotionale und soziale Entwicklung 143
3.3.4 Orientierende Beurteilung des Sehens 144
3.3.5 Orientierende Beurteilung des Hörens und der Sprache 146
3.3.6 Skelettalter, Entwicklung des Gebisses 146
3.3.7 Grundlagen der Beurteilung der Pubertätsentwicklung 147

4 Untersuchung am Auge 149

4.1 Augenanamnese 149

4.2 Untersuchungen 149

4.2.1 Vorausgesetzte anatomische und physiologische Grundkenntnisse 149
4.2.2 Sehvermögen und Visus 155
4.2.3 Lider 156
4.2.4 Tränenwege 156
4.2.5 Bindehaut 156
4.2.6 Hornhaut 157

4.2.7 Lederhaut 157
4.2.8 Vordere Augenkammer, Iris und Linse 157
4.2.9 Pupillen 158
4.2.10 Palpation des Bulbus 161
4.2.11 Bulbusmotilitätsprüfung 162
4.2.12 Ophthalmoskopie 162

5 Untersuchungen an Hals, Nase und Ohren 167

5.1 Ohr 167

5.2 Nase 177

5.2.1 Rhinoskopie 177
5.2.2 Geruchs- und Geschmacksvermögen 179

5.3 Pharynx 180

5.3.1 Inspektion 181
5.3.2 Geschmacksprüfung 183

5.4 Kehlkopf (Larynx) 183

5.4.1 Spiegeluntersuchung des Kehlkopfes (indirekte Laryngoskopie) 184

6 Untersuchung der Haut, Hautanhangsgebilde, proktologische Untersuchung 188

6.1 Anatomie und Physiologie der Haut 188

6.2 Epidermis und Kutis 191

6.2.1 Krankhafte Reaktionen der Haut 191

6.3 Hautanhangsgebilde 208

6.3.1 Störungen der Haare und Behaarung 211
6.3.2 Nagelveränderungen 211
6.3.3 Talgdrüsenfunktionsstörungen 231
6.3.4 Schweißdrüsenfunktionsstörungen 213

6.4 Chronisch-venöse Insuffizienz 214

6.5 Proktologische Untersuchung 215

6.5.1 Inspektion 215
6.5.2 Digitale Untersuchung 216
6.5.3 Proktoskopie 217

7 Neurologische Untersuchung 218

7.1 Hirnnerven 218

7.1.1 Nn. oculomotorius, trochlearis, abducens 218
7.1.2 N. trigeminus 220
7.1.3 N. facialis 221
7.1.4 Nn. glossopharyngeus und vagus 221
7.1.5 N. accessorius 222
7.1.6 N. hypoglossus 222

7.2 Motorik 222

7.3 Reflexe 226

7.3.1 Eigen- und Fremdreflexe 227
7.3.2 Pyramidenbahnzeichen 229
7.3.3 Muskeltonus 230
7.3.4 Wichtige Nervenläsionen 230

7.4 Koordination 230

7.4.1 Definition 230
7.4.2 Stand und Gang 232
7.4.3 Ataktische Störungen 232

7.5 Sensibilität 233

7.5.1 Prüfmethoden 235
7.5.2 Sensibilitätsstörungen 235

7.6 Bewußtsein, Psyche 236

7.6.1 Bewußtseinslage und Bewußtseinsstörungen 236
7.6.2 Psychische Veränderungen 237

Inhaltsverzeichnis zum Fragen- und Kommentarteil

Die **halbfett** gedruckten Seitenzahlen beziehen sich auf den Kommentarteil.

√1   Anamnese   252, **330**

2   Körperliche Untersuchung des Erwachsenen   254, **332**
2.1   Keine Fragen
2.2   Wichtige Allgemeinbefunde   254, **332**
2.3   Untersuchung des Kopfes   255, **334**
2.4   Untersuchung des Halses   256, **336**
2.5   Untersuchung des Thorax; Atmung, Lungen   257, **337**
2.6   Untersuchung des Kreislaufsystems   262, **343**
2.7   Untersuchung des Herzens   264, **346**
2.8   Untersuchung des Abdomens   269, **353**
2.9   Untersuchung der Statik und der Wirbelsäule   273, **360**
2.10   Untersuchung der Extremitäten   278, **365**

3   Untersuchung des Kindes   281, **370**

4   Untersuchung am Auge   292, **382**

5   Untersuchung an Hals, Nase und Ohren   298, **390**

6   Untersuchung der Haut, Hautanhangsgebilde, proktologische Untersuchung   302, **395**

7   Neurologische Untersuchung   312, **410**

Bildanhang   433

Bearbeitungshinweise

In den Original-Aufgabenheften, die die Grundlage der Prüfung bilden, sind die Fragen nicht nach Fächern, sondern nach Aufgaben-Typen geordnet.

Zur Prüfungsvorbereitung erscheint eine fachbezogene Fragenordnung, wie sie in diesem Band praktiziert wird, geeigneter.

Die Lösung zu jeder Frage ist am Unterrand derselben Seite vermerkt.

Bei einigen Fragen gibt das IMPP zwei mögliche Lösungen an. In Ausnahmefällen wurden sogar alle Möglichkeiten als richtig gewertet. In solchen Fällen ist die Lösung, die das IMPP gerne als Antwort gesehen hätte, unterstrichen.

Es ist zweckmäßig, beim ersten Durchgang die falsch beantworteten Fragen zu markieren, um sie kurz vor dem Prüfungstermin erneut durchzugehen.

Aber Vorsicht! Manche Fragen werden im Examen wortgetreu wiederholt, doch kann die Reihenfolge der möglichen Antworten geändert sein.

Aufgabentypen:

Aufgabentypen A 1 und A 2: Einfachauswahl

Erläuterung: Auf eine Frage oder unvollständige Aussage folgen bei diesen Aufgabentypen 5 mit (A) bis (E) gekennzeichnete Antworten oder Ergänzungen, von denen Sie *eine* auswählen sollen, und zwar entweder die einzig richtige oder die beste von mehreren möglichen.

Lesen Sie immer alle Antwortmöglichkeiten durch, bevor Sie sich für eine Lösung entscheiden!

Aufgabentyp A 3: Einfachauswahl

Erläuterung: Diese Aufgaben sind so formuliert, daß Sie aus den angebotenen Antworten jeweils die einzig *nicht* zutreffende wählen sollen.

Aufgabentyp B: Aufgabengruppe mit gemeinsamem Antwortangebot – Zuordnungsaufgaben –

Erläuterung: Jede dieser Aufgabengruppen besteht aus:

a) einer Liste mit numerierten Begriffen, Fragen und Aussagen (Liste 1 = Aufgabengruppe)
b) einer Liste von 5 durch die Buchstaben (A) bis (E) gekennzeichneten Antwortmöglichkeiten (Liste 2)

Sie sollen zu jeder numerierten Aufgabe der Liste 1 aus der Liste 2 *eine* Antwort (A) bis (E) auswählen, die Sie für zutreffend halten oder von der Sie meinen, daß sie im engsten Zusammenhang mit dieser Aufgabe steht. Bitte beachten Sie, daß jede Antwortmöglichkeit (A) bis (E) für mehrere Aufgaben der Liste 1 die Lösung darstellen kann.

Aufgabentyp C: Kausale Verknüpfung

Erläuterung: Dieser Aufgabentyp besteht aus drei Teilen:

Teil 1: Aussage 1

Teil 2: Aussage 2

Teil 3: Kausale Verknüpfung (weil)

Jede der beiden Aussagen kann unabhängig von der anderen richtig oder falsch sein. Wenn beide Aussagen richtig sind, so kann die Verknüpfung durch „weil" richtig oder falsch sein. Nach Prüfung der einzelnen Teile entnehmen Sie den richtigen Lösungsbuchstaben dem Lösungsschema, das hier wiedergegeben ist.

Antwort	Aussage 1	Aussage 2	Verknüpfung
A	richtig	richtig	richtig
B	richtig	richtig	falsch
C	richtig	falsch	–
D	falsch	richtig	–
E	falsch	falsch	–

Aufgabentyp D: Aussagenkombination

Erläuterung: Bei diesem Aufgabentyp werden mehrere durch eingeklammerte Zahlen gekennzeichnete Aussagen gemacht. Wählen Sie bitte die zutreffende Lösung unter den 5 vorgegebenen Aussagenkombinationen (A) bis (E) aus.

Aufgabentyp E: Aufgaben mit Fallbeschreibung und Aufgaben mit Abbildung

Erläuterung: In dieser Gruppe können sich Aufgaben der Typen A bis D befinden.

Gegenstandskatalog 2:
Anamneseerhebung und allgemeine Krankenuntersuchung

1 Anamnese
1.1 Allgemeines

1.1.1	Definitionen	Anamnese als Vorgeschichte des Kranken, der Krankheit und des Umganges des Kranken mit seinen Krankheiten: Abgrenzung vom Prozeß der Anamneseerhebung mit dessen drei Hauptfunktionen: Interaktion, Information und Integration
1.1.2	Eigen- und Fremdanamnese	Unterscheidung beider Begriffe: Indikation zur Fremdanamnese (z.B. bei Kindern, psychisch Kranken, mitteilungsunfähigen Patienten)
1.1.3	Standardisierungsgrade	Unterscheidung verschiedener Standardisierungsgrade der Anamneseerhebung (z.B. frei, halbstandardisiert, standardisiert)
1.1.4	Dokumentation	Dokumentation anamnestischer Daten und der Interpretationen des Untersuchers, u.a. in Abgrenzung zu medizinischen Vorbefunden; Dokumentation weiterführender diagnostischer Überlegungen

1.2 Interaktionsfunktion

1.2.1	Interaktion	Definition (s.a. GK 1, Med. Psych./Med. Soz.); Typen; Bedeutung der asymmetrischen Beziehung für die Interaktion, u.a. in den einzelnen Disziplinen, unterschiedliche Arten ärztlicher Führung, verschiedene Formen der Abhängigkeit, verbale und averbale Kommunikation; Kontaktaufnahme; Erfassen der Grundstimmung und der Erwartung des Patienten; Erfassen der eigenen Reaktion auf den Patienten
1.2.2	Rollenverhalten des Arztes und des Patienten	Definition (s.a. GK 1, Med. Psych./Med. Soz.); Einhaltung derq Schweigepflicht; Unterlassen abwertender ärztlicher Äußerungen; Vermeidung des unsachgemäßen ärztlichen Umganges mit Informationen Rollenverständnis des Kranken
1.2.3	ärztliche Gesprächsführung	Abstimmung offener Fragen auf geschlossene Fragen in Abhängigkeit von Zielvorstellungen; Formen geschlossener Fragen (u.a. Identifikations-, Selektions-, Ja/Nein- und Suggestiv- Fragen); Bedeutung aktiven Zuhörens und des Eingehens auf körperliches Empfinden, auf Gefühle/Stimmungen; verschiedene Interviewfehler (z.B. verfehlte thematische Zentrierung, verfehlte Rollendefinition, vermeintliche Erleichterung) s.a. GK 1, Med. Psych./Med. Soz.)
1.2.4	unbewußte Anteile der Arzt-Patient-Beziehung	Bedeutung von Depression, Aggression, Sexualität; Übertragung, Gegenübertragung (s.a. GK 1, Med. Psych./Med. Soz.)

1.3 Informationsfunktion

1.3.1	Definition	Unterscheidung: Gwinnung von Informationen und deren Gewichtung; Gewinnung von Informationen unter Beachtung bestimmter Kategorien (s. 1.3.2 bis 1.3.7)
1.3.2	identifizierende Daten	Erhebung identifizierender Daten (z.B. Name, Geburtsdatum, Nationalität, Familienangehörige, Alter, Beruf, Familienstand, Adresse, Hausarzt, Krankenkasse)
1.3.3	gegenwärtige Beschwerden des Patienten	Klären von Beschwerden und ihrer Merkmale (z. B. Lokalisation, Qualität, Quantität der Beschwerden; zeitliche Folge, auslösende Faktoren; Faktoren, die die Beschwerden lindern oder verstärken, Begleitmanifestationen); Schmerzsymptomatik

1.3.4	bisher durchgeführte Maßnahmen	Informationen über Art und Auswirkung vorheriger Behandlungsmaßnahmen
1.3.5	Vorgeschichte, vegetative Anamnese, Standardfragen	frühere Erkrankungen (z.B. Tbc, Gelbsucht, Geschlechtskrankheiten, Krampfanfälle, rheumatische Erkrankungen, Operationen, Unfälle, Verwundungen, psychische Erkrankungen, Klinikaufenthalte) wichtige Körperfunktionen (z.B. Gewicht, Funktionen, Husten, Sexualität, Regelanamnese); Schwangerschaften, Aborte Risikofaktoren (z.B. Allergien); Genußgifte; illegale Drogen; Medikamente (z.B. Laxantien, Schmerzmittel, Schlafmittel, Antikonzeptiva, Diuretika)
1.3.6	Familienanamnese	Krankheiten und ggf. Todesursachen (sowie Sterbealter) bei Eltern und nahen Verwandten, Partnern, Kindern
1.3.7	Sozialanamnese	Partnerschaft, Beruf, Freizeit, psychosoziale Entwicklung

1.4 Integrationsfunktion

Stellenwert der Anamnese bei der Erstellung eines Gesamtbildes
Relativierung der erhobenen Befunde aufgrund räumlicher und zeitlicher Untersuchungsbedingungen, patientenbedingter und arztbedingter Faktoren
bei der Therapie Berücksichtigung der subjektiven Bewertung der Krankheit durch den Patienten.
Notwendigkeit der permanenten Überprüfung von Diagnose und Therapie unter Berücksichtigung der Fehlermöglichkeiten
Berücksichtigung der therapeutischen Funktionen der Anamneseerhebung (z.B. größere Krankheitseinsicht); Berücksichtigung der Suggestionswirkung

2 Körperliche Untersuchung des Erwachsenen
2.1 allgemeine Voraussetzungen

2.1.1	Technische Voraussetzungen	Kenntnis der technischen Voraussetzungen (z.B. Beleuchtung, Position des Patienten) für wichtige klinische Untersuchungsmethoden
2.1.2	Einfluß von Körpergewicht, Übung, Beruf	Auswirkungen von Über- und Untergewicht; Auswirkungen von Übung auf Bewegungsabläufe, Kraft usw. (z.B. Artist - Landwirt)
2.1.3	Hilfsmittel	Kenntnis der wichtigsten technischen zur Krankenuntersuchung notwendigen Hilfsmittel
2.1.4	Dokumentation	Bedeutung der Dokumentation der Untersuchungsbefunde

2.2 wichtige Allgemeinbefunde

2.2.1	Grundmeßgrößen	sogenannte Grundmeßgrößen (Größe, Gewicht, Körpertemperatur, Atemfrequenz, Pulsfrequenz, Blutdruck); Normalbereiche; Meßmethoden, Fehlermöglichkeiten
2.2.2	Behaarungstypen	s. 6.3.1
2.2.3	Haut und Schleimhäute	Farbveränderungen von Haut und Schleimhäuten (z.B. Blässe, Ikterus, Zyanose, Rötung, Pigmentation, Purpura); (s.a. Kap. 6)
2.2.4	Hautturgor	Veränderungen des Hautturgors (z.B. allgemeine Ödeme, Exsikkose)
2.2.5	Bewußtsein	s. 7.7.1
2.2.6	Bewegung und Haltung	Erkennen von Bewegungs- und Haltungsstörungen (z.B. Tremor, Spastik, Ataxie, Tic, Schiefhaltung, Überhang bei Skoliose) sowie Veränderungen des Gangbildes (Schrittlänge, Schrittbreite, Oberkörperhaltung); Meningismus, Opisthotonus; (s.a. 2.9, 2.10 und Kap. 7)
2.2.7	Sprache und Stimme	s. 3.3.5, 5.5.2

2.2.8	Geruchsphänomene	z.B. Alkohol, Aceton, urinös, Geruch bei Leberkoma
2.2.9	Sehvermögen, Hörvermögen	s. 4.2.2, 5.2.2

2.3 Untersuchung des Kopfes (s.a. Kap. 4 und 5)

2.3.1	Schädel	z.B. Mikro- und Makrozephalie, Akromegalie, Turmschädel, Hydrozephalus Haare s. 6.3.1 Palpation (z.B. Metastasen, Schmerzpunkte, Grützbeutel); Nervenaustrittspunkte; Speicheldrüsen; aktive und passive Beweglichkeit des Kopfes; wesentliche Zeichen von Gesichtsschädelfrakturen
2.3.2	Gesicht	Gesichtsödem, Lidödem Lid- und Augenveränderungen: z.B. Protrusio bulbi, Sklerenikterus, Konjunktiven bei Anämie, Pigmentverschiebungen, haloniertes Aussehen
2.3.3	Mundhöhle	(s.a. 5.4) Lippenveränderungen: Zyanose, Anämie, Ulzerationen, Mundwinkelrhagaden Zunge: Feuchtigkeit, Farbe, Atrophie, Beläge, Zungenbiß (Narben), Leukoplakie, umschriebene Konsistenzvermehrung, Tumor Mundschleimhaut: Aphthen, Enantheme, Leukoplakie, Mykosen, Ausgänge der Speicheldrüsen Gaumen (z.B. Spaltbildung, Neubildung); Phyrynx Gebiß: Kaufähigkeit, Prothesen, Sanierungszustand, Zahnanomalien

2.4 Untersuchung des Halses

2.4.1	Lymphknoten	Untersuchung im Hals- und Supraklavikularbereich
2.4.2	Halsgefäße	Halsvenenstauung, Abhängigkeit von der Lagerung; pathologische Pulsationen und Geräusche (s.a. 2.6.1)
2.4.3	Schilddrüse	Untersuchungstechnik Eigenschaften: knotig, weich, hart, schluckverschieblich, schwirrend, schmerzhaft; Schilddrüsengeräusche; Größe und Lokalisation; Messung des Halsumfanges

2.5 Untersuchung des Thorax; Atmung, Lungen

2.5.1	topographische Anatomie	z.B. Grenzlinien des Thorax, Lungengrenzen, Herzgrenzen (s.a. GK 1, Anatomie)
2.5.2	Inspektion	Thoraxverbindungen (Faßthorax, Glockenthorax, Skoliose, Trichterbrust, Thoraxabflachung bei Pleuraschwarte, Rippenfrakturen) herzbedingte Thoraxveränderungen: s. 2.7.1 Spider Naevi durch Atemnot bedingte abnorme Haltung, Orthopnoe mit Betätigung der Atemhilfsmuskulatur
2.5.3	Untersuchung der Brust	Inspektion, Technik der Mammapalpation Veränderungen bei Mammakarzinom: Lokalisation, Plateaubildung, Apfelsinenhaut, Einziehung der Brustware, atypische Sekretion
2.5.4	Palpation	Thoraxelastizität; Schmerzlokalisation bei Rippenfrakturen; Metastasen, Abszesse Technik der Thorax-Palpation zur Feststellung gleichseitiger Atmung, Atemexkursion
2.5.5	Atmung	Nachschleppen, "paradoxe Atmung", starrer Thorax pathologische Atmungstypen: z.B. Hyper-/Hypoventilation, periodisches Atmen, Azidose-Atmung, O_2-Mangel-Atmung Eupnoe, Dyspnoe, Tachypnoe, Orthopnoe stridoröse Atmung

2.5.6	Stimmfremitus	Technik und Zuverlässigkeit der Methode Bedeutung von Herabsetzung oder Verstärkung
2.5.7	Perkussion der Lunge	Technik und Zuverlässigkeit der Untersuchungsmethode direkte, indirekte, vergleichende und abgrenzende Perkussion Schallqualitäten, Schenkelschall, hypersonorer Schall; Feststellung der Verschieblichkeit von Lungengrenzen
2.5.8	Auskultation der Lunge	Atemgeräusch (z.B. vesikulär, bronchial, abgeschwächt) Nebengeräusche; trockene (Giemen und Brummen), feuchte (klein-, mittel-, grobblasige Rasselgeräusche), pleuritisches Reiben Bronchophonie
2.5.9	mit Perkussion und Auskultation differenzierbare Symptomenkomplexe	Flüssigkeitsansammlung im Pleuraraum (Erguß), Infiltrat der Lunge, vermehrter Luftgehalt im Thorax (Pneumothorax, Emphysem), Atelektase (Bronchusverschluß), in- und exspiratorische Atembehinderung

2.6 Untersuchung des Kreislaufsystems

2.6.1	Arterien	tastbare Arterien, bedeutsame Varianten Technik der Pulsbetastung, unterschiedliche Pulsfüllung (z.B. Pulsus celer et altus, durus, mollis, parvus, magnus) Arrhythmie: respiratorische Arrhythmie, Extrasystolie, absolute Arrhythmie; Pulsdefizit Arteriengeräusche (z.B. A. carotis, Aorta, subclavia, A. fermoralis) Fehlen von Pulsen (z.B. arterielle Verschlußkrankheit, akuter Arterienverschluß, funktionelle Zirkulationsstörungen) Zeichen arterieller Durchblutungsstörungen Technik der Lagerungsprobe nach Ratschow, Faustschlußprobe
2.6.2	Blutdruck	auskultatorische Blutdruckmessung nach Riva-Rocci-Korotkoff, Technik der exakten Durchführung Fehlerbreite der Methode (z.B. bei dicken Extremitäten, körperlicher Belastung, Schock); Einfluß psychischer Faktoren; Notwendigkeit der Messung an beiden oberen Extremitäten; Durchführung im Stehen und Liegen, Orthostase-Test
2.6.3	Kreislaufinsuffizienz	blasses Aussehen, kalter Schweiß, kleiner flacher Puls, Blutdruckabfall
2.6.4	Venen, chronisch-venöse Insuffizienz	Technik und Aussagevermögen von venösen Funktionstests (Perthes, Trendelenburg-Versuch, Dopplersonographie); klinische Symptomatik der chronisch-venösen Insuffizienz (s.a. 2.10.2) und der akuten Venenthrombose; Varizen

2.7 Untersuchung des Herzens

2.7.1	Inspektion	herbedingte Thoraxveränderungen, Voussure (Herzbuckel), atypische Pulsationen, Einziehung
2.7.2	Palpation	Herzspitzenstoß (Lokalisation, Häufigkeit der Tastbarkeit in Abhängigkeit vom Alter; Bedeutung eines hebenden, verbreiterten Spitzenstoßes); Bedeutung tastbaren Schwirrens über dem Herzen
2.7.3	Perkussion	Technik; Wert und Grenzen der Technik (Emphysem, Fettleibigkeit, Thoraxverformung)
2.7.4	Herzauskultation	Auskultationsstellen der Herzklappen: Mitralklappe, Aortenklappe, Trikuspidalklappe, Pulmonalklappe Herztöne: Entstehung des 1. und 2. Tons, Relation der Lautstärke 1.:2. Ton an der Herzspitze und Herzbasis, überzählige Herztöne, normale Spaltung des 1. und 2. Tons, Mitralöffnungston, 3. Herzton, Vorhofton Herzgeräusche: akzidentelle, organische, funktionelle Geräusche; systolische und diastolische Geräusche; perikarditisches Reiben

		Geräusche und Symptomatik von Klappenfehlern: z.B. Mitralinsuffizienz, Mitralstenose, Aorteninsuffizienz, Aortenstenose, Pulmonalinsuffizienz, Trikuspidalinsuffizienz Fortleitung von Herzgeräuschen bei Klappenfehlern: z.B. Mitralinsuffizienz, Mitralstenose, Aortenstenose, Aorteninsuffizienz Geräuschphänomene und Symptomatik der häufigsten angeborenen Herzfehler: z.B. Fallotsche Tetralogie, Ventrikelseptumdefekt, Vorhofseptumdefekt, Pulmonalstenose (s.a. GK Pathologie) Geräuschphänomene und Symptomatik von Mißbildungen der Aorta: Aortenisthmusstenose persistierender Ductus arteriosus (Botalli)
2.7.5	Herzinsuffizienz	Belastungsdyspnoe, Rhuedyspnoe, Lungenödem, Zyanose, Halsvenenstauung, Ausbleiben des Handrücken-Venenkollapses bei Erheben der Hand über Herzhöhe, Lebervergrößerung, Unterschenkelödeme Lokalisation von kardialen Ödemen am Rücken bei bettlägrigen Patienten

2.8 Untersuchung des Abdomens und der Genitalorgane

2.8.1	Topographie	Beziehung zwischen Topographie (s.a. GK 1, Anatomie), Schmerzwahrnehmung und Schmerzangaben
2.8.2	Inspektion	z.B. Meteorismus, Darmsteifung, Kahnbauch, Striae, Venenzeichnung, Harnverhaltung, Aszites Veränderungen im Bereich der Analregion (s.a. 6.5)
2.8.3	Palpation	Bedeutung von mageren, fettreichen und straffen Bauchdecken für die Palpation Unterscheidung von Resistenz und Abwehrspannung (Peritonitis) Palpation von Milz, Leber, Niere, gestauter Gallenblase, Blasenhochstand Skybala Hernien: Prüfung der Bruchpforten, Reponierbarkeit, Inhalt Untersuchung von Skrotum und Testes (z.B. Hydrozele - Diaphanie) Beurteilung der weiblichen Beckenorgane Lymphknoten der Leistenregion Beckenkompressionsschmerz
2.8.4	Perkussion	Differenzierung von Meteorismus und Aszites Lokalisation von Organgrenzen
2.8.5	Auskultation	Charakteristik verschiedener Darmgeräusche und deren Bedeutung Begriff der "Totenstille"
2.8.6	Umfangmessung	Lokalisation der Messung
2.8.7	proktologische Untersuchung	s. 6.5

2.9 Untersuchung der Statik und der Wirbelsäule

2.9.1	Charakterisierung der Körperhaltung	Konstitutionstypen; funktionelle und strukturelle Veränderungen; Unterscheidung zwischen Haltungs-, Stellungs- und Formfehlern
2.9.2	Beckenstand	horizontal, Beckenschiefstand, Beckenkippung Ermittlung der einen pathologischen Beckenstand verursachenden Faktoren, z.B. Beinlängendifferenzen, anatomische oder funktionelle Beinverkürzung, Kontrakturen im Hüftgelenk
2.9.3	Haltungs- und Formabweichungen der Wirbelsäule	Reaktionen auf statische Asymmetrien in der Frontal- und Sagittalebene Einordnung der Rückenform: z.B. Flachrücken, hohlrunder Rücken, vermehrte oder abgeflachte Kyphose, Lordose, Gibbus, ausgeprägte Spondylolisthese Zeichen der Skoliose: Torsionssymptome, Rippenbuckel und Lendenwulst; Asymmetrie der Schulter-Nacken-Linien, Schulterhochstand, Asymmetrie der Taillendreiecke

2.9.4	Funktionsprüfungen der Halswirbelsäule	Beugung/Streckung mit Maßangabe, Kinn-Sternum-Distanz, Seitneigung und -drehung mit Hinweis auf Seitendifferenzen
2.9.5	Funktionsprüfungen der Brust- und Lendenwirbelsäule	z.B. Technik zur Prüfung der Kyphosierung, eingeschränkte Aussagekraft des Fingerspitzen-Boden-Abstandes, Haltungstest
2.9.6	Lenden-Becken-Hüft-Region	klinische Abgrenzung der Beschwerdesymptomatik bei Lumbalgie, Coxalgie und Ileosakralgelenksirritation; Lasègue-Zeichen, Hyperextensionstest; Einfluß der Beinhaltung auf die Wirbelsäule
2.9.7	Schmerzprovokation	Einordnen nach Lokalisation und Provokationsart (Bewegung, Druck, Klopfen, Stauchung)
2.9.8	muskuläre Zeichen	z.B. Muskelhartspann, Muskelatrophie

2.10 Untersuchung der Extremitäten

2.10.1	Form- und Haltungsabweichungen	Defekte einzelner Finger oder Gliedmaßenabschnitte (angeborene/erworbene Verluste, Länge der verbleibenden Amputationsstümpfe) Registrieren der Achsenabweichungen nach festgelegter Terminologie (z.B. Valgus, Varus, Ante- und Rekurvation, Torsion) Längen- und Umfangsdifferenzen (Anwendung der üblichen Meßpunkte, Vermeidung von Meßfehlern durch sachgemäße Lagerung der Extremität) wichtigste Kennzeichen des Spreizfußes, Plattfußes, Hohlfußes
2.10.2	Oberflächeninspektion und Palpation	Konturen, Muskelrelief, Atrophie Registrierung von Narben nach Lokalisation, Form und Länge, Verschieblichkeit und Empfindlichkeit umschriebene Schwellungen, Rötungen; Temperaturprüfung; Lymphknoten, Lymphstau
2.10.3	Formveränderungen und Fehlstellungen der Gelenke	Konturveränderungen der Gelenke (Erguß, Kapselschwellung, ossäre Deformität) Hüftbeugekontraktur
2.10.4	Funktionsprüfung der Gelenke	Feststellung der Beweglichkeit und Dokumentation nach der Neutral-Null-Methode; Prüfung der aktiven und passiven Beweglichkeit; grobe Kraft im Seitenvergleich; Registrieren der Schmerzangabe bei aktiven und passiven Gelenkbewegungen mit Berücksichtigung der gelenkspezifischen Symptome (z.B. Kompressionsschmerz, Bewegungsschmerz, lokaler Druckschmerz bei Meniskusläsion)
2.10.5	Prüfung der Gelenkstabilität	Feststellung pathologischer Wackelbeweglichkeit, Schlottergelenk, Seitenbandprüfung bei Scharniergelenken durch Ab- und Adduktionsbewegung, Prüfung der Kreuzbänder
2.10.6	komplexe Funktionsprüfungen	Faustschluß, Spitzgriff, Schlüsselgriff, Nackengriff und Kreuzgriff Gangprüfung mit Feststellung des Hinkens (Verkürzungshinken, Schonhinken, Watscheln, Versteifungshinken, Lähmungshinken) Einbeinstand (Trendelenburg-Zeichen) Eversion/Inversion des Fußes als Beispiel für Summationsbewegungen
2.10.7	Muskeln und Sehnen	Schmerzen, Schwellungen, Krepitation Druckempfindlichkeit der Muskelursprünge an Prädilektionsstellen (z.B. lateraler Epicondylus humeri) oder Sehneninsertionen (z.B. Supraspinatussehne am Tuberculum majus

3 Untersuchung des Kindes
3.1 Erhebung des Anamnese (s.a. Kap. 1)

3.1.1	Anamnese zum jetzigen Erkrankungsbild und zu früheren Krankheiten	Angaben zur aktuellen Erkrankung (mit steigendem Alter zunehmend Erhebung der Angaben vom Patienten selbst) Angaben zu geistigen und körperlichen Behinderungen, Klinikaufenthalten, Röntgenuntersuchungen frühere Erkrankungen (z.B. Neugeborenenikterus, Krämpfe, Infektionskrankheiten, Unfälle)
3.1.2	Familienanamnese	s. 1.3.6; u.a. besondere Berücksichtigung von Erb- und Stoffwechselkrankheiten
3.1.3	Schwangerschaftsanamnese der Mutter, Geburtsanamnese	bisherige Geburten, Fehl- und Totgeburten; Verlauf der Schwangerschaft, Einnahme von Medikamenten, Genußgiften (Alkohol, Nikotin), Drogen Geburtsverlauf, Komplikationen; Befund bei Geburt, Apgar-Wert, Schiefhals, Kopfnickerhämatom
3.1.4	Entwicklungsanamnese und Ernährungsanamnese	(s.a. 3.3); Beachtung des Vorsorgeuntersuchungsheftes Ernährung während der Säuglingszeit, als Kleinkind und Schulkind; Unverträglichkeit von Nahrungsstoffen
3.1.5	Schutzimpfungen und Suchreaktionen	BCG, Diphtherie, Pertussis, Tetanus, Polio, Masern, Mumps, Röteln, Hämophilus; Untersuchungen auf Phenylketonurie, Mukoviszidose, Hypothyreose, Galaktosämie; Tuberkulinreaktion
3.1.5	Sozialanamnese	Angaben zu den Eltern; Betreuungspersonen; Adoption, Pflegekind, Heimaufenthalte; Wohnverhältnisse; Stellung in Familie, Schule, sozialer Umgebung

3.2 Besonderheiten der Untersuchungstechnik

3.2.1	Grundsätze der Untersuchung	Berücksichtigung der psychischen Verfassung des Kindes (Angst, Schutzbedürfnis, Schamgefühl, Verständnisfähigkeit) Reihenfolge der Untersuchungen: Sinneseindrücke, Palpation, instrumentelle Untersuchung, unangenehme Untersuchungen zum Schluß
3.2.2	allgemeine und besondere Untersuchungen	Untersuchung des Neugeborenen auf Anzeichen einer Gefährdung vitaler Funktionen (Apgar-Index, Reifezeichen); Ausschluß angeborener Mißbildungen, die einer alsbaldigen Behandlung bedürfen Prüfung auf Symptome einer angeborenen Hüftgelenksdysplasie bzw. -luxation Untersuchung der Thoraxorgane und des Abdomens, Unterschiede der Untersuchungsbefunde beim gesunden Kind gegenüber dem gesunden Erwachsenen Untersuchung der Kopfnickermuskeln, des Schädels, der Fontanellen, der Schädelnähte, der Schlüsselbeine und der Wirbelsäule Untersuchungsmethoden zum Nachweis rachitischer Zeichen (z.B. Kraniotabes, Rosenkranz) Mund- und Racheninspektion Prüfung auf Tragusdruckschmerz
3.2.3	neurologische Untersuchungen	unterschiedliche Untersuchungstechniken und Befunde in Abhängigkeit vom Lebensalter: Beurteilung von Reflexmustern, z.B. Such-, Saug-, Greif-, Umklammerungs-(Moro-)Reflex, Landau- Reaktion, Gleichgewichtsreaktion

3.3 Beurteilung der normalen körperlichen, geistigen und seelischen Entwicklung

3.3.1	Körperlänge und -gewicht, Schädel	Somatogramme, Perzentilenkurven, Wachstumsverlauf
3.3.2	motorische Entwicklung	z.B. Kopfbalance, Wälzen, Sitzen, Vierfüßlerstand, Krabbeln, Stehen, Gehen
3.3.3	geistige, emotionale und soziale Entwicklung	z.B. Lächeln, affektiver Kontakt, Interesse an der Umwelt, Greifen, Erkennen der Bezugsperson; Reaktion auf fremde Personen, auffällige Objekte der bekannten Umgebung und Spielzeug; Verhältnis zu den Eltern, Geschwistern, Spielkameraden; (s.a. GK 1, Med. Psych./Med. Soz.)

3.3.4	orientierende Beurteilung des Sehens	z.B. Bedrohreflex, Betrachtung der eigenen Hände, Verfolgen auffälliger Objekte (z.B. Lichtquelle, Spielzeug), Wiedererkennen dieser Objekte
3.3.5	orientierende Beurteilung des Hörens und der Sprache	z.B. Auro-Palpebralreflex, akustische Zuwendungsreaktion, Sprachverständnis; Früherkennung von Sprach- und Sprechstörungen (z.B. verzögerte Sprachentwicklung, Stammeln, Stottern, Poltern); (s.a. 5.5.2)
3.3.6	Skelettalter, Entwicklung des Gebisses	Methoden der Beurteilung, z.B. Handwurzelverknöcherungq (röntgenologische Skelettreifebestimmung); Entwicklung von Milchgebiß und bleibendem Gebiß
3.3.7	Grundlagen der Beurteilung der Pubertätsentwicklung	z.B. Mammaentwicklung, Entwicklung des Schamhaars, Menarche, Axillarbehaarung, Entwicklung des äußeren Genitales, Stimmbruch; Wachstumsschub, Wachstumsstillstand; psychische Besonderheiten der Pubertät

4 Untersuchung am Auge
4.1 Augenanamnese

Familienanamnese: z.B. Schielen, Glaukom
Eigenanamnese: z.B. Frühgeburt, Brille
jetzige Beschwerden: z.B. Visusverlust, Schmerzen

4.2 Untersuchungen

4.2.1	Anatomie/Physiologie	Kenntnisse der Anatomie und Physiologie des Auges (s.a. GK 1)
4.2.2	Sehvermögen, Visus	orientierende Prüfung der Sehschärfe und des Gesichtsfeldes
4.2.3	Lider	Erkennen von Fehlstellungen, Blepharitis, entzündlichen und allergischen Schwellungen, Tumoren, Beteiligung bei Hauterkrankungen subtarsale Fremdkörper: Technik des Ektropionierens
4.2.4	Tränenwege	Untersuchung der Tränendrüse und des Tränensackes
4.2.5	Bindehaut	Erkennen von Fremdkörperpartikeln, Eiter, Blutungen
4.2.6	Hornhaut	Technik der fokalen Beleuchtung; Sensibilitätsprüfung Abweichungen: Vorwölbungen, Trübungen, Geschwüre, Perforationen, Verletzungen
4.2.7	Lederhaut	Erkennen von Verfärbungen, schmerzhaften Schwellungen
4.2.8	vordere Augenkammer, Iris, Linse	Technik der fokalen Beleuchtung Erkennen von Veränderungen
4.2.9	Pupillen	Grundlagen der Pupillomotorik und der Pupillennervation Mydriasis, Miosis, Anisokorie direkte und konsesuelle Pupillenreaktion; Prüfung der Lichtreaktion und Funktion des Regelkreises; Grundformen der Pupillenstarre Naheinstellungsmiosis; Prüfung der Naheinstellungsreaktion
4.2.10	Palpation des Bulbus	z.B. bei Glaukomanfall, Enophthalmus, Exophthalmus
4.2.11	Bulbus-Motilitätsprüfung	Prüfung der Motilität (Doppelbilder?); orientierende Schielprüfung
4.2.12	Ophthalmoskopie	Prinzip und Technik der kunstgerechten Prüfung unter Kenntnis des abbildenden Systems und des Augenhintergrundes; Kenntnis des Ophthalmoskopes

5 Untesuchungen an Hals, Nase und Ohren
5.1 Anatomie/Physiologie

Kenntnisse der Anatomie und Physiologie von Ohr, Nase, Nasennebenhöhlen, Mundhöhle, Pharynx, Larynx; (s.a. GK 1)

5.2 Ohr

5.2.1 Spiegeluntersuchung, Inspektion, Palpation
Otoskopie
Erkennen typischer Befunde am äußeren Ohr (Ohrmuschel, äußerer Gehörgang) und Mittelohr (Trommelfell)
Einsatzmöglichkeit der Ohrmikroskopie

5.2.2 Funktionsprüfungen
klassische Hörprüfung: orientierende Untersuchung des Hörvermöpgens (Hörweitenprüfung für Flüster- und Umgangssprache; Stimmgabelprüfungen: Rinne-Versuch, Weber-Versuch)
theoretische Grundkenntnisse über elektroakustische Hörprüfmethoden
Gleichgewichtsprüfung: Schwindelnamnese, Abweichreaktionen; Spontan-, Provokations- und Lagenstagmus
theoretische Grundkenntnisse über experimentelle Prüfungen der Innenohrgleichgewichtsapparate

5.3 Nase und Nebenhöhlen, Nasopharynx

5.3.1 Spiegeluntersuchung, Inspektion, Palpation
Rhinoscopia anterior, media und posterior Erkennen typischer Befunde an der äußeren Nase, den Naseneingängen, den Nasenhaupthöhlen (einschließlich der Ausführungsgänge der Nebenhöhlen) und am Nasopharynx
Einsatzmöglichkeit der Endoskopie von Nase und Nebenhöhlen

5.3.2 Funktionsprüfungen
Prüfung der Luftdurchgängigkeit der Nase (Metallplatte, Atemniederschlag)
Grundkenntnisse über Riechprüfungen (qualitativ und quantitativ)

5.4 Mundhöhle und Oropharynx (s.a. 2.3.3)

5.4.1 Spiegeluntersuchung, Inspektion, Palpation
Untersuchung mit Mundspate(n)
Erkennen typischer Befunde der Mundhöhle und des Oropharynx bei der Spiegeluntersuchung
Inspektion des Mundvorhofs, der Mundhöhle (einschließlich der Ausführungsgänge der Kopfspeicherdrüsen) und des Oropharynx
bimanuelle Austastung von Mundvorhof, Mundboden, Wangen und Tonsilen
Einsatzmöglichkeit der Endoskopie

5.4.2 Funktionsprüfungen
Prüfung der Geschmackskomponenten süß, sauer, salzig und bitter auf der Zungenoberfläche

5.5 Larynx (einschließlich Hypopharynx)

5.5.1 Spiegeluntersuchung, Inspektion, Palpation
indirekte Laryngoskopie
Erkennen typischer Befunde an Larynx und Hypopharynx
Einsatzmöglichkeit der Endoskopie des Larynx und Hypopharynx (Stützautoskopie)

5.5.2 Funktionsprüfungen
orientierende Kenntnisse über Stimm-, Sprech- und Sprachstörungen (z.B. Aphonie, Heiserkeit, Dysarthrie, Stammeln, Stottern, Aphasien)

5.6 Hals

5.6.1 Inspektion, Palpation Lymphabflußgebiete
(s.a. 2.4); Inspektion und Palpation der Halsstrukturen

6 Untersuchung der Haut, Hautanhangsgebilde, proktologische Untersuchung

6.1 Anatomie/Physiologie

Kenntnisse der Anatomie und Physiologie der Haut und Schleimhäute, der Hautanhangsgebilde und der anorektalen Region; (s.a. GK 1)

6.2 Epidermis und Kutis

| 6.2.1 | krankhafte Reaktionen der Haut | Erkennen von Haut- und Schleimhautveränderungen (Effloreszenzenlehre) (s.a. 2.2, 2.3.3, 2.10.2) |

6.3 Hautanhangsgebilde

6.3.1	Störungen der Haare und Behaarung	Unterscheidung zwischen telogener und dystrophischer Alopezie; reversibler und irreversibler Haarausfall (z.B. Zytostatika, Thallium, Typhus, Lues) normale und pathologische Behaarungstypen
6.3.2	Nagelveränderungen	Erkennen grundlegender Nagelveränderungen (z.B. Uhrglasnägel, Onycholysis, Leukonychie, Koilonychie)
6.3.3	Talgdrüsenfunktionsstörungen	Erkennen von Seborrhoe und Sebostase
6.3.4	Schweißdrüsenfunktionsstörungen	Erkennen von Hyperhidrosis, Anhidrosis, Dyshidrosis

6.4 chronisch-venöse Insuffizienz s. 2.6.4

6.5 proktologische Untersuchung

6.5.1	Inspektion	Erkennen von sichtbaren, häufigen, krankhaften Befunden der Analregion (z.b. Fissur, Ekzem, Mariske, Abszeß, Hämorrhoidalprolaps, Venenthrombose)
6.5.2	digitale Untersuchung	Technik und Bedeutung der digitalen Untersuchung Beurteilung des Sphinktertonus, der Darmwand, der Prostata, des Douglasschen Raumes
6.5.3	Proktoskopie	Grundzüge der Technik und der Indikation (z.B. intermediäre und innere Hämorrhoiden, Proktitis, Kryptitis, Entnahme von Gewebsmaterial)

7 Neurologische Untersuchung

7.1 Anatomie/Physiologie

Kenntnisse der Anatomie und Physiologie des Nervensystems (s.a. GK 1)

7.2 Hirnnerven

7.2.1	Nn. oculomotorius, trochlearis, abducens	Beurteilung von Ausfallserscheinungen; Prüfung koordinierter Augenbewegungen (Blickparesen, Doppelbildanalyse, Nystagmus, Déviation conjugée)
7.2.2	N. trigeminus	Beurteilung von Ausfallserscheinungen; Sensibilisierungsprüfung im Gesichts- und Mundbereich, Korneal- und Massetterreflex, Funktionsprüfung der Kaumuskulatur
7.2.3	N. facialis	Beurteilung von Ausfallserscheinungen; Unterschied zwischen peripherer und zentraler Störung; Funktionsprüfung, Bewegungstests
7.2.4	Nn. glossopharyngeus und vagus	Beurteilung von Ausfallserscheinungen; Funktionsprüfung (z.B. Würgreflex, Gaumensegel)
7.2.5	N. accessorius	Beurteilung von Ausfallserscheinungen; Funktionsprüfung (z.B. "Schulterhochheben")
7.2.6	N. hypoglossus	Beurteilung von Ausfallserscheinungen; Funktionsprüfung (periphere und zentrale Schädigung)

7.3 Motorik

7.3.1	pyramidalmotorisches, extrapyramidalmotorisches und peripher- motorisches Syndrom	Unterscheidung zwischen zentraler, segmentaler (radikulärer) und nervaler Zuordnung Grundkenntnisse über Ausfallserscheinungen; Paresegraduierung; Beurteilung des Muskelzustandes (z.B. Hypertonie, Atonie, Hypertrophie, Atrophie, Faszikulieren, Muskelkrämpfe) Definition von Bewegungsstörungen: Akinese, Hyperkinese (z.B. Chorea, Athetose), Tremor, Myoklonie, Tic

7.4 Reflexe und Muskeltonus

7.4.1	Eigen- und Fremdreflexe	Prüfmethoden und Beurteilung von Eigenreflexen und Fremdreflexen
7.4.2	Pyramidenbahnzeichen	Prüfmethoden (z.B. Babinski-Zeichen) Syndrom der Pyramidenbahnschädigung (in klinisch-neurologischer Definition)
7.4.3	Muskeltonus	Spastik, Rigor, zentrale Tonusdifferenz; Grundlagen und Prüfmethoden

7.5 Koordination

7.5.1	Definition	Komponenten der Koordination von Bewegungsabläufen Unterscheidung von Ataxie, Apraxie, Dystonie
7.5.2	Stand und Gang	Beurteilung von Stand und Gang: z.B. Romberg-Versuch, Seiltänzergang, monopedales Hüpfen
7.5.3	ataktische Störungen	Beurteilung gliedataktischer Störungen (z.B. Finger-Nasen- Versuch, Knie-Hacken-Versuch); Intentionstremor; Beurteilung rascher Bewegungsfolgen und der Feinmotorik, Erkennung dysmetrischer Störungen

7.6 Sensibilität

7.6.1	Prüfmethoden	Prüfmethoden der sementalen und nervalen Sensibilitätsstörungen (Tiefen- und Oberflächensensibilität)
7.6.2	Sensibilitätsstörungen	peripherer, radikulärer, zentraler Typ; Hemisyndrom, Querschnittsyndrom, dissoziierte Empfindungsstörung, Halbseitenquerschnitt

7.7 Bewußtsein, Psyche

7.7.1	Bewußtseinslage und Bewußtseinsstörungen	quantitative Bewußtseinsstörung (Somnolenz, Sopor, Koma) Kenntnis der wichtigsten Symptome des organischen Psychosyndroms (z.B. zeitliche/örtliche Desorientiertheit, Beeinträchtigung von Konzentration und Merkfähigkeit, retrograde Amnesie, Halluzinationen)
7.7.2	psychische Veränderungen	Registrieren psychischer Auffälligkeiten (z.B. depressiv, Störungen des Affektes); s.a. GK 1, Med. Psych./Med. Soz.

Kurzlehrbuch

1 Anamnese

1.1 Allgemeines

1.1.1 Definitionen

Anamnese als Vorgeschichte des Kranken und der Krankheit; Abgrenzung vom Prozeß der Anamneseerhebung

Als *Anamnese* (griech.: Erinnerung) bezeichnet man die Vorgeschichte des Kranken und der Krankheit, wie er sie aus seiner Erinnerung angibt. Sie ist selbst bei rein somatischen Krankheiten die ergiebigste Methode der Krankheitserkennung und hat Vorrang vor fast allen anderen diagnostischen Verfahren. Bei psychischen oder seelischen Leiden kann sie schon den Stellenwert einer Therapie haben oder die Behandlung einleiten.

Wesentliche Funktionen der Anamneseerhebung

- Kontaktaufnahme zum Patienten
- Sammlung von Daten und Informationen über die jetzigen Beschwerden, die Entwicklung des jetzigen Leidens, frühere Leiden und andere Lebensereignisse, einschließlich der Erkrankungen von Großeltern, Eltern, Kindern und Enkeln (Familienanamnese)
- Erfassung und Bewertung von Persönlichkeitsmerkmalen des Patienten
- Aufschluß über die subjektive Stellung des Patienten zu seiner Erkrankung bei bekannter Diagnose
- Aufstellen von Verdachtsdiagnosten, d. h. diagnostischer Arbeitshypothesen
- Erkennung einer möglichen Gefährdung durch diagnostische oder therapeutische Maßnahmen

Es versteht sich, daß die Erinnerung eines Menschen nicht immer und nicht in allen Einzelheiten objektiv sein kann. Deshalb ist im Prozeß der Anamneseerhebung das Bemühen des Arztes zu sehen, die Anamnese im Gespräch so objektiv wie möglich herauszuarbeiten und eigene Interpretationen des Kranken oder seiner Angehörigen als solche zu erkennen. Nur dann gewinnen diagnostische Schlußfolgerungen aus anamnestischen Angaben die nötige Zuverlässigkeit.

1.1.2 Eigen- und Fremdanamnese

Die **Eigenanamnese** umfaßt alles, was der Kranke aus einer Erinnerung zur jetzigen Krankheit und früheren Leiden oder Besonderheiten aus dem Leben zu berichten weiß. Hierzu gehören auch Pflichtfragen, um Krankheitszustände oder Beschwerden auszuschließen, die dem Patienten im Moment entfallen sind bzw. an welche der Patient nicht denkt. Ebenso sind Angaben über Krankheiten in der Familie, eigene Lebensgewohnheiten, über Art des Berufes und darin gelegene gesundheitliche Gefährdung zu erheben.

Die **Fremdanamnese** erfaßt Angaben, die Ehepartner, Eltern, andere Angehörige, Freunde oder Augenzeugen machen. Besonders bei kleinen Kindern, intellektuell gestörten, bewußtlosen Patienten oder Geisteskranken können solche Angaben sehr wertvoll sein bzw. zur Objektivierung dienen. Falls möglich, sollte sie später immer durch eine Eigenanamnese korrigiert werden.

1.1.3 Standardisierungsgrade

Unterscheidung verschiedener Standardisierungsgrade der Anamneseerhebung

Bei der Anamneseerhebung ist ein gewisser Grad an Standardisierung unumgänglich, ja sogar notwendig, da manche Patienten dazu neigen, eher über Befürchtungen und Deutungen ihrer Beschwerden zu berichten, als ihre Beschwerden zu konkretisieren. Oft sind sie nicht in der Lage, Ursache, Wirkung, Beschwerden und Befürchtungen voneinander zu trennen und verändern so das Beschwerdebild oder stellen es gar völlig falsch dar.
Meist beginnt die Anamneseerhebung mit der freien Befragung des Patienten (z. B. welche Beschwerden ihn zu der jetzigen Untersuchung veranlassen) und geht dann auf die teilstandardisierte und die standardisierte Befragung über.

Freie Befragung

Der Patient soll frei seine Beschwerden schildern, die Gelegenheit des „Sich-aussprechen-Könnens" haben, falls er es wünscht. Mögliche Spannungen, die der Patient hat, können sich lösen; zum anderen kann der Arzt bereits diagnostische Beobachtungen anstellen, die bei der körperlichen Untersuchung entgehen könnten.

Halbstandardisierte Befragung

Sie setzt sich aus einer Reihe sog. offener, frei formulierter Fragen zusammen, wobei es ganz dem Patienten überlassen bleibt, wie er darauf antwortet.

Standardisierte Befragung

Sie setzt sich aus einer Reihe vorgegebener, sog. geschlossener Fragen zusammen, die nur eine Beantwortung mit „ja" oder „nein" bzw. eine festgelegte Auswahlmöglichkeit an Antworten zulassen.
Die Fragen selbst sollen klar gestellt, dem Bildungsniveau des Patienten angepaßt, auf keinen Fall suggestiv formuliert, behutsam und taktvoll sein. Ungenaue Angaben des Patienten müssen präzisiert, Angaben zu Zeit, Raum, Gewicht und Menge genau erfaßt werden.

1.1.4 Dokumentation

Dokumentationen anamnestischer Daten und der Interpretation des Untersuchers sowie weiterführender diagnostischer Überlegungen

Die Angaben zur Vorgeschichte und die Einzelheiten des körperlichen Untersuchungsbefundes müssen schriftlich festgehalten werden. Diese Aufzeichnungen dienen dem Arzt zunächst als Gedächtnisstütze, sind aber auch Dokumente im rechtlichen Sinne und wissenschaftlich verwertbar als ärztliches Erfahrungsgut. Die Dokumentation sollte so arbeitsökonomisch und effektiv wie möglich sein, bei reinen EDV-Bögen muß genügend Raum für Erläuterungen (differentialdiagnostische Erwägungen, Bewertungen, Eindrücke u. a.) belassen sein.

Hauptgesichtspunkte der Aufzeichnungen über einen Kranken:

- Die persönliche Vorgeschichte des Patienten, seine Sozial-, Berufs- und Familienanamnese
- Die bei der ersten Untersuchung erhobenen Befunde einschließlich der Ergebnisse technischer Untersuchungen
- Die vorläufigen Diagnosen zur Zeit der ersten Befunderhebung, welche die differentialdiagnostischen Erwägungen des Untersuchers widerspiegeln
- Der Krankheitsverlauf mit den sich ergebenden Änderungen des Untersuchungsbefundes
- Die Therapie
- Die endgültigen Diagnosen mit gewichtetem Anspruch auf Richtigkeit
- Die Epikrise, in welcher die zur Diagnose führenden Befunddaten und der eingeschlagene Behandlungsweg kritisch erläutert und begründet werden

1.2 Interaktionsfunktion

1.2.1 Interaktion

Definition, Bedeutung der asymmetrischen Beziehung für die Interaktion

Unter **Interaktion** versteht man die gegenseitige Beeinflussung und Steuerung individueller Verhaltensweisen, wobei Form und Inhalt der Interaktion abhängig sind von der Rolle und dem Status der Beteiligten.
Besteht zwischen den Beteiligten ein (auch nur vermeintliches) Machtgefälle, wird die Situation als **asymmetrische** Beziehung bezeichnet. Eine solche besteht zwischen Patient (Hilfesuchender) und Arzt (Helfer). Diese Position sollte der Arzt gegenüber dem Patienten nicht ausspielen, sondern sinnvoll einsetzen, um den zwischenmenschlichen Kontakt, dem sich der Kranke mehr oder weniger bewußt aber vertrauensvoll ausliefert, mit Takt und menschlichem Verständnis zu entwickeln und zu pflegen. „Unärztliches" Verhalten, auch unbewußte Anteile (emotionale Beteiligung), kann einen schwerwiegenden Rollenkonflikt auslösen, das Vertrauen des Patienten erschüttern und letztlich den Therapieerfolg gefährden.

1.2.2 Rollenverhalten des Arztes und des Patienten

Das Rollenverhalten von Arzt und Patient sollte zu einer sachlichen, partnerschaftlich-einfühlenden Interaktion führen. Neben der Kontrolle von Stimmungen und Emotionen gehört hierzu auch das Einhalten der ärztlichen Schweigepflicht, das Unterlassen abwertender Äußerungen, die Vermeidung unsachgemäßen Umgangs mit Informationen (z. B. Verunsicherung, Erwecken von Befürchtungen oder Angst). Es erfordert Takt und Einfühlungsvermögen, sich des Rollenverständnisses des Kranken bewußt zu werden und dieses zu berücksichtigen. Dies gilt im besonderen Maße für das schichtenspezifische Verhalten.

1.2.3 Ärztliche Gesprächsführung

Die Kommunikation dient der Informationsvermittlung zwischen Arzt und Patient. Diese läuft teils in verbaler Form als freie Rede, als strukturiertes Gespräch mit Frage und Antwort, teils in nonverbaler Form ab. Die Information findet dann in Körperhaltung, Mimik, Gestik usw. ihren Ausdruck.

Der Arzt muß bemüht sein, schon beim ersten Kontakt mit dem Kranken die besten Bedingungen für eine erfolgreiche Behandlung zu schaffen. Um die Kontaktaufnahme zu erleichtern, sind bestimmte *Formalitäten des zwischenmenschlichen Umgangs* zu beachten: Begrüßung (Händedruck, freundliches Lächeln, aufmunterndes Kopfnicken), Vorstellung mit Namen, namentliches Anreden, persönliche Zuwendung; der Patient muß das Gefühl haben, daß der Arzt jetzt und hier nur für ihn da ist. Störend wirken Telefonate, „Durchgangsverkehr", Radio usw.

1.2.4 Unbewußte Anteile der Arzt-Patient-Beziehung

Unbewußte Faktoren, die durch Stimmungslage und die jeweilige psychische Verfassung der beiden Gesprächspartner hervorgerufen werden, nehmen Einfluß auf die Arzt-Patient-Beziehung. In diesem Zusammenhang müssen Depressionen, Aggressionen, Sexualität, Übertragung und Gegenübertragung berücksichtigt werden (s. auch entsprechende Kapitel im GK1, Med. Psych./Med. Soz.).

1.3 Informationsfunktion

1.3.1 Definition

Gewinnung von Informationen und deren Gewichtung

Die Informationsgewinnung ist die wesentliche Aufgabe der Anamneseerhebung. Dabei ist wichtig, die Anamnese im offenen Gespräch und durch gezielte Fragen so objektiv wie möglich herauszuarbeiten, um zu einer Diagnose und letztlich zu einer sinnvollen Therapie zu kommen.
Profunde Kenntnisse um physiologische und pathophysiologische Vorgänge im Organismus bei Gesundheit und Krankheit vorausgesetzt, ist eine unterschiedliche Gewichtung der gesammelten Einzeldaten und Fakten sowie ihre differentialdiagnostische Abwägung möglich, so daß weitere klinische Untersuchungen und technische Hilfsmittel jetzt gezielt eingesetzt werden können.

1.3.2 Identifizierende Daten

Erhebung identifizierender Daten
Hierzu gehören Daten wie Name, Vorname, Geburtsdatum, Nationalität, Familienangehörige (im Notfall zu benachrichtigen), Alter, Geschlecht, Beruf, Familienstand, Adresse, Hausarzt und Krankenkasse. Es entlastet sicherlich das Gespräch des Arztes mit dem Patienten, wenn diese Daten mit einem Anamnesefragebogen oder durch eine Hilfsperson erfaßt werden.

1.3.3 Gegenwärtige Beschwerden des Patienten

Klären von Beschwerden und ihrer Merkmale

Ein systematisches Vorgehen ist bei der Anamneseerhebung empfehlenswert, wobei nachfolgende Fragen zu stellen bzw. zu beantworten sind:

Was	– unverfälschte Schilderung der Beschwerden bzw. der Schmerzen des Patienten
Wo	– genaue Lokalisation, Ausstrahlung und Ausdehnung der Beschwerden
Wie	– Schmerzcharakter (dumpf, krampf-, kolikartig, brennend, stechend) Schmerzintensität (gerade erträglich – vernichtend) Schmerzdauer (atemabhängig, dauernd, intermittierend)
Wann	– Beginn, zeitlicher Ablauf (allmählich, akut, chronisch, in Phasen oder Schüben), stündlich, morgens usw.
Warum	– Abhängigkeit des Auftretens, bei welcher Tätigkeit oder Gelegenheit, Auslösung, welche Vorboten, Begleiterscheinungen, Auswirkungen, Faktoren, welche der Beschwerden verstärken oder lindern

1.3.4 Bisher durchgeführte Maßnahmen

Hierbei ist es wichtig, Informationen über die bisher durchgeführte Diagnostik und Therapie zu gewinnen. Da die subjektiven Angaben oft nicht genügen und unvollständig sind, ist es notwendig, Berichte von den vorbehandelnden Kollegne einzuholen.

1.3.5 Vorgeschichte, vegetative Anamnese, Standardfragen

Bericht des Patienten über frühere Erkrankungen, gezielte Pflichtfragen des Arztes

Vorherige Erkrankungen

Zu erfragen sind alle wichtigen bisher durchgemachten Erkrankungen und Körperstörungen, insbesondere auch diejenigen, die erfahrungsgemäß zu chronisch rezidivierenden Störungen führen:
- Auffälligkeiten zur Geburt und im Säuglingsalter
- Kinderkrankheiten (insbesondere Masern, Mumps, Scharlach, Diphtherie, Röteln, Keuchhusten)
- gehäufte grippale Infekte, Tonsillitiden, Lungen-, Rippenfellentzündung, Tuberkulose
- Gelbsucht; Haut- und Geschlechtskrankheiten
- Gelenkrheumatismus, gehäufte Harnwegsinfekte, Nierenbeckenentzündungen
- Krampfanfälle, psychische Leiden
- Verwundungen, Unfälle, Krankenhausaufenthalte (Operationen, Komplikationen), Kuraufenthalte, Heilverfahren, Rente

Fragen nach wichtigen Körperfunktionen

- *Gewichtsveränderungen* – besonders, wenn sie innerhalb kurzer Zeit aufgetreten sind. Schnelle Abnahme, z. B. bei Tumoren und Infekten; schnelle Zunahme, z. B. bei renalen oder kardialen Ödemen.

- *Appetit* – weist bei Störungen auf einen allgemeinen Krankheitszustand hin. Hierzu gehört auch die Frage nach Übelkeit und Erbrechen, was meist auf eine Gastritis zurückzuführen ist, die der weiteren Abklärung bedarf. Abneigung gegen bestimmte Nahrungsmittel.
- *Durst* – durchschnittliche Trinkmenge normal 1 1/2 bis 2 Liter täglich, größere Mengen können auf einen Diabetes mellitus oder auf Störungen des Elektrolythaushaltes hinweisen.
- *Schlaf* – Störungen beim Ein- oder Durchschlafen. In höherem Alter Hinweis auf Zerebralsklerose. Bei Schlafen mit erhöhtem Kopfende (mehrere Kissen) Hinweis auf Herzinsuffizienz, Asthma.
- *Stuhlgang* – zu fragen ist nach Häufigkeit, Farbe, Konsistenz, auffälligem Geruch, Schleim- und Blutbeimengungen.
- *Wasserlassen* – zu fragen ist nach der Häufigkeit (Pollakisurie, erhöhte Miktionsfrequenz bei Prostatahypertrophie), nach Schmerzen bei Miktion (Dysurie bei Harnwegsinfekten), nach nächtlichem Wasserlassen (Nykturie bei Herzinsuffizienz).
- *Husten und Auswurf* – länger als 3 bis 4 Monate bestehend, weist auf eine chronische Bronchitis hin; plötzlichen großen Sputummengen kann ein Lungenabszeß zugrunde liegen; rötlich-braunes Sputum findet sich bei Pneumonie oder einem älteren Lungeninfarkt; hellrotes, schaumiges Blut (Hämoptoe) spricht für Herkunft aus der Lunge und nicht aus Ösophagus oder Magen.
- *Nachtschweiß* – weist auf chronisch entzündliche Prozesse (Tbc!) hin, kommt aber auch in der Rekonvaleszenz und bei vegetativ Labilen vor.
- Wichtig ist auch nach der *körperlichen* und *geistigen Leistungsfähigkeit,* nach der *Funktion der Sinnesorgane* und nach dem *Sexualverhalten* (Frigidität, Potenzstörungen, Libido) zu fragen.
- *Bei der Frau* ist nach Menarche, letzter Regel (Dauer, Stärke), Menopause, Schwangerschaften und Aborten zu fragen.

Risikofaktoren

Beachten von *Allergie, Diabetes, Hypertonie, Adipositas.*
Fragen nach *Genußgiften:* Alkohol, Nikotin, Rauschgifte (möglichst quantitativ festlegen, in der Regel sind diese Angaben jedoch unzuverlässig).

Medikamente

Fragen nach den zur Zeit oder früher angewandten Medikamenten, besonders nach Schmerz-, Schlaf-, Abführmitteln, Anitkonzeptiva und Kortisonpräparaten.

1.3.6 Familienanamnese

Zu fragen ist nach Alter, Gesundheitszustand oder Todesursache der Eltern und naher Verwandter (z. B. Diabetes, Bluthochdruck, Schlaganfall, Herzinfarkt, Tuberkulose, Nervenkrankheiten, Anfallsleiden, Gicht, Asthma, Blutungsneigung, Krebs). Verwandtenehen, Zahl und Gesundheitszustand der Kinder, Tot- und Fehlgeburten.

1.3.7 Sozialanamnese

Zu fragen ist nach der arbeits- und berufsbedingten Situation (Ausbildung, frühere und jetzige Tätigkeit, Ein- und „Auskommen", belastende oder schädigende Einflüsse am Arbeitsplatz), Freizeitverhalten (Leistungssport, Hobbys), Familiensituation (Stand, Dauer der Ehe, Kinderzahl,

Scheidung), besondere Lebensgewohnheiten und Lebensbedingungen (Wohnverhältnisse, Garten, nachbarschaftliche Beziehungen, Freundeskreis).

1.4 Integrationsfunktion

Unter Voraussetzung ausreichender Kenntnis der Symptomatologie der einzelnen Krankheitsbilder stellt die Erhebung von Einzeldaten und Fakten (Anamnese im engeren Sinne und sinnliche Wahrnehmung) den ersten Schritt zur Erkennung eines Krankheitsbildes dar. Die intellektuelle Verarbeitung dieser Symptome (Abwägen und Zuordnen) führt zur Verdachtsdiagnose (Arbeitsdiagnose). In besonderem Maße ist diese zentrale Integrationsfunktion der Anamnese von der ärztlichen Erfahrung und der persönlichen Reife des Untersuchers bestimmt.

Aufbauend auf der Verdachtsdiagnose erweitern und ergänzen eine Reihe von technischen Hilfsmitteln (z. B. EKG, Röntgen, Labor, Endoskopie) die durch Anamnese und Befunderhebung gewonnenen Ergebnisse, die hierdurch konkretisiert, bestätigt oder gegebenenfalls auch negativiert werden.

Erst nach Ausschöpfung aller notwendigen medizinischen Möglichkeiten der Darstellung einer bestimmten Erkrankung ist eine endgültige Diagnose gestattet und eine gezielte Therapie möglich. Die Therapie sollte nach eingehender Aufklärung über Aussicht und Risiko im Einverständnis des Patienten erfolgen und seine subjektiven Vorstellungen (z. B. kurze, risikoreiche Operation – lebenslange, einschränkende, konservative Therapie) soweit wie möglich respektieren.

Der Erfolg einer Therapie ist dann am ehesten gewährleistet, wenn eine permanente Integration, d. h. ein ständiges Vergleichen zwischen „vorher" und „nachher" stattfindet. Diagnose und Therapie sollten deshalb ständig überprüft und gegebenenfalls korrigiert werden. Fehlermöglichkeiten, z. B. Erwartungshaltung oder gegenseitige Beeinflussung, sollen dadurch soweit wie möglich ausgeschlossen werden.

2 Körperliche Untersuchung des Erwachsenen

2.1 Allgemeine Voraussetzungen

2.1.1 Technische Voraussetzungen

Kenntnis der technischen Voraussetzungen für wichtige klinische Untersuchungsmethoden

Bestimmte Forderungen werden bereits an den Untersuchungsraum selbst gestellt. Er sollte demnach
- 6–8 m lang sein, um ohne Schwierigkeiten Visus- und Gehörprüfungen darin vornehmen zu können;
- hell beleuchtet, aber nicht blendend sein (weißes Licht der Leuchtstoffröhren ermöglicht eine bessere Beurteilung bestimmter Erkrankungen als normales Glühlicht, z. B. Ikterus);
- so ruhig sein, daß ein ungestörtes Arbeiten möglich ist (d. h. schallisolierte Türen und Fenster, kein Telefon im Untersuchungsraum);
- so gut beheizt sein, daß der Patient auch entkleidet nicht friert. Es ist selbstverständlich, daß man den Patienten mit einer Decke zudeckt, wenn es zu Verzögerungen bis zum Erscheinen des Arztes kommt.

Andere Bedingungen richten sich zum Teil an das *Personal* und an den *Arzt* selbst:
- Beim Entkleiden, besonders älterer, gebrechlicher Patienten, sollte geschultes Personal behilflich sein, sie in eine extra dafür vorgesehene Kabine bitten und allgemein ihr Schamgefühl respektieren.
- Der Patient liegt während der Untersuchung auf einer nicht zu weichen Liege, deren Kopf- und Fußteil verstellbar sein sollte, da einige Patienten nicht in absoluter Rückenlage untersucht werden können (z. B. Herzkranke, Asthmatiker). Die Höhe der Liege wird am besten auf die Größe des Arztes eingestellt, um auch ihm eine einigermaßen bequeme Haltung zu ermöglichen.
- Die technischen Hilfsmittel sollten stets an gleicher Stelle, in greifbarer Nähe angeordnet sein (z. B. Spritzen, Blutdruckmeßgerät, Spatel).

Eine körperliche Untersuchung wird wesentlich erleichtert, wenn man nach einem Schema vorgeht, welches in Untersuchungsbögen aufgeführt ist. Gleichzeitig können darin erhobene Befunde dokumentiert werden.
Wie ein solcher Untersuchungsbogen aussehen kann, ist auf den Seiten 11 und 12 dargestellt.

2.1.2 Einfluß von Körpergewicht, Übung, Beruf

Sowohl **Fettleibigkeit** als auch **Magersucht** gelten als eine Erschwernis der körperlichen Untersuchung:

Palpation: Das Tasten der Abdominalorgane (Leber, Milz), Lymphstationen und eventuell vorhandener Tumoren ist bei Fettleibigkeit wesentlich erschwert oder sogar unmöglich. An Mageren

Gewicht:
Appetit:
Durst:
Schlaf:
Husten:
Auswurf:
Miktion:
Stuhl:
VK:

Nykturie:
Knöchelödeme:
Bel.-Dyspnoe:

Periode:					L. P.:
Menopause:
Geburten:
letzte Gyn.-Unters.:

Nikotin:
Alkohol:
Drogen:
Allergie:
Antikonzeptiva:
Medikamente:

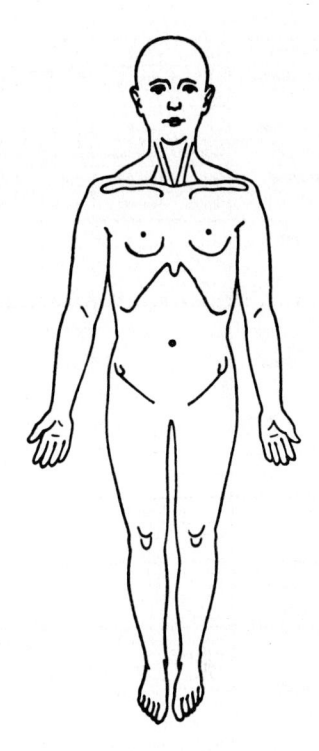

1

Bewußtsein	o. B.	getrübt	Unruhe			
Psyche	o. B.	klagsam	dissimul.	Kleidg.		
Az	gut	schlecht	mittel			
Haut	o. B.	Blässe	Cyanose	Ikterus	Rötung	
	Blutung	Turgor o. B.	vermind.	vermehrt	Exanthem	
Schleimhaut	o. B.	Blässe	Cyanose			
Dyspnoe	nein	inspir.	exspir.			
Foetor	nein	ex ore	hepat.	uraemic.	Aceton	
Ödeme	nein	Gesicht	Arme	Rücken	Beine	
Lymphknoten	o. B.					

2 Kopf und Hals

Kopf/Hals	o. B.	klopfschm.	Bewegl. eingeschr.	Meningismus		
Augen	o. B.	Strabism.	Nystagm.	blind re - li	Musk. Parese	
Ohren	o. B.	schwerhör.	Otitis	med./ext.	re - li	
Nase	o. B.	Atmung beh.	re - li	Rhinitis	Epistaxis	
Lippen	o. B.	Rhagaden	Herpes	trocken	Cyanose	
Zunge	o. B.	belegt	trocken	atrophisch	entzündet	
Zahnfl.+ Schleimht.	o. B.	Blutung	Entzünd.	Paradont		
Rachenr. + Tons.	o. B.	akut entzündet	Beläge	groß und zerklüftet	Pharyngitis	
Gebiß	kaufähig	beh. bedürft.	Vollproth. ob./unt.	Teilproth. ob./unt.		
Schilddrüse	o. B.	Struma	diff./nod	Strumektomie	cm H.U.	
	Schwirren					

2 Körperliche Untersuchung des Erwachsenen

3 Brustkorb und Lunge

Brustkorb	o.B.	Bewegl. eingeschr.	Deform.	Nachschl.	re - li	
Lung.Grenz.	o.B.	hre.	hli.	vo.	Br.Umfang	
	nicht verschiebl.	Qfg.	Qfg.	Qfg.	/ cm	
Klopfschall	o.B.	sonor	gedämpft	re - li	hint./vorne	
Atemger.	vesikulär	bronchial	verschärft	abgeschw.	Exspir. verl.	
Nebenger.	nein	R.G.fein-	mittel-	grobblasig	klingend	
	nicht kling.	trocken	Cav.Sympt.	Reiben		

4 Herz und Kreislauf

RR:		liegend		stehend		
	re. Arm					
	li. Arm					
	Beine re.		li.			
Spitzenstoß Töne und Geräusche	normal	innerhalb	außerhalb MCL	n. fühlb.	hebend	verbreitert
		I. HT	II. HT	I. HT	II. HT	
	o.B.				Qualität	
Puls	/min	regelm.	unregelm.	Pulsdefizit	/min	absol. Arrhythmie
Venen	normal	gestaut	wo:			
Arterien	Karotis	Rad.	Aorta	Fem.	Popl.	Tib. post	Dors. ped
nicht tastb.	re li	re li		re. li	re. li	re. li	re li
Geräusche						

5 Bauchorgane

Leib	o.B.	gebläht	Druckschm.	Abwehrsp.	Bauchd.	Narben
Bruch	nein	Nabel	Leisten	Schenkel	re - li	
Resistenz	nein	im Schema eingez.:		Ascites	Darm-Geräusche	
Leber	o.B.	Rb cm	Dämp. cm	konsist. vermehrt		
	druckschm.	scharfrandig	knotig	† †† †††		
Gallenblase	o.B.	tastbar				
Milz	o.B.	tastbar	weich	derb	cm	
Flanke	o.B.	Druckschm.	Klopfschm.	Vorwölbg.	re - li	
Genitale						
Rectal						

6 Gliedmaßen

Gelenke	Bei Erkr. von > 2 Gelenken Rheumabogen ausgefüllt				
	o.B.	andernfalls, Gelenke:			
	Schwellg.	Schmerz	Rötg.	Bewegl. eingeschränkt	
	Deform.	Reiben	Erguß		
Varizen	nein	Unter-	Obersch.	Ulc crur.	re - li
Fußgewölbe	o.B.	Platt-	Spreiz-	Knickfuß	re - li

Wirbelsäule

WS	o.B.	Hals	Brust	Lenden	Kyphose
	Lordose	Skoliose	Muskel versp.	Gibbus	
Schmerz	nein	Druck-	Klopf-	Stauchungs-	
Beweglichk.	o.B.	eingeschr.	Versteifg.	Finger-Fußbod.	cm

7 Nervensystem

Augenhintergrund	o.B.			Gesichts-feld		
Pupillen	rund	entrundet	starr	Anisokorie	eng/weit	
Lichtreakt.	re	li	Konverg.	re	li	
Facialis	o.B.	Parese	re - li	oberer	mittl.	unt. Ast.
BSR	re	li	BHR	re	li	
PSR	re	li	ASR	re	li	
Lasègue	re	li	Babinski	re	li	
Koordinat.	o.B.	gestört	Finger Nase	Knie Hacke	Romberg	
Sensibil.	o.B.	Hyper-	Hypo-	Anästh.		
gr. Kraft	o.B.	vermind.				
Veg. Zeich.	o.B.	Glanzauge	Schweiße	Hand	Körper	
	Dermogr.	Tremor	fein-	grobschl.	Akrocyan	

können Resistenzen, z. B. Tumoren im Abdominalbereich, leicht getastet werden, jedoch können sie mit Skybala (feste Kotballen) oder dem Promontorium verwechselt werden.

Perkussion: Die Schallqualität der Lunge und des Herzens kann derart beeinflußt werden, daß sie keine definitive Aussage über den Organzustand zuläßt. Umgekehrt ist das Atemgeräusch auch bei mageren Personen im Exspirium deutlich hörbar, so daß „verschärftes Atmen" vorgetäuscht werden kann.

Reflexprüfung: Die Bauchhautreflexe sind schlecht oder gar nicht sichtbar auszulösen.

Blutdruckmessung: Die Standardbreite der verwendeten Manschette beträgt 12 cm. Zu schmale Manschetten (im Verhältnis zum Oberarmumfang) erzeugen fälschlicherweise zu hohe Werte, zu breite bewirken umgekehrt zu niedrige Werte. Bei Kindern müssen deshalb schmälere Manschetten benutzt werden.

2.1.3 Hilfsmittel

Kenntnis der zur allgemeinen und speziellen Körperuntersuchung notwendigen Hilfsmittel

Die wichtigsten Untersuchungswerkzeuge des Arztes sind seine *fünf Sinne*. Da die Menschen hinsichtlich ihres Gebrauches unterschiedlich begabt sind, bedient sich der Arzt verschiedener Geräte, die das Erkennen der Befundphänomene verbessern und das Erfassen krankhafter Befunde erleichtern sollen.

Für die allgemeine Untersuchung

Waage, Bandmaß, Taschenlampe, Thermometer, Holzspatel, Stethoskop, Blutdruckmeßgerät, Ophthalmoskop, Otoskop, Reflexhammer mit Nadel und Pinsel, sterile Röhrchen für Abstriche, Objektträger für Sputum etc.

Für spezielle Untersuchungen

Haut: Glasspatel, Lupe

Neurologie: Tasterzirkel, Stimmgabel, Reflexhammer mit Nadel und Pinsel, Ophthalmoskop, Taschenlampe, Riech- und Aromastoffe

Augen: Spaltlampe, Ophthalmoskop, Innendruckmesser, Schublehre, Leseprobetafeln, Farbtafeln, dreidimensionale Bilder, Schirmer-Papier, Sonden, Perimeter

HNO: Stirnreflektor, Otoskop, Ohrentrichter, Nasenspekulum, Zungenspatel, Nasen- und Rachenspiegel, Audiometer, Frenzelbrille, Stimmgabel, Riechstoffe

Pädiatrie: beheizbarer Untersuchungstisch, Babywaage, Meßlatte, Urinauffanggläser, Spielzeug, Kindermöbel, Bildtafeln, Farbtafeln

Innere Medizin: Stethoskop, RR-Meßgerät, Endoskopie, Spirometer, Ultraschallgerät

Chirurgie: Winkelmaß, Metermaß, Knopfsonde.

2.1.4 Dokumentation körperlicher Untersuchungsbefunde

Während im Anamnesebogen Angaben des Patienten notiert sind, werden in die Dokumentation der Untersuchungsergebnisse nur Angaben des untersuchenden Arztes aufgenommen. Anamnese und Dokumentation der Untersuchungsergebnisse sollten aus vereinfachenden und zeitsparenden Gründen und zum Zwecke der Archivierung nach einem festen Schema erfolgen.
Die Verwendung eines solchen schematischen *Befunderhebungsformulares* ermöglicht dem Arzt zugleich die Selbstkontrolle, bei der Untersuchung nichts vergessen zu haben. Dem lernenden Studenten oder jungen Arzt ist damit eine didaktische Anleitung an die Hand gegeben.
Schließlich wird durch diese Methode der Vergleich mit früher oder später durchgeführten Untersuchungen am gleichen Patienten auf übersichtliche Weise möglich.

2.2 Wichtige Allgemeinbefunde

2.2.1 Grundmeßgrößen, deren Normalbereiche, Meßmethoden

Normbereiche einiger wichtiger biologischer Meßwerte, sog. **Grundmeßgrößen** zur Beurteilung des körperlichen Zustandes eines Menschen, muß der Untersucher kennen, um krankhafte Abweichungen feststellen zu können.
Diese Grundmeßgrößen sind Ernährungs- und Kräftezustand (Gewicht und Größe), Körpertemperatur, Atmung, Blutdruck und Puls.

Körpergewicht

Über-, Normal- oder Untergewicht eines Menschen ist am genauesten aus dem Verhältnis von Körpergröße zu Körpergewicht zu beurteilen. Als **Normalgewicht,** d. h. Durchschnittsgewicht einer gesunden Bevölkerung in unserem Lebensraum, **nimmt man ein Körpergewicht an, welches in Kilogramm soviel beträgt, wie die Körpergröße 100 cm überschreitet** (bei 170 cm Größe ist das also ein Gewicht von 70 kg). Es versteht sich, daß diese Regel nur mit großen Einschränkungen richtig sein kann. Sie mag für Männer stimmen, für Frauen aber wegen der geringeren Muskelmasse schon einen Abzug von etwa 10% verlangen. Eine 170 cm große Frau sollte also ein durchschnittliches oder Normalgewicht von 63 kg haben.
Es ist allgemein bekannt, daß Übergewicht einen enormen Risikofaktor für die Herz-Kreislauf-Situation darstellt. Aus dieser Sicht werden **vom sog. Normalgewicht nochmals 10% abgezogen, um das Idealgewicht zu erhalten,** d. h. für den 170 cm großen Mann ein Gewicht von 63 kg, für die Frau etwa 56 kg. Es liegt auf der Hand, daß Normal- und Idealgewicht eine relativ große Streubreite haben, die durch die verschiedenen Körperbautypen bedingt ist. Die individuelle Verteilung von Muskulatur, Fett und Knochenstärke wirken sich auf das Gewicht aus (Unterscheide bei den von Kretschmer entwickelten Typen: Athlet, Leptosom und Pykniker).

Auch das Lebensalter spielt eine Rolle, weil jugendliches Gewebe wasserreicher ist als Gewebe älterer Personen. Besonders das Kindes- und Jugendalter mit seinen Wachstumsphasen unterliegt hinsichtlich des Gewichtes anderen Regeln.

Körpergröße

Norm: ♂ 145–200 cm   Gigantismus = Riesenwuchs
        ♀ 135–185 cm   Nanosomie = Zwergwuchs

Ursachen des Gigantismus

- **Primordialer Riesenwuchs** (von Geburt an, ohne erkennbaren Grund mit normaler geistiger Entwicklung)
- **Neurohormonaler Riesenwuchs**
    - Hypophysärer R. infolge Überfunktion des HVL und gesteigerter STH-Produktion vor der Pubertät. Tritt diese Überproduktion nach Abschluß des Wachstums, d. h. bei geschlossenen Epiphysenfugen auf, kommt es zur Akromegalie (s. S. 28)
    - Thyreogener R.
    - Endokrin bedinger R. (z. B. primärer Hypogonadismus, Kallmann-Syndrom)
    - Chromosomal bedingter R. (z. B. Klinefelter-Syndrom, ♂ XXY)

Ursachen der Nanosomie

- **Primordialer Minderwuchs,** normale geistige Entwicklung, normale Körperproportionen (z. B. sog. Liliputaner)
- **Neurohormonaler Minderwuchs** (in diese Gruppe fallen verschiedene angeborene oder erworbene tumorbedingte Formen)
    - Hypophysärer M. aufgrund einer Unterfunktion des HVL und einer mangelnden STH-Produktion (Epiphysenfugen bleiben lange offen, abnorme geistige Entwicklung)
    - Thyreogener M. infolge einer Unterfunktion der Schilddrüse (Hypothyreose) oder intrauterinem Hormonmangel (Kretinismus). Gestörte Körperproportionen, zu kurze Extremitäten, allgemeine Bindegewebsschwäche als besondere Merkmale
    - Andere Formen eines endokrin bedingten M. (z. B. adrenogenitales Syndrom, Cushing-Syndrom, Diabetes mellitus, Rachitis)
    - Keimplasmatisch-dysostotischer M., d. h. auf Störungen der Ossifikation beruhende Form (z. B. Nanosomia infantilis)
    - Chromosomal bedingter M. (z. B. Turner-Syndrom, ♀ X0)

Körpertemperatur

Die Kerntemperatur des gesunden Menschen, gemessen unter der Zunge oder im Darm, liegt zwischen 36,0 °C und 37,5 °C. Auch bei völliger Gesundheit differiert die Temperatur im Laufe des Tages um etwa 0,5 °C, ist am frühen Morgen am niedrigsten und am Nachmittag am höchsten. Umkehr dieses Rhythmus (z. B. bei Tuberkulose) oder Schwankungen von 1 °C oder mehr sind pathologisch. Die Höhe des Fiebers steht nicht immer im Verhältnis zur Art oder Schwere der Erkrankung, sondern wird durch individuelle Faktoren (z. B. Alter) beeinflußt. Kinder können bei wenig bedeutsamen Infekten schon sehr hohes Fieber entwickeln, während es bei Älteren trotz schwerer Erkrankung fehlt oder niedrig bleibt. Allgemein haben Kinder eine um 1 °C höhere Grundtemperatur. **Fieber wird durch Irritation hypothalamischer Zentren hervorgerufen.** Hohes Fieber geht häufig mit Störungen der Hirnfunktion einher (sog. Delirien). Im Fieber ist der Stoffumsatz, insbesondere der Eiweißumsatz gesteigert.

Tabelle 1: Körpertemperatur

Erhöhte Temperatur	Erniedrigte Temperatur
– Vorübergehende, kurzfristige Steigerung bei Anstrengung, Wärmestau durch unsachgemäße Kleidung, in überhitzten feuchten Räumen (Gefahr des Hitzschlags!)	– Bei Schilddrüsenunterfunktion, Vergiftungen, Bewußtlosigkeit nach extremer Abkühlung.
– Länger anhaltende Steigerung durch Infektionen (bakteriell, viral), bei Resorption von Hämatomen und Wundsekreten, nach Einatmen zinkhaltiger Dämpfe, bei manchen Tumorleiden und Blutkrankheiten, Schilddrüsenüberfunktion.	– Erniedrigung der Temperatur auf oder unter 28 °C ist *lebensbedrohlich!*
– Erhöhung auf 43 °C ist *lebensbedrohlich!*	

Manche Erkrankungen sind durch einen bestimmten **Fiebertyp** (Fieberverlauf) gekennzeichnet:

Febris continua – die Schwankungen betragen nicht mehr als 1 °C im Tagesverlauf
Febris remittens – die Schwankungen betragen nicht mehr als 1,5 °C im Tagesverlauf
Febris intermittens – im Verlauf des Tages wechseln sich Phasen hohen Fiebers mit absolut fieberfreien Intervallen ab

Im Verlauf des Fiebers unterscheidet man den Temperaturanstieg *(Stadium incrementi)*, welcher mit Frösteln und starkem Schüttelfrost einhergeht, das *Stadium fastigium,* auf der Höhe gleichbleibendes Fieber, und das *Stadium decrementi* mit Fieberabfall. Als *Lysis* bezeichnet man den Abfall über mehrere Tage hinweg, als *Krisis* den abrupten schnellen Abfall.
Die **Messung des Fiebers** sollte in absoluter körperlicher Ruhe, grundsätzlich unter der Zunge oder im Darm erfolgen. Messungen unter der Achsel sind mit großen Fehlern behaftet, weil durch Hautfeuchtigkeit oder Schwitzen bewirkte Verdunstungskälte die abzulesenden Werte verfälscht.
Nur für die Diagnose einer Appendizitis ist die typische Temperaturdifferenz von ca. 1 °C axillarer und rektaler Messung von großer Bedeutung.
Mit einem elektronisch arbeitenden Thermometer ist der zur Messung notwendige Zeitaufwand sehr viel geringer als mit einem Hg-Thermometer, welches mindestens 5 Minuten am Orte der Messung belassen werden muß.

Atemfrequenz

Im Zusammenhang mit der körperlichen Untersuchung ist die **Tiefe der Atmung,** die **Atemfrequenz** und der **Atemrhythmus** von Bedeutung.

Normwerte für Erwachsene:	in Ruhe etwa 14–16 Atemzüge pro Minute
Normwerte für Säuglinge:	in Ruhe etwa 30–40 Atemzüge pro Minute

Eine Frequenz von mehr als 22 Atemzügen pro Minute gilt bei Erwachsenen bereits als ein Hinweis auf eine Störung von seiten des Herzens oder der Lunge.
Dieser Meßwert ist nur von pathologischer Bedeutung, wenn ausgeschlossen werden kann, daß der Patient, aus Erregung oder Beobachtungsgefühl heraus, hyperventiliert hat. Deshalb sollte man die „Zählung" ohne sein Wissen vornehmen!
Eine erhebliche Frequenzsteigerung nennt man *Tachypnoe*, Frequenzabnahme *Bradypnoe* und das erschwerte Atmen (Luft- oder Atemnot) *Dyspnoe*.

Pathologische Atmungstypen (s. a. 2.5.5)

Pulsfrequenz (s. a. 2.6.1)

Die Beurteilung des Pulses ist ein wichtiger Teil der Untersuchung. Man unterscheidet fünf Pulsqualitäten:

Frequenz   (Pulsus frequens oder rarus)
Größe   (Pulsus magnus oder parvus)
Härte   (Pulsus durus oder mollis)
Druckablauf   (Pulsus celer oder tardus [altus])
Rhythmus   (Pulsus regularis oder irregularis)

Normwert für Erwachsene:	in Ruhe 60–80 Schläge pro Minute
Normwert für alte Menschen:	in Ruhe 50–60 Schläge pro Minute
Normwert für Kinder:	in Ruhe 80–100 Schläge pro Minute
Normwert für Säuglinge:	in Ruhe 120–140 Schläge pro Minute

Tachykardie (Pulsbeschleunigung) findet sich bei körperlicher Anstrengung, im Fieber, in der Rekonvaleszenz, bei Blutarmut, Herzschwäche und Hyperthyreose. Bei manchen Infektions- oder Viruserkrankungen (z. B. Typhus) kommt es trotz erheblichen Fiebers nur zu einer geringen Pulserhöhung, einer sog. relativen Pulsverlangsamung.
Echte *Bradykardie* (Pulsverlangsamung) findet sich bei gesteigertem Hirndruck, Erhöhung der Gallensäuren (Ikterus), Hypothyreose und bei ausdauertrainierten Sportlern.
Die Beobachtung der *Größe des Pulses* hat früher eine bedeutendere Rolle gespielt als heute. Pulsus magnus oder parvus drücken den Unterschied zwischen dem Druckzuwachs während der systolischen Füllung und der Druckabnahme während der diastolischen Entleerung des arteriellen Gefäßes aus. Die Pulswelle ist um so größer, je größer das Schlagvolumen ist und je schneller das Blut fließt. Großer Puls tritt bei Hypertonie, Aorteninsuffizienz, kleiner Puls dagegen bei Herzschwäche, niedrigem Blutdruck und im Kreislaufkollaps auf.
Die *Härte des Pulses* ist Ausdruck der Spannung der Arterienwand. Sie wird nach dem Widerstand beurteilt, den der arterielle Puls dem tastenden Finger entgegensetzt. Ein harter Puls ist schwer zu unterdrücken. Die Härte entspricht in erster Linie der mittleren Blutdrucklage. In der Regel ist der Puls an der A. radialis nur während der Systole zu fühlen. Bei erhöhtem mittleren Blutdruck ist die Arterie immer als „gefülltes Rohr" tastbar.
Die Art des *Druckablaufs* – celer oder tardus – ist in erster Linie Ausdruck von Veränderungen des Ventilmechanismus der Aortenklappe. Bei Aorteninsuffizienz strömt in der Diastole Blut durch die nicht exakt schließende Klappe in den Ventrikel zurück. In der Systole sind Druck und

Auswurfvolumen besonders groß (große Blutdruckamplitude, schneller Druckanstieg = *Pulsus celer et altus*). Demgegenüber wird bei Aortenstenose das Blut nur mit Verzögerung ausgeworfen, der systolische Druck ist eher niedrig, der Druckablauf verlangsamt (*Pulsus tardus*).

Beim gesunden Menschen ist der *Rhythmus* der Herztätigkeit regelmäßig. Allerdings sind gelegentlich auftretende *Extrasystolen* und die *sog. respiratorische Arrhythmie* Pulsbeschleunigung/Einatmung, Verlangsmaung/Ausatmung) nur Ausdruck erhöhter vegetativ-nervöser Labilität und noch nicht pathologisch.

Gelegentlich kann man bei der Palpation des Pulses eine *wechselnde Füllung* feststellen, die als Ausdruck mangelhafter Funktionsleistung des Myokards angesehen und als *Pulsus alternans* bezeichnet wird. Der *Pulsus paradoxus* wird bei der Einatmung kleiner, bei der Ausatmung wieder größer und tritt bei Verwachsungen des Perikards und des Mediastinums auf.

Seitendifferenzen des Pulses am rechten und linken Arm deuten auf eine angeborene oder erworbene arterielle Verengung hin, z. B. kann der Abgang des Truncus brachiocephalicus oder der A. subclavia durch Arteriosklerose oder entzündliche Gefäßwandprozesse eingeengt sein.

Technisch geschieht die Palpation der Arterien mit dem 2. und 3. oder 4. Finger. Falsch ist die Palpation mit dem Daumen, weil hierbei die eigenen Pulsschläge wahrgenommen werden.

Blutdruck (s. a. 2.6.2)

Normwerte nach der WHO-Klassifikation:

10–30 Jahre	120/80	allgemeiner Normwert:	Syst.	≤	140
30–40 Jahre	125/85		Dias.	≤	90
40–60 Jahre	135/90	pathologische Werte:	Syst.	>	160
über 60 Jahre	140/90		Dias.	>	95

Der arterielle Blutdruck ist das Ergebnis aus Schlagvolumen bzw. Herzzeitvolumen und peripherem Gefäßquerschnitt. Seine genaue Messung ist nur auf blutigem Wege möglich, doch hat die *Messung nach Riva-Rocci* hinreichende Genauigkeit, solange einige Vorschriften eingehalten werden.

Erst die mehrmalige, zum Vergleich an beiden Armen ausgeführte Messung gibt Aufschluß über die tatsächliche Blutdrucksituation des patienten. Die Hochdruckerkrankung – **Hypertonie** – ist ein besonders wichtiger Risikofaktor für die Entstehung arteriosklerotischer Gefäßprozesse mit all ihren Auswirkungen auf Herz, Hirndurchblutung und Durchblutung der Peripherie. Bei der Feststellung eines Hypertonus bleibt die Abklärung seiner Ursache eine entscheidende diagnostische Aufgabe!

> Vor allem bei deutlicher Erhöhung der diastolischen Werte bleibt zu differenzieren, ob es sich um einen nephrogenen, hormonellen, arteriosklerotisch bedingten oder um einen essentiellen Hypertonus handelt.
> Unter diesem Begriff der essentiellen Hypertonie werden all jene Formen zusammengefaßt, deren Ursache nicht geklärt ist, bei denen aber in vielen Fällen vegetativ-nervöse Momente in der Entstehung eine Rolle spielen.

Bei erhöhtem Blutdruck in den oberen Extremitäten und bei fehlender Tastbarkeit des Pulses an den unteren Extremitäten ist an Durchblutungsstörungen oder an Gefäßanomalien zu denken. Mit Spezialmanschetten kann man auch den Blutdruck der unteren Extremitäten messen.

Für die **Aortenisthmusstenose** ist charakteristisch, daß der Blutdruck oberhalb der Stenose hoch, distal davon niedrig ist.

Ein sog. **Aortenbogensyndrom** mit Einengung des Abganges des Truncus brachiocephalicus oder A. subclavia links gibt sich durch niedrigen Druck am linken Arm und normalem oder erhöhtem Druck auf der rechten Seite zu erkennen.

Die chronische oder akute Blutdruckerniedrigung – **Hypotonie** – ist kaum als eigentliche Krankheit, sondern als Regulationsstörung anzusehen, die allerdings zu unangenehmen Symptomen wie Schwindel, Ohnmachtsanfällen und ständiger Müdigkeit führen kann (s. a. Schellong-Test 2.6.2).

2.2.2 Behaarungstypen

Normale und pathologische Behaarungstypen

Die Behaarung der Geschlechter unterscheidet sich nicht nur durch das Fehlen des *Barthaares* und durch schwächere *Terminalbehaarung* an Rumpf und Gliedmaßen der Frau, sondern auch durch die deutlich verschiedene Anordnung der *Genitalbehaarung*. Beim Mann ist sie spitzwinklig zulaufend bis zum Nabel, bei der Frau dreiecksförmig, die suprapubische Begrenzungslinie einhaltend. Anomalien der Behaarung, insbesondere Abweichungen vom geschlechtsspezifischen Behaarungstyp der Erwachsenen oder das Auftreten eines dem Erwachsenen eigenen Behaarungstyps bei Kindern vor der Pubertät, sind Hinweise auf endokrine Störungen im Bereich der Geschlechtsdrüsen oder der Nebennierenrinde.

Ausprägung der Sekundärbehaarung bei zeitlich vorverlegter Pubertät ist Ausdruck einer **Pubertas praecox,** die durch vorzeitige Gonadotropinausschüttung zustande kommt. Sie kann konstitutionell und familiär, ohne pathologische Verwertbarkeit, aber auch durch Strömungen im Bereich des Hypothalamus, durch gonadotropinproduzierende Tumoren oder durch Zirbeldrüsentumoren bedingt sein.

Unter **Hirsutismus** versteht man das Auftreten männlicher Behaarungsmuster bei Frauen. Es handelt sich meist um geschwulstbedingte Überproduktion der NNR, was man als Interrenalismus oder **Virilismus** bezeichnet.

Hyper- und Hypotrichosis, Haarausfall (s. a. 6.3.1)

Die sog. *Bauchglatze* beim Mann, d. h. mangelnde Genital- und Bauchbehaarung, kann im Zusammenhang mit anderen Symptomen auf eine Leberzirrhose hinweisen.

2.2.3 Haut und Schleimhäute
Farbveränderungen von Haut und Schleimhäuten

Pigmentation (s. a. 6.2)

= Fleckenbildung aufgrund von Einlagerungen körpereigenen bzw. körperfremden Pigmentes:

Während einer **Schwangerschaft** und gelegentlich auch danach bestehendbleibend finden sich bräunliche Verfärbungen der Gesichtshaut insbesondere an der Stirn, seitlich der Nase, an der Oberlippe und um den Mund herum. Diesem *Chloasma uterinum* ähnliche Gesichtspigmentierungen finden sich auch bisweilen bei endokrinen Erkrankungen im Nebennierenbereich. Verstärkte Pigmentierung auch der Warzenvorhöfe und der Linea alba.

Bei **M. Addison** (chronische Nebenniereninsuffizienz): Früher häufig durch Tuberkulose, heute meist als sog. „idiopathische Atrophie", wahrscheinlich auf dem Boden eines Autoimmunmechanismus, seltener durch Blutungen, Geschwülste oder Amyloidablagerungen bedingt. Man findet vermehrte Braunfärbung der Haut, insbesondere an licht- und druckexponierten Stellen, im Bereich von Narben, in Hautfalten und an normalerweise vermehrt pigmentierten Hautbezirken wie Mamille und Genitale, aber auch an der seitlichen Wangenschleimhaut. Diese Pigmentierungen sind so charakteristisch, daß sie neben den Symptomen der Nebenniereninsuffizienz die Diagnose erlauben.

Bei **Leberzirrhose** findet man relativ häufig eine graubraune, mitunter fleckige Verfärbung der Haut insbesondere des Gesichtes, daneben Teleangiektasien und Spider naevi (Spinnennävi), insbesondere auf der Brust.

Bei **chronisch-interstitieller Nephritis,** nach Einnahme verschiedener Medikamente wie Ovulationshemmer, Chlorpromazin und anderen sowie bei einer Reihe dermatologischer Krankheiten finden sich meist unregelmäßig begrenzte bräunliche Pigmentierungen vorwiegend im Gesicht.

Purpura – hämorrhagische Diathese

Hierunter versteht man stecknadelkopfgroße, fleckförmige Blutungen in Haut und Schleimhäuten. Sie beruhen auf einer abnormen Blutungsbereitschaft, wobei das Blut selbst oder das Blutgefäßsystem die Ursache darstellen. Auslösung durch Blutgerinnungsstörungen (z. B. Afibrinogenämie), Thrombozytenerkrankungen (z. B. Thrombopenie, Thrombopathie) und vaskuläre Störungen (z. B. Morbus Schoenlein-Henoch).

Nachweis: **Rumpel-Leede-Test:** Nach Stauung mit der Blutdruckmanschette an unter- oder Oberarm treten stecknadelkopfgroße Blutungen in der Haut auf. Diese lassen sich mit dem Glasspatel nicht wegdrücken.

Zyanose, Plethora, Blässe, Anämie und Ikterus s. 6.2.3

2.2.4 Hautturgor

Erkennen und Erklären von Verschiebungen des Hautturgors

Der Hautturgor ist ein guter Indikator für Veränderungen im Wasser- und Elektrolythaushalt, z. B. durch Ödembildung oder Exsikkose. **Ödeme und Anasarka** sind einfach nachzuweisen, indem durch festen Fingerdruck auf die Haut eine Delle erzeugt wird, die Sekunden bis Minuten bestehen bleibt.

Exsikkose läßt sich an den „stehenbleibenden" Hautfalten nachweisen. Die Patienten zeigen ein haloniertes Aussehen mit tiefliegenden Augen, die von „dunklen Ringen" umgeben sind. Es kommt zur Bluteindickung und sekundärer Herzschwäche.

Zur **Überhydrierung,** d. h. zur Zunahme des Wassergehaltes im Extrazellulärraum, kommt es auf verschiedenen Wegen:

- **Isotone Überhydrierung durch**
  - verstärkte Zufuhr isotoner Lösungen (Infusionstherapie);
  - intravasale, hydrostatische Druckerhöhung (Rechtsherzinsuffizienz);
  - Konzentrationsabnahme der Plasmaproteine, besonders von Albumin (z. B. bei nephrotischem Syndrom, Leberzirrhose, Hunger, Malresorption);
  - Kapillarpermeabilitätssteigerung (infektiös, toxisch, allergisch);
  - Lymphabflußbehinderung.

Symptome: Ödeme, Aszites, Hämatokritabnahme.

- **Hypertone Überhydrierung durch**
  - hormonelle Fehlsteuerung, es kann zur Konzentrationszunahme des Natriums im Extrazellulärraum kommen, was einen sekundären Wasserausstrom vom Intrazellulärraum auslöst (z. B. beim Conn-Syndrom = Hyperaldosteronismus und beim Cushing-Syndrom durch vermehrte Glukokortikoidkonzentration);
  - übersteigerte exogene Salzzufuhr.

Symptome: Polydipsie, Polyurie, Hypertonie, Einflußnahme auf das ZNS.

- **Hypotone Überhydrierung bei**
  - vermehrter Wasseraufnahme ohne entsprechende Salzkonzentration (z. B. Essen von Schnee, Glukose-Infusionen);
  - ADH-Hypersekretion;
  - Herzinsuffizienz (den Osmoregulatoren wird eine relative Hypovolämie vorgetäuscht, worauf der Organismus mit vermehrter Wasserretention reagiert).

Symptome: Oligurie, Dyspnoe durch Ansammlung von Flüssigkeit in der Lunge, Hirndrucksteigerung (Erbrechen, Bradykardie, Teilnahmslosigkeit).

Ödem ist die allgemeine Bezeichnung für eine vermehrte, diffuse Wasseransammlung in den Gewebsspalten, besonders unter der Haut und im Subkutangewebe. Durch die vermehrte Wassereinlagerung sind die Konturen der Haut verwaschen, Haut und Unterhaut fühlen sich dadurch teigig an. Die Haut kann aber auch infolge des gesteigerten Gewebsdrucks glänzend und fest gespannt erscheinen. Das Ödem verleiht der Haut eine größere Plastizität (Dellen bleiben länger bestehen!). Aus der Beschaffenheit und der Lokalisation solcher Ödeme vermag der Erfahrene zu erkennen, ob sie renaler oder kardialer Genese sind oder ob ihnen ein verminderter Eiweiß-, insbesondere Albumingehalt des Blutes zugrunde liegt.
Kardiale Ödeme sind wie **Eiweißmangelödeme** bevorzugt an den abhängigen Körperpartien, in der Regel also an den unteren Extremitäten lokalisiert. In schweren Fällen können sich die Ödeme auch auf den Körperstamm ausdehnen und werden dann als **Anasarka** bezeichnet. Im Gegensatz dazu stehen die **renalen Ödeme** bei Nierenleiden. Sie zeigen sich zuerst im Gesicht, besonders in der Gegend der Lider (verquollene Augen, gleichzeitig besteht eine Albuminurie). Vor allem bei Frauen, im Zusammenhang mit dem hormonalen Zyklus, werden morgendliche Lidödeme, die

im Tagesverlauf in ihrer Ausdehnung nachlassen, beobachtet. Auffallend ist, daß diese Lidödeme schwer wegdrückbar sind. Außer bei Nierenkrankheiten und zyklisch bedingten Hormonschwankungen treten Lidödeme auch bei allergischen Reaktionen, Thyreotoxikose, Herzinsuffizienz und beim Myxödem auf.

Das **Myxödem** hat mit dem renalen Lidödem die Bevorzugung des Gesichtes gemeinsam. Die dabei engen Lidspalten, die Stumpfheit der Gesichtskonturen, die Derbheit der Haut, in der durch Fingerdruck erzeugte Dellen nicht bestehen bleiben, die Trockenheit und Sprödigkeit der Haut geben dem Myxödemkranken ein kaum verwechselbares Aussehen.

Zur **Dehydrierung,** d. h. zur Abnahme des Wassergehaltes im Extrazellulärraum kann es durch verschiedene Ursachen kommen:

- **Isotone Dehydrierung**
  - Übermäßiger Verlust an Blut oder Plasma (Verbrennung, Verletzung)
  - Übermäßiger Verlust an Verdauungssekreten (Erbrechen, Durchfall)

- **Hypertone Dehydrierung** (Salzanreicherung)
  - Erhöhter Wasserverlust, der nicht ausgeglichen wurde (durch enormes Schwitzen bei Anstrengung oder Fieber)
  - Mangelhafte Flüssigkeitsaufnahme bei Diabetes insipidus
  - Protrahierte osmotische Diurese (z. B. Diabetes mellitus)

- **Hypotone Dehydrierung** (Salzverarmung)
  - Mangelhafte Salzzufuhr nach enormen Wasserverlusten (z. B. durch Schwitzen)
  - Renal bedingter, zu hoher Na-Verlust bei verringertem Harnvolumen (NNR-Insuffizienz, chronische Nierenentzündung, langanhaltende Einnahme von Diuretika)

Allgemeine Symptome:
Polydipsie, Oligurie, trockene Haut und Schleimhäute, halonierte Augen, vermindertes HMV, dadurch Schwindel- und Kollapsneigung, Tachykardie, Hämatokritanstieg.

2.2.5 Bewußtsein
Beurteilung des Bewußtseinszustandes und Definition verschiedener Bewußtseinsstörungen; Somnolenz, Sopor, Koma s. 7.6

2.2.6 Bewegung und Haltung (s. a. 2.9.3)

Erkennen und Benennen von Bewegungs- und Haltungsstörungen

Tremor

Unwillkürliche zitternde Bewegungen bestimmter Körperteile (z. B. Augenlider, Lippen, besonders Hände und Finger). Man unterscheidet nach Frequenz und Amplitude fein-, mittel- und grobschlägigen Tremor, nach der Form Streck-, Beuge- oder Seittremor und nach der Ausgangslage Ruhe-, Intentions- und Aktionstremor. *Ruhetremor* tritt ohne vorhergehende Innervation bestimmter Muskeln, *Intentionstremor* vor Beginn und vor Erreichen eines Zieles und *Aktionstremor* während der Ausführung einer Bewegung auf. Tremor kann auf toxischem Wege (Hg-, Blei-, Alkoholvergiftungen), auf autotoxischem Wege (M. Basedow), als Zeichen psychischer Erregung (Hysterie) oder durch Mangel an Dopamin (M. Parkinson) entstehen.

Spastik

Erhöhter Muskeltonus durch Schädigung des 1. motorischen Neurons. Charakteristischerweise kommt es zur Steigerung der Eigenreflexe und zum Auftreten des *„Taschenmesser-Phänomens"* (bei Beginn der passiven Bewegung verstärkter Widerstand, während der Bewegung langsames Nachlassen des Widerstands). Lang anhaltende Spastik kann durch Fibrosierung und Muskelverkürzung zur Kontraktur führen.

Rigor

Rigor, als Zeichen einer extrapyramidalen Schädigung, wird während der gesamten Dauer einer passiven Bewegung vom Untersucher als „Steifigkeit gleichbleibender Intensität" wahrgenommen. Seinen „sakkadierten" Charakter faßt man mit dem Begriff *„Zahnrad-Phänomen"* zusammen (Gegensatz zur Spastik).

Ataxie

Störung der Bewegungskoordination. Mangelndes Zusammenwirken der zu einer Bewegung benötigten Muskeln führt zu unsicheren, schleudernden, abgehackten und insgesamt ataktischen Bewegungen. Sie zeigen sich am deutlichsten im Finger-Nase-Versuch und im Knie-Hacken-Versuch, aber auch der Romberg-Versuch und verschiedene Gangarten (z. B. Blindgang, Zehenspitzengang) können bei der Aufklärung der Ursache behilflich sein.

Man unterscheidet die
- *sensorische, spinale* Ataxie – durch Erkrankungen des Rückenmarks (z. B. Tabes dorsalis) oder bei neuritischen Affektionen kommt es zur Störung der Tiefensensibilität (im Hinterstrang). Dieser Ausfall kann durch eine andere sensorische Funktion, d. h. das Sehen ausgeglichen werden, so daß sich diese Art von Ataxie erst bei geschlossenen Augen manifestiert.
- *zerebellare* Ataxie – Schädigung der Gleichgewichts- und Koordinationszentren im Kleinhirn führt zum schwankenden Gang (ähnlich dem eines Betrunkenen), zum Schwindel bei drehenden Bewegungen und zur Unfähigkeit, schnell aufeinanderfolgende, entgegengesetzte Bewegungen durchzuführen (Adiadochokinese). Diese Merkmale treten sowohl bei geschlossenen als auch bei offenen Augen auf.

Weitere Formen sind z. B. die *statische* Ataxie (zeigt sich im Romberg-Versuch) und die *lokomotorische* Ataxie, welche nur bei Fortbewegung des gesamten Körpers auftritt.

Tic

Sich in bestimmten Zeitabschnitten ständig wiederholende, unwillkürlich ablaufende Bewegungsmuster (z. B. Augenblinzeln, Stirnrunzeln), die einen oder mehrere Muskeln erfassen können. Er kann als Gewohnheitsreaktion, ausgelöst durch periphere Nervenreizung und Überempfindlichkeit (z. B. Staub im Auge), als extrapyramidale Hyperkinese (z. B. bei Encephalitis epidemica) oder als eigenständige Tic-Erkrankung (Maladie des tics) aufgefaßt werden.

Kyphoskoliose (s. 2.9.3)

2.2.7 Sprache und Stimme

Erkennen von Sprach-, Sprech- und Stimmstörungen

Sprachstörungen (Dysphemie)

sind Störungen der zentralen Sprachbildung und des Sprachablaufs als Ganzem. Hierunter fallen:

- *Stottern* (Balbuties, Spasmophemie, Laloneurose) – Unterbrechung des Redeflusses durch tonische Pausen, oft von Grimassen oder Hilfsbewegungen begleitet, oder chronische Silbenwiederholung, vor allem am Satz- oder Wortanfang. Auf organischen oder neurotischen Störungen beruhend, meist durch äußere Ereignisse ausgelöst, d. h. situationsabhängig.
- *Poltern* (Battarismus, Tachyphemie, Tumultus sermonis) – Sprachliche Gestaltungsschwäche mit überhasteter, unbeherrschter und undeutlicher Rede aufgrund konstitutioneller psychosomatischer Eigenschaften. Kann Aggressivität oder schlechtes Gewissen ausdrücken. Oft mit anderen Sprach- und Sprechfehlern verbunden.
- *Dys- und Agrammatismus* – Störungen des Satzaufbaus (z. B. schwere grammatische Fehler) bzw. völliges Fehlen von Satzbildern (ungeordnetes Aneinanderreihen von Worten).

Sprachstörungen aufgrund organischer Schädigungen

- *Motorische Aphasie* – Schädigung der Innervation der Sprechmuskulatur, wobei die Sprechmuskulatur nicht gelähmt ist. Die Erkrankten bringen nur noch unverständliche Laute und Wortsilben hervor, vorgesprochene Wörter können nicht nachgesprochen werden. Bedingt durch Läsionen im Bereich der Broca-Hirnwindung.
- *Mnestische Aphasie* – Sprachvermögen, Sprachverständnis und die Fähigkeit nachzusprechen sind erhalten. Entsprechende Worte fallen aber nicht ein und werden durch Umschreibung auszudrücken versucht.
- *Sensorische Aphasie* – fehlendes Sprachverständnis. Die Erkrankten können die Sprache nicht mehr verstehen, da sie auch ihre eigene Sprache nicht mehr durch Verständnis kontrollieren können. Silben, Buchstaben und Worte werden falsch gebraucht, Sätze können nicht mehr gebildet werden (unverständliches Kauderwelsch). Oft besteht hierbei ein regelrechter Rededrang.

Sprechstörungen (Dyslalie und Dysarthrie) sind Störungen der Lautbildung der Artikulationsorgane:

- *Stammeln* (Dyslalie) – regelmäßige falsche Artikulation von einzelnen Lauten oder Lautfolgen (Laut- und Silbenstammeln, z. B. falsches „S" (Sigmatismus – Lispeln), falsches „K" (Kappazismus).

- *Paralalie* – Ersatz eines Lauts durch einen anderen, z. B. „T" anstatt „K" (z. B. „Trantenhaus" statt „Krankenhaus").
- *Dysarthrie* – Artikulationsstörungen organischer Genese, wobei die Sprache bis zur Unverständlichkeit verstümmelt wird (z. B. bei Bulbärparalyse, spastischen Paresen).

Stimmstörungen (Dysphonien) sind Störungen der Stimmbildung im Kehlkopf:

- *Heiserkeit* (Dysphonie) – durch einseitige Stimmbandlähmung (einseitige Lähmung des N. recurrens), z. B. durch im Mediastinum gelegene Tumoren.
- *Aphonie* (Stimmlosigkeit) – hierbei wird im Kehlkopf überhaupt kein Klang mehr erzeugt, nur noch Flüstern ist möglich, z. B. bei kompletter Adduktorenlähmung, Entzündungen der oberen Luftwege oder psychogen bedingt.
- *Mutationsstörungen* – Störungen des Stimmbruchs, auch nach Abschluß der Pubertät. Oft mit spastischer oder hyperkinetischer Dysphonie verbunden.
- *Virile Stimme* – männliche Stimmlage der Frage, z. B. nach Hormonbehandlung.

2.2.8 Geruchsphänomene

Foetor ex ore

Im Zusammenhang mit vielen verschiedenen Grunderkrankungen kommt es zu einem übelriechenden, zum Teil faulig-stinkenden Geruch aus dem Mund. Dieser „Foetor ex ore" läßt gewisse Rückschlüsse auf die ursächliche Erkrankung zu, da er oft ganz charakteristisch für sie ist. So lasen sich in der Ausatmungsluft der Patienten folgende Geruchsphänomene voneinander abgrenzen:

- *Alkoholgeruch* – als mögliche Ursache einer Bewußtlosigkeit.
- *Acetongeruch* – der nach Obst riechende Atem ist differentialdiagnostisch für das (Prae-)coma diabeticum von Bedeutung.
- *Uringeruch* – tritt im Coma uraemicum bei Urämikern auf.
- *Geruch nach frischer Leber* – als Früherkennungsmerkmal bei beginnendem Leberkoma sehr gut geeignet.
- *Säuerlicher Geruch* – als Merkmal eines an Gastritis Erkrankten, begleitet von einer weißlich belegten Zunge.
- *Fäkalgeruch* – bei bestehendem Ileus.

Auch fiebrige Infektionen, Diphtherie, ulzeröse Gingivitiden und Stomatitiden, eitrige Tonsillitiden und Angina gehen mit eigenartigen Mundgerüchen einher. Vergiftungen mit Blausäure oder Benzin sind leicht von Alkoholintoxikation abzugrenzen.

1. Amaurose rechts

2. Heteronyme, bitemporale Hemianopsie

3. Heteronyme, binasale Hemianopsie

4. (u. 6.) Kontralaterale, homonyme Hemianopsie links

5. Kontralaterale, homonyme Quadrantenanopsie oben links

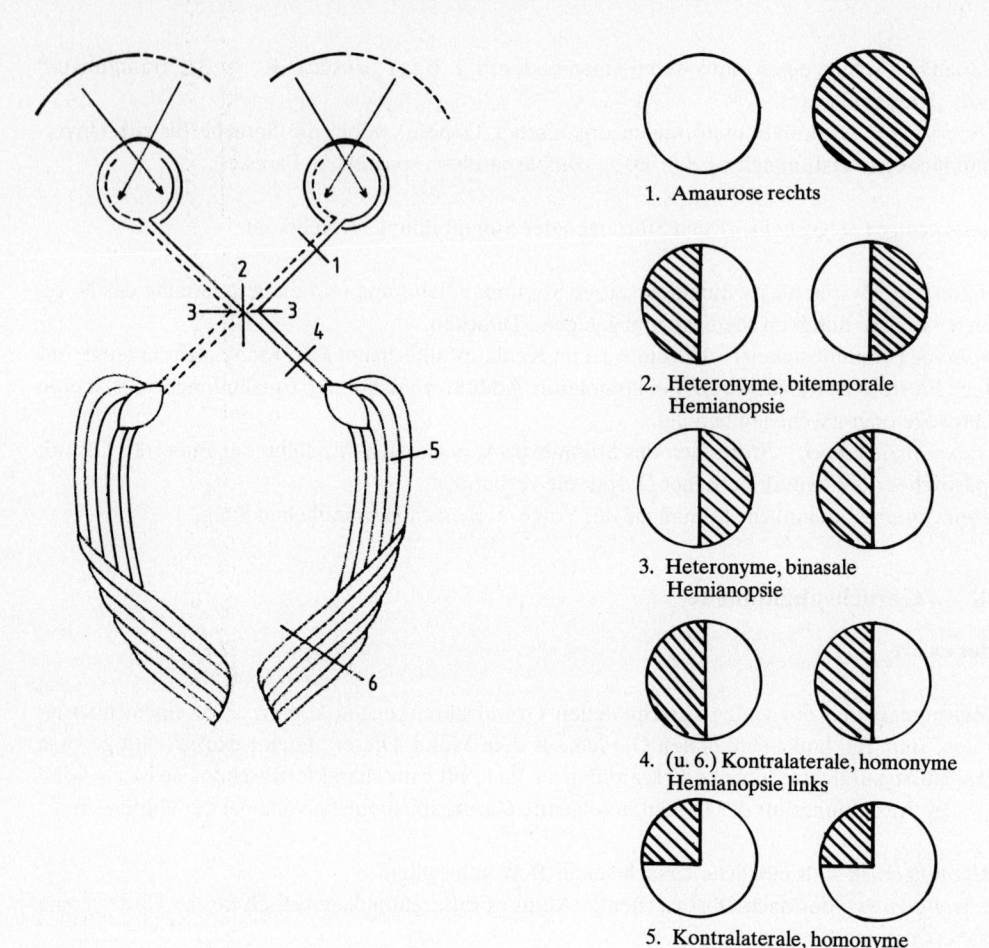

Abb. 1: Optisches System und seine typischen Störungen

2.2.9 Sehvermögen

Orientierende Prüfung der Sehschärfe und des Gesichtsfeldes

Den *Visus* bestimmt man mit Hilfe sog. Leseprobetafeln, welche der Patient aus 5 m Entfernung erkennen soll. Auf ihnen sind Buchstaben oder Zahlen unterschiedlicher Größe abgebildet. Sind solche genormten Tafeln nicht zur Hand, können sichtbare Reklameschilder oder Kirchturmuhren zur groben Sehschärfenprüfung ausreichen. Vorausgesetzt, der Arzt ist normalsichtig, kann er seine Vergleichswerte zur Beurteilung heranziehen.

Den Bereich der Umwelt, welcher bei „stillstehendem" Auge gerade noch wahrgenommen wird, bezeichnet man als *Gesichtsfeld*. Es kann durch maximale Augenbewegungen, bei stillgehaltenem Kopf, erstaunlich vergrößert werden und wird dann als *Blickfeld* bezeichnet. Mit Hilfe der Fingerperimetrie kann man einen groben Befund über die Größe des Gesichtsfeldes und eventuell vorhandener Gesichtsfeldausfälle (Skotome) erhalten. Pathologische Ergebnisse sollten dann durch eine perimetrische Untersuchung objektiviert werden.

Bei der *Fingerperimetrie* sitzen sich Arzt und Patient in einem Abstand von etwa 1 m gegenüber. Der Arzt beurteilt nun jeden Quadranten des Gesichtsfeldes, indem er dem Patienten von unten und oben, von lateral und medial kommend, seinen Finger nähert. Der Patient gibt an, wann er den Finger deutlich sichtbar wahrnimmt.
Je nach Lokalisation der Störung ergeben sich spezielle Formen von Gesichtsfeldausfällen (s. Abb. 1).

2.3 Untersuchung des Kopfes

2.3.1 Schädel

Mikrozephalie

Pathologische Verkleinerung von Umfang und Inhalt des Schädels im Vergleich zu den übrigen Körperteilen. Häufig geht diese Verkleinerung mit Deformierung des Schädels einher. Nach den Ursachen unterteilt man in primäre und sekundäre Formen.
Primäre Mikrozephalie – angeborene, familiär gehäuft auftretende Form, ohne erkennbare Ursache und meist ohne Krankheitswert.
Sekundäre Mikrozephalie – durch Unterentwicklung oder durch skundären Schwund des Gehirns ausgelöste Form, infolge prä-, peri- oder postnataler Erkrankungen (z. B. intrauterine Infektion mit Toxoplasmose oder Rubeola; vorzeitige Synostose, d. h. Verknöcherung der Schädelnähte; seltene Hirnerkrankungen).

Makrozephalie

Pathologische Vergrößerung von Umfang und Inhalt des Schädels im Vergleich zu den übrigen Körperteilen.
Die häufigste Ursache ist der *Hydrozephalus* (Wasserkopf). Er entsteht durch eine vermehrte Ansammlung zerebrospinaler Flüssigkeit in den Hirnkammern (Hydrocephalus internus) oder/und im Subarachnoidalraum (Hydrocephalus externus).
Man unterscheidet die *angeborene* Form, welche durch intrakranielle Mißbildungen oder durch eine intrauterine Infektion (Toxoplasmose, Zytomegalie) ausgelöst werden kann, von der *erworbenen* Form, welche infolge einer Meningitis oder Enzephalitis, durch Traumen oder Tumore sowie bei Lues auftreten kann.

Klinisch erkennt man den Hydrozephalus an

- klaffenden Schädelnähten;
- abnorm weiten Fontanellen;
- dünnen, weichen Schädelknochen, die beim Betasten eigenartig pergamentähnlich „knistern";
- dem auffallenden Mißverhältnis zwischen Gesichts- und Gehirnschädel;
- dem „Sonnenuntergangs-Phänomen" (die Pupille wird zum Teil vom Unterlid überdeckt, der Bulbus wird verdrängt);
- allgemeiner geistiger Unterentwicklung.

Entwickelt sich der Hydrozephalus bei bereits geschlossenen Schädelnähten, treten die typischen Hirndrucksymptome auf (s. Turmschädel).

Megazephalus – er stellt eine Sonderform der Makrozephalie dar, die für Frühgeborene charakteristisch ist. Die in den ersten Lebensmonaten bestehende Diskrepanz der Körperproportionen zugunsten des Schädels bildet sich bis zum 3. Lebensjahr wieder zurück.
Genauso wie bei der Mikrozephalie gibt es eine angeborene, erbliche Form ohne bekannte Ursache und ohne Krankheitswert.

Akromegalie

Eine Erkrankung der eosinophilen HVL-Zellen, wobei die gesteigerte STH-Produktion nach Abschluß des Knochenwachstums zu einer alleinigen Vergrößerung der Akren (Finger und Zehen, Nase, Kinn, Zunge) führt. Vor Abschluß des Knochenwachstums, d. h. bei noch offenen Epiphysenfugen, bewirkt diese Überproduktion an Hormon einen Riesenwuchs (s. 2.2.1). Man findet Akromegalie häufig begleitet von Diabetes, Tumorwachstum, NNR-Insuffizienz oder Schäden des N. opticus.

Turmschädel (Turricephalus)

Darunter versteht man eine bestimmte angeborene Form der Dyskranie, deren Ursache eine vorzeitige Synostose der Kranz- und Pfeilnaht ist. Es kommt zur Erhöhung des Scheitels bei gleichzeitig steil abfallender Stirn- und Hinterkopfpartie.
Häufig tritt diese Form der Dyskranie in Kombination mit Hypoplasie des Oberkiefers, Innenohrschwerhörigkeit, Schwachsinn, Augenanomalien (z. B. Strabismus, Exophthalmus) und gesteigertem Hirndruck samt seiner Auswirkungen (Schwindel, Kopfweh, Erbrechen, Sehstörungen, Stauungspapille, positive Pyramidenbahnzeichen) auf.

Palpation (Feststellung von Metastasen, Grützbeuteln, Schmerzpunkten)

Beide Hände symmetrisch auf die Schädelkalotte gelegt, tastet man durch die Haare hindurch, ob die Kopfhaut glatt ist oder der Schädel Vorwölbungen, Eindellungen und Schmerzpunkte aufweist.
Diese Maßnahme ist besonders zur Aufdeckung von *Metastasen* geeignet, welche sich als kreisrunde Dellen in der Schädeldecke darstellen und eher getastet als gesehen werden. Man findet sie häufig bei Mamma-Ca, Bronchial-Ca, Myelom und Plasmozytom.
Vielseitige Veränderungen am Schädeldach können bei Lues (sog. luische Gummen), Basaliomen und bei bösartigen Hauttumoren auftreten.
Als *Grützbeutel* (Syn. falsche Atherome, Steatom, Follikelzyste) bezeichnet man halbkugelige, prallelastische, auf der Unterlage verschiebliche Retentionszysten der Talgdrüsen, die infolge Verstopfung des Ausführungsganges entstehen. Solche Zysten, welche Talg, Fett und abgestoßene Zellen enthalten und zur Vereiterung neigen, kommen auch häufig im Gesicht, an Brust, Rücken und Skrotum vor. Sie können Apfelgröße erreichen. Von den *Epidermoidzysten* (echten Atheromen) unterscheiden sie sich lediglich durch eine zentrale porenartige Öffnung, durch die der Talg oder gegebenenfalls Eiter abfließen kann. Epidermoidzysten entstehen aus embryonal oder traumatisch abgesprengten Talgdrüsenepithelien und können aufgrund des fehlenden Ausführungsganges ihr Sekret nicht entleeren.

Bei der Palpation und Perkussion des Schädels achte man auf Stellen, an denen der Patient einen über die reine Erschütterung hinausgehenden Schmerz angibt.

Umschriebener Druck- und Klopfschmerz tritt bei Hirntumoren, Hirnabszessen, Schädelverletzungen, Knochenprozessen und durch Dehnung der Meningen auf.

Diffuser Druck- und Klopfschmerz gilt als Hinweis auf Meningitis. Zu beobachten ist diese Schmerzform auch bei überempfindlichen Patienten.

Nervenaustrittspunkte

Wichtig für die Diagnose sind die Nervenaustrittsstellen der drei *Trigeminusäste* sowie des *N. suboccipitalis,* des *N. occipitalis major* und *minor.* Löst leichter Fingerdruck auf die Nervenaustrittspunkte (nicht ihre Umgebung) Schmerz aus, kann er als Hinweis auf Meningitis, Trigeminusneuralgie, Neuralgie und auf entzündliche Prozesse in den Nasennebenhöhlen verstanden werden (s. Tab. 2).

Tabelle 2: Nervenaustrittsstellen und ihre diagnostische Bedeutung

Zu überprüfender Nerv	Ort des Druckpunktes	Hinweis auf
N. supraorbitalis (aus N. ophthalmicus, → erster Ast des N. trigeminus)	Foramina supraorbitalia, am oberen Orbitarand, 1 cm vom medialen Augenbrauenrand entfernt	Stirnhöhlenentzündung
N. infraorbitalis (aus N. maxillaris, → zweiter Ast des N. trigeminus)	Foramina infraorbitalia, am unteren Jochbogenrand (etwas nach oben drücken)	Kieferhöhlenentzündung (Neuralgie)
N. mentalis (aus N. mandibularis, → dritter Ast des N. trigeminus	Foramina mentalia, unter dem Mundwinkel, zwischen Zahnhals und unterem Kieferrand	Trigeminusneuralgie, entzündliche Prozesse in der Nachbarschaft
N. suboccipitalis	Am Rand der Hinterhauptsschuppe, in der Mitte zwischen Processus mastoideus und Dornfortsatz des obersten Halswirbels	Subokzikpitalneuralgie
N. occipitalis major	Am Hinterhauptansatz der Nackenmuskulatur, zwischen Halswirbel und Mastoid	Neuralgie, Mastoiditis
N. occipitalis minor	Am Warzenfortsatz (Mastoid)	Mastoiditis, fortgeleitete Otitis media

Größe, Konsistenz und Schmerzhaftigkeit der Speicheldrüsen

Die **Glandula parotis** (Ohrspeichesldrüse) liegt in einer Loge auf dem M. masseter vor dem Ohr und ist normalerweise nicht zu tasten. Ihr Ausführungsgang gelangt durch den M. buccalis hindurch bis in die Mundhöhle, wo er **gegenüber dem 2. oberen Molaren** in einer kleinen Papille endet, die bei der Inspektion zu sehen und sondierbar ist.

Vergrößert ist die Drüse bei Tumoren (benigne Adenome, zylindrome, Mischtumoren) → knotige Verhärtung, langsames Wachstum, meist nicht druckschmerzhaft; bei bösartigen Parotistumoren → schnelles Wachstum, stark druckempfindlich, häufig von einer Fazialisparese begleitet; bei Entzündungen (z. B. Mumps – Parotitis epidemica).

Die häufigste Erkrankung der **Glandula submandibularis** (Unterkieferspeicheldrüse) und der **Glandula sublingualis** (Unterzungendrüse) besteht in der Speichelsteinbildung mit nachfolgendem Sekretstau und dem Auftreten einer Entzündung.

Perkussion des Schädels

Technik: Die Untersuchung erfolgt durch lockeres, zügiges Beklopfen der Schädelkalotte und besonders der Nasennebenhöhlenregion mit den Fingerspitzen (das Schlagen soll aus dem Handgelenk heraus erfolgen).

Schmerzhafte Befunde (s. Palpation des Schädels)

Prüfung der aktiven und passiven Beweglichkeit

Die Prüfung der Beweglichkeit des Kopfes bzw. des Halses geschieht durch
- das *aktive* Bewegen, indem der Patient seinen Kopf soweit wie möglich nach vorne, hinten, rechts und links bewegt;
- das *passive* Bewegen des Kopfes durch den untersuchenden Arzt, der mit der rechten Hand den Kopf behutsam hin- und herbewegt und mit der linken Hand den Nacken fest umgreift, um eventuelles Reiben und Knirschen besser beurteilen zu können.

Normale Beweglichkeit liegt vor, wenn der Kopf nach rechts und links über die Schultern hinaus gedreht, das Kinn nach vorne bis aufs Brustbein gesenkt werden kann und die Schädelbasis beim Zurückbeugen nahezu die Halswirbelsäule berührt.

Eingeschränkte Beweglichkeit findet sich bei:

Bandscheibenprolaps – anfallsartige Schmerzen, Parästhesien bis zu den Armen ausstrahlend, verkrampfte Nackenmuskulatur, eventuell motorische Ausfälle
Erkrankungen der Wirbelkörper – Spondylarthritis ankylopoetica (M. Bechterew), Spondylitis bei Tuberkulose, Typhus, M. Bang
Parese oder Entzündung der Halsmuskeln – oft psychisch begründbar, sog. Zwangshaltung
M. Parkinson – Rigor und grobschlägiger Tremor
Musset-Zeichen – synchrones Bewegen des Kopfes mit dem Pulsschlag, als Zeichen einer Aorteninsuffizienz
Meningitis – durch die entzündeten Meningen kommt es zu einer charakteristischen Schonhaltung der Patienten: tief ins Kissen zurückgedrückter Kopf, angezogene Beine, Kahnbauch, meist Seitenlage. Das Bewegen geht mit **positivem Ausfall des Brudzinski- und des Kernig-Zeichens** einher. Ersteres besagt, daß beim Beugen des Kopfes nach vorne die Beine ebenfalls stark gebeugt werden. Letzteres besagt, daß beim Anheben der Beine die Knie stark gebeugt werden.

Meningismus

Allgemeine Bezeichnung für meningitische Reizerscheinungen. Der Meningismus tritt vor allem bei den verschiedenen Formen der Meningitis, aber auch bei Subarachnoidalblutungen, meningealer Reizung im Zusammenhang mit Infektionskrankheiten und Intoxikationen und gelegentlich nach Lumbalpunktion auf.

> Dieser Symptomenkomplex wird durch Nackensteifigkeit, Kopfschmerz, Erbrechen, positiven Brudzinski- und Kernig-Zeichen bestimmt.
> Bei manifester Meningitis wird dieser Komplex noch durch Fieber, Somnolenz, Blutstatusveränderungen und bei Beteiligung der Hirnbasis auch durch Hirnnervenausfälle erweitert.

Wesentliche Zeichen von Gesichtsschädelfrakturen

Verletzungen des Gesichtsschädels sind in den letzten Jahren durch Zunahme der Verkehrsunfälle häufiger und komplizierter geworden. Bei ihrer medizinischen Versorgung bedarf es der optimalen Zusammenarbeit von Neuro-, Gesichts- und Kieferchirurgen, da es sich meist um kombinierte Weichteil-Knochen-Schäden handelt. Man unterteilt in:

- **Unterkieferfraktur**
  Prädilektionsstellen sind: Paramediangegend, Eckzahnbereich, Prämolargegend, Kieferwinkel und Collumbereich.
  Typische Symptome sind: Okklusionsstörung (fehlender oder mangelhafter Zahnschluß), abnorme Beweglichkeit, Krepitation (spürbares Aufeinanderreiben der Bruchenden, Knarren und Knistern), verminderte Bewegungsfunktion, Anästhesie im Versorgungsbereich der N. alveolares mandibulares, Weichteilschwellung, livide Verfärbung.

- **Oberkieferfraktur**
  Selten kommt es hierbei zu einer Dislokation, mit schwerwiegenden Symptomen: Blutungen aus Mund und Nase, Brillenhämatome, Einbruch der Orbita, tastbare Stufenbildungen, Ausfälle des N. infraorbitalis (aus V2), Doppelbilder, Kieferhöhleneröffnung, Exophthalmus.
  In jedem Fall kommt es zur Okklusionsstörung und zur Ausbildung des charakteristischen „Schachteltones" bei der Perkussion eines Zahnes im Bereich des gebrochenen Oberkiefers.

Bruchartenklassifikation (nach Le Fort):

- Alveolarfortsatzfrakturen – Abtrennung des zahnbesetzten Kieferfortsatzes vom Kieferkörper.
- Le Fort I – quere Absprengung der Maxilla oberhalb des harten Gaumens, Bruchlinie durch Nasen- und Kieferhöhlenboden.
- Le Fort II – Absprengung der Maxilla mit dem Nasenskelett, Bruchlinie durch Oberkiefer, Jochbeinfortsatz, Kiefer- und Nasenhöhlen, Orbita und Tränensystem„bereich".
- Le Fort III – Absprengung des gesamten Mittelgesichts von der Schädelbasis, Bruchlinie quer durch die Orbita und den Gesichtsschädel.
- Sagittalfraktur – isoliert oder in Zusammenhang mit anderen Frakturen, meist in der Medianebene.

- **Nasenbeinfraktur**
  Sie fällt erst bei stärkerer Verschiebung der Bruchfragmente auf.
  Symptome: Deformität (Sattel-, Schief-, Plattnase), abnorme Beweglichkeit, Krepitation, Weichteilschwellung und Verfärbung, Nasenbluten und behinderte Nasenatmung, vermindertes Riechvermögen.

- **Jochbeinfraktur**
  Typische Bruchstellen sind im Bereich der Jochbeinfortsätze des Schläfenbeins, Stirnbeins und des Oberkiefers. Jochbeinfrakturen ohne Dislokation heilen meist konservativ. Bei Impression des Jochbeinmassives müssen die Bruchstücke innerhalb der ersten Woche in Narkose wieder reponiert werden.
  Typische Symptome: Gesichtsentstellung durch Abflachung, Stufenbildung am Infraorbitalrand, Bulbustiefstand, Enophthalmus, Doppelbilder, Nasenbluten, Anästhesie im Versorgungsgebiet des N. infraorbitalis, Weichteilschwellung über dem Jochbein, Unterlidhämatom.

- **Jochbogenfraktur** (Dreiecksbruch des Jochbogens nach seitlicher Gewalteinwirkung)
  Symptome: ähneln denen der Jochbeinfraktur; Gesichtsentstellung durch Abflachung und Eindellung im seitlichen Bereich, Kieferklemme, eventueller Durchbruch in die Orbita.

2.3.2 Gesicht

Gesichtsödem (s. a. Hautturgor 2.2.4)

Kommt es zur Einflußstauung im Bereich der oberen Thoraxapertur (z. B. durch Kompression der V. cava sup.), kann sich im Extremfall der sog. *„Stokes-Kragen"* entwickeln. Dieses stark ausgeprägte Gesichtsödem, welches mit erheblicher Halsumfangvermehrung durch Anschwellung der Hals- und Kopfvenen einhergeht, läßt sich nicht eindrücken und kann auf die oberen Extremitäten übergreifen. Das Gesicht wird zusätzlich zyanotisch, es treten sichtbare Gefäßerweiterungen und Stauungen auf. Als Ursachen kommen z. B. retrosternale Strumen, Tumoren, Bronchial-Ca, Lymphogranulom, Aortenaneurysma, Thrombosen der V. cava, Lymphknotenmetastasen im Mediastinum in Frage.

Lidödeme (s. a. Hautturgor 2.2.4).

Ödeme, die sich hauptsächlich im Bereich der Augenlider manifestieren, weisen auf Nierenerkrankungen (z. B. akute Glomerulonephritis) oder auf Allergien (Quincke-Ödem, angioneurotisches Ödem) hin. Weiterhin treten sie beim Myxödem, Thyreotoxikose und bei Herzerkrankungen auf.

Augenveränderungen

Seltener Lidschlag: Als **Stellwag-Zeichen** bezeichnet man einen unter der Norm liegenden Lidschlag (Norm: 8- bis 12mal in der Minute). Die Gefahr der Austrocknung und der anschließenden Entzündung und Ulkusbildung ist erhöht.
Vorkommen: **M. Basedow**

Protrusio bulbi (Exophthalmus): ein- oder beidseitiges Hervortreten der Augäpfel
Einseitig: durch raumfordernde Prozesse in der Orbita (z. B. retrobulbäre Tumoren, Abszesse oder Entzündungen)
Ein- oder beidseitig: bei **M. Basedow**

Kardinalsymptome des M. Basedow: Struma, Tremor und Exophthalmus (Merseburger Trias).

Sklerenikterus: Ab einer Bilirubinkonzentration von 2 mg% färben sich die Konjunktiven gelb (und nicht die Skleren).

Abblassen der Konjunktiven: Echte Anämie läßt sich an blassen Konjunktiven, Mundschleimhäuten und weißen Nagelbetten erkennen.

Pigmentverschiebungen

Rote Skleren mit sichtbarer Gefäßzeichnung – bei Polyglobulie, Hypertonie, Entzündung, Allergie, chronischem Alkoholismus, Blutrot unterlaufene Konjunktiven bei hämorrhagischer Diathese, traumatischen Verletzungen

Blaue Skleren – Als Zeichen einer allgemeinen Bindegewebsschwäche, besonders bei der angeborenen Knochenbrüchigkeit (Osteogenesis imperfecta)

Braune Skleren – Bei Alkaptonurie kommt es durch Ablagerung braunschwarzen Pigmentes zur Verfärbung der Skleren, des Ohr- und Nasenknorpels (Ochronose).

Kayser-Fleischer-Pigmentringe (M. Wilson) – Bei der Degeneratio hepatolenticularis kommt es, als Folge einer angeborenen Störung der zum Transport von Kupfer befähigten Eiweißkörper, zur ringförmigen, bräunlich-grünen Farbeinlagerung in der Hornhaut.

Gelbliche Einlagerungen in die Lidhaut (Xanthelasmen) – bei Hyperlipidämien, Gallengangstenosen, Diabetes und nach dem Klimakterium

Arcus senilis (lipoides) – Ablagerung von Cholesterin in der Hornhaut, in Form konzentrischer Ringe in Limbusnähe, keine pathologische Bedeutung

Haloniertes Aussehen – bei Exsikkose (s. 2.2.4)

2.3.3 Mundhöhle (s. a. 5.3.1)

Lippenveränderungen

Gemeinsam mit der Mundschleimhaut, den Konjunktiven und dem Nagelbett stellen die Lippen einen wichtigen Indikator für die Qualität der Durchblutung und die Blutbeschaffenheit dar.

Tabelle 3: Lippenveränderungen

Auffälligkeiten	Hinweis auf Art der Erkrankung
Stark *rot* gefärbte Lippen	– Polyglobulie (reaktive Erythrozytenvermehrung)
Stark *blau* gefärbte Lippen	– Zentrale oder periphere Zyanose, Vergiftungen, Herzinsuffizienz, angeborene Herzfehler, Emphysem
Weißlich gefärbt, blaß	– Bei Anämie
Pigmentiert	– Im Rahmen pathologischer Pigmentierung der Schleimhäute

Tabelle 3: Lippenveränderungen (Fortsetzung)

Auffälligkeiten	Hinweis auf Art der Erkrankung
Einrisse (Rhagaden), oft im Zusammenhang mit braunen Pigmentflecken	– Malabsorptionssyndrom, Lebererkrankungen, allg. Vitaminmangel, besonders Vit.-B-Riboflavin- und Eisenmangel (mit Glossitis und Schluckbeschwerden bilden diese Einrisse die Trias des Plummer-Vinson-Syndroms bei Eisenmangel)
Austrocknung der Lippenränder, brennender Schmerz	– Bei Cheilitis durch Riboflavinmangel
Ulzerationen	– Lues, Erkrankungen des Magen-Darm-Traktes (chronische Ulzerationen sind immer karzinoidverdächtig, Lippen-Ca befällt meist die Unterlippe, befindet sich an der Haut-Schleimhautgrenze, ist wallartig und scharf begrenzt
In Gruppen stehende stecknadelkopfgroße *Bläschen* mit wäßrigem Inhalt	– Als Herpes simplex bei zahlreichen Infektionen, Fieber, Pneumokokkenpneumonie, Meningitis, Malaria, aber auch bei Frauen während der Menstruation
Stark *vergrößerte* Lippen	– Quincke-Ödem, Myxödem, Kretinismus, Akromegalie, Cheilitis granulomatosa, intensive Sonnenbestrahlung, Traumen
Stark *verkleinerte* Lippen	– Sklerodermie
Schiefstehende Lippen mit mangelndem Mundschluß	– Fazialisparese

Tabelle 4: Zungenveränderungen

Auffälligkeiten	Hinweis auf Art der Erkrankung
Extrem *trocken*	– Störungen im Wasser- und Elektrolythaushalt (Exsikkose), Speicheldrüsenerkrankungen, septische Prozesse
Geschwollene, gerötete Zunge, einzeln sichtbare Papillen	– Eisenmangel, Scharlach (Himbeerzunge)
Atrophisch, rot, glatt und glänzend (keine einzeln sichtbaren Papillen) meist mit Zungenbrennen	– Resorptionsstörungen, Störungen des Magen-Darm-Traktes nach langer Antibiotikatherapie, perniziöse Anämie, Eisenmangel, Pellagra, Achylie (Magensäuremangel)
Belag	– Gestörtes Allgemeinbefinden, Störungen im Magen-Darm-Trakt, aber auch ohne bekannten Krankheitswert auftretend
Grau-weißer Belag	– Ohne Bedeutung, z. B. nach 10stündiger Nahrungskarenz
Grauer Belag	– Anazidität, Gastroduodenitis, Ulcus ventriculi, Organtuberkulosen
Weißer Belag	– Verschiedene Pilzerkrankungen, Diabetes, anhaltende Antibiotikatherapie und konsumierende Erkrankungen wie z. B. Tuberkulose und Leukämie begünstigen das Wachstum von Hefebakterien
Grau-gelber Belag	– Intoxikationen, Typhus (charakteristischerweise wird der Rand und die Spitze nicht befallen)
Braun-trockener Belag	– Dehydrierung (Ileus, Urämie)
Arealbegrenzter, grün-schwarzer Belag	– Lingua nigra pilosa (schwarze Haarzunge) als mykotische Nebenwirkung nach Antibiotikagabe, durch mechanische oder chemische Reizung (scharfe Mundwässer, sulfonamidhaltige Lutschtabletten) kommt es zur Papillenhyperplasie
Leukoplakie	– Verdickung und Verhornung des Schleimhautepithels in Form grauer Trübungen, später in weißlichen Flecken mit „mörtelähnlicher" Auflagerung übergehend; nicht schmerzhaft; idiopathische und symptomatische Formen, die in Zusammenhang mit Lichen ruber, Psoriasis oder Ichthyosis auftreten. Vermehrt auch bei Rauchern. Sie stellen grundsätzlich eine *Präkanzerose* dar.
Zungenbiß, Narben	– An Lippe, Mundschleimhaut und Zungenrand können ein Hinweis auf Epilepsie sein
Kleinflächiges *Ulkus* an der Unterfläche oder Spitze der Zunge	– Stomatitis aphtosa (s. Mundschleimhautveränderungen)
Vergrößerte Zunge	– Akromegalie, Myxödem, Mongolismus
Störung der Beweglichkeit der Zunge	– Läsion des N. hypoglossus (Abweichung der herausgestreckten Zunge zur gelähmten Seite)
Umschriebene *Konsistenzvermehrung* (nur durch Palpation erfaßbar)	– Bei Hämangiomen, Lymphangiomen, als Reaktion auf Verletzungen mit Fremdkörpern
Tumoren	– Harte, grau-weiße, warzenförmige Wucherungen am freien Rand, an der Spitze oder am Mundboden (am häufigsten entsteht das Zungen-Ca auf der Basis einer Leukoplakie)

Tabelle 5: Veränderungen der Munschleimhaut

Auffälligkeiten	Hinweis auf Art der Erkrankung
Aphten	– Die häufigste Läsion der Mundschleimhaut, die Aphte, stellt eine der Mundschleimhaut eigene Form des Geschwürs dar. Prädilektionsstellen sind Zungenspitze, Zungenrand, Region des Zungenbändchens und Wangenschleimhaut im Vestibulum oris. Es sind herdförmige, entzündliche, pseudomembranöse Schleimhautveränderungen, welche einen geblichen Belag, einen roten Randsaum und eine zentrale Erosion aufweisen. Man unterscheidet die habituellen Aphten von den Herpes-Aphten. Habituelle Aphte: meist nur bei Erwachsenen, nicht infektiös, äußerst schmerzhaft, vermutlich im Zusammenhang mit dem hormonellen Zyklus der Frau und mit Verdauungsstörungen, schnelle Abheilung *Herpes-Aphten:* infektiöse Entzündung der Mundschleimhaut, meist im Kindesalter, Fieber, Fötor, Speichelfluß, Schmerzen (Stomatitis aphtosa), Heilung nach Tagen bis Wochen
Enantheme	– Ausschlag im Bereich der Schleimhaut, welcher dem Exanthem der Haut entspricht
Mykosen (Pilzerkrankungen)	– Die pyogen-aktinomykotischen Mischinfektionen werden durch Zahnextraktionen, Kieferbrüche und periapikale Periodonititis induziert
Koplik-Flecken	– Sie treten bei Masern 3 Tage vor bis 2 Tage nach Ausbruch des Exanthems auf. Es sind weiße, gruppierte Flecken der Wangenschleimhaut gegenüber den Molaren. Zusätzlich meist Schnupfen und Konjunktivitis
Blutungen (Petechien)	– Leukämie, Avitaminosen
Braunfärbung der Haut und Schleimhäute	– Morbus Addison (chronische Form der Nebenniereninsuffizienz)
Knötchen unter der Schleimhaut	– Chronisch lymphatische Leukämie
Nicht wegwischbares weißliches *Netzwerk*	– Lichen ruber planus
Bläschen mit *klarem* Inhalt	– Herpesinfektion
Bläschen mit *braunem* Inhalt	– Pemphigus
Ausgänge der Speicheldrüsen (s. 2.3.1)	

Gaumen

Gaumenspalte (Palatoschisis, Uranoschisis)

Es gibt *partielle* und *totale Spaltbildungen* des harten und weichen Gaumens, die mit und ohne Einbeziehung des Lippen-Kiefer-Bereichs einhergehen können. Reicht der Spalt im Extremfall von der Lippe bis zum Gaumenzäpfchen, spricht man vom *Wolfsrachen*.
Ätiologie: angeborene Mißbildung der Wachstumshemmung bei der Bildung des sekundären Gaumens in der 8.–10. Schwangerschaftswoche.
Knaben werden häufiger als Mädchen, die linke Seite stärker als die rechte Seite betroffen. Nicht angeborene Spaltbildungen können jeder Ulzeration der Mundschleimhaut folgen (sog. *Neubildungen*).

Gebiß

Kaufähigkeit – wird maßgeblich durch Fehlen der Zähne, Zahnstatus, Zahnverformungen und Stellungsanomalien beeinflußt.
Prothesen – können Entzündungen oder Druckstellen hervorrufen, beeinträchtigen die Kau- und zum Teil die Sprechfähigkeit, sollten bei Bewußtlosen und vor der Narkose stets entfernt werden.
Sanierungszustand – faulende kranke Zähne können Auslöser und Unterhalter vieler Allgemeinkrankheiten sein (sog. Fokus).
Zahnsäume – Metallvergiftungen mit Blei, Quecksilber und Antimon
Zahnausfall – Phosphorvergiftung
Zahnfleischbluten – Vitamin-C-Mangel (Skorbut)
Zahnanomalien – Störungen im Kalzium-Phosphat-Stoffwechsel wirken sich negativ auf den Zahnschmelz aus (z. B. Querrinnen bei Rachitis).

> **Tonnenförmige Zähne, sog. Hutchinson-Zähne,** welche im Zusammenhang mit einer Keratitis parenchymatosa und Labyrinthschwerhörigkeit auftreten, gelten als Zeichen angeborener Lues. Charakteristisch sind halbmondförmige, hypoplastische Schneidekanten, fehlgebildete Kronen mit verkümmerten Kauhöckern und defekter Schmelz. Die innersektretorische Noxe (Hypophyse, Thyreoidea, Epithelkörperchen) wirkt sich vom 6. Schwangerschaftsmonat bis zum 2. Lebensjahr negativ auf die Zahnentwicklung aus.

Pharynx s. 5.3

2.4 Untersuchung des Halses

2.4.1 Lymphknoten

Neben akuten und chronischen Infekten, die von irgendeiner Stelle des Kopf-Hals-Gebietes ausgehen, sind die Lymphknoten des Halsbereiches häufig bei Allgemeinerkrankungen des lymphatischen Systems sowie bei metastatischem Befall mit Tumoren des Kopf-Hals-Gebietes beteiligt.
Wir unterscheiden ein *oberflächliches* Lymphknotensystem, das sich im Bereich der Fascia colli media verteilt, und ein *tiefliegendes,* das im Bereich der Fascia colli profunda liegt. Die Systeme sind untereinander verbunden und besitzen Querverbindungen zur jeweils gegenüberliegenden Halsseite.
Im wesentlichen unterscheidet man *submentale, submandibuläre, zervikale, nuchale und supraklavikuläre* Lymphknoten. Der Abfluß des gesamten Lymphsystems des Hals-Kopf-Gebietes erfolgt in die venösen Zuflüsse der Vena jugularis, auf der linken Seite vorwiegend in den Ductus thoracicus.

Technik der Lymphknotenpalpation

Die Untersuchung erfolgt am sitzenden oder liegenden Patienten, wobei durch vorsichtige rotierende Palpation zunächst im vorderen, dann im hinteren Halsdreieck (getrennt durch den M. sternocleidomastoideus) und schließlich in der submentalen Region nach vergrößerten und/oder druckdolenten Lymphknoten gefahndet wird. Gelegentlich ist im medialen Anteil der linken Supraklavikulargrube die *Virchow-Drüse,* ein stark vergrößerter Lymphknoten bei fortgeschrittenem Magenkarzinom, palpabel.

Unterschiedliche Palpationsbefunde

- Karzinomatöse Lymphknoten sind holzhart und druckdolent.
- Chronisch-entzündliche Lymphknoten sind eisenhart und leicht druckdolent, gelegentlich indolent.
- Akut-entzündliche Lymphknoten sind weich oder leicht konsistent, in der Regel druckschmerzhaft.
- Halslymphknoten können zu einem Paket verbacken oder einzeln beweglich sein.
- Entzündlich veränderte, insbesondere tuberkulöse Lymphknoten, die zur Fistelbildung neigen, können auch mit der Haut adhärent sein.

Angabe von weiteren Palpationsstellen bei Lymphknotenvergrößerung

Bei vergrößert tastbaren Lymphknoten im Halsbereich ist auch die genaue Palpation der *Achselhöhle* (s. a. 2.5.3) und der *Leistenregion* (s. a. 2.8.3) erforderlich und eine *Milzvergrößerung* (s. a. 2.8.3) abzuklären. Bei Fuß- bzw. Handverletzungen mit beginnender Lymphangitis können Lymphknotenvergrölßerungen in der *Kniekehle* bzw. in der *Ellbeuge* proximal des Epicondylus medialis zu tasten sein.

2.4.2 Halsgefäße

Halsvenenstauung, Abhängigkeit von der Lagerung

Die Halsvenen sind normalerweise beim horizontal liegenden Patienten nur mäßig deutlich gefüllt, beim Aufsetzen nimmt die Füllung ab.
Bei *Stauungsinsuffizienz des Herzens* sind die Halsvenen (auch im Sitzen) prall gefüllt. Bei *oberer Einflußstauung* (z. B. bei Verschluß der Vena cava superior) sieht man zusätzlich eine Erweiterung von Kollateralgefäßen.

Pulsation der Halsvenen

Normalerweise kollabieren die Halsvenen in der Systole. *Eine Pulsation der Halsvenen (positiver Venenpuls) findet sich bei Trikuspidalklappeninsuffizienz,* was zu einer Erhöhung des Venendrucks führt. Dies läßt sich auch an den Venen der oberen Extremitäten ablesen, da die Venen des Armes und des Handrückens bei herabhängendem Arm normalerweise prall gefüllt sind. Ist der Venendruck erhöht, wie in obigem Beispiel, entleeren sich die Venen nicht, wenn man den Arm über das Niveau des rechten Vorhofes anhebt.

2.4.3 Schilddrüse

Technik der Palpation und der Auskultation

Die Palpation der Schilddrüse erfolgt am aufrecht sitzenden Patienten, wobei der Hals von hinten mit beiden Händen umgriffen wird und sich die Daumen im Nacken abstützen. Die Handflächen liegen dem seitlichen Hals an, palpiert wird mit den Fingerkuppen. Es kann jedoch auch von ventral palpiert werden. Normal findet sich eine weiche, schluckverschiebliche, nicht druckschmerzhafte Masse.

Symptome bei Schilddrüsenerkrankungen

Sichtbare Vergrößerung und Pulsation, allgemeine und lokale Entzündungszeichen, Schmerzen, Atmungs- oder Schluckbeschwerden, Heiserkeit.
Zeichen der Überfunktion: Nervosität, feinschlägiger Fingertremor, Schweitzen, Gewichtsverlust und Heißhunger, Herzklopfen, Diarrhö, Augensymptome (Glanz-, Glotzaugen = Exophthalmus), warme, feuchte Haut.
Zeichen der Unterfunktion: Apathie, Müdigkeit, Hauttrockenheit mit Schuppung, Obstipation, abnorme Kälteempfindlichkeit, blecherne Stimme, evtl. Schwerhörigkeit.

Eigenschaften der Schilddrüse (mögliche Untersuchungsbefunde)

Konsistenz	– weich, teigig, derb, hart
Knotig	– uni- oder multinodulär
Vergrößert	– diffus (bis faustgroß)
Schmerzhaft	
Schluckverschieblich	
Lokalisation	– Seitenlappen (kranial, kaudal), Isthmusbereich, *retrosternal* (nach kaudal nicht abgrenzbar). Beim Anlegen eines Fingers ins Jugulum und Schlucken des Patienten taucht eine retrosternale Struma mit der Aufwärtsbewegung des Kehlkopfes auf und der obere Pol der Schilddrüse kann getastet werden. Ist er nicht palpabel, kann eine intrathorakale Struma vorliegen.
Schwirren	– systolisch-diastolisches Rauschen bei verstärkter Durchblutung der Schilddrüse (z. B. Hyperthyreose bei M. Basedow), kann palpiert und auskultiert werden. Nicht mit einem Karotis-Stenosegeräusch verwechseln!

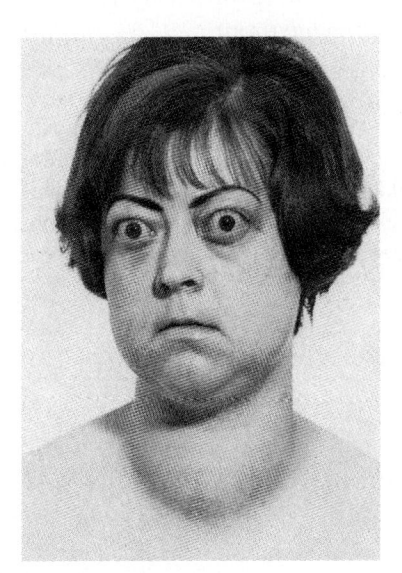

Abb. 2: Facies bei Hyperthyreose und endokriner Ophthalmopathie (aus Gross, R., Schölmerich, P. Lehrbuch der inneren Medizin, Schattauer Verlag, Stuttgart)

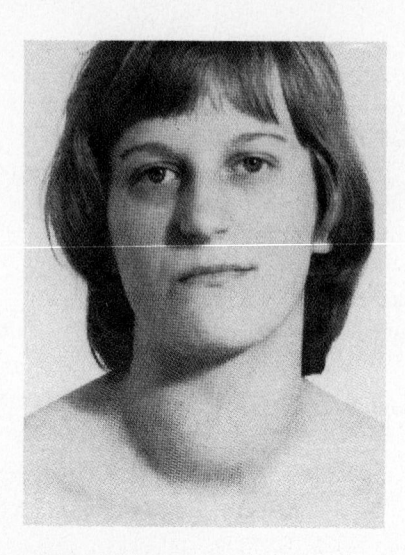

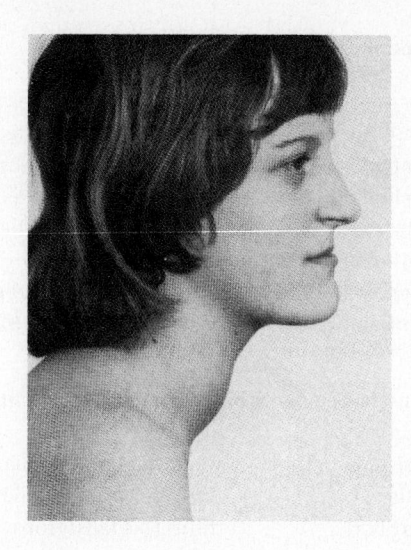

Abb. 3: Diffuse Struma (aus Gross, R., Schölmerich, P. Lehrbuch der inneren Medizin, Schattauer Verlag, Stuttgart)

Messung des Halsumfanges

Die Messung des Halsumfanges mit dem Maßband dient der Dokumentation, der Verlaufskontrolle bei Schilddrüsenvergrößerung und ist angebracht bei der Gabe kropferzeugender Medikamente wie z. B. Thyreostatika.

Schilddrüsendiagnostik

Die wichtigsten Funktionsdiagnostiken der Schilddrüse zur Bestimmung der frei zirkulierenden Hormone ist die Bestimmung des *TSH* (thyreotropes Hormon), des *TBG* (thyroxinbindendes Globulin), der T_3-*Test* (Gesamt-Trijodthyronin) und der T_4-*Test* (Gesamtthryroxin).
Als metabolischer Parameter sei das *Serumcholesterin* genannt, das bei Hyperthyreose erniedrigt, bei Hypothyreose erhöht ist, insgesamt jedoch wenig spezifisch ist.
Ein wichtiges diagnostisches Hilfsmittel ist die *Szintigraphie* mittels radioaktivem Jod oder Technetium, die eine Differenzierung von Strumen (z. B. kalte, nichtspeichernde Knoten, die ein Tumor oder eine Zyste sein können), eine Differenzierung unklarer Tumoren (z. B. Zungengrundstruma), eine Differenzierung der Hypothyreose (primär – sekundär) oder den Nachweis autonomen Schilddrüsengewebes, das in der Hormonproduktion nicht der TSH-Steuerung unterliegt, gestattet.

2.5 Untersuchung des Thorax; Atmung, Lungen

2.5.1 Topographische Anatomie

Einteilung des Thorax

Um bestimte Veränderungen genauen Lokalisationen zuordnen zu können, ist es zweckmäßig, den *Thorax* durch verschiedene *Linien* einzuteilen.
- Sternallinie
- Parasternallinie
- Medioklavikularlinie, durch die Mitte der Klavikula verlaufend
- Vordere Axillarlinie, verläuft durch die vordere Achselfalte, welche bei erhobenem Arm durch die Abhebung des M. pectorlis major von der Brustwand entsteht
- Mittlere Axillarlinie
- Hintere Axillarlinie, verläuft durch die hintere Achselfalte, welche bei erhobenem Arm durch die Abhebung des M. latissimus dorsi entsteht
- Skapularlinie, durch den Angulus inferior der Skapula verlaufend
- Vertebrallinie

Lungengrenzen

- **Lungenspitze**
  Ventral: etwa 3 cm oberhalb des Klavikularandes
  Dorsal: in der Höhe des Proc. spinalis des 7. Halswirbels
  Die obere Lungengrenze verändert sich während der Atemexkursionen kaum.

- **Untere Lungengrenze**
  Sie verläuft rechts ab dem 6. ICR in konvexem Bogen und kreuzt dabei die vordere Axillarlinie in Höhe der 8., die Skapularlinie in Höhe der 10. und die Verterallinie in Höhe der 11. Rippe. Auf der linken Seite weicht die Lungengrenze bereits in Höhe der 4. Rippe nach lateral ab und geht in Höhe der 6. Rippe in den unteren Lungenrand über. Zwischen den Lungengrenzen befindet sich das Areal der absoluten Herzdämpfung.

- **Atemverschieblichkeit**
  Während der Atemexkursionen sollte sich die untere Lungengrenze um 4–6 cm verschieben.

- **Grenzen der Lungenlappen** (s. Abb. 4)

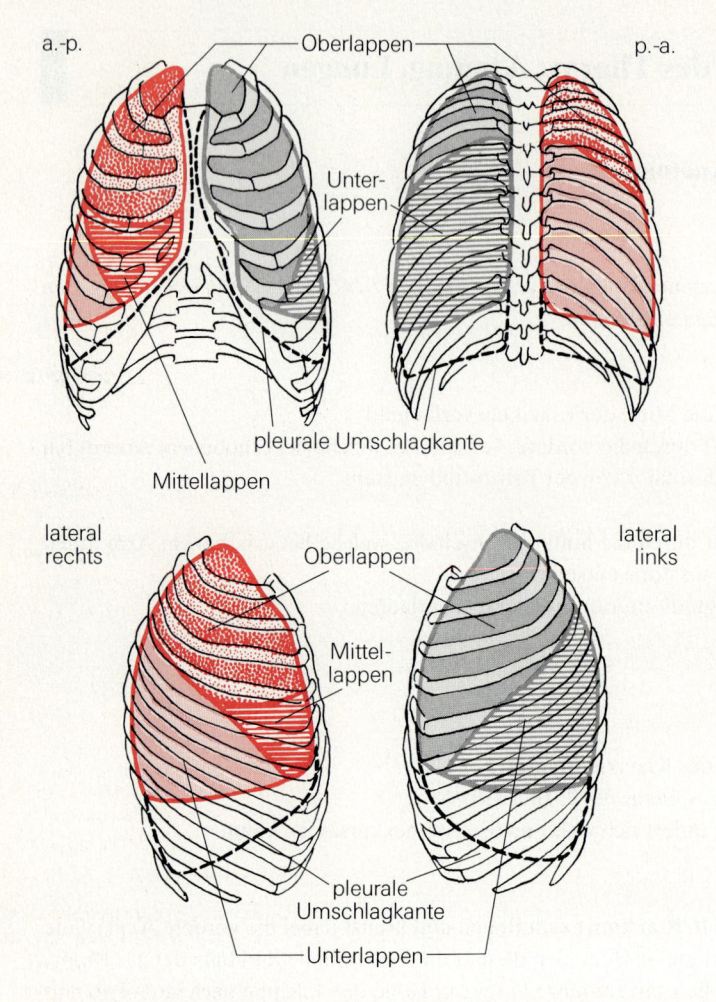

Abb. 4: Begrenzung der Lungenlappen (aus Memorix, C. Droste und M. v. Planta, edition medizin, 2. Auflage 1989)

Die rechte Lunge besteht aus 3 Lappen.

Tab. 6: Begrenzung der rechten Lunge

	Oberlappen	Mittellappen	Unterlappen
Ventral	Verlauf der 4. Rippe	Schnittpunkt mit der 5. Rippe in der Medioklavikularlinie und mit der 6. Rippe parasternal	Lateral der Medioklavikularlinie
Dorsal	Oberhalb des 3. oder 4. Brustwirbeldornfortsatzes		Unterhalb der 4. Rippe bis zur Lungengrenze, s.o.

Die linke Lunge besteht nur aus 2 Lappen.

Tabelle 7: Begrenzung der linken Lunge

	Oberlappen	Mittellappen
Ventral	Verlauf der 5. Rippe	Lateral der Medioklavikularlinie
Dorsal	Oberhalb des 3. oder 4. Brustwirbeldornfortsatz	Unterhalb der 4. Rippe bis zur Lungengrenze, s.o.

2.5.2 Inspektion

Faßthorax

Diese Deformität kommt bei *chronischem Lungenemphysem* vor. Sie zeigt folgende Charakteristika:
- Der anterior-posteriore Durchmesser des Thorax ist fast so groß wie der Abstand zwischen rechter und linker Thoraxwand.
- Kreisförmige untere Thoraxapertur.
- Die Rippen stehen eher waagrecht und zeigen kaum Beweglichkeit bei der Atmung.
- Der Thorax scheint in Inspirationsstellung fixiert, die Atemexkursionen sind gering. Mißt man 5 cm oberhalb der Proc. xiphoideus die Differenz des Thoraxumfanges zwischen maximaler In- und Exspiration, so kann man die Bewegungseinschränkung des Emphysemthorax erfassen.

Bei einem gesunden jungen Mann beträgt die Differenz etwa 10–12 cm, beim Emphysematiker manchmal nur 1–2 cm.
- Die geblähten Lungen können sich polsterartig in die Supraklavikulargruben vorwölben.
- Durch Alveolenüberblähung entsteht ein hypersonorer Klopfschall.

Glockenthorax

Kommt vor bei *Rachitis* und *Osteomalazie*. Durch den Ansatz des Zwerchfells wird die Thoraxwand nach innen eingezogen.

Kyphoskoliose

Gleichzeitige Verbiegung der Wirbelsäule nach dorsal und lateral, die häufig mit Drehungen und Verschiebungen der Wirbelkörper einhergeht. Ist *angeboren* oder entsteht durch *Rachitis*.
Charakteristika:
- Buckelbildung und seitliche Verkrümmung der Wirbelsäule.
- Beeinträchtigung der Lungenfunktion, da die Verkrümmung zur Kompression bzw. Überdehnung von Lungenanteilen führt.
- Kompensatorische Überlähung der übrigen Lungenanteile bewirkt Widerstandserhöhung im kleinen Kreislauf und Rechtsherzbelastung.
- Die Entstehung eines chronischen Cor pulmonale durch Reduzierung des Lungengefäßbettes und Ausbildung einer pulmonalen Hypertonie ist möglich.

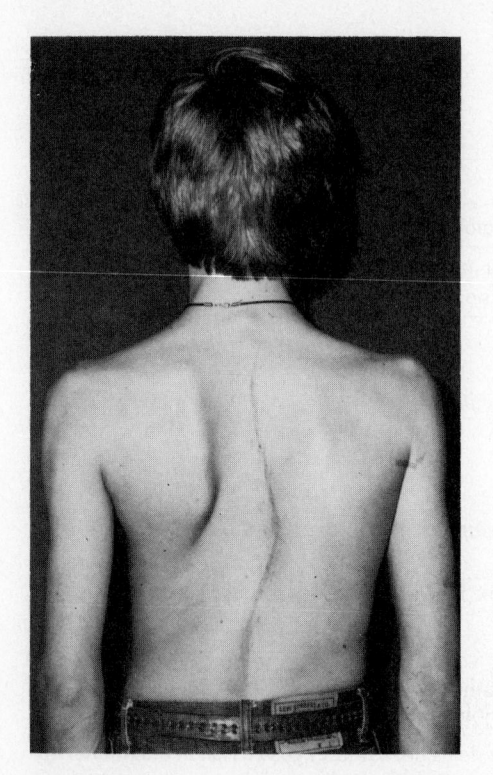

Abb. 5: Skoliose

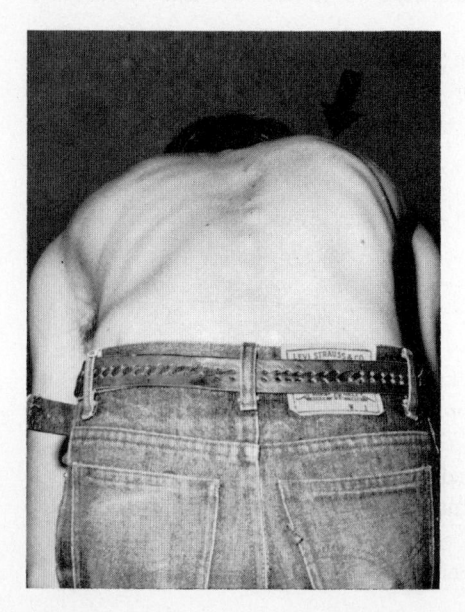

Abb. 6: Rippenbuckel, unter Rumpfbeuge zu diagnostizieren

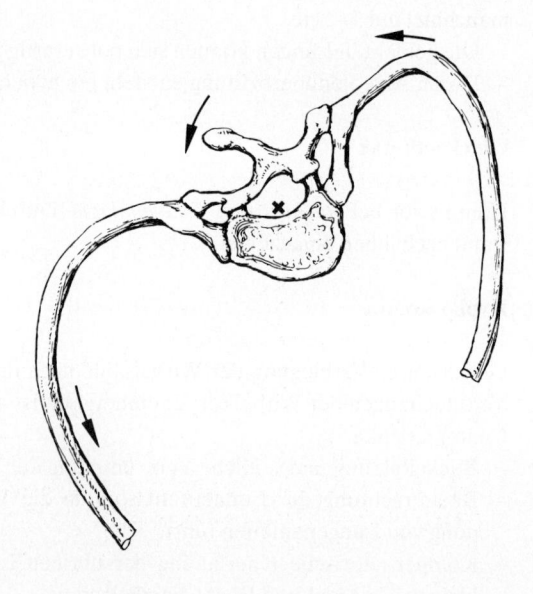

Abb. 7: Verdrehung der Wirbelsäule in sich um eine Achse bei Torsion

Trichterbrust

Der Abstand zwischen Sternum und Wirbelsäule ist verkleinert, da die untere Sternumpartie stark eingezogen ist. Diese Deformität kann *angeboren* sein oder bei Vorhandensein von weiteren Symptomen auf eine *Rachitis* oder *Osteomalazie* hinweisen.
Die Thoraxverformung kann zur Verdrängung des Herzens nach links und zu EKG-Veränderungen führen, welche aber ohne Krankheitswert und nicht behandlungsbedürftig sind.

Thoraxabflachung bei Pleuraschwarten

Durch Schrumpfung des Narbengewebes entstehen Einziehungen der Interkostalräume und eine Verkrümmung der Wirbelsäule zur erkrankten Seite.

Rippenfrakturen

Bei den Atembewegungen und bei der Palpation tritt ein umschriebener Schmerz auf. Durch Stabilitätsverlust des knöchernen Thorax kommt es zur paradoxen Atmung (s. a. 2.5.5.).

> **Merke:** Bei Rippenserienfrakturen nie die Möglichkeit eines Hämato- oder Pneumothorax außer acht lassen.

Herzbedingte Thoraxveränderungen (s. 2.7.1)

Spider Naevi

Diese sternförmigen kleinen Gefäßerweiterungen treten v.a. an der Haut des Halsgebietes und des oberen Thorax auf. Sie gelten als nahezu pathognomonisch für eine *Leberzirrhose*.

Durch Atemnot bedingte abnorme Haltung

Bei chronischer Herzinsuffizienz kommt es zur Lungenstauung, die dazu führt, daß die Patienten bei flacher Lagerung unter Atemnot leiden. Bei ausgeprägter Insuffizienz entsteht das Bild der Orthopnoe. Die Patienten können nur bei aufrechtem Sitzen und Fixierung des Schultergürtels durch Aufstützen der Arme ausreichend ventilieren. Der Einsatz der Atemhilfsmuskulatur wird bei jeder Inspiration deutlich.

> *Lagerung bei Atemnot:* Aufrechtes Sitzen. Dies trifft für jede Art der Atemnot zu, z. B. Asthmaanfall, kardial bedingte Dyspnoe, Stenosierung der Atemwege und Krupp-Syndrom.

2.5.3 Untersuchung der Brust

Bei der Inspektion der Brust können auffallen:

Anomalien der Brustwarze: Hohl- und Flachwarzen können in seltenen Fällen Stillhindernisse darstellen, die zum Abstillen zwingen.
Überzählige Brustwarzen bezeichnet man als *Hyperthelie,* unvollständig ausgebildete als *Mikrothelie.*
Hypertrophie beider Mammae ist meistens unverdächtig. In der Regel handelt es sich nicht um eine Vermehrung von leistungsfähigem Drüsenparemchym, sondern um eine Vermehrung der Fett- und Bindegewebsanteile (Fibrolipomatose).
Bei der *Polymastie* finden sich mehrere kleine Mammae im Ausbreitungsgebiet der Milchleiste, z. B. auch in der Achselhöhle. Sie stellen ein kosmetisches Problem, aber keinen krankhaften Zustand dar. Akzessorische Parenchymanteile können subkutan liegen und unter dem hormonalen Einfluß während der Stillperiode zu schmerzhaften Knoten anschwellen.
Örtliche Zeichen der Entzündung (Rubor, Dolor, Calor) begleitet von Fieber und Schüttelfrost stellen die Symptome der *Mastitis* dar. Unter der geröteten und ödematösen Haut tastet man druckempfindliche Infiltrationen. Die regionären Lymphknoten sind geschwollen. Im Verlauf der Erkrankung kann es zur Abszedierung und Spontanperforation kommen.
Die Hypertrophie der männlichen Brust wird als *Gynäkomastie* bezeichnet. Sie wird meist durch hormonelle Störungen ausgelöst (z. B. hormonproduzierende Tumoren, Intersexualität, testikuläre Feminisierung), kann aber auch als Nebenwirkung von Medikamenten (z. B. Spiromolacton) auftreten.
Eine Anschwellung der Brust bei neugeborenen Knaben kann durch die plazentare Östrogenübertragung von der Mutter auf das Kind ausgelöst werden und verschwindet rasch wieder von selbst.

Das Mammakarzinom

Es handelt sich um einen der häufigsten malignen Tumoren der Frau in westlichen Ländern. Die *frühzeitige lymphogene und hämatogene Metastasierung* ist verantwortlich für die schlechte Prognose, da die meisten Mammakarzinome erst in fortgeschrittenen Stadien erkannt werden.
Die lymphogene Metastasierung erfolgt zuerst in die Axillar- und Mammaria-interna-Region, dann in die supraklavikulären Lymphknoten, von wo aus das Venensystem erreicht wird und Fernmetastasen entstehen. Selbst bei Tumoren mit einem Durchmesser unterhalb der klinischen Nachweisgrenze (2–3 cm) können histologisch bereits Mikrometastasen gefunden werden.

Ein **erhöhtes Karzinomrisiko** haben Frauen, die **mehrere der folgenden Kennzeichen** aufweisen:
- Menarche unter 12 Jahren und späte Menopause
- Unverheiratet und kinderlos
- Alter bei der ersten Schwangerschaft unter 16 oder über 35 Jahre
- Mehr als 3 Schwangerschaften
- Nichtstillen
- Chronische zystische Mastopathie
- Familiär gehäuftes Auftreten
- Mammakarzinom an der kontralateralen Brust
- Langzeitbehandlung mit Östrogenen

Solche Frauen sollten sich einem Vorsorgeprogramm unterziehen. Regelmäßige Selbstuntersuchungen und ärztliche Kontrollen sind notwendig, um bei geringstem Verdacht die Indikation zur Mammographie oder Probeexzision stellen zu können.

Die *Inspektion der Brust* wird bei erhobenen und gesenkten Armen durchgeführt. **Als karzinomverdächtig gelten folgende Befunde:**

- Unterschiedliche Größe der Mammae
- Ödematöse Veränderungen oder Verfärbungen
- Blutige oder seröse Absonderungen aus der Mamille ohne vorliegende Schwangerschaft
- Einseitige Einziehung der Brustwarze
- Apfelsinenhaut: Darunter versteht man ödematöse Hautbezirke, in denen die Haarfollikel eingezogen sind. Dadurch erscheint die Hautoberfläche wie eine Apfelsine gepunktet.
  Bei einem solchen Befund sich umgehend weitere Maßnahmen zu ergreifen, da hier ein Karzinom im Frühstadium vorliegen kann, welches der Palpation noch nicht zugänglich ist.
- Lokale Hauteinziehungen sind oft bei erhobenen Armen besser zu erkennen, ebenso Vorwölbungen oder Verwachsungen mit dem M. pectoralis major.
- Die Plateaubildung gilt als Frühsymptom eines Mammakarzinoms. Durch den Tumor werden Bindegewebsstrukturen der Brust verkürzt und es entstehen lokale flache Einziehungen.

Die Palpation der Brust

Sie sollte von den Patientinnen regelmäßig selbst durchgeführt werden.
Technik: Die gesamte Brust wird am besten im Liegen mit flach aufgelegten Fingern beider Hände palpiert. Besondere Aufmerksamkeit ist dem *äußeren oberen Quadranten* zu widmen (= Sitz von etwa 50% aller Mammakarzinome).
Der Untersucher achtet auf die *Konsistenz* des Brustgewebes, auf *Druckempfindlichkeit, Temperaturunterschiede, Schwellungen* und *knotige Veränderungen*. Die Haut über dem knotigen Areal läßt sich meist nicht mehr als Hautfalte abheben. Die Fixation der Haut mit dem darunter gelegenen Tumor gilt als eines der wenigen Frühzeichen des Brustkrebses. Außerdem muß der Untersucher auf jeden Fall die *Verschieblichkeit* des Knotens zu seiner Umgebung feststellen. Dies geschieht am besten durch Verschieben des Knotens in Längsrichtung der querverlaufenden Muskelfasern des Pectoralis major bei abduziertem Arm. Läßt sich der Knoten nicht gegen die Unterlage verschieben, so spricht dies für eine Infiltration des Tumors in die Tiefe und für einen Durchbruch durch die Fascia pectoralis superficialis. *Gut abgrenzbare,* frei bewegliche Knoten gelten im allgemeinen als gutartig. *Schlecht abgrenzbar* oder gar mit dem umgebenden Parenchym verwachsene Knoten sind auf *Malignität* verdächtig.
An die Palpation der Brust muß sich die *Palpation der Achselhöhle* und der übrigen *Lymphstationen* anschließen.
Der Untersucher greift mit fest zusammenliegenden Fingern unter die hängenden oder leicht abgewinkelten Arme der Patientin so tief wie möglich in die Achselhöhle. Mit mäßigem Druck zieht er die Finger nach kaudal, so daß tastbare Lymphknoten unter seinen Fingern hindurchrutschen.
Nach der Untersuchung der supraklavikulären Lymphknoten sollte der terminale Milchdrüsengang vorsichtig ausgedrückt werden. Entleert sich dabei Sekret, so sollte es zytologisch untersucht werden.

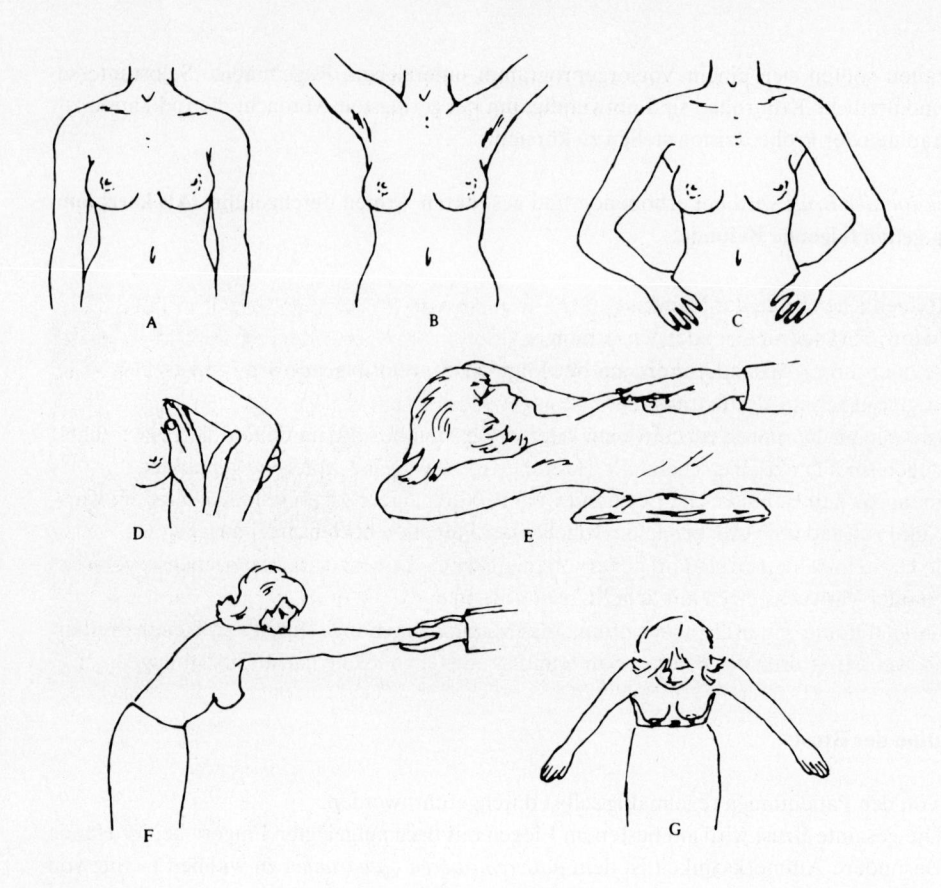

Abb. 8: Stellung der Frau bei der Brustuntersuchung

2.5.4 Palpation des Thorax

Thoraxelastizität

Sie kann durch Auflegen der Hände geprüft werden. Mann kann so grob die Dehnungsfähigkeit des Thorax während der Atemexkursionen beurteilen. Sie ist *herabgesetzt* bei zahlreichen Erkrankungen des Lungenparenchyms und des knöchernen Thoraxskeletts wie z. B. Pneumonie, Emphysem, Tumor, Erguß, Pneumothorax, Gelenkversteifung der Wirbelsäule und der Rippen.

Schmerzlokalisation

Umschriebener Spontan- und Druckschmerz tritt bei *Rippenfrakturen, Abszessen* und *Metastasen* auf.

Prüfung der Gleichseitigkeit der Atmung

Am sitzenden Patienten werden von hinten die Daumen beidseitig der Wirbelsäule in Höhe des 9. oder 10. Brustwirbelkörpers fixiert. Die gespreizten Hände umfassen seitlich den Thorax, 3. und 4. Finger liegen an korrespondierenden Punkten auf den Rippen.

Wenn der Patient nun langsam ein- und ausatmet, kann der Untersucher die gleichmäßigen und seitengleichen Bewegungen der Rippen unter seinen Fingerkuppen spüren.

2.5.5 Atmung

Krankhaft veränderte Atembewegungen

Nachschleppen – Bei einseitigen Krankheitsprozessen der Lunge oder der Pleura beteiligt sich die erkrankte Thoraxhälfte weniger an der Atmung; es kommt zum Nachschleppen einer Thoraxseite, z. B. bei Pneumothorax, entzündlichen oder stauungsbedingten Pleuraergüssen, Atelektase einer Lunge oder eines Lungenlappens, infiltrativen Lungenprozessen.
Schmerzbedingt kommt es auch zur Schonhaltung bei Rippenfrakturen und Pleuritis sicca.

Paradoxe Atmung – Es handelt sich um eine Störung der Zwerchfellbewegung, wobei es zur Zwerchfellhebung bei der Einatmung und zur Senkung bei der Ausatmung kommt (statt umgekehrt). Ursache ist eine einseitige Schädigung des N. phrenicus, der wegen seines langen Verlaufes durch das Mediastinum durch verschiedene Prozesse geschädigt werden kann, z. B. Hilustumoren (M. Hodgkin, Sarkom, Bronchialkarzinom, Metastasen) oder schrumpfende Entzündungsprozesse (Tuberkulose).
Eine paradoxe Atmung kann auch Folge eines instabilen Thorax sein. Rippenserienfrakturen und Pneumothorax führen dazu, daß das Zwerchfell den intrathorakalen Druckschwankungen während der Atmung folgt.
Starrer Thorax – Die Ausbildung eines Faßthorax behindert die Atembeweglichkeit. Der Thorax bewegt sich als eine Einheit, die Atemverschieblichkeit ist gering, z. B. Emphysem, chronisch obstruktive Bronchitis, aber auch bei degenerativen Veränderungen des Skelettsystems.

Pathologische Atmungstypen (s. a. Abb. 9)

Hyperventilation
Durch Steigerung der Anzahl und der Tiefe der Atemzüge kommt es zu Störungen im Säure-Basen-Haushalt, CO_2 wird vermehrt abgeatmet und es entsteht eine *respiratorische Alkalose*. Da bei Alkalosen gleichzeitig der Spiegel des ionisierten Kalziums sinkt (vgl. Lehrbücher der Pathophysiologie), könnten *Hyperventilationstetanien* entstehen.
Die Hyperventilation kann auch als Kompensationsmechanismus bei metabolischen Azidosen eingesetzt werden (z. B. Diabetes mellitus).

Hypoventilation
Herabgesetzte Atemtätigkeit, die mit Ausbildung einer *respiratorischen Azidose* einhergeht, kann bei folgenden Erkrankungen auftreten:
- Prozesse, die zur Beeinträchtigung der Lungenfunktion führen (z. B. Lungenfibrose, Asthma bronchiale, Emphysem, Erguß)
- Thoraxverletzungen (z. B. Pneumothorax)
- Lähmung der Atemmuskulatur
- Zentralnervöse Störungen (z. B. Schädigung des Atemzentrums durch Vergiftungen oder Schädel-Hirn-Trauma)

Periodisches Atmen (Cheyne-Stokes-Atmung)

Auffallend ist das periodische Abwechseln zwischen vollständigem Atemstillstand und Phasen, in denen die Atmung sich erst bis zu maximaler Atemtiefe steigert und dann wieder abflacht. Diesen Atemtyp findet man bei *zerebraler Hypoxie*.
Als Ursachen kommen in Frage:
- Schwere Linksherzinsuffizienz
- Zerebralsklerose
- Apoplex
- Toxische Schädigung des Atemzentrums

Biot-Atmung
(seltener als die Cheyne-Stokes-Atmung)
Regelmäßig und normal tiefe Atemzüge werden von wiederkehrenden Atemstillständen unterbrochen. Es handelt sich ebenfalls um einen Hinweis auf eine schwere Schädigung des Atemzentrums (z. B. durch Hirntumor oder Meningitis).

Azidoseatmung (Kußmaul-Atmung)
Sie findet sich v.a. bei benommenen oder bewußtlosen Patienten, meist im Coma diabeticum oder bei Urämie. Regelmäßige und deutlich vertiefte Atemzüge werden als Kompensationsmechanismus für die metabolische Azidose eingesetzt.

O_2-Mangelatmung
Bei Sauerstoffmangel im Blut steigt die Impulsrate der Chemorezeptoren im Glomus aorticum und Glomus caroticum und das Atemzentrum wird stimuliert. Dadurch kommt es zur kompensatorischen Hyperventilation mit starkem Anstieg der Atemfrequenz. Die Patienten empfinden den Zustand subjektiv als Luftnot.
Ursachen können sein:
- Ausgeprägte Anämien
- Respiratische oder kardiale Insuffizienz
- Höhenkrankheit (auch gesunde Personen, die plötzlich ohne Adaption Luftdruckverhältnissen in großen Höhen ausgesetzt werden, können in der beschriebenen Weise reagieren)

Dyspnoe
So bezeichnet man jede Störung der normalen Atmung (Eupnoe). Die Patienten sind kurzatmig und klagen über *Lufthunger und Beklemmungsgefühl*.
Man unterscheidet:
- *Inspiratorische Dyspnoe* (z. B. bei Stenosen der oberen Luftwege und Lungenentzündung)
- *Exspiratorische Dyspnoe* (z. B. bei Asthma bronchiale, chronische und spastische Bronchitis)
- *Kardiale Dyspnoe* (bei Herzinsuffizienz)
- *Zerebrale Dyspnoe* (z. B. durch Schädigung des Atemzentrums)
- *Abdominale Dyspnoe* (bei Behinderung der Zwerchfellatmung durch Paresen oder Tumoren im Bauchraum)

Tachypnoe
Die Zahl der Atemzüge steigt auf über 30/min an (z. B. bei Hyperthyreose, Fieber, psychischer und körperlicher Anstrengung).
Im Gegensatz zur Hyperventilation muß es sich nicht immer um einen krankhaften Prozeß handeln. Es kann auch eine adäquate Steigerung der Atmung vorliegen (z. B. sportliche Betätigung).

Orthopnoe
Schwerste Form der Atemnot, bei der die Ventilation nur durch aufrechtes Sitzen und Einsatz der Atemhilfsmuskulatur erhalten bleibt.

Stridor
Hindernisse oder Stenosen im Bereich der Atemwege können zur Verlängerung der Atemphasen führen, die dann von lauten, pfeifenden Geräuschen begleitet werden. Meist liegt gleichzeitig eine Dyspnoe vor.

Inspiratorischer Stridor kann entstehen durch:
– Verlegung der Trachea (z. B. durch Fremdkörperaspiration, Glottisödem oder Pseudomembranen bei Diphtherie);
– Kompression der Atemwege von außen (z. B. durch Mediastinaltumoren, Struma, Metastasen);
– ein- oder beidseitige Stimmbandlähmung.

Exspiratorischer Stridor entsteht v.a. beim *Asthma bronchiale.*

Schematische Darstellung der Atmungstypen

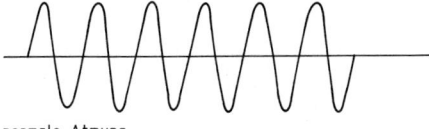

normale Atmung

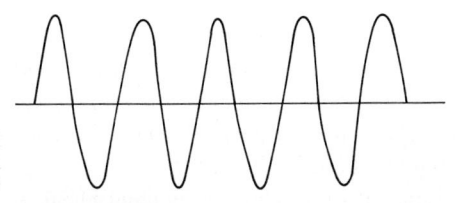

Kussmaul'sche Atmung

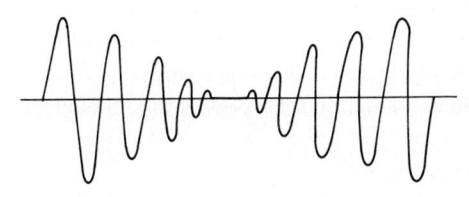

Cheyne-Stoke'sche Atmung

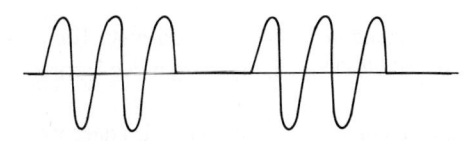

Biot'sche Atmung

Abb. 9: Atmungstypen

2.5.6 Stimmfremitus

Bedeutung von Herabsetzung oder Verstärkung des Stimmfremitus

Entstehungsmechanismus

Die Schwingungen der Stimmbänder während des Sprechvorgangs werden über die Luftsäule in den Atemwegen weiter auf das Lungengewebe und den Thorax übertragen. Die dabei fühlbare Vibration ist um so stärker, je besser die Stimmbandfrequenz mit der Eigenfrequenz des Thorax übereinstimmt. Da diese relativ niedrig und die Schalleitungsfähigkeit durch den hohen Luftgehalt des Thorax schlecht ist, kann eine Beurteilung des Stimmfremitus nur erfolgen, wenn der Patient mit tiefer Stimme spricht. Eine hohe Stimmlage bei Frauen und Kindern kann die Aussagekraft dieser Methode stark beeinträchtigen.

Durchführung

Am sitzenden Patienten legt der Untersucher die ulnare Kante einer Hand oder die Handfläche der hinteren Thoraxwand auf (am besten zwischen hinterer Axillarlinie und Scapularlinie in Höhe der 8.–10. Rippe). Dann fordert man den Patienten auf, mit tiefer Stimme die Zahl 99 zu sagen.
Die Untersuchung wird an korrespondierenden Punkten der anderen Thoraxhälfte wiederholt. Da die Fibration an unterschiedlichen Brustwandpartien variiert, kann nur der Vergleich mit der Gegenseite an genau entsprechender Stelle von diagnostischem Wert sein.

Beurteilung

Die normale Variation des Stimmfremitus hängt von der Stimmlage, der Dicke der Thoraxwand und ihrer anatomischen Beziehung zu den Bronchien ab. Am stärksten tastet man die Vibration in der unteren Thoraxhälfte. Nur eine *Seitendifferenz* der Thoraxhälften nach genauem Vergleich korrespondierender Stellen kann einen krankhaften Befund darstellen.
Der Stimmfremitus kann verstärkt oder abgeschwächt sein. Oft ist es schwierig zu unterscheiden, welche Seite den normalen und welche den pathologischen Befund bietet.
Eine Verstärkung des Stimmfremitus findet man bei: Gewebsverdichtungen, da dann die Schalleitungsfähigkeit besser wird, z. B. Pneumonie, Tumorinfiltration, Schrumpfungsprozesse und Pleuraschwartenbildung (wenn dadurch ein Bronchus näher an die Brustwand gezogen wird).
Eine Abschwächung des Stimmfremitus findet man bei: Atelektasen, Flüssigkeitsansammlungen oder erhöhtem Luftgehalt, z. B. Pleuraerguß, Pneumothorax.

2.5.7 Perkussion der Lunge

Versetzt man einen Körper durch Beklopfen in Eigenschwingungen, so hängt der erzeugte Ton einerseits von der Klopfintensität, andererseits von den physikalischen Eigenschaften des Körpers ab (v.a. von der Dichte).
Die Perkussion des menschlichen Körpers läßt Rückschlüsse auf die Beschaffenheit des darunterliegenden Gewebes zu. Für die Schallqualität bei der Untersuchung des Thorax ist der Luftgehalt der Lunge ausschlaggebend.

Technik der Methode

Vergleichende direkte Perkussion

Die Fingerspitzen des 2.–5. Fingers beklopfen locker aus dem Handgelenk großflächig den Thorax. Dabei schreitet man von kranial nach kaudal und vergleicht stets korrespondierende Punkte beider Thoraxhälften.
Diese Methode dient nur der groben Orientierung über Veränderungen im Thoraxraum und über den ungefähren Verlauf der Lungen-Zwerchfell-Grenze.

Vergleichende indirekte Perkussion

Der Mittelfinger der linken Hand (Plessimeterfinger) wird fest auf die Thoraxwand angelegt und mit dem Mittelfinger der rechten Hand (Perkussionsfinger) beklopft. Dabei entsteht der typische *sonore Lungenschall.* Durch Verschieben des Plessimeterfingers wird bei ständigem Seitenvergleich der gesamte Thorax perkutiert.
Die Kompression mit dem Plessimeterfinger verringert die Dämpfung des Schalles durch das oberflächliche Weichteilgewebe. Auf diese Weise kann man durch Veränderung des Klopfschalles die Grenzen des Lungengewebes zu benachbarten Organen (z. B. Leber und Herz), die unteren Lungengrenzen sowie die Atemverschieblichkeit festlegen. Außerdem kann man Prozesse erkennen, die zu einer umschriebenen Veränderung des normalen Klopfschalles führen (z. B. Ergüsse).

Abgrenzende indirekte Perkussion

Nur das Endglied des linken Mittelfingers wird fest auf die Thoraxwand aufgelegt. Da so nur eine kleine Fläche in Schwingungen versetzt wird, erhält man ein genaueres Ergebnis.
Ansonsten geht man wie bei der vergleichenden indirekten Perkussion vor.
Diese Methode wird angewendet, um die genaue Ausdehnung der Lunge zu erfassen. Der Umschlag des sonoren Lungenschalles in den gedämpften Schall über parenchymatösen Geweben erlaubt die Abgrenzung der Lunge gegen Leber, Herz und Milz. Schwierig ist die Abgrenzung gegenüber der lufthaltigen Magenblase.

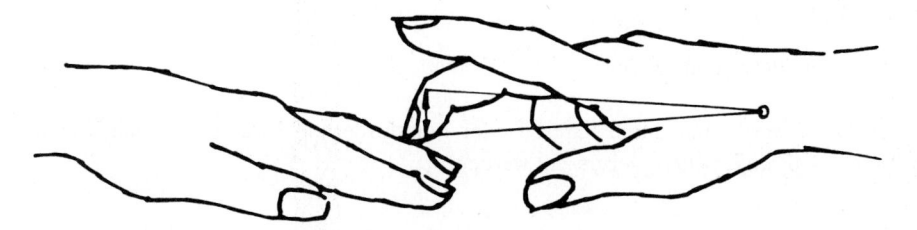

Abb. 10: Fingerhaltung bei indirekter Perkussion. Die Stellung der perkutierenden Hand zum Plessimeterfinger ist aus didaktischen Gründen falsch dargestellt. Tatsächlich befinden sich beide zueinander in einem Winkel von 90 °

Grenzen der Zuverlässigkeit der Methode

Ein Vergleich der Schallqualität ist nur möglich, wenn Kompressionsdruck und Klopfintensität gleichbleibend ausgeübt werden. Damit Gewebsveränderungen in der Lunge erfaßt werden können, dürften sie nicht tiefer als etwa 5 cm unter der Oberfläche liegen und ihr Durchmesser muß mindestens 5 cm betragen.

Schallqualitäten

Der Perkussionsschall ist abhängig von der Dichte und der Elastizität des Gewebes. Er erscheint um so *länger, lauter* und *tiefer*, je *lufthaltiger* das Gewebe ist. *Dichtere* Gewebe haben einen *helleren, kürzeren* und *leiseren Klopfschall*. Besonders deutlich kann man sich den Unterschied klarmachen, wenn man im Vergleich Thorax und Oberschenkel an sich selbst beklopft.

> Man unterscheidet folgende Schallqualitäten:
> - **Schenkelschall**
>   Gedämpft, kurz hochfrequent.
>   Vorkommen: über parenchymatösen Organen (z. B. Leber), Muskelregionen, Ergüssen und Infiltration.
> - **Normaler Lungenschall**
>   Laut, lang und tief (= *sonor*).
> - **Hypersonorer Klopfschall (Schachtelton)**
>   Lauter und länger als der normale Lungenschall.
>   Vorkommen: bei vermehrtem Luftgehalt im Thorax (Emphysem und Pneumothorax).
> - **Tympanitischer Schall**
>   Der Schall wirkt (durch harmonische Schwingungen) musikalischer als der Lungenschall.
>   Vorkommen: über der Magenblase und luftgefüllten Darmschlingen.

Die Verschieblichkeit der Lungengrenzen

Der Patient sitzt am besten mit vorgebeugtem Oberkörper. Mit Hilfe der abgrenzenden Perkussion wird auf jeder Thoraxseite die Lungengrenze bei maximaler In- und Exspiration festgelegt. Die Verschieblichkeit sollte in der Skapularlinie 5–6 cm betragen. Die Atemverschieblichkeit nimmt im Alter durch Elastizitätsverlust des Lungengewebes und des Brustkorbes ab.
Die Lungengrenzen sollten beidseitig etwa die gleiche Höhe haben. Durch den Druck der Leber steht die rechte Lunge etwas höher.

Merke
- *Tiefstehende Zwerchfelle* und *geringe Atemverschieblichkeit* sind charakteristisch für das Lungenemphysem.
- *Ein Zwerchfellhochstand* kann durch Paresen oder raumfordernde Prozesse im Bauchraum (Aszites, Tumor, Schwangerschaft) verursacht werden.

2.5.8 Auskultation der Lunge

Das Atemgeräusch

Wirbelbildung in den Luftwegen und Dehnung der Alveolarwände versetzen die Atemluft in Schwingungen.

- *Normales Atemgeräusch*
  Das vorwiegend vesikuläre Atmen mit unterschiedlich starker Beimischung der bronchogenen Komponente findet man über der gesamten Lunge.
  Das laute Crescendo-Decrescendo-Geräusch des Inspiriums ist deutlich länger zu hören als das insgesamt leisere Exspirium.

- *Bronchialatmen* (Röhrenatmen)
  Dieses Geräusch hat einen hohen, fauchenden Charakter; das Exspirium ist verlängert. Es entsteht durch Wirbelbildung an den Verzweigungen der großen Bronchien und kann am besten über der Trachea auskultiert werden. Hört man es aber anstelle des Vesikuläratmens über Lungenpartien, so kann man dies als Hinweis auf eine Infiltration des Gewebes werten. Die Ausfüllung der Alveolen durch das Infiltrat (z. B. Pneumonie) verbessert die Leitfähigkeit für hohe Frequenzen.

- *Bronchovesikuläres Atmen*
  Die bronchogene Komponente des Atemgeräusches ist verstärkt. Dies ist dort der Fall, wo der Abstand zwischen Bronchien und Brustwand geringer ist, beim Gesunden z. B. neben dem Sternum und in Hilusnähe. Es kann aber auch ein Hinweis auf eine beginnende Infiltration sein.

- *Abgeschwächtes oder aufgehobenes Atemgeräusch*
  Die Lautstärke des Atemgeräusches sollte auf beiden Thoraxseiten gleich sein.
  - Eine *Seitendifferenz,* eventuell die völlige Aufhebung des Atemgeräusches, kann vorkommen bei: Verschluß eines Bronchus, großer Erguß, Pneumothorax, Schwartenbildung, Lobärpneumonie.
  - *Beidseitige Abschwächung* des Atemgeräusches: beim Emphysem.

Nebengeräusche

Überlagerung des normalen Atemgeräusches von akustischen Phänomenen, die beim Gesunden nicht auskultiert werden.

Einteilung:

- *Trockene Rasselgeräusche*
  Giemen, Brummen, Pfeifen im In- und Exspirium.
  Sie entstehen dadurch, daß die Atemluft *zähes* Sekret und Schleimfäden in den Bronchien hin- und herbewegt.
  Vorkommen: Bronchitis, Bronchiektasen, Asthma bronchiale.

- *Feuchte Rasselgeräusche*
  Sie entstehen vorwiegend im Inspirium, wenn die Atemluft *dünnflüssiges* Sekret in den Atemwegen unter Blasenbildung durchströmt.
  Von der Tonhöhe kann man auf den Entstehungsort schließen, da der Klangcharakter vom Durchmesser des Bronchus abhängt. Je kleiner das Kaliber, desto höher der Ton!

Man unterteilt die feuchten Rasselgeräusche in:

Tabelle 8: Rasselgeräusche

	Entstehungsort	Vorkommen
Feinblasige RGs	Alveolen	Bronchopneumonie
Mittelblasige RGs	Kleine Bronchien	Oft reine Bronchitis
Grobblasige RGs	Größere Bronchien oder Bronchiektasen	Lungenödem, Bronchiektasen

- **Pleurareiben**
  Es entsteht bei der *Pleuritis fibrinosa*, wenn das aufgerauhte parietale und das vizerale Pleurablatt bei den Atembewegungen gegeneinander reiben.
  Das obernahe Geräusch ist im Inspirium und Exspirium gleichermaßen zu hören. Dieses „Lederknarren" ist am deutlichsten in den *unteren* Thoraxpartien zu hören, da hier die Verschiebbarkeit der Pleurablätter am höchsten ist.
  Die Unterscheidung von anderen Nebengeräuschen wird oft dadurch erleichtert, daß das Pleurareiben bei der Palpation des Thorax gefühlt werden kann.

2.5.9 Mit Perkussion und Auskultation differenzierbare Symptomenkomplexe

Flüssigkeitsansammlung im Pleuraraum (Erguß)

Inspektion: Nachschleppen der erkrankten Seite bei der Atmung.
Palpation: Abgeschwächter oder aufgehobener Stimmfremitus.
Perkussion: Absolute Dämpfung des Klopfschalles im Vergleich zur gesunden Seite.
Bei beginnendem Erguß fällt die Dämpfung zuerst bei der Perkussion in der Axillarlinie auf (die Flüssigkeit steigt vom tiefsten Punkt des Sinus phrenicocostalis).
Die begrenzende Linie des gedämpften Areals liegt in der Axillarlinie am höchsten und verläuft bogenförmig abwärts nach medial (= Damoiseau-Linie).
Auskultation: Abgeschwächtes Atemgeräusch oder im oberen Randgebiet des Ergusses gelegentlich verschärftes Atemgeräusch, da das angrenzende Lungengewebe komprimiert wird. Als häufigste Begleiterscheinung bei Ergüssen tritt eine Dyspnoe auf.

Infiltration der Lunge

Inspektion: Nachschleppen der Atmung auf der erkrankten Seite, Dyspnoe und Zyanose der Akren bei großer Infiltration.
Palpation: Verstärkter Stimmfremitus.
Perkussion: Klopfschallverkürzung bis hin zur Dämpfung bei peripherer gelegenen Infiltrationen.
Auskultation: Zunehmend Bronchialatmen, Verlängerung des Exspiriums, verstärkte Bronchophonie. Da meist gleichzeitig eine begleitende Bronchitis vorliegt, entstehen auch fein- bis mittelblasige RGs.

Vermehrter Luftgehalt im Thorax

- *Pneumothorax*
  Inspektion: Nachschleppen der Atmung, paradoxe Atmung.
  Palpation: Abgeschwächter oder aufgehobener Stimmfremitus.
  Perkussion: Hypersonorer Klopfschall.
  Auskultation: Aufgehobenes Atemgeräusch, keinerlei Nebengeräusche.

  Beim Vorliegen eines Ventilpneumothorax kommt es zur Verdrängung des Mediastinums zur gesunden Seite. Die daraus folgende Verlagerung des Herzens kann man mit Hilfe der Perkussion feststellen.

- *Emphysem*
  Inspektion: Faßförmiger Thorax, horizontal verlaufende Rippen, geringe Atemexkursionen, Dauerdyspnoe und meist Zyanose.
  Palpation: Abgeschwächter Stimmfremitus.
  Perkussion: Hypersonorer Klopfschall, tiefstehende Lungen-Zwerchfell-Grenze, geringere Atemverschieblichkeit.
  Auskultation: Leises Atemgeräusch, verlängertes Exspirium, leise Herztöne. Wenn das Emphysem durch eine Bronchitis kompliziert ist, findet man alle Arten von bronchitischen Nebengeräuschen.

  Beim obstruktiven Lungenemphysem fallen im fortgeschrittenen Stadium die Zeichen der Rechtsherzinsuffizienz auf (Halsvenenstauung, Lebervergrößerung, Extremitätenödeme).
  Das reine Altersemphysem dagegen führt nicht zum chronischen Cor pulmonale.

Atelektase (Bronchusverschluß)

Inspektion: Die kranke Seite erscheint eingefallen.
Palpation: Abgeschwächter oder aufgehobener Stimmfremitus.
Perkussion: Klopfschalldämpfung.
Auskultation: Aufgehobenes Atemgeräusch, keine Nebengeräusche.

Ursache für eine Atelektase können sein:
- Verlegung eines Bronchus durch Fremdkörper, entzündlichen oder tumorösen Prozeß
- Kompression von Lungengewebe, z. B. beim Erguß, wobei sich folgende Begleitsymptome ergeben: Reizhusten und Belastungsdyspnoe, sekundäre Infektion des nicht belüfteten Lungengewebes.

Tabelle 9: Lungenauskultation/-perkussion (aus Memorix)

	Symbol	Erklärung	Klinische Bedeutung
Auskultation		**Atemgeräusch**	
	|	**Inspirium**	
	—	**Exspirium**	
	⌐	**Normales Atemgeräusch** (vesikuläres Inspirium, praktisch stummes „unbestimmtes" Exspirium)	
	⌐	**Vesikuläres In- und Exspirium**	Bronchitis
	⌐	**Verlängertes vesikuläres Exspirium**	Emphysem, Asthma bronchiale
	⌐	**Verschärftes Vesikuläratmen**	Pueriles (kindl.) Atemgeräusch
	⫪	**Bronchovesikuläres Atemgeräusch**	
	⫪	**Bronchialatmen**	Pneumonie
	⋮	**Saccadiertes** (abgehacktes) Atemgeräusch	Pleuritis
	⟋	**Abgeschwächtes Atemgeräusch** ⎫	Erguß, Atelektase, Emphysem, Pneumothorax, Pleuraschwarte
	⟋	**Aufgehobenes Atemgeräusch** ⎭	
	Amph.	**Amphorischer Beiklang**	Kaverne (groß)
	Br	**Bronchophonie** (66 hochfrequent flüstern lassen)	Pneumonie
		Nebengeräusch	
	∼	**Trockene Rasselgeräusche (RG)** (Giemen und Pfeifen) entstehen bei Luftwegsverengungen durch Schleimhautschwellung oder/und Bronchospasmus. Sie sind mehrheitlich im Exspirium zu hören.	Bronchitis, Asthma
		Feuchte Rasselgeräusche (RG) entstehen bei der Sprengung von Sekretmenisci in den kleinen Bronchien oder bei der Bewegung von Sekret in den größeren Lungenwegen	
	o°o	**großblasig** ⎫ nichtklingende Rasselgeräusche	Ohrfern, tieffrequent Herzinsuffizienz
	o°o	**kleinblasig** ⎭	Bronchitis
	•°•	**großblasig** ⎫ klingende Rasselgeräusche	Ohrnah, hochfrequent
	•°•	**kleinblasig** ⎭	Pneumonie
	Plr	**Pleurareiben**	
Perkussion	/////	**Relative** ⎫ Dämpfung	
	✕✕✕✕	**Absolute** ⎭	
	Ty	**Tympanitischer Beiklang**	Pneumothorax
	Stfr.	**Verstärkter (+), abgeschwächter (−) bzw. aufgehobener (∅) Stimmfremitus** (99 tieffrequent sagen lassen)	+ : Pneumonie − : Erguß, Atelektase, ∅ : Pneumothorax

Tabelle 10: Synopsis physikalischer Lungenbefunde (aus Memorix)

Krankheit	Inspektion	Perkussion	Stimmfremitus*	Auskultation	Bronchophonie**
Normal	Symmetrische Thoraxbewegungen	Sonor Zwerchfellverschieblichkeit 3–5 cm	n	Vesikuläres Inspirium, unbestimmtes Exspirium	
Pneumonisches Infiltrat	Symmetrische Thoraxbewegungen	Absolute Dämpfung	←	Bronchialatmen, feuchte, klingende Rasselgeräusche	←
Herzinsuffizienz	Symmetrische Thoraxbewegungen	Relative Dämpfung	n–←	Feuchte, nicht klingende Rasselgeräusche	
Chronische Bronchitis	Symmetrische Thoraxbewegungen	Normal	n	Trockene Rasselgeräusche, feuchte, nicht klingende RGs, vesikuläres In- und Exspirium	
Emphysem	Faßthorax, tiefe, wenig verschiebliche Zwerchfelle	Hypersonor	→	Verlängertes Exspirium, abgeschwächtes Atemgeräusch, Giemen und Pfeifen	
Pleuraerguß	Asymmetrische Thoraxbewegungen	Absolute Dämpfung, lageverändlich	Fehlt	Fehlendes Atemgeräusch, Kompressionsatmen im Grenzbereich	
Pleuritis sicca	Asymmetrische Thoraxbewegungen	Sonor		Atemsynchrones Pleurareiben	
Pneumothorax	Asymmetrische Thoraxbewegungen	Hypersonor bis Tympanie	Fehlt	Fehlendes Atemgeräusch	→
Pleuraschwarte	Asymmetrische Thoraxbewegungen	Absolute Dämpfung	→	Abgeschwächtes bis fehlendes Atemgeräusch	
Atelektase (große)	Asymmetrische Thoraxbewegungen	Relative Dämpfung	→	Abgeschwächtes bis fehlendes Atemgeräusch	→
Lungenfibrose	Symmetrische Thoraxbewegungen, wenig verschiebliche Zwerchfelle	Relative Dämpfung		Verschärftes Vesikuläratmen; feinblasige, feuchte, klingende Rasselgeräusche	

* Stimmfremitus = tieffrequent 99 sagen lassen; normal = seitengleiche Vibration der Thoraxwand
** Bronchophonie = pathologisch deutliche Fortleitung der Flüstersprache (hochfrequent den Patienten 66 flüstern lassen) des Kranken an die Brustwand bei Verdichtung des Lungengewebes

2.6 Untersuchung des Kreislaufsystems

2.6.1 Arterien

Untersuchungsmöglichkeiten

Eine Reihe von Arterien verlaufen im Organismus so, daß sie mit Methoden der körperlichen Untersuchung beurteilt werden können. Ein Rückschluß auf die Kreislaufsituation, Herzfunktion und die Blutversorgung bestimmter Körperregionen ist dadurch möglich. Bei großer Blutdruckamplitude, wie sie z. B. bei Aorteninsuffizienz und offenem Ductus Botalli vorkommt, kann man die Pulsationen in den Arterien des Halses und manchmal auch im Kapillargebiet der Nägel schon durch Inspektion erkennen.
Bei älteren Menschen mit unelastischen Gefäßwänden kann man zuweilen auch die Pulsationen der A. temporalis und brachialis sehen.

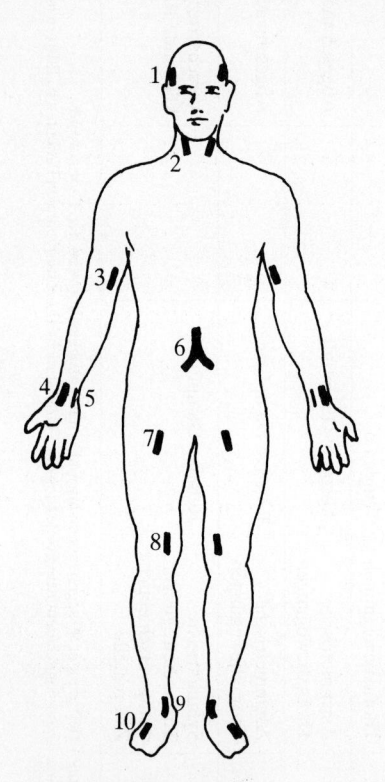

Abb. 11: Tastbare Arterien: 1 = A. temporalis; 2 = A. carotis communis; 3 = A. brachialis; 4 = A. radialis; 5 = A. ulnaris; 6 = Aorta und A. iliaca commun.; 7 = A. femoralis ; 8 = A. poplitea; 9 = A. tibialis post.; 10 = A. dorsalis pedis

Palpatorisch können folgende Arterien erfaßt werden:

– A. temporalis	– A. iliaca
– A. carotis	– A. femoralis
– A. brachialis	– A. poplitea
– A. radialis und ulnaris	– A. tibialis anterior und posterior
– Aorta	– A. dorsalis pedis

Normale Stärke der tastbaren Pulse entspricht in der Regel einer normalen Blutversorgung der abhängigen Körperregionen. Die Stärke der Pulsation muß man stets mit den entsprechenden Arterien der anderen Körperseite vergleichen.
Bei Pulsationsunterschieden zwischen beiden Seiten muß auskultatorisch abgeklärt werden, ob Stenosegeräusche proximal der palpierten Stelle zu hören sind.

Fehlen von Pulsen

Tabelle 11: Ursachen für fehlende oder abgeschwächte Pulse

Exogen	Endogen
– Fettleibigkeit	– Stenosierung des Gefäßvolumens durch Thromben oder Embolien
– Anatomische Störungen, wie Operationen	– Angeborene Stenosen
– Ödeme	– Zentralisierung des Kreislaufes im Schock
–	– Kammerflimmern
–	– Aortenisthmusstenose → Abschwächung aller Pulse, die distal der Stenose liegen

Erst eine **Stenosierung des Gefäßlumens von 70%** führt zu fühlbaren Pulsdifferenzen. Die Auskultation kann bereits bei geringerer Einengung (z. B. durch arteriosklerotische Prozesse) Strömungsgeräusche erfassen. Daher sollte die Auskultation der Karotiden und der Femoralarterien zu jeder Routineuntersuchung gehören.

Arteriengeräusche

Bei der Auskultation über Arterien hört man normalerweise keine Geräusche. Allerdings können auch beim Gesunden Strömungsgeräusche entstehen, wenn das Stethoskop mit zu starkem Druck aufgesetzt wird oder bei Tachykardie nach körperlicher Belastung.

Pathologische Gefäßauskultationsbefunde

● Ablagerungen thrombotischer oder arteriosklerotischer Massen in der Arterienwand führen zur Lumeneinengung. Dadurch entstehen während des systolischen Blutdruckanstiegs Turbulenzen, die als Strömungsgeräusche in Ruhe gehört werden können.
Bei hochgradiger Stenosierung reichen diese Geräusche bis in die Diastole.
Prädilektionsstellen für arteriosklerotische Veränderungen sind die Aufzweigungen von Gefäßen, z. B. Teilung der Carotis communis, Aortengabelung.

- Strömungsgeräusche können aber auch Ausdruck einer erhöhten Blutströmungsgeschwindigkeit sein: bei Hyperthyreose, extremer Anämie, Fieber.
- Laute Herzgeräusche können bis in die Karotiden fortgeleitet werden.

Lagerungsprobe nach Ratschow

Sie dient der **Beurteilung arterieller Verschlußkrankheiten an der unteren Extremität.** Sie fällt erst im fortgeschrittenen Stadium pathologisch aus, wenn bereits eine **Claudicatio intermittens Stadium II** besteht (Claudicatio intermittens = intermittierendes Hinken).
Die Patienten können nur eine bestimmte kurze Strecke zu Fuß zurücklegen, ohne daß starke Schmerzen in den Waden auftreten. Nach kurzer Ruhepause hören die Schmerzen auf. Die arterielle Blutversorgung reicht also in der Ruhe, aber nicht unter Belastung aus.

Technik der Lagerungsprobe nach Ratschow

Der liegende Patient führt mit erhobenen Beinen Rollbewegungen im Sprunggelenk aus, bis Schmerzen auftreten oder 5 Minuten vergangen sind.

Dabei beboachtet man:

	Normal
– Hautfarbe der Fußsohle	Keine Abblassung
– Die Zeit, die bis zum Auftreten von Schmerzen vergeht	Keine Schmerzen

Dann setzt sich der Patient auf und läßt die Beine locker herunterhängen. Dabei beobachtet man:

	Normal
– Reaktive Hyperämie	Beim Gesunden innerhalb von 5–10 sec
– Venenfüllungszeit	Beim Gesunden nach etwa 7, maximal nach 20 sec

Sichere pathologische Ergebnisse bei der Lagerungsprobe

- Seitendifferenz
- Auftreten von Schmerzen während der Rollbewegungen
- Abblassung (eine Stenosierung der arteriellen Strombahn beeinträchtigt die periphere Blutversorgung gegen den höheren Widerstand, den die Hochlagerung der Beine verursacht)
- Verzögertes Einsetzen der reaktiven Hyperämie (Grenzwert = 30 sec, Werte darüber sind pathologisch)
- Venenfüllung bevor die reaktive Hyperämie eingesetzt hat (Hinweis auf arteriovenöse Kurzschlüsse)
- Temperaturdifferenz zwischen beiden Extremitäten

Technik des Allentests

Eine vergleichbare Untersuchung kann für die obere Extremität mit Hilfe der Faustschlußprobe durchgeführt werden:

Der Untersucher komprimiert gleichzeitig die A. radialis und die A. ulnaris am Handgelenk, während der Patient mehrfach die Hand zur Faust schließt. Man beobachtet eine Abblassung der gesamten Handfläche. Nun wird abwechselnd nur eines der Gefäße freigegeben. Bei ausreichender Funktion des Arcus palmaris wird die Handfläche, obwohl ein Gefäß komprimiert bleibt, innerhalb weniger Sekunden rosig.

Technik der Pulsbetastung (s. a. 2.2.1)

Für die Pulsbeurteilung ist die A. radialis besonders geeignet, da sie dem Radius aufliegt und deshalb bei der Palpation nicht ausweichen kann. Der Untersucher komprimiert die Arterie mit 2 Fingern. Er übt mit dem proximalen Finger einen Druck aus, der gerade noch so viel Blut passieren läßt, daß der distale Finger noch die Pulsation spüren kann. Anhand der Stärke dieses Kompressionsdruckes kann man den arteriellen Blutdruck etwa abschätzen. Man fühlt die Pulsation besonders deutlich, wenn:
– die Blutdruckamplitude sehr hoch ist;
– die Gefäße arteriosklerotisch verändert sind und die verhärtete Wand die Pulsation stärker überträgt.

Varianten der Pulsfüllung (s. a. 2.2.1)

● *Pulsus celer et altus*
Schneller Druckanstieg und hohe Blutdruckamplitude. Da die Blutdruckamplitude im wesentlichen von der Größe des Schlagvolumens abhängt, findet man diese Pulsqualität charakteristischerweise bei der *Aorteninsuffizienz,* beim *Ductus Botalli apertus* (Wasserhammerpuls) und weniger ausgeprägt bei der *Hyperthyreose* und *hohem Fieber.*

● *Pulsus durus*
Die Spannung des Pulses wird v.a. durch die Höhe des mittleren arteriellen Drucks bestimmt, also hohe Spannung beim *Hypertonus.*

● *Pulsus mollis*
Entspricht einer geringen Spannung, z. B. beim Kollaps.

● *Pulsus magnus*
Bei großer Blutdruckamplitude.

● *Pulsus parvus*
Kleine Blutdruckamplitude durch niedrigen systolischen RR-Wert, z. B. bei Aortenstenose, Kollaps, Herzinfarkt.

● *Pulsus paradoxus*
Schon beim Gesunden kommt es physiologischerweise zu einem systolischen Blutdruckabfall von 5–10 mmHg während der Inspiration. Wegen des negativen intrathorakalen Drucks muß der linke Ventrikel eine höhere Auswurfarbeit leisten, während der rechte Ventrikel infolge des verminderten ZVD stärker gefüllt wird. Liegen noch zusätzlich hämodynamische Behinderungen, wie z. B. Panzerherz, Perikarderguß oder Adhäsionen vor, sinkt der systolische Blutdruckwert inspiratorisch um mehr als 5–10 mmHg ab. Der Puls ist in der Einatemphase gelegentlich kaum noch zu tasten = *Pulsus paradoxus.*

- *Pulsus alterans*
  Bei jedem 2. Herzschlag wird ein geringeres Schlagvolumen ausgeworfen, so daß auch die Höhe der Pulswelle niedriger ist.
  Ursache: Herzinsuffizienz oder Bigeminus (auf einen Normalschlag folgt eine Extrasystole).

- *Pulsus irregularis et inaequalis*
  Bei absoluter Arrhythmie oder bei Extrasystolie können die einzelnen Pulswellen verschieden hoch sein.

Arrhythmie

- *Respiratorische Arrhythmie*
  ist physiologisch und kommt v.a. bei jüngeren und vegetativ labilen Menschen vor. Atemabhängig kommt es zu Rhythmusschwankungen, wobei die Pulsfrequenz während der Inspiration zu- und während der Exspiration abnimmt. Diese respiratorische Arrhythmie wird bei vertiefter Atmung deutlicher.

- *Extrasystolie*
  z. B. nach Myokardinfarkt oder bei Myokarditis jeglicher Genese.
  In den normalen Grundrhythmus werden durch ektopische Erregungsbildung zusätzliche Kammerkontraktionen eingestreut. Dieser Puls imponiert daher oft als Pulsus inaequalis et irregularis (s.o.). Da diesen Extrasystolen aber häufig eine zu kurze Diastole vorangeht, bildet sich in diesen Fällen keine periphere Pulswelle aus. Es entsteht der Eindruck einer Bradykardie durch das Pulsdefiziet (s. unten).

- *Absolute Arrhythmie*
  z. B. nach Herzinfarkt, koronarer Herzkrankheit, Überdehnung des linken Vorhofes bei Mitralvitien, Hyperthyreose usw.
  Ursache: Vorhofflimmern
  Ungeordnete Erregungen kreisen so langsam im Vorhof, daß sie immer wieder auf erregbares Gewebe stoßen. Die Folge ist eine hohe Vorhoffrequenz von 350–450/min, die keine *hämodynamisch wirksamen* Vorhofkontraktionen ermöglicht. Im AV-Knoten kommt es zur unregelmäßigen Erregungsüberleitung (Schutz vor Kammerflimmern). Es kommt zur Dissoziation zwischen Vorhof- und Kammerrhythmus.
  Folge: Pulsus irregularis et inaequalis
  Pulsdefizit (s. unten)
  Unterschiedliche Lautstärke des I. Herztones, da durch unterschiedliche Diastolendauer die Klappen aus verschiedenen weiten Stellungen zuschlagen.

Pulsdefizit

Differenz zwischen der Anzahl der Herzschläge und der peripher tastbaren Pulsfrequenz. *Frustrane Herzaktionen,* wie z. B. bei Extrasystolie oder absoluter Arrhythmie, gehen mit so geringem Schlagvolumen einher, daß es nicht zur Ausbildung einer Pulswelle kommt. Die Anzahl der Herzaktionen ist also wesentlich höher als die fühlbare Pulsfrequenz in der Peripherie.
Ein Pulsdefizit kann man nur erfassen, wenn man bei der Herzauskultation gleichzeitig den Radialpuls palpiert.

2.6.2 Blutdruck

Auskultatorische Blutdruckmessung nach Riva-Rocci-Korotkow

Durchführung

Der Arm des sitzenden Patienten sollte sich in Herznähe befinden. Die Blutdruckmanschette wird so um den Oberarm gelegt, daß der untere Rand etwa 2–3 Querfinger oberhalb der Ellenbeuge verläuft. Dann wird die Manschette aufgepumpt bis mit dem Stethoskop über der A. brachialis keine Geräusche mehr zu hören sind und der Radialispuls nicht mehr zu tasten ist. Dann wird die Luft gleichmäßig abgelassen. Mit Hilfe des Stethoskops kann man das Auftreten der *Korotkow-Geräusche* wahrnehmen, die mit den intraarteriellen Blutdruckwerten recht gut korrelieren.

> *Systolischer Wert:* Auftreten der ersten Geräusche
> *Diastolischer Wert:* Verschwinden der ersten Geräusche

Die so gemessenen Werte liegen etwa 10 mmHg über den tatsächlichen Blutdruckwerten. Die RR-Messung sollte stets an beiden Armen durchgeführt werden. Eine Seitendifferenz der Blutdruckwerte an der oberen Extremität kann ein wichtiger Hinweis auf eine Aortenisthmusstenose sein. Die Beurteilung des Blutdruckes ist sowohl altersabhängig als auch Tagesschwankungen unterworfen (Maximum am Nachmittag, Tiefpunkte morgens und nachts).
Psychische Erregung und körperliche Anstrengung führen zu einem Blutdruckanstieg.

> Blutdruckdefinition der WHO:
> Normotonie   < 140/90
> Grenzwert   140/90 bis 160/95
> Hypertonie   > 160/95

Fehlerbreite der indirekten Blutdruckmessung

Die Verwendung der normalen Standardmanschetten von 12 cm Breite und 30 cm Länge können bei adipösen Patienten oder Kindern zu fehlerhaften Meßergebnissen bühren.

- *Bei dicken Extremitäten*
  ist mit den relativ zu schmalen Manschetten ein zu hoher Druck notwendig, um die A. brachialis zu komprimieren. Man mißt also zu hohe Werte.
  Die Verwendung von Manschetten mit einer Breite von 18–20 cm kann deshalb erforderlich sein.

- *Bei Kindern*
  erzeugen die relativ zu breiten Manschetten eine größere Weichteilkompression und es sind niedrigere Druckwerte zur Kompression der A. brachialis notwendig. Die Folge ist die Bestimmung eines zu niedrigen Wertes.
  Je nach Armumfang ist daher eine Korrektur der Manschettenbreite erforderlich.

- *Bei körperlicher Anstrengung*
  steigt der systolische RR-Wert in Korrelation zur Intensität der körperlichen Beanspruchung meist beim Hochdruckpatienten stärker als beim Gesunden an, fällt aber dann nach der Belastung häufig vorübergehend unter die Ausgangswerte ab. Dabei ist das Verhalten des diastolischen Druckes, der normalerweise nicht wesentlich ansteigen sollte, nur mit Zurückhaltung zu verwerten.

- *Beim Schock*
  Bei RR-Werten unter 70 mmHg systolisch wird die indirekte Messung nach Riva-Rocci sehr ungenau oder unmöglich. Infolge der Blutstromverlangsamung können die Korotkow-Geräusche ausbleiben. Deshalb ist im Schock nur die direkte (blutige) Messung aussagekräftig.

Blutdruckmessung im Stehen und Liegen

Zur Beurteilung der Kreislaufregulation und zur Erfassung einer orthostatischen Dysregulation dient der **Schellong-Test.**

Durchführung

Blutdruck und Pulsfrequenz werden zunächst im Liegen registriert und dann sofort nach dem Aufstehen. Diese Parameter werden anschließend im Stehen für die Dauer von 5–10 min in kurzen Abständen kontrolliert.

Beurteilung

Bei normaler Kreislaufregulation sollten sich Blutdruck und Puls beim Wechsel vom Liegen zum Stehen kaum ändern. Ein geringfügiger RR-Anstieg und eine Pulserhöhung bis zu 20/min können als physiologisch angesehen werden. Pathologisch ist ein Abfall des systolischen Wertes um mehr als 15 mmHg sowie ein stegier Abfall oder Anstieg des diastolischen Wertes (s. a. Bücher der Pathophysiologie).

2.6.3 Kreislaufinsuffizienz

Eine Kreislaufinsuffizienz liegt vor, wenn die Blutversorgung der Organe nicht ausreichend erfolgt, obwohl keine Strömungshindernisse vorliegen. Substrat- und Sauerstoffmangel versucht der Organismus zunächst durch anaerobe Glykolyse auszugleichen. Um wenigstens die Durchblutung der wichtigsten Organe Gehirn, Herz und Lunge aufrechtzuerhalten, kommt es zur Zentralisation des Kreislaufs.

> Die *Ursachen einer Kreislaufinsuffizienz sind sehr vielfältig:*
> - Schock jeglicher Genese (Volumenmangel, kardiogener, anaphylaktischer oder neurogener Schock)
> - Gefäßdilatation
> - Akute Herzinsuffizienz z. B. nach Infarkt, Myokarditis oder toxisch bedingt
>
> *Symptomatik einer Kreislaufinsuffizienz:*
> - Blasse, kühle Haut (durch Zentralisation des Kreislaufes)
> - Kalter Schweiß
> - Kleiner, flacher Puls
> - Blutdruckabfall

Wird die Kreislaufinsuffizienz nicht schnellstmöglich behoben, entwickelt sich eine Schocksymptomatik mit Ausbildung von Schockorganen (vgl. Bücher der Pathologie und Pathophysiologie). Besonders bedrohlich für den Patienten ist die Beeinträchtigung der Nierenfunktion und die Entstehung einer Verbrauchskoagulopathie.

2.6.4 Venen, chronisch-venöse Insuffizienz

Es handelt sich um eine chronische Rückflußstörung des venösen Blutes, die durch Schweregefühl und Schmerzen in den Beinen v.a. beim Stehen gekennzeichnet ist (Besserung der Beschwerden durch Beinhochlagerung)

Bei der *Inspektion* fallen auf:

- Livide Verfärbung der Füße
- Prominente, prall gefüllte Venen; in typischen Fällen findet man die sog. *Corona phlebectasia paraplantaris,* einen gestauten Venenkranz, der sich vom medialen zum lateralen Fußrand erstreckt.
- Knöchel- und Unterschenkelödeme
- Braune Hauptpigmentationen, Indurationen und Ulzera

Ursachen (nach Hegglin/Siegenthaler):

- Mechanische Behinderung des venösen Rückflusses (Venenverschluß, partiell rekanalisiertes Lumen)
- Insuffizienz der Klappen des tiefen Venensystems
- Insuffizienz der Verbindungsklappen
- Insuffizienz der Klappen des oberflächlichen Venensystems

Man unterscheidet:

- Primäre chronische venöse Insuffizienz, die durch *kongenitale* Venenwandschwäche verursacht wird.
- Sekundäre chronische venöse Insuffizienz, verursacht durch *postthrombotische* Schäden.

Untersuchungsmöglichkeiten

- **Perthes-Versuch**

Damit wird die Funktion der tiefen Venen und der Venae perforantes untersucht.

Durchführung

Am stehenden Patienten wird ein Stauschlauch oberhalb der gefüllten Varizen angelegt, mit dem der Patient kräftig herumlaufen soll.

Beurteilung

- Kommt es zur vollständigen Entleerung der Varizen, so müssen suffiziente Vv. perforantes und ein intakter Venenabfluß vorliegen.
- Unvollständige Entleerung spricht für mäßige Klappeninsuffizienz der Verbindungsvenen.
- Unveränderte Varizenfüllung kommt bei erheblicher Insuffizienz der Vv. perforantes und Strömungsbehinderung in den tiefen Venen vor.
- Zunahme der Varizenfüllung beobachtet man bei ausgeprägtem postthrombotischem Syndrom mit Strömungsumkehr in den Vv. perforantes.

- **Trendelenburg-Versuch**
  Er ist indiziert bei Varikosis der Oberschenkel, da er der Funktionsprüfung der V. saphena magna, der V. saphena parva und der Vv. perforantes am Oberschenkel dient.

Durchführung

Am liegenden Patienten werden die erweiterten Venen des erhobenen Beines ausgestrichen. Dann wird eine Staubinde unterhalb der Einmündung der V. saphena magna in die V. femoralis angelegt. Unter Fortbestehen der Kompression läßt man den Patienten herumlaufen.

Beurteilung

- Langsame Füllung der Varizen von distal her und schnelle Füllung nach Lösung der Stauung sprechen für eine Klappeninsuffizienz der V. saphena magna und eine Suffizienz der Vv. perforantes.
- Eine rasche Auffüllung der Varizen sowohl unter Kompression als auch nach Lösung der Stauung kann bei Klappeninsuffizienz der Vv. perforantes oder über Anastomosen mit der insuffizienten V. saphena parva erfolgen.
- Schnelle Füllung der Varizen sowohl von distal unter Kompression als auch von proximal her nach Lösen der Stauung spricht für eine Insuffizienz der V. saphena magna und der Verbindungsvenen zum tiefen Venensystem.

2.7 Untersuchung des Herzens

Bereits mit einfachen Methoden der körperlichen Untersuchung kann man wesentliche Befunde erheben, die ann durch aufwendigere Maßnahmen, wie z. B. EKG, Röntgenthorax, Sonographie und Herzkatheteruntersuchung ergänzt und bestätigt werden müssen.

2.7.1 Inspektion

Die Inspektion eines Patienten kann im Einzelfall und bei ausgeprägten Herzveränderungen schon aufschlußreich sein. Günstig für die Beurteilung ist ein schlanker Habitus des Patienten, während Adipositas, Emphysemthorax oder Mediastinalverschiebungen die Aussage erschweren. Durch Inspektion erfaßbar sind folgende herzbedingte Thoraxveränderungen:

Voussure (Herzbuckel)

Angeborene Herzfehler, die mit einer Vergrößerung des rechten oder linken Ventrikels einhergehen (z. B. Vorhofseptumdefekt, Aortenstenose, Fallot-Tetralogie), können beim Kind durch die starke Verformbarkeit des Thorax eine Vorwölbung der Rippen und eine Thoraxasymmetrie bewirken.

Pulsationen

Beim schlanken, liegenden Patienten kann man Pulsationen v.a. an der linken Thoraxseite und im epigastrischen Winkel (unterhalb des Proc. xiphoideus) erkennen (beim Emphysemthorax nicht vorhanden).

Verschiebungen im Mediastinum durch Ergüsse, Pleuraschwarten oder Schrumpfungsprozesse führen zur Verlagerung des Herzens und sichtbaren Pulsationen an atypischen Stellen, z. B. in der Axillarlinie. Atypische Pulsationen der Halsgefäße kommen auch bei der Aorteninsuffizienz (homo pulsans) und der Hyperthyreose vor.

Concretio pericardii

Eine Verklebung der Perikardblätter (z. B. nach abgelaufenen Entzündungen), die sich bis zur Herzspitze erstreckt, bewirkt eine systolische Einziehung in der Herzspitzengegend, die man auch negativer Herzspitzenstoß nennt. Damit verbunden ist charakteristischerweise:

> Der *Stokes-Kragen* (= Einflußstauung im Bereich der V. jugularis)
> Das *Wenckebach-Zeichen* (= systolisches Anheben des Manubrium sterni und Senkung des Xyphoids; in der Diastole umgekehrter Bewegungsablauf)
> Der *Pulsus paraodoxus* (= stärkere Hemmung der Ventrikelfüllung im Inspirium als im Exspirium führt zu schwächeren oder gar verschwindenden Pulsen im Inspirium; im Gegensatz dazu steht beim Gesunden der Anstieg der Pulsfrequenz im Inspirium = respiratorische Arrhythmie)

Die Inspektion des gesamten Patienten gibt oft weitere Hinweise auf den Funktionszustand des Herzens.
Eine Einflußstauung im Bereich der Jugularvenen, so wie das *Auftreten von Stauungsorganen* (Leber und Milz) deuten auf eine Überlastung des rechten Herzens.
Kardiale Ödeme treten an den abhängigen Körperpartien, z. B. Knöchel und Unterschenkel, meist symmetrisch auf. Es handelt sich dabei um die Stellen, an denen der größte hydrostatische Druck herrscht. Der Fingerdruck auf ödematöses Gewebe bleibt lange als Delle sichtbar. Verbesserung des venösen Rückstromes durch Hochlagern der Beine bessert auch die Ödeme.
Die Feststellung einer *Zyanose* ist wichtig für die Beurteilung der Kreislaufsituation. Die Art der Zyanose, zentrale oder periphere, ständig bestehend oder zeitweise auftretend, ist charakteristisch für bestimmte Herzvitien (s. dort).

2.7.2 Palpation

Herzspitzenstoß

Bei schlanken Patienten ist der Herzspitzenstoß in der Medioklavikularlinie im 5. ICR während der Systole zu tasten. Hier berührt die Herzspitze im Größenbereich eines Fünfmarkstückes die Thoraxwand.

Pathologische Veränderungen

- *Linksherzhypertrophie*
  z. B. bei der Aortenstenose oder bei Hypertonie. Durch die Verdickung des linken Ventrikels bekommt der Herzspitzenstoß einen hebenden Charakter und ist verbreitert tastbar.
- *Hypertrophie und Dilatation des linken Ventrikels*
  Es kommt zusätzlich zu einer Verlagerung des Spitzenstoßes nach links außen und unten.
- *Hypertrophie des rechten Ventrikels*
  Verstärkte Anhebung des Thorax im epigastrischen Winkel.

Schwirren über der Herzgegend

Sehr laute Herzgeräusche, die z. B. bei angeborenen Shuntvitien oder Stenosen entstehen, können tastbare Schwingungen an der Thoraxwand durch Auflegen der flachen Hand gefühlt werden.

Man unterscheidet
- *Diastolisches Schwirren*, z. B. bei schwerer Mitralstenose
- *Systolisches Schwirren*, z. B. bei Fallot-Tetralogie und Aortenstenose
- *Kontinuierliches Schwirren*, z. B. bei offenem Ductus Botalli oder arteriovenösen Fisteln
- *Perikarditisches Reiben* kann gelegentlich in ausgeprägten Fällen palpatorisch erfaßt werden.

2.7.3 Perkussion

Die Herzperkussion erlaubt eine erste Orientierung über Form und Größe des Herzens, auch wenn der Röntgenthorax wesentlich genauere Informationen liefert. Die Anwendung der Perkussion kann durch den Konstitutionstyp des Patienten oder pathologische Thoraxveränderungen erheblich eingeschränkt sein.

Perkussionstechnik

- Festlegung der *Lungen-Leber-Grenze* in der rechten Thoraxhälfte und Übertragung dieser Linie nach links (normal: 5.–6. Rippe).
- Perkussion von links außen nach medial in Richtung der erwarteten Herzgrenze ermöglicht die Festlegung der *relativen Herzdämpfung*.
- Bestimmung der *absoluten Herzdämpfung* durch leises Weiterperkutieren (die absolute Herzdämpfung entspricht dem nicht von Lungengewebe überlagerten, der Thoraxwand direkt anliegenden Herzen).

- In den einzelnen Interkostalräumen wird dieses Vorgehen wiederholt, indem man von links unten nach oben fortschreitet bis etwa zum 2.–3. ICR. In der rechten Thoraxhälfte geht man von oben nach unten vor.

Das Feststellen des Schallumschlages kann durch den tympanitischen Schall der Magenblase erschwert sein. Ebenso kann ein stark nach rechts vergrößertes Herz den falschen Eindruck einer hohen Lungen-Leber-Grenze erwecken. Ergibt die Perkussion eine ungewöhnliche Herzsilhouette, so muß auch das Vorliegen eines *Situs inversus* in Betracht gezogen werden.

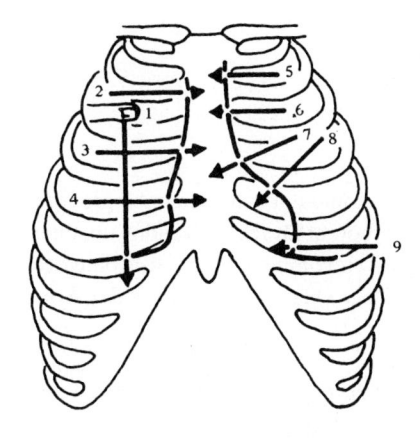

Abb. 12: Reihenfolge der Perkussionsschritte zur Bestimmung der relativen Herzdämpfung

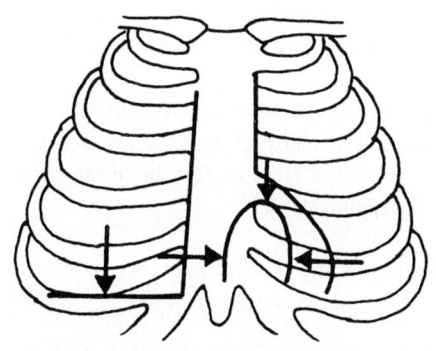

Abb. 13: Perkussion der absoluten Herzdämpfung

Erhebung pathologischer Befunde

- Eine Vergrößerung des linken Ventrikels, die durch die Perkussion festgestellt werden kann, ist meistens auf eine Dilatation des Ventrikelhohlsystems zurückzuführen. Die Hypertrophie der Muskulatur allein führt nur selten zu massiven, perkutorisch erfaßbaren Größenveränderungen.

- Die Perkussion der Herzfigur erlaubt oft eine Aussage über die Herzform. Man unterscheidet: **aortalkonfiguriertes und mitralkonfiguriertes Herz** (s. a. Abb. 14).

Mitralkonfiguriertes Herz   Aortalkonfiguriertes Herz

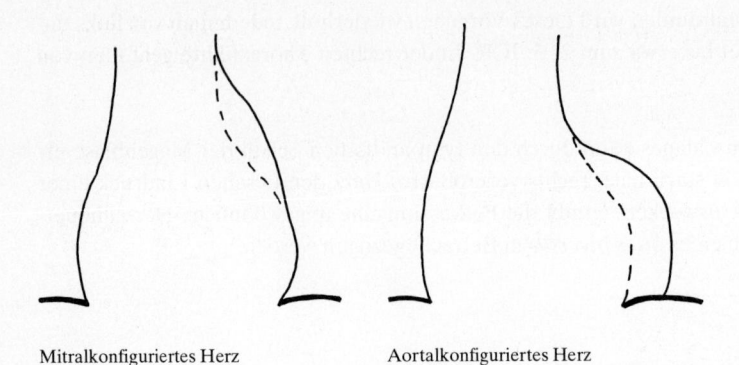

Abb. 14: Mitral- und aortalkonfiguriertes Herz

Das **aortalkonfigurierte Herz** wird auch als Schuhherz bezeichnet und entsteht durch die größere Belastung des linken Ventrikels. Bei der Aortenstenose ist ein erhöhter Druck notwendig, um eine ausreichende Blutmenge in der Systole auszuwerfen, worauf das Herz mit einer Hypertrophie des linken Ventrikels reagiert. Bei der Aorteninsuffizienz kommt es zur Dilatation durch aus der Aorta in den linken Ventrikel zurückfließendes Blut.

Beim **Mitralherz** fällt die verstrichene Herztaille auf. Sie kommt zustande durch die erhöhte Belastung des linken Vorhofes, der bei der Mitralstenose gegen einen erhöhten Widerstand ankommen und bei der Mitralinsuffizienz vergrößertes Volumen bewältigen muß. Der linke Ventrikel wirft nämlich bei vorliegender insuffizienter Mitralklappe Blut in den Vorhof statt in die Aorta aus.

- Bei der *Pericarditis exsudativa* kann eine große Flüssigkeitsansammlung im Herzbeutel zu einer allseitigen Verbreiterung des Herzens führen. Im Röntgenbild zeigt das Herz die Form eines gleichseitigen Dreiecks. Die Flüssigkeit zwischen Brustwand und Herz erklärt die ausgesprochen leisen Herztöne und den meist nicht zu tastenden Herzspitzenstoß.

- Auch Prozesse im übrigen Thorax, z. B. Mediastinaltumoren, Aneurysmen der Gefäße, Schrumpfungsprozesse von Lungengewebe können Ursache einer veränderten Herzfigur sein.

2.7.4 Die Auskultation des Herzens

Die anatomische Lage des Herzens im vorderen Mediastinum und die Projektion der einzelnen Herzklappen auf die Brustwand bestimmt die Auskultationspunkte, an denen man Töne und Geräuschphänomene am sichersten einzelnen Entstehungsorten zuordnen kann. Ein Ton oder ein Geräusch ist selten nur an einer Auskultationsstelle zu finden, meist läßt sich aber ein Punctum maximum festlegen, an dem es besonders deutlich hervortritt.
Zur Auskultation ist ein Doppelkopfstethoskop (Membran- und Glockenteil) geeignet. Der Patient sollte zur Untersuchung mit etwas aufgerichtetem Oberkörper gelagert werden. Schallphänomene sind oft in Linksseitenlage (größere Nähe des Herzens zur Brustwand) oder nach leichter Belastung deutlich zu hören.

Auskultationspunkte der normalen Herztöne

Aortenklappe: 2. ICR rechts parasternal
Pulmonalklappe: 2. ICR links parasternal
Mitralklappe: Herzspitze im 5. ICR links in der Medioklavikularlinie
Trikuspidalklappe: 4. ICR rechts parasternal
Erb-Punkt: 3. ICR links parasternal

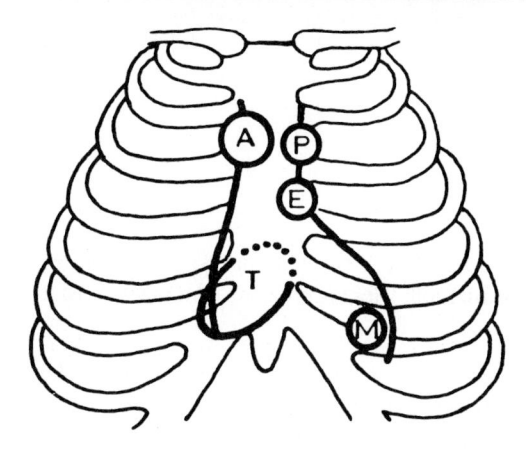

Abb. 15: Auskultationspunkte der normalen Herztöne

Herztöne

Bei der Auskultation der Herztöne sollte stets gleichzeitig der Radialispuls palpiert werden, da die Unterscheidung zwischen I. und II. Herzton dann leichter fällt. Außerdem kann nur so ein Pulsdefizit festgestellt werden.

Tabelle 12

	I. Herzton	**II. Herzton**
Entstehung	Früher hielt man den I. Herzton für einen Muskelton, der durch Schwingungen in der Kammerwand während der Füllungsphase zustande kommt. Heute tendiert man eher dazu, den I. Herzton auf die Anspannung und den Schluß der Atrioventrikularklappen zurückzuführen.	Klappenschluß der Semilunarklappen, v.a. der Aortenklappe
Zeitpunkt	Beginn der Systole	Ende der Systole
	Der zeitliche Abstand zwischen I. und II. Herzton ist kürzer als der zwischen II. und I. Herzton, was sich aber mit Frequenzanstieg ändern kann.	
Punctum maximum	Über der Herzspitze (= Mitralregion) Geräuschphänomene, die an der Mitralklappe entstehen, werden in Richtung Axillarlinie fortgeleitet und sind dort v.a. in Linksseitenlage lauter als der II. Herzton zu hören.	Über der Pulmonalklappe im 2. ICR parasternal links. Nur hier kann normalerweise der Schluß der Pulmonalklappe auskultiert werden, der durch Überlagerung mit dem Schluß der Aortenklappe einen lauten II. Herzton erzeugt.
Merke	Über der Herzspitze I. Herzton > II. Herzton	Über Pulmonalklappe II. Herzton > I. Herzton

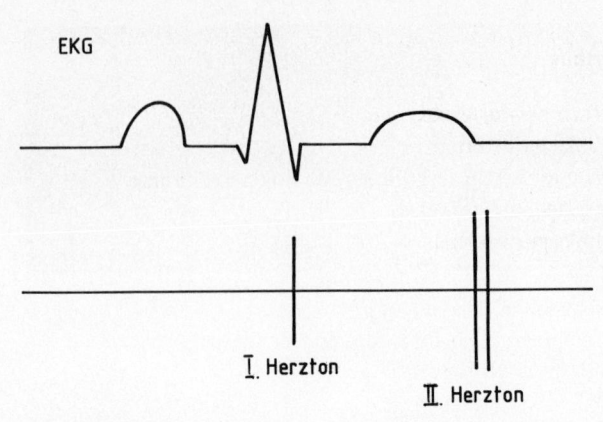

Abb. 16: Relation der Herztöne zu den EKG-Phasen

Lautstärke der Herztöne

Abnahme der Lautstärke beider Herztöne kann auf folgende Ursachen zurückgeführt werden: Überlagerung des Herzens bei Emphysem, Perikarderguß, Herzinsuffizienz, Adipositas, Blutdruckabfall, Schock, Herzinfarkt.

Laute Herztöne kann man bei Kindern und schlanken Patienten auskultieren. Aber auch erhöhte Kreislaufbelastungen gehen mit zunehmender Lautstärke beider Herztöne einher. Beispiele: Körperliche Belastung, Aufregung, Fieber, ausgeprägte Anämie, Thyreotoxikose.

Da bei der Entstehung der Herztöne die Schwingungsfähigkeit der Klappen der ausschlaggebende Faktor ist, kann man leicht ableiten, daß bei Einschränkung der Klappenbeweglichkeit, z. B. durch Schrumpfungs- und Vernarbungsprozesse am Klappenrand, mit einer Abnahme der Lautstärke eines einzelnen Herztones zu rechen ist.

I. Herzton

Ein leiser I. Herzton fällt auch bei der Mitralinsuffizienz auf, da in diesem Falle durch Erweiterung des Klappenansatzringes kein vollständiger Schluß der Segelklappen zustande kommt.

Merke: Der I. Herzton ist dann *leise,* wenn die Segelklappen aus geringer Entfernung oder unvollständig geschlossen werden.

Er ist besonders *laut,* wenn der Klappenverschluß aus einer weiten Stellung abrupt erfolgt (z. B. Mitralstenose, verkürzte AV-Überleitungszeit).
Neben der Klappenbeschaffenheit hat auch der Ablauf der AV-Überleitung einen Einfluß auf die Lautstärke der Herztöne. Bei vollständiger Unterbrechung der AV-Überleitung (AV-Block) beobachtet man *wechselnde Lautstärke* des I. Herztones, die dadurch zustande kommt, daß Vorhöfe und Kammern asynchron schlagen. Tritt die P-Zacke (Zeichen des Erregungsablaufes in den Vorhöfen) im EKG lange vor dem QRS-Komplex auf oder fehlt, so entsteht ein leiser I. Herzton. Fällt sie zufällig zeitlich kurz vor dem QRS-Komplex ein, hört man plötzlich einen lauten Herzton.

II. Herzton

Ein *lauter* II. Herzton entsteht einmal durch Addition des Pulmonalis- und des Aortenanteils bei synchronem Klappenschluß, zum anderen durch hohe Druckverhältnisse im anschließenden Gefäßabschnitt.

Merke: Hypertonie oder eine Aortenisthmusstenose bewirkt einen lauten Aortenanteil, pulmonaler Hochdruck eine Verstärkung des Pulmonalisanteils.

Geringe Druckbelastung oder Schlußunfähigkeit, z. B. ausgeprägte Aorteninsuffizienz, gehen mit einem *leisen* II. Herzton einher.

Überzählige Herztöne

Treten neben den normalen Herztönen zusätzlich Extratöne auf, so wird der gewöhnliche Zweierrhythmus zu einem Dreier- oder Viererrhythmus verändert. Die Auskultation von Extratönen kann sich oft schwierig gestalten und ihre Entdeckung ist häufig erst durch die Anwendung der Phomokardiographie möglich.

● **Spaltung der Herztöne**

I. Herzton

Optimaler Auskultationspunkt: 4. ICR rechts parasternal

Physiologisch	*Pathologisch*
Da die Systole des linken Ventrikels vor der des rechten beginnt, kann man gelegentlich eine Spaltung erkennen, die durch den späteren Schluß der Trikuspidalklappe entsteht.	Verspätung des Trikuspidalanteils bei: – Rechtsschenkelblock – Trikuspidalstenose – Vorhofseptumdefekt Sehr selten kann auch eine umgekehrte Spaltung bei hochgradiger Mitralstenose auftreten (die Trikuspidalklappe wird vor der Mitralis geschlossen).

II. Herzton

Optimaler Auskultationspunkt: 2. und 3. ICR links parasternal

Physiologisch	*Pathologisch*
Tritt atemabhängig im Inspirium auf. Den ersten Anteil des II. Herztones bildet der Aortenschluß, den zweiten der Pulmonalisschluß. Im Inspirium vergrößert sich der zeitliche Abstand dieser Anteile, weil der verstärkt negative intrathorakale Druck im Inspirium eine Zunahme des Schlagvolumens und damit eine Verlängerung der Systole des rechten Ventrikels bewirkt. Im Exspirium dagegen verschmelzen beide Tonanteile zu einer Einheit.	Atemunabhängige, fixierte Spaltung des II. Herztones entsteht durch: – den verspäteten Schluß der Pulmonalklappe, z. B. bei pulmonaler Hypertonie, Pulmonalstenose (Druckbelastung), Rechtsschenkelblock, Volumenbelastung des rechten Ventrikels bei Septumdefekten mit Links-rechts-Shunt – vorzeitigen Schluß der Aortenklappe bei kleinem Auswurfvolumen des linken Ventrikels, z. B. Mitralinsuffizienz, Ventrikelseptumdefekt

Paradoxe Spaltung liegt dann vor, wenn der Pulmonalisklappenschluß vor dem Aortenklappenschluß erfolgt. Die Spaltung kann im Exspirium deutlicher werden.
Ursachen:
- Linksschenkelblock
- Schwere Aortenstenose
- Offener Ductus Botalli

● **Mitralöffnungston**

Punctum maximum: Herzspitze, v.a. in Linksseitenlage.
Bei der *Mitralstenose*, bei welcher der Blutzustrom vom linken Vorhof in den linken Ventrikel durch narbige Veränderung der Klappensegel erschwert ist, entsteht durch Anspannung der Mitralsegel ein *frühdiastolischer* Extraton, der 0,07–0,12 sec nach Beginn des II. Herztones auf diesen folgt.

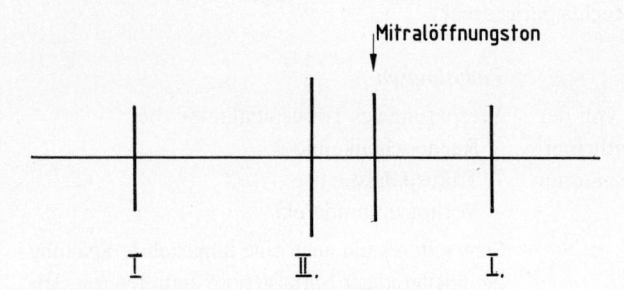

Abb. 17: Mitralöffnungston

Man spricht in diesem Falle nicht von einer Spaltung, sondern von einer Doppelung des II. Herztones, die als protodiastolischer Galopp imponiert. Vorraussetzung für die Entstehung eines Mitralöffnungstones ist, daß nur die Klappenränder, nicht aber die Segelflächen durch Entzündungsprozesse verklebt sind, die Schwingungsfähigkeit also noch vorhanden ist.
Die Anspannung der Mitralsegel kommt zustande, sobald das durch die Stenose strömende Blut die Klappe maximal ausgeweitet hat und die Verklebung der Kommissuren eine weitere Öffnung verhindert. Je ausgeprägter die Stenose und je höher der Druck im linken Vorhof, desto früher folgt der Mitralöffnungston auf den II. Herzton.
Man kann also von der Länge des Intervalls zwischen II. Herzton und Mitralöffnungston auf den im linken Vorhof herrschenden Druck schließen.

Merke: Lange Diastolen bei Bradykardie und damit bessere Entleerung des Vorhofes (Druckabfall) können zu einer Unterschätzung des Stenosegrades führen.
Bei extrem engen Stenosen und unbeweglichen Klappensegeln verschwindet der Extraton wieder.

● **III. Herzton**

Keinen pathologischen Befund stellt bei Jugendlichen ein häufig nach körperlicher Anstrengung auftretender frühdiastolischer Extraton dar, der einen dumpferen Charakter als der Mitralöffnungston besitzt. Sein Entstehungsmechanismus ist noch nicht endgültig geklärt.
Pathologisch ist hingegen sein Auftreten beim erwachsenen älteren Patienten.

Entstehungsmechanismus:
Bei vermindertem Auswurfvolumen des insuffizienten Ventrikels nimmt die Restblutmenge zu. Rückstau in den Vorhof bewirkt einen erhöhten Füllungsdruck. Der kräftige Bluteinstrom führt zu plötzlicher Ausdehnung und Erschütterung des gesamten Klappenapparates. Dabei entstehen hörbare Schwingungen und ein Kammerdehnungston (= rapid filling sound).

Vorkommen:
1. Herzinsuffizienz (Kennzeichen der Herzdekompensation) bei Herzinfarkt oder koronarer Mangeldurchblutung
2. Herzerkrankungen, die mit einem erhöhten Füllungsvolumen des linken Ventrikels einhergehen:
   – Mitralinsuffizienz
   – Aorteninsuffizienz
   – Offener Ductus Botalli

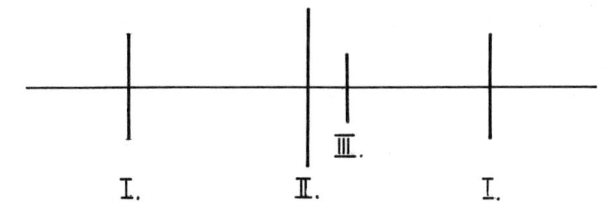

Abb. 18: Dritter Herzton

● **IV. Herzton (Vorhofton)**

Er ist Ausdruck einer erhöhten Vorhofkontraktion. Trifft eine starke Druckwelle vom Vorhof auf die Ventrikelwand, so kommt es zur Anspannung und zum Auftreten eines *spätdiastolischen* Extratons. Eine erhöhte Vorhofarbeit ist notwendig bei erhöhtem Widerstand des Ventrikels, z. B. bei mangelnder Entleerung des linken Ventrikels infolge einer Linksinsuffizienz.
Vorhofton und III. Herzton können sich zum Summationsgalopp addieren. Ursachen sind eine verlängerte Überleitungszeit (→ relativ späten Einfall des Vorhoftons) und eine Tachykardie (→ Verkürzung der Diastole und früher Einfall des III. Herztons). Dieser Summationsgalopp liegt etwa in der Mitte zwischen I. und II. Herzton in der Diastole.

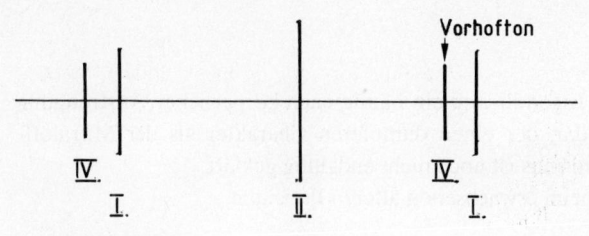

Abb. 19: Vorhofton

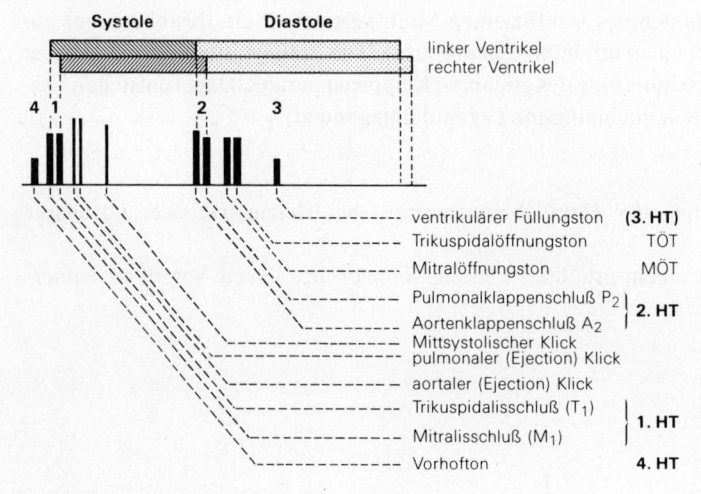

Abb. 20: Definition der Herztöne und Extratöne (aus Memorix)

Herzgeräusche

Herzgeräusche unterscheiden sich von den Herztönen durch ihren Klangcharakter und ihre Dauer. Solche Geräusche entstehen infolge von Turbulenzen des Blutstromes. Ursachen hierfür können z. B. erhöhte Strömungsgeschwindigkeit oder veränderte Strömungsverhältnisse durch stenosierte Herzklappen, insuffizienten Klappenschluß oder pathologische Kurzschlüsse des Blutstromes bei angeborenen Herzfehlern sein.

Keineswegs ist aber jedes über dem Herzen zu hörende Geräusch mit dem Bestehen eines organischen Herzfehlers gleichzusetzen.

Von den organischen Herzfehlern unterscheidet man:

a) *Funktionelle Herzgeräusche*
   Meistens systolische mittellaute Geräusche von kürzerer Dauer, die schwer von den organischen zu unterscheiden sein können.
   Ursachen:
   - Erhöhung des Minutenvolumens und der Strömungsgeschwindigkeit bei Kreislaufbelastung (z. B. Anämie, Fieber, M. Basedow, körperliche Belastung)
   - Relative Stenosen nach isolierter Dilatation eines Herzabschnittes ohne Vergrößerung der Einströmungsöffnung
   - Relative Insuffizienzen bei gedehnten Klappenansatzringen

b) *Akzidentelle Geräusche*
Geräusche ohne pathologischen Charakter. Der Entstehungsmechanismus ist unklar. Sie können v.a. bei Kindern auskultiert werden. Es handelt sich gewöhnlich um leise Geräusche mit Punktum maximum über der Herzbasis.

Systolische Geräusche

a) **Atrioventrikularklappeninsuffizienz:** Bei Insuffizienz der Mitral- oder Trikuspidalklappe wird während der Ventrikelkontraktion Blut zurück in den Vorhof gepreßt. Dabei entsteht ein sog. *Refluxgeräusch,* welches unmittelbar auf den I. Herzton folgt und Decrescendocharakter zeigt. Dieser kommt dadurch zustande, daß mit fortschreitender Systole der Klappenschluß wieder suffizient werden kann und der Reflux verhindert wird. Je länger das Geräusch dauert und je geringer der Intensitätsverlust ist, desto ausgeprägter ist die Insuffizienz. Im Extremfall kann also auch ein bandartiges Geräusch entstehen, welches bis zum II. Herzton, also holosystolisch, anhält.

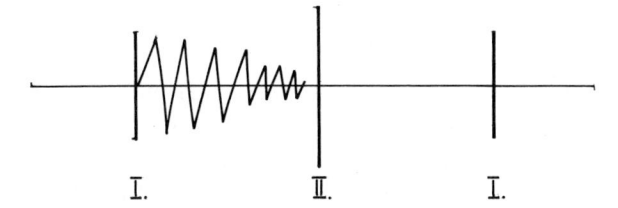

Abb. 21: Geräuschphänomen bei Atrioventrikularklappeninsuffizienz

b) **Semilunarklappenstenose:** Stenosen am Abgang der Aorta oder der Pulmonalarterie machen einen höheren Austreibungsdruck nötig, der zu Turbulenzen und damit auch zu *Austreibungsgeräuschen* führt.

Diese sind deutlich vom I. Herzton abgesetzt, da durch die Klappenostien erst dann Blut austritt, wenn der Ventrikeldruck den diastolischen Druck im Gefäß überschritten hat. Die Intensität des Geräusches folgt den Druckverhältnissen im Ventrikel, d. h. Anstieg der Lautstärke bis zur Mitte der Systole und Verschwinden des Geräusches bis zum Ende der Systole. Auf diese Weise erklärt sich der spindelförmige Geräuschcharakter bei Aorten- und Pulmonalstenosen.

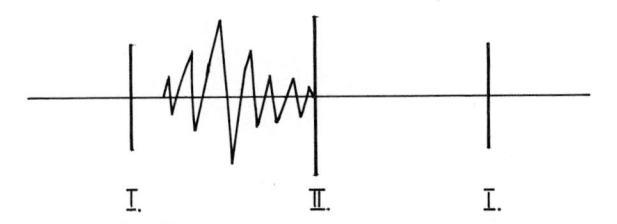

Abb. 22: Geräuschphänomene bei Semilunarklappenstenose

c) **Ventrikelseptumdefekt:** Bei einem Septumdefekt entsteht ein *Shuntgeräusch,* dessen Intensität von der Art des Defektes und von den Druckgradienten in den Ventrikeln abhängt. Es beginnt während der Anspannungsphase, ist also vom I. Herzton nicht abzugrenzen und zeigt meist bandförmigen Charakter.

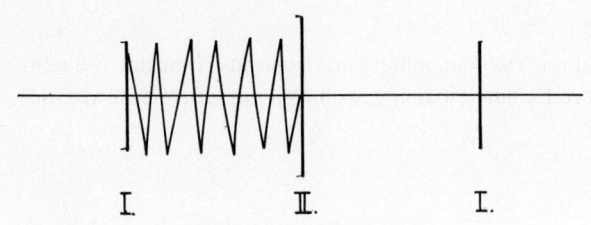

Abb. 23: Geräuschphänomene bei Ventrikelseptumdefekt

Diastolische Geräusche

a) **Atrioventrikularklappenstenosen:** Praktisch von Bedeutung ist die **Mitralstenose.** Am stenosierten Ostium kommt es durch Wirbelbildung zu einem frühdiastolischen Geräusch, das nach dem Mitralöffnungston beginnt. Diastolische Geräusche vor Öffnung der Mitralklappe können nie durch eine Stenose dieser Klappe verursacht sein.

Geräuschcharakter
Frühdiastolisch: Die rasche Füllung des Ventrikels zu Beginn der Diastole mit Blut, welches sich während der Systole vor dem Herzen angestaut hat, ist verantwortlich für das Decrescendogeräusch.
Am Ende der Diastole fördert die Vorhofkontraktion nochmals die Füllung des Ventrikels, was mit einer Intensitätszunahme des Geräusches, einem präsystolischen Crescendo, einhergeht. Das Abschwellen des Geräusches kann durch das Einfallen des I. Herztones nicht wahrgenommen werden.
Ein ausgeprägtes präsystolisches Crescendo ist ein Hinweis auf Kompensation des Vitiums durch Vorhofhypertrophie. Bei Dekompensation mit absoluter Arrhythmie (Vorhofflimmern) verschwindet das Geräusch, weil keine hämodynamisch wirksamen Kontraktionen mehr zustande kommen.

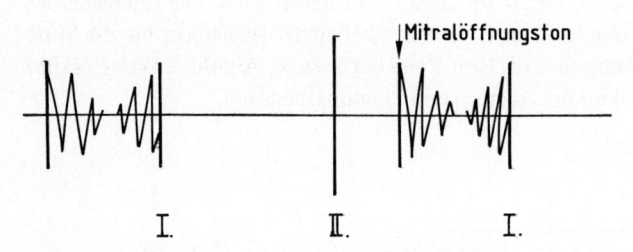

Abb. 24: Geräuschphänomene bei Mitralstenose

b) **Semilunarklappeninsuffizienz:** Durch insuffizienten Klappenschluß strömt bereits ausgeworfenes Blut während der Diastole zurück in den Ventrikel. Man findet ein gießendes Geräusch mit Decrescendocharakter.
Es beginnt sofort nach dem II. Herzton, da die Druckdifferenz zwischen Gefäßen und erschlaffenden Ventrikel am Ende der Systole am höchsten ist.

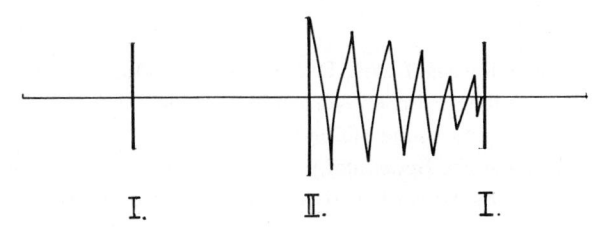

Abb. 25: Geräuschphänomene bei Semilunarklappeninsuffizienz

Perikarditisches Reiben

Wenn die Verschieblichkeit des Herzens im Herzbeutel während der einzelnen Herzaktionen infolge fibrinöser Perikarditis eingeschränkt ist, entstehen perikarditische, ohrnahe Reibegeräusche, die einem *Lokomotivengeräusch* ähneln.
Das Reiben wird am deutlichsten in der systolischen Austreibungsphase und in der früh- und spätdiastolischen Füllungsphase (Dreierrhythmus), zu diesen Zeitpunkten herrschen nämlich die größten Volumenschwankungen und stärksten Verschiebungen im Perikard.

Ursache einer fibrinösen Perikarditis

- Virale und bakterielle Infektionen
- Im Rahmen eines rheumatischen Fiebers
- Finalstadium einer Urämie
- Tumorbefall
- Nach einem Herzinfarkt

Merke: Als *Dressler-Syndrom* bezeichnet man ein Krankheitsbild, welches etwa 6 Wochen nach einem Myokardinfarkt auftreten kann. Es ist gekennzeichnet durch folgende Symptome: Perikarditis, Fieber, Leukozytose, BSG-Erhöhung. Es liegt wahrscheinlich eine Immunreaktion vor.

Das Leiserwerden des Geräusches und der Herztöne kann ein Hinweis auf den Übergang zu einem Perikarderguß sein. Perkussion und Röntgenbild zeigen dann eine schwankende Herzgröße und oft eine dreieckige Herzfigur.

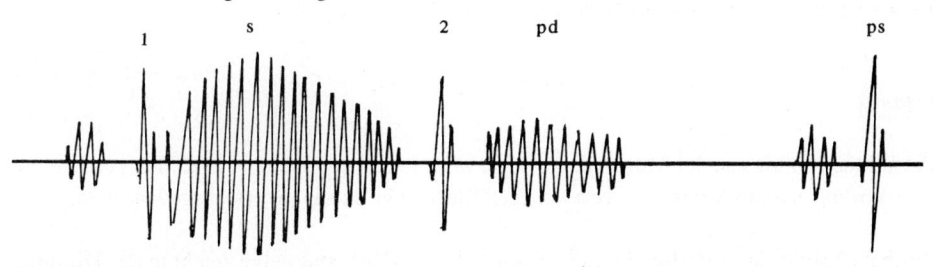

Abb. 26: Pericarditis sicca. Herzgeräuschbild; 1 = 1. Ton, s = systolisches Geräusch; 2 = 2. Ton; pd = protodiastolisches Intervallgeräusch, ps = präsystolisches Geräusch

Kontinuierliche Geräusche

Sie entstehen nicht am Herzen selbst.

- Ursachen können sein:
  a) Verbindungen zwischen großem und kleinem Kreislauf, z. B.: Ductus Botalli apertus
     Aortopulmonale Fenestration (breite Verbindung zwischen Aorta und A. pulmonalis)
  b) Arteriovenöse Fisteln durch Verletzung oder angeborene Mißbildung
  c) Nonnensausen (Venengeräusch ohne pathologische Bedeutung)
     Auskultation über dem Bulbus venae jugularis bei starken Anämien durch erhöhten Blutumlauf und verminderte Viskosität.
     Bei Kindern kann das Geräusch auch ohne Anämie bis in die Fossa intraclavicularis gehört werden, was gelegentlich zur falschen Diagnose eines offenen Ductus Botallis führt.

Typische Auskultationsbefunde bei Klappenfehlern

Mitralinsuffizienz

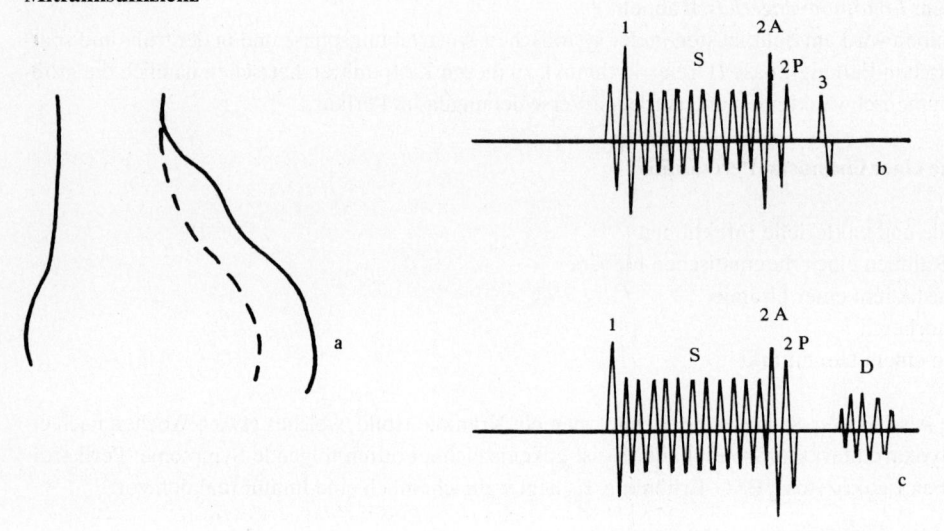

Abb. 27: Mitralinsuffizienz. a) Relative Herzdämpfung; b) Herzgeräuschbild, 1 = 1. ton, S = systolisches Geräusch; 2A = aortales Segment des 2. Tones; 2P = pulmonales Segment des 2. Tones; 3 = Kammerdehnungston; c) Herzgeräuschbild bei hochgradiger Mitralinsuffizienz; 1 = Ton; S = systolisches Geräusch; 2A = aortales Segment des 2. Tones; 2P = pulmonales Segment des 2. Tones; D = diastolisches Störungsgeräusch

Hämodynamik

Durch die Schlußunfähigkeit der Mitralklappe entsteht während der Systole ein Reflux von Blut in den linken Vorhof, wodurch nur eine verminderte Blutmenge in die Aorta ausgeworfen werden kann.
Der volumenbelastete linke Vorhof dilatiert. Dieses größere Blutvolumen erreicht in der Diastole den linken Ventrikel, welcher ebenfalls dilatiert und gering hypertrophiert. Die Muskelhypertrophie kommt dadurch zustande, daß der linke Ventrikel durch besonders raschen Druckanstieg in der frühen Systole versucht, möglichst schnell den Aortendruck zu überwinden und möglichst viel Blut in die Aorta zu transportieren.

Befunde

Inspektion: Ähnlich wie bei der Mitralstenose, aber weniger ausgeprägt, fallen auf
- Mitralgesicht = Schmetterlingsfigur über Wangen und Nasenrücken durch rötliche Erweiterung der Gefäße
- Zyanose der Akren und der Lippen

Perkussion: Perkutorisch und röntgenologisch kann man die verstrichene Herztaille durch Dilatation des linken Vorhofes erfassen.

Auskultation:
- Leiser I. Herzton durch den insuffizienten Klappenschluß
- Bandförmiges, teils holosystolisches Geräusch, welches einsetzt, sobald der Ventrikeldruck den Druck im Vorhof überschreitet. Punctum maximum über der Herzspitze mit Fortleitung in die linke Axilla, oft in Linksseitenlage besser zu hören.
- Gespaltener II. Herzton bei ausgeprägter Mitralinsuffizienz, weil durch die verkürzte Systole des linken Ventrikels der Aortenklappenschluß vorzeitig erfolgt.
- III. Herzton als Kammerdehnungston hörbar; hoher Volumeneinstrom während der frühdiastolischen Füllungsphase führt bei hohen Druckgradienten zu einer plötzlichen Dehnung der linken Kammer = rapid filling sound.

Mitralstenose

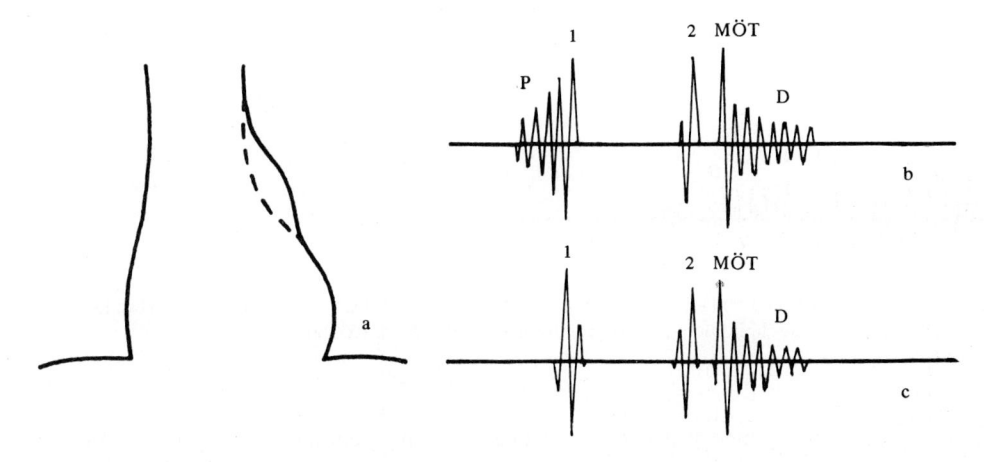

Abb. 28: Mitralstenose. a) Relative Herzdämpfung; b) Herzgeräuschbild, P = präsystolisches Geräusch, 1 = 1. Ton, 2 = 2. Ton, MÖT = Mitralöffnungston, D = diastolisches Intervallgeräusch, c) Herzgeräuschbild bei Vorhofflimmern. 1 = 1. Ton, 2 = 2. Ton, D = diastolisches Intervallgeräusch

Hämodynamik

Behinderung des Blutzuflusses vom linken Vorhof in den linken Ventrikel führt zur Volumenbelastung des linken Vorhofes. Die Überdehnung der Muskulatur ist die Ursache gesteigerter Erregungsbildung. Es kann zum Vorhofflattern oder -flimmern mit absoluter Arrhythmie kommen. Der Blutrückstau vor dem linken Herzen wirkt sich auf das gesamte Gefäßbett der Lunge aus und schließlich auch auf den rechten Ventrikel. Umbau der Lungengefäße und dadurch Steigerung des Druckes im kleinen Kreislauf können zur Überlastung des rechten Ventrikels und zur Dekompensation des Mitralvitiums führen.

Befunde

Inspektion:
- Periphere Zyanose, durch erhöhte O_2-Ausschöpfung bei reduzierter Zirkulationsgeschwindigkeit
- Später auch zentrale Zyanose infolge der durch chronische Lungenstauung bewirkten Diffusionsstörung
- Epigastrische Pulsationen als Hinweis auf die Rechtsherzbelastung

Auskultation:
- Paukender I. Herzton, v.a. über der Herzspitze in Linksseitenlage. Zu Beginn der Systole ist die Ventrikelfüllung infolge des verzögerten Zuflusses aus dem Vorhof noch nicht abgeschlossen. Die Mitralklappe ist noch in den Ventrikel vorgewölbt und wird durch die einsetzende Kammerkontraktion aus einer weiten Stellung heftig zugeschlagen
- Mitralöffnungston (Näheres s. S. 76f., 80)
- Auf den Mitralöffnungston folgt das frühdiastolische Füllungsgeräusch. Typisch ist zunächst der *Decrescendocharakter* des Geräusches, der durch den raschen Einstrom des vor dem Herzen aufgestauten Blutes zustande kommt, und das anschließende *Crescendo,* welches auf der verbesserten Ventrikelfüllung durch die Vorhofkontraktion beruht (vgl. Seite 80f., „Diastolische Geräusche")

Aorteninsuffizienz

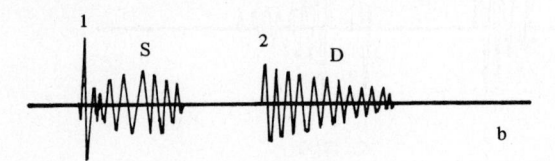

Abb. 29: a) Aorteninsuffizienz, b) Herzgeräuschbild. 1 = 1. Ton, S = systolisches Geräusch, 2 = 2. Ton; D = diastolisches Geräusch. Geräuschbild über der Auskultationsstelle der Aortenklappe

Hämodynamik

Die mangelhafte Schlußfähigkeit der Aortenklappe führt zu einem diastolischen Blutrückstrom von der Aorta in den linken Ventrikel. Daraus resultiert eine Volumenbelastung des linken Ventrikels mit erheblicher Erhöhung des Schlagvolumens.

Befunde

Inspektion: In manchen Fällen sind die durch das erhöhte Schlagvolumen verursachten starken Pulsationen an den Halsflächen schon auf den ersten Blick zu erkennen. Es kann zum pulssynchronen Kopfnicken des Patienten kommen.

Auffallend sind sichtbare Kapillarpulsationen, die man durch Druck auf die Fingerbeere oder auf die Unterlippe deutlich machen kann.

Palpation: Pulsus celer et altus, hohe Blutdruckamplitude, meist erhöhter systolischer RR-Wert.

Auskultation:
– Durch Wirbelbildung beim Blutrückstrom entsteht ein diastolisches Sofortgeräusch von gießendem Decrescendocharakter. Punctum maximum über dem Erb-Punkt.
– Weil in der Systole ein übergroßes Schlagvolumen durch die normal weite Klappe gepreßt werden muß, führt diese relative Stenose zusätzlich noch zu einem Austreibungsgeräusch.
– Leiser II. Herzton durch mangelhaften Klappenschluß. Man hört oft nur noch den Pulmonalisanteil.
– Gefäßgeräusche durch Turbulenzen an Gefäßabzweigungen.

Aortenstenose

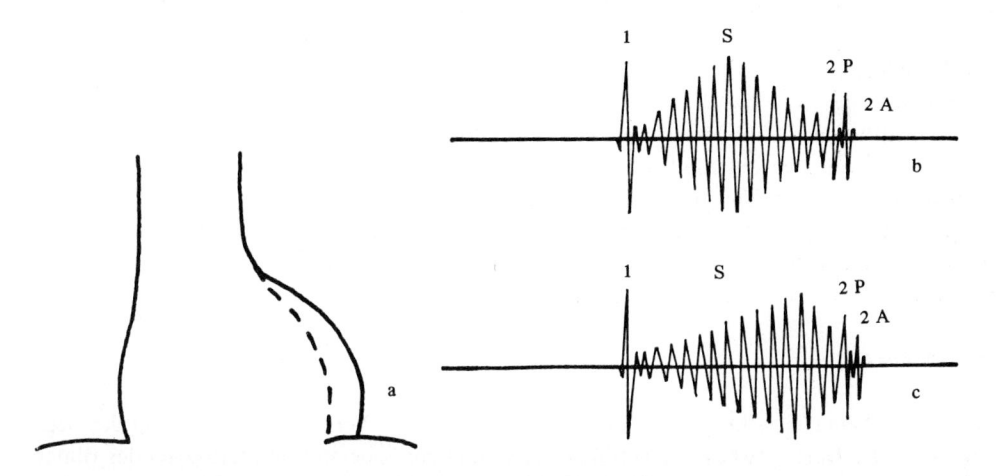

Abb. 30: Aortenstenose. a) Relative Herzdämpfung; b) Herzgeräuschbild, 1 = 1. Ton, S = systolisches Geräusch; 2 P = pulmonales Segment des 2. Tones, 2A = aortales Segment des 2. Tones. Mittelschwere Aortenstenose; c) Herzgeräuschbild bei schwerer Aortenstenose

Hämodynamik

Der Blutauswurf aus dem linken Ventrikel in die Aorta ist behindert. Dadurch entsteht zunächst eine erhöhte Druckbelastung, auf die der linke Ventrikel mit Muskelhypertrophie reagiert. Später kommt es in der Regel auch zur Dilatation. Das herabgesetzte Schlagvolumen führt zum kompensatorischen Anstieg der Herzfrequenz.

Befunde

Inspektion: Bei Mangeldurchblutung der Peripherie blasses Aussehen.

Palpation: Pulsus parvus et tardus, hebender, nach lateral verschobener Herzspitzenstoß.

Auskultation:
- Lautes, rauhes systolisches Austreibungsgeräusch von Spindelform, welches in der Systolenmitte seine größte Lautstärke erreicht. Das Geräusch beginnt nicht sofort nach dem I. Herzton, sondern erst, wenn der Ventrikeldruck den Aortendruck übertrifft. Die Lautstärke dieses Geräusches erklärt sich mit dem hohen Druck, unter dem das Blut durch die Klappenstenose gepreßt wird. Es handelt sich hierbei um eines der lautesten Herzgeräusche überhaupt. Manchmal ist es als systolisches Schwirren bereits zu tasten oder es ist ohne Stethoskop als Distanzgeräusch zu hören.
- Der II. Herzton ist abgeschwächt oder kaum hörbar. Je hochgradiger die Stenose ist, desto leiser ist der II. Herzton. Da die Austreibungszeit des linken Ventrikels verlängert ist, kann das aortale Segment nach dem pulmonalen einfallen. Es kommt dann zur paradoxen Spaltung des II. Herztones.
- Mitunter kann ein Vorhofton dadurch entstehen, daß zur Füllung des hypertrophierten Ventrikels stärkere Vorhofkontraktionen notwendig sind.

Geräuschphänomene der häufigsten angeborenen Klappenfehler

Fallot-Tetralogie

Bei dieser angeborenen Mißbildung kombinieren sich folgende vier anatomische Abweichungen:
1. Infundibuläre oder valvuläre Pulmonalstenose
2. Ventrikelseptumdefekt, dicht unterhalb der Aortenklappe
3. Über dem Defekt reitende Aorta, durch Dextroposition der Aortenwand
4. Hypertrophie des rechten Ventrikels

Bei der *Fallot-Pentalogie* findet sich zusätzlich ein Vorhofseptumdefekt.

Hämodynamik

In beiden Ventrikeln herrscht der Druck des arteriellen Systems. Venöses Blut fließt über den Septumdefekt in die Aorta = **Rechts-links-Shunt.** Es kommt zur Sauerstoffuntersättigung des Blutes im großen Kreislauf und damit zur zentralen Zyanose.
Die Strömungsrichtung des Blutes hängt weniger von der Dextroposition der Aorta ab als vielmehr von den Widerstandsverhältnissen im kleinen Kreislauf, also von der Ausprägung der Pulmonalstenose. Es kommt zur Minderdurchblutung der Lunge und zur Behinderung der Arterialisierung des Blutes → Verstärkung der zentralen Zyanose. Typischerweise ist die Aorta stark erweitert, während die Pulmonalarterie und ihre Äste hypoplastisch sind.
Der rechte Ventrikel hypertrophiert, weil er einmal das Blut gegen den großen Druck im großen Kreislauf, zum anderen durch die Pulmonalstenose befördern muß.

Befunde

Die Schwere des Krankheitsbildes ist abhängig von der Ausprägung der einzelnen Komponenten. Die körperliche Leistungsfähigkeit und Entwicklung der Kinder ist meist stark eingeschränkt. Belastungsdyspnoe, später auch Ruhedyspnoe, ist typisch. Bei der Inspektion fällt die Zyanose der Haut und Schleimhäute auf, ferner Herzbuckel, Trommelschlegelfinger, Uhrglasnägel und Gingivahyperplasie.

Auskultation: Lautes systolisches Geräusch mit Punctum maximum im 3. und 4. ICR, welches manchmal auch im Rücken gehört werden kann, unter Umständen kann man ein leiseres Pulmonalstenosgeräusch im 2. ICR links hören.

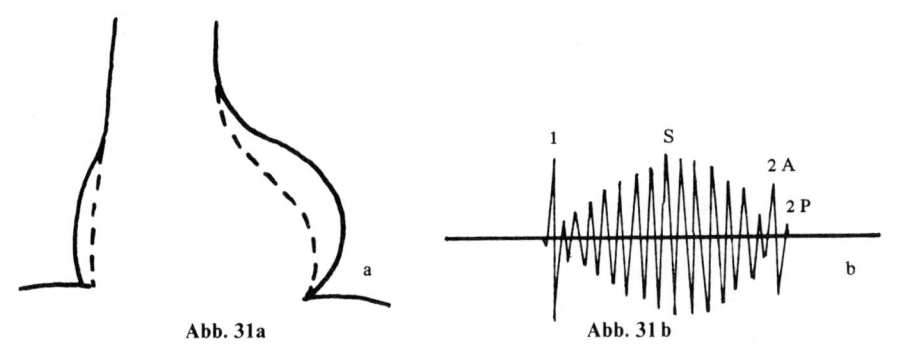

Abb. 31: *Fallot*-Tetralogie. a) Relative Dämpfung; b) Herzgeräuschbild; 1 = 1. Ton, S = systolisches Geräusch; 2A = aortales Segment des 2. Tones; 2P = pulmonales Segment des 2. Tones

Ventrikelseptumdefekt

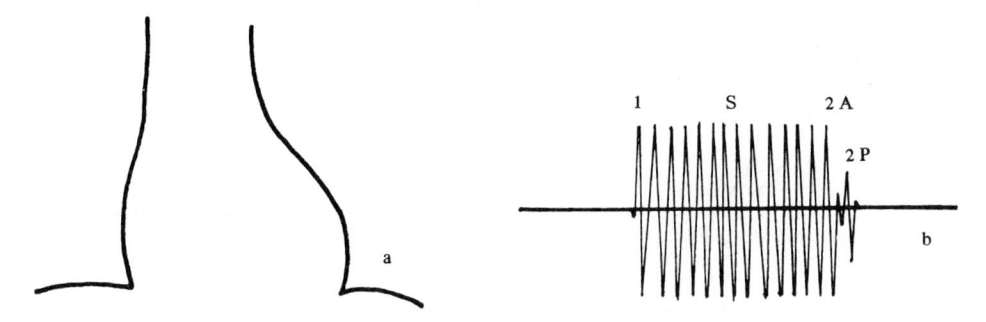

Abb. 32: Ventrikelseptumdefekt. a) Relative Dämpfung; b) Herzgeräuschbild; 1 = 1. Ton; S = systolisches Geräusch; 2A = aortales Segment des 2. Tones; 2P = pulmonales Segment des 2. Tones, a) und b) Beispiel eines Morbus *Roger,* kleiner VSD

Es handelt sich um den häufigsten angeborenen Herzfehler, dessen frühe Diagnose für die rechtzeitige Indikationsstellung zur Operation notwendig ist.

Hämodynamik

Durch die offene Verbindung zwischen den Kammern strömt Blut vom linken Ventrikel in den rechten (**Links-rechts-Shunt** infolge des höheren Druckes im linken Ventrikel). Handelt es sich um einen kleinen Defekt, so kann er funktionell unbedeutsam bleiben. Bei großem Defekt und großem Shunt steigt der Druck im rechten Ventrikel und in der Pulmonalarterie an, da die drucktrennende Wirkung des Ventrikelseptumms fehlt. Der Krankheitsverlauf wird dann von der Höhe des Strömungswiderstandes im kleinen Kreislauf bestimmt.
Die erhöhte Volumenbelastung des rechten Ventrikels führt zu einer vermehrten Lungendurchblutung. Im weiteren Verlauf kann es zum Umbau und zur Obliterierung der kleinen Lungengefäße kommen. Die Folge ist ein Druckanstieg im kleinen Kreislauf.

Übersteigt der Druck im rechten Ventrikel den Druck im linken, so kommt es zur Shuntumkehr und zur Entstehung eines **Rechts-links-Shunts**. Dadurch gelangt zunehmend venöses Blut in den großen Kreislauf → Zyanose (Eisenmenger-Reaktion).

Befunde

Palpation: Der Herzspitzenstoß ist nach unten und außen verlagert, verbreitert und hebend. Mit zunehmender Rechtshypertrophie beobachtet man Pulsationen über dem rechten Ventrikel.

Auskultation: Auffallend ist ein holosystolisches Preßstrahlgeräusch von spindel- oder bandförmigem Charakter. Punctum maximum 3. bis 5. ICR am linken Sternalrand.
Da die Wirbelbildung an einem kleinen Defekt wesentlich stärker erfolgt als bei einem großen Defekt, ist die Lautstärke des Geräusches um so größer, je kleiner der Defekt ist. Die Spaltung des II. Herztones kann man so lange vorfinden, wie ein Links-rechts-Shunt besteht. Die Ursache liegt im vorzeitigen Aortenverschluß bei verringertem Auswurfvolumen und der längeren Auswurfzeit des rechten Ventrikels.

Vorhofseptumdefekt

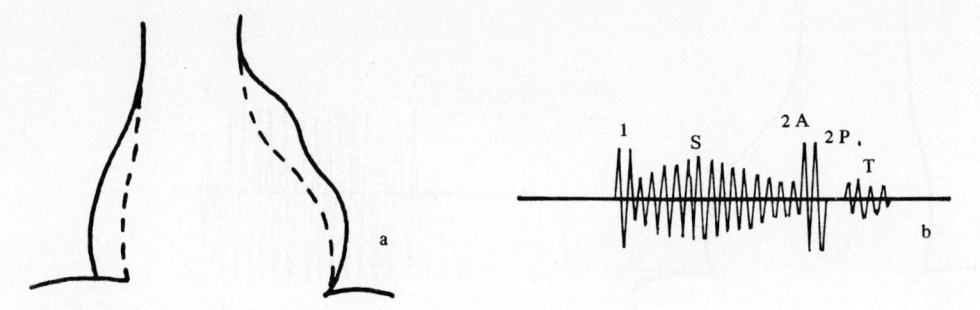

Abb. 33: Vorhofseptumdefekt. a) Relative Herzdämpfung; b) Herzgeräuschbild; 1 = 1. Ton; S = systolisches Geräusch; 2A = aortales Segment des 2. Tones; 2P = pulmonales Segment des 2. Tones; T = Trikuspidalströmungsgeräusch

Hemmungsmißbildungen während der Embryonalzeit können zu zwei Formen des Vorhofseptumdefekts führen.
– Septum-primum-Defekt im Bereich der Klappenebene
– Septum-secundum-Defekt im Bereich des Foramen ovale

Hämodynamik

Durch den Defekt strömt Blut aus dem unter höherem Druck stehenden linken Vorhof in den rechten Vorhof. Dadurch erhält der rechte Ventrikel mehr Blut. Die Folge ist eine Volumenbelastung des rechten Vorhofs, des rechten Ventrikels, des Lungenkreislaufs und des linken Vorhofs mit Dilatation und mäßiger Hypertrophie der Muskulatur. Die Pulmonalklappe ist für das erhöhte Schlagvolumen relativ zu eng. Bei sehr hohem Shuntvolumen kann das Schlagvolumen des linken Ventrikels und damit die Blutversorgung im großen Kreislauf erheblich beeinträchtigt sein.

Befunde

Inspektion: Bei peripherer Mangeldurchblutung Blässe und periphere Zyanose, evtl. Herzbuckel.

Palpation: Der Herzspitzenstoß ist schwer tastbar, da die Dilatation des rechten Ventrikels die linke Kammer nach hinten verdrängt.

Auskultation: Rauhes systolisches Austreibungsgeräusch als Ausdruck der relativen Pulmonalstenose, atemunabhängige Spaltung des II. Herztones mit Betonung des Pulmonalisanteils, weil die Systolendauer des rechten Ventrikels durch das Shuntvolumen verlängert wird. Das Spaltungsintervall wird um so länger, je größer das Shuntvolumen ist. Sehr selten findet man ein diastolisches Geräusch über der Trikuspidalklappe als Ausdruck einer relativen Insuffizienz bei dilatierter Herzkammer.

Pulmonalstenose

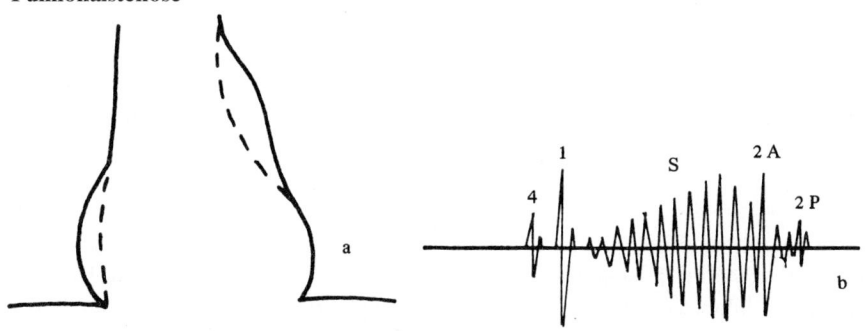

Abb. 34: Pulmonalstenose. a) Relative Herzdämpfung; b) Herzgeräuschbild; 1 = 1. Ton; S = systolisches Geräusch; 2A = aortales Segment des 2. Tones; 2P = pulmonales Segment des 2. Tones; 4 = 4. Ton

Hämodynamik

Die Stenose behindert den Blutabfluß zur Pulmonalarterie. Die Druckbelastung des rechten Ventrikels führt zur Muskelhypertrophie, selten zur Dilatation. Poststenotisch findet sich meist eine Dilatation, die durch die Wirbelbildung hinter der Enge entstehen soll.
Solange das Vitium kompensiert wird, liegt ein normales Herzminutenvolumen vor ohne Ausbildung einer Zyanose.

Befunde

Inspektion: Epigastrische Pulsationen weisen auf die Rechtsherzhypertrophie hin.

Auskultation: Systolisches Preßstrahlgeräusch oft über dem ganzen Herzen, mit Punctum maximum über der Pulmonalklappen, gelegentlich bis in den Rücken fortgeleitet.
Dieses Geräusch kann als systolisches Schwirren im 2. ICR links gefühlt werden.
Die verlängerte Austreibungszeit des rechten Herzens bedingt die Spaltung des II. Herztones, da das pulmonale Segment verspätet einfällt. Im Gegensatz zu Vorhofseptumdefekten ist die Spaltung atemabhängig, das Intervall wird im Inspirium größer.

Gelegentlich kann es bei schweren Stenosen als Folge der Belastung des rechten Vorhofes zu einem Vorhofton kommen.

Aortenisthmusstenose

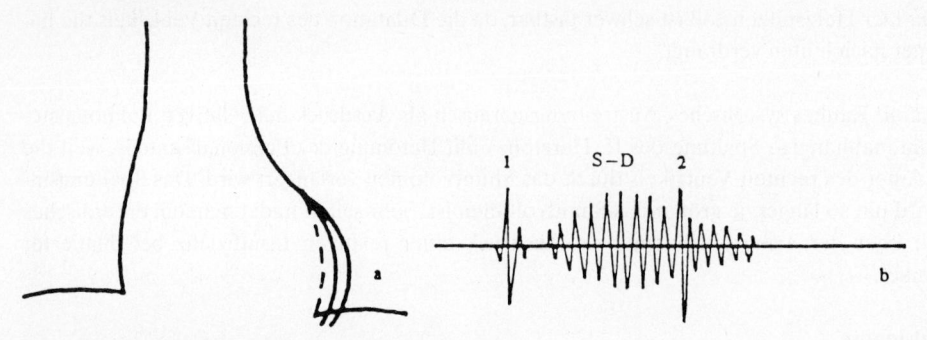

Abb. 35: Aortenisthmusstenose. a) Relative Dämpfung; b) Herzgeräuschbild am Rücken; 1 = 1. Ton; S-D = systolisch-diastolisches Geräusch; 2 = 2. Ton

Die Aortenisthmusstenose ist meist im Bereich des Abganges des Ductus Botalli gelegen.

Hämodynamik

Das auffallendste Symptom dieses Krankheitsbildes ist die große Blutdruckdifferenz zwischen oberer und unterer Extremität. Prästenotisch ist der Blutdruck kompensatorisch erhöht. Die starke Druckbelastung des linken Ventrikels führt zur Linksherzhypertrophie. Poststenotisch fällt der Blutdruck ab. Die Folge ist eine Minderversorgung der unteren Körperhälfte. Femoralispulse und Fußpulse sind kaum oder gar nicht tastbar, die untere Extremität fühlt sich kühl an. Um die schlechte Durchblutung zu kompensieren, bildet sich ein Kollateralkreislauf über die A. thoracica interna und die Interkostalarterie aus.

Befunde

Pulsationsunterschiede zwischen A. radialis und A. tibialis anterior und posterior
- Blutdruckdifferenz zwischen oberer und unterer Körperhälfte
- Hebender Herzspitzenstoß, der nach lateral und außen verlagert wird (Hypertrophie und Dilatation des linken Ventrikels)
- Die Ausbildung des Kollateralkreislaufes kann tastbar sein. Im Röntgenbild können nach einiger Zeit typische Arrosionen durch die Kollateralen an den unteren Rippenrändern nachgewiesen werden (= Usuren).

Auskultation:
- Lauter II. Herzton (Schluß der Aortenklappe)
- Spätsystolisches Geräusch über der Herzbasis
- Spätsystolisches, manchmal auch systolisch-diastolisches Gefäßgeräusch als Ausdruck des Kollateralkreislaufes, das am besten am Rücken links neben der Wirbelsäule zu hören ist.

Offener Ductus ateriosus Botalli

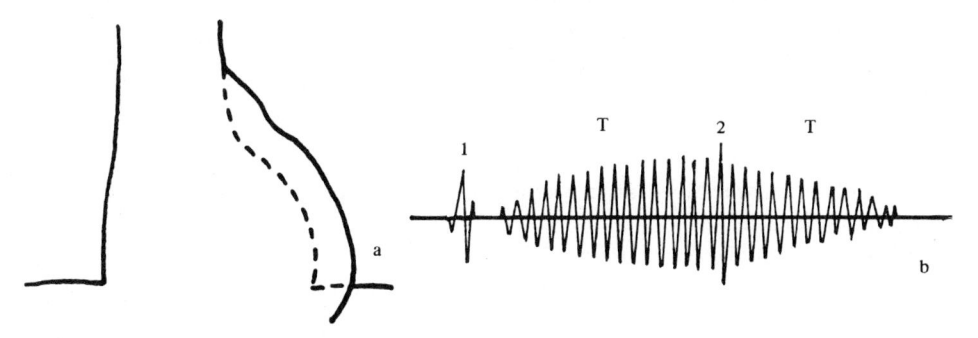

Abb. 36: Offener Ductus *Botalli.* a) Relative Dämpfung; b) Herzgeräuschbild; 1 = 1. Ton; T = systolisch-diastolisches Geräusch; 2 = 2. Ton

Der Ductus Botalli stellt eine Verbindung zwischen Aorta und Truncus pulmonalis dar. Vor der Geburt dient er der Umgehung des Lungenkreislaufes. Kurz nach der Geburt kommt es normalerweise zur Obliteration. Bleibt der Verschluß aus, resultiert ein Vitium.

Hämodynamik

Sobald sich die Lunge entfaltet hat und der Strömungswiderstand im kleinen Kreislauf abgesunken ist, fließt Blut aus der Aorta über den offenen Ductus Botalli in den Lungenkreislauf. Es resultiert ein Links-rechts-Shunt. Da der Druck in der Aorta auch in der Diastole höher als in der A. pulmonalis ist, besteht ein kontinuierlicher Shunt. Bei länger bestehendem Krankheitsbild kann es durch Veränderung der Lungengefäße und Widerstandserhöhung im kleinen Kreislauf zur Shuntumkehr kommen.

Befunde

– Pulsus celer et altus
– Verlagerung des hebenden Herzspitzenstoßes nach links unten
– Schwirren über der Herzbasis

Auskultation: Pathognomonisch ist das systolisch-diastolische Maschinengeräusch am lautesten im 1. und 2. ICR links parasternal, welches aber oft auch im Rücken zu hören ist. Mit zunehmender pulmonaler Hypertonie nimmt die Lautstärke des Geräusches ab, weil der Druckgradient zwischen Aorta und A. pulmonalis geringer wird.

2.7.5 Herzinsuffizienz

Definition:
Herzinsuffizienz liegt dann vor, wenn die Leistung des Herzens nicht mehr ausreicht, um die Peripherie mit genügend Blut zu versorgen.
Eine Herzinsuffizienz tirtt erst dann auf, wenn auch die Kompensationsmechanismen nicht mehr genügen, um ein bestimmtes Blutangebot zu gewährleisten.

Kompensationsmechanismen
- Steigerung der Herzfrequenz und des Schlagvolumens
- Höhere O_2-Ausschöpfung in der Peripherie
- Hypertrophie der Muskulatur und Dilatation
- Polyglobulie

Ursachen der Herzinsuffizienz
Verschiedene pathogenetische Mechanismen können dieselbe Symptomatik zeigen:
- Herzrhythmusstörungen
- Myokardinsuffizienz infolge Myokarditis oder Myokardinfarkt
- Mechanisch-hämodynamisch (z. B. bei Klappenfehlern, Pericarditis constrictiva, Herzbeuteltamponade)
- Stoffwechselstörungen (z. B. thyreotoxische Krise)

Man unterscheidet zwischen einer Links- und einer Rechtsherzinsuffizienz. Sind beide Herzabschnitte betroffen, so spricht man von einer Globalinsuffizienz.

Linksherzinsuffizienz

Die Symptome der Linksherzinsuffizienz sind im wesentlichen auf zwei Ursachen zurückzuführen:
- Mangelversorgung der Peripherie mit Blut
- Stauung des Blutangebotes vor dem linken Vorhof mit Rückstau in die Lunge

Symptome
- Dyspnoe
- Zyanose (durch gestörte Lungenfunktion)
- Nächtlicher Husten, Auftreten von Herzfehlerzellen im Sputum
- Basale RGs und Lungenödem

Je nach Schweregrad der Herzinsuffizienz tritt die Dyspnoe bei Belastung oder schon in Ruhe auf. In schweren Fällen kommt es zur Orthopnoe, d. h. der Patient kann nur noch mit aufgerichtetem Oberkörper schlafen. Durch die chronische Lungenstauung bildet sich eine Stauungsbronchitis aus, die v.a. durch nächtlichen Husten und ein rotbraunes Sputum gekennzeichnet ist. Hierbei liegt nicht nur ein erhöhtes Blutvolumen in der Lunge vor, sondern es kommt gleichzeitig zu einer Drucksteigerung im venösen und arteriellen Schenkel der pulmonalen Strombahn vor.
Bei der akuten Linksherzinsuffizienz kommt es zur Ausbildung eines *Lungenödems*. Dieses alveoläre Lungenödem entsteht durch Anfüllen der Alveolen mit Ödemflüssigkeit und schwerster Behinderung des Gasaustausches.

Symptomatik des Lungenödems
- Hochgradige Atemnot, Orthopnoe, Zyanose
- Expektoration von schaumigem, blutigem Sputum
- Grobblasige RGs, die als „Kochen auf der Brust" imponieren

Rechtsherzinsuffizienz

Es kommt zur Stauung des venösen Blutes vor dem rechten Herzen. Daraus resultieren die folgenden Charakteristika:

- Sichtbare Venenstauung im Bereich der Jugularvenen
- Lebervergrößerung, die zu Spannungsgefühl und Schmerzen im Oberbauch führen kann
- Die Milz erscheint weich und kaum vergrößert
- Ödeme der abhängigen Körperpartien, zunächst als Knöchel- und Unterschenkelödeme, später in schweren Fällen auch als Anasarka am Körperstamm
- Portale Hypertension, die zu Aszites führt
- Pleuraergüsse
- Belastungsdyspnoe
- Stauungsnieren mit Oligurie
- Nykturie, durch Ausschwemmen der Ödeme

Lokalisation kardialer Ödeme s. unter 2.7.1

2.8 Untersuchung des Abdomens

Bei der Beurteilung des Abdomens steht als erster diagnostischer Schritt die *Anamnese*. Weiterhin kommen der *Inspektion* und insbesondere der *Palpation* eine größere Bedeutung zu als bei der Untersuchung der Thoraxorgane. Schließlich lassen sich durch die *Auskultation* Veränderungen der Darmgeräusche und arterielle Stenosegeräusche erfassen.

Typische gastroduodenale Beschwerdebilder und Funktionsstörungen sind anamnestisch genau nach Beginn, Dauer, Auslösung, Verstärkung, Abschwächung und zeitlichem Verlauf zu hinterfragen:

- *Aufstoßen* – plötzliches Entweichen geschluckter Luft (Aerophagie), Luftansammlung im Fornixbereich des Magens kann zu pektanginösen Beschwerden führen (*Roemheld*-Syndrom)

- *Schluckauf* (Singultus) – inspiratorisches Geräusch durch jähe Zwechfellkontraktion mit nachfolgendem Stimmritzenschluß bei Reizung des N. phrenicus durch Magenerkrankungen, bei Peritonitis, zentraler Nervenschädigung oder hysterisch bedingt. Bei gestörter Peristaltik oft Vorbote des Erbrechens.

- *Übelkeit* (Nausea) – Brechreiz vor dem eigentlichen Erbrechen als Ausdruck intraluminaler Drucksteigerung im Magen, Duodenum, Jejunum oder in den Gallenwegen.

- *Erbrechen* (Emesis, Vomitus)
- Reflektorisch durch peritoneale Reizung bei Gallen- und Nierenkoliken, Pankreatitis, Appendizitis oder intraabdominellen Abszessen.
- Bei Passagestörungen als Überlauferbrechen, wobei das Erbrochene (Galle, Dünndarminhalt, Kot) Hinweise auf den Sitz der Stenose geben kann.
- Weitere Ursachen sind Stoffwechsel- und hormonale Störungen, otogene und neurologische Erkrankungen, chemisch-toxisch (z. B. Digitalis), psychogen u. a.

- *Bluterbrechen* (Hämatemesis) – z. B. bei Ösophagusvarizen oder bei floridem Ulcus ventriculi.

- *Kaffeesatzerbrechen* – geronnenes Blut durch Bildung von HCl-saurem Hämatin, z. B. bei Magenkarzinom.

Cave: Wenn Hämatin erbrochen wird, heißt das lediglich, daß Blut mit HCl in Berührung gekommen ist. Auch Blut aus dem Ösophagus oder aus dem Nasen-Rachen-Raum kann verschluckt und nach Kontakt mit dem Magensaft als Kaffeesatz erbrochen werden.

- *Stuhlerbrechen* (Miserere) – z. B. im Endstadium eines Darmverschlusses; bei Dickdarmverschluß oft erst nach zwei bis drei Wochen.
- *Obstipation* – Wind- und Stuhlverhalten als Frühsymptom bei tiefem Dickdarmverschluß
- *Diarrhö* – dünnflüssiger Stuhl bei verstärkter Darmperistaltik auf nervöser, bakterieller oder toxischer Basis, wobei oft eine Entzündung von Dünn- oder Dickdarm vorliegt.
- *Stuhlunregelmäßigkeit* – Wechsel von Obstipation und Diarrhö in unregelmäßigen Abständen weist auf eine Stenose hin.
- *Tenesmen* – schmerzhafter Stuhldrang durch entzündliche Reize in der Darmwand. Kann Verdacht auf ein Rektumkarzinom sein.
- *Meteorismus, Flatulenz* – durch Aerophagie vorwiegend in Magen und Duodenum, durch vermehrte Fäulnis- und Gärungsprozesse in den tiefen Darmabschnitten oder durch Behinderung des intestinalen Gasaustausches (z. B. bei Ileus).
- *Steatorrhö* (Stearrhö) – Fettdurchfall, Salbenstuhl bei exokriner Pankreasinsuffizienz.
- *Acholischer Stuhl* – kalkfarbener Stuhl infolge Fehlens der Gallenfarbstoffe bei Verlegung der Gallenwege.
- *Teerstuhl* (Meläna) – mit Blut aus den oberen Darmabschnitten und aus dem Magen vermischter Stuhl, z. B. bei Ulcus duodeni. Bei Blutung aus den tieferen Darmabschnitten ist das Blut dem Stuhl nur aufgesetzt (z. B. blutender Sigmapolyp, Rektumkarzinom).
- Schleimbeimengungen – zum Stuhl bei Erkrankungen im Dickdarmbereich (z. B. bei Colitis ulcerosa).

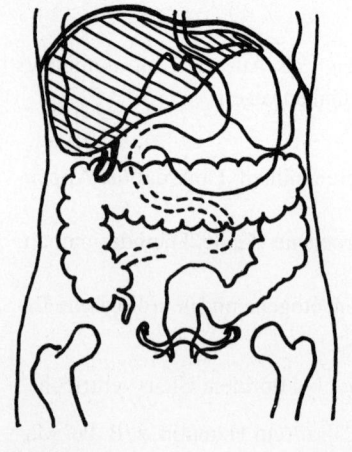

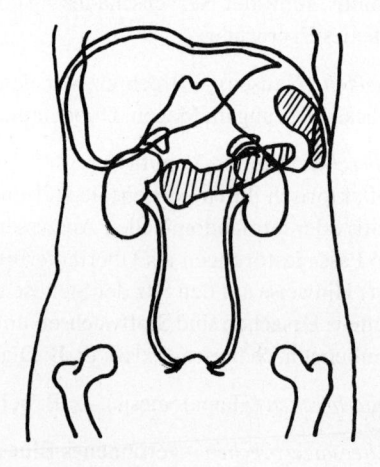

Abb. 37

Abb. 38

2.8.1 Beziehung zwischen Topographie und Schmerzangaben

Halbschematische Topographie der Bauchorgane (Abb. 37) *und des Retrositus* (Abb. 38) von ventral:
Zweckmäßigerweise wird das *Abdomen in vier Quadranten* eingeteilt, zusätzlich werden *drei Regionen* beschrieben (Abb. 39), welche die Lokalisationsbeschreibung eines Tast- oder Schmerzbefundes erleichtern.

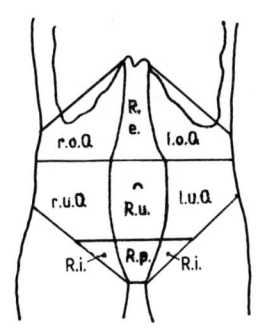

Abb. 39 r.o.Q: Leber, Gallenblase, Duodenum, re. Niere, re. Kolonflexur, Pankreaskopf
l.o.Q: Magen, Milz, Pankreas (Körper u. Schwanz, li. Niere, li. Kolonflexur)
r.u.Q: Zökum, Appendix, re. Adnexe
l.u.Q: Sigmoid, li. Adnexe (Ovar, Tube), Pankreaskopf
r = rechter, l = linker, o = oberer, u = unterer, Q = Quadrant; R.e. = Regio epigastrica, R.u. = Regio umbilicale, R.p. = Regio pelvina

Schmerzangaben

Ebenso wie bei den Funktionsstörungen ist für die abdominelle Diagnostik eine ausführliche *Schmerzanamnese und -analyse* wichtig. Hierbei sind Beginn, Lokalisation, zeitlicher Ablauf, Änderung bei Lagewechsel, Ausstrahlung, Intensität und Charakter des Schmerzes zu erfragen.

- *Viszeraler Schmerz – dumpf, diffus (Druck- und Völlegefühl)* oder *krampf- bis kolikartig,* schlecht lokalisierbar. Geht meist vom Mittelbauch, periumbilikal aus. Entsteht durch vermehrte Dehnung tieferer Wandschichten (z. B. alimentär bedingt oder durch Hypotonie des Magens) oder durch Kapselspannung parenchymatöser Organe, Dehnung, Zerrung oder Spasmen glatter Muskulatur (z. B. Ileus, Nierenkolik) sowie bei Durchblutungsstörungen. Leitungen bds. durch die Nn. splanchnici des autonomen Nervensystems. Übelkeit, Erbrechen, Blässe, Schweißausbruch und Unruhe sind oft Begleitphänomene.

- *Somatischer Schmerz – brennend, bohrend,* asymmetrisch, *scharf,* umschrieben, konstant.

Verstärkung durch Erschütterung oder Bewegung. Wird durch entzündliche Veränderung oder einen Defekt der Schleimhaut verursacht bzw. durch entzündliche Reizung der äußeren Wandschichten, der Serosa oder deren tumuröse Durchwanderung mit Beteiligung des parietalen Peritoneums. Segmentale Leitung durch somatosensible Nn. intercostales. Durch Atmungsbehinderung häufig Schonhaltung. Abdominelle Abwehrspannung durch Reizung efferent-motorischer Fasern gleicher oder benachbarter Segmente.

- *Schmerzübertragung* – bei Erkrankung innerer Organe *in die Peripherie* (Hyperämie und Überempfindlichkeit bestimmter Haut- bzw. Muskelfaszienbezirke = *Head*-Zone bzw. *Mackenzie*-Zone) wird dadurch erklärt, daß diese Zonen ihre sensible Innervation aus den gleichen Segmenten beziehen, die das erkrankte Organ innerviert.

Schmerzprojektion und -ausstrahlung siehe Abb. 40.

| Gallenkolik | Appendizitis | Pankreatitis | Nierenkolik | Cholezystitis |

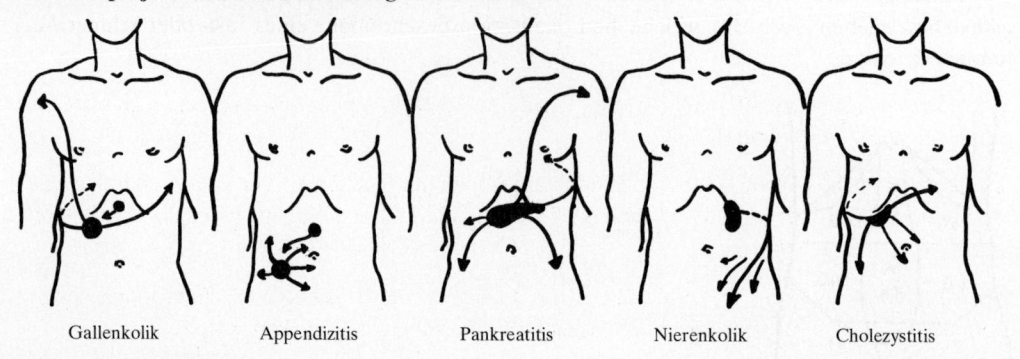

Abb. 40: Schmerzprojektion und -ausstrahlung

Schmerzcharakteristik

- *Appendizitis* – Schmerz beginnt diffus periumbilikal, später mit somatischem Charakter und den Zeichen einer lokalen Peritonitis und reflektorischer Abwehrspannung mit Punctum maximum am *MacBurne*-Punkt (Mitte bzw. Nabel und Spina iliaca ant. sup.). Hier lokaler Druck- und Klopfschmerz, Loslaßschmerz und gekreuzter Entlastungsschmerz, wenn durch Palpationsdruck und Loslassen im linken Unterbauch auf der Gegenseite ein Schmerz ausgelöst wird. Positives *Rovsing*-Zeichen kann vorliegen, wenn bei Ausstreichen des Kolons von distal gegen das Zökum eine Schmerzzunahme erfolgt.

- *Pankreatitis* – schwerer Vernichtungsschmerz, gürtelförmig meist nach links in den Rücken und in die linke Schulter ausstrahlend.

- *Nieren-/Ureterkolik* – heftige, kolikartige Schmerzen, die ipsilateral in das Kreuzbein und in die Genitalregion ausstrahlen. Druckschmerzhafter Harnleiterverlauf.

- *Cholezystitis* – dumpfe, konstante Schmerzen unter dem rechten Rippenbogen, nach links in den Mittel-, nach rechts in den Unterbauch ausstrahlend.

- *Gallenkolik* – krampfartig unerträgliche Schmerzen im rechten Oberbauch, episodisch auftretend mit Ausstrahlung nach rechts dorsal bis zur Wirbelsäule (*Boas*-Druckpunkt rechts neben dem 11. bis 12. BWK) und in die rechte Schulter.

2.8.2 Inspektion

Bei der allgemeinen Inspektion erfaßt man:

Facies Hippocratica – charakteristischer Gesichtsausdruck bei Peritonitis mit spitzer Nase, tiefliegenden Augen, eingefallenen Schläfen und Wangen, bleiche bis graue Gesichtsfarbe.

Schmerzen sind dem Patienten oft an der Gesichtsmimik abzulesen.

Sklerenikterus (Subikterus) – Gelbfärbung der durchbluteten Konjunktiva, ab einem Gesamtbilirubin von ca. 34 µmol (2 mg/100 ml).

Ikterus (Gelbsucht) – gelbe Haut- und Bindehautfärbung infolge vermehrt im Blut kreisenden Bilirubins. Hepatozellulär, durch Okklusion des Ductus choledochus oder hämatogen durch vermehrten Erythrozytenzerfall bedingt.

Hautturgor weist auf Störungen des Wasser- und Elektrolythaushaltes hin und ist bei abdominellen Erkrankungen oft vermindert, deshalb trockene Zunge und „stehende Hautfalten".

Bei der lokalen Inspektion liegt der Patient flach auf dem Rücken

Eingesunkenes Abdomen: bei hochgradiger *Magersucht* bis hin zur Kachexie (Auszehrung, Kräfteverfall speziell bei Karzinomen), sowie als „*Kahnbauch*" (aktive Einziehung des Abdomens) in Spätstadien der Meningitis, bei akuter Peritonitis oder Bleikolik.

Vorwölbung des Abdomens bei:

- *Fettsucht* (Adipositas) – gleichmäßige Vorwölbung des Abdomens, Nabel eingezogen, Haut- und Bauchfalten verdickt. Allgemeine Fettleibigkeit. Besondere Fettverteilung an Stamm und Nacken bei *M. Cushing* oder nach Kortikoidtherapie.

- *Aszites* – Flüssigkeitsansammlung in der Bauchhöhle bei Kreislaufstauung (z. B. Rechtsherzinsuffizienz, Leberzirrhose) oder Bauchfellerkrankungen (z. B. Tbc, Karzinom). Bei hochgradigem A. ist der Nabel gewöhnlich verstrichen, die Bauchhaut ist gespannt, glänzend und dünn ausgezogen. Atmungsbehinderung durch Zwerchfellhochstand (ein verstrichener Nabel findet sich auch bei Gravidität oder bei Nabelhernie).

- *Meteorismus* – gleichmäßige bis halbkugelige Aufblähung des Abdomens, Nabel eingezogen.

- *Ovarialtumoren, Oberbauchtumoren* (z. B. Pankreaszyste)

- *Harnverhalten* – verursacht akut unerträgliche Schmerzen. Die gefüllte Harnblase kann bis zum Nabel und höher reichen. Palpatorisch glatte Oberfläche, perkutorisch Dämpfung oberhalb der Symphyse. Beim älteren Mann oft durch Prostatahypertrophie oder andere Obstruktionen der Urethra bedingt.

Weitere inspektorische Befunde

- *Striae distensae* – anfangs blau-rötliche, später weißliche Streifen in den Spaltlinien der Haut (Hautatrophien durch Zerreißung der elastischen Fasern) durch länger dauernde Überdehnung (z. B. Gravidität, Aszites, Adipositas) an Bauch, Hüfte oder Brüsten.

- *Caput medusae* – Venenerweiterung in den Bauchdecken um den Nabel herum, deuten auf Umgehungskreisläufe hin (z. B. Leberzirrhose oder Verschluß der Vena cava superior oder inferior).

- *Rektusdiastase* – Auseinanderweichen der Mm. recti abd. und Vorwölbung der Bauchwand beim Aufsetzen (z. B. nach häufigen Geburten).

- *Darmsteifungen* – bei mageren Personen gut sicht- und tastbare wellenförmige Wulst- und Walzenbildung unter der Bauchdecke, als Hinweis auf mechanischen Ileus und gesteigerte Peristaltik beim wiederholten Versuch der Darmmuskulatur, ein Passagehindernis zu überwinden.

- *Behaarungstyp* – Schambehaarung beim Mann rautenförmig vom Nabel zur Symphyse ziehend, bei der Frau horizontale Begrenzung oberhalb der Symphyse.

- *Bauchglatze* – weiblicher Behaarungstyp beim Mann kann auf Hormonverschiebung bei Leberzirrhose oder Hodenatrophie hindeuten.

- *Hirsutismus* – männlicher Behaarungstyp bei der Frau, verbunden mit tiefer werdender Stimme, Bartwuchs und starker Beinbehaarung, kann Hinweis auf einen Nebennierenrindentumor sein.

- *Narben* geben schließlich Hinweise auf früher durchgeführte operative Eingriffe, ebenso wie die Lokalisation eines *Anus praeter* (künstlicher Darmausgang).

→ *Inspektion des Analringes s. 2.8.7*

2.8.3 Palpation des Abdomens

Der Patient soll flach und entspannt auf dem Rücken liegen (Vorsicht bei Herzkranken und Asthmatikern), die Arme parallel zum Körper, die Beine können zur Entspannung der Bauchdecken leicht abgewinkelt sein.

Palpiert wird mit der Beugeseite der Fingerendglieder der flachen Hand. Bei Schmerzangaben wird von der gegenüberliegenden, gesunden Seite an den Schmerzpunkt herangetastet. Bei der Palpation werden **Resistenzen** (Widerstand eines Gewebes bei der Belastung) in Form, Größe, Lokalisation, Konsistenz, Oberflächenbeschaffenheit, Verschieblichkeit und Druckschmerzhaftigkeit erfaßt.

Bei **mageren** Patienten kann die gute Tastbarkeit von *Skybala* (weiche bis harte, gut verschiebliche Kotballen, die bei erneuter Palpation nach ‚Abführen' via naturalis verschwunden sind) oder eines spastischen Kolons einen malignen Tumor, der meist derb, höckrig und kaum verschieblich ist, vortäuschen. Auch eine erhöhte Druckschmerzhaftigkeit (z. B. durch Druck der Aorta gegen die Wirbelsäule) kann zu Fehlinterpretationen führen.

Bei **muskulösen** oder **adipösen** Patienten können die Bauchdecken so straff sein, daß kaum ein aussagekräftiger Befund, besonders bei der tiefen Palpation, erhoben werden kann. Hier sollte man versuchen, von der Flanke her zu palpieren. Eine weitere Entspannung durch ein Wärmebad oder das Auflegen feuchtwarmer Wickel zu erzielen, ist umständlich und meist wenig erfolgversprechend. Schwangerschaft, eine stark gefüllte Harnblase, starker Meteorismus, Aszites oder geblähte Kolonschlingen können die Palpation ebenso erschweren wie starke Bauchschmerzen des Patienten.

Bei der **Oberflächenpalpation** werden Bauchdecken und darunterliegendes Peritoneum palpiert. Hierbei werden *Resistenzen* (z. B. Lipome, Infiltrate der Bauchwand, Skybala, Tumoren oder eine gefüllte Harnblase) oder *Faszienlücken* (z. B. epigastrische Hernien) erfaßt. Ein tiefer im Bauchraum gelegener Tumor verschwindet ‚unter der Hand' bei Anspannung der Bauchmuskulatur, d. h. beim Aufsitzenlassen des Patienten. Eine **Abwehrspannung** resultiert aus reflektorischer Kontraktion der Bauchmuskeln bei entzündlicher Reizung des parietalen Peritoneums. Tritt sie als *lokale* Peritonitis auf (z. B. bei Appendizitis), läßt sie sich durch vergleichende Palpation mit der Gegenseite gut abgrenzen und lokalisieren. Bei muskulärer Abwehrspannung, Druck-, Klopf- und Entlastungsschmerzhaftigkeit des gesamten Abdomens tritt sie als *diffuse* Peritonitis (‚brettharter Bauch'), z. B. bei Organperforation, Mesenterialinfarkt oder Pankreasnekrose auf. Begleitend sind dann meist starke Schmerzen, Schonhaltung sowie Stuhl- und Windverhalten.

Bei der **tiefen Palpation** wird Form, Größe, Konsistenz und Oberflächenbeschaffenheit der soliden Bauchorgane beurteilt:

Milzpalpation

Die Milz ist meist bei Jugendlichen in tiefster Inspiration tastbar, sonst nur, wenn sie vergrößert und verhärtet ist. Der Patient liegt auf dem Rücken, der Untersucher legt die rechte Hand in die Nabelgegend und zieht die Bauchdecke nach rechts unten. Der Patient atmet tief ein, dabei drückt die Untersucherhand nach links oben und versucht den unteren Milzrand zu tasten. Dies wird wiederholt, wobei die palpierende Hand der Milz näher rückt. Ist dies erfolglos, legt sich der Patient in rechte Halbseitenlage, streckt den rechten Arm vor sich und legt den linken Arm hinter sich. Die Finger der re. Untersucherhand werden bei geringem Druck unter den li. Rippenbogen geführt, während die li. Hand die Milz aus der Lendengegend nach vorne drängt, um den Palpationsdruck aufzufangen. Der Patient atmet nun ein, wobei die Milz der tastenden Hand entgegenkommt. Der Milzrand fühlt sich normal stumpf an und kann bei vergrößertem Organ am medialen Rand (Margo crenatus) eine oder mehrere Einkerbungen aufweisen. Ein *Milztumor* kann bis ins kleine Becken reichen und ist perkutorisch am Schenkelschall gut erkennbar. Nach *Milzinfarkten* (z. B. bei kombiniertem Mitralvitium) kann eine Perisplenitis auskultatorisch am Reiben erkannt werden.

Leberpalpation

Die Leber ist normal weich, von glatter Oberfläche und nicht druckschmerzhaft. Der Rand erscheint gering abgerundet, jedoch nicht plump. Die normale Leber ist in der Medioklavikularlinie (MCL) nur eben bzw. nicht tastbar.

Kantenstellung – hierbei ist die Lebervorderfläche besonders im Liegen mehr abgehoben als die hinteren Anteile und kann auch bei Vergrößerung gelegentlich nicht getastet werden.

Leberptose (Organsenkung im Alter) – hierbei kann die Leber bei Normalgröße den re. Rippenbogen deutlich überragen, ebenso bei Zwerchfelltiefstand, Lungenemphysem oder großen Pleuraergüssen.

Bei der *Gleitpalpation* steht (oder besser sitzt) der Untersucher re. neben dem liegenden Patienten und drückt ein- oderzweihändig, nach orientierender Perkussion, möglichst flach in die Bauchdecken unterhalb des Rippenbogens re. in der MCL etwa ein bis zwei Zentimeter ein. Während die untersuchende Hand stillhält und der Patient einatmet, gleitet der untere Leberrand von kranial nach kaudal unter den tastenden Fingern durch. Ist dies erfolglos, erneute Palpation weiter kranial oder kaudal, wobei man von der MCL etwas mehr medial oder lateral geht. Bei der *Stoßpalpation* drückt man beide Hände mit aufgestellten Fingern auf die Bauchdecke und versucht so, die Leberkante zu tasten. Dies kann bei Vorliegen eines Aszites notwendig werden.

Merke: Die sehnigen Querstreifen des M. rectus abdominis verschieben sich bei Inspiration nach kranial, der untere Leberrand nach kaudal!

Befundbeschreibung bei der Leberpalpation

Größe – Angabe in cm vom Oberrand (perkutorische Lungen-Leber-Grenze) bis zum Unterrand. Im Liegen normal 8–12 cm. Klinisch gängig ist die Angabe in „Querfingern" (1 QF = 2 cm) unter dem rechten Rippenbogen. *Vergrößert* bei Fettleber, Entzündung, Rechtsherzinsuffizienz, Metastasen oder im Frühstadium der Zirrhose. *Verkleinert* im Spätstadium der Leberzirrhose infolge bindegewebigen Umbaus mit Schrumpfung sowie bei der akuten, gelben Leberatrophie infolge akuter Virushepatitis.

Konsistenz – weich bei normaler Leber und Fettleber, *hart* (konsistenz-vermehrt) bei Cholestase oder Hepatitis, *derb* bei Zirrhose oder primärem Leberkarzinom.

Rand – scharf bei Zirrhose, *abgerundet* und *plump* bei Stauungsleber, Hepatitis oder Fettleber. *Knotig* und *gewellt* bei Metastasen.

Druckschmerz – durch Kapselspannung bei Stauungsleber, Hepatitis oder Leberabszeß.

Oberfläche – glatt bei Stauungs-, Fettleber oder Amyloid, *höckrig* bei Zirrhose, *knotig* bei Metastasen (nach zentraler Einschmelzung nabelförmig eingezogen), syphilitischen Gummen oder bei Echinococcus cysticus.

Typische Befunde bei Leberzirrhose

Subjektiv: Schwäche, Impotenz, Gewichtsabnahme, Magen-Darm-Störungen mit Blähungen, Ikterus, Pruritus.

Objektiv: Spider naevi, Palmarerythem, Dupuytren-Kontraktur, Weißfleckung der Nägel, glatte, rote Zunge, Bauchglatze, Gynäkomastie und Hodenatrophie durch Östrogenwirkung, Caput medusae, Hautblutungen, Milztumor bei portaler Hypertension, Ösophagusvarizen, Aszites und Beinödeme. Im Frühstadium ist die Leber vergrößert, derb, mit zunächst scharfem Rand. Im weiteren Verlauf narbig-bindegewebiger Umbau der Leber, wobei sie zunehmend höckrig (fein- oder grobknotig) wird, sich der Rand abrundet, schrumpft und im Spätstadium meist nicht mehr tastbar ist.

Gallenblasenpalpation

Eine palpable Gallenblase ist stets vergrößert durch Flüssigkeitsansammlung (Empyem, Hydrops), Konkremente, ein Karzinom oder gelegentlich durch eine Entzündung. Da sie in die Leber eingebettet ist, bewegt sie sich atemabhängig mit. Bei Inspiration wird sie mit flacher, leicht aufliegender Hand ungefähr in der MCL palpiert.

Gallenblasenhydrops und *-empyem:* druckschmerzhafter, prall-elastischer Tumor mit glatter Oberfläche und meist beweglicher Gallenblase bei akutem Steinverschluß des Ductus cysticus, kein Ikterus! Beim tumorösen Verschluß des Ductus choledochus (z. B. Pankreaskopfkarzinom, maligne Papillenstenose) ist die Gallenblase prall-elastisch, nicht druckdolent (*Courvoisier*-Zeichen), jedoch besteht ein Ikterus. Das *Gallenblasenkarzinom* ist unregelmäßig, oft höckrig begrenzt, hart und unverschieblich mitunter druckdolent.

Bei *Cholezystitis* und *Cholelithiasis* ist die Gallenblasengegend druckdolent, die Gallenblase kann vergrößert sein. Schmerzausstrahlung siehe 2.8.1. Bei *chronischem Gallenblasenleiden* kann sowohl ein Hydrops wie auch eine durch Entzündung narbig geschrumpfte Gallenblase resultieren, bei zusätzlicher Verkalkung spricht man von einer Porzellangallenblase.

Nierenpalpation

Die Nieren liegen beidseits von der Rückenmuskulatur retroperitoneal tief im Bauchraum, wobei die rechte Niere physiologischerweise etwas tiefer steht. Der obere Nierenpol wird rechts von der Leber, links von der Milz überlagert. Die Palpation erfolgt bimanuell am liegenden Patienten, wobei eine Untersucherhand von dorsal unterhalb des Rippenbogens die Niere gegen die Fingerspitzen der anderen von ventral her tief palpierenden Hand drängt. Bei Inspiration treten beide Nieren etwas tiefer.
In der Regel kann jeweils nur der untere Nierenpol getastet werden. Ist eine Niere leicht zu erreichen, ist an eine *Senk-* oder *Wanderniere* zu denken. Eine pathologische *Vergrößerung* findet sich z. B. bei Nierenzyste, Zystenniere, Hypernephrom oder Hydronephrose (Harnrückstau bei Abflußbehinderung).
Klopfschmerzhaftigkeit der Nierenlager (Beklopfen der Flanken mit der Faust oder Handkante) weist auf entzündliche Prozesse (z. B. Pyelonephritis, Abszeß) oder Harnstau hin.

Erkennen von Hernien

Bei den äußeren Hernien handelt es sich in erster Linie um *Leistenhernien,* vorwiegend beim Mann, und um *Schenkelhernien* (Femoralishernien), vorwiegend bei der Frau, sowie um *Nabelhernien* und *Narbenhernien.*
Die Untersuchung erfolgt im Liegen und Stehen, wobei der Patient aufgefordert wird, zu husten und zu pressen. Durch die intraabdominelle Drucksteigerung treten die Schenkelhernien unterhalb, die Leistenhernien oberhalb des Leistenbandes oft schon inspektorisch in Erscheinung.

> Die **medialen,** immer erworbenen, direkten Leistenhernien erscheinen neben der Symphyse als kugelige Gebilde. Die **lateralen** (lateral der Vasa epigastrica), indirekten, z.T. angeborenen Leistenhernien folgen dem Verlauf des Leistenkanals und können bis ins Skrotum reichen (sog. Skrotalhernien).

Bei der *Palpation* muß die Fingerkuppe unter Mitnahme von genügend Skrotalhaut von medial-kaudal bis kranial-lateral zum inneren Leistenring geführt werden. Kleinere Hernien verifiziert man erst, wenn der Bruchsack bei einem Hustenstoß an die Fingerkuppe im inneren Leistenring stößt. Sie sind oft schmerzhafter als große. Der *Bruchsack* (parietales Peritoneum) kann leer sein, darin enthaltenes Netz fühlt sich körnig an. Darminhalt erkennt man auskultatorisch an der Peristaltik oder an einer Fluktuation. Läßt sich der Bruch digital in den Bauchraum zurückdrängen, ist er reponierbar, bewegt er sich nicht, ist er eingeklemmt (inkarzeriert, besonders bei enger Bruchpforte). Hierdurch kann die Gefäßversorgung des Bruchinhaltes stranguliert werden, was zu Gangrän, Ileus und Peritonitis führen kann.

Untersuchung von Skrotum und Testes

Die Untersuchung erfolgt im Stehen, wobei ein physiologisches Tieferstehen des linken Hodens auffällt. Der Skrotalinhalt (Hoden, Nebenhoden, Plexus pampiniformis, Samenstrang, Hodenhüllen) wird bimanuell gegeneinander abgegrenzt, pathologische Veränderungen werden palpiert.
Eine einfache, jedoch wichtige Untersuchung bei der Differentialdiagnose palpabler Tumoren ist die **Diaphanoskopie.** Im abgedunkelten Raum wird eine Taschenlampe hinter den zu untersuchenden Tumor gehalten. Im Gegensatz zu soliden Tumoren des Samenstrangs, Skrotalhernien und des Hodens selbst, erscheinen Hydrozelen, Funikulozelen und Spermatozelen wegen ihres klaren Flüssigkeitsgehaltes transparent (Diaphanoskopie positiv). Sie sind normal nicht druckschmerzhaft.

Skrotalhaut – verdickt bei Lymphabflußstörung (z. B. Rechtsherzinsuffizienz, Nephritis, Filiariasis) sowie *gerötet* und *warm* z. B. bei Nebenhodenentzündung (Epididymitis) oder Hodentorsion (akutes Schmerzereignis). Erweiterte und geschlängelte *Venenkonvolute* an der Skrotaloberfläche, meist links, die sich im Liegen entleeren, sprechen für eine Varikozele (Erweiterung des Plexus pampiniformis). Bei längerem Bestehen meist sekundäre Hodenatrophie der betroffenen Seite.

Samenstrang – bds. als harter ‚spulrunder', zwischen zwei Fingern leicht zu rollender Strang tastbar. *Verdickt* bei Entzündung, Tbc, Diabetes, zudem *stark druckdolent* bei akuter Epididymitis. Eine Funikulozele ist nach proximal und distal abgrenzbar, glatt, prall-elastisch und Diaphanoskokpie positiv.

Hoden – eiförmig, glatte Oberfläche, elastisch, druckschmerzhaft und vom Nebenhoden gut abgrenzbar. *Vergrößert* und *weich* bei Hydrocele testis (wäßrige Flüssigkeitsansammlung in der Tunica vaginalis testis nach Entzündung oder Trauma), bei Hämatozele (blutiger Inhalt = Diaphanoskopie negativ!), *vergrößert* und *derb* bei Seminom (maligner Tumor), *vergrößert* und *äußerst druckschmerzhaft* bei Hodentorsion oder akuter Orchitis (Hodenentzündung als gefürchtete Komplikation bei Mumps), *vergrößert* und *hartknotig* bei Hoden-Tbc, Gumma oder Hodenneoplasma.

Nebenhoden – *zystisch vergrößert*, nicht druckdolent bei Spermatozele, *knotig verdickt* bei NH-Tumor, -Tbc oder -Lues, *vergrößert* und *stark druckdolent* bei akuter Epididymitis.

Prehn-Zeichen: bei akuter Epididymitis verringert sich der Schmerz bei Anheben des Skrotums, bei der Hodentorsion dagegen nimmt der Schmerz zu.

Lymphknoten der Leistenregion (s. a. 2.4.1)

Im Bereich des Trigonum femorale liegen die *oberflächlichen Lymphknoten* unterhalb des Leistenbandes auf der Faszie. Sie liegen:

- *horizontal,* parallel zum Leistenband, drainieren die Lymphe aus dem äußeren Genitale, Damm, Analregion, Bauchhaut unterhalb des Nabels, Haut des Hüft- und Gesäßbereiches und teilweise vom inneren Genitale, dem Fundus uteri (Tubenwinkel);
- *vertikal,* parallel dem Mündungsgebiet der V. femoralis für den oberflächlichen Lymphstrom der unteren Extremität.

Sie sind untereinander verbunden und führen die Lymphe zu den *tiefen Lymphknoten* an der proximalen Verlaufsstrecke der V. femoralis und beziehen zusätzlich die Lymphe aus den tiefen Lymphbahnen der unteren Extremität. Auf dem Septum femorale im Bereich des Anulus femoralis findet sich regelmäßig ein größerer Lymphknoten, der *Rosenmüller*-Lymphknoten.

Kompressionsschmerz bei Beckenfrakturen

Ein *seitlicher Stauchungsschmerz* läßt sich durch bimanuellen Druck von lateral gegen beide Darmbeinschaufeln bei Beckenringfraktur auslösen.

Ein *ventrodorsaler Stauchungsschmerz* wird durch festen Druck mit beiden Händen auf die Symphyse bei Schambeinfraktur oder Symphysensprengung erzeugt, das *Symphysenklaffen* kann als Mulde tastbar sein.

Ein *Stauchungsschmerz* durch Druck auf die Beckenschaufeln von vorne *nach lateral und dorsal* kann auf Frakturen des Os ileum oder Erkrankung der Ileosakralgelenke hinweisen. Bei Beckenrandbrüchen kann bisweilen die *falsche Beweglichkeit* des Beckenschaufelfragmentes festgestellt werden.

Ein *Stauchungs- und Zugschmerz* vom Fuß her weist bei gleichzeitig stark schmerzhafter Bewegungseinschränkung auf eine Hüftpfannenfraktur hin.

An *Komplikationen bei Beckenfrakturen* ist insbesondere auf eine Mitverletzung von Urethra und Harnblase (Hämaturie), des N. ischiadicus (neurologische Untersuchung) und auf den Mastdarm (rektale Untersuchung) zu achten. Gefahr eines Schocks und Fettembolie bedenken.

2.8.4 Perkussion

Bei der Perkussion des Abdomens unterscheidet man *Dämpfung* (Schenkelschall) über soliden Organen oder Flüssigkeitsansammlungen von der *Tympanie* über lufthaltigen Darmabschnitten.

Differenzierung von Meteorismen und Aszites

Meteorismus – durch verstärkte Luft- bzw. Gasansammlung in Magen und Darmschlingen Vorwölbung des Abdomens (Abb. 41). Typisch verstärkter, tympanitischer Klopfschall. Bei Dickdarmblähung „Rahmentympanie".

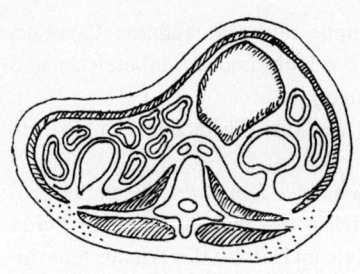

Abb. 41: Meteorismus

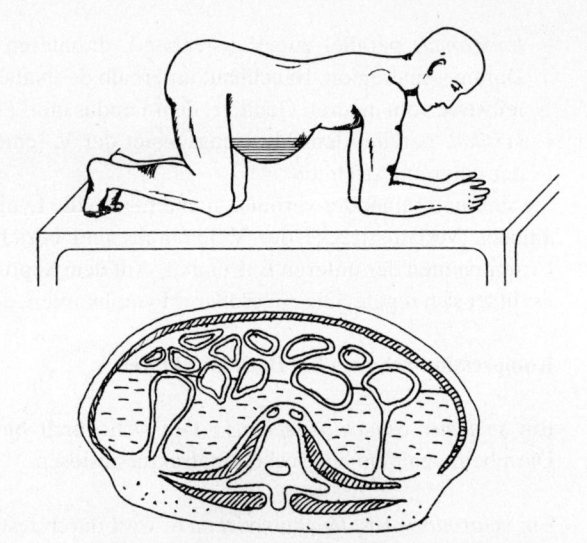

Abb. 42: Nachweis von Aszites in Knie-Ellenbogen-Lage. Dämpfung am tiefsten Punkt des herabhängenden Bauches. In Rückenlage an dieser Stelle Tympanie

Aszites – Flüssigkeitsansammlung in der Bauchhöhle. Im Stehen wölbt sich der Leib im unteren Anteil prall vor. Wichtigstes Symptom ist die Lageverschieblichkeit. Kleine Ergüsse weist man in Knie-Ellenbogen-Lage nach, d. h. am tiefsten Punkt des Abdomens perkutiert man eine Dämpfung, die nach Rückenlagerung tympanitischem Klopfschall weicht. Größere Ergüsse wölben die Flanken seitlich vor, der Klopfschall ist dort gedämpft; die darauf schwimmenden Darmschlingen vermitteln Tympanie (Abb. 42). Die Grenze wird nach Perkussion in Seitenlagerung deutlich. Legt man eine Hand auf die eine Seite des Bauches und beklopft die gegenüberliegende Bauchwand mit den Fingerkuppen, fühlt man, wie die Fluktuationswelle *(Undulation)* der tastenden Hand entegenschwappt. Das Anschlagen soll knapp und kurz sein, da sich auch im Fett eine Erschütterungswelle ausbreiten kann. Hier kann die Handkante eines Helfers, längs-median in den Bauch gedrückt, die Erschütterung des Fettgewebes abstoppen und nur noch die Aszitesfluktuation durchlassen. Differentialdiagnostisch muß bei Kindern an stark flüssigkeitsgefüllte Darmschlingen bei Zöliakie gedacht werden.

Kenntnis der Organgrenzen

Die *Leber* reicht nach oben in die Zwerchfellkuppel und wird von Lungengewebe überlagert. Die *Lungen-Leber-Grenze* wird parallel zu den Interkostalräumen leise in der MCL perkutiert. Die Atemverschieblichkeit der Lunge beträgt hier etwa 4–6 cm.

Die obere Lebergrenze wird in der MCL unterhalb der Klavikula nach distal laut perkutiert, um die sie überlagernden Lungen- und Pleuraanteile zu ‚durchschlagen'. Beim Erreichen der Grenze hört man den Schenkelschall der Leberdämpfung, beim liegenden Mann normal etwas unterhalb der rechten Brustwarze (4. ICR).

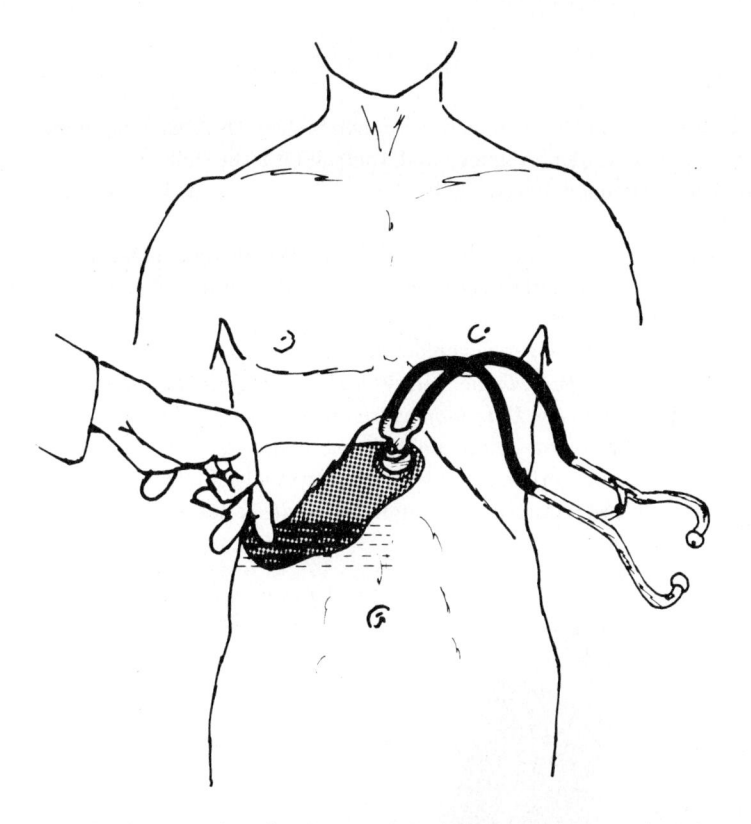

Abb. 43: Die Anwendung der „Kratzauskultation" zur Bestimmung der Lebergrenzen

Der untere Leberrand muß wieder relativ leise perkutiert werden, da er sehr dünn ist, er weicht dann dem tympanitischen Klopfschall der Darmschlingen.
Bei dicken Patienten kann der untere Leberrand mit der **Kratzauskultation** bestimmt werden, wobei das Stethoskop im epigastrischen Winkel auf den schmalen Streifen des linken Leberlappens aufgesetzt wird. Man streicht nun mit der Fingerspitze parallel zum erwarteten Leberrand in 1- bis 2-cm-Abständen nach distal über die Bauchhaut. Überschreitet man den Rand, wird das laute Kratzgeräusch leise oder unhörbar.

Die Lungen-Milz-Grenze wird wie die Lungen-Leber-Grenze perkutiert, jedoch in der vorderen linken Axillarlinie bis zu der Stelle, wo die Milz der Thoraxwand direkt anliegt. Dies ist in der vorderen Axillarlinie 10 bis 15 cm oberhalb des Rippenbogens. Die *Breite der Milzdämpfung* beträgt etwa 7 cm. In Rückenlage projiziert sich die Milz auf die linke seitliche Thoraxwand in dermittleren bis vorderen Axillarlinie in Atemmittellage etwa von der 9. bis 11. Rippe. Lungenemphysem, Meteorismus und Magenblähung können die Milzdämpfung total zum Verschwinden bringen.

Der Magen versteckt sich zu 5/6 in der linken Zwerchfellkuppel bzw. hinter dem linken Rippenbogen, und nur 1/6 ist im Epigastrium der Untersuchung zugänglich. Die Kardia liegt etwas links vom 11. BWK, die große Kurvatur wird häufig vom Querkolon überdeckt. Praktische Bedeutung hat lediglich die Auskultation beim Überprüfen der Lage einer Magensonde.

2.8.5 Auskultation

Hierzu wird das Stethoskop unter leichtem Druck an verschiedenen Stellen des Abdomens aufgesetzt. Sind Darmgeräusche vorhanden, werden Frequenz und Tonqualität festgestellt, wobei „lange genug" zu auskultieren ist. Ebenso können Stenosegeräusche von Aorta oder Becken- und Nierenarterien erfaßt werden.

Die *charakteristischen Darmgeräusche* entstehen durch die Propulsion von flüssigem Darminhalt durch die peristaltischen Wellen. Sie treten in unregelmäßigen Abständen auf und ähneln einem dumpfen, quatschenden, glucksenden Geräusch.

Bei *verstärkter Peristaltik* (Gastritis, Enteritis, Überwiegen des N. vagus) sind *normale Darmgeräusche pausenlos* auskultierbar. Bei *gleichzeitiger Blähung* sind sie *heller, metallisch klingend* (beginnender mechanischer Ileus). Bei *Verengung des Darmlumens* treten gelegentlich *Spritzgeräusche* auf. Bei *Auftreten vermehrter Flüssigkeit* kommt es proximal einer Stenose zu *plätschernden Geräuschen,* wenn Flüssigkeit auf einen bereits vorhandenen Flüssigkeitsspiegel trifft. Das *Fehlen jeglicher Darmgeräusche* (sog. ‚Totenstille') ist typisch für den *paralytischen Ileus,* der das Endstadium eines mechanischen Ileus darstellen kann.

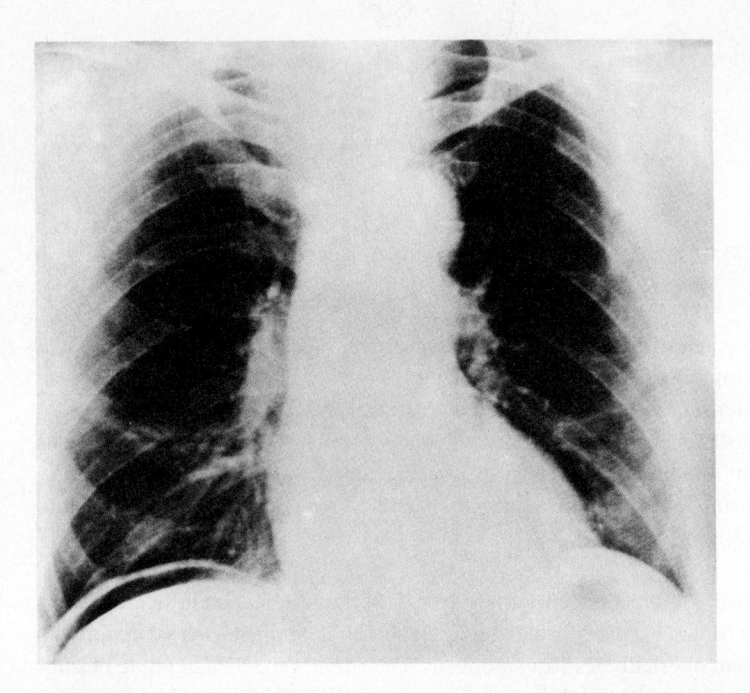

Abb. 44: Freie Luft im Abdomen. Luftsichel unter dem rechten Zwerchfell bei Ulkusperforation (aus Siegenthaler, 1984)

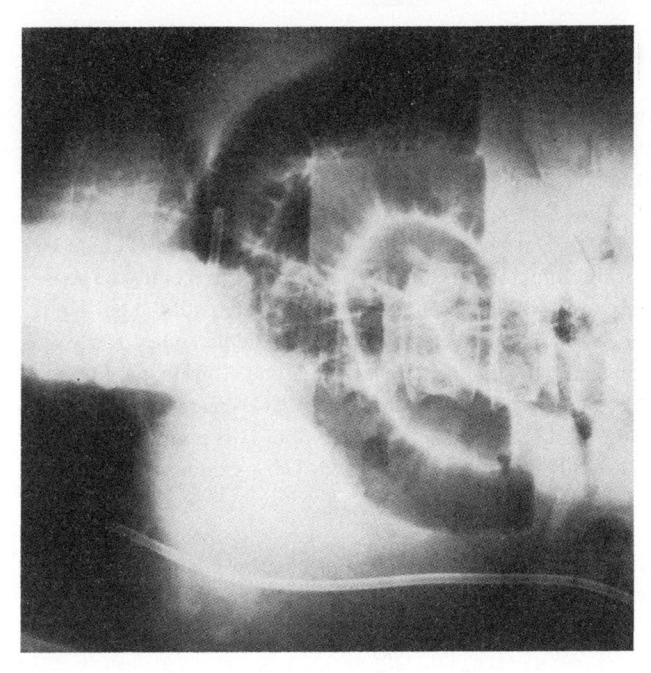

Abb. 45: Dünndarmileus.
Merke: Die Kolonschlingen sind luftleer, die Dünndarmschlingen sind gebläht und zeigen Spiegelbildung (aus Lissner, J. Radiologie II, F. Enke Verlag, Stuttgart)

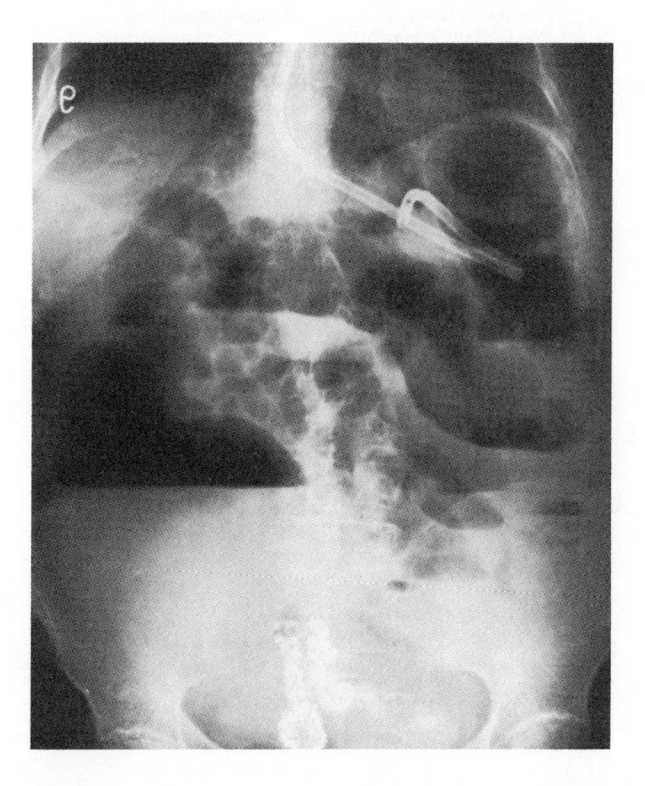

Abb. 46: Dickdarmileus mit stark geblähtem Dickdarm (aus Lissner, J. Radiologie II, F. Enke Verlag, Stuttgart)

Typische Symptome des Darmverschlusses

Mechanischer Ileus – anfangs kolikartige, oft periumbilikale Schmerzen bei weichem, nicht druckdolentem Abdomen, Erbrechen, Stuhl- und Windverhalt, Meteorismus, metallisch klingen Darm-, gelegentlich Spritzgeräusche. Später, mit zunehmender peritonealer Reizung, Abwehrspannung.

Paralytischer Ileus – Beteiligung des ganzen Darmes, starker Meteorismus, absolutes Fehlen von Darmgeräuschen („Totenstille"), durch Beklopfen des Bauches können Plätschergeräusche ausgelöst werden, hörbarer Aortenpuls, gespannte Bauchdecken, evtl. Abwehrspannung, kein Kolikschmerz, Dyspnoe durch Zwerchfellhochstand, Singultus, Erbrechen. Bei Fehlen einer peritonealen Reizung geblähtes, weiches Abdomen ohne Druckschmerzhaftigkeit und Abwehrspannung. *Röntgenologisch* finden sich auf der Abdomenleeraufnahme im Stehen bei Dünndarmileus lufthaltige (stehende) Dünndarmschlingen mit mehreren Spiegelbildungen, bei Dickdarmileus Aufblähung des Kolons und einzelne Spiegel, bei Perforation eines Magen-Darm-Anteils Luftsichelbildung unter dem Zwerchfell.

Merke: Ein zunächst mechanischer Ileus kann nach längerem Bestehen in einen paralytischen Ileus übergehen, wenn es zur Durchwanderungsperitonitis gekommen ist.

Tabelle 13: Unterscheidung von Ileusformen an Hand der Symptomatik (modifiziert nach Hegglin/Siegenthaler: Differentialdiagnose innerer Krankheiten)

	Paralytischer Ileus	Obturations-Ileus	Strangulations-Ileus
Anamnese	z. B. Ulkus oder Gallensteine, Appendizitis oder Extrauteringravidität (Erkrankungen mit Peritonitis)	Karzinom Gallensteine	Frühere, teils länger zurückliegende Laparotomien
Beginn	Je nach Grunderkrankung plötzlich: Perforation allmählich; nach Laparotomie	Langsam	Plötzlich, aus voller Gesundheit
Schmerz	Je nach Grunderkrankung evtl. fehlend	Häufig kolikartig	Heftig kolikartig
Meteorismus	Diffus, Trommelbauch	Gering	Lokal
Peristaltik	Fehlt völlig („Totenstille")	Verstärkt, Darmsteifungen	Zunächst vorhanden, später fehlend
Allgemeinbefinden	Hochgradig eingeschränkt, oft Schockzustand	Gering beeinträchtigt	Stark beeinträchtigt, oft Schockzustand

Tabelle 14: Lokalisationsdiagnostik bei mechanischem Ileus (modifiziert nach Hegglin/Siegenthaler: Differentialdiagnose innerer Erkrankungen)

	Erbrechen	Schmerz	Meteorismus	Stuhl- und Windverhalt
Hoher Dünndarmileus	Früh, intensiv	Nabelgegend, intermittierend, heftig	Fehlt oder minimal	Fehlt
Tiefer Dünndarmileus	Später, weniger profus, fäkulent	Um den Nabel, krampfartig, heftig	Ausgeprägt, Abdomenmitte	Anfänglich: Stuhl und Flatus möglich
Dickdarmileus	Spätsymptom, selten	Weniger heftig, krampfartig	Ausgeprägt, Flanken	Vollständig

Merke: Beim Dünndarmileus kann das Kolon noch gefüllt sein und Stuhlabgang ist möglich.

2.8.6 Umfangmessung des Abdomens

Zur Objektivierung einer Zunahme des Bauchumfanges kann dieser in regelmäßigen Abständen, immer an derselben Stelle, gemessen werden. Das Maßband wird in Nabelhöhe angelegt, wobei Ober- und Unterrand mit Strichen markiert werden. Vom Erstuntersucher sollten Meßergebnis und Uhrzeit auf der Bauchdecke notiert werden.

Gelegentlich noch Anwendung bei der Aszieskontrolle, bei akutem Abdomen mit Verdacht auf intraabdominelle Blutung und der Schwangerschaftsverlaufskontrolle. Insgesamt als wenig zuverlässige Verlaufskontrolle anzusehen.

2.8.7 Proktologische Untersuchung (siehe 6.5)

2.9 Untersuchung der Statik und der Wirbelsäule

Die Wirbelsäule (WS) des Erwachsenen zeigt einige charakteristische, *physiologische Krümmungen:* die HWS und LWS sind nach vorn konvex (Lordose), die BWS und das Kreuzbeingebiet nach dorsal konvex (Kyphose) gebogen. Sie entwickeln sich aus einer Kyphose des Neugeborenen, die sich in den ersten Lebenswochen streckt, wenn der Säugling beginnt, den Kopf aus der Bauchlage zu erheben. Diese Krümmungen werden, abgesehen von bestimmten Organerkrankungen und statischen Asymmetrien, auch vom Alter, der physischen Konstitution, Beruf und Lebensgewohnheiten mitbeeinflußt.
Anamnestisch stehen beim WS-Erkrankten Schmerzen und Funktionseinschränkungen im Vordergrund: *Beschwerden* bei degenerativen Erkrankungen (z. B. Arthrosis deformans) werden meist durch Belastung ausgelöst und verstärkt. Bei entzündlichen Erkrankungen (z. B. *M. Bechterew*) treten Schmerzen meist nachts auf. Medulläre Schmerzen (z. B. bei Bandscheibenvorfall) treten meist blitzartig auf und können von Parästhesien in den Beinen begleitet sein. Der radikuläre

Schmerz (z. B. Wurzelneuralgie) kann anfallsweise, durch Bewegungen provoziert oder kontinuierlich sein.

Die *Inspektion* erfolgt in normaler, aufrechter Ruhehaltung des Patienten (Fersen zusammen, Fußspitzen leicht divergierend, Kniegelenke passiv stabilisiert, Schulter und Arme locker hängend, Blick nach vorn), wobei die Symmetrie als Gradmesser für die Befunderhebung dient. *Von hinten* werden Schulter- und Beckenstand, die Symmetrie der Taillendreiecke und der *Michaelis*-Raute beurteilt. Streift man von kranial nach kaudal mit dem Finger über die Dornfortsätze, ist an der entstandenen Rötung gut das Löt der WS zu beurteilen. Auffällig sind hier seitliche Krümmungen der WS (Skoliosen) und Rippenbuckelbildung, die erst durch Vorbeugen des Patienten deutlicher wird: Hierbei läßt sich feststellen, ob sich die WS ausgradet oder eine fixierte Fehlhaltung vorliegt. *Von der Seite* lassen sich die Normschwindungen der WS, eine Buckelbildung oder ein Gibbus (dorsale Abknickung der WS) sowie die Beckenneigung beurteilen. *Von vorn* läßt sich die Haltung und Stellung des Kopfes, z. B. ein Schiefhals (Tortikollis), die Profilierung der Schulterregion, die Thoraxkonfiguration (z. B. Trichterbrust) und der Beckenstand beurteilen. Eine horizontale Bauchfalte ist oft erster Hinweis auf einen *M. Bechterew*.

Bei Verdacht auf akute Verletzungen des Bewegungsapparates, insbesondere der WS, wird der Patient möglichst schonend im Liegen untersucht, wobei die Prüfung von Durchblutung und Nervenfunktion unerläßlich ist.

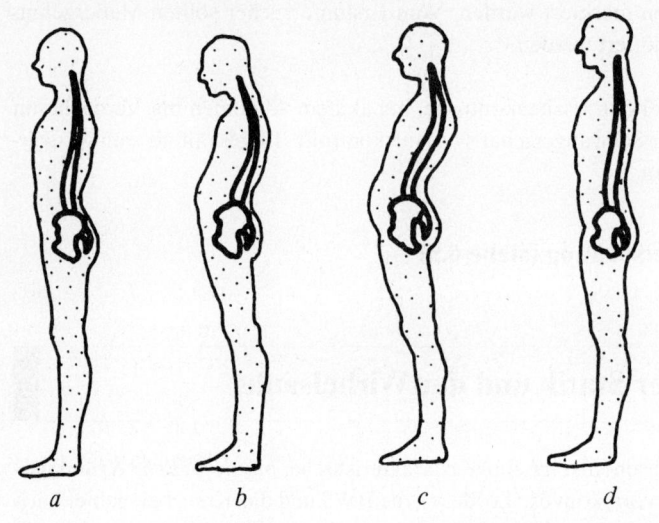

a *b* *c* *d*

Abb. 47: a: Normale Haltung, b: Rundrücken, c: Hohlrundrücken, d: Flachrücken

2.9.1 Charakterisierung der Körperhaltung

Die Körperhaltung ist die Lage des Menschen in Abhängigkeit von der Schwerkraft. Die aktiven und passiven Haltevorrichtungen versuchen ein Gleichgewicht herbeizuführen, d. h. beim Stand den Schwerpunkt des Körpers über die Unterstützungsfläche, die Füße, zu bringen. Typisch ist z. B. der stolze, *aufrechte Gang* der schwangeren Frau mit verstärkter Lendenlordose und kompensatorischer Rückverlagerung des Oberkörpers, die *gebückte Haltung* des schwächlichen, ermüdeten oder depressiven Menschen mit eingesunkener Brust. Ein seitlicher *Rumpfüberhang* kann sich bei der Skoliose mit Rippenbuckel, ein Rumpfüberhang nach vorn beim professionellen Rundrücken des Schwerarbeiters (z. B. Lastenträger) oder bei *M. Bechterew* (Erkrankung des rheumatischen Formenkreises mit Verknöcherungsneigung der WS – „Bambusform") zeigen.

Haltungsschwäche bezeichnet das Absinken von der aktiv aufgerichteten Haltung (Füße parallel, Blick nach vorn, Arme gestreckt vorhaltend) in die Ruhehaltung innerhalb von 30 sec. Beim *Haltungsverfall* ist eine aktiv aufgerichtete Haltung erst gar nicht möglich.

2.9.2 Beckenstand

In normaler Ruhehaltung steht das Becken horizontal zur Körperlängsachse (Beckenstand) und ist um 10 bis 15 ° nach vorn geneigt (Beckenneigung), wobei Symphyse und vordere Darmbeinstachel in der Frontalebene sind.

Beckenschiefstand – seitliche Abweichung des Beckens aus der Horizontalen, meist Folge einseitiger anatomischer oder funktioneller Beinverkürzung (Adduktions-, Abduktionskontraktur), Beckenasymmetrie bei Luxationshüfte, nach Lähmungen, Frakturen, frühkindlichen Wachstumsstörungen und bei Tumoren. Folge ist eine statische Skoliose der WS.

Beckenkippung – verstärkte Vor- oder Reklination des Beckens. Eine verstärkte Vorneigung des Beckens führt zu einer verstärkten Lendenlordose (Hohlkreuz), eine verstärkte Rückneigung zu einem Flachrücken (s. a. 2.9.3).

2.9.3 Haltungs- und Formabweichungen der Wirbelsäule

Unser Bewegungsapparat mit seinen statischen und dynamischen Elementen bildet ein funktionelles System, wobei sich die Schwäche bereits eines Teiles auf das Gesamtsystem auswirkt. Eine *statische Asymmetrie*, z. B. Beinlängendifferenz, führt so zu einseitigem Beckenhochstand mit kompensatorischer Krümmung und Gegenkrümmung der WS. Infolge Fehlbelastung kommt es frühzeitig zu Knorpelschäden, zunehmendem Gelenkverschleiß und Knochendeformierungen.
Haltungsschwäche (s. a. 2.9.1) bezeichnet noch aktiv korrigierbare Stellungsfehler mit Auftreten meist im frühen Kindesalter und in der Pubertät, sog. schlechte Haltung:

Schlaffer Rundrücken – Rumpf nach vorn gebeugt, Schultern nach vorn gezogen.
Hohlrundrücken – verstärkte Brustkyphose und Lendenlordose durch Beckenkippung nach vorn.
Flachrücken – mangelhafte Ausbildung der physiologischen Krümmungen der WS.
Unsichere Haltung – leichte, aktiv ausgleichbare Skoliosen.

Haltungsfehler sind fixierte Stellungsanomalien durch Insuffizienz der Bauch- und Rückenmuskulatur, wobei der Rumpf vorderlastig wird und die WS zunehmend kyphosiert (*Rundrücken* wie bei *M. Bechterew*) sowie *skoliotische Fehlhaltungen*, z. B. durch Beinlängendifferenz.

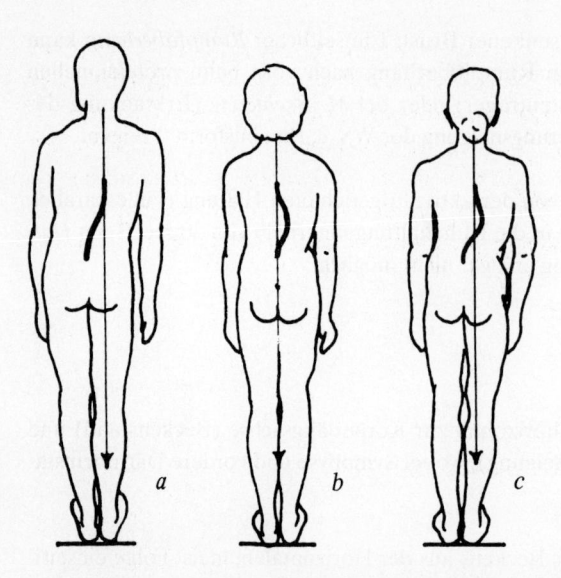

Abb. 48: Verlagerung des Schwergewichtes zur Seite bei verschiedenen Skoliosen, a und c: Verlagerung des Schwergewichtes nach rechts. b: Schwergewichtslinie median gelegen wegen genügender „Gegenskoliose" (nach *Comroe, B.I.,* in: *Arthritis and Allied Conditions,* 5. Aufl., Lea & Febiger, Philadelphie 1953).

Verkrümmungen sind durch angeborene oder erworbene Deformierungen von Skelettelementen bedingt:

Kyphose – dorsalkonvexe Krümmung eines WS-Abschnittes, physiologisch im Thorakal- und Kreuzbeinbereich. Bei übersteigerten, pathologischen Kyphosen unterscheidet man:
- *Abgeflachte, arkuäre (bogenförmige) Kyphosen (sog. Rundbuckel)* bei angeborenen Formfehlern und Wirbelmißbildungen, Instabilität der Wirbelknochen bei früher Belastung (rachitischer Sitzbuckel des Säuglings), Adoleszentenkyphose *(M. Scheuermann),* Haltungsschwäche und -fehlern, Spondylarthritis ankylopoetica *(M. Bechterew)* und seniler Kyphose (Altesrundrükken).
- *Vermehrte, anguläre (winkelförmige) Kyphosen (sog. Sitzbuckel, Gibbus)* entstehen durch keilförmigen Zusammenbruch eines oder mehrerer benachbarter Wirbel nach Trauma oder destruierenden Prozessen wie Spondylitis, Tumoren, Metastasen oder WS-Tuberkulose.
  Bei der **Kyphoskoliose** besteht neben der dorsalen gleichzeitig eine seitliche Verkrümmung der WS.

Lordose – ventralkonvexe Krümmung eines WS-Abschnittes, physiologisch im Hals- und Lendenbereich. Meist kompensatorisch verstärkt bei pathologischen Prozessen, so der HWS bei *M. Bechterew,* der LWS bei angeborener Hüftluxation sowie bei Spondylolysthesis (Wirbelgleiten nach ventral, meist LWK 5).

Skoliose – seitliche Verbiegung der WS bei gleichzeitiger Rotation der Wirbelkörper zur konvexen Seite der Krümmung (s. a. Abb. 50). Während des Wachstums kommt es außerdem zu einer Torsion, d. h. zu einer asymmetrischen Verziehung der skoliotischen Wirbel selbst. Es kann zu einem Rippenbuckel und einem gegensinnigen Querfortsatzbuckel im Lendenbereich kommen. Die

Dornfortsätze weisen eine seitliche Abweichung zur Gegenseite auf. *Typische Befunde* sind: Bekkenschiefstand, Schulterhochstand, Schulterblattvorfall, Rippenbuckel, Thoraxasymmetrie, Lendenwulst, Asymmetrie der Taillendreiecke und der Schulter-Nacken-Linie. *Ursächlich* unterscheidet man: kongenitale S. (Wirbelmißbildungen), Säuglings-S. (durch intrauterine Zwangshaltung), rachitische S., Adoleszentens-S. (WS-Insuffizienz bei statischer Überlastung), reflektorische S. (z. B. Ischias-S.), statische S. (bei Beckenschiefstand), posttraumatische und Destruktions-S., Narben-S. (nach Verbrennungen, Pleuraschwarten), postoperative S. (nach Thorakoplastik) und die idiopathische S. (Herkunft weitgehend unbekannt).

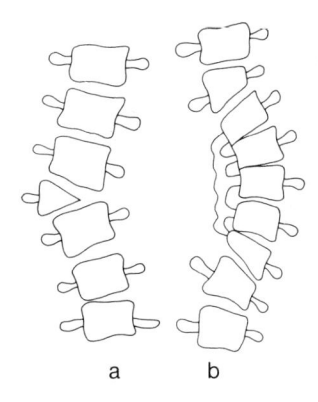

Abb. 49: Schematische Darstellung von angeborenen Wirbelfehlbildungen, die zu Skoliosen führen
a) Keilwirbel, b) einseitiger Segmentationsfehler

2.9.4/5/6 Funktionsprüfung der Hals-, Brust- und Lendenwirbelsäule

Zu beurteilen ist die *Spontanhaltung* (z. B. spastischer Schiefhals) sowie der *Bewegungsumfang* unter dem Aspekt der Schmerzauslösung. Hierbei ist der Hinweis auf *Seitendifferenzen* wichtig. Zu berücksichtigen ist die mit dem Alter zunehmende Bewegungseinschränkung. Einseitige Bewegungseinschränkung (z. B. Linksdrehung des Kopfes um ein Drittel eingeschränkt) mit daraus resultierender Schmerzangabe können für den Nachuntersucher informativer sein als die reine Meßangabe.

Die *aktive Bewegungsprüfung* liefert den ersten Hinweis auf das Vorliegen einer Bewegungseinschränkung, einer Seitendifferenz oder eines dysharmonischen und schmerzbedingten Bewegungsablaufs.

Die *passive Bewegungsprüfung* wird nach der Neutral-Null-Methode (s. a. 2.10.4) dokumentiert und liefert klare Meßwerte für die Verlaufskontrolle und ist wichtig bei Gutachtertätigkeit.

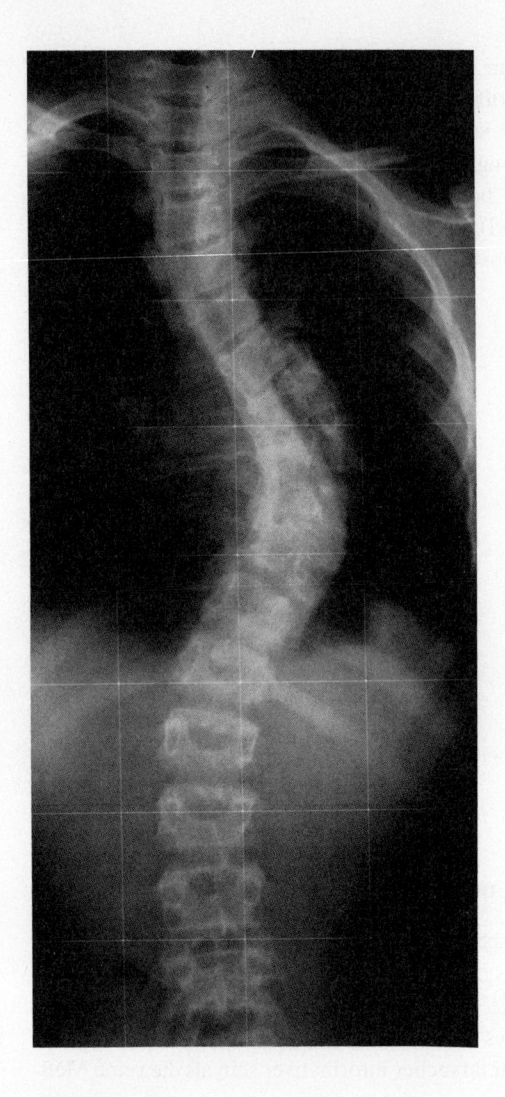

Abb. 50: Röntgenaufnahme bei Skoliose (aus Münzenberg, edition medizin)

Die *Halswirbelsäule* läßt aus der Null-Position ein Vor- und Rückbeugen des Kopfes von je 35 bis 45 ° zu, d. h. bei Inklination das Kinn bis ans Sternum führen, bei Reklination die Stirn in Horizontalstellung zu bringen. Die Seitneigung (Lateralflexion) ist um je 40 ° möglich. Die Rotation aus der Mittelstellung beträgt etwa 80 ° und ist im Alter deutlich eingeschränkt.

Die Beweglichkeit der *Brustwirbelsäule* wird durch den Thorax limitiert. Gut möglich ist das Vorbeugen und die Seitneigung, die mit einer rotatorischen Komponente einhergeht. Bei der Streckung soll sich die Kyphose voll ausgleichen, was z. B. beim thorakalen *M. Scheuermann* nicht möglich ist.

Die Beweglichkeit der *Lendenwirbelsäule* gestattet hauptsächlich eine Beugung und Streckung sowie eine gewisse Seitwärtsneigung. Bei der Rumpfbeuge soll die lumbale Lordose in eine leichte Kyphose übergehen, bei der Streckung wird die Lordose erheblich verstärkt. Hier achtet man auf die Schmerzangabe des Patienten.

Das **Schober-Zeichen** beschreibt die Beweglichkeit der BWS und LWS als Differenzbetrag zweier Hautmarken am stehenden und bei gestreckten Knien eine Rumpfbeuge ausführenden Patienten. Für die BWS dient eine Markierung am Dornfortsatz C7 und eine 30 cm kaudal davon liegende, für die LWS Dornfortsatz S1 und eine Markierung 10 cm kranial davon. Normal ist im BWS-Bereich ein Längenzuwachs von 8 cm, im LWS-Bereich von 5 cm. Liegt der Zuwachs darunter, liegt eine pathologische Bewegungseinschränkung bzw. ein „positiver Schober" vor (z. B. bei *M. Bechterew*).

Der **Fingerspitzen-Fußboden-Abstand** gibt einen Anhalt für die Gesamtflexion der WS. Hierbei versucht der Patient bei durchgestreckten Knien in Rumpfbeuge mit den Fingerspitzen den Fußboden zu berühren. Es ist jedoch zu berücksichtigen, daß die Hauptbewegung hierbei in den Hüften erfolgt. Trainierten Personen gelingt das Berühren des Fußbodens auch bei fixierter LWS, nur durch Hüftbeugung.

Die *seitliche Drehung* wird geprüft, indem der Patient bei geschlossenen Füßen den Rumpf nach rechts und links dreht. Ausschläge von jeweils 30 bis 40 ° sind möglich.

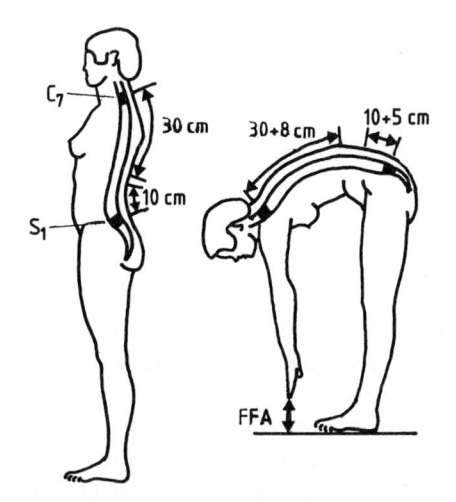

Abb. 51: Schober; Fingerspitzen-Fußbodenabstand

2.9.7 Schmerzprovokation

Durch die *Palpation* läßt sich einerseits eine Stufenbildung in der dornfortsatzreihe tasten (z. B. bei Spondylolisthesis in Höhe L4/5 oder L5/S1), andererseits durch Schmerzprovokation eine ziemlich genaue Schmerzlokalisation und Zuordnung zu bestimmten Schadensursachen erreichen. Ein *Stauchungsdruck* auf den Kopf läßt die HWS, ein Stauchungsdruck auf beide Schultern die BWS und LWS beurteilen. Dieser Druck läßt sich auch durch Fallenlassen aus dem Zehenstand auf die Fersen auslösen. Der Stauchungsschmerz ist positiv bei Wirbelkörper- oder Bandscheibenaffektion. Durch direkten Druck oder kurzen Schlag mit dem Reflexhammer auf die Dornfortsätze läßt sich die Lokalisation des Schadens feststellen. Weitere *Schmerz- bzw. Druckpunkte* liegen im Bereich der Ligg. interspinalia zwischen den Dornfortsätzen.

Veränderungen an den Wirbelbogengelenken lassen sich durch Druck neben der Dornfortsatzreihe, 1 bis 2 cm paramedian, oder seitliche Verschiebebewegungen der Dornfortsätze provozieren. Druck- und Klopfschmerz über den Iliosakralgelenken weist auf einen *M. Bechterew* hin (Beginn der Erkrankung).

2.9.8 Muskuläre Zeichen

Findet sich ein Druckschmerz im Bereich der paraspinalen Muskulatur, kann es sich um Muskelhartspann oder Myogelosen handeln als Hinweis auf eine Erkrankung der Wirbelsäule.

Beim *Hartspann* handelt es sich um eine Dauerspannung der Muskulatur durch strangartige, reflektorische, reversible Tonuserhöhung eines Muskels oder von Muskelgruppen als Reaktion auf irgendeinen Reiz (z. B. Fehlhaltung, pathologische Prozesse an Wirbelkörpern oder -gelenken).

Myogelosen sind harte, meist längliche, verschiebliche Knötchen im Muskelverband, die sich auch bei Entspannung nicht zurückbilden. Als Ursache werden Überanstrengung und statische Fehlbelastungen angeschuldigt.

Muskelatrophie (Muskelschwund) kann durch Inaktivität oder degenerativ infolge Affektion des peripheren motorischen Neurons bedingt sein. Als Beispiel sei hier die spinale, progressive Muskeldystrophie genannt, die je nach Lokalisation in Schultergürtel- und Beckengürtelformen eingeteilt wird.

2.10 Untersuchung der Extremitäten

2.10.1 Form- und Haltungsabweichungen

Die Untersuchung der Extremitäten erfolgt üblicherweise von peripher nach zentral, d. h. von den Finger- und Zehenspitzen über die Gelenke zur Schulter- und Hüftregion. Die erhobenen Befunde können sowohl Zeichen eigenständiger Erkrankungen des Bewegungsapparates selbst als auch charakteristische Symptome internistischer Erkrankungen darstellen.

Die Inspektion erfaßt neben Habitus, Gang- und Standbild Veränderungen an Nägeln und Haaren, an Weichteilen (Schwellungen, Wunden, Narben, Hautverfärbungen, Temperaturunterschiede, Gefäßzeichnungen, Fisteln, Muskel- und Hautatrophien) sowie Gelenkschwellungen, Deformitäten und Längendifferenzen.

Beispiele internistischer Symptome (s. a. 2.6.1 und 2.6.4)

Trommelschlegelfinger (kolbige Auftreibung der Endphalangen) bei angeborenen Herzfehlern mit Rechts-links-Shunt, *Uhrglasnägel* (übermäßige Nagelkrümmung im Längs- und Querdurchmesser) bei chronischen Lungenerkrankungen, gelegentlich bei Endocarditis lenta. *Brüchige Nägel* bei Eisen- oder Vitamin-B-Mangel und Schilddrüsenerkrankungen, *Palmarerythem* (fleckige Rötung an Daumen- und Kleinfingerballen) bei Lebererkrankungen, oft Leberzirrhose. Bräunlich pigmentierte *Handlinien* in den Beugefalten bei M. Addison. *Dupuytren-Kontraktur* (Beugekontraktur, besonders des 4. und 5. Fingers infolge schrumpfender Verdickung der Palmaraponeurose), gehäuftes Vorkommen in Familien mit Stoffwechselstörungen. *Akromegalie,* eine Vergrößerung der distalen Körperabschnitte (z. B. Pratzenhände) bei Tumor des Hypophysenvorderlappens, *Arachnodaktylie* (Spinnenfingrigkeit) beim *Marfan*-Syndrom.

Angeborene Defekte an Fingern und Gliedmaßen

An *Mißbildungen* finden sich z. B. Klump- und Hackenfuß, angeborene Hüftluxationen und Hüftdysplasie (2.10.3), Polydaktylie (Vielfingrigkeit), Syndaktylie (kutane oder ossäre Verwachsungen bzw. Nichttrennung von Finger- und Zehenanlagen), Spalthände und -füße.
Hypo- bzw. *Aplasien* sind z. B. die Amelie (vollständiges Fehlen einer oder mehrerer Extremitäten), die Peromelie (Fehlen des distalen Gliedmaßenabschnittes mit dem Bild der Amputation), die Phokomelie (Robbengliedrigkeit, Fehlen der langen Röhrenknochen, d. h. Hände oder Füße sitzen direkt an Schultern bzw. Becken).
Bei erworbenen *Gliedmaßenverlusten,* Amputationen durch Unfall oder durch therapeutische Eingriffe (z. B. bei diabetischer Gangrän) ist die Länge des verbliebenen Stumpfes nicht nur für Versicherungsansprüche, sondern insbesondere für die verbliebene Restfunktion (Daumen!) und die prothetische Versorgung maßgebend.

Achsenabweichungen werden nach festgelegter Terminologie registriert:

Valgus – Knickbildung in der Gliedmaßenachse mit nach außen offenem Winkel, z. B. Genu valgum (X-Bein), Coxa valga bedeutet am Oberschenkel eine Vergrößerung des Schenkelhals-Schaft-Winkels (Steilstellung), Pes valgus (Knickfuß), Cubitus valgus (X-Ellenbogen). Spiegelbildlich hierzu verhält sich die O-förmige Krümmung – *varus,* z. B. Pes varus (Klumpfuß).

Antekurvation – Verbiegung der Gliedmaßenachse nach vorn, z. B. Ober- oder Unterschenkel bei Rachitis, M. *Paget* oder Fehlstellung nach Frakturen. Eine Verbiegung nach hinten ist die *Rekurvation,* z. B. Genu recurvatum, eine abnorme Überstreckfähigkeit des Kniegelenks.

Torsion bezeichnet die Drehung in der Längsachse, z. B. nach Fraktur.

Antetorsion – Verdrehung, z. B. des proximalen Femurendes nach vorn; kombiniert mit Coxa valga zeigt sich im Gangbild eine Innendrehstellung der Beine.

Längen- und Umfangmessung

Die seitenvergleichende Messung an den Extremitäten objektiviert Längendifferenzen, die Umfangmessung liefert Werte über die Zu- oder Abnahme der Muskelbemantelung, pathologischer Schwellungen wie Gelenkergüsse und Ödeme oder venöser Thrombosen.

Oberer Extremität (hängender Arm):

Armlänge	– Akromionspitze bis Processus styloideus radii.
Stumpflängen	– Akromionspitze bzw. Epicondylus lateralis bis Stumpfende.
Umfangmessung	– 15 cm oberhalb und 10 cm unterhalb des Epicondylus lateralis sowie Umfang des Ellenbogen-, des Handgelenkes und der Mittelhand (ohne Daumen).

Untere Extremität (Rückenlagerung des Patienten):
Beinlänge	– Spina iliaca anterior superior bis Außenknöchelspitze.
Stumpflängen	– Sitzbein bzw. medialer Kniegelenkspalt bis Stumpfende.

Umfangmessung – 20 und 10 cm oberhalb, 15 cm unterhalb des medialen Kniegelenkspaltes sowie über Kniescheibenmitte, kleinstem Unterschenkelumfang, Knöchel, Rist über Kahnbein und Vorfußballen.

Gemessen wird mit einem eher schmalen Bandmaß. Die Angaben erfolgen bis auf 1/2 cm genau. Die Lagerung des Patienten auf nicht zu weicher Unterlage bei gleicher Beinposition (evtl. Fixierung durch Sandsäcke) hilft Meßfehler vermeiden.

2.10.2 Oberflächeninspektion und Palpation

Die Inspektion der Extremitäten ist auf die *Symmetrie* der Konturen von Skelett und Muskelrelief, auf das Vorliegen von Muskelatrophien oder -kontrakturen und dadurch bedingte *Fehlstellungen* gerichtet. *Narben* sind nach Lokalisation, Form, Länge und Entzündungszeichen zu registrieren. Umschriebene Schwellungen werden auf Verschieblichkeit, Druckdolenz, Konsistenz und Fluktuation geprüft. *Rötungen* sind nicht obligat und werden nach ihrer Ausdehnung beschrieben. *Temperatur*unterschiede sind festzustellen. Bei Verdacht auf entzündliche Veränderungen ist auf eine lymphatische Reaktion (Lymphadenitis, -angitis) zu achten. Ferner sind Varizen, Ulzerationen, Pigmentanomalien, prätibiale und Knöchelödeme *(variköser Symptomenkomplex)* zu vermerken. *Ödeme* hinterlassen auf Fingerdruck eine Eindellung, die nur langsam wieder verschwindet (s. a. 2.6.4). Die Schwellung einer ganzen Extremität kann auf *Lymphstau* (z. B. des Armes nach Mammatumorbestrahlung, Lymphknotenausräumung) oder z. B. auf eine tiefe Beinvenenthrombose zurückzuführen sein. Bei *Verletzungen* ist grundsätzlich die Durchblutung und Nervenfunktion zu überprüfen.

Allgemeine Frakturenlehre

- *Grünholzfraktur* – bevorzugt bei Kindern und Jugendlichen; die Periostkontinuität ist erhalten.

- *Spontanfraktur* – entsteht ohne oder nach Bagatelltrauma sowie in Knochentumoren (pathologische Frakturen).

- *Geschlossene Fraktur* – deckende Haut ist unbeschädigt.

- *Offene Fraktur* – Verbindung zwischen Knochenstruktur und Außenwelt vorhanden. 3 Schweregrade: I. Durchspießung ohne größere Gewebstraumatisierung. II. Größere Hautverletzung ohne gröbere Weichteil-, Gefäß- oder Nervenschädigung. III. Ausgedehnter Haut-Weichteildefekt mit Schädigung von Muskeln, Sehnen, Gefäßen und Nerven.
  Sichere Knochenbruchzeichen – Knochenfragmente in offenen Wunden, Achsfehlstellung, Knochenreiben (Crepitatio), abnorme (pathologische) Beweglichkeit.
  Unsichere Knochenbruchzeichen – Schmerz, Schwellung und Functio laesa. Diagnostische Sicherheit liefert letztlich nur das Röntgenbild. In der Regel werden Aufnahmen in 2 Ebenen mit Abbildung der benachbarten Gelenke angefertigt, gelegentlich Schräg- und Schichtaufnahme.

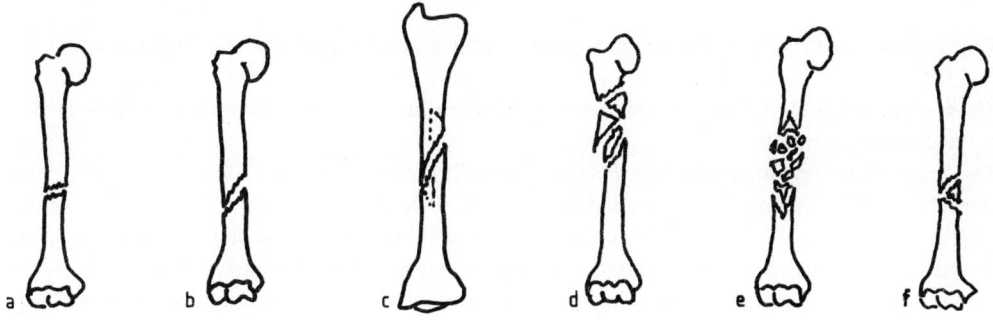

Abb. 52: Frakturtypen: a) Querbruch, b) Schrägbruch, c) Spiralbruch, d) Stückbruch, e) Trümmerbruch, f) Biegungsbruch mit Biegungskeil

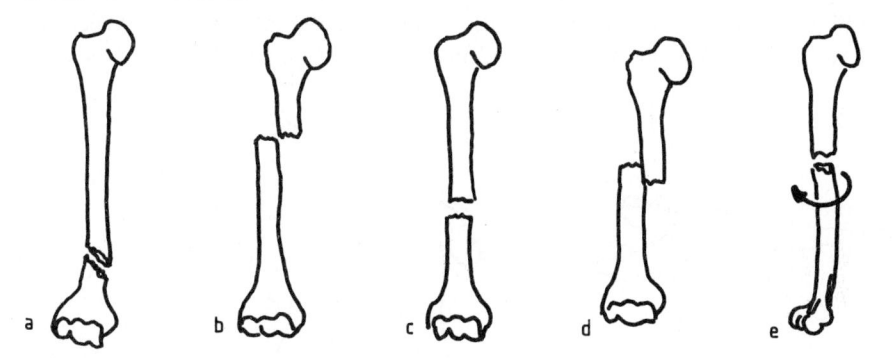

Abb. 53: Fragmentstellungen: a) Dislocatio ad axim, b) Dislocatio ad latus, c) Dislocatio ad longitudinem cum distractione, d) Dislocatio ad longitudinem cum contractione, e) Dislocatio ad peripheriam

2.10.3 Formveränderungen und Fehlstellungen der Gelenke

Konturveränderungen der Gelenke finden sich bei
- entzündlichen Gelenkveränderungen (z. B. rheumatisches Fieber, primär chronische Polyarthritis); → sog. Arthritiden
- Stoffwechselerkrankungen (z. B. Arthritis urica);
- Koagulopathien (z. B. Blutergelenk); → sog. Arthropathien
- Neuropathien (z. B. Tabes dorsalis, Syringomyelie);
- degenerativen Erkrankungen; → sog. Arthrosen
- angeboren (z. B. Hüftgelenksdysplasie);
- Verletzungen: Kontusion (Prellung),
  Distorsion (Zerrung),
  Ligamentruptur (Bänderriß),
  Luxation (Verrenkung).

Beidseitiger Konturverlust findet sich z. B. bei Adipositas, diffusen Ödemen und bei Gelenkrheumatismus. *Einseitiger* Konturverlust findet sich z. B. bei Gelenkerguß oder Kapselschwellung nach einem Trauma.

Der *akute Kniegelenkserguß* zeigt eine verstrichene Gelenkkontur mit Vorwölbung der Recessus suprapatellares, prominenter Patella, leichter Beugehaltung des Knies und das Zeichen der „tanzenden Patella", d. h. durch Kompression des Recessus bei gleichzeitigem Fingerdruck auf die Patella federt diese, da sie durch den Erguß von Femur und Tibia abgehoben wird.

Bei *chronischem Erguß* und *Kapselschwellung* ist das Knie mehr spindelförmig aufgetrieben.

Ossäre Deformitäten finden sich bei Tumoren oder reaktiv bei chronischem Reiz (z. B. beim Blutergelenk oder der pcP).

Die *progredient* (primär) *chronische Polyarthritis* (pcP, rheumatoide Arthritis) ist eine in Schüben verlaufende Erkrankung, die zu Gelenkversteifung und -deformierung führt. Typisch ist die zentripetale Ausbreitungstendenz von den kleinen Finger- und Fußgelenken zu den stammnahen Gelenken und der Halswirbelsäule. Charakteristisch ist die morgendliche Steifigkeit, Schmerzhaftigkeit und teigige Schwellung der Fingermittel- und -grundgelenke. Es kommt zunehmend zur Atrophie der Mm. interossei und Hautatrophie. Durch die chronische Entzündung mit Ergußbildung kommt es zu kolbigen Auftreibungen und Deformierungen mit Subluxation und ulnarer Deviation in den Fingergrundgelenken, zu Schwanenhals- und Knopflochdeformationen der Finger, im Handgelenk zu blockartiger Ankylosierung, außerdem zu subkutanen, gelenknahen „Rheumaknoten".

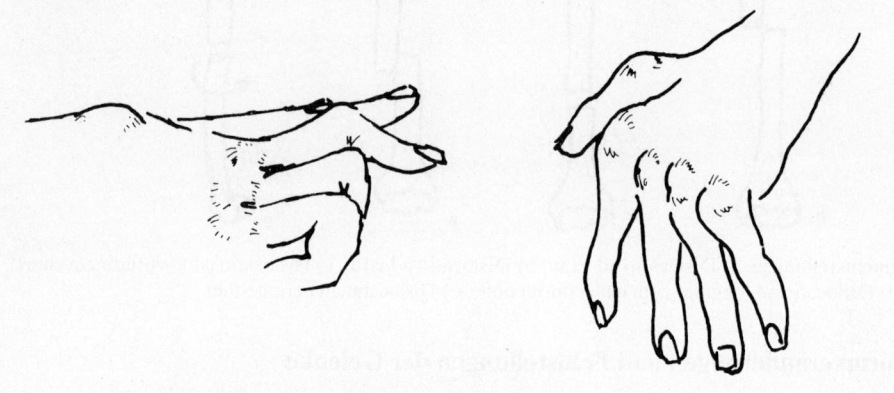

Abb. 54: Typische Deformität der „rheumatischen Hand"

Die *Arthritis urica* ist eine anfallsartig auftretende Erkrankung mit Schwellung, Rötung und Schmerz meist des Großzehengrundgelenkes (Podagra) bei erhöhtem Harnsäurespiegel. Gichttophi sind Ablagerungen von kristallinen, harnsauren Salzen in Knotenform gelenksnah sowie an den Ohrknorpeln.

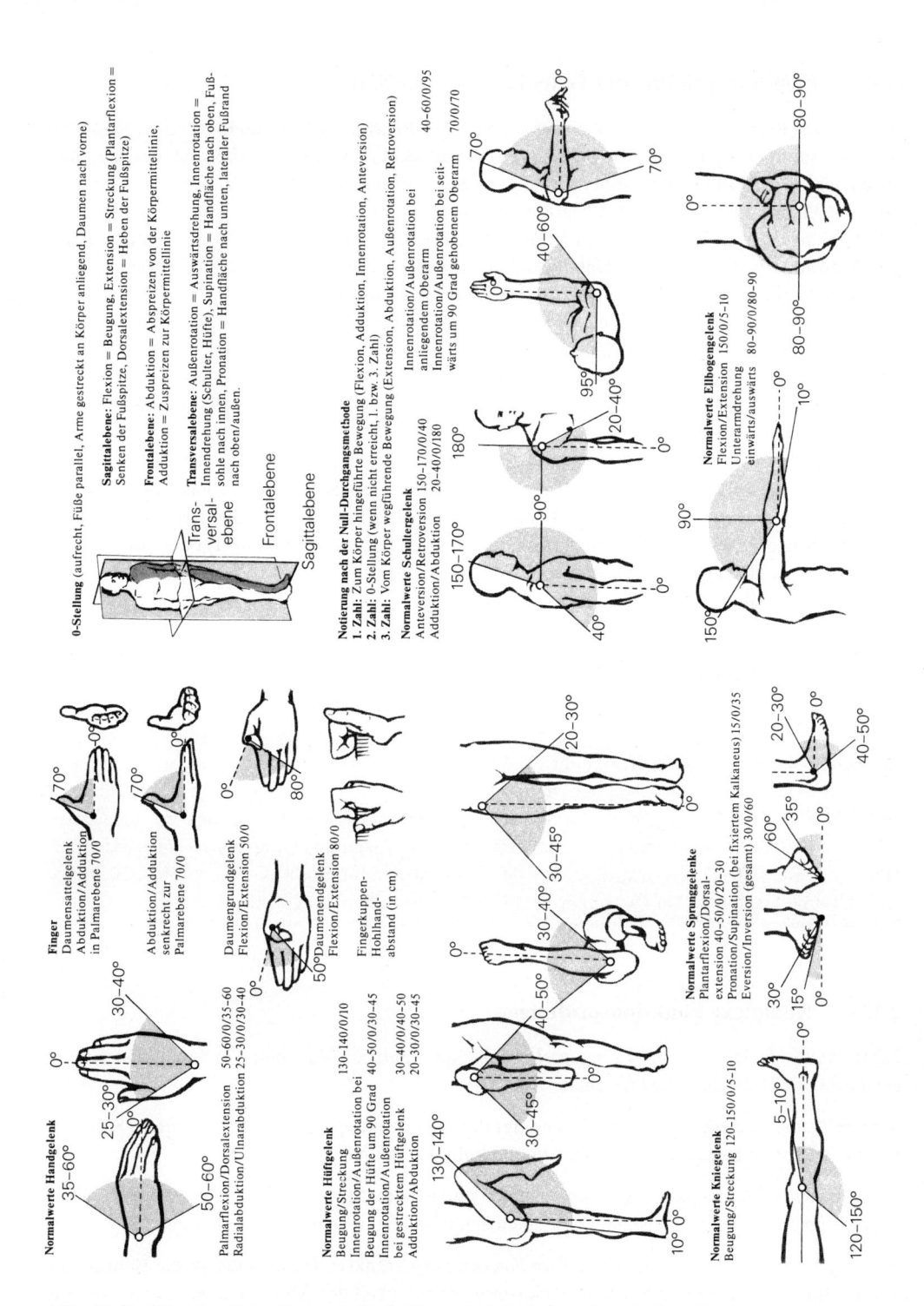

Abb. 55: Prüfung der Gelenkbeweglichkeit (Neutral-Null-Methode) nach Empfehlung der deutschen und schweizerischen Gesellschaft für Orthopädie (aus Memorix)

2.10.4 Funktionsprüfung der Gelenke (s. a. 2.9.4/5/6)

Die Messung der Gelenkbeweglichkeit erfolgt nach der **Neutral-Null-Methode** von der „Null-Stellung" aus (aufrecht stehend, Füße parallel, Arme gestreckt dem Körper anliegend, Daumen und Blick nach vorn gerichtet) mit Hilfe des Winkelmessers. Es werden 3 Zahlen angegeben, wobei die Null gewöhnlich zwischen den Endwerten von Bewegung und Gegenbewegung steht. Wird die Null-Stellung nicht passiert, z. B. bei Vorliegen einer Kontraktur, steht die Null vor oder hinter dem Meßwert. *Beispiel:* rechtes Handgelenk Flexion/Extension 40/10/0 – im Handgelenk kann zwischen 10 und 40 ° gebeugt werden und es liegt ein Streckausfall vor.

Die aktive *Beweglichkeit* wird durch die eigene Muskelkraft des Patienten, die passive Beweglichkeit durch den Untersucher geprüft. Die *grobe Kraft* wird z. B. beim Faustschluß geprüft, indem sich der Untersucher beide Hände „überkreuz" drücken läßt, beim Bizeps, indem er versucht, den gebeugten Arm des Patienten zu strecken, beim Beim die Ab- und Adduktion gegen den Widerstand der Untersucherhand usw.

Wichtig ist die Untersuchung mit *Schmerzprovokation,* z. B. bei Meniskusläsion: Überstreckungsschmerz im Knie durch Dorsalflexion des Fußes bei gestrecktem Knie, Außenrotationsschmerz am Innenmeniskus bei gebeugtem Knie (Steinmann I), nach dorsal wandernder Druckschmerz am medialen Kniegelenkspalt bei gleichzeitiger Beugung des Knies (Steinmann II) oder Adduktionsschmerz am medialen Kniegelenkspalt bei Innenmeniskusschaden u. a.

2.10.5 Prüfung der Gelenkstabilität

Pathologische *Wackelbewegungen* oder ein *Schlottergelenk* lassen sich z. B. am Knie durch Prüfung der Seitenbänder (**Aufklappbarkeit** durch Ab- und Adduktion des gestreckten und 30 ° gebeugten Knies, wobei sich die hintere Kapsel entspannt!), der Kreuzbänder um 90 ° gebeugten Knie (**Schubladenphänomen** durch Druck oder Zug am proximalen Unterschenkel bei fixiertem Fuß), des Kapsel-Bandapparates durch Prüfung der Rotationsschublade (Änderung des Drehpunktes und Instabilität bei 30 ° Innen- und 15 ° Außenrotation) diagnostizieren.

2.10.6 Komplexe Funktionsprüfungen

Faustschluß – die Beugung aller Fingergelenke ist frei, wenn bei Faustschluß in Supination die Fingerspitzen die Hohlhandfalte erreichen.

Spitzgriff – die Fingerkuppen II bis V sind mit der Daumenkuppe zusammenzubringen. Spitzgriff I/II hat die größte Bedeutung (z. B. Halten und Führen einer Nähnadel).

Schlüsselgriff – die Fähigkeit, zwischen Daumen und dem im Mittel- und Endglied gebeugten Zeigefinger einen flachen Gegenstand (z. B. einen Schlüssel) fest zu halten oder zu drehen.

Nackengriff – (tiefe Hockstellung) mit im Nacken verschränkten Händen erfaßt die Beugefähigkeit in Hüft-, Knie-, oberem Sprunggelenk sowie die Fähigkeit der Abduktion und Außenrotation im Schultergelenk, die volle Beugefähigkeit im Ellbogengelenk und die Pronation der Unterarme.

Kreuzgriff (Schürzengriff) – (maximale Spreizstellung der Beine) und Überkreuzen der Hände hinter dem Rücken erfaßt die Abduktion im Hüftgelenk (Koxarthrose!) sowie die Innenrotation und Rückwärtsführung der Arme (Periarthritis humeroscapularis!).

Hinken bezeichnet die Abweichung vom normalen Gang: Verkürzungshinken bei Beinlängendifferenz, Schonhinken bei Schmerzen, Versteifungshinken bei Ankylosierung; Hüfthinken und Watschelgang bei Hüftdysplasie, Steppergang bei Lähmung des N. peronaeus.

Einbeinstand (Trendelenburg-Zeichen) – normal wird die Hüfte des elevierten Beines angehoben, bei Insuffizienz des M. glutaeus med. neigt sich das Becken zur gesunden Seite.

Gang auf den Zehenspitzen (nicht möglich z. B. bei Achillessehnenruptur oder Lähmung des N. tibialis), *Fersengang* (nicht möglich z. B. bei Lähmungen des N. peronaeus), in die Hocke gehen oder Hüpfen läßt die Kraftprüfung wichtiger Muskelgruppen zu.

2.10.7 Muskeln und Sehnen

Zu untersuchen ist auf *Schmerzen, Schwellungen* und *Krepitation,* die bei Sehnenscheidenentzündung über der Sehnenscheide, aber auch bei Arthrose z. B. über dem Kniegelenk als Reiben bei Beugung tastbar ist.
Druckempfindlichkeit der Muskelursprünge an Prädilektionsstellen finden sich z. B. bei *Periarthritis humeroscapularis* am Tuberculum majus humeri (Ansatz der Supraspinatussehne), bei *Epicondylitis humeri* am Epicondylus radialis (Ansatz der Sehne des M. flexor carpi radialis) oder bei *Innenmeniskusläsion* am medialen Kniegelenkspalt, da der Innenmeniskus an das mediale Seitenband fixiert ist.

3 Untersuchung des Kindes

3.1 Erhebung der Anamnese

Die Anamnese bei Kindern ist fast immer eine *Fremdanamnese*. Von den Eltern, insbesondere der Mutter (Pflegeperson), sind gewöhnlich die zuverlässigsten Angaben über die Vorgeschichte zu erhalten, wobei Väter eher zur Objektivierung bestimmter Symptome beitragen.
Es empfiehlt sich, mit einer kurzen Befragung über die Beschwerden, weswegen der Arzt aufgesucht wurde, zu beginnen. Dies erleichtert meist die Bildung eines Vertrauensverhältnisses zu den Eltern und erlaubt dem Arzt, die weitere Anamnese gezielt vorzunehmen. Liegen diese Angaben vor, muß nochmals ausführlich auf die jetzige Erkrankung eingegangen werden. Nach Möglichkeit sollte man auch das Kind selbst befragen. Hierbei muß man sich darüber klar sein, daß Klein- und junge Schulkinder Schmerzangaben oft verfälschen, um evtl. schmerzhafte Untersuchungen zu umgehen. Die *Eigenanamnese* gewinnt etwa vom 10. Lebensjahr an zunehmender Bedeutung.

3.1.1 Anamnese zum jetzigen Erkrankungsbild und zu früheren Krankheiten

Bei der aktuellen Erkrankung muß genau ermittelt werden, wann die *ersten* Beschwerden auftraten, ob früher schon einmal ähnliche Krankheitserscheinungen auffielen und wie sich die Symptome beim Kind bemerkbar machten. Befragung der Mutter nach möglichen Krankheitsursachen. Wichtig sind Informationen über Höhe und Verlauf der *Körpertemperatur* (rektal oder axillar gemessen?), Häufigkeit und Art der *Nahrungsaufnahme*, Frequenz und Beschaffenheit im *Befinden* des Kindes (Verhaltensänderung gegenüber der Umwelt, Nagelbeißen, Enuresis etc.). Wurde ein *Arzt* herbeigezogen und zu welchem Zeitpunkt, welche *Medikamente* wurden verordnet und auch tatsächlich appliziert? Sind in der *Umgebung* andere Personen mit ähnlichen Symptomen erkrankt? *Ansteckende Erkrankungen* in der Wohngemeinschaft (z. B. Tbc), Vorhandensein von *Haustieren* (z. B. Toxoplasmose, Psittakose). Nach der Pubertät ist *bei Mädchen* nach der Menarche, Dauer und Regelmäßigkeit der Monatsblutung sowie nach dem Datum der letzten Regel zu fragen.

Zur Anamnese früherer Krankheiten ist folgendes zu erfragen:

Erkrankungen der Neugeborenen- und Säuglingszeit (s.a. 3.2.2): Mißbildungen (äußerlich z. B. Lippen-, Kiefer-, Gaumenspalte, Atresien; innerlich z. B. angeborenen Herzfehler, Darmatresien); geburtstraumatische Schäden (z. B. Subduralblutung, obere oder untere Armplexuslähmung, Epiphysenlösung des Humeruskopfes); Ikterus (z. B. bei Blutgruppenunverträglichkeit).

Erkrankungen bzw. Schädigungen des ZNS (s.a. 3.2.2): Krämpfe, Störungen der Sensomotorik, Störungen der geistigen Entwicklung u. a.

Ernährungsstörungen (s.a. 3.1.6): Nahrungsmittelunverträglichkeiten. Falsche Menge und Zusammensetzung der Nahrung, Nahrungsverwertungsstörungen, Mehl- oder Milchnährschäden. *Durchfälle* durch pathogene Escherichia coli (Antikörper gegen diese Keime werden erst während des 1. Lebensjahres gebildet), durch Anwendung von Antibiotika (Störung der Darmflora), durch

Virusinfektionen, durch Diätfehler; begleitend z. B. bei grippalen Infekten, Otitis media oder Mastoiditis. *Erbrechen,* explosionsartig im Strahl bei hypertrophischer Pylorusstenose; habituell (Brechneigung einiger junger Säuglinge); azetonämisch (Brechattacken bei psychisch und vegetativ labilen Klein- und jungen Schulkindern).

Infektionskrankheiten: *Viraler Genese:* Masern (Morbilli), Röteln (Rubeola), Dreitagefieber (Exanthema subitum), Windpocken (Varizellen), Mumps (Parotitis epidemica), Pfeiffer-Drüsenfieber (Mononucleosis infectiosa) u. a.
Bakterieller Genese: Diphtherie, Keuchhusten (Pertussis), Scharlach (Scarlatina), Wundstarrkrampf (Tetanus), Salmonelleninfektion (Typhus), Tbc, Toxoplasmose u. a.

Erkrankungen der Luftwege:

Krupp-Syndrom: Lebensgefährliches Erstickungsbild mit bellendem Husten, inspiratorischem Stridor und Dyspnoe durch eine Entzündung im Kehlkopfbereich, meist bei Kleinkindern bis zu 3 Jahren. *Bronchitis* (akut oder chronisch), *Bronchopneumonie* mit den Zeichen eines Katarrhs, Beschleunigung der Atemfrequenz von 40 bis über 120/min, ansteigend, inspiratorisches Nasenflügeln und perioraler Zyanose und schwerer Beeinträchtigung des Allgemeinbefindens (s.a. 3.2.2).

Tonsillitis, die unbehandelt gelegentlich zu Folgekrankheiten wie Nephritis, rheumatischem Fieber, Sepsis oder Peritonsillarabszeß führen kann.

Rheumatisches Fieber durch Infektion mit beta-hämolysierenden Streptokokken und möglichen Folgeerkrankungen wie z. B. Polyarthritis, Karditis, Chorea minor (sog. Veitstanz – ungewollte Bewegungsunruhe). *Juvenile rheumatoide Arthritis.*

Operationen: z. B. Korrektur angeborener Fehlbildungen, Adenotomie, Tonsillektomie, Appendektomie.

Klinikaufenthalte: wo (Stadt, Klinik), weswegen (Krankheiten, Verletzungen, Komplikationen), wann, wie lange, welche röntgenologischen Untersuchungsmethoden sind durchgeführt worden und mit welchen Ergebnissen.

Zu erfragen ist das Vorliegen oder Bestehen von *geistigen* **Behinderungen,** *Bewegungsstörungen, Krampfleiden, Seh-, Hör- oder Sprachstörungen;*

Unverträglichkeit *von bestimmten Medikamenten* (z. B. Penicillin, Sulfathiazol, Kalomel), *Seren* (z. B. tierisches Diphtherieantitoxin), *Nahrungsmittel* (z. B. Kuhmilch, Hünerei, Soja) u. a.;

Allergien *der Haut* (z. B. Kontaktdermatitis, Lyell-Syndrom, Urtikaria, Strophulus), *des Atemtraktes* (z. B. Asthma bronchiale, das zusammen mit Heuschnupfen, Eczema infantum und Neurodermitis zu den sog. atopischen Krankheiten zählt).

3.1.2 Familienanamnese

Zu erfragen sind Alter, Gesundheitszustand und frühere schwere Erkrankungen der *Eltern.* Alter, Geschlecht und Gesundheitszustand der *Geschwister* einschließlich der Anzahl von Fehl- und Totgeburten sowie verstorbener Geschwister in chronologischer Reihenfolge. Bei Verdacht auf angeborene Mißbildungen (z. B. Spaltbildungen, Herzfehler, Hüftgelenksluxation), Stoffwechselstörungen, degenerative Erkrankungen des ZNS (Krampfleiden), auffälligem Längen- und Gewichtszuwachs, Entwicklungsverzögerung oder -beschleunigung und Neigung zu allergischen Reaktionen ist nach ähnlichen Erkrankungen bei *Blutsverwandten* zu forschen.

3.1.3 Schwangerschaftsanamnese der Mutter

Zu erfragen sind Zahl der bisherigen Geburten einschließlich der Fehl- und Totgeburten, Schwangerschaftsdauer und -verlauf (Blutungen, Infektionskrankheiten, Erkrankungen von Nieren, Leber und Lunge, EPH-Gestose = *E*dema, *P*roteinuria, *H*ypertonia), eingenommene Medikamente, Genußgifte (Alkohol, Nikotin), Narkotika, Aussetzung von Röntgenstrahlen. Evtl. Mutterpaß einsehen.

3.1.4 Entwicklungs- und Ernährungsanamnese

Zu eruieren ist die **motorische, neurologische und intellektuelle Entwicklung** im Vergleich zum Entwicklungsstand gesunder Kinder (z. B. vierjähriger Patient auf der Entwicklungsstufe eines Zweijährigen):

> Hinsehen, hinhören, zurücklächeln (4–6 Wochen)
> Freies Sitzen (6–8 Monate)
> Freies Laufen (12–18 Monate)
> Sprechen einzelner Wörter (Ende des 1. Jahres)
> Bilden von Zwei- und Drei-Wort-Sätzen (Ende des 2. Jahres)
> Beherrschen der Darmfunktion (1 1/4 Jahre)
> Am Tag (1 1/2 Jahre) bzw. in der Nacht (2–2 1/2 Jahre) trocken

Zu erfragen ist auch, ob eine *Regression* (Einbuße bereits erlernter Fähigkeiten, z. B. erneutes Bettnässen) eingetreten ist.

Eine genaue Ernährungsanamnese ist bei allen Säuglingen und Kleinkindern bis zum Alter von 2 Jahren erforderlich. Frage, ob und wie lange das Kind gestillt, teilgestillt oder mit der Flasche ernährt wurde. Trinkschwierigkeiten, Art der verwendeten Milch, Trinkmenge, Anzahl der Mahlzeiten, Beginn und Zusammensetzung der Breikost. Durchführung der Rachitisprophylaxe (Vit.-D_3-Gabe), Fluorkaries-Prophylaxe, Gabe von Eisenpräparaten?
Zum Schluß sind Fragen nach der derzeitigen Ernährung, jetzigen Zahl der Mahlzeiten, Schwierigkeiten beim Füttern, Unverträglichkeit bestimmter Nahrungsstoffe sowie nach besonderen Eßgewohnheiten zu stellen.

3.1.5 Schutzimpfungen und Suchreaktionen

Nach folgenden **Impfungen** ist zu fragen: **BCG** (Tuberkulose, **B**acille bilié **C**almette-**G**uérin), **Diphtherie, Pertussis, Tetanus, Poliomyelitis, Pocken, Masern, Mumps und Röteln.** Mit 15 Monaten sollte die MMR (= Masern, Mumps, Röteln)-Impfung erfolgen. Mädchen sollten mit Beginn der Pubertät ein zweites Mal gegen Röteln geimpft werden. Häufigkeit und Zeitpunkt, vor allem auch der letzten Applikation sind zu erfragen bzw. dem Impfausweis zu entnehmen. Sind Impfreaktionen aufgetreten?

Kontakte und Infektionskrankheiten bei Geschwistern, in Schule, Kindergarten, Nachbarschaft? Sind **Suchreaktionen** (sog. *Screening-Tests*) **nach Phenylketonurie, Mukoviszidose, Tuberkulose, Hypothyreose** usw. durchgeführt worden?

- **Phenylketonurie** (Fölling-Krankheit) – Hirnschädigung, wenige Monate nach der Geburt einsetzend, durch erblichen Defekt der Phenylalanin-4-Hydroxylase, welche normalerweise die Umwandlung von Phenylalanin in Tyrosin katalysiert. Es kommt zum Anstau von Phenylalanin und seiner Abbauprodukte in Blut und Harn. Symptome: Oligophrenie (nicht obligat), Infantilität, Minderwuchs, allgemeiner Pigmentmangel (Melaninsynthesestörung), Motilitäts- und Tonuserhöhung, Nachweis: *Guthrie-Hemmtest, Ferrichloridtest*.

- **Mukoviszidose** – abnorme Sekretzusammensetzung exokriner Drüsen, was zur Obstruktion der Drüsenausführungsgänge und damit zur zystisch-fibrösen Umwandlung führt. Befallen sind in erster Linie Pankreas, Bronchien sowie Schweiß-, Tränen- und Speicheldrüsen. Bei Darmbefall zeigt sich als Frühsymptom der Erkrankung ein Mekoniumileus (fehlender Abgang von Mekonium, das stark eingedickt ist und zu einem aufgetriebenen Abdomen des Neugeborenen führt). Nachweis: *Albumin-Mekonium-Test* (erhöhter Albumingehalt) oder *Schweißtest* (erhöhter Na^+- und Cl^--Gehalt).

- **Tuberkulinprobe** (Pflasterprobe, *Tine-Test* oder Intrakutanprobe nach Mendel-Mantoux) führt bei einem Kind, welches Kontakt mit Tuberkelbakterien hatte, sei es durch Infektion oder Impfung, nach 48 bis 72 Stunden an der Applikationsstelle zu einer spezifischen Entzündung als Reaktion auf das eingebrachte Antigen. Bei ganz frischer Infektion oder gestörtem Immunsystem kann der Tine-Test jedoch falsch negativ ausfallen.

3.1.6 Sozialanamnese

Eltern-Beruf (insbesondere der Mutter), Arbeitstätigkeit, Alter.

Pflege des Kindes – zeitweilige Betreuung durch andere Personen als die Eltern, Adoptiv-, Pflegekind, Heimaufenthalte.

Wohnverhältnisse – Einfamilienhaus, Etagenwohnung in Wohnblock, Größe der Wohnung, eigenes Zimmer, sanitäre Anlagen, Heizung, häufige Umzüge usw.

Stellung in Familie und Umgebung – Freunde und Spielkameraden in der Nachbarschaft, Stellung zu älteren oder jüngeren Geschwistern, bevorzugtes Spielzeug, Haustiere vorhanden, Besuch des Kindergartens, der Schule, häufige Schulwechsel, Beziehung zu den Eltern.

Familienverhältnisse – leben die Eltern getrennt, sind sie geschieden, wiederverheiratet, wer versorgt das Kind, Geschwister, weitere Personen der Hausgemeinschaft?

3.2 Besonderheiten der Untersuchungstechnik

3.2.1 Grundsätze der Untersuchung

Um überhaupt verwertbare Befunde bei der Untersuchung eines Kindes erheben zu können, ohne dabei das Kind unnötig zu „traumatisieren", müssen einige *Grundsätze* beachtet werden. Prinzipiell sollte der Untersucher dem Kind ein freundlich-aufmerksames Interesse entgegenbringen, ruhig und geduldig, gleichzeitig jedoch zielbewußt und konsequent sein.

Der **psychischen Verfassung des Kindes** muß besonders Rechnung getragen werden, um sein Vertrauen zu gewinnen:
Ängstlichen und *scheuen* Kindern muß man sich ruhig und behutsam nähern. Während der Arzt mit den Eltern spricht, nimmt er zunächst Blickkontakt zum Kind auf, den er über Kontaktlaute, Mimik o.ä. erweitert. Plötzliche, für das Kind unvorhersehbare Handlungen vermeiden (z. B. plötzliches Nähertreten, Hände vorstrecken und Greifen nach dem Kind, Lagewechsel bei der Untersuchung, kalte Hände oder Instrumente).

Dem *Schutzbedürfnis* des Kindes entsprechend, sollten besonders Säuglinge und Kleinkinder nicht unnötig von ihrer Bezugsperson getrennt werden, zumal sich die meisten Untersuchungen auf dem Arm oder Schoß der vertrauten Person durchführen lassen. Kinder nicht unnötig festhalten, besonders nicht am Kopf.

Schamvolle Kinder nicht sofort gänzlich entkleiden bzw. nicht unnötig lange so belassen. Manche Jugendliche wollen lieber mit dem Arzt allein sein (z. B. in der Pubertät).

Verständnisfähigkeit kann bis zu einem gewissen Grad und individuell ganz unterschiedlich ab etwa dem 4. Lebensjahr erwartet werden. Dann das „Was, Warum und Wie" der Untersuchung kurz erklären und das möglicherweise Unangenehme daran ansprechen, denn Überrumpelung und Unehrlichkeit schaffen berechtigtes Mißtrauen und können weitere Untersuchungen unmöglich machen. Die Instrumente und ihre Anwendung evtl. erklären (z. B. an einer Puppe demonstrieren, Stethoskop als Telefon bezeichnen, berühren lassen).
Einer bestimmten *Reihenfolge der Untersuchung* kann meist nur bei Neugeborenen, jungen Säuglingen und älteren Schulkindern gefolgt werden. Unter Umständen muß man die Gelegenheit zur ruhigen Untersuchung nutzen, wie sie sich bietet. Sträubt sich der kleine Patient trotz aller Bemühungen, ist es oft besser, unverzüglich mit der Untersuchung zu beginnen, bevor sich das Kind noch mehr in seine Ängste und eine Abwehrhaltung hineinsteigert.
Man beginnt zunächst mit dem Sammeln von *Sinneseindrücken,* untersucht dann manuell, danach instrumentell. **Unangenehme, für das Kind anstrengende Untersuchungen (z. B. hinter dem Rücken, an Kopf oder Ohr, Racheninspektion, Untersuchung auf Kraniotabes oder des Genitales) gehören an den Schluß der Befunderhebung!**

Inspektion

Bewußtseinslage – ansprechbar, eingetrübt (Apathie, Somnolenz, Sopor, Stupor, Koma)? Hinweise auf zerebrale Schädigung?

Allgemeinzustand – Auftreten und Benehmen des Kindes? Macht es einen gesunden oder kranken Eindruck, eher akute oder chronische Störung? Leichte, mittlere oder schwere Beeinträchtigung?

Körper – Proportionen, Größe, Gewicht, Fehlbildungen, abnorme Haltungen, Asymmetrien? Beurteilung im Liegen, Sitzen und Stehen. Zwanghafte Bewegungen?

Haut – Farbe, Effloreszenz, Exanthem, Turgor, Schwellungen, Hämatome, Blutungen, Ausbildung des Unterhautfettgewebes?

Atmung – Frequenz, Mechanik, Mund- oder Nasenatmung, Bauch- oder Thoraxatmung, Seitengleichheit, Zeichen für Dyspnoe?

Herz-Kreislauf – Herzspitzenstoß? Zeichen einer Funktionsstörung oder Insuffizienz: Hockerstellung (Squatting), Zyanose, abnorme Pulsationen, Ödeme?

Akustische Phänomene

Sprache – Entwicklungsstand und Wortschatz? Freie, schüchterne, gehemmte oder affektierte Sprache, Sprachfehler, nasale Sprache, oder Luftnot beim Sprechen?

Schreien – Lautstärke kann Hinweis auf die Schwere der Erkrankung bzw. die Leistungsfähigkeit der Atemfunktion sein. Affektschreien oder zentralnervöse Störung?

Husten – trocken und bellend bei Affektion des Larynx, katarrhalisch bei Affektion von Bronchien und Trachea, gepreßter Reizhusten bei Affektion von Lunge und Pleura, bitonaler Husten (hoher und tiefer Ton) bei Kompression der großen Bronchien (z. B. durch Lymphknotenschwellung bei Tbc)

Schniefen – trocken bei Behinderung der Nasenatmung, feucht bei Nasensekretion

Stridor – inspiratorisch durch Hindernisse knapp unterhalb der Glottis (z. B. Schleim im Nasen-Rachen-Raum); exspiratorisch durch subglottische Hindernisse: Keuchen und Pfeifen durch Obstruktion der kleinen Bronchien und Bronchiolen, grobblasige RGs durch Trachealschleim, feinblasige RGs bei Lungenödem

Geruchseindrücke

Ausatmungsluft – auffällig bei Alkoholintoxikation, Aceton bei Diabetes mellitus, Leber- und Nierenerkrankungen, Fieber, Diphtherie, Stomatitis

Windeln – Pflegemangel, Phenylketonurie, Pyelonephritis, Urämie

Stuhl – Enteritis, Malabsorption, -digestion

Physiologische Eigenheiten des gesunden Kindes

Alter

Neugeborenes (NG) – nach Empfehlungen der WHO Kinder vom 1. bis zum 28. Lebenstag, ebenfalls gebräuchlich vom 1. bis zum 7. (10.) Lebenstag
Säuglinge (SG – alle Kinder bis zum 1. Lebensjahr
Kleinkinder (KK) – Kinder im 2. bis 6. Lebensjahr
Schulkinder (SK) – Kinder vom 6. bis 14. Lebensjahr

Auskultation des Herzens

Um alle wichtigen Auskultationspunkte in einer Linie zu erreichen, ist es zweckmäßig, im 4. ICR rechts parasternal zu beginnen, dann das Stethoskop nach kranial bis zur Clavicula zu führen, nach links überzuwechseln und nach kaudal bis zum 4. ICR zu gehen, von wo man es nach lateral bis zur vorderen Axillarlinie führt. Pathologische Geräusche bei angeborenen Vitien können erst nach Tagen, gelegentlich nach Wochen auftreten! Achte auf Situs inversus! Erlahmen der Herzkraft ist am Leiserwerden der Herztöne erkennbar, beim Herzversagen ist schließlich nur noch der 2. Herzton hörbar.

Herzspitzenstoß

Beim jungen SG im 4. ICR, etwa 1–2 cm außerhalb der Mamillarlinie, etwa vom 3. Lebensjahr an im 5. ICR und innerhalb der Mamillarlinie.

Pulsfrequenz

Die Messung ist nur beim schlafenden SG verwertbar. Beim NG 120–140/min, im 1. Lebensjahr 110–120/min, bis zum 10. Lebensjahr ca. 90/min, beim 14jährigen zwischen 60 und 65/min

Blutdruck (RR)

Systolisch beim NG 60–80 mmHg, beim SG 80–90 mmHg und beim KK 100–110 mmHg. Der diastolische Wert liegt beim KK um 25–30 mmHg, beim älteren Kind etwa 40 mmHg niedriger als der systolische.

RR-Messung: im SG- und KK-Alter von zweifelhaftem Wert. Es müssen entsprechend **schmale Manschetten** verwendet werden (4–6 cm breit), da **sonst ein zu niedriger Blutdruck** angegeben wird.
Bei SG unter zwei Jahren wird die *Flush-Methode* angewandt: Anlegen der Manschette Mitte Ober- oder Unterarm, Extremität hochhalten und nach proximal ausstreichen. Aufpumpen der Manschette über den angenommenen systolischen Druck und langsames Senken der Extremität unter Horizontalniveau, dann möglichst langsames Nachlassen des Manschettendrucks. Der systolische Druck kann jetzt abgelesen werden, wenn eine deutliche Hautrötung (Nagelbett) eintritt, die bei weiterer Drucksenkung wieder nachläßt.

Untersuchung der Lunge

Bei Säuglingen und Kleinkindern ergibt die möglichst leise *Perkussion* der Lunge verwertbare Befunde nur bei groben Abweichungen (z. B. größeren Luft- oder Flüssigkeitsansammlungen).
Die *Auskultation* sollte mit einem Stethoskop mit kleinem, nichtmetallischen (Kälte!) Bruststück erfolgen. Hierbei ist besonders auf den symmetrischen Seitenvergleich zu achten. Beidseitige Abschwächung des Atemgeräusches kann auf eine allgemeine Belüftungsstörung, eine einseitige auf Flüssigkeitsansammlung oder Pneumothorax deuten.

Atmung

Unregelmäßigkeit der Atmung bis zu einem Cheyne-Stokes-ähnlichen Bild sind bis ins 3. Lebensjahr zu beobachten, ohne daß besondere Störungen zugrunde liegen müssen.

> *Frequenz* – beim NG 40–60/min, am Ende des 1. Lebensjahres 30–40/min, im 2. Lebensjahr 24–30/min, bis zum 6. Lebensjahr 20–24/min, im 10.–12. Lebensjahr um 18/min

Atmungstyp – beim SG überwiegend diaphragmal (Bauchatmung), wegen Horizontalstellung der Rippen ist der Thorax in ausgesprochener Inspirationsstellung und beteiligt sich erst gegen Ende des 1. Lebensjahres an der Atmung. Mit Beginn des Schulalters überwiegt die thorakale Atmung.

Körpertemperatur

> Beim Neugeborenen rektal gemessen zwischen 37 und 38 °C

In den ersten 3–5 Lebenstagen kann es zu Temperaturen über 39 °C kommen, da eine eventuell erforderliche Wärmeabstrahlung durch eine Verzögerung in der Dilatation der Hautgefäße gebremst wird. Diese *transitorische Hyperthermie* des Neugeborenen kann durch eine relative Exsikkose noch verstärkt werden. Einpendeln der Temperatur in den ersten 4 Monaten auf 36,9 bis 37,2 °C.

3.2.2 Allgemeine und besondere Untersuchungen

Untersuchung des Neugeborenen auf Anzeichen einer Gefährdung vitaler Funktionen

> Eine *vitale Bedrohung* liegt stets dann vor, wenn es zu einem Sauerstoffmangel gleich welcher Genese vor, unter oder nach der Geburt kommt. Dauert eine akute Hypoxie über 5 Minuten an, ist mit bleibenden Schäden des ZNS zu rechnen, bei einer Dauer unter 3 Minuten ist eine Restitution möglich. Eine besondere Gefährdung besteht insbesondere für asphyktische Kinder, Frühgeburten, übertragene Neugeborene, Kinder diabetischer Mütter, hypotrophe Kinder („small for date babys"), Kinder, die mit schweren Mißbildungen behaftet sind, Kinder mit Fetopathien u. a.

Asphyxie – heißt „Pulslosigkeit", bezeichnet jedoch den Zustand akuten, perinatalen Sauerstoffmangels. Die Ursache hierfür kann pulmonal (z. B. Atemnotsyndrom), zerebral (z. B. Narkose der Mutter, Nabelschnurumschlingung, schwere Geburt), kardial (angeb. Herzfehler) oder durch

Kreislaufversagen nach akutem Blutverlust (z. B. vorzeitige Plazentalösung) bedingt sein. Im letzten Falle sind die Neugeborenen stets blaß, tachykard und zeigen keine Abwehrbewegungen. Bei den anderen Formen meist Schnappatmung, Zyanose und stark verlangsamte Herzreaktion. Eine intrauterine Asphyxie kann durch die Überwachung mit der *Kardiotokographie* (Registrierung der fetalen Herztöne in Verbindung mit der Wehentätigkeit) und die *fetale Blutgasanalyse* frühzeitig erkannt und behandelt werden.

APGAR-Index – von der amerk. Anästhesistin Virginia Apgar in den 50er Jahren entwickeltes Schema zur Beschreibung des Zustandes Neugeborener durch die Bewertung von Hautfarbe (**A**ussehen), Herzfrequenz (**P**uls), Reflexe beim Absaugen (**G**esichtsbewegungen), Muskeltonus (**A**ktivität) und Atmung (**R**espiration) mit 0, 1 oder 2 Punkten und deren Summierung jeweils in der 1., 5. und 10. Lebensminute. Ein 1-Minuten-Wert von 7 bis 10 bedeutet lebensfrisch, bei Werten von 4 und darunter bestand offensichtlich eine schwere Asphyxie. Hier sind sofortige Reanimationsmaßnahmen erforderlich.

Zeichen der Dyspnoe – inspiratorisches Nasenflügeln, exspiratorisches Stöhnen, Einziehungen (Jugulum, Flanken, Thorax), periorale Zyanose, Atemfrequenz im Schlaf von mehr als 50/min.

Hinweise auf zerebrale Schäden – als Frühsymptom eine stöhnende Atmung, muskuläre Hypo- oder (Hyper-)tonie, evtl. Opisthotonus, Übererregbarkeit, schrilles Schreien, Krämpfe, Trinkschwäche und Erbrechen. *Krämpfe* bei Neugeborenen treten oft nur als diskrete, fokale tonisch-klonische Muskelzuckungen auf, können als Apnoeanfälle, Rhythmuswechsel der Atmung, plötzlicher Speichelfluß, Wechsel der Hautfarbe und Nystagmus in Erscheinung treten. Kurz nach der Geburt zeigen Krämpfe eine Anoxie, zunehmenden intrakraniellen Druck (Blutung, Infektion), Hypokalzämie oder Anomalien des ZNS an.

Zyanose des Neugeborenen – das gesunde Neugeborene wird nach der Geburt rosig. Bleibende Zyanose spricht für eine Atmungsbehinderung (z. B. Fruchtwasseraspiration). Zyanose mit verlangsamter Herz- und Atemfrequenz, vorgewölbter Fontanelle oder mit allgemeiner Schlaffheit läßt, besonders nach rascher Geburt, auf eine intrakranielle Verletzung schließen. Verdacht auf eine pulmonale Erkrankung (z. B. Atelektase) besteht, wenn die Zyanose beim Schreien abnimmt; nimmt sie zu, besteht eher eine kardiale Erkrankung.

Blässe des Neugeborenen – nach der Geburt anhaltend, kann Atmungsbehinderung, zerebrale Anoxie, Narkosewirkung, Hirnblutung oder Nebennierenblutung bedeuten.

Ikterus des Neugeborenen – physiologisch, durch Reduktion der bei der Geburt vorhandenen Polyglobulie (Bilirubin i.S. bis 7 mg%. Beginnt am 2. bis 3. Lebenstag und blaßt normal in der 2. Woche ab. Verstärkt bei M. haemolyticus neonatorum (Rh- oder AB0-Erythroblastosen), Infektionen (Hepatitis epidemica, Toxoplasmose u. a.), funktioneller Unreife der Leber (Mangel an Glucuronyltransferase), angeborenen hämolytischen Anämien und Mißbildungen (Gallengangsatresie) u. a.

Krämpfe – zeigen kurz nach der Geburt Anoxie, zunehmenden intrakraniellen Druck (Blutung, Infektion), Hypokalzämie oder Anomalien des ZNS an. Selten bei Nabelinfektion durch Clostridia tetani, ganz selten bei angeborener Nephritis.

Reifezustand des Neugeborenen

Zur Beurteilung des Reifezustandes eines Neugeborenen können bestimmte Kriterien herangezogen werden. Nach einem Punkteschema, wie z. B. von Finnström oder von Petrussa, kann das Gestationsalter berechnet werden. Anhand der erhobenen Befunde kann eine Übertragung oder eine Frühgeburt verifiziert werden. Der Petrussa-Index ist einfach zu errechnen und soll daher nachfolgend vorgestellt werden. Die errechnete Punktzahl wird zu der Zahl 30 addiert, um das Gestationsalter in Wochen zu erhalten. Bei einem reifen Neugeborenen werden also 40 Wochen errechnet.

Tabelle 15: (grau schattiert entspricht dem Normalbefund)

Reifezeichen/ Petrussa-Index:	2	1	0
Ohr	Volle Form, fest	Helix nur oben umgeschlagen	Formlos, weich
Brust	Areola > 5 mm	Areola eben da	Roter Punkt
Testes	Im Skrotum	Hoch im Skrotum	Inguinal
Labia maiora	> L. minora	= minora	< L. minora
Sohlenfalten	Ganze Sohle	Distale Hälfte	Wenig, nicht ausgeprägt
Haut	Rosig	Rot oder Ödem	Dünn-rot + Ödem

Gestationsalter (30 + Ziffernsumme) .... Wochen
Reifes Neugeborenes 30 + 10 = 40

Tabelle 16: Beurteilung des Reifezustandes

	Geburt vor Termin	**am Termin**	**über Termin**
Vernix	Ganz bedeckt	Teilweise	Geringe Reste, keine
Fingernägel	Kuppen nicht erreicht	Kuppen erreicht	Übertragen
Lanugohaare	Ausgedehnt, dicht	Ausgedehnt, spärlich	Teilweise oder nicht vorhanden

Zeichen der Überreife: Hautfarbe gelb – grünlich – Unterhautfett reduziert – Hautturgor reduziert – Fingernägel verlängert / gelblich – Epidermis gequollen, Waschfrauenhände – partielle Epidermisabschilferung – großflächige Epidermisabschilferung

Reifezeichen des Neugeborenen

Die *Schwangerschaftsdauer* beträgt in der Regel 280 (± 10) Tage und wird in Lunarmonate (je 28 Tage) unterteilt. Ein normales, am Ende der 40. Schwangerschaftswoche geborenes Kind weist ein *Gewicht* von 2800–4100 g, eine *Körperlänge* von 48–54 cm und einen *Kopfumfang* von 34–36 cm auf. Da hier eine individuelle Variationsbreite besteht und die körperliche Entwicklung nicht unbedingt der Tragzeit entsprechen muß (z. B. pathologische Schwangerschaftsentwicklung), werden sog. **Reifezeichen,** das sind typische äußere Merkmale, die sich zeitbezogen verändern, zur Beurteilung des Reifegrades mit herangezogen.

Ein reifes Neugeborenes zeigt noch Reste der Käseschmiere (Vernix caseosa), Lanugobehaarung an Schultern, Rücken und Streckseiten der Oberarme, die Fingernägel überragen knapp die Fingerkuppen, die Zehennägel schließen mit den Kuppen ab, beim Knaben liegen die Hoden im Skrotum (abgeschlossener Descensus testis), beim Mädchen werden die Klitoris und kleinen Labien von den großen Labien bedeckt, die Stimme ist kräftig.

Unreife Frühgeburten weisen z. B. noch verstärkte Lanugobehaarung auf, Wimpern fehlen, sind vollständig mit Vernix bedeckt usw.

Überreife, übertragene Neugeborene zeigen „Waschfrauenhände" durch Quellung der Haut, haben Augenbrauen, die Fußnägel übertragen die Kuppen, die Labia minora sind nicht mehr bedeckt usw.

Die **untere extrauterine Lebensfähigkeit** liegt bei der 28. Schwangerschaftswoche (Länge ca. 35 cm, Gewicht ca. 1000 g). Die Überlebenschance beträgt ca. 10%.

Ausschluß angeborener Mißbildungen, die einer alsbaldigen Behandlung bedürfen

Bei der Neugeborenenuntersuchung läßt sich bereits durch das *Absaugen* von Mundhöhle, Nasen-Rachen-Raum und Magen eine Choanal- und Ösophagusatresie feststellen.
Durch die *Inspektion* lassen sich grobe Mißbildungen wie Meningomyelozele, Omphalozele (Nabelbruch), Blasenektopie, Amelien, Klumpfüße, Analatresie usw. feststellen.

Leitsymptome liefern Hinweise auf das Vorliegen von unsichtbaren Mißbildungen:

Apnoeanfälle	– Choanalatresie
Erbrechen	– Ösophagus-, Duodenalatresie, Duodenalstenose
Aufgetriebenes Abdomen	– Ileus, tieferliegende intestinale Atresien
Paradoxe Atmung	– Zwerchfellhernie, -aplasie
Fehlen der Femoralispulse	– Aortenisthmusstenose
Bei angeborenen Herzfehlern	– Tachypnoe, Zyanose beim Schreiben, Leber- und Herzvergrößerung, Herzgeräusche und eine verstärkt tastbare Herzaktion
Ikterus	– Gallengangatresie
Zyanose	– s.o.

Prüfung der Symptome auf Hüftgelenksdysplasie bzw. -luxation

Es handelt sich hierbei um ein *angeborenes Leiden,* das Mädchen sechsmal häufiger befällt und in 40% der Fälle doppelseitig vorkommt. Das Leiden besteht in einer Hüftpfannendysplasie mit Steilstellung und vermehrter Antetorsion des Schenkelhalses. Sekundär kommt es zu Fehlwachstum und Umbaustörungen des Schenkelkopfes, Insuffizienz der Adduktoren bei Verkürzung derselben. Aus der Dysplasie entwickelt sich die Subluxation, daraus die vollständige Luxation und letztlich eine frühzeitige Koxarthrose. Die Dysplasie läßt sich jedoch schon in den ersten Lebenstagen feststellen:

Unsichere Hinweiszeichen sind Bewegungsarmut und Bewegungsbehinderung der erkrankten Hüfte (Abduktionshemmung bei rechtwinklig gebeugtem Hüftgelenk). Beinlängendifferenz, Asymmetrie der Adduktoren-, Glutäal-, Inguinalfalten und der Gesäßkontur sowie das **Ortolani-Zeichen:** bei rechtwinklig gebeugtem Knie- und Hüftgelenk wird der Oberschenkel umfaßt, so daß der Daumen an die Schenkelinnenseite, die Kuppe des 3. und 4. Fingers auf den Trochanter major zu liegen kommen. Bei leichter Außenrotation wird jetzt axialer Druck nach dorsal ausgeübt. Das Zeichen ist positiv, wenn es bei jetzt folgender Abduktion, Außenrotation und Zug nach ventral zu einem diskreten Schnappen und Klicken kommt. Das Zeichen ist am 1. und 2. Tag nach der Geburt am deutlichsten, sollte jedoch zur Schonung des Femurkopfes nur ein einziges Mal geprüft werden.

Sichere Hinweiszeichen sind eine leere Hüftpfanne, Hochstand des Trochanter major, Adduktorendelle (beim mit gestrecktem Oberschenkel liegenden Kind), seitliche Verlagerung des Hüftkopfes (normal ist er zu 2/3 unter dem Femoralispuls zu tasten), Hilgenreiner-Zeichen (Luxation und Reposition des Hüftkopfes), Glissement (Verschieblichkeit des Hüftkopfes gegen das Darmbein ohne Schnappen) und schließlich die röntgenologische Ausmessung des Pfannendachwinkels.

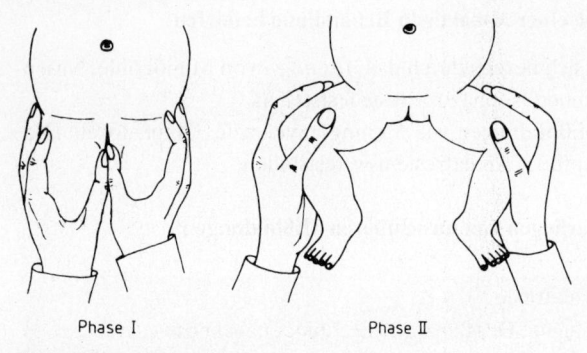

Phase I   Phase II

Abb. 56: Ortolani-Zeichen
Phase I:
Die Hände des Untersuchers umfassen die geschlossenen, leicht innenrotierten Beine des Säuglings, so daß die Daumen an der Oberschenkelinnenseite und der 3. und 4. Finger über dem Trochanter major liegen.
Phase II:
Durch Druck in Richtung Oberschenkelachse und gleichzeitiger Abduktion kommt es zur Außenrotation (bei pathologischem Befund fühlt man ein deutliches Schnappen unter dem 3. und 4. Finger)

Untersuchung an Kopf, Hals und Wirbelsäule

Kopfnickermuskeln – durch geburtstraumatische Schädigung, meist bei Entbindung aus Steißlage, kann es zu einem Hämatom im M. sternocleidomastoideus kommen, das meist erst ab der 2. Lebenswoche als kirschgroßer, harter Tumor zu tasten ist. Durch narbige Muskelverkürzung kann es zum Schiefhals kommen, wobei der Kopf zur befallenen Seite geneigt und zur Gegenseite gedreht ist.

Geburtstraumatische Schädigung des Schädels

- *Geburtsgeschwulst* (Caput succedaneum) – physiologische, teigig-ödematöse, konisch zulaufende Schwellung durch Umschnürung des kindlichen Kopfes im Geburtskanal (Ödem, Diapedeseblutungen). Diese ist nicht durch die Schädelnähte begrenzt und verschwindet nach einigen Stunden völlig.

- *Kephalhämatom* – fluktuierendes, subperiostales Hämatom, das durch Verschiebung des Periostes gegen die Schädelknochen während der Geburt entstehen kann und sich exakt an die Grenzen eines Schädelknochens hält. Bildet sich ohne Punktion (Infektionsgefahr!) gelegentlich erst nach Monaten zurück.

- *Fazialisparese* – gelegentlich nach schweren Zangenentbindungen oder aus Beckenendlagen. Kann durch Asymmetrie der Gesichtsmimik und Mundbewegungen oder durch Vornüberneigen des kindlichen Kopfes (Stirnrunzeln) festgestellt werden. Bildet sich meist vollständig zurück.

Untersuchung der Fontanellen und Schädelnähte

Nach Anheben des kindlichen Kopfes werden die Fontanellenränder betastet (0,5–2,5 cm lang), danach die Fontanellen, ob sie im Niveau liegen oder nicht. Sie sind *gespannt* und *vorgewölbt* bei intrakranieller Druckerhöhung (z. B. Hydrozephalus, Ödem, Blutung, Meningitis) und *eingesunken* bei Verminderung des intrakraniellen Flüssigkeitsvolumens (z. B. Exsikkose). Ein derber Longitudinalstrang läßt sich bei Sinusthrombose tasten.

Die große Fontanelle (rhombusförmig zwischen Stirn und Scheitelbein) ist während des 1. Lebensjahres weit offen und schließt sich erst zwischen dem 15. und 18. Monat.

Die kleine Fontanelle (dreieckig zwischen Scheitelbeinen und Hinterhauptsbeinen) dagegen ist schon kurz nach der Geburt nur noch als sanfte, kaum fingerkuppengroße Vertiefung tastbar und sollte spätestens bis zur 6. Lebenswoche geschlossen sein.

Ein *Klaffen der Schädelnähte* weist ebenfalls auf eine intrakranielle Drucksteigerung hin. Die Pfeilnaht, gebildet durch die Ossa parietalia, ist in den ersten Lebenstagen höchstens noch 2 mm breit. Zwischen dem 5. und 6. Lebensmonat kommt es zum festen Verschluß von Sagittal-, Lambda- und Kranznaht. Bei frühzeitigem Verschluß können Kahn-, Turm- oder bei einseitiger Nahtverknöcherung ein Schiefschädel entstehen.

Untersuchung von Schultergürtel und Armen

Klavikulafrakturen gehören, auch bei Spontangeburten, zu den häufigsten geburtstraumatischen Frakturen. Moro-Reflex auf der betroffenen Seite abgeschwächt. Erkannt werden sie meist erst nach einer Woche an der überschießenden Kallusbildung. Eine Therapie erübrigt sich meist.

Oberarmfrakturen und Epiphysenlösung sind meist an der Bewegungseinschränkung des betroffenen Armes zu erkennen. Diese Symptomatik zeigt sich jedoch auch bei der *oberen Plexuslähmung* (Erb-Duchenne), bei der die Zervikalnerven (4), 5 und 6 durch Zerrung, Quetschung oder Hämatome geschädigt sind. Bei Beteiligung des 3., 4. und 5. Zervikalnervs kann die Atmung durch eine Zwerchfellähmung einseitig behindert sein. Bei *unterer Plexuslähmung* (Klumpke) sind C7 und C8 betroffen, es resultiert eine halboffene Fallhand bei gebeugtem Unterarm.

Untersuchung der Wirbelsäule (s.a. 2.9.3)

Die Wirbelsäule des Neugeborenen ist in der Regel annähernd gerade. Kongenitale *Skoliosen* können durch Keil-, Spalt- oder Schmetterlingswirbel, Synostosen der Rippen oder bei Klippel-Feil-Syndrom (Schiefhals durch Blockwirbelbildung) entstehen. Säuglingsskoliosen sind seitliche Wirbelsäulenverbiegungen, die durch die Lage in utero entstehen. Sie sind meist C-förmig, Knaben sind häufiger betroffen, Sitzkyphose s.u.

Weiterhin ist auf *Mißbildungen* der Wirbelsäule (Spina bifida, Offenbleiben eines oder mehrerer Wirbelbögen), bei denen Meningen und Rückenmark mitbetroffen sein können (Meningo-, Myelomeningozelen), zu achten.

Außerdem sollte der Untersucher an *Steißteratome,* die Abkömmlinge aller 3 Keimblätter enthalten können und sich als rundliche Tumoren am Steiß darstellen, denken.

Untersuchung zum Nachweis rachitischer Zeichen

Aufgrund eines Vitamin-D-Mangels und daraus resultierender Mangelmineralisation der Knochengrundsubstanz kommt es meist zwischen dem 3. Monat und 3. Lebensjahr zu *typischen Veränderungen* am wachsenden Skelett:

Kraniotabes – weiche, eindrückbare Schädelkalotte, Spätschluß der Fontanellen, führt unbehandelt zum Caput quadratum. Bei der Untersuchung wird der kindliche Kopf zwischen die flach an den Schläfen angelegten Händen des Untersuchers gelegt. Die Daumen stützen sich an der Stirn ab, während die freibleibenden Finger die Scheitelbeine und das Hinterhaupt unter kräftigem Druck abtasten.

Rachitischer Rosenkranz – kugelige Auftreibungen der Rippenknorpel-Knochengrenze, die zunächst nur tast-, später sichtbar sind. *Harrison-Furche* – horizontale Furche in Höhe des Zwerchfellansatzes am Thorax bei glockenförmiger Thoraxdeformierung.

Sitzkyphose des Säuglings – durch keilförmige Deformierung der gering mineralisierten Wirbelkörper.

An den langen Röhrenknochen kommt es meist zu *Varusdefomierungen,* am Thorax zur *Hühnerbrust* (Vorspringen des Sternums), das *Becken* wird plattrachitisch. Die *Zahnung* ist verzögert und es entstehen Zahnschmelzdefekte.

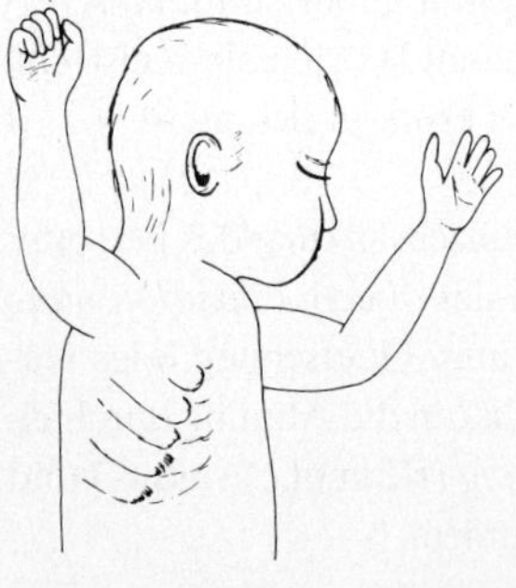

Abb. 57: Rachitischer Rosenkranz
Durch Störung des Knorpelabbaus in den metaphysären Wachstumszonen kommt es zur Anlagerung nicht verkalkenden Osteoids

Mund- und Racheninspektion (s.a. 5.3.1)

Die Untersuchung von Mundhöhle, Gaumen und Rachen sollte immer am Schluß erfolgen. Die Inspektion erfolgt bei Neugeborenen und jungen Säuglingen, die liegen, von ventral nach kranial, wobei sie vom Untersucher mit einer Hand am Nacken gehalten und fixiert werden. Ältere Säuglinge sitzen auf dem Schoß einer Hilfsperson, die Beine, Arme und die Stirn nach Halten mit der Hand am eigenen Körper fixiert.

Inspiziert werden Lippen, Mundwinkel, Schleimhaut, Gingiva und Zähne, danach Zunge, harter und weicher Gaumen, Tonsillen und Rachenhinterwand. Zur Untersuchung der Nase wird ein Otoskop mit großem Trichter benutzt.

Beim Säugling ist der Rachen meistens schon beim spontanen Schreien zu übersehen, obwohl der hohe Stand des Zungengrundes die Sicht auf die Tonsillen oft behindert.

Man achte auf die *Zunge* (belegt, feucht, trocken – Salivation fehlt gewöhnlich vor dem 2./3. Monat), inspiziere die Schleimhäute auf *Soor* (flache, weiße Flecken, die sich nicht wegwischen lassen), *Aphthen* (Ulzera am harten Gaumen, die durch starkes Saugen verursacht werden), *Retentionszysten* entlang der Kieferleiste und beim älteren Kind auf *Koplick-Flecken* der Wangenschleimhaut (hellrote, punktförmige Flecken mit zentral weißem Punkt, die dem Masernexanthem ein bis drei Tage vorausgehen). *Rachen- und Gaumenmandel,* die bei der Infektabwehr mitreagieren, sind besonders zu beachten. Rachenmandelhyperplasie kann die Atmung (Sprechentwicklung! = beeinflussen; bei den Tonsillen achte man auf Vergrößerung, Zerklüftung, Rötung, stippchen- oder flächenhaften Belag.

Prüfung auf Tragusdruckschmerz

Schmerzreaktion bei Druck auf den Tragus (Erhebung vor dem Gehörgang) kann Hinweis auf eine *Mittelohrentzündung* (Otitis media) sein.

3.2.3 Neurologische Untersuchungen

Unterschiedliche Untersuchungstechniken und Befunde in Abhängigkeit vom Lebensalter

Da beim Neugeborenen die Stammhirnfunktion überwiegt, lassen sich bei ihm Primitivreflexe und typische Massenbewegungen feststellen, die sich mit zunehmender Entwicklung des Gehirns verlieren. Ihr Weiterbestehen weist deshalb auf eine zerebrale Schädigung hin. Zum anderen entwickeln sich mit zunehmendem Alter bestimmte Reflexe und Bewegungsmuster, deren Ausbleiben ebenfalls auf eine zerebrale Schädigung hinweist.

Am 1. Lebenstag finden sich:

- *Such-, Saug-* und *Schluckreflex* – das Bestreichen der perioralen Gegend löst eine Suchreaktion zum Reiz aus. Berührt das Objekt die Lippen, wird daran gesaugt. Physiologisch bis spätestens 6. Monat. Der Schluckreflex wird beim Füttern ausgelöst.

- *Licht-* und *Kornealreflex* bleiben erhalten.

Von den ersten Lebenstagen an finden sich:

- *Greifreflexe* an Händen und Füßen – Auslösung durch Bestreichen der Handinnenflächen bzw. Druck auf die Zehenballen. Erlöschen nach 5 bzw. 12 Monaten.
- *Moro-(Umklammerungs-)reflex* – plötzliche Dorsalflexion des Halses, Senken des Kopfes bei in Rückenlage gehaltenem Kind oder plötzliche Geräusche (Händeklatschen, Schlag auf die Unterlage) führen zu einer Umklammerungsbewegung der Arme bei gespreizten Fingern. Die Arme werden danach wieder langsam über der Brust zusammengeführt. Verliert sich nach 3 bis 4 Monaten.
- *Fluchtreflex, Babinski-Phänomen* – Anziehen des Beines bzw. Dorsalflexion der Großzehe bei Bestreichen der Fußsohle. Physiologisch bis ca. 2 Lebensjahr.
- *Schreitphänomen* – bei senkrechter Haltung führt die Berührung der Unterlage mit den Füßen zu Schreitbewegungen. Verliert sich gegen Ende des 1. Monats, ebenso der Suchreflex.
- *Puppenaugenphänomen* – beim passiven Kopfdrehen des wachen Kindes gehen die Augen nicht mit. Verliert sich nach 10 Tagen.
- *Glabella-Lid-Reflex* – Zukneifen der Augenlider bei Beklopfen der Stirnmitte. Fehlen: Apathie-Syndrom, einseitige Fazialisparese; bei Mitreaktion der Rumpf- und Extremitätenmuskulatur: Hyperexzitationssyndrom.
- *Galant-Reflex* – bei Bestreichen des Rückens neben der Wirbelsäule reflektorische Seitkrümmung ispilateral.

Vom 2. bis 6. Monat an finden sich:

- *Halsstellreflex* – bei Seitwärtsbewegung des Kopfes folgt der ganze Körper dieser Bewegung (ab 2. Monat).
- *Körperstellreflexe* – Drehung des Kopfes um die Längsachse läßt den Körper schraubenförmig nachdrehen (ab 4. Monat).
- *Landau-Reflex* – reflektorisches Kopfheben und Durchbiegen des Rückens bei Schweben in Bauchlage mit Unterstützung unter dem Thorax; bei plötzlichem, passivem Beugen des Kopfes folgt eine generelle Beugereaktion des Körpers (vom 3. bis 9. Monat).
- *Schaltenbrand-Reflex* (Sprungbereitschaft) – bei Bewegung in Richtung Unterlage erfolgt Abstützreaktion der Arme.
- *Gleichgewichtsreaktionen* – in Bauchlage und im Sitzen ab 6. Monat.

Am Ende des 1. Lebensjahres:

- *Gleichgewichtsreaktionen* – im Vierfüßlerstand und im Stehen.

Verlust von Reflexen und Bewegungsmustern in Relationen zum Alter

Nicht mehr nachweisbar ab 4. Monat: Puppenaugenphänomen, Bauer-Reaktion, Schreitphänomen, Plazierreaktion der Beine.

Nicht mehr nachweisbar ab 7. Monat: Moro-Reflex, Handgreifreflex, asymmetrisch tonischer Nakkenreflex (ATNR): bei Seitendrehung des Kopfes Strecken von Arm und Bein auf der Seite des Gesichtes, Beugung auf der Seite des Hinterkopfes.

Nicht mehr nachweisbar im 2. Lebensjahr: Fußgreifreflex, Landau-Reflex.

3.3 Beurteilung der normalen körperlichen, geistigen und seelischen Entwicklung

3.3.1 Körperlänge und -gewicht, Schädel

Zur Beurteilung des Allgemeinzustandes gehören Größe und Gewicht. Die ermittelten Größen werden mit Daten verglichen, die bei einer großen Anzahl von Kindern verschiedenen Alters für jedes Geschlecht gesondert ermittelt wurden.

Somatogramme – erlauben für jeden Entwicklungszeitpunkt eines Kindes, die Parameter Alter, Länge und Gewicht zueinander in Beziehung zu setzen. Ihre Anwendung eignet sich nur für Fälle, in denen keine erheblichen Schwankungen vorliegen, da der mit der Größe 2 s angegebene Schwankungsbereich um den Mittelwert etwa 96% aller zufälligen Schwankungen einschließt. Bei der Anwendung läßt sich auf einen Blick feststellen, ob das Kind dem Durchschnitt der entsprechenden Altersstufe entspricht, darüber oder darunter liegt.

Perzentilenkurven – entsprechen Prozent-Kurven, mit denen sich der Wachstumsverlauf besser beurteilen läßt, da die Perzentilenangaben die Variationsbreite der Größen- und Gewichtsentwicklung erkennen lassen.
Die folgende Abbildung zeigt ein Somatogramm mit Perzentilenverlauf, wie es in der Praxis zur Anwendung kommt.

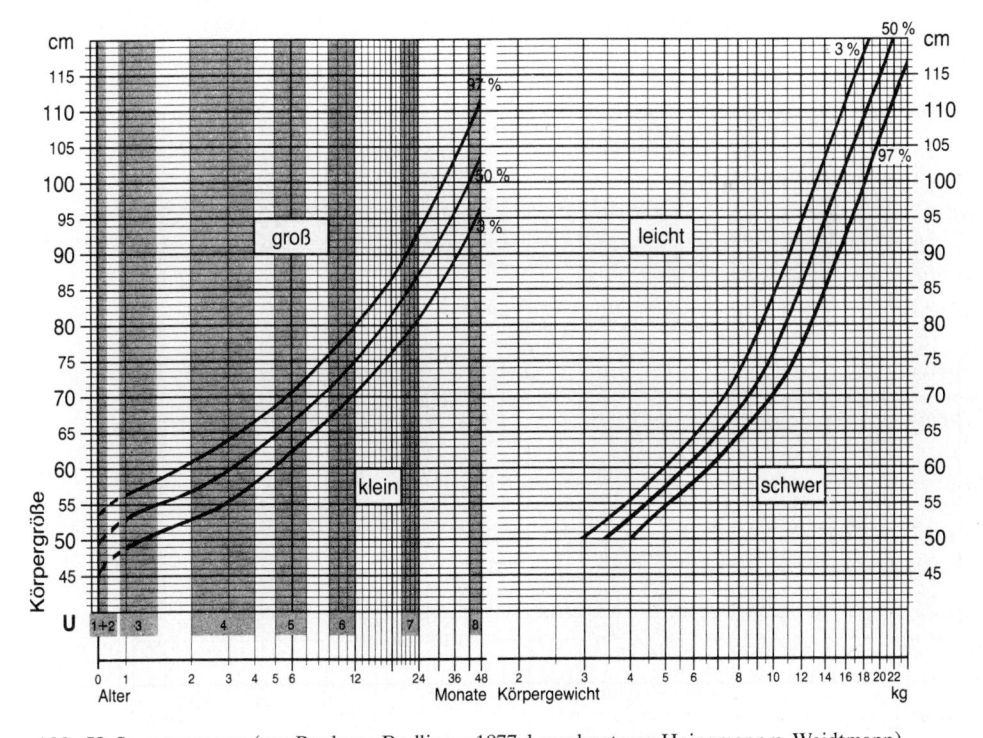

Abb. 58: Somatogramm (aus Prader u. Budlinger 1977; berechnet von Heinemann u. Weidtmann)

Wachstumsverlauf

Das *Geburtsgewicht* liegt bei Knaben durchschnittlich bei 3500 g, bei Mädchen ungefähr bei 3350 g. Das Neugeborene verliert in den ersten 3 bis 5 Lebenstagen durch Flüssigkeitsverlust (Urin, Stuhl, Atmung, Verdunstung) ungefähr 1/10 seines Geburtsgewichtes, das es bis zum 10. Tag wieder erreicht hat.

Im 1. Lebensjahr ist die Wachstumsgeschwindigkeit am größten. Die absolute *Größen-* und *Gewichtszunahme* bleibt vom 3. bis 11. Lebensjahr annähernd gleich. In diesem Zeitraum nimmt das Gewicht jährlich um etwa 2 bis 3 kg, die Größe um 5 bis 7 cm zu.

Vor der Pubertät setzt der 2. Wachstumsschub ein, bei Mädchen mit etwa 10 Jahren, bei Jungen mit etwa 12 Jahren. Der Gipfel dieses „Präpubertätswachstumsschubes" ist bei Mädchen mit rund 13 Jahren (Einsetzen der Menarche), bei Jungen mit etwa 15 Jahren (Einsetzen der Geschlechtsreife) schon überschritten.

Mit dem Schluß der Wachstumsfugen (Epiphysenschluß) kommt das Längenwachstum bei Mädchen mit etwa 16 Jahren, beim männlichen Geschlecht mit etwa 18 Jahren praktisch zum Stillstand.

Tabelle 17: Näherungswerte für Gewichts- und Längenwachstum

Alter	Gewicht	Längenwachstum
4.–5. Monat	Verdoppelt	
12. Monat	Verdreifacht	Um die Hälfte
30. Monat	Vervierfacht	
4. Jahr		Verdoppelt
6. Jahr	Versechsfacht	
12. Jahr	Verzwölffacht	Verdreifacht

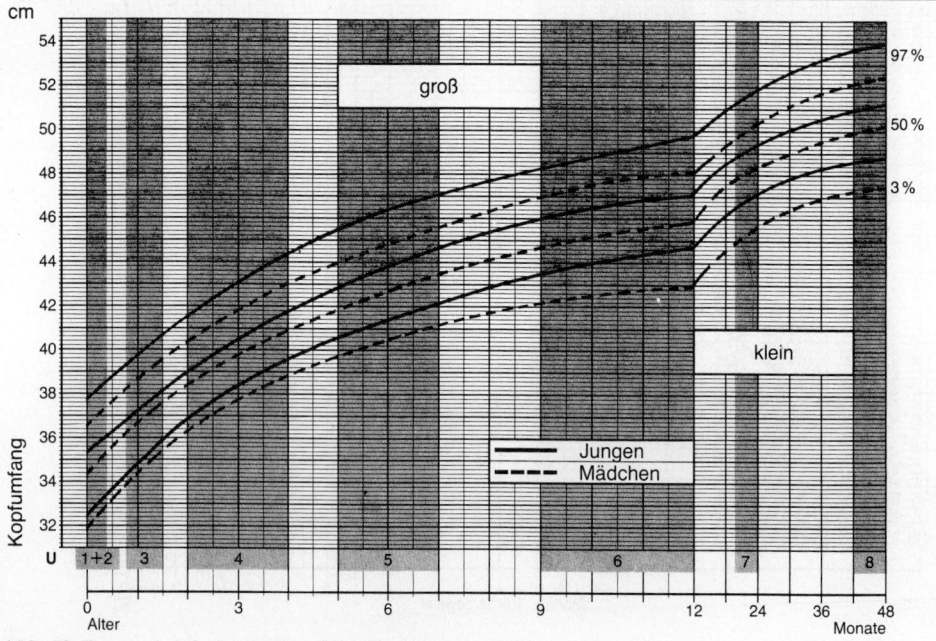

Abb. 59: Frontookzipitaler Kopfumfang (Prader et al. 1982)

Kopfwachstum

Die Größenzunahme des Kopfes geht mit dem raschen Gehirnwachstum im 1. Lebensjahr parallel und wird u. a. hierdurch bestimmt. Die Messung des frontookzipitalen Umfanges gibt deshalb besonders im Säuglingsalter Hinweise auf eine intrakranielle Drucksteigerung (z. B. Hydrozephalus) oder auf unterdurchschnittliche Kopfentwicklung (Mikrozephalie) und kann somit für die Beurteilung einer geistigen Retardierung praktische Bedeutung haben.

3.3.2 Motorische Entwicklung

Übersicht über die motorische Entwicklung in den ersten Lebensjahren

Neugeborenes und 1. Lebensmonat:
Überwiegender Beugetonus in Rückenlage, Beugehaltung der Extremitäten, Bewegung meist symmetrisch bis auf Kopfdrehung zur Seite. Keine Kopfkontrolle.

2. Lebensmonat:
Übergang zur Streckhaltung, versuchsweise Anheben des Kopfes in Bauchlage.

3. Lebensmonat:
Kopfkontrolle, da Labyrinthstellreflex positiv wird.

4. bis 5. Lebensmonat:
Gute Kopfkontrolle. In Bauchlage Aufrichten mit gestreckten Armen und Beinen. Rollt vom Rücken auf den Bauch, beginnende Stehbereitschaft.

6. bis 8. Lebensmonat:
Freies Sitzen (Kinder, die viel in Bauchlage gehalten wurden, setzen sich meist erst später, ein Teil der Kinder kommt erst nach dem Stehen im 10./11. Monat zum Sitzen). Beginnendes Kriechen (Robben).

9. bis 11. Lebensmonat:
Kriechen auf Händen und Knien (Vierfüßlergang), Hochziehen zum Stehen, Gehen mit Stütze.

12. Lebensmonat:
Aufrichten zum Stehen, beginnt an Möbeln entlangzulaufen. Vierfüßlergang auf Händen und Füßen.

15. bis 18. Lebensmonat:
Freies Laufen, jedoch mit starker Extension der Beine. Treppengang an der Hand.

2. Lebensjahr:
Sicheres Laufen. Beginn der Beugung von Fuß- und Kniegelenken beim Laufen. Treppensteigen stufenweise.

3.3.3 Geistige, emotionale und soziale Entwicklung

Übersicht über die geistige, emotionale und soziale Entwicklung in den ersten Lebensjahren

2. Lebensmonat:
Hinhören und Hinsehen, erstes Lächeln und Lallen, Beginn des Mienenspiels.

3. Lebensmonat:
Zuwendung zu Licht- und Schallquellen, das Kind beginnt zu fixieren, beobachtet eigene Handbewegungen. Lächeln beim Anblick bekannter Personen (Weidererkennungsreaktion).

Bis 6. Lebensmonat:
Intensivere Zuwendung zur Umwelt. Lächeln wird erwidert. Kind greift unsicher nach vorgehaltenen Gegenständen.

Bis 12. Lebensmonat:
Kind erlernt Werkzeuggebrauch, Spielen mit Gegenständen, Verstehen und Wiederholung einzelner, häufig gehörter Wörter. Reagiert auf Kontaktunterbrechung mit Mißfallensäußerungen. Erste „Dressurakte" (z. B. „Winke-winke") möglich.

Bis 2. Lebensjahr:
Bildung von Zwei- und Dreiwortsätzen, Aufforderungen werden verstanden und sinnvoll beantwortet. Räumliche Orientierung (z. B. in der Wohnung, Sauberkeitsgewöhnung; s.a. 3.1.4). Erkenntnis der eigenen Person, des eigenen Namens.

Bis 3. Lebensjahr:
Tagsüber immer, nachts weitgehend sauber (erziehungsabhängig). Erste Trotzphase, benennt Gegenstände und Körperteile, z. B. Augen, Hände. Emotionale Befindlichkeit kann verbalisiert werden. Fragen „was ist das" und „wo".

Bis 4. Lebensjahr:
Wiederholung mehrerer Worte und Zahlen, Erwachen der Phantasie. Schöpferische Nachgestaltung der Umwelt in Rollen- und Fiktionsspielen. Wahrnehmung der Geschlechtsunterschiede. Beginn der zeitlichen Orientierung. Kausales Denken.

Bis 6. Lebensjahr:
Gruppenspiel, Auswendiglernen von Liedern und Texten. Pflichtbewußtsein wird aufgebaut. Bewußtsein für gut und böse, für Recht und Unrecht, Erreichen der „Schulreife".

Die Entwicklung eines Kindes wird vom Tage seiner Geburt bis zum 5. Lebensjahr in regelmäßigen Untersuchungen erfaßt, die mit U1 bis U9 gekennzeichnet werden.
Die U1 erfolgt sofort nach der Geburt und wird meist noch vom Geburtshelfer durchgeführt, die folgenden vom Pädiater.
Die Aufstellung im Anschluß zeigt, welche Befunde z. B. bei der U2 erhoben (ca. am 3. bis 10. Tag nach der Geburt) und in ein angelegtes Kinderuntersuchungsheft eingetragen werden.

3.3.4 Orientierende Beurteilung des Sehens

Die **Pupillenreaktion** auf Lichteinfall ist bereits beim jungen Säugling vorhanden, beim Frühgeborenen jedoch träge. Ebenso läßt sich die konsensuelle Pupillenreaktion wie beim Erwachsenen auslösen. Gegen Ende des 3. Monats kann die Sehkraft schon gezielt genutzt werden. Zeitweise auftretender *Strabismus* in dieser Zeit, insbesondere bei allgemeiner Müdigkeit, ist noch nicht pathologisch. Wegen relativ kurzer Längsachse des kindlichen Augapfels besteht in diesem Alter eine gewisse Weitsichtigkeit.

Der **Bedrohreflex** tritt bereits in der 1. und 2. Lebenswoche auf, wobei es zum Lidschluß kommt, wenn die Untersucherhand rasch auf das Auge zubewegt wird. Ab dem 3. Lebensmonat beginnt

Bitte — **falls zutreffend** — die auffälligen Befunde bzw. Angaben **ankreuzen** **U2**

Ⓐ Erfragte Befunde
- ☐ Atemstillstand/Krämpfe
- ☐ Schwierigkeiten beim Trinken, Schluckstörungen

Ⓑ Erhobene Befunde

Körpermaße
(**bitte** Werte von U1 in das Somatogramm **eintragen**)
- ☐ Untergewicht
- ☐ Übergewicht
- ☐ Dysproportion
- ☐ auffäll. Gesichtsausdruck (z. B. Hypothyreose)

Reifezeichen
- ☐ Unreifezeichen (fehl. Fußsohlenfurchung, klaffende Schamlippen, Hodenhochstand, unreife Nägel, unreife Ohrmuschel)
- ☐ Übertragungszeichen („Waschfrauenhände", überragende Nägel)

Haut
- ☐ auffällige Blässe
- ☐ Cyanose
- ☐ verstärkter oder verlängerter Ikterus
- ☐ Hämangiom
- ☐ Pigmentanomalie
- ☐ Ödem
- ☐ Exsikkose
- ☐ Fistel (Dermalsinus)
- ☐ Hautverletzung
- ☐ Kephalhämatom

Brustorgane
Hals/Herz
- ☐ Stridor
- ☐ Struma
- ☐ Herzgeräusch
- ☐ Herzaktion beschleunigt (> 150/Min.), verlangsamt (< 90/Min.), unregelmäßig
- ☐ Femoralispuls fehlt

Lunge
- ☐ path. Auskultationsbefund
- ☐ Dyspnoezeichen (z. B. thorakale Einziehungen)
- ☐ Atemfrequenzstörung (< 30/Min., > 50/Min.)

Bauchorgane
- ☐ Meteorismus
- ☐ Nabelveränderung
- ☐ Hernie re/li
- ☐ Lebervergrößerung
- ☐ Milzvergrößerung
- ☐ Anus abnorm
- ☐ anderer path. Befund

Geschlechtsorgane
- ☐ Hodenhochstand re/li
- ☐ andere Anomalie (z. B. Hypospadie, Klitorishypertrophie, Hymenalatresie)

Skelettsystem
Schädel
(**bitte** Schädelumfang in Diagramm **eintragen**)
- ☐ Mikrocephalie
- ☐ Makrocephalie
- ☐ auffällige Kopfform
- ☐ Fontanelle geschlossen oder vorgewölbt

Brustkorb/Wirbelsäule
- ☐ Schlüsselbeinbruch re/li
- ☐ Fehlhaltung
- ☐ Deformierung
- ☐ Spaltbildung

Hüftgelenke
- ☐ Ortolani-Zeich. pos. re/li
- ☐ andere Dysplasiezeich. re/li

Gliedmaßen
- ☐ abn. Gelenkbeweglichkeit
- ☐ Fehlbildung
- ☐ Fehlhalt. od. Deformierung (z. B. Klumpfuß, Hackenfuß, Sichelfuß)
- ☐ Fraktur

Sinnesorgane
Augen
- ☐ Motilitätsstörung (z. B. Nystagmus, Sonnenuntergangsphänomen, Pupillenreflexe fehlen)
- ☐ Anomalie (z. B. Katarakt, Mikro-/Makro-Ophthalmie, Kolobom)

Mund
- ☐ Lippen-Kiefer-Gaumenspalte
- ☐ große Zunge

Nase
- ☐ Nase undurchgängig re/li

Ohren
- ☐ Fehlbildung des Ohres

Motorik und Nervensystem
- ☐ Hypotonie (z. B. verminderter Beugertonus, geringer Widerstand gegen passive Bewegungen, auffälliger Schulterzugreflex: beim langsamen Hochziehen an den Händen keine Armbeugung — im Sitzen fehlt kurze Kopfbalance)
- ☐ Hypertonie (z. B. verstärkter Widerstand gegen passive Bewegungen, Opisthotonus)
- ☐ Apathie (z. B. schwacher Saugreflex, unvollständige Moro-Reaktion, pathologischer Fluchtreflex: kein Zurückziehen der Beine beim Kneifen in die Fußsohle, wimmerndes Schreien)
- ☐ Übererregbarkeit (z. B. starke Myoklonien, „Zittern" bei Moro-Reaktion, schrilles Schreien, Bewegungsunruhe)
- ☐ konstante Asymmetrie von Tonus, Bewegungen, Reflexen
- ☐ Periphere Lähmung (z. B. Facialis, Plexus brachialis)

Labor
- ☐ Fersenblut für TSH-Test entnommen

Ⓒ Ergänzende Angaben
- ☐ Guthrie-Test durchgeführt
- ☐ BCG-Impfung durchgeführt
- ☐ Rachitis/Fluoridprophyl. besprochen

Abb. 60: U2

das Kind mit den Augen zu fixieren, dabei werden die eigenen Hände betrachtet. Auffällige Objekte, wie Lichtquelle oder Spielzeug, werden ab dem 4. Monat mit den Augen verfolgt, Personen und Objekte werden wiedererkannt.

Die **Koordination** bei Augenbewegungen läßt sich an den Spiegelbildern einer entfernten Lichtquelle auf den Hornhäuten erkennen.

3.3.5   Orientierende Beurteilung des Hörens und der Sprache

Auropalpebralreflex

Auf laute plötzliche Geräusche reagiert das Neugeborene mit Schreien, Blinzeln (Palpebra = Augenlid) und Massenbewegungen.

Akustische Zuwendungsreaktion

Sie tritt etwa mit dem 3. Lebensmonat ein, da bis dahin die Paukenhöhle noch mit schleimigem Sekret gefüllt ist. Bis zum 5. Lebensmonat sind reaktive Kopfbewegungen auf Tongeräusche obligat. Zur Diagnosestellung von eventuell vorhandenen Hörstörungen dient bis zum 2. Lebensjahr die *Reflexaudiometrie,* wobei der Auropalpebralreflex bzw. die *Ablenkungs*audiometrie ausgenutzt werden. Ab dem 2. bis 3. Lebensjahr wird die *Spiel*audiometrie (z. B. Legen von Bausteinen bei Wahrnehmung des Tones) ausgenutzt.

Früherkennung von Sprachstörungen

Bei der Früherkennung von Sprachstörungen ist im Alter von 6 bis 7 Monaten auf das sog. Babyplappern zu achten, im Alter von 10 bis 12 Monaten auf verständliche, zweisilbige Lautäußerungen. Sinnvolles Reagieren auf Fragen nach bekannten Personen oder Gegenständen ist zu diesem Zeitpunkt meist schon möglich. Bis zum 2. Lebensjahr werden spontan Zwei- und Dreiwortsätze gesprochen und nachgesprochen. Aufforderungen wird sinnvoll nachgegangen, der Wortschatz ist in der Regel größer als 10 Worte. Mit 3 1/2 bis 4 Jahren sollte volles Sprachverständnis vorhanden und Sprechen in Sätzen möglich sein. Das Verstehen von Flüstersprache aus 1 m Entfernung sollte beidseits überprüft werden.
Zu achten ist insbesondere auf Stammeln, Stottern, Lispeln (Sigmatismus), Poltern, die Aussprache von Sch, G, K und R, Doppelkonsonanten und die deutliche Aussprache mehrsilbiger Wörter.

3.3.6   Skelettalter, Entwicklung des Gebisses

Methoden der Reifebeurteilung, z. B. Handwurzelverknöcherung (röntgenologische Skelettreifebestimmung)

Die Skelettreifung läßt sich am zeitlichen Unterschied im Auftreten der *Verknöcherung einzelner Handwurzelkerne,* was zwischen dem 5. Lebensmonat und dem 9. Lebensjahr geschieht, feststellen. Aufschluß über die Knochenreife gibt die röntgenologische Aufnahme der Handwurzel einer Hand (Carpogramm).
Als erste Knochenkerne treten Capitatum und Hamatum im Alter von 3 Monaten auf, als letzter Kern verknöchert das Pisiforme im Alter von etwa 9 Jahren beim Mädchen, mit 11 1/2 Jahren beim Jungen.

Des weiteren werden die langen Röhrenknochen und der Schädel mitbeurteilt. Die *Pneumatisation des Warzenfortsatzes* z. B. ist mit 6 Jahren in der Regel abgeschlossen.

Beim weiblichen Geschlecht treten die Knochenkerne um etwa 1 bis 2 Jahre früher auf, der Epiphysenverschluß kann bis zu 5 Jahre früher erfolgen.

Zahlenmäßige Unterschiede zwischen Milch- und bleibendem Gebiß

Die Zähne des Milchgebisses sind schon vor der Geburt angelegt, wobei die Verkalkung der Milchzahnkeime in der 12. Schwangerschaftswoche, die der bleibenden Zähne zur Zeit der Geburt erfolgt. Eine *Verfärbung* der Zähne ist in der Fetalzeit schon möglich (z. B. durch Bilirubin oder Tetracyclin-Medikation).

> **Die erste Dentition** (Zahnung) beginnt meist mit dem Durchbruch der unteren mittleren Schneidezähne im 6. bis 8. Lebensmonat. Als letzte erscheinen meist die hinteren Milchmolaren, so daß mit 2 1/2 Jahren das Milchgebiß mit 20 Zähnen vollständig ist. Verzögerte sowie vorzeitige Zahnung kommen auch ohne feststellbaren Grund vor, obgleich Rachitis oder Hypothyreose den Zahndurchbruch verzögern können. Selten kommen „angeborene Zähne" vor.

Eine Faustregel besagt, daß ein Kind die um 6 Monate verminderte Zahl seiner Lebensmonate an Zähnen haben soll. Beim Säugling ruft die Zahnung oft Schmerzen und Entzündungserscheinungen, begleitet von Speichelfluß, Unruhe und Schlafstörungen hervor.

Nach Weitung der Kieferbögen, wodurch sich schmale Spalten zwischen den Milchzähnen gebildet haben, werden diese **in der zweiten Dentition vom 6. Lebensjahr an durch bleibende Zähne ersetzt.** Als erster bleibender Zahn bricht der erste Molar (6-Jahres-Molar) durch, der jeweils als Stützpfeiler fungiert. Die mittleren Molaren (12-Jahres-Molar) brechen etwa im 12. Lebensjahr durch, womit der Zahnwechsel abgeschlossen ist. Der Durchbruch der dritten Molaren („Weisheitszähne") kann ab dem 16. Lebensjahr, aber auch erst im Erwachsenenalter erfolgen. Das Gebiß besteht dann aus 32 Zähnen.

3.3.7 Grundlagen der Beurteilung der Pubertätsentwicklung

Eine besondere Periode im Leben des Menschen zwischen Kind und Erwachsenem stellt die **Pubertät** dar. Der Eintritt der Reife erfolgt allmählich und macht bestimmte Stadien durch (s. Tabelle 18).

Als Abgrenzung gegen die normale Pubertätsentwicklung mögen folgende Definitionen dienen:

> **Pubertas praecox** – Eintreten der ersten Regelblutung (Menarche) vor dem 8. Lebensjahr beim Mädchen, der ersten Samenergüsse (Pollutionen) vor dem 10. Lebensjahr beim Jungen.
>
> **Pubertas tarda** – Menarche nach dem vollendeten 16. Lebensjahr beim Mädchen, Pollution nach dem vollendeten 18. Lebensjahr beim Jungen. Nicht selten konstitutionell bedingt.

Parallel der somatischen Pubertätsentwicklung ändert sich auch die Psyche des Kindes. Ganz allgemein könnte man sie als eine „Ataxie des Seelenlebens" bezeichnen. Durch entwicklungsbedingte Neuorientierung kommt es zu einer labilen Stimmungslage mit einer Neigung zu extremen Reaktionen mit inadäquaten Gefühlsausbrüchen zum Manischen wie Depressiven (erhöhte Suizidneigung), Geltungsbedürfnis wie Minderwertigkeitskomplexen, Selbstkritik und Selbstüberschätzung.

Tabelle 18: Zum Normalablauf der Pubertätsentwicklung

Mädchen	Alter in Jahren	Knaben
Wachstum der Ovarien und des Beckens, Rundung der Hüften, Knospenbrust	8–10	
Pubertätswachstumsschub, Mammaentwicklung *(Thelarche)*, Schambehaarung *(Pubarche)*, starkes Wachstum des Genitales	10–12	Pubertätswachstumsschub, Wachstum von Hoden und Penis
Maximales Längenwachstum, Achselbehaarung, erste Menstruation *(Menarche)*, Reifung der Mammae	12–14	Pubarche, Auswachsen des Penis; mit 15 erste Pollutionen, Bartflaum
Ovulatorische Zyklen (Fertilität), Akne juvenilis	14–16	Maximales Längenwachstum, Stimmbruch, Achselbehaarung, Spermaejakulationen (Fertilität), Akne juvenilis
Wachstumsstillstand (Schluß der Epiphysenfugen)	16–18	Wachstumsstillstand

4 Untersuchung am Auge

4.1 Augenanamnese

Sie beinhaltet neben Fragen zur aktuellen Symptomatik, wie momentane Schmerzen oder Visusverlust, auch Fragen nach familiärer Belastung durch Schielen oder Glaukom.

4.2 Untersuchungen

4.2.1 Vorausgesetzte anatomische und physiologsiche Grundkenntnisse

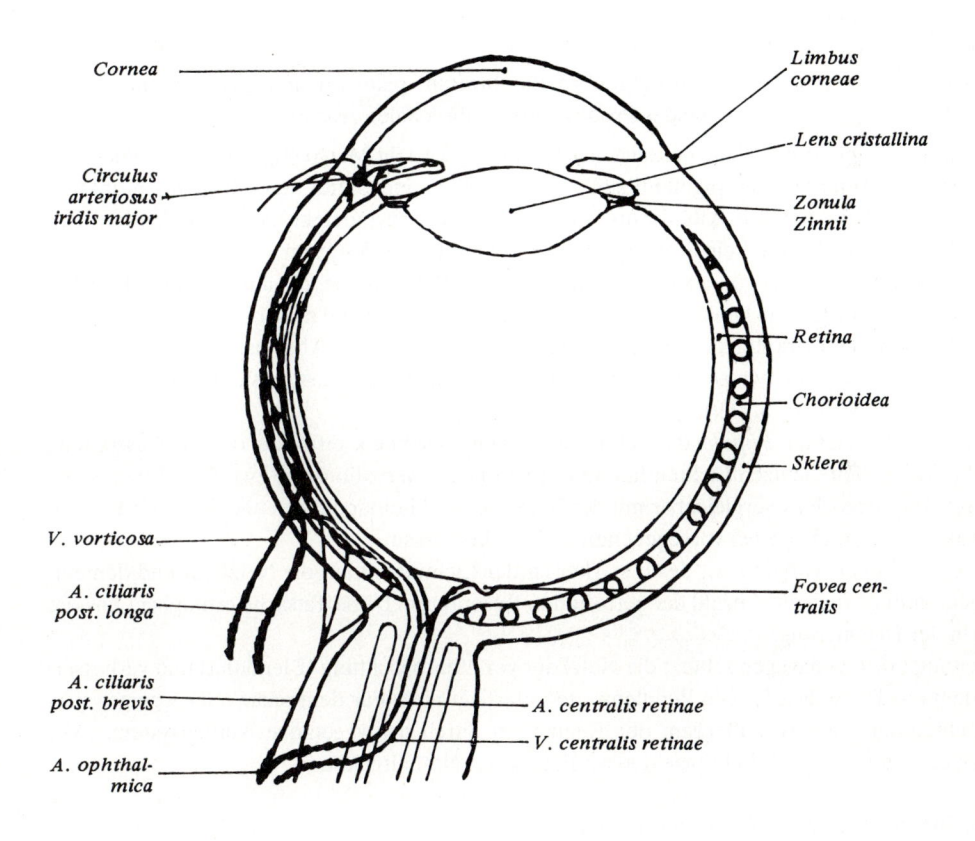

Abb. 61: Schnitt durch einen Augapfel

Tabelle 19: Die drei voneinander getrennten Gefäßsysteme des Auges

1. Für die *Netzhaut*	Innere Schichten: A. und V. centralis retinae Äußere Schichten: Aa. ciliares posteriores breves – Choriokapillaris
2. Für die *Uvea*	Vordere und hintere Ziliararterien, Vortexvenen und Ziliarvenen
3. Für *Konjunktiva* und *Lider*	A. carotis – A. ophthalmica bzw. A. carotis externa – A. maxillaris externa, V. ophthalmica superior – V. temporalis – V. angularis

Topographische und funktionelle Organisation sowie Innervation der Pupille

Die Iris (Regenbogenhaut) liegt zwischen *Cornea* (Hornhaut) und *Linse*. Sie stellt somit die Trennwand zwischen vorderer und hinterer Augenkammer dar.

Die *Iris* besteht aus mehreren Schichten:

Zur Cornea gerichtet	– Endothel der vorderen Augenkammer
Sich darunter anschließend	– Irisstroma
Zur Linse gerichtet	– Neuroektodermales Stratum pigmenti und das Stratum retinae (beides Produkte des embryonalen Augenbechers)

Die Iris*wurzel* ist am Corpus ciliare befestigt, nach innen begrenzt ihr Margo pupillaris das „Sehloch".
Im Iris*stroma* und im Stratum pigmenti sind Pigmentzellen eingebettet, um die Blendenfunktion sicherzustellen. Patienten mit Albinismus leiden an einem Enzymdefekt, der zur Folge hat, daß aus der Aminosäure Tyrosin kein Melanin (Pigment) gebildet werden kann.
Innerhalb des Irisstroma liegen außerdem zwei arterielle Ringsysteme, die aus Arterien der Chorioidea versorgt werden. Sie heißen Circulus arteriosus iridis major und minor.
Der in der Iriswurzel zirkulär verlaufende *Schlemm-Kanal* stellt den Abtransport des im Corpus ciliare gebildeten Kammerwassers dar. Die Abflußmöglichkeit des Wassers steht in enger Beziehung zur Pupillenweite (s. S. 169).
Inmitten der Iris liegt die *Pupille,* die sich normalerweise als eine kreisrunde, dunkle Aussparung darstellt, deren Weite je nach Lichteinfall und vegetativer Innervationslage zwischen 2 und 8 mm differiert. Das Sehloch ist vergleichbar mit der Blende eines Photoapparates und dient der Einstellung maximaler Sehschärfe bei vorgegebenen Lichtverhältnissen.
Je weiter die Pupille *(Mydriasis),* desto stärker ist der Lichteinfall auf die Netzhaut und dementsprechend größer auch die Anzahl der getroffenen Rezeptoren. Diese Tatsache ermöglicht uns das Sehen in der Dämmerung.
Engstellung *(Miosis)* dagegen schützt die Netzhaut vor Überbelichtung (Blendung) und verbessert außerdem die Tiefenschärfe. Die Pupillenweite unterliegt nicht nur dem mehr oder weniger starken Lichteinfall, sondern außerdem der Regulation durch das vegetative Nervensystem. „Vor Schreck geweitete Augen" sind Folge der sympathischen Notfallreaktion.

Merke: Die Pupillenweite wird reguliert durch
– Lichteinfall
– Vegetatives Nervensystem (Parasympathikus/Sympathikus)
  Der Vorgang unterliegt in beiden Fällen *nicht* dem Willen! Zusätzlich ist sie abhängig vom
– Alter (im Alter ist die Pupille allgemein enger als in der Jugend)
– Visus = Sehschärfe (beim Hyperopen ist sie allgemein enger als beim Myopen)

Anordnung und Funktion der pupillenbewegenden Muskeln

Die ausführenden Organe, mit denen die Pupille eng- oder weitgestellt wird, sind die beiden vegetativ innervierten glatten Muskeln
– M. sphincter pupillae
– M. dilatator pupillae,
die sich wie Agonist und Antagonist gegenüberstehen.

Tabelle 20: Gegenüberstellung der pupillenbewegenden Muskeln

	M. sphincter pupillae	M. dilatator pupillae
Lage	Ins Stroma der Iris eingebettet, nahe dem Margo pupillaris	Ins Stroma der Iris eingebettet, nahe der Iriswurzel
Anordnung der Fasern	Zirkulär, um die Pupille herum	Radiär, auf die Pupille zu
Art der Fasern	Glatt, nicht pigmentiert	Glatt, pigmentiert
Funktion	Verengung (Miosis)	Erweiterung (Mydriasis)
Kraftverhältnis	3:1	1:3
Innervation	Parasympathisch (s. Text)	Sympathisch (s. Text)
Transmitter	An beiden Synapsen Acetylcholin	An der ersten Synapse Acetylcholin, an der zweiten Synapse Noradrenalin

Innervation des M. sphincter pupillae

Das Auge erhält seine parasympathischen Fasern aus dem *Nucleus* originis parasympathici des *N. oculomotrius Edinger-Westphal*. Die präganglionären Fasern gelangen mit dem 3. Hirnnerv durch die Fissura orbitalis superior in die Orbita und erreichen dort das *Ganglion ciliare*, in dem sie auf postganglionäre Fasern umgeschaltet werden. Das Ganglion liegt ungefähr 2 cm hinter dem Bulbus und lateral des N. opticus.
Die postganglionären Fasern gelangen über die Nn. ciliares breves durch die Chorioidea hindurch zum Corpus ciliare und zum M. sphincter pupillae.
Neben dem M. sphincter pupillae wird über diesen Weg auch der M. ciliaris innerviert, welcher für die Akkommodation verantwortlich ist.
Der Sphinkter ist ungefähr dreimal so stark wie sein Antagonist, der Dilatator. Dies erklärt die Tatsache, daß die Pupille auf starken Lichtreiz blitzschnell mit Verengung reagiert.

Innervation des M. dilatator pupillae

Die präganglionären Fasern entstammen *dem Seitenhorn des Rückenmarkes im Bereich C8–Th2* (Centrum ciliospinale Budge) und werden im *Ganglion cervicale superius* auf postganglionäre Fasern umgeschaltet.
Mit dem Halssympathikus und dem Plexus caroticus steigen sie bis zur Orbita und dem Ganglion ciliare auf, durch das sie ohne funktionellen Kontakt hindurchziehen.
Als Radix sympathica verlassen sie das Ganglion ciliare und ziehen mit den Nn. ciliares longi bis zum M. dilatator pupillae.

Überträgersubstanzen nervaler Impulse

Der entscheidende Unterschied zwischen *sympathischen* und *parasympathischen* Nervenfasern äußert sich in der Art ihrer postganglionären Überträgersubstanz:

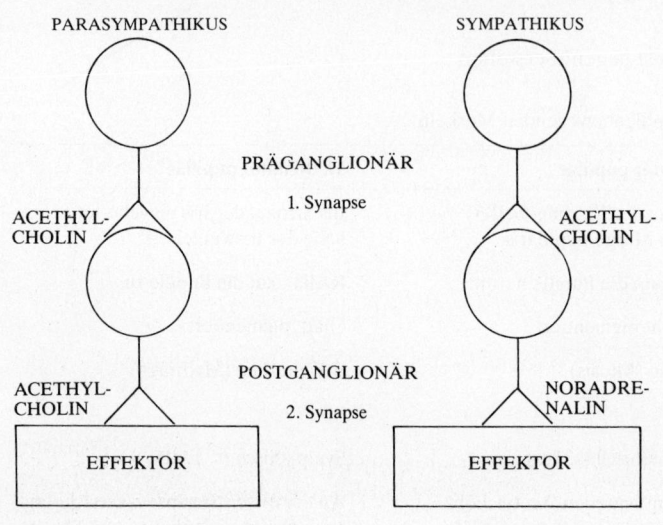

Abb. 62

> **Merke:**
> Noradrenalin/Sympathikus → Mydriasis
> Acetylcholin/Parasympathikus → Miosis
> Darin liegt auch die Wirkung von Pharmaka auf die Pupillenweite begründet.

Wirkung einzelner Substanzen (Pharmaka) auf das Auge

Zur Mydriasis führen

- *Sympathomimetika*, welche am M. dilatator angreifen
  - Adrenalin
  - Phenylephrin
  - Pholedrin
  - Tyramin

- *Parasympatholytika*, welche den M. sphincter in seiner Funktion schwächen oder hemmen
  - Atropin
  - Homatropin
  - Scopolamin
  - Tropicamid

Zur Miosis führen

- *Cholinesterasehemmstoffe,* welche durch Hemmung des Acetylcholinabbaus zur Anreicherung dieser Überträgersubstanz führen. Man nennt sie auch *indirekte Parasympathomimetika.* Es gibt reversible und irreversible Formen unter ihnen
  - Physostigmin (reversibel)
  - Neostigmin (reversibel)
  - Insektizide (irreversibel, z. B. E 605).

- *Direkte Parasympathomimetika,* welche am M. sphincter angreifen
  - Acetylcholin
  - Carbachol
  - Pilocarpin

Mittel, die zur Miosis führen, finden in der *Glaukomtherapie* ihre Anwendung. Sie senken den Augeninnendruck.

Wie schon darauf hingewiesen wurde, besteht zwischen Pupillenweite und Abflußmöglichkeit des Kammerwassers ein enger Zusammenhang.

> **Merke:**
> Bei Miosis → Abfluß ist gut, weil der Schlemm-Kanal sehr weit geöffnet ist.
> Bei Mydriasis → Abfluß ist schlecht, weil der Schlemm-Kanal zu eng ist. Gefahr des Glaukomanfalls!
> Sympathomimetika und Parasympatholytik sind bei Glaukom kontraindiziert!!

Man beurteilt die Pupille nach folgenden Gesichtspunkten:

- **Größe und Form**

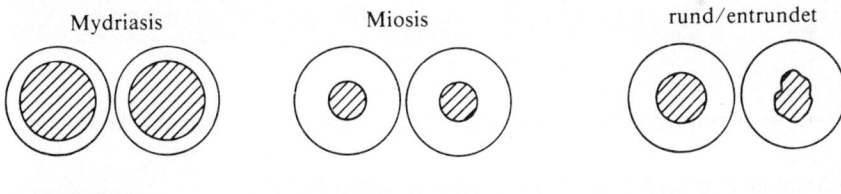

  Mydriasis   Miosis   rund/entrundet

- **Gleichheit**

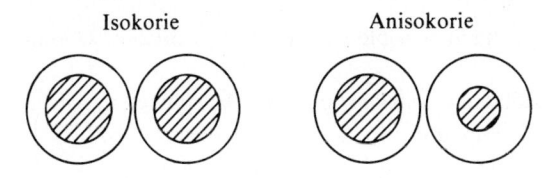

  Isokorie   Anisokorie

● Reaktionsvermögen

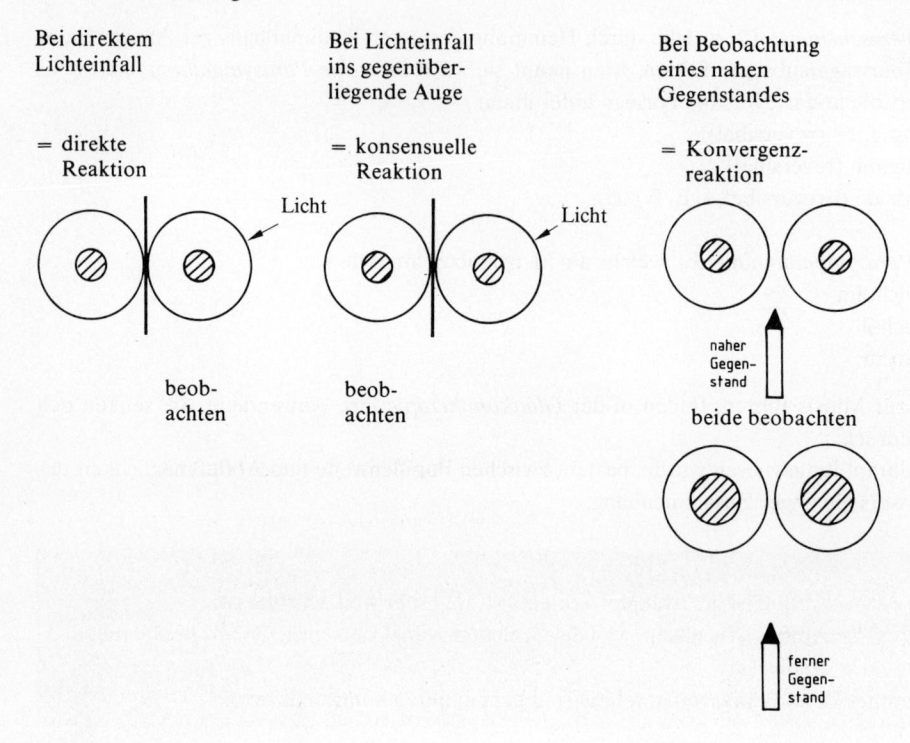

Bei direktem Lichteinfall	Bei Lichteinfall ins gegenüberliegende Auge	Bei Beobachtung eines nahen Gegenstandes
= direkte Reaktion	= konsensuelle Reaktion	= Konvergenzreaktion

Abb. 63: Untersuchung der Pupille

Mydriasis

Umfassender Begriff für gleichmäßig erweiterte Pupillen, unabhängig welchen Ursprungs.

Physiologisch
- In der Dämmerung (beruhend auf dem Nachlassen des Sphinktertonus, d. h. ihr Auftreten ist „passiver Natur")
- Bei der Fernakkommodation (d. h. divergenzbedingt, „passiver Natur")
- Nach Adrenalinausschüttung (diese Form ist „aktiver Natur", d. h. auf die Wirkung des Sympathikus zurückzuführen)
  Adrenalinausschüttung kann bewirkt werden durch sensible (Schmerz), sensorische (Geräusche) und psychische (Schreck-)Reize
- Durch bestimmte Pharmaka, welche den M. dilatator „stärken" oder den M. sphincter „schwächen" (s. Wirkung einzelner Substanzen auf die Pupille)

Pathologisch
- Akutes Glaukom
- Atropinvergiftung
- Läsion des Nucleus ruber und der ihn durchziehenden Okulomotoriusfasern (Benedikt-Syndrom, einseitiger Befall)

– Bewußtlosigkeit oder Schockzustand (geht mit einer ständigen, lichtunabhängigen Erweiterung einher)

> **Miosis**
>
> Umfassender Begriff für gleichmäßig erweiterte Pupillen, unabhängig welchen Ursprungs.

Physiologisch
– Bei starkem Lichtreiz (Schutzreaktion!)
– Bei Konvergenz, Naheinstellung
– Im Schlaf oder bei tiefer Narkose

Pathologisch
– Struma
– Neurolues
– Tumor
– Iritis
– Morphinvergiftung oder Vergiftung mit E 605 (irreversibler Cholinesterasehemmstoff)
– Sympathikuslähmung. Hierbei kommt es begleitend zur Ptosis und zum Enophthalmus. Diesen Symptomenkomplex nennt man *Horner-Syndrom*.

Iso-/Anisokorie

Darunter versteht man den Zustand seitengleicher bzw. -ungleicher Pupillenweite. In seltenen Fällen kann man die Anisokorie als eine *angeborene* Anomalie erklären, wobei das Reaktionsvermögen der Pupillen völlig erhalten bleibt.
Öfter liegt jedoch eine *Augenerkrankung* (z. B. vordere oder hintere Synechie, d. h. Verwachsungen der Iris entweder mit der Hornhaut oder mit der Linse), eine *innere Erkrankung* (z. B. Lues) oder eine *neurologische Erkrankung* (z. B. Schädigung der absteigenden Pupillenbahnen durch eine intrakranielle Hirndrucksteigerung, wie sei bei epi- oder subduralen Hämatomen vorkommt) zugrunde.

4.2.2 Sehvermögen und Visus

Die Sehschärfe ist abhängig vom Auflösungsvermögen der zapfenhaltigen Fovea. Die Bestimmung der Sehschärfe erfolgt mit Sehproben.
Der Patient wird aufgefordert, aus 5 m Abstand Buchstaben zu lesen, oder bei einfacheren Sehzeichen, z. B. den Pflüger-Haken, die offene Seite des Ringes zu erkennen.
Kann ein Patient Buchstaben aus einer Entfernung von 5 m lesen, die ein normalsichtiges Auge noch in 50 m Entfernung erkennt, so hat er eine Sehschärfe von $5/50 = 0{,}1$ der Norm.

Das Gesichtsfeld umfaßt das Wahrnehmungsfeld des Auges beim Geradeausblick. Durch die geschützte Lage in der Augenhöhle und durch den Nasenrücken beträgt das Gesichtsfeld nach nasal, oben und unten weniger als 90°, während die Strahlen von temporal ungehindert auf die peripheren Netzhautanteile fallen können. Die Bestimmung des Gesichtsfeldes erfolgt mittels Perimetrie.

4.2.3 Lider

Die Lider bestehen aus zwei Blättern, äußerem Haut-Muskel- und innerem Knorpel-Bindehaut-Blatt. Neben ihrer Schutzfunktion helfen sie, die Hornhaut feucht zu halten. Fehlbildungen oder -stellungen der Lider können angeboren oder erworben sein.
Als Ptosis bezeichnet man das Herabhängen des Oberlides. Als Ursache kommen ein Horner-Syndrom oder eine Okulomotoriusparese in Frage.
Ektropium und Entropium betreffen das Unterlid. Beim Ektropium kommt es zur Auswärtskantung des Unterlides infolge einer Muskelerschlaffung des M. orbicularis (z. B. Fazialisparese). Der dadurch hervorgerufene Lagophthalmus (unvollständiger Lidschluß) begünstigt eine Austrocknungskeratitis. Als Entropium bezeichnet man die Einwärtskantung des Unterlids, wobei die Wimpern auf der Hornhaut scheuern (Gefahr von Ulkus oder Erosion der Hornhaut).

Unter Blepharitis versteht man eine Lidrandentzündung, die entweder durch Staphylokokkeninfektion oder auch durch Überanstrengung ausgelöst sein kann und mit dem Ausfallen der Wimpern einhergeht.
Von Staphylokokken- oder, seltener, Streptokokkeninfektionen können auch die Liddrüsen betroffen sein, so daß sich je nach befallener Drüse ein Hordeolum internum (Meibom-Drüse) oder externum (Moll-Drüse) bildet.
Die Lidhaut kann im Rahmen zahlreicher allergischer oder dermatologischer Erkrankungen mitbeteiligt sein, so z. B. beim Erysipel, Zoster oder Quincke-Ödem.
Neben zahlreichen gutartigen Tumoren, zu denen auch Retentionszysten der Liddrüsen, Xanthelasmen und Milia gehören, dürfen Basaliome oder Spinaliome nicht übersehen werden.

4.2.4 Tränenwege

Die Tränendrüse liegt dicht unter dem temporalen oberen Orbitarand. Die Tränenflüssigkeit überzieht als Schutzfilm die Hornhaut und hat zudem eine bakterizide Wirkung. Mit dem Lidschlag erfolgt der Tränenabfluß über Tränensack und Tränennasenkanal zur unteren Nasenmuschel.

Man unterscheidet eine pathologisch vermehrte oder verminderte Tränensekretion.
Der Nachweis einer Hyposekretion kann mit der Schirmer-Probe erfolgen. Ein Fließpapierstreifen wird in den unteren Bindehautsack eingehängt und die Zeit bis zur vollständigen Durchfeuchtung gemessen (normal: 15 mm in 5 min).
Eine Störung im Tränenabfluß kann durch Druck auf den Tränensack überprüft werden. Liegt eine Stenosierung vor, so können sich verhaltenes Sekret oder Eiter rückläufig aus den Tränenpünktchen entleeren.

4.2.5 Bindehaut

Die Bindehaut ist ein sackartiger Schleimhautüberzug, der Bulbus, Lider und Übergangsfalten überzieht. Eine vollständige Inspektion ist nur mittels Lidhaltern und durch Anwendung des einfachen und doppelten Ektropionierens möglich.
Eine Entzündung der Bindehaut betrifft stets beide Augen. Folgende Symptome sind charakteristisch: Lichtscheu, Blepharospasmus (Lidkrampf), konjunktivale Injektion, ödematöse Schwellung, vermehrte Sekretion.

Als Ursachen kommen sowohl mechanische Reizungen, Allergien als auch bakterielle und virale Infektionen in Frage. Eitrige Konjunktividen gehen meist auf Infektionen mit Pneumo- oder Gonokokken (z. B. beim Neugeborenen) zurück.

4.2.6 Hornhaut

Die Hornhaut wird das optische Fenster des Auges genannt. Die Untersuchung auf Durchsichtigkeit erfolgt durch die fokale Beleuchtung mit der Spaltlampe. Die normale Hornhaut leuchtet zartgrau. Trübungen erscheinen im auffallenden seitlichen Licht grau bis weiß.
Die Hornhaut wird sensibel von Ästen aus dem 1.Trigeminusast versorgt. Man prüft die Sensibilität mit einem Wattestäbchen, das von der Seite an das Auge herangeführt wird, während der Patient zur Decke schaut. Es erfolgt ein reflektorischer Lidschluß. Herabgesetzte Sensibilität findet man z. B. bei der Herpesinfektion der Kornea.

Bei Erkrankungen der Hornhaut unterscheidet man:

- Degenerative Erkrankungen:
  z. B. Wölbungsanomalien (Keratokonus)
- Exogene Erkrankungen:
  Alle bakteriell oder viral verursachten Keratitiden (Ulcus serpens durch Pneumokokken oder Herpeskeratitis)
- Endogene Erkrankungen:
  z. B. sklerosierende Keratitis, parenchymatöse Keratitis im Rahmen der Lues congenita sowie Sonderformen beim Sjögren-Syndrom (rheumatischer Formenkreis)

4.2.7 Lederhaut

Die Kornea ist mit dem Limbus in die weniger gekrümmte weiße Lederhaut eingefügt.
Anomalien der Skleren betreffen v. a. Verfärbungen, die Hinweis auf bestimmte Systemerkrankungen sein können (z. B. blaue Skleren bei Osteogenesis imperfecta, Ikterus bei hepatobiliären Erkrankungen).

4.2.8 Vordere Augenkammer, Iris und Linse

Die Linse ist Teil des dioptischen Apparates und besitzt eine Brechkraft von 15 dpt. Ihre wichtigste Funktion ist die Scharfeinstellung durch Akkomodation. Durch Kontraktion des Ziliarmuskels und Erschlaffung der Zonulafasern kann die Linse ihre Form verändern und ihre Brechkraft erhöhen. Mit zunehmendem Alter nimmt diese Fähigkeit ab. Die Untersuchung der Linse mit der Spaltlampe ermöglicht die Differenzierung von Trübungen, die sich als Kapsel-Rinden- oder Kerntrübungen einordnen lassen. Trübungen des Linsengewebes werden als Katarakt (grauer Star) bezeichnet.
Angeborene Kataraktformen können durch Infektionen der Mutter während der Schwangerschaft entstehen, so z. B. im Rahmen des Gregg-Syndroms durch Rötelninfektion.

Die Iris ist die Blende des Auges und umschließt die Pupille. Die Regenbogenhaut liegt als Scheidewand zwischen der hinteren Augenkammer (Bildungsort des Kammerwassers) und der Vorderkammer (Abflußgebiet des Kammerwassers). Jede Iritis oder Iridozyklitis ist eine schwerwiegende Erkrankung des Auges.

Typische Symptome sind Pseudoptose, gemischte Injektion, Reizmiosis, Hyperämie und Ödem des Irisstromas. Bei chronischen Formen kann es zur Bildung von Synechien kommen.

4.2.9 Pupillen

Allgemeine Bemerkungen zur Ausführung der Pupillenreaktionsprüfung:

– Die Pupillenreaktion auf Lichteinfall läßt sich am besten im mäßig abgedunkelten Raum mit Hilfe einer Taschenlampe prüfen, da bei vorheriger Adaption (Mydriasis) die absolute Änderung der Pupillenweite am größten ausfällt.
– Der Lichtstrahl wird von lateral kommend auf das Auge gerichtet.
– Während der Untersuchung sollte der Patient in die Ferne sehen, um einer Verfälschung des Ergebnisses durch Naheinstellungsmiosis vorzubeugen.
– Man kann die direkte und indirekte Pupillenreaktion auch ohne künstliche Lichtquelle überprüfen, indem man das Tageslicht als auslösenden Reiz verwendet.
– Abdecken eines Auges mit der Hand führt zur Mydriasis auch an dem nicht abgedeckten Auge (= indirekte Prüfung!). Nach Entfernung der abdeckenden Hand kommt es an beiden Augen zur Miosis (= direkte Prüfung!).
– Man achtet beim Pupillenspiel auf Geschwindigkeit und Ausmaß der Reaktion, besonders aber auf Seitendifferenzen.
– Das Ausmaß der Verengung auf Licht sollte beidseits gleich stark erfolgen. *Einseitig verminderte Verengung* weist auf eine Störung im Bereich des N. oculomotorius und seiner Ursprungskerne im Hirnstamm hin.

Bei **Pupillotonie** (z. B. beim Adie-Syndrom) ist die Geschwindigkeit der Verengung erheblich seitengleich vermindert. Die Konstriktionsbewegung kann noch anhalten, selbst wenn der Lichtreiz schon wieder vom Auge weggerichtet wurde. Auch die dann folgende Pupillenerweiterung auf die ursprüngliche, der Zimmerhelligkeit entsprechende Weite, erfolgt sehr viel langsamer als normalerweise.

Normwerte für die Miosis:	Latenzzeit	0,18 sec
	Maximum nach	1 sec

Faktoren, die den Verengungsprozeß beeinflussen:

– Adaptionszustand der Netzhaut
– Ausgangspupillenweite
– Belichtungsintensität
– Belichtungsdauer
– Lebensalter

Prüfung der Pupillenreaktionen:

– Direkte Reaktion
– Indirekte oder konsensuelle Reaktion
– Konvergenzreaktion

Direkte Reaktion

Der Lichtreiz führt zur sichtbaren Pupillenverengung **am gerade beleuchteten Auge.**

Indirekte Reaktion

Beim Belichten eines Auges verengt sich die Pupille des nicht lichtexponierten Auges genauso mit. Bei dieser Untersuchung wird die Hand am besten als Trennwand zwischen die Augen gehalten, um sichergehen zu können, daß der Lichtstrahl nur ein Auge trifft, und zwar das Auge, welches nicht beobachtet wird.

Die konsensuelle Pupillenreaktion läßt sich durch die partielle Kreuzung der afferenten Fasern des N. opticus im Chiasma erklären: Wenn der Lichtstrahl nur ein Auge trifft, wird der Reiz, bedingt durch das Chiasma, trotzdem an beide höhergelegenen Zentren weitergeleitet. Beide Sphinkterkerne werden somit gereizt und senden Reize über Efferenzen an das rechte und das linke Auge. Es besteht also ein visuell-sensomotorischer Regelkreis (Reflexbogen) mit je einem afferenten und efferenten Schenkel, in den beide Augen miteinbezogen sind.

Naheinstellungs-Konvergenzmiosis als Mitbewegung bei Einstellung auf Nähe

Zur Prüfung der Konvergenz läßt man den Patienten zunächst in die Ferne sehen und führt dann einen Bleistift oder Finger in die Mitte des Gesichtsfeldes bis in eine Entfernung von etwa 20 cm vor der Nasenspitze heran.

Man beobachtet die gleichzeitige und seitengleiche Pupillenverengung dann am besten, wenn der Untersuchte möglichst plötzlich aus dem Blick in die Ferne das nahe vorgehaltene Objekt fixiert. Demnach löst neben der Belichtung auch die Konvergenz der optischen und anatomischen Achsen der Bulbi auf einen nahe gelegenen Punkt, infolge der damit verbundenen Akkommodation, eine Miosis aus. Die Verkleinerung der Pupille führt zur Begrenzung des Lichtbündels und damit zur Einengung des Gesichtsfeldes bei gleichzeitiger Ausklammerung ablenkender bzw. störender Strahlen. Funktionell und anatomisch wird die Konvergenzreaktion dem Nucleus caudalis centralis des N. oculomotoris zugeordnet.

Stellwert für die Pupillenweite ist innerhalb einer relativ begrenzten Regelbreite die Konstanterhaltung der retinalen Belichtung. Fühler ist die Retina, Stellglied die Pupillenweite. Als Schalter hat man sich die Verbindung der Retina über Optikusfasern mit den Colliculi superiores und den parasympathischen Ursprungskernen vorzustellen.

Verteilung der pupillomotorischen Erregbarkeit über die Netzhaut

Die schnelle Änderung der Pupillenweite ermöglicht eine Adaption im Bereich von 1:16. Eine andere Möglichkeit, sich den Belichtungsveränderungen anzupassen, besteht in der Hell-Dunkel-Adaption der Rezeptoren. Sie ist durch die unterschiedlichen Reizschwellen der Netzhautrezeptoren (Stäbchen und Zapfen) für verschiedene Wellenlängen und deren kontinuierliche eigene Empfindlichkeitsveränderung über einen Bereich von $1:10^6$ zu erklären. Die *Stäbchenzellen* (hauptsächlich in der Peripherie, Schwarz-Weiß-Sehen, Sehen in der Dämmerung) haben geringere pupillomotorische Empfindlichkeit als die *Zapfen* (am häufigsten in der Fovea centralis, scharfes Sehen am Tage, Farbensehen).

Verständlicherweise können dann Lichtreize, die auf die Netzhautperipherie treffen, nur geringere Pupillenkonstriktion auslösen als solche, die auf die Fovea centralis treffen. Aus folgendem Grund ist diese Anordnung sinnvoll: Nachts ist das Auge kaum großen Leuchtstärkenunterschieden ausgesetzt, so daß die Schutzfunktion gegen Blendung an Bedeutung verliert. Außerdem würde eine starke pupillomotorische Aktivität der Stäbchen unnützerweise zu einer weiteren Herabsetzung der Leuchtdichte führen, was sich besonders in der Dämmerung negativ auswirken würde.

Afferenzstörungen

Amaurotische Pupillenstarre

Erblindung *(Amaurose)* führt nicht nur zum Ausfall der visuell-sensorischen Fasern, sondern auch zum Erlöschen der pupillomotorischen Aktivität. Folgendes **Pupillenreaktionsschema** ist zu beobachten:

Pupillenweite	Sehfunktion	Direkte Reaktion	Indirekte Reaktion	Konvergenz-reaktion
Mittel	Negativ	Negativ	Positiv	Positiv

Merke: Belichtung des blinden Auges führt weder an ihm noch am anderen, gesunden Auge zu einer Miosis.
Aber: Bei Belichtung des gesunden Auges kommt es zur spontanen Mitverengung des blinden Auges!

Ursache für die Erblindung
- Lichtundurchlässigkeit von Kornea, Linse oder Glaskörper
- Verschluß der A. centralis retinae oder der Vene
- Bestehendes Glaukom
- Erhöhter Hirndruck
- Vergiftung (z. B. Methylalkohol)

Efferenzstörungen

Die absolute Pupillenstarre als ausgeprägteste Form der Efferenzstörung zeigt folgendes Pupillenreaktionsschema:

Pupillenweite	Sehfunktion	Direkte Reaktion	Indirekte Reaktion	Konvergenz-reaktion
Mydriasis, entrundet	Positiv	Negativ	Negativ	Negativ

Diese Pupillenstörung entwickelt sich langsam und kann in allen Teilabschnitten der absteigenden Pupillenbahn begründet sein. Sensorische Impulse werden nicht weitergeleitet.
Wenn sichergestellt ist, daß der Patient weder pupillenerweiternde Mittel eingenommen hat, noch einen Glaukomanfall oder eine Prellung erlitten hat, müssen folgende *Ursachen* in Betracht gezogen werden:

Für einseitige absolute Pupillenstarre:

- Schädelbasisfraktur
- Tumor
- Aneurysma
- Hämatom
- Tuberkulose
- Lues
- Basalmeningitis

d. h. Ursachen, die den N. oculomotorius in seinem *peripheren* Verlauf schädigen. Es folgt ein Überwiegen des Sympathikus an diesem Auge, da der parasympathische, efferente Schenkel unterbrochen wird.

Für beidseitige absolute Pupillenstarre:

- Atropinvergiftung
- Enzephalitis
- Lues
- Botulismus
- Narkose (im überschrittenen Toleranzstadium)

d. h. Ursachen, die zu einer Schädigung des N. oculomotorius im *zentralen* Anteil führen.

Horner-Syndrom

Kombination aus Miosis, Ptosis und Enophthalmus, bedingt durch das Überwiegen des Parasympathikus nach Ausfall des Halssympathikus oder dessen Zentrum im oberen Thorakalmark (Stellatumblockade).
Unter *Miosis* versteht man die abnorme Engstellung der Pupille.
Unter *Ptosis* versteht man das Herabhängen des Oberlides, bedingt durch den Ausfall des M. tarsalis superior.
Enophthalmus ist der Ausdruck für eingesunkene Bulbi.

Die reflektorische Pupillenstarre (Argyll-Robertson-Phänomen) zeigt folgendes Pupillenreaktionsschema:

Pupillenweite	Sehfunktion	Direkte Reaktion	Indirekte Reaktion	Konvergenzreaktion
Extreme Miosis, leicht entrundet	Positiv	Negativ	Negativ	Überschießend

Merke:
- Gegensatz zur absoluten Pupillenstarre: erhaltene Naheinstellungsreaktion
- Gegensatz zur amaurotischen Pupillenstarre: erhaltene Sehfunktion

Hinzu kommt bei diesem Phänomen (reflektorische Pupillenstarre) die abgeschwächte Reaktion auf sensible, sensorische oder psychische Reize und auf Dunkelheit.
Das Symptom ist *pathognomonisch* für Rückenmarksschwund (Tabes dorsalis), zeigt sich aber auch bei progressiver Paralyse.

4.2.10 Palpation des Bulbus

Die Palpation des Bulbus ist eine einfache Untersuchung, die allerdings nur bei gravierenden pathologischen Befunden Auffälligkeiten ergibt.

Technik: Der Untersucher palpiert mit den Zeigefingern beider Hände das Oberlid, während der Patient den Blick nach unten richtet. Günstig ist es, mit den palpierenden Fingern im schnellen Wechsel unterschiedlich starken Druck auf den Bulbus auszuüben und die Hände am Kopf des Patienten abzustützen. Im Vergleich sollte man den eigenen Bulbus palpieren.

Nur bei sehr hohem Augeninnendruck, wie z. B. beim akuten Winkelblockglaukom, kann man einen steinharten Bulbus tasten.
Ein weicher Bulbus kann bei schwer exsikkierten Patienten, z. B. im Coma diabeticum, auffallen.

4.2.11 Bulbusmotilitätsprüfung

Man fordert den Patienten auf, dem Zeigefinger des Untersuchers in die neun Hauptblickrichtungen zu folgen. Liegt eine Parese oder Paralyse von Augenmuskeln vor, so beobachtet man eine Bewegungseinschränkung des Auges, und der Patient gibt Doppelbilder an.
Lähmungsschielen kann angeboren (Geburtstraumen, Aplasie von Nervenkerngebieten) oder erworben sein (Traumen, Enzephalomeningitiden, Tumoren).

4.2.12 Ophthalmoskopie

Das *Sehorgan* setzt sich zusammen aus dem
- 7,5 g schweren und 24 mm langen Augapfel und
- seiner Adnexe (Ober- und Unterlid, Wimpern, Augenbrauen, Lidheber- und Lidschließermuskeln, Tränendrüse und Tränenwege, Orbita und Augenmuskeln).

Der *Augapfel* besteht aus drei Hüllen und drei Räumen.
Hüllen:
- Äußere Haut (Tunica fibrosa)
  - Hornhaut (Kornea)
  - Lederhaut (Sklera)
- Mittlere Haut (Tunica vasculosa)
  - Regenbogenhaut (Iris)
  - Strahlenkörper (Corpus ciliare)
  - Aderhaut (Chorioidea)
- Innere Haut (Tunica nervosa)
  - Sinnesepithel
  - Neuroepithel

Räume:
- Vordere Augenkammer (mit Abfluß des Kammerwassers im Kammerwinkel)
- Hintere Augenkammer (mit Ziliardrüse, die das Kammerwasser produziert)
- Glaskörperraum (mit Corpus vitreum)

Folgende Abschnitte können mit der ophthalmologischen *Spaltlampenuntersuchung* erfaßt werden:
- Kornea
- Vordere Augenkammer
- Linse
- Iris
- Vorderes Drittel des Glaskörpers (bis maximal zwei Drittel)

Die Netzhaut kann nur mit der Augenspiegelung erfaßt werden (s. S. 164ff.).

Aufbau der Netzhaut:

Obwohl die Netzhaut nur 0,5 mm an ihrer dicksten Stelle (– hinterer Pol) mißt, besteht dieses zellophanartige „Häutchen" aus 10 Schichten.

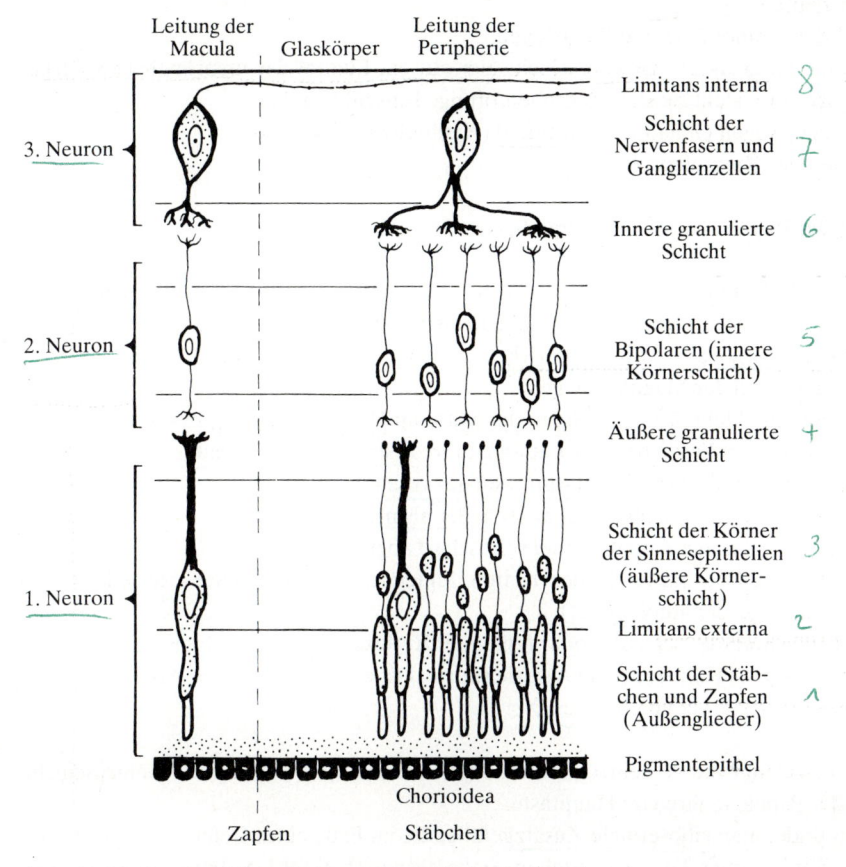

Schicht	Nr.
Limitans interna	8
Schicht der Nervenfasern und Ganglienzellen	7
Innere granulierte Schicht	6
Schicht der Bipolaren (innere Körnerschicht)	5
Äußere granulierte Schicht	4
Schicht der Körner der Sinnesepithelien (äußere Körnerschicht)	3
Limitans externa	2
Schicht der Stäbchen und Zapfen (Außenglieder)	1
Pigmentepithel	

- 3. Neuron: Limitans interna, Schicht der Nervenfasern und Ganglienzellen, Innere granulierte Schicht
- 2. Neuron: Schicht der Bipolaren (innere Körnerschicht), Äußere granulierte Schicht
- 1. Neuron: Schicht der Körner der Sinnesepithelien (äußere Körnerschicht), Limitans externa, Schicht der Stäbchen und Zapfen (Außenglieder)

Leitung der Macula – Glaskörper – Leitung der Peripherie
Zapfen – Chorioidea – Stäbchen

Abb. 64: Die Netzhautleitung im Zentrum und in der Peripherie

Unter dem Begriff *Stratum neuroepitheliale* faßt man die Sinnesepithelschicht aus Stäbchen und Zapfen zusammen. In dieser aderhautwärtsgerichteten Funktionseinheit (= 1. Neuron) findet die Umwandlung der photochemischen Reize in nervöse Impulse statt. Die Sinnesrezeptoren sind dem Lichtreiz abgewandt! 2. und 3. Neuron zusammen bilden das *Stratum cerebrale,* welches das glaskörperwärtsgerichtete Reizleitungssystem enthält. Bemerkenswert am Netzhautaufbau ist, daß nur das Stratum cerebrale ein eigenes ernährendes Gefäßnetz besitzt, während das Stratum neuroepitheliale *nur* durch *Diffusion* aus der Choriokapillaris der Aderhaut Nährstoffe zugeführt bekommt.

Zwei Stellen der Netzhaut sind funktionell von großer Bedeutung:

- *Macula lutea* (gelber Fleck)
- *Papille* (blinder Fleck, Mariotte-Fleck)

Charakterisierung der Makula, normaler Befund bei der Spiegelung:

Funktion:	Stelle schärfsten Sehens, Fovea centralis
Form:	55 mm^2 querovaler Netzhautbezirk
Rezeptoren:	nur Zapfen
Lage:	3–4 mm temporal der Papille gelegen
Darstellung:	Da die vorgelagerte Gewebsschicht hier auf ein Fünftel der ursprünglichen Dicke reduziert ist, stellt sie sich als grubenförmige Einsenkung dar
Farbe:	gelblich, wegen Gehalt an Karotinoid (Xantophyll = Pigment)
Reflex:	Wall- oder Ringreflex, Fovealreflex

Charakterisierung der Papille, normaler Befund bei der Spiegelung:

Funktion:	Stelle absoluten Sehausfalls, natürliches Skotom im Gesichtsfeld (hier sind keine Photorezeptoren vorhanden, da sie die Austrittsstelle der Sehnerven darstellt)
Form:	1,5 mm^2 längsovaler Netzhautbezirk
Lage:	3–4 mm nasal der Makula gelegen
Darstellung:	Bis auf eine kleine Einsenkung in der Mitte im Niveau gelegen (physiologische Exkavation; beim Durchtritt der Lamina cribrosa streifen die Nervenfasern ihre Markscheiden ab und erscheinen darum weniger voluminös)
Farbe:	zartrosa bis blaßrosa, temporal meist heller als nasal
Abgrenzung:	bis auf den nasalen Anteil überall sehr scharf abgrenzbar
Gefäße:	*Arterien:* hellrot, breiter Reflexstreifen, fehlende Pulsation. (Jede arterielle Pulsation im Auge ist pathologisch!)
	Venen: dunkelrot, schmaler oder fehlender Reflexstreifen, physiologischer Spontanpuls, größeres Kaliber als die Arterie (normal ist ein Verhältnis von Arterie zu Vene von 2 zu 3), stärker geschlängelt

Mit dem N. opticus gelangt die A. centralis retinae (aus der A. ophthalmica) zur Gehirnschicht und teilt sich auf der Papille in ihre vier Hauptäste.

In seltenen Fällen findet man cilioretinale Zusatzgefäße, die im Falle eines Gefäßverschlusses der Zentralarterie die Versorgung relativ sicherstellen. Siehe dazu auch Tafel 1, S. 240.

Technik der Ophthalmoskopie

Die *Spiegelung des Augenhintergrundes* (Fundus) ist keineswegs nur für den Augenarzt, sondern auch für den Allgemeinarzt, den Internisten und den Neurologen von großer Bedeutung, denn viele Grunderkrankungen, z. B. *Diabetes, Hypertonie* und *Nierenleiden* gehen mit Veränderungen des Fundus einher.

Ihr voraus geht die Beurteilung des vorderen Augenabschnittes sowie der brechenden Medien des Auges mittels fokaler Beleuchtung und Durchleuchtung. Verminderte Durchsichtigkeit, z. B. durch Narben der Hornhaut oder Trübung der Linse oder des Glaskörpers, können die Spiegelung erschweren oder gar unmöglich machen.

A. nasalis sup.
V. nasalis sup.

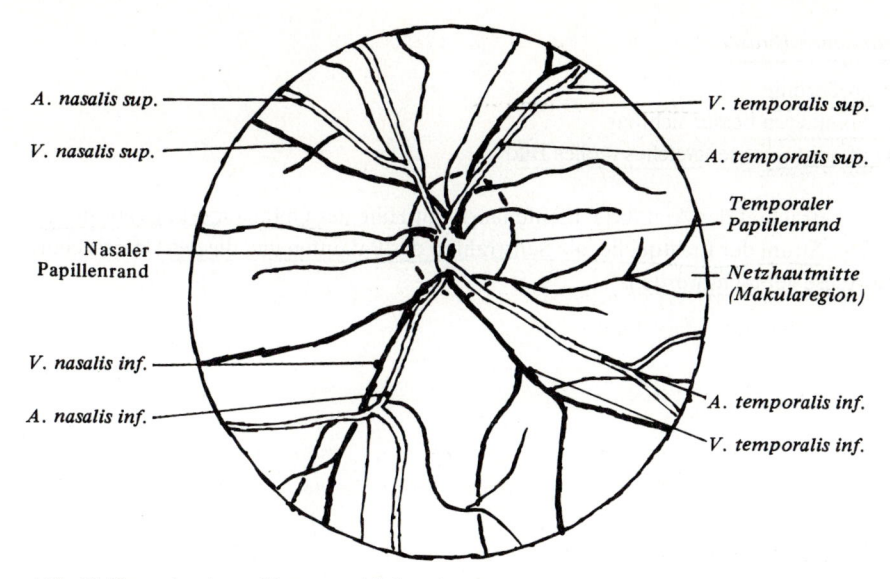

Nasaler Papillenrand

V. nasalis inf.
A. nasalis inf.

V. temporalis sup.
A. temporalis sup.
Temporaler Papillenrand
Netzhautmitte (Makularegion)
A. temporalis inf.
V. temporalis inf.

Abb. 65: Normaler Augenhintergrund linkes Auge
Siehe dazu auch Tafel 1, S. 240

Man unterscheidet zwei Techniken der Augenspiegelung:

– Spiegeln im aufrechten Bild
– Spiegeln im umgekehrten Bild

Allgemeine Bemerkungen zur Untersuchung:

– Der Untersucher spiegelt mit seinem rechten Auge auch das rechte Auge des Patienten und hält somit das Ophthalmoskop in seiner rechten Hand (für das linke Auge gilt dasselbe; linkes Auge des Arztes – linkes Auge des Patinten)
– Untersucher und Arzt dürfen nicht akkommodieren.
– Zweckmäßigerweise beginnt man mit der Spiegelung im umgekehrten Bild (vierfache Vergrößerung) und verschafft sich einen Gesamtüberblick, ehe man sich mit der direkten Spiegelung Gewißheit über Feinheiten verschafft.
– Besonders achtet man auf die Papille und die Makula, die sich wie oben erwähnt darstellen sollen.

Spiegeln im umgekehrten Bild:

– vierfache Vergrößerung
– Überblick und Helligkeit größer als beim aufrechten Bild
– Liefert ein umgekehrtes, seitenvertauschtes virtuelles Bild

Technik: Der Arzt hält mit einer Hand eine konvexe Sammellinse von + 12 dpt in etwa 7 cm Abstand vor das Patientenauge. Insgesamt betrachtet der Arzt das Auge aus etwa 70–80 cm Entfernung, d. h. bei ausgestrecktem Arm.

Spiegeln im aufrechten Bild:

- 16fache Vergrößerung
- Einzel- und Feinheiten besser sichtbar
- Liefert ein aufrechtes, seitengleiches reelles Bild

Technik: Hierbei betrachtet der Arzt das Patientenauge mit Hilfe des Ophthalmoskops aus unmittelbarer Nähe. Der Strahl der Lichtquelle, die Sehstrahlen des Patienten und die des Untersuchers müssen in eine Achse gebracht werden.

5 Untersuchung an Hals, Nase und Ohren

5.1 Ohr

Das Hör- und Gleichgewichtsorgan besteht aus einem zentralen Anteil (Hörbahn) und einem peripheren Anteil (gewöhnlich als Ohr bezeichnet), welcher in drei Abschnitte gegliedert werden kann:

Äußeres Ohr
- Ohrmuschel (mit Epidermis überzogener elastischer Knorpel, s.a. Abb. 66)
- Äußerer Gehörgang (verschiebliches äußeres Drittel des insgesamt 3,5 cm langen Gehörgangs aus Knorpel, mit Schweiß- und Talgdrüsen; Ort der Zerumenproduktion)

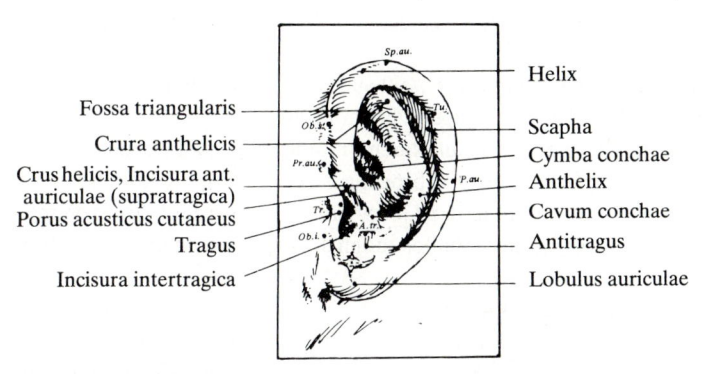

A.tr. = Antitragion
Ob.s. = Otobasion sup.
Ob.i. = Otobasion inf.
P.au. = Postauriculare
Pr.au. = Praeauriculare

S.au. = Subauriculare
Sp.au = Supraauriculare
Tr. = Tragion
Tu. = Tuberculum Darwini

Abb. 66: Das äußere Ohr

Mittelohr
- Trommelfell (s. Otoskopie)
- Ohrtrompete (s. Funktionsprüfung der Tuba Eustachii)
- Paukenhöhle (mit Schleimhaut ausgekleideter lufthaltiger Raum hinter dem Trommelfell; Sitz der Gehörknöchelchenkette, deren Funktion in Übertragung und Verstärkung der Schwingungen vom Trommelfell auf das Innenohr besteht).
- Pneumatische Räume (Mastoid, Schuppe, Teile des Jochbogens und der Felsenbeinpyramide können von der Pneumatisation erfaßt werden; diese setzt nach der Geburt ein und sollte bis zum 16. Lebensjahr abgeschlossen sein; fehlende oder ungenügende Pneumatisation ist häufig Ursache für chronische Mittelohrentzündungen und schlecht abheilende Infekte; Komplikationen durch enge Beziehung zum Innenohr, Sinus sigmoideus und N. facialis).

Innenohr
- Labyrinth (unterstützt von der Fähigkeit des Auges und der allg. Oberflächen- und Tiefensensibilität, dient als Gleichgewichtsorgan der Statik, der Orientierung im Raum und der Wahrnehmung von Bewegungen. Aufbau s. Anatomielehrbuch)
- VIII. Hirnnerv (N. vestibulocochlearis)
- Innerer Gehörgang (starre innere 2/3 des insgesamt 3,5 cm langen Gehörgangs; aus Knochen; mit Periost überzogen; engste Stelle am Übergang von Knorpelteil zu Knochenteil; nahe topographische Beziehungen zum N. facialis, Mastoid, Kiefergelenk und zur Parotis)

Inspektion: Untersuchung des Gehörganges und des Trommelfells

Nach der Anamneseerhebung empfiehlt es sich, die Ohrmuschel und den äußeren Gehörgang genau zu inspizieren und zu palpieren, bevor man mit der Otoskopie beginnt.

Man achte bei der Inspektion und der Palpation besonders auf:
- Form und Stellung der Muschel (angeborene, traumatisch oder tumorös bedingte Verformung)
- Rötung und Schwellung (starke Rötung, schmierige Auflagerungen, Schwellung und enorme Druck- und Tastempfindlichkeit, z. B. Ekzem, Erysipel, Perichondritis)
- Gehörgangsstenosen (angeborener Defekt, Verschluß durch Fremdkörper oder Zerumen)
- Absonderung aus dem Gehörgang (eitriges, wäßriges, bröckliges oder foetides Sekret, hellbraunes oder schwarzes Zerumen). Eine Beurteilung der Gehörgangswandung und des Trommelfells ist nur nach vollständiger Entfernung des Inhaltes möglich; eine Ohrspülung wird öfters nötig sein
- Verletzung am Ohr (Einrisse, Othämatom, Nekrosen)
- Vorhandensein bestimmter Effloreszenzen (Bläschen oder Schuppen, z. B. beim Ekzem)
- Vorhandensein tastbarer Lymph-, Gicht- oder Keloidknoten, Infiltrationen oder tumorartige Wucherungen
- Klopf- und Druckschmerz des Mastoids (bei Mittelohr- oder Warzenfortsatzentzündung), *Tragusdruckschmerz* (bei Otitis externa oder Tragusabszeß)

Spiegeluntersuchung des Ohres (Otoskopie)

Zur Untersuchung des Trommelfells und des Gehörganges dient ein Ohrtrichter, der unter Sicht und drehenden Bewegungen in den knorpeligen Anteil eingeführt wird. Die Haargrenze markiert den Übergang zum knöchernen Gang. Durch kräftigen Zug an der Ohrmuschel nach hinten oben begradigt man den knorpeligen Gehörgang, wodurch die direkte Aufsicht auf das Trommelfell möglich wird. Richtige Handhabung des Ohrtrichters ersehe man aus der Abb. 67.
Die *Spiegeluntersuchung* selbst kann in verschiedener Weise ausgeführt werden. Allen gemeinsam ist, daß mit der linken Hand der Trichter eingeführt und mit der rechten der Kopf des Patienten in die gewünschte Stellung gebracht wird. Der Untersucher wechselt seine einmal eingenommene Haltung während der Untersuchung nicht. Anwendung findet:
- der *Reflektor,* bestehend aus einem Hohlspiegel mit einer Brennweite von etwa 15 cm, der mit Hilfe eines Stirnreifs am Kopf getragen wird und in einem Doppelkugelgelenk beweglich ist.

Das Licht einer Lampe, die rechts neben dem Kopf des Patienten steht, wird vom Spiegel in das zu untersuchende Organ (Ohr, Nase, Kehlkopf) hineinreflektiert. Beim Blick durch das Loch besteht zwischen Sehachse und Spiegelachse praktisch keine Parallaxe mehr;
- Die *Stirnlampe,* bei der die Lichtquelle am Hohlspiegel selbst befestigt ist. Die Lampe steht zwischen den Untersucheraugen, so daß im Gegensatz zum Reflektor mit beiden Augen diagnostiziert werden kann. Eine geringe Parallaxe besteht immer;
- das *Untersuchermikroskop,* das je nach Aufgabenstellung mit verschiedenen Optiken ausgestattet werden kann. Eine etwa 40fache Vergrößerung ist möglich.

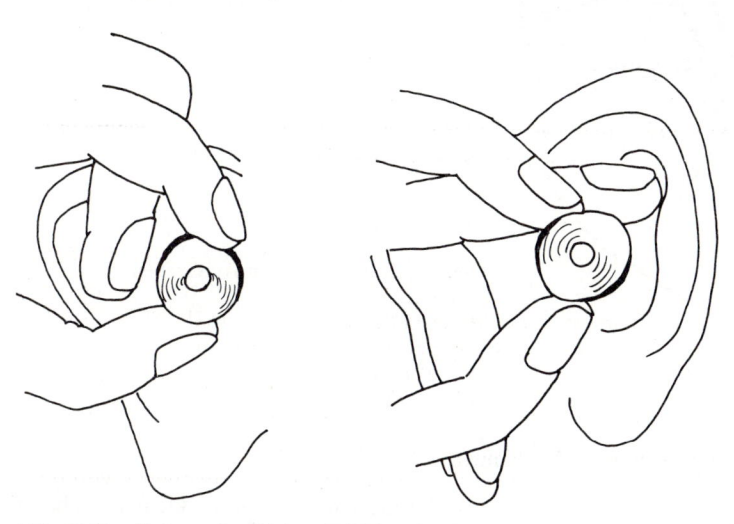

Abb. 67: Handhabung der Trichter bei Ohrspiegelung

Erkennen typischer Trommelfellbefunde

Das Trommelfell stellt die Grenze zwischen äußerem Ohr und Mittelohr dar, hat die Form eines nach innen gerichteten Trichters, ist frei schwingend an einem Knorpelring des Gehörgangs aufgehängt und dient der Übertragung des Schalls auf die Gehörknöchelchenkette.

Normalbefund der otoskopischen Untersuchung (Abb. 68 und Tafel 2, S. 240):
- Glänzend, spiegelnd (durch den geringen Zerumenbelag)
- Perlmuttgrau (Eigenfarbe) bis rauchgrau (nach Beleuchtung scheint die gelbliche Paukenhöhlenwand durch)
- Durchsichtig, durchscheinend
- Beweglich (s. Prüfung der Trommelfellbewegung)

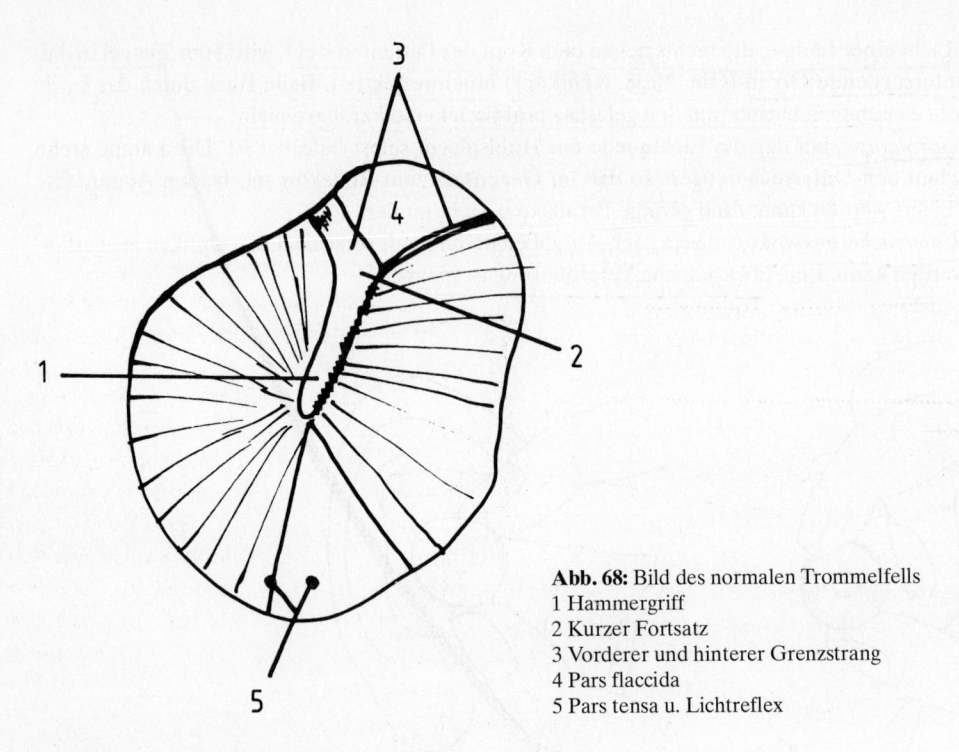

Abb. 68: Bild des normalen Trommelfells
1 Hammergriff
2 Kurzer Fortsatz
3 Vorderer und hinterer Grenzstrang
4 Pars flaccida
5 Pars tensa u. Lichtreflex

Folgende anatomische Strukturen lassen sich erkennen:

- Pars tensa (= großer, unterer, gespannter Anteil) und die Pars flaccida (= kleinerer, oberer, schlaffer Anteil, Shrapnell-Membran).
- Kurzer Fortsatz des Hammers mit dem auf ihn zustrebenden vorderen und hinteren Grenzstrang.
- Nach innen unten verlaufender Hammergriff mit einer etwas verbreiterten Spitze (Umbo).
- Vom Umbo ausgehender dreiecksförmiger Lichtreflex (er zeigt mit der Basis nach vorne unten; dies ist ein wichtiges Unterscheidungsmerkmal zwischen rechtem und linkem Ohr). Der Reflex kommt durch die trichterförmige Stellung des Trommelfells zustande. Nur an dieser Stelle trifft das Licht senkrecht auf und wird reflektiert.
- Selten sieht man den langen Amboßschenkel und die Sehne des M. stapedius hindurchscheinen.

Pathologische Befunde bei der otoskopischen Untersuchung

Siehe hierzu die Tafeln 3–9, S. 240 ff.

- **Stellungsanomalien:**
  Retraktion (z. B. bei beginnendem Cholesteatom) oder Verwölbung (z. B. bei Otitis media, durch Schwellung, Exsudat, Eiter und raumfordernde Prozesse) erkennt man am einfachsten an der veränderten Stellung des Reflexes.

- **Trommelfelldefekte:**
  Man unterscheidet randständige von zentralen, partielle von totalen Perforationen. Sie können durch Traumen, aber auch durch eine akute Mittelohrentzündung ausgelöst werden.

- **Veränderung der Farbe:**
  Rotfärbung – zuerst vermehrte Gefäßfüllung, anschließend radiäre Gefäßinjektionen, später globale Rötung mit Anschwellung sind Zeichen einer zunehmenden Otitis media.
  Blaufärbung – bei Bluterguß in die Paukenhöhle (Hämatotympanon) z. B. nach Schläfenbeinfraktur; durch eingedickten Schleim hinter dem Trommelfell; mit Bläschenbildung bei „Grippeotitis".
  Gelbfärbung – durch gelblich-seröses Exsudat bei Paukenerguß. Eine nicht ganz gefüllte Höhle weist sich durch eine dunkle Grenzlinie (Spiegelbildung) aus.
  Weißfärbung – diffuse Trübung durch frühere Entzündungen mit anschließender Verdickung. Partielle Verfärbungen entstehen durch Einlagerungen (z. B. Kalk), wobei es funktionell zu keiner Minderung kommen muß.
  Dunkelgraufärbung – bei atrophischem Trommelfell (durch längere Überdehnung) oder bei Narben.

- **Schwellung:**
  Bei Entzündungen, Tumoren, Infekten oder Katarrh mit Trübung und Verstreichen der Konturen einhergehend.

- **Veränderung der Beweglichkeit:**
  Verstärkt – bei atrophischem Trommelfell.
  Vermindert – bei verdicktem, verwachsenem Trommelfell.
  Prüfung: Mit Hilfe der pneumatischen Ohrlupe (Trichter und Ballon) wird Luft in den äußeren Gehörgang eingeblasen und gleichzeitig otoskopiert. Das intakte Trommelfell bewegt sich, je nach geschaffenem Druck, hin und her.

- **Sekretion:**
  Tumoren und entzündliche Schleimhautpolypen im Mittelohr können den Gehörgang mit einer „schmierigen" Masse ausfüllen.
  Wenn kein Verdacht auf eine Perforation vorliegt, kann man eine Ohrspülung vornehmen, andernfalls ist sie kontraindiziert (Gefahr der Meningitis). Die Spülflüssigkeit sollte aus 37 °C warmem Wasser mit Glyzerin bestehen und unter geringem Druck mehrmals in den Gehörgang eingespritzt werden.

Funktionsprüfung der Ohrtrompete (Tuba Eustachii)

Die 3,5 cm lange Tube stellt die Verbindung zwischen dem Nasenrachenraum und der Paukenhöhle her. Ihre vorderen zwei Drittel bestehen aus Knorpel, das innere Drittel aus Knochen. Sie kann durch den unteren Nasengang sondiert werden. Ihre Aufgabe ist die Druckregulation zwischen Außenluft und Mittelohr. Nur wenn vor und hinter dem Trommelfell gleiche Druckverhältnisse herrschen, kann es frei schwingen und den Schall optimal übertragen.
Die Funktionsprüfung der Ohrtrompete ist erforderlich, um die Belüftung des Mittelohres und damit seine Funktionsfähigkeit zu kontrollieren. Man bedient sich folgender Untersuchungsmethoden:

- *Valsalva-Versuch:*
  Unter Zuhalten der Nase und Zusammenpressen der Lippen wird eine kräftige Exspiration ausgeführt. Durch den erhöhten Luftdruck im Bereich des Nasenrachens öffnet sich die Tube, so daß sich der Druck bis ins Mittelohr ausbreitet. Es kommt zu einer Vorwölbung des Trommelfells, welche otoskopisch beobachtet werden kann. Wie bei den anderen Methoden auch, kann das Vorwölben als ein lautes Knacken über einen Hörschlauch wahrgenommen werden.

- *Versuche nach Toynbee:*
  Abwandlung des vorherigen Versuchs, wobei während des Pressens bei zugehaltener Nase geschluckt werden soll. Dadurch öffnet sich physiologischerweise die Tube mit Hilfe des M. levator veli palatini. Der Versuch wird dem Patienten erleichtert, indem er etwas Wasser schluckt.
- *Versuch nach Politzer:*
  Mit einem Ballon (nach Politzer), der eine auswechselbare Metallolive besitzt, wird kräftig Luft in ein Nasenloch geblasen und das andere dabei zugehalten. Wenn der Patient gleichzeitig „K" phoniert (z. B. durch Sagen von Kuckuck) oder einen Schluck Wasser trinkt, wird der Nasenrachenraum vom Velum abgeschlossen und der erhöhte Druck öffnet die Tube.
- *Tubenkatheterismus:*
  Bei nicht sicherem Ausfall der genannten Versuche kann nach Lokalanästhesie der Nase und des Rachenraums mit einem Tubenkatheter vom pharyngealen Ostium her kontrolliert Druckluft in die Tube geblasen werden (Messung mittels Manometer). Durch den Katheter lassen sich auch Medikamente in die Tube und das Mittelohr einbringen.

Hör- und Gleichgewichtsprüfung

Der Arzt informiert sich mit Hilfe der Hörprüfungen über den
- Schweregrad;
- Frequenzbereich, d. h. die Art der Schwerhörigkeit;
- Sitz der Behinderung, d. h. ob eine Störung der Schalleitung vorliegt;
- auslösenden Faktor bzw. über die Erkrankungsursache.

Schalleitungsstörung/Schalleitungsschwerhörigkeit:

Begriff für ein herabgesetztes Hörvermögen, das auf einer Erkrankung des äußeren Ohres und des *Mittelohres* beruht. Typische Ergebnisse in der Sprachabstandsprüfung und der Stimmgabelprüfung lassen diese Diagnose zu (s. Einzelergebnisse der Prüfungen).

Schallempfindungsstörung/Schallempfindungsschwerhörigkeit:

Begriff für ein herabgesetztes Hörvermögen, das auf einer Erkrankung des schallempfindenden Apparates, d. h. des *Innenohres*, des Hörnervs oder des Zentralnervensystems beruht (s. Einzelergebnisse der Prüfungen).

Merke: Schalleitung = Mittelohr
Schallempfindung = Innenohr

Die Hörprüfungen teilen sich auf in:

1. **Sprachgehörprüfung**
   a) Hörweitenprüfung
   b) Sprachaudiometrie
2. **Tongehörprüfung**
   a) Stimmgabelversuche nach Rinne, Weber, Schwabach und Gellé
   b) Messung der Impedanzveränderung
   c) Tonaudiometrie
   d) objektive Tonaudiometrie (EEG-Audiometrie)
3. **Pädaudiologie**

1. Sprachgehörprüfung

a) Hörweitenprüfung

Bei der Hörweitenprüfung wird das Verständnis für Flüster- und Umgangssprache geprüft, wobei der Prüfer die Entfernung zum Prüfling ändert. Benutzt werden mehrstellige Zahlen, einsilbige Worte oder Sätze.

Allgemeine Versuchsbedingungen:
- Jedes Ohr einzeln prüfen.
- Anderes Ohr gut abdichten, d. h. vertäuben (mit Watte, Finger oder „weißem Rauschen", d. h. mit einem Kopfhörer, aus dem alle hörbaren Frequenzen in gleicher Lautstärke ertönen).
- Prüfraumlänge etwa 8 m.
- Prüfraum vor Außenschall und Schallreflexion schützen.
- Untersucher sollte am besten hinter dem Patient stehen, um das Ablesen von den Lippen zu verhindern.

Interpretation der Ergebnisse:
Angegeben wird die Entfernung, aus der normal laut gesprochene Umgangssprache oder Flüstersprache noch vollständig verstanden werden. Diese Prüfung weist sehr große Streuungen auf und kann daher nur einer groben Orientierung dienen.
- Wird Flüster- und Umgangssprache aus einer Entfernung von 6–8 m verstanden, handelt es sich um ein *normales* Hörvermögen.
- Werden Zahlworte mit tiefen Frequenzen relativ schlecht gehört (z. B. 99, 88), ist die Differenz der Hörweiten von Flüster- und Umgangssprache bzw. von hohen und tiefen Frequenzen klein und die akustische Information abgeschwächt, so handelt es sich um eine *Schalleitungsschwerhörigkeit* (Mittelohrschaden!).
- Werden Zahlworte mit hohen Frequenzen relativ schlecht gehört (z. B. 77, 44), ist die Differenz der Hörweiten von Flüster- und Umgangssprache groß und die akustische Information verstümmelt, so handelt es sich um eine *Schallempfindungsstörung* (Innenohrschaden!).

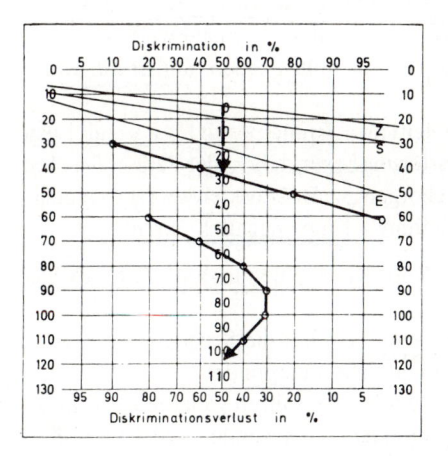

Abb. 69: Sprachaudiogramm

b) Sprachaudiometrie

Bei dieser Prüfung werden standardisierte Worte, Zahlworte oder Sätze über Kopfhörer dem Patienten zugeführt und ausgezählt, wieviel Prozent bei einer bestimmten Lautstärke verstanden worden ist. Die erhaltenen Werte werden in ein Schema eingetragen und die Abweichung vom Maximalwert (100% Hörvermögen) abgelesen.

Wird durch eine zusätzliche Verstärkung keine Verbesserung des Sprachverständnisses erzielt, ist die Versorgung mit einem Hörgerät für diesen Patienten sinnlos.

Interpretation der Ergebnisse:
- *Schalleitungsschwerhörigkeit:*
  Testkurve zu den großen Lautstärken verschoben.
  Völliges Sprachverständnis wird bei genügender Verstärkung erreicht.
- *Schallempfindungsstörung:*
  Starker Hörverlust bei hohen Frequenzen.
  Auch bei enormer Verstärkung wird kein völliges Sprachverständnis erreicht (= Diskriminierungsverlust).

Tabelle 21: Richtlinien zur Festlegung des Schwerhörigkeitsgrades anhand der Hörweitenprüfung und Sprachaudiometrie

Umgangssprache	Hörverlust	Schwerhörigkeitsgrad
Unter 0,25 m	80–100%	An Taubheit grenzend bzw. völlige Taubheit
0,25–1 m	60– 80%	Hochgradige Schwerhörigkeit
1–4 m	40– 60%	Mittelgradige Schwerhörigkeit
Über 4 m	20– 40%	Geringgradige Schwerhörigkeit

2. Tonhörprüfung

a) Stimmgabelversuche

- Stimmgabelversuche nach **Rinne** (= Vergleich zwischen Luft- und Knochenleitung) an ein- und demselben Ohr:
  Die angeschlagene, d. h. in Schwingung versetzte Stimmgabel wird hinter dem Ohr auf das Mastoid (Warzenfortsatz) gesetzt und so lange dort belassen, wie ein Ton zu hören ist. Dann wird die Stimmgabel sofort vor den Gehörgang gehalten. Normalerweise wird hier der Ton noch wahrgenommen. Dies gilt ebenso bei Innenohrschaden, nur ist die Wahrnehmungszeit hier insgesamt kürzer.
  Wenn die Luftleitung besser ist als die Knochenleitung = Rinne positiv! = normal. Liegt ein Mittelohrschaden vor, der eine Schalleitungsstörung bewirkt, hört der Patient den Ton länger „auf dem Warzenfortsatz" als vor dem Gehörgang, z. B. Otosklerose, Otitis media. Somit ist die Knochenleitung besser als die Luftleitung = Rinne negativ! = krank.

- Stimmgabelversuch nach **Weber** (= Prüfung der Kopf-Knochenleitung) im Vergleich beider Ohren:
  Die angeschlagene Stimmgabel wird auf den Scheitel bzw. auf die Schädelmitte gesetzt. Der Patient muß angeben, wo er den Ton hört bzw. als lauter empfindet.
  Bei normaler Hörfähigkeit nimmt man den Ton auf beiden Ohren gleichzeitig wahr. Je nach Art des Schadens wird der Ton zum kranken oder zum gesunden Ohr lateralisiert, d. h. dort lauter empfunden.

Bei Mittelohrschaden, Schalleitungsstörung, wird der Ton zum kranken bzw. schlechten Ohr lateralisiert! (Weil die Abstrahlung des Schalls in Richtung Mittelohr und Gehörgang behindert ist, kommt mehr Schall direkt im Innenohr an!!)
Bei beidseitiger, gleich starker Schalleitungsstörung hört der Patient den Ton auf beiden Ohren gleich laut.
Bei Innenohrschaden, Schallempfindungsstörung (einseitig), ist der Ton zur gesunden Seite lateralisiert!

- Stimmgabelversuch nach **Schwabach** (= Vergleich der Knochenleitung des Patienten mit der des normalhörenden Untersuchers):
Die angeschlagene Stimmgabel wird zuerst dem Patienten auf den Schädel gesetzt, anschließend, wenn dieser angibt, den Ton nicht mehr zu hören, dem Untersucher. Der Arzt mißt dann die Zeit, die der Ton für ihn noch hörbar bleibt. Bei einer Schalleitungsstörung des Patienten ist die Hördauer gegenüber der Norm verlängert (Schwabach positiv).
Bei einer Schallempfindungsstörung des Patienten ist die Hördauer gegenüber der Norm verkürzt (Schwabach negativ).

- Stimmgabelversuch nach **Gellé** (= Beweis für eine fixierte Gehörknöchelchenkette und dadurch verursachte Schalleitungsschwerhörigkeit):
Man setzt eine schwingende Gabel auf die Schädelmitte des Patienten und verändert anschließend mit Hilfe eines Politzer-Ballons den Druck, der auf das Trommelfell wirkt. Bei normaler Beweglichkeit der Kette und intaktem Mittelohr nimmt der Ton an Lautstärke ab, wenn das Trommelfell durch den Druck fixiert ist.
Bei Otosklerose, d. h. bei fixierter Gehörknöchelchenkette, ändert sich der Ton weder beim Ansteigen des Drucks (leiser), noch beim Nachlassen des Drucks (wieder lauter).

b) Messung der Impedanzänderung

Trifft ein Ton auf das Trommelfell, wird ein bestimmter Schallanteil wieder zurückgeworfen. Die Menge des reflektierten Schalls ist abhängig von dem Schallwiderstand des Trommelfells. Bei Veränderung des Luftdrucks im äußeren Gehörgang oder durch Kontraktion (reflexbedingt!) der Mittelohrmuskeln (= M. stapedius, M. tensor tympani) kommt es automatisch auch zu einer Spannungsänderung des Trommelfells. Diese Vorgänge zeigen sich an unterschiedlichen Impedanzverhältnissen, welche schematisch in Diagrammen dargestellt werden können.

Normal ist, daß ein Ton von 70–90 dB die Hörschwelle überschreitet und den Stapedius-Reflex auslöst.
Ein fehlender Reflex geht mit fehlender Impedanzänderung einher. Ursache kann eine hochgradige Schwerhörigkeit, Störung des Reflexbogens, Fixation der Gehörknöchelchenkette, ein Paukenerguß oder eine Fazialisparese sein. Ermüdbarkeit des Reflexes weist auf eine Schädigung der Nervenleitung hin.

c) **Tonaudiometrie** (s. spezielle Lehrbücher der HNO)

Mit der Schwellenaudiometrie wird zunächst über Kopfhörer (entspricht Luftleitung) die Hörschwelle für verschiedene Frequenzen festgestellt. Abweichungen von der Norm werden in dB ausgedrückt und graphisch dargestellt. Danach erfolgt dieselbe Prüfung mit Hilfe eines Vibrators (entspricht Knochenleitung). Bei Schalleitungsstörungen im äußeren Ohr oder im

Mittelohr sind die Hörverluste über Knochenleitung geringer als über Luftleitung, bei Funktionsstörungen des Innenohres oder des Hörnervs sind sie identisch. Eine weitere Differenzierung des Ortes der Hörschädigung in der Schnecke (cochleär) oder im Hörnerv bzw. in den weiteren zentralen Hörbahnen (retrocochleär) erfolgt mit Hilfe sog. überschwelliger Tests. Dabei werden die Ermüdbarkeit durch Dauerbelastung mit einem Ton oder Geräusch, die Empfindlichkeit für Lautstärkeänderungen (SISI-Test, dI-Differenz-Test) und die Verdeckbarkeit hörbarer Töne durch Geräusche untersucht. Bei *cochleären* Schwerhörigkeiten ist die Lautstärkeunterschiedsempfindlichkeit erhöht, die Unbehaglichkeitsgrenze ist gegenüber der Norm nicht wesentlich verändert und die Hörbarkeit von Tönen wird durch gleichzeitig vorhandene Geräusche wenig beeinflußt. Bei *retrocochleären* Schwerhörigkeiten besteht starke Ermüdbarkeit. Der Ton oder das Geräusch verschwindet nach kurzer Zeit, es werden nur große Lautstärkenänderungen wahrgenommen, hörbare Töne können durch Geräusche verdeckt werden, und Sprache wird im Vergleich zum Tongehör schlecht verstanden.

d) Objektive Tonaudiometrie

Registrierung von akustisch ausgelösten Biopotentialen des Innenohrs, des Hörnervs, des Stammhirns und der Hörringe (Elektrocochleographie).

3. Pädaudiologie

Die Hörprüfung der Kinder kann unter Ausnutzung des Spieltriebs und unter Registrierung unbewußter Reaktionen und Reflexe erfolgen.

Gleichgewichtsprüfung

Sie dient der Abgrenzung zwischen Vestibularschwindel und dem kreislaufbedingten, diffusen Hirnschwindel. Aus der Anamnese geht schon hervor, wie der Patient den Schwindel empfindet, welche Charakteristika er hat.

- **Merkmale des Hirnschwindels:**
  – „Schwarzwerden vor den Augen"!
  – „Sternchen vor den Augen sehen"!
  – Ohnmachtsähnliche Gefühle
  – Taumeligkeit
  – Benommenheit
  – Tritt verstärkt bei Belastung oder beim Aufrichten aus der Horizontalen auf.

- **Merkmale des Vestibularschwindels:**
  – Wird oft als Drehschwindel oder
  – Liftschwindel,
  – Schwankschwindel,
  – Fallgefühl nach einer Seite hin oder
  – Taumeligkeit beschrieben.
  – Verstärkung der Beschwerden bei Belastung, z. B. schnelle Bewegung oder Dunkelheit.

Man unterscheidet folgende Typen des Vestibularschwindels:

- *Anfallschwindel* (bei M. Menière) 5 Minuten bis Stunden, bei vasomotorischen Störungen der Labyrinthgefäße oder bei Erkrankungen des Labyrinthsystems, z. B. Blutung, Lues oder Leukämie.
- *Dauerschwindel* (bei Labyrinthausfall) über längere Zeitabstände.
- *Bewegungs-, Lage-, Lagerungsschwindel*, nur Sekunden dauernd, nur in bestimmten Positionen auftretend.

Alle Formen des Vestibularschwindels gehen mit Nystagmus und Störungen der Koordination und Statik einher. Über Zusammenhänge mit dem vegetativen ZNS treten beim Schwindel oft Vagussymptome wie Erbrechen, Übelkeit und Ohrensausen auf.

Bei Verdacht auf einen Vestibularschwindel überprüft man die *vestibulospinalen Reflexe* bzw. die *Abweichreaktionen* mit folgenden Versuchen:

- *Romberg-Versuch:*
  Mit geschlossenen Augen und weit ausgestreckten, mit der Handfläche nach oben zeigenden Armen auf einem oder beiden Beinen einige Minuten ruhig stehen.
- *Unterberger-Tretversuch:*
  Mit geschlossenen Augen auf der Stelle 50 Schritte „marschieren" (Drehung über 30 ° hinaus ist pathologisch).
- *Blindgangversuch:*
  Geradeaus gehen mit geschlossenen Augen.
- *Finger-Nase-Versuch:*
  Bei geschlossenen Augen schnell mit dem Zeigefinger auf die Nasenspitze „tippen".

Nystagmus und seine Bedeutung für die Diagnose s. Kap. 7.

5.2 Nase

5.2.1 Rhinoskopie

Methode der Rhinoscopia anterior (= Spiegeluntersuchung der Nasenhaupthöhlen vom Naseneingang aus):

Sie wird durchgeführt mit Hilfe eines Nasenspekulums, das immer in der linken Hand gehalten wird (Abb. 70). Zwischen Daumenballen und den letzten drei Fingern der linken Hand liegen die Griffe, der Daumen selbst liegt auf dem Schloß, der Zeigefinger stützt sich an der Wange ab. Nur durch diese Handhabung ist ein sicheres, schmerzloses Einführen ins Vestibulum nasi möglich. Das Spekulum wird immer geschlossen bis zur Apertura piriformis eingeführt (= sichtbar an der Haargrenze). Um in keinem Fall an die empfindliche, gefäßreiche Septumwand zu stoßen, sollten die Branchen beim Öffnen in Richtung „innerer Augenwinkel" zeigen. Beleuchtung des Untersuchungsfeldes erfolgt mit Stirnreflektor oder Stirnlampe (s. Ohrenspiegelung). Durch Senken und Heben des Kopfes des Patienten erfolgt *Einblick* in den unteren bzw. mittleren Nasengang.

- *Gesenkter Kopf:* Nasenboden, Hinterwand des Nasenrachenraums, unterer Nasengang, untere Muschel, untere Septumanteile.
- *Zurückgeführter Kopf:* mittlerer Nasengang, mittlere Muschel, obere Septumanteile.

Merke: Die obere Muschel ist bei dieser Untersuchung nicht zu sehen. Nur mit der Rhinoscopia posterior ist ihre Beurteilung möglich (s. 5.3.1).

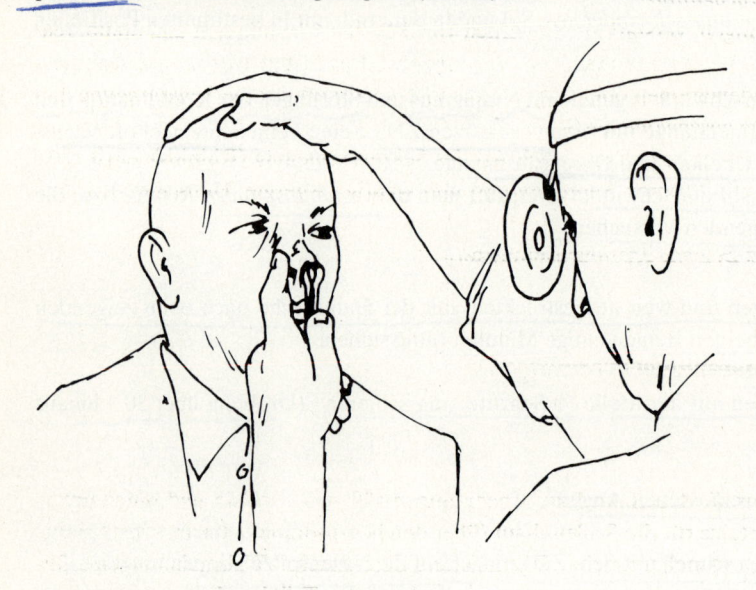

Abb. 70: Handhaltung des Nasenspekulums

Erkennen typischer Befunde

Siehe dazu die Tafeln 10–12, S. 243

Bei der Rhinoscopia anterior sollte man besonders achten auf:
- Zustand und Farbe der Haut und Schleimhaut im Naseneingang und Vestibulum nasi
- Schwellung und Größe der Muschelköpfe
- Stenosen, Septumveränderungen (Dornen, Leisten)
- Blutungen
- Sekretabsonderungen (serös, schleimig, blutig, eitrig)
- Verstärkte Gefäßzeichnungen (besonders am Locus Kiesselbachi)
- Luftdurchgängigkeit (grobe Prüfung; wieweit beschlagen die Branchen bei tiefer Exspiration?)

Septumdeviationen, Leisten- oder Dornbildungen lassen sich leicht erkennen. Eine Verkrümmung kann angeboren, traumatisch bedingt (Nasenbeinfraktur) oder durch einen wachsenden Tumor ausgelöst sein.

Nur in den seltensten Fällen findet man eine völlig plane, gerade und wohlgeformte Nasenscheidewand vor. Aber nur, wenn diese *Verkrümmung* dem Patienten erhebliche Beschwerden verursacht (behinderte Nasenatmung, Kopfweh, schlechtes Abheilen vermehrt auftretender Infektionen, Spannungs- oder Druckgefühl) oder auf einer malignen Raumforderung beruht, ist eine Operation indiziert.

Bei chronischen Entzündungen, allergischen Reaktionen, Asthma bronchiale und besonderer Schleimhautdisposition kann es zu ödematöser Anschwellung mit Einlagerung von Leukozyten kommen. Diese knotigen, meist gestielten Gebilde nennt man *Nasenpolypen*. Man unterscheidet den Choanalpolyp (füllt den Nasenrachenraum aus und verlegt die Choanen) von der Polyposis nasi (mehrere Polypen, die den mittleren Nasengang verstopfen). Wichtige Differentialdiagnose ist stets das juvenile *Nasenrachenfibrom*.

Auf mehrmalige Entzündungen, verstärktes Einwirken von scharfen Chemikalien und Staub, reagieren die Muscheln gehäuft mit einer massiven *Hypertrophie*. Begünstigt wird ihre Entstehung durch vorhandene Septumdeviationen oder Polypen, Abhilfe schafft oft nur die Teilabtragung dieser verdickten, himbeerartig geschwollenen Schleimhaut.

Bei starker *Absonderung* unterscheidet man nach Art des Sekrets schleimig (Rhinitis), eitrig (Nebenhöhlenvereiterung), blutig (Tumor, Septumpolyp) und wäßrig (Allergie, Heuschnupfen, Nebenhöhlenentzündung).
(DD bei wäßrigem Sekret z. B. nach Trauma: Liquorrhö.)

5.2.2 Geruchs- und Geschmacksvermögen

Prinzipien der Prüfung

Von der Zunge werden nur die Geschmackswahrnehmungen süß, sauer, salzig und bitter unterschieden. Hinzu kommen Reize für die Schleimhaut (über den N. trigeminus), die als scharf, brennend oder warm und kalt empfunden werden. Die meisten „Geschmacks"-Wahrnehmungen erfolgen mit Hilfe des Riechorgans bzw. der Regio olfactoria im kranialen Teil des oberen Nasengangs. Diese Rezeptorenfläche mißt etwa 2,5 cm^2 und steht mit dem Bulbus olfactorius im Gehirn in Verbindung.

Bei der Riechprüfung ist es notwendig, drei verschiedene Arten von Reizstoffen zu verwenden:

- *Olfaktoriusreizstoffe* (reine Geruchsstoffe), z. B. Vanille, Lavendel, Zimt, Kaffee, Bittermandelöl, Terpentin
- *Trigeminusreizstoffe*, z. B. Menthol, Formalin, Salmiak, Essigsäure, Ammoniak
- *Glossopharyngeusreizstoffe* (Mischstoffe mit Geschmackskomponenten), z. B. Chloroform (süß), Pyridin (bitter)

Die einzelnen Riechstoffe werden unter das eine Nasenloch gehalten (anderes Nasenloch zuhalten) und der Patient muß angeben, ob er etwas wahrnimmt. Bei echter aromatischer *Anosmie* oder bei herabgesetzter Riechfunktion seits der Regio olfactoria werden Olfaktoriusstoffe nicht oder abgeschwächt wahrgenommen. Trigeminusstoffe hingegen werden „empfunden" (tränende Augen). Wenn der Patient angibt, er könne keinerlei Riechwahrnehmungen machen, auch bei Trigeminusreizstoffen nicht, simuliert er, oder seine Nasengänge sind verlegt. *Hyposmie*, im Extremfall auch Anosmie, kann bei chronischer Rhinitis bestehen. Unter *Parosmie* versteht man eine Fehlwahrnehmung von Geruchsstoffen.

Funktionsprüfung der Geschmacksknospen der Zunge

Die *Funktionsprüfung der Geschmacksknospen der Zunge* erfolgt durch Auftragen verschieden konzentrierter Lösungen auf bestimmte Zungenregionen:

- Süß: Zuckerlösung auf der Zungenspitze
- Sauer: Zitronenlösung am Zungenrand
- Salzig: Kochsalzlösung auf der Zungenoberfläche (Mitte)
- Bitter: Chininlösung am Zungengrund

Innervation der Zunge

Die sensorische Versorgung der Geschmacksknospen erfolgt in den vorderen zwei Dritteln der Zunge über den N. lingualis und die Chorda tympani und im Zungengrund durch den N. glossopharyngeus (zum Teil auch über den N. vagus). Motorisch wird die Zunge einheitlich vom N. hypoglossus innerviert.

5.3 Pharynx

Der Rachen läßt sich in drei untereinander liegende Etagen gliedern, welche alle in engem Kontakt zur Nasen-, Mundhöhle und zum Kehlkopf stehen. Der „Muskelschlauch" erstreckt sich von der Schädelbasis bis in die Höhe des 6. Halswirbels.
- *Epipharynx* (Untersuchung: Rhinoscopia posterior)
- *Mesopharynx* (Untersuchung: Inspektion der Mundhöhle)
- *Hypopharynx* (Untersuchung: Indirekte Laryngoskopie)

Waldeyer-Rachenring

Umfaßt das lymphoepitheliale Gewebe, welches sich in folgenden Strukturen anhäuft:
- Rachenmandel (im Epipharynx, meist nur bei Kindern)
- Gaumenmandel (im Mesopharynx zwischen den Gaumenbögen, paarig)
- Zungengrundmandeln (im Meso- und Hypopharynx)
- Seitenstränge an der Rachenhinterwand

5.3.1 Inspektion

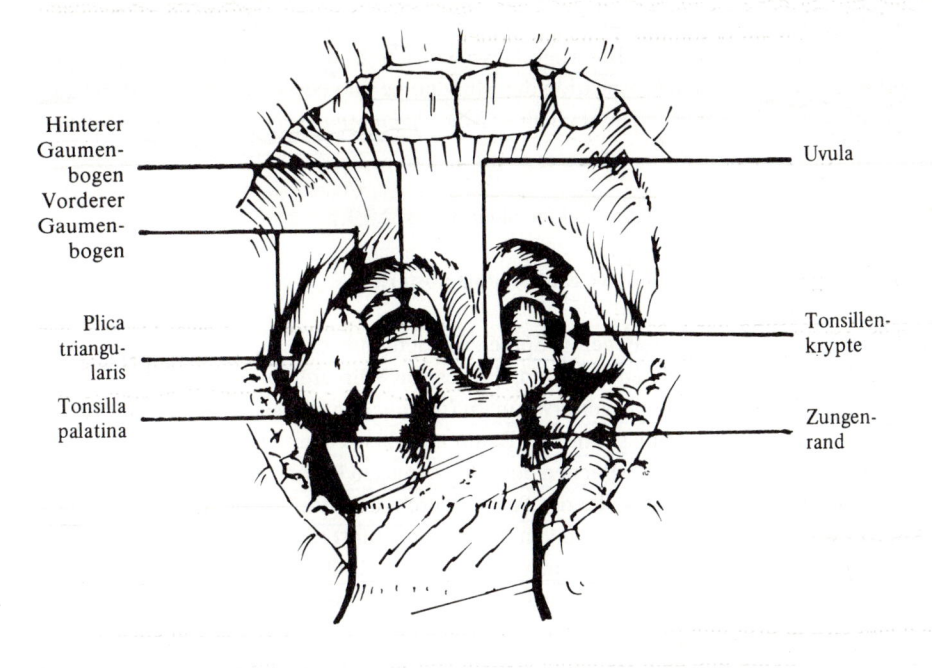

Abb. 71: Anatomie der Mundhöhle

Labels: Hinterer Gaumenbogen, Vorderer Gaumenbogen, Plica triangularis, Tonsilla palatina, Uvula, Tonsillenkrypte, Zungenrand

Begrenzung der Mundhöhle

Vordere Begrenzung – Mundvorhof (Raum zwischen Lippen und Alveolarfortsätzen)
Obere Begrenzung – Dach der Mundhöhle, harter und weicher Gaumen inkl. Uvula
Hintere Begrenzung – Isthmus faucium, Übergänge zum Rachenraum
Untere Begrenzung – Muskulöser Zungengrund

Zunge

Muskulöses Gebilde, das die Mundhöhle völlig ausfüllt, aus Spitze, Körper und Grund besteht und an der Oberfläche Geschmackspapillen aufweist (Papillae fungiformes, P. filiformes, P. foliatae).

Innervation:	Motorisch	– N. hypoglossus (bei Hypoglossusparese weicht die Zunge zur geschädigten Seite ab)
	Sensibel	– N. lingualis
	Sensorisch	– vordere 2/3 Chorda tympani, Zungengrund N. glossopharyngeus

Zur *Inspektion der Mundhöhle* hebt man Lippen und Wangen mit Hilfe eines Spatels von den Zahnreihen ab. Man kontrolliert den Zahnstatus, begutachtet die Schleimhäute bezüglich ihrer Farbe und Beschaffenheit, beurteilt das aus den Speicheldrüsen abgegebene Sekret und die Beweglichkeit von Zunge und Gaumensegel. Bei Glossopharyngeusparese weicht die Uvula zur gesunden Seite ab, bei Hypoglossusparese hängt die Zunge zur geschädigten Seite herüber. Rötung des Gaumenbogens spricht für eine chronische Tonsillitis, Vorwölbung für einen Peritonsillarabszeß. Schließlich ist der Zustand der Tonsillen zu erfassen. Unterschiedlich große Tonsillen und schmierige Auflagen sprechen für eine bösartige Geschwulst. Sehr druckempfindlich sind sie bei Tonsillitis und Peritonsillitis. An die Inspektion der Mundhöhle und des Mesopharynx (durch tiefes Herunterdrücken des Zungengrundes) schließt sich die *Palpation der regionären Lymphknoten* an (s. 2.4.1).

(*Pathologische Befunde* von Lippen, Zunge und Schleimhaut s. 2.3.3.)

Untersuchung des Epipharynx mit Hilfe der Rhinoscopia posterior

In der linken Hand hält man einen gebogenen Spatel, mit dem man den Zungenrücken fest nach unten drückt (Spatel nicht zu weit hinten aufsetzen, da dies den Würgereflex verstärkt).
Mit der rechten Hand führt man einen zuvor erwärmten (nur auf der Glasseite; am eigenen Handrücken Temperatur kontrollieren) Spiegel in den Raum zwischen Gaumensegel und Rachenhinterwand, möglichst ohne die Uvula, den Rachen oder die Zunge zu berühren. Um das Gaumensegel so gut wie möglich zu entspannen, sollte der Patient durch die Nase atmen bzw. „schnüffeln".
Der Spiegel wird wie ein Bleistift gehalten und von seitlich eingeführt (s. Abb. 72).
Bei optimalen Lichtverhältnissen erkennt man im Spiegel ein Teilbild des Nasenrachenraums. Durch leichte Drehung und Kippung des Spiegels kann man sich einen Überblick über den Epipharynx verschaffen (Normalbefund s. Abb. 72).

Pathologische Befunde bei der Rhinoscopia posterior
- Verdickte hintere Muschelenden
- Polypenbildung
- Auflagerung von eitrigem oder schmierigem Sekret
- Vergrößerte Rachenmandel
- Tumoren

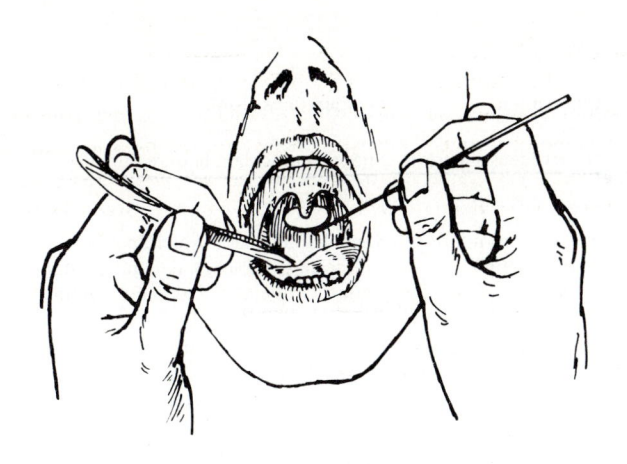

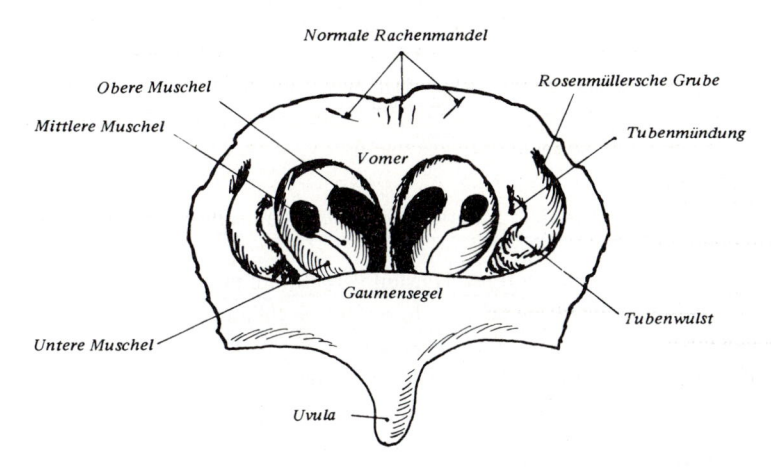

Abb. 72: Oben: Technik der Postrhinoskopie; unten: Postrhinoskopisches Bild

5.3.2 Geschmacksprüfung s. unter 5.2.2

5.4 Kehlkopf (Larynx)

Nerven, die im Zusammenhang mit dem Kehlkopf stehen:

- **N. laryngeus superior**
- Für den M. cricothyreoideus (motorisch) und für die innere obere Kehlkopfschleimhaut (sensibel).
- Stammt vom N. vagus ab, welchen er im oberen Halsteil verläßt. Gemeinsam mit der A. und V. laryngea superior zieht er durch die Membrana hypothyreoidea in den Kehlkopf.

Tabelle 22: Kehlkopfmuskeln und Innervation

Muskel	Innervation	bei Funktionsausfall
Stimmbandspanner – M. cricothyreoideus	N. laryngeus superior	Stimmband schlaff, heisere Stimme
– M. vocalis	N. laryngeus inferior (= Rekurrens)	Stimmband schlaff, ovaler Spalt bei Phonation (= Internusschwäche), tiefe rauhe Stimme, Verlust der Feinregulation der Stimme
Stimmritzenöffner – M. cricoaryteanoides posterior	N. laryngeus inferior	Glottis kann nicht geöffnet werden, Bänder in Paramedianstellung, wenn beidseits betroffen, kommt es zu starker Atemnot
Stimmritzenschließer – M. cricoarythaenoideus lateralis	N. laryngeus inferior	Glottis kann weder geschlossen, noch maximal weit geöffnet werden, rhombusförmiger Spalt bei Phonation, „Intermediärstellung" der Bänder
– M. cricoarythaenoideus transversus	N. laryngeus inferior	Dreiecksförmiger Spalt bei Phonation

- **N. laryngeus inferior** (= *Rekurrens*)
  – Versorgt motorisch alle Muskeln außer dem M. cricothyreoideus und sensibel die Schleimhaut unterhalb der Stimmbänder.
  – Stammt vom N. vagus ab, welchen er im unteren Halsteil verläßt, um in den Brustraum zu ziehen. Bevor er wieder zwischen Trachea und Ösophagus zum Kehlkopf zieht, windet der rechte Rekurrens sich um die A. subclavia und der linke um den Aortenbogen.
  – Durch diesen Verlauf wird er von Prozessen, die sich im Mediastinum abspielen, stark in Mitleidenschaft gezogen (besonders der linke!!) und eine linksseitige Stimmbandlähmung kann als erstes Frühsymptom aufgefaßt werden.

Funktion des Kehlkopfes:

– Schutz während des Schluckaktes
– Ermöglichung der Atmung (Respirationsstellung der Bänder, d. h. maximal weite Glottis)
– Stimmbildung (Phonationsstellung der Bänder, d. h. maximal eng aneinander liegend, so daß aus der Lunge strömende Luft sie in Schwingung versetzen kann)

Merke:
Stenosen im Larynx führen zum inspiratorischen Stridor.
Stenosen in der Trachea führen zum inspiratorischen und exspiratorischen Stridor.

5.4.1 Spiegeluntersuchung des Kehlkopfes (indirekte Laryngoskopie)

Gebrauch von Stirnreflektor und Lichtquelle s.a. Otoskopie und Rhinoskopie.

Zuerst legt man ein Mulläppchen um die Zunge, um sie danach fassen und sanft nach vorne ziehen zu können (Daumen auf der Zunge, Mittelfinger unter die Zunge). Der Zeigefinger schiebt die

eventuell herabhängende Oberlippe nach oben. Der Lichtstrahl wird auf die Uvula gerichtet. Nun führt man einen auf der Glasseite angewärmten Spiegel entlang des Gaumens bis zum Zäpfchen ein. Dieser wird auf die Rückseite des Spiegels „aufgeladen" und nach hinten oben gedrückt.
Um dem Anstoßen an der Rachenhinterwand oder zum Zungengrund entgegenzuwirken, stützt man sich am besten mit dem Griff an dem linken Mundwinkel ab. Durch das Herausziehen der Zunge richtet sich die Epiglottis auf und man erhält freien Einblick in den Kehlkopf.
Um die Bewegungen der Stimmbänder optisch kontrollieren zu können, wird der Patient aufgefordert, zwischen den tiefen Ein- und Ausatmungsphasen (welche am besten durch die Nase ausgeführt werden, um den Würgereflex abzuschwächen) den Ton „HI" zu phonieren.

Bei der Einatmung: Abduktion der Stimmbänder (weit auseinander!)
Bei der Phonation: Adduktion der Stimmbänder (eng aneinander!)
Auf diese Weise kann man die grobe Motilität des Kehlkopfinneren beobachten.

Sichtbares Bild im Spiegel bei der indirekten Laryngoskopie

Merke:
Vorne gelegene Strukturen stellen sich im Spiegel *oben* dar,
hinten gelegene Strukturen stellen sich im Spiegel *unten* dar,
die Seitenverhältnisse stimmen überein.
Normalbefund: s. Abb. 73.
Siehe auch Tafel 13, S. 244.

Pathologische Befunde bei der indirekten Laryngoskopie

Besonders sollte man auf Störungen oder Asymmetrien in den Bewegungen der Stimmbänder achten.

- **Stimmbandlähmungen können verschiedene Ursachen haben:**
  – *Myopathische Lähmungen*
  Isolierte Schädigungen der Kehlkopfmuskulatur im Laufe einer spezifischen Entzündung, Diphtherie, akuter Laryngitis oder Trichose sind möglich. Falls die Stimmbänder nicht lange genug ruhig gestellt werden, kommt es bei den oben erwähnten Erkrankungen zur „heiseren Stimme" durch die charakteristische „Internusschwäche".
  – *Zentral ausgelöste Lähmungen*
  Treten bei Bulbärprozessen auf und betreffen meist andere Hirnnerven mit (besonders V, IX, XI, XII, X).
  – *Nervenlähmungen*
  Bei Ausfall der Nn. laryngeus sup. und inf. können weder innere noch äußere Kehlkopfmuskeln kontrahiert werden; außerdem treten sensible Störungen auf. Als Ursache kommt nur eine Schädigung des N. vagus an der Schädelbasis in Frage, z. B. durch einen Tumor. Die Stimmbänder stehen in „Intermediärstellung".
  Bei alleinigem Ausfall des N. laryngeus inferior überwiegt die Funktion des M. cricothyreoideus (vom N. laryngeus sup. innerviert) und das gelähmte Stimmband wird durch seine Anspannung in die Mitte gezogen. Bei einseitigem Befall wird lediglich die Stimme schwächer, Atemnot tritt erst bei beidseitigem Befall auf. Die Stimmbänder können atrophieren und die sog. „Kadaverstellung" einnehmen. Ursache dieser Rekurrensparese sind z. B. Strumaoperationen, Mediastinaltumoren, Aortenaneurysmen.

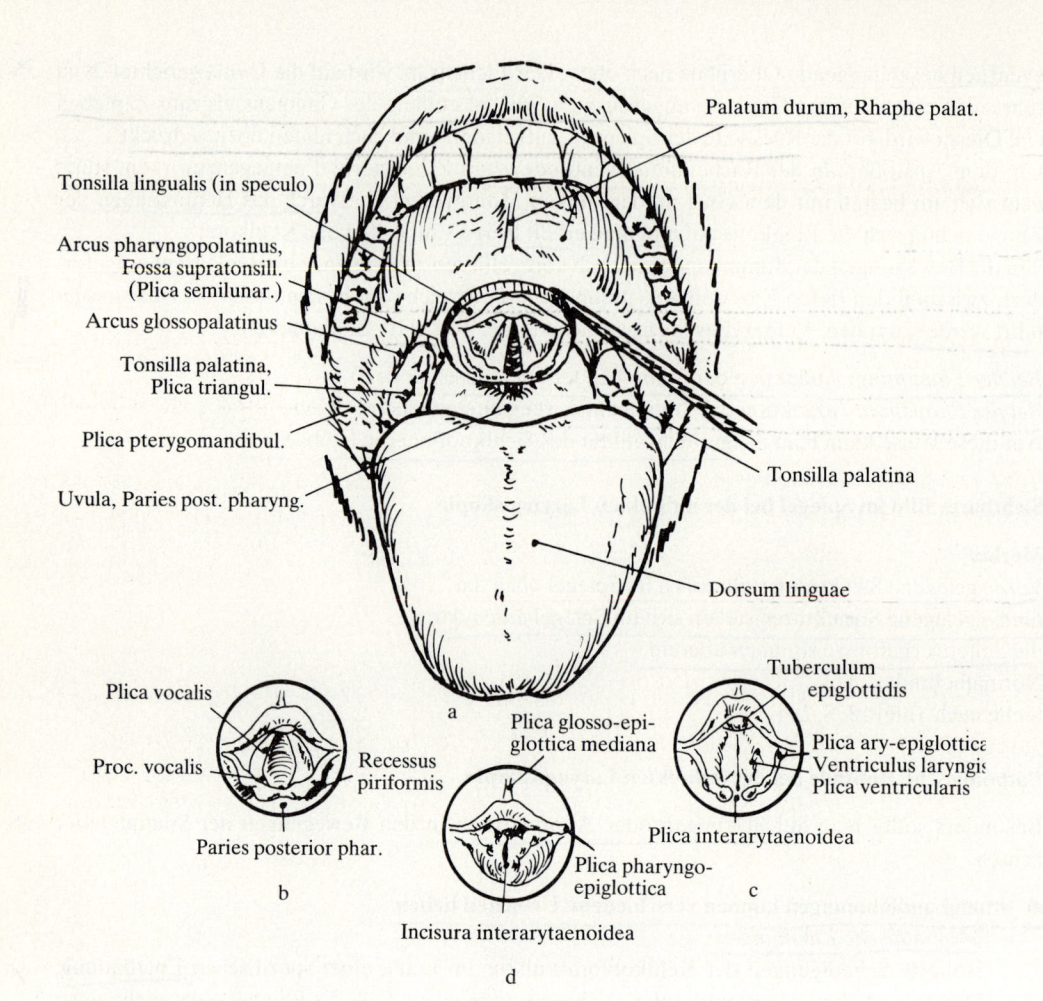

Abb. 73: Das laryngoskopische Bild. a) Stimmritze bei ruhiger Atmung, b) bei tiefer Atmung, c) + d) Stimmritze geschlossen.
Siehe auch Tafel 13, S. 244

- **Stimmbandpolyp**
  Solche Polypen können breitbasig oder gestielt dem Stimmband aufgelagert sein; da sie Heiserkeit und im Extremfall Atemnot verursachen, müssen sie chirurgisch abgetragen werden, bevor es zur Ulzeration kommt.
  Siehe dazu Tafel 14, S. 244

- **Stimmbandknötchen** *(Sängerknötchen)*
  Durch Überbelastung hervorgerufene Epithelverdickung der Bänder.

- **Leukoplakie**
  Weißlich bis grau gefärbte, fleckige Verdickungen der Stimmbänder, welche gehäuft bei Rauchern vorkommen. Diesen Befund zählt man zu den Präkanzerosen, denn in mehr als 30% entarten diese Flecken maligne.
  Siehe dazu Tafel 15, S. 244

- **Stimmbandkarzinom**

> **Merke:** Jede länger anhaltende Heiserkeit (2–3 Wochen) ist karzinomverdächtig! Frühzeitig entdeckt, besteht eine relativ gute Prognose, da die meisten Formen spät metastasieren. Die Spätmetastasierung ist auf das Fehlen der Lymphknoten im Stimmband zurückzuführen.

Man unterteilt in

- *glottische Karzinome* (machen 80% der Kehlkopfkarzinome aus);
- *supraglottische Karzinome* (schlechte Prognose, da sie in die tiefen laterozervikalen Lymphknoten metastasieren und erst sehr spät Kennzeichen wie z. B. Heiserkeit auftreten);
- *subglottische Karzinome* (schlechteste Prognose, da sie durch ihre ungünstige Lage unterhalb der Stimmbänder erst spät entdeckt werden).

Neben diesen drei Formen des „inneren Kehlkopfkarzinoms" existieren auch Entartungen der Epiglottis, der Aryknorpel, der hinteren und seitlichen Hypopharynxwand und des Recessus piriformis (sog. „äußere Karzinome"). Diese zeichnen sich durch einen uncharakteristischen Beginn und frühe Metastasierung aus.
Siehe dazu Tafel 16, S. 245

- **Papillome**

Im Kindesalter: virusbedingte, blumenkohlartige Wucherungen auf den Stimmbändern und der Kehlkopfschleimhaut; sie neigen zu Rezidiven, Entartung ist noch nicht festgestellt worden.
Im Erwachsenenalter: ihre Genese ist noch ungeklärt, aber keineswegs virusabhängig; im Gegensatz zu den „Kinderpapillomen" entarten sie häufig, so daß man sie zu den Präkanzerosen zählt (siehe Tafel 17, S. 245).

6 Untersuchung der Haut, Hautanhangsgebilde, proktologische Untersuchung

6.1 Anatomie und Physiologie der Haut
(s.a. GK 1)

An der Bildung der Hautbestandteile sind die beiden Keimblätter Ektoderm und Mesoderm folgendermaßen beteiligt:

Ektoderm:
- Epidermis
- Anhangsorgane
- Nerven
- Melanozyten

Mesoderm:
- Corium
- Bindegewebszellen
- Hautmuskel
- Lymph- und Blutgefäße
- subkutanes Fettgewebe

Aufbau der normalen Haut (von außen nach innen)

- *Epithelschicht (Epidermis)*
  - Stratum corneum (Hornhaut)
  - Stratum lucidum (Glanzschicht)
  - Stratum granulosum (Körnerschicht)
  - Stratum spinosum (Stachlzellschicht) Stratum germinativum
  - Stratum basale (Keimschicht) (Rete malpighii)

- *Lederhaut (Corium, Dermis)*
  - Stratum papillare
  - Stratum reticulare

- *Subkutanfett (Subkutis)*

Lockeres Bindegewebe und subkutanes Fettgewebe befestigen die Haut auf der Unterlage. Sie dienen der Wärmespeicherung, Isolation und Stoßdämpfung. Deshalb zählt man die Subkutis zwar funktionell zur Haut, anatomisch gesehen jedoch nicht.

Kurzbeschreibung der einzelnen Hautschichten und deren Funktion:

Tabelle 23: Hautschichten

Name	vorhandene Zellen	Funktion	Besonderheiten
Epidermis	– Keratinozyten (schichtspezifische Zellen) – Melanozyten – Langerhans-Zellen	S. unten (bei Aufführung der einzelnen Schichten); Melaninproduktion ungeklärt	Allgemein ist diese Schicht: – gefäßlos – mehrschichtig – reich an Mitosen
Stratum basale	– Basalzellen – Wenig Melanozyten	Verbinden Epidermis mit Corium Melaninproduktion	Bilden mit nachfolgender Schicht das Stratum germinativum (Regeneration gewährleistet)
Stratum spinosum	– 4 bis 8 Reihen polygonaler Stachelzellen, die über Interzellularbrücken miteinander in Kontakt stehen. In den Zwischenräumen ist Lymphe.	Dienen der Stabilität und Elastizität, unterstützen bei Bedarf die Basalschicht	
Stratum granulosum	– 1 bis 2 Reihen spindelförmiger abgeplatteter Körnerzellen	Synthese der Keratinvorstufen (z. B. Keratohyalin)	Fehlt nur in der Mundschleimhaut und an der Präputialhaut
Stratum lucidum	– Heller Streifen aus kernlosen, stark abgeplatteten Zellen	Umwandlung des Keratohyalins in Eleidin (= lipoidähnliche, ölige Masse, welche Stoßdämpfer- und Verschiebefunktion übernimmt)	Besonders stark an Fußsohle und Handfläche ausgeprägt
Stratum corneum	– Homogene Schicht aus kernlosen Zellresten, die stark ineinander verflochten sind (0,02–0,5 mm dick, je nach Beanspruchung)	Mechanische und chemische Schutzbarriere aus zusammengepreßten Zellresten	

Corium

Stratum papillare: ein System aus Retikulum-, Kollagenfasern und Grundsubstanz, in welches Nerven, Gefäße, Bindegewebszellen und Anhangsgebilde eingebettet sind, um die Aufgabe der Epidermisernährung erfüllen zu können.

Zu den Bindegewebszellen zählen die
– Fibroblasten, Fibrozyten
– Histiozyten
– Mastzellen
– Makrophagen

Funktionen dieser Zellen:

Fibroblasten – ruhende Bindegewebszellen, die der Faserneubildung und unter bestimmten Bedingungen auch der Phagozytose dienen.

Histiozyten – wandernde Bindegewebszellen mit Pagozytose- und Speicherungsvermögen. Je nach Inhalt werden sie Schaumzellen, Melano- oder Chromatophoren genannt.

Mastzellen – stark granulierte Zellen, die wahrscheinlich Histamin, Heparin, Serotonin (?) produzieren und speichern. Durch die Abgabe von Histamin sind sie von Bedeutung für die allergische Sofortreaktion.

Stratum reticulare: zellarme, kollagenreiche Faserschicht, welche der Haut mechanische Festigkeit verleihen soll.

Epidermis und Corium werden zusammen als *Kutis* bezeichnet.

Grundlagen der Hautphysiologie

Die Haut steht mit ihren vielfältigen Aufgaben im Dienste des Gesamtorganismus. Sie ist insgesamt als Schutzorgan aufzufassen.

Funktionen

- *Physikalischer* Schutz
  - Mechanischer Schutz, d. h. Abfangen von Druck, Stoß, Zug und Verschiebung.
  - Strahlenschutz durch Melaninpigmentierung.

- *Chemischer* Schutz
  Flüssigkeiten und Lösungen werden aufgrund des Oberflächenfettes abgestoßen, gasförmige Stoffe werden perkutan absorbiert. Die Haut stellt somit eine Barriere für Laugen, Säuren und andere Gifte dar.
  Der Säuremantel der Haut (normaler pH = 4–6) erschwert das Wachstum von Mikroorganismen, da diese nur im alkalischen Milieu lebensfähig sind.

Durch die folgenden Aufgaben vermittelt die Haut gewissermaßen zwischen Umwelt und „innerem" Organismus:

- *Regulation von Temperatur* und *Wasserhaushalt*
  Ihr Ziel, die Homoiothermie, erreicht sie durch Veränderung der Durchblutung (vermehrte bzw. verminderte Wärmeabgabe durch weite bzw. enge Gefäße), mit Hilfe der Schweißdrüsen (Verdunstungskälte) und der Muskeln (Wärmebildung durch Muskelzittern).

- Über besondere Rezeptoren nimmt sie Berührungen, Druck, Schmerz, Kälte und Wärme wahr und fungiert als *Sinnesorgan*.

- Außerdem läuft in ihr die *Synthese* von Cholesterin, Vitamin D_2 u. a., der *Umbau* von Kohlehydraten in Fette sowie die *Speicherung* von Blutserum ab.

6.2 Epidermis und Kutis

6.2.1 Krankhafte Reaktionen der Haut

Die Haut als Teil des Organismus spiegelt häufig krankhafte Prozesse an inneren Organen oder deren gestörte Funktion wider. Deshalb ist ihre Inspektion nicht nur für den Dermatologen, sondern für jeden Arzt von großer Bedeutung.

Grundlage der Dermatologie ist die Morphologie, ihre Hauptuntersuchungsmethode die genaue, geschulte *Inspektion*, der sich natürlich hämatologische, mykologische und bakteriologische Untersuchungen, daneben auch Exzisionen und Biopsien, zur Diagnosestellung anschließen. Niemals sollte man sich bei der Inspektion nur auf Stellen konzentrieren, die der Patient von alleine vorzeigt, denn nur die Beurteilung der gesamten Körperoberfläche und der angrenzenden Schleimhäute, Lymphknoten und Hautanhangsgebilde ermöglicht eine sichere Diagnose.

Es empfiehlt sich, wie in jedem anderen Fachgebiet auch, nach einem systematisch aufgebauten Schema bei der Untersuchung vorzugehen, um „Kleinigkeiten" nicht zu übersehen.

Untersuchungsschema: Auf folgende Punkte ist besonders zu achten:

- **Allgemeinbeschaffenheit der Haut**
  - Trocken oder feucht
  - Matt oder glänzend
  - Fettig
  - Faltig (übermäßig oder altersentsprechend)

- **Sitz, Verteilung, Ausbreitungsform von Effloreszenzen**

  Sitz
  - Zirkumskript   = umschrieben
  - Regionär   = nur auf ein Gebiet beschränkt, z. B. auf die Beuge- oder Streckseite der Extremitäten
  - Unilateral   = nur eine Körperhälfte betreffend
  - Segmental   = den Bereich eines Dermatoms betreffend
  - Universell   = den ganzen Körper betreffend

  Verteilung
  - Un-/regelmäßig   = un-/gleicher Abstand zwischen den Effloreszenzen
  - Flächenhaft   = läßt kaum eine Erkennung einzelner Effloreszenzen zu

  Ausbreitungsform
  - Gruppiert   = die Effloreszenzen sind in einem regelmäßigen Muster auf ein bestimmtes Areal verteilt (aggregiert)
  - Disseminiert   = mindestens 20 Effloreszenzen sind lose über den ganzen Körper verteilt (einzeln stehende E. ohne System)
  - Konfluierend   = zusammenfließend
  - Herpetiform   = gruppenförmig angeordnete Bläschen

- Korymbiform
  (doldenförmig) = gruppiert, aber nach außen zum Rand hin werden die E. immer kleiner und stehen weiter auseinander (kleinere Herde liegen um größere herum)

Segmental   Disseminiert   Flächenhaft   Korymbiform

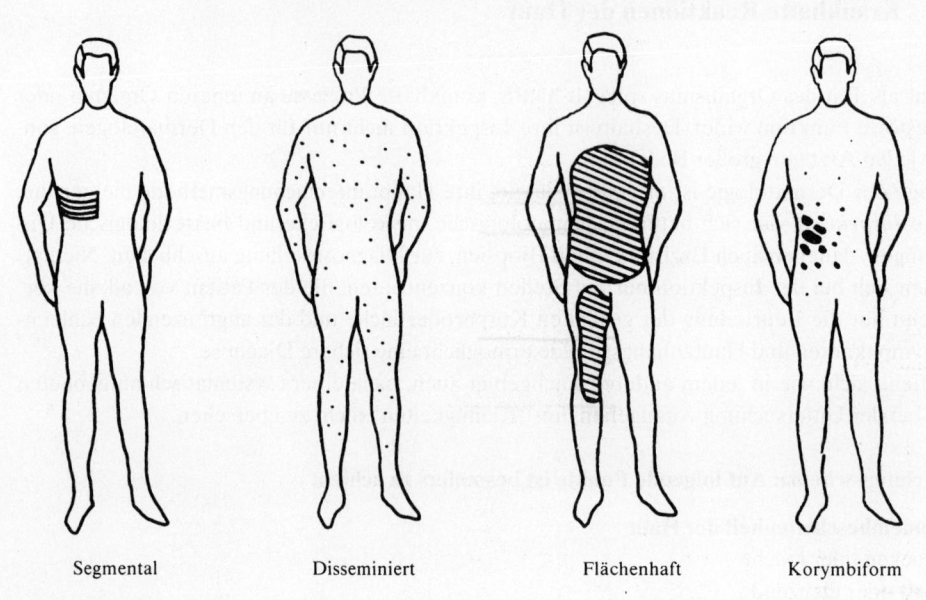

Abb. 74: Beispiele für Sitz, Verteilung und Ausbreitungsform von Effloreszenzen

- **Festlegen des Effloreszenztyps**
  - Primär
  - Sekundär

- **Formmerkmale**

Größe
Kastanien-, münz-, erbsengroß

Umriß (Figur)
- Polygonal = vieleckig
- Zyklisch = rund
- Striär = streifenförmig
- Anulär = ringförmig
- Kokardenförmig = konzentrisch, aber aus verschiedenen Effloreszenzen zusammengesetzt
- Gyriert = girlandenförmig
- Serpiginös = schlangenartig gewunden

Abgrenzung (Umgebung kann unverändert oder geringfügig mitbetroffen sein)

- Scharf, regelmäßig   a

- Scharf, unregelmäßig   b

- Unscharf, regelmäßig   c

- Unscharf, unregelmäßig d

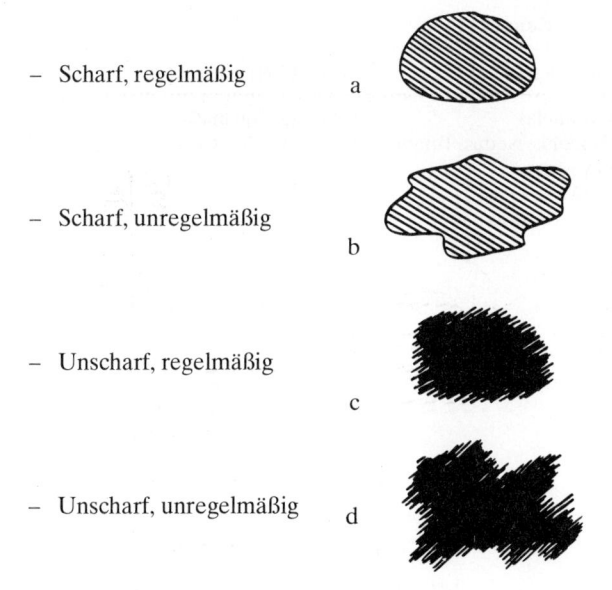

Abb. 75: Beispiele für verschieden Abgrenzungen

- **Farbe** (Tönung): z. B. blaßrosa, livide, bräunlich, gelblich
- **Oberfläche:** z. B. schuppig, glatt, rauh, verklebt, gespannt
- **Konsistenz:** z. B. hart, derb, weich, verflüssigt, formbar
- **Anzahl der Effloreszenzen:** z. B. solitär, multiple
- **Anamnestisch wichtige Fragen** zur
  Familiengeschichte: – sind Erbkrankheiten, Geschlechtskrankheiten oder Allergien bekannt?
  Eigengeschichte: – Entwicklung der Beschwerden, wann begonnen, wodurch ausgelöst, bisher wie behandelt?
  Jetzige Beschwerden: – wie ist der Schmerz, juckend, brennend, stechend?

Erkennen und Benennen von Hautveränderungen (Effloreszenzenlehre)

Def.: *Effloreszenzenlehre* ist die Lehre der Grundelemente einer Hauterkrankung, ihrer Ausdehnung, Form und Lokalisation. Ihr entsprechend teilt man in primäre und sekundäre Effloreszenzen ein.
- **Primäreffloreszenzen** sind die ersten, stets sichtbaren, oft auch tastbaren Zeichen einer Hauterkrankung, deren Ein- bzw. Zuordnung für die Diagnose eine wichtige Rolle spielt. Sie treten ohne wahrnehmbares Zwischenstadium auf und können sich dann zu sekundären E. weiterentwickeln.
- **Sekundäreffloreszenzen** können aus den primären durch Umwandlung, Entzündung, Rückbildung oder Abheilung entstehen. Sie sind somit weniger typisch und weniger aussagekräftig. Ihre direkte Entwicklung ist durch Umwelteinflüsse (z. B. Trauma, Verbrennung, Entzündung) möglich.

Tabelle 24: Übersicht der primären und sekundären Effloreszenzen

	Primäreffloreszenzen	Sekundäreffloreszenzen
Über dem Hautniveau	Knötchen (Papula) Knoten (Nodulus, Nodus, Tumor) Bläschen (Vesicula) Blase (Bulla) Eiterbläschen (Pustula) Zyste Quaddel (Urtica)	Schuppe (Squama) Kruste, Borke (Crusta)
Im Hautniveau	Fleck (Macula)	Narbe (Cicatrix)
Unter dem Hautniveau		Narbe (Cicatrix), atrophisch Erosion (Erosio) Excoriation (Abschürfung) Rhagade, Schrunde (Rhagas) Geschwür (Ulkus) Schwund (Atrophie)

Primäreffloreszenzen

● **Fleck (Macula)**

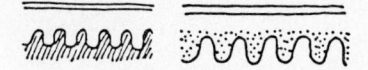

Def.: Als Fleck bezeichnet man jede abartige, umschriebene Farbveränderung der Haut ohne Erhebung über die Hautoberfläche und ohne Konsistenzveränderung.

Der Fleck kann in unterschiedlichen Hautschichten lokalisiert sein und durch völlig verschiedene Substrate oder Mechanismen ausgelöst werden.
Allein seine Farbe läßt oft Rückschlüsse auf die mögliche Ursache zu. So findet man:
– rote Verfärbungen bei Hyperämie oder Hämorrhagie;
– weißliche bei Minderdurchblutung oder Depigmentierung;
– bräunliche bei Pigmentstörungen;
– gelbliche bei verschiedensten Ikterusformen, Einlagerung von Fetten oder übermäßiger Zufuhr von Vorstufen des Vitamins A;
– graue bei Verhornungsanomalien;
– blaue bei sehr tief abgelagerten Farbstoffen.

Ursachen der Fleckbildung

1. Ablagerungen körpereigener bzw. körperfremder Pigmente
2. a) Gefäßveränderungen (Blut- und Lymphgefäße betreffend)
   b) Blutungen
3. Gewebsveränderungen

Beispiele der Fleckbildung:

Zu 1: Ablagerung körpereigener bzw. körperfremder Pigmente

Auf eine Vermehrung des *körpereigenen Pigments* Melanin sind bräunliche Verfärbungen der Haut wie der *Naevus spilus* (Leberfleck) und die *Epheliden* (Sommersprossen) zurückzuführen. Aber nicht nur UV-Strahlen, sondern auch hormonelle Regulationsvorgänge können eine verstärkte Pigmentierung anregen. Hierzu zählt die endokrine Stimulation der Melaninsynthese während der Schwangerschaft *(Chloasma gravidarum)* oder bei einer vorhandenen Nebenniereninsuffizienz *(Morbus Addison)*.
Weiterhin kommen für eine bräunliche Verfärbung Hämosiderinablagerungen (bei Varizen, Ulcus cruris), erblich bedingte Pigmentierungsstörungen (Morbus Recklinghausen) oder Reaktionen auf Medikamente und Salben (besonders solche mit Hg-, Ag- und Au-Bestandteilen) in Frage.
Flecken durch Einlagerung *körperfremden Pigmentes* können durch Pilze, aber auch durch Pulver- und Schmutzeinsprengung sowie durch Tätowierung hervorgerufen werden.
Zu weißlichen Flecken kommt es häufig durch Depigmentierung *(Leukoderm)* als Folge von Hauterkrankungen wie z. B. Syphilis, Lepra, Psoriasis oder Vitiligo.

Zu 2a: Gefäßfüllungsveränderungen

Merke: Die durch eine vermehrte *Gefäßfüllung* entstandenen Flecke lassen sich leicht mit einem Glasspatel wegdrücken.

Roseolen sind Hautveränderungen, welche aus zahlreichen kleinen oder einigen bis linsengroßen, blaßroten Flecken bestehen. Sie treten infolge toxischer Gefäßdilatation bei Typhus, Masern, Fleckfieber und Syphilis auf.
Als *Erythem* bezeichnet man sie, wenn sie dunkler und größer, flächenhaft ausgedehnter und diffus konfluierend sind, z. B. bei Scharlach oder bei durch Arzneimittel ausgelösten Überempfindlichkeitsreaktionen. Auch Entzündungen oder Bakterienbesiedlung der Lymphgefäße führen zum Erythem (z. B. Lymphangitis, Lymphadenitis, Erysipel).
Beide Formen, Roseolen und Erythem, beruhen auf einer aktiven Hyperämie und fühlen sich daher etwas wärmer als ihre Umgebung an.
Dauererweiterungen der Kapillaren *(Teleangiektasien)* oder vermehrt angelegte Gefäße *(Naevus flammeus)* lassen das Bild eines dunkelroten Fleckens entstehen, während Vasokonstriktion und vermindert angelegte Gefäße zu weißlichen, sich kühl anfühlenden Flecken führen.
Zu dunkelroten bzw. bläulich liviven Veränderungen kommt es bei Stauungen in den venösen Gefäßen (passive Hyperämie).

Zu 2b: Blutungen

Merke: Auch *Blutungen* werden in der Haut als Flecken imponieren, aber ihr Hauptmerkmal ist, daß sie sich, im Gegensatz zu den durch Hyperämie entstandenen Flecken, nicht durch den Glasspatel wegdrücken lassen.

Folgende Begriffe sind gebräuchlich:
Petechien: kleinste *punktförmige* Blutungen
Sugillation: *münzgroße* Blutungen
Vibices: *streifenförmige* Blutungen
Ekchymosen: ausgedehnte *flächenhafte* Blutungen (Blutergüsse)
Hämatome: *massive,* oft gekammerte tiefe Blutungen

Zu 3: Gewebsveränderungen

Entzündliche Infiltrate erzeugen einen Fleck, der sich durch das Phänomen der Diaskopie meist besser darstellen läßt. Leichter Druck mit dem Glasspatel erzeugt kurzzeitig eine Anämie in den oberen Hautschichten; dadurch kann das Infiltrat besser durch die Haut hindurchscheinen.

Lokalisation der Flecken

Der Fleck ist zwar die einzige Effloreszenz, die immer im Hautniveau liegt, jedoch kann er in verschiedenen Schichten lokalisiert sein:
- *Korneal,* d. h. in der Hornschicht, z. B. bei Pityriasis versicolor (eine durch wuchernde und pigmentproduzierende Pilze ausgelöste Hornhauterkrankung)
- *Subkorneal,* d. h. in den obersten Schichten der Epidermis, z. B. bei Farbveränderungen durch eingedrungenes Cignolin
- *Basal,* d. h. in der Basalzellschicht, z. B. bei Vermehrung des körpereigenen Melanins unter sog. Abtropfung ins obere Corium
- *Subbasal, corial,* d. h. im Corium, z. B. durch eingesprengtes Pigment (blauer Nävus)
- *Dermal, kutan,* d. h. in der Kutis, z. B. durch tieferliegende dermale Veränderungen (Gefäßveränderungen, entzündliche Infiltrate)

● **Knötchen (Papula) und Knoten (Nodus)**

> Def.: Meist sehr scharf begrenzte, durch Verdickung (Zellvermehrung, Zellansammlung) der Epidermis, der Kutis oder beider Teile entstandene solide Gebilde, die das Hautniveau übertragen.

Sonderform: Metabolisch bedingte Papel durch Einlagerung von Substanzen. In Größe, Konsistenz und Charakter (d. h. gut- oder bösartig) können sie sehr unterschiedlich sein. Bis zu 0,5 cm Durchmesser (Linsengröße) nennt man sie Knötchen; dann empfiehlt es sich, Begriffe wie Knoten, Tuberkulum, Phyma oder Tumor etc. einzusetzen und deren Größen durch Vergleiche aus dem täglichen Leben zu charakterisieren (z. B. kirschgroß, haselnußgroß). Ein weiterer Unterschied besteht darin, daß Knötchen vollständig abheilen, Knoten hingegen eine Narbe hinterlassen. Knoten liegen meist auch tiefer, betreffen Kutis und Subkutis zugleich und entstehen durch größere Infiltrate und Ödeme.

Aus beiden Effloreszenzen können sekundär eitrige Pusteln entstehen (s. Sekundäreffloreszenzen).

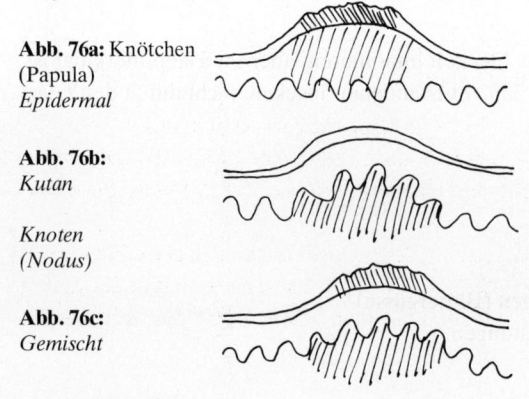

Abb. 76a: Knötchen
(Papula)
Epidermal

Abb. 76b:
Kutan

*Knoten
(Nodus)*

Abb. 76c:
Gemischt

Man unterscheidet:

- *Epidermale* Papel (meist gelbe Farbe, z. B. Verruca plana juvenilis) bei lokaler Epidermisverdickung;
- *Kutane* Papel (meist rote Farbe, z. B. Condylomata) bei lokaler Zellvermehrung im Corium;
- *Gemischte* Papel (gelb bis rot, bei lokaler Epidermisverdickung und lokaler Zellvermehrung, z. B. Lichen ruber planus, der eine ätiologisch unklare Hauterkrankung darstellt. Typische Effloreszenz ist die Papel, die durch ein lymphozytäres coriales Infiltrat mit Retentionshyperkeratose und Hypergranulose entsteht. Bei der generalisierten Form der Erkrankung tritt starker Juckreiz auf (siehe Tafel 18, S. 246).

● **Bläschen (Vesicula) und Blase (Bulla)**

> Def.: Bläschen (Stecknadel- bis Linsengröße) bzw. Blasen (von mehr als Linsengröße) sind mit Flüssigkeit gefüllte Hohlräume, die durch seröse Exsudation, einhergehend mit Abhebung der obersten Epidermisschicht, entstehen.

Es sind keine vorgeformten, sondern spontan gebildete Hohlräume. Der Inhalt kann aus Serum, Blut oder Schweiß bestehen und nach Besiedelung mit Keimen auch in Eiter übergehen (s. Pustula). Zu ihrer Entwicklung können thermische (Verbrennung), mechanische (Reiben, Druck), aber auch entzündliche Prozesse (Herpes labialis und Herpes facialis) beitragen.

Als *Herpes zoster* (Gürtelrose) bezeichnet man multiple Bläschenbildung im Ausbreitungsgebiet eines sensiblen Rückenmarksegmentes oder eines Hirnnervenastes. Ursächlich handelt es sich um eine Virusinfektion, die als Begleiterkrankung z. B. bei leukämischen Infiltrationen im Bereich der sensiblen Ganglien aufflackern kann. Größere Blasen werden bei entzündlicher Dermatitis (z. B. Erysipel) nach Verbrennungen oder Erfrierungen oder bei diabetischer Gangrän beobachtet.

Jede Blase besteht aus:
- Blasengrund
- Blasendecke
- Blaseninhalt (wasserklar = seröse Flüssigkeit, rot/schwarz = Blut, gelb/trüb = Eiter)

Wenn sich zuviel Flüssigkeit im Hohlraum angesammelt hat, kann die Blase platzen und einen Gestaltwandel durchmachen. Aus den Blasenbestandteilen entstehen dann *typische Sekundäreffloreszenzen:*
- aus Blasengrund wird Erosion;
- aus Blasendecke wird Schuppe;
- aus Blaseninhalt wird Kruste.

Je nach Lage der Blase unterscheidet man folgende Typen:

- *Intrakorneale* Blase: die Blase liegt in der Hornschicht (z. B. bei Miliaria cristalline);
- *Subkorneale* Blase: die Blase liegt zwischen Hornhaut und eigentlicher Epidermis. Die Hornschicht wird abgehoben und stellt dann die Blasendecke dar (z. B. bei der Pustulose Sneddon-Wilkinson);
- *Intraepidermale* Blase: die Blase liegt in der Basalzellschicht. Durch die eingelagerte Flüssigkeit und den dadurch bedingten enormen Druck reißen die Interzellularbrücken ab und die Zellen verlieren den Kontakt zueinander. Diesen Vorgang nennt man *Akantholyse,* die zugrundege-

gangenen Zellen akantholytisch. Im sog. *Tzanck-Test* (Blasenausstrich) werden diese Zellen nachgewiesen. Das klassische Beispiel für eine Blasenbildung mit Akantholyse ist der Pemphigus vulgaris; aber auch bei Varizellen (Windpocken), Variolen (Pocken), Herpes zoster und simplex und Allergien ist dieser Vorgang nachweisbar;
- *Subepidermale* Blase: die Blase liegt zwischen Epidermis und Corium. Das Blasendach grenzt damit an die Basalzellschicht (z. B. Morbus Duhring).

Beim M. Duhring treten vesikulöse und urtikarielle Effloreszenzen gruppiert auf. In der oberen Dermis erkennt man histologisch Spaltbildungen mit zahlreichen polymorphkernigen Leukozyten. Vermutlich werden durch proteolytische Aktivitäten freie Nervenendigungen geschädigt, so daß nicht nur quälender Juckreiz, sondern auch starke Schmerzen bei dieser Erkrankung auftreten.

Beim bullösen Pemphigoid und beim Pemphigus vulgaris fehlt der ausgeprägte Schmerz, da die Blasenbildung intraepidermal lokalisiert ist und daher keine freien Nervenendigungen betroffen sind.

Als Beispiel für eine Erkrankung mit bullösen Effloreszenzen vgl. Tafel 19, S. 247

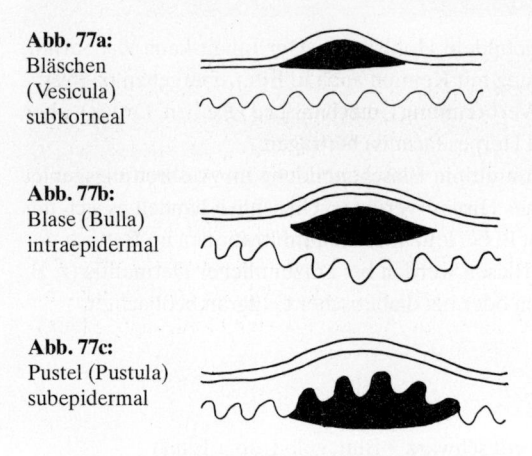

Abb. 77a:
Bläschen
(Vesicula)
subkorneal

Abb. 77b:
Blase (Bulla)
intraepidermal

Abb. 77c:
Pustel (Pustula)
subepidermal

● **Pustel, Eiterbläschen** *(Pustula)*

Def.: Pusteln sind mit Eiter gefüllte Bläschen. Je nach Entstehungsweg werden sie zu den primären oder den sekundären Effloreszenzen gezählt.
Primär: aus einer umschriebenen Leukozytenansammlung im Gewebe direkt entstanden.
Sekundär: durch Einwanderung von Leukozyten in eine schon vorhandene Blase.

Primäre Pusteln treten bei syphilitischen Exanthemen, Rosacea und bei Akne auf, *sekundäre* Pusteln bei Pocken und Furunkeln.

Akne beruht auf einer eitrigen Entzündung der Haarfollikel, bei welcher Verhornungsanomalien des Follikelausgangs zu Sekretstauungen führen. Ihr bevorzugtes Auftreten in Gesicht, an Brust und Rücken während der Pubertät, bei Morbus Cushing und als Ausdruck überdosierter Kortisonmedikation zeigt die pathogenetische Beziehung zum Hormonhaushalt.

Durch Hinzutreten einer Infektion, meist mit Staphylokokken, kommt es zur eitrigen *Follikulitis*. Wenn dieser Prozeß in die Tiefe vordringt und zur Nekrose des Follikels führt, spricht man von einem *Furunkel*.

Form der Pusteln (gilt ebenso für die Blase): faltig und schlaff bis prall und halbkugelig vorgewölbt.

Merke: Sind die Pusteln an ihrer Oberfläche eingedellt, so spricht diese Tatsache für eine Virusgenese (Zoster, Pocken, Herpes, Varizellen). Platzt eine Pustel, so entstehen dieselben Gebilde wie beim Platzen einer Blase.

- **Zyste (Cystia)**

Def.: Eine Zyste ist ein mit Epithel ausgekleideter, durch eine Membran abgeschlossener Hohlraum, der mit dickflüssigem Inhalt gefüllt ist, und als prallelastisches, knotiges Gebilde in Erscheinung tritt.

Nicht entzündliche Form: Atherom, Dermoidzyste
Entzündliche Form: Abszeß

- **Quaddel (Urtika)**

Def.: Als Urtika werden scharf umschriebene, rote bis porzellanblasse, plateauartige Erhebungen der Haut bezeichnet, die im Zusammenhang mit allergischen Reaktionen schubartig entstehen und relativ schnell wieder verschwinden.

Sie sind nicht durch Zellinfiltrationen, sondern durch lokale Flüssigkeitsexsudation aus den vermehrt durchlässigen Kapillaren entstanden. Man vermutet, daß eine Histaminfreisetzung dafür verantwortlich ist (→ Gefäßdilatation). Diese juckende und brennende Urtikaria kann auch zu diffuser Durchtränkung größerer Hautflächen konfluieren und wird dann nach Quincke als Hautödem bezeichnet.
Siehe hierzu die Tafeln 20 und 21, S. 247 und 248.

Sekundäreffloreszenzen

- **Schuppe (Squama)**

Def.: Auflagerung gruppenweise zusammenhängender, abgestorbener, vertrockneter oder verhornter Epidermiszellen auf der Hautoberfläche.

Charakteristikum: trocken, bröckelig

Genese
a) Verhornungsanomalie der Epidermis:
Hyperkeratose   abnorme Proliferation der Epidermis mit Verdickung der Hornschicht.
Parakeratose   Bezeichnung für eine Verhornungsform, bei der die Zellkerne erhalten bleiben. Dies ist immer ein Zeichen für eine unvollständige überstürzte Verhornung wie z. B. bei der Psoriasis.

b) Platzende Blasen oder Pusteln. Nach *Art* und *Größe* werden die Schuppen eingeteilt in:
- pityriasiform: fein, kleie- oder mehlartig;
- kleinlamellös: konfettigroß;
- großlamellös: flächenhaft, großblättrig (z. B. Scharlach);
- ichthyosiform: schwielig, plattenartig mit aufgeworfenem Rand (z. B. Ichtyosis);
- exfoliativ: folienartig, großflächig, abblätternd.

Nach der *Beziehung zur Haut* werden sie eingeteilt in:
- fest aufsitzend
- abschilfernd
- collerettenförmig (ähnlich einer Halskrause)

Farbe:
Trockene Schuppen = weißlich glänzend
Fettige Schuppen = gelblich
Aus Sekret entstandene Schuppen = Farbe des Sekrets, z. B. rot bei Blut.

● **Kruste, Borke (Crusta)**

Def.: Durch Gerinnung oder Eintrocknung von Körperflüssigkeit (Serum, Blut, Eiter) gebildete Masse, die der Haut locker aufliegt.

Charakteristikum: feucht, formbar, „matschig"
Beispiele: Pyodermie, Ekzem, Skabies, Zoonosen, Prurigo
Farbe:
Aus Eiter entstandene Kruste   = „schmutzig" gelb bis braun
Aus Blut entstandene Kruste   = braun, rot bis schwarz
Aus Serum entstandene Kruste   = honigfarben, goldgelb
Nekrotische Krusten   = schwarz, dunkel

● **Erosion und Exkoriation**

Def.: Unter Erosion versteht man den Verlust oberflächlicher Zellschichten der Epidermis, während Exkoriation eine tiefergehende, bis ins Corium reichende Abschürfung darstellt.

Das medikamentöse Lyell-Syndrom ist gekennzeichnet durch großflächige Erosionen, die an den Gelenkbeugen beginnen und sich von dort auf die gesamte Haut ausdehnen können. Die Bezeichnung „Syndrom der verbrühten Haut" beschreibt die typischen Hautveränderungen. Die toxische epidermale Nekrolyse ist ein lebensbedrohliches Krankheitsbild, welches durch verschiedene Medikamente, z. B. Barbiturate oder Phenylbutazon, ausgelöst werden kann (siehe Tafel 22, S. 249). Exkoriationen sind häufig punkt- oder strichförmige Verletzungen der Epidermis und des Papillarkörpers der Dermis, die meist durch Kratzen entstehen. Die Läsionen sind oft von einer hämorrhagischen Kruste bedeckt (siehe Tafel 23, S. 250).
Genese: Meistens entstehen Erosionen aus Primäreffloreszenzen (z. B. durch das Platzen von Blasen und Pusteln), Exkoriationen dagegen auf traumatischem Wege (z. B. durch Kratzen und Abschürfen bei juckenden Darmatosen).

Abheilung: Erosionen heilen ohne, Exkoriationen mit Narbenbildung.
Charakteristika: gerötet, feucht, glänzend (bedingt durch austretende interzelluläre Flüssigkeit).

● **Schrunde (Rhagade)**

> Def.: Streifenförmige, schmale Einrisse in die Epidermis mit Durchtrennung aller Schichten bis ins obere Corium.

Genese: Sie entstehen dann, wenn die Elastizität vermindert ist, am häufigsten durch Dehnung und Zerrung an Übergangsstellen zwischen Haut und Schleimhaut (Nase, Lippe, Mundwinkel, Gelenkbeuge).
Die Risse bluten äußerst selten und heilen ohne Narbe ab. Sie stellen jedoch eine Eintrittspforte für Infektionen dar, z. B. bei Lues, Erysipel, Erysipeloid. Im Analbereich nennt man solche Einrisse Fissuren.

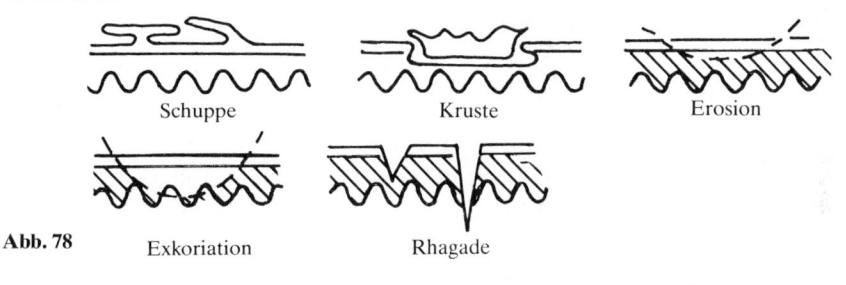

Abb. 78 Schuppe, Kruste, Erosion, Exkoriation, Rhagade

● **Geschwür** *(Ulkus)*

> Def.: Ist der Epitheldefekt tiefer und breitbasiger als bei der Rhagade, so bezeichnet man diesen Defekt als Ulkus. Darunter versteht man also eine Gewebszerstörung, die das Corium mitbetreffend nur narbig abheilen kann, weil der Organismus den Substanzverlust durch Bindegewebe ersetzt.

Genese: Mit Ausnahme der traumatisch gesetzten Ulzera sind sie meist über längere Entwicklungszeiträume entstanden. Mögliche Ursachen:
- Infiltrative, entzündliche, einschmelzende Gewebsprozesse mit anschließendem Durchbruch nach außen (z. B. Furunkel)
- Neoplasma
- Gestörte Durchblutungsverhältnisse, Kälte, mangelnde Hygiene, bakterielle Besiedelung u. a.

Aufbau: Man unterscheidet beim Geschwür den Geschwürrand vom Geschwürgrund. Je nach Lage dieser Anteile zueinander und zum umgebenden Hautniveau gliedert man in:

a) *Ausgestanzte* Form:
   Der Geschwürrand liegt im Niveau der umgebenden Haut.

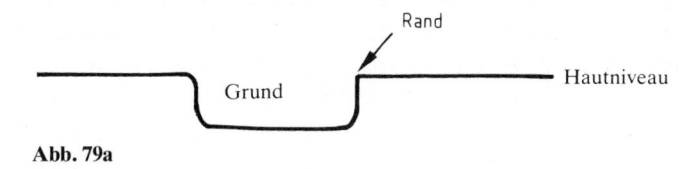

Abb. 79a

b) *Wallartige* Form:
Der Geschüwrrand überragt das Hautniveau und bildet somit einen Wall. Diese Form trifft auf fast alle neoplastischen Prozesse zu, z. B. Basaliom, Karzinom.

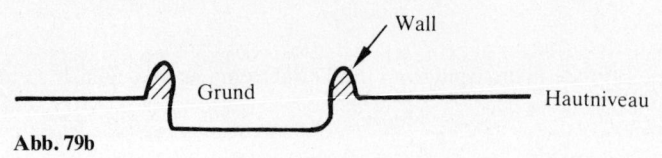

Abb. 79b

c) *Unterminierte* Form:
Davon spricht man, wenn der Geschwürgrund bzw. seine Seite mit der überlappenden Epidermis kleine Nischen bildet, z. B. Ulcus molle.

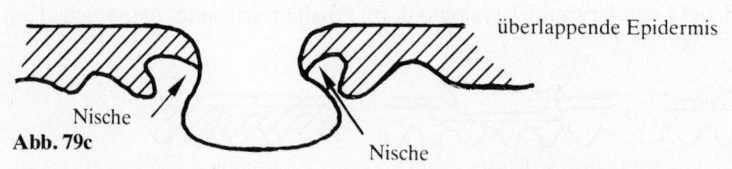

Abb. 79c

d) Sonderform: *Ecthyma*
Chronisches, rund bis ovales, meist scharf gestanztes Ulkus im Bereich des Unterschenkels.

● **Narbe (Cicatrix)**

> Def.: Wird hochwertiges Gewebe der Kutis durch minderwertiges Stützgewebe unvollkommen ersetzt, so entstehen bindegewebige Narben von harter Konsistenz. Sie treten immer dort auf, wo ein größerer Substanzverlust bestanden hat. Sie bringen eine große Strukturveränderung und Funktionseinschränkung mit sich.

Verschiedene, nicht immer zusammen auftretende **Merkmale gelten für die Narbe:**
– *Atrophie* der Epidermis und zum Teil auch des Bindegewebes, d. h. die Narbe liegt tiefer als das Hautniveau;
– *Pigmentverschiebungen* (meist Depigmentierung, selten Hyperpigmentierung);
– Auftreten besenreiserartiger *Teleangiektasien* (häufig Röntgennarben);
– *Verlust* lokalspezifischer Hautbestandteile (z. B. Haare, Drüsen, Oberflächenfelderung);
– *Funktionseinschränkung* durch verminderte Dehnbarkeit von Narben (Auswirkung am stärksten bei Narben, die über Gelenke hinwegziehen).

Farbe:
Neue, frische Narbe = rötlich bis livide
Alte, manifeste Narbe = porzellanweiß (wenn nicht hyperpigmentiert)

Narbenhypertrophie:
Bei überschießenden Regenerationsprozessen kommt es zur Ausbildung von Keloid = derbe, blaßrote, mit Teleangiektasien durchzogene, erhabene Wülste. Es handelt sich um einen dauerhaften Zustand, z. B. nach Verbrennungen.

Weitere krankhafte Veränderungen der Haut

Atrophie: Gleichmäßige Verdünnung aller Hautschichten mit erhaltener Hautfelderung (= Gegensatz zur Narbe).

Lichenifikation: Vergröberung und Verdickung der Hautfelderung. Die Haut sieht dann wie „Schweinsleder" oder Orangenschale aus.

Spongiose: Schwammartige Auflockerung der Epidermis durch Eindringen interzellulärer Flüssigkeit zwischen die Stachelzellen („Ödem der Zwischenzellräume").

Akanthose: Verbreiterung der Stachelzellschicht.

Akanthom: Lokalbegrenzte, tumorartige Proliferation.

Pachydermie: Interstitielle Bindegewebshypertrophie, führt zur Verhärtung und Verdickung der Haut.

Hyperkeratose: Verbreiterung des Stratum corneum, z. B. Ichthyosis.

Dyskeratose: Vorzeitige, fehlerhafte, falsch lokalisierte Verhornung.

Aphten: Mund- und genitalschleimhautspezifische Effloreszenzen.

Papillomatose: Wellenförmiges Aussehen der Epidermis durch hyperplastische Papillen.

Pyodermisation (Impetiginisation): Sekundäre Besiedlung einer Dermatose mit Bakterien, z. B. Furunkel, Akne.

Organerkrankungen, die mit einer typischen Farbveränderung von Haut und Schleimhäuten einhergehen, s.a. 2.2.3

Verfärbungsmöglichkeiten der Haut

Farbe und Beschaffenheit (Turgor) der Haut, besonders der Gesichtshaut, sind wichtige diagnostische Kriterien. Man unterscheidet folgende *Verfärbungsmöglichkeiten:*

1. Zyanose (bläulich verfärbte Haut)

Zyanose der Haut und vor allem der Schleimhäute tritt infolge mangelnder Sauerstoffsättigung des Blutes auf, wenn mehr als ein Drittel des Hämoglobins (d. h. mehr als 5 g/100 ml) reduziert, also nicht mit Sauerstoff beladen ist. Meist fühlen sich die blauverfärbten Regionen auch etwas kühler als ihre Umgebung an.

Ursachen:

– Respirationsstörung
– Herzinsuffizienz
– Angeborener oder erworbener Herzfehler
– Vermehrte O_2-Ausschöpfung in der Peripherie

Man unterscheidet folgende **Formen** *der Zyanose:*

- *Arterielle/zentrale Zyanose*
  beruht auf einer durch pulmonale oder kardiale Ersterkrankung herbeigeführten verminder-

ten arteriellen O_2-Sättigung. Entweder wird, bei primär eingeschränkter Lungenfunktion, bereits untersättigtes Blut in die Kapillaren abgegeben, oder durch eine kardial bedingte Lungenstauung die O_2-Diffusion stark behindert. Hauptsächlich betrifft die zentrale Zyanose die Schleimhäute, z. B. Lippe, Mundinnenraum und Zunge. Sie ist bei Polyglobulie, Diffusionsstörungen in der Lunge, Lungenfibrosen, Emphysem zu finden.

- *Venöse Zyanose*
  Die vermehrte O_2-Ausschöpfung in der Peripherie bei aus vegetativen Gründen weitgestellten Gefäßen, oder ein verlangsamter Blutfluß gelten als Hauptgründe. Man beobachtet sie hauptsächlich an den Akren, z. B. Finger, Zehen, Nasenspitze, Ohren. Sie wird bevorzugt durch Kälte ausgelöst.

- *Mischzyanose*
  Eine ausgeprägte Zyanose mit diffuser Blauverfärbung des gesamten Körpers tritt häufig bei angeborenen Herzfehlern auf. Es kommt zur Beimengung von venösem Blut, welches nicht die Lungen passiert hat, zum arteriellen Gefäßsystem, z. B.
  – Links-rechts-Shunt bei offenem Ductus Botalli
  – Fallot-Tetralogie
  – Ventrikelseptum- oder Vorhofseptumdefekt

- *Hämiglobinzyanose*
  Außer den eigentlichen Zyanosen, d. h. den Hämoglobinzyanosen, seien unter dem Begriff der Hämiglobinzyanosen noch solche Zustände zusammengefaßt, bei denen das Blut reich an *abnormen Verbindungen* ist, z. B. Met-Hb, Sulf-Hb. Man findet diese Art der Zyanose häufig nach Vergiftungen oder Medikamentengabe.

- *Pseudozyanose*
  Darunter versteht man eine Zyanose, die durch Ab- bzw. Einlagerung von Pigment vorgetäuscht wird.

2. Zyanotisch bis rötlich verfärbte Haut beobachtet man

– bei *reaktiver Polyglobulie,* meist infolge chronischer Ateminsuffizienz, aber auch bei primärer Polycythaemia vera. Bei dieser Erkrankung liegt die Ursache in einer übersteigerten Blutneubildung. Erhöhte Erythrozytenzahl und Blutviskosität wirken sich pathologisch auf das gesamte Herz-Kreislauf-System aus.
– beim *Karzinoid-Syndrom* ist besonders die Haut des Gesichtes und des Oberkörpers anfallsweise diffus bläulich bis blaurot verfärbt und zeigt verstärkte Gefäßzeichnungen (Flush).

3. Plethora (rötliche Verfärbung der Haut)

Kommt es funktionelle (durch eine Atem- oder Abflußbehinderung oder durch einen Herzfehler), endokrin (durch Hormoneinfluß des Hypophysenvorderlappens) oder durch echte gesteigerte Blutneubildung (Polyzysthämie) zu einer Volumenzunahme der im Körper zirkulierenden Blutmenge (Norm = 5–6 l), so spricht man von Plethora, die sich durch starke Rötung und Erwärmung des Gesichtes und des Halses auszeichnet.
– Starkes Fieber, essentielle Hypertonie und chronischer Alkoholabusus gehen mit Rötung der Haut einher. Man findet eine leichte, nicht krankhafte Plethora bei Leuten, die sich vorwiegend im Freien „an der frischen Luft" aufhalten.

- Ferner bewirken Blutungen in die Haut (Hämorrhagien) eine rote Färbung.

Merke: Zu unterscheiden sind Hyperämie und Hämorrhagie durch den einfachen Versuch, sie mit einem Glasspatel wegzudrücken. Bei der Hyperämie gelingt es, bei der Blutung nicht.

4. Anämie (weißliche Verfärbungen der Haut)

Blässe-Anämie
Eine blasse Gesichtsfarbe ist nicht immer mit dem Krankheitsbild der Anämie in Zusammenhang zu bringen. Es gibt nämlich bestimmte Typen, die konstitutionell immer blaß, jedoch in keinster Weise als krank zu bezeichnen sind. Ihre Blässe ist rein vasomotorischer Natur und kann bei jedem Menschen durch bestimmte Situationen, z. B. Schreck, Angst, Schock etc. hervorgerufen werden. Sie beruht auf einer durch Engstellung der Gefäße ausgelösten Minderdurchblutung und nicht, wie bei der echten Anämie, auf einer verminderten Erythrozyten- bzw. Hb-Konzentration.

Echte Anämie
Wesentlich aufschlußreicher ist die Beurteilung der Schleimhäute, welche im Gegensatz zur Haut keine Eigenfarbe besitzt. Eine echte Anämie erkennt man daher gut an weißlich gefärbten Konjunktiven, Mund- und Lippenschleimhäuten, Zahnfleisch, Nagelbett.
Zu diesem Ersteindruck addieren sich noch weitere *allgemeine Symptome* der Anämie:
- Müdigkeit, Leistungsabfall, Konzentrationsschwäche
- Kopfschmerz
- Schwindelgefühl
- Tachykardie
- Dyspnoe bei Belastung
- Ohrensausen
- Ohnmachtszustände
- Subfebrile Temperaturen

unter klinischen Gesichtspunkten teilt man in **folgende Anämieformen** ein, die hier nur kurz mit ihren wichtigsten Merkmalen aufgeführt werden sollen:

- *Hypochrome Anämie* (Eisenmangelanämie)

  Sie macht 80% aller Anämie aus.
  Blutbild: Hb vermindert; Erythrozytenzahl normal; Färbekoeffizient vermindert.
  Hauptgrund:
  Eisenmangel, hervorgerufen durch
  - Eisenverluste, z. B. bei Blutungen aus dem Gastrointestinaltrakt;
  - alimentären Eisenmangel, z. B. bei einseitiger Ernährung;
  - Eisenresorptionsstörungen, z. B. bei Anazidität oder Pankreasinsuffizienz;
  - gesteigerten Eisenverbrauch, z. B. bei Infekten, Wachstumsphasen, Schwangerschaft, Tumoren;
  - Störungen der Hämoglobinsynthese, z. B. bei entsprechendem Enzymmangel.

  Typische *Merkmale der hypochromen Anämie:*
  - Plummer-Vinson-Syndrom = Schluckbeschwerden, atrophische Glossitis, vergrößerte Milz, normale BSG;

- Mundwinkelrhagaden;
- brüchige Hohlnägel mit Rillenbildung (Koilonychie);
- trockene, rissige Haut;
- Haarausfall.

● *Normochrome Anämie*

Blutbild: Erythrozytenzahl und Hb gleichermaßen vermindert.
Hauptgrund: akute, starke Blutungen, z. B. bei Verletzungen, Arterienarrosionen, Ösophagusvarizen.

● *Hyperchrome Anämie*

Blutbild: Hb normal (oder gesteigert), Erythrozytenzahl vermindert.
Gründe:
- *Perniziöse Form,* B_{12}-Mangel-Anämie (Morbus Biermer): Hierbei mangelt es an dem von der Magenschleimhaut produzierten „Intrinsic factor", der die Resorption von Vitamin B_{12} aus der Nahrung überhaupt ermöglicht. Aufgrund des fehlenden Vitamins kommt es zu erheblichen Reifungsstörungen im Knochenmark, besonders der Erythrozyten.

Typische *Merkmale der B_{12}-Mangel-Anämie:*
- Hunter-Glossitis = Zungenbrennen
- Zungenatrophie
- Subikterus
- Parästhesien in den Extremitäten (Zeichen der Myelose)
- Gehstörungen (Zeichen der Myelose)
- Histaminrefraktärer Säuremangel (Zeichen der defekten Schleimhaut)
- *Symptomatische Form,* z. B. bei Patienten mit Fischbandwurm (er entzieht B_{12}); Sprue oder Zöliakie (Resorptionsblockade für B_{12}); nach Magenresektionen (mangelnde Intrinsic-factor-Bildung); in der Schwangerschaft (erhöhter Bedarf an B_{12}).

● *Hämolytische Anämie*

Blutbild: Hb vermindert, Erythrozytenzahl vermindert, Retikulozytose.
Grund: Blutarmut, z. B. durch vermehrten Abbau oder verkürzte Lebensdauer der Erythrozyten.

Typische *Merkmale der hämolytischen Anämie:*
- Ikterus
- Dunkel gefärbter Stuhl (Zeichen des gesteigerten Abbaus)
- Hämoglobinurie und Nierenschädigung

● *Aplastische Anämie*

Sie beruht auf einem primären Knochenmarkschaden.

5. Ikterus (gelblich verfärbte Haut)

Zur Gelbfärbung der Haut und der Schleimhäute kommt es durch Störungen im Auf- bzw. Abbau von Gallenbestandteilen.

Da die Gallenbestandteile eine starke Affinität zu elastischen Fasern aufweisen, färben sich die Blutgefäße, Konjunktiven und die Haut besonders schnell und stark an.

Schon bei einem Serumbilirubingehalt von 2 mg% erkennt man den Ikterus an der Gelbfärbung der Konjunktiven (fälschlicherweise auch Sklerenikterus genannt!)

Höhere Werte (ca. 10 mg%) führen zu einer mehr rotgelben (Bilirubinikterus) oder einer mehr grüngelben (Biliverdinikterus) Verfärbung der Haut und der Schleimhäute. Dabei handelt es sich um die Ablagerung verschiedener Oxydationsstufen des Gallenfarbstoffes. Der Ikterus ist keine eigentliche Erkrankung, sondern ein Symptom, welches bei unterschiedlichen Grunderkrankungen auftreten kann.

Auf ganz unterschiedlichen Wegen kann es zu einem **Mißverhältnis zwischen Bildung und Ausscheidung von Bilirubin kommen.**

Man gliedert deshalb, je nach Quelle des gesteigerten Bilirubingehaltes, in drei große *Hauptgruppen:*
a) Prähepatischer bzw. hämolytischer Ikterus
b) Intrahepatischer bzw. hepatozellulärer Ikterus
c) Posthepatischer bzw. mechanischer Stauungsikterus

- *Prähepatischer Ikterus*
  Durch gsteigerte Hämolyse der Erythrozyten entsteht extrahepatisch aus Hb Bilirubin, das mit dem Blut transportiert und im Gewebe abgelagert wird.
  Die Störung liegt somit
  - im Überangebot von freiem, indirektem (d. h. nicht an Glucuronsäure gebundenem) wasserunlöslichem Bilirubin;
  - im Überschreiten der Kapazität der Leber zur Glucuronidbildung.

  Befund: keine Bilirubinurie (da nicht harngängig).

- *Intrahepatischer Ikterus*
  Die Störung liegt in der eingeschränkten Leberzellfunktion (z. B. gestörte Glucoronsäurekopplung, Transport und Exkretion von Bilirubin).
  Vorkommen bei Hepatitis, Zirrhose, Intoxikationen.
  Befund: Bilirubinurie (= bierbrauner Urin).

- *Posthepatischer Ikterus*
  Die Störung besteht in einem partiellen oder vollständigen Verschluß der Gallenwege, wodurch das in der Leber gebildete Bilirubinglucuronid nicht oder ungenügend in den Darm abfließen kann. Es tritt durch eine länger anhaltende Stauung „rückwärts" ins Blut über, z. B. bei Stein- oder Tumorbildung, bei Entzündung.

Merke:
Physiologischerweise tritt ein Ikterus mit Werten über 15 mg% Bilirubin bei Neugeborenen auf. Die Ursache liegt in der noch nicht ganz ausgereiften Leberfunktion und der vermidnerten Enzymaktivität. Diese wird erst nach mehreren Wochen erreicht. Auch durch Medikamente oder Pregnandiolderivate in der Muttermilch kann es vorübergehend zur Ausbildung eines Ikterus kommen, weil sie die UDP-Glucuronyl-Transferase hemmen.
Gelblich verfärbt sich die Haut auch durch Einlagerungen von Fett bzw. Cholesterin (Xanthelasmen, Xantheme) oder nach Pikrinsäurevergiftungen und übermäßiger Zufuhr von Vitamin-A-Vorstufen (karottengelbe Farbe des Säuglings).

Weitere typische Hautbefunde bei Allgemeinerkrankungen

- Trockene, pastöse, dicke Haut: Schilddrüsenunterfunktion *(Myxödem)*, Kretinismus.
- Vermehrte Hautfeuchtigkeit, gute Durchblutung und erhöhte Hautwärme: Schilddrüsenüberfunktion (Morbus Basedow).
- Trockenheit der Haut und der Schleimhäute mit der Möglichkeit, sie in Falten abheben zu können (besonders am Bauch) ist ein Hinweis auf *Wasserverluste*. Diese kommen bei Diabetes insipidus und mellitus, bei Erbrechen und Durchfällen vor.
- Fettig glänzende Haut des Gesichts ist Folge gesteigerter Talgdrüsenfunktion, z. B. *Akne*. Das Gesicht des *Parkinson-Kranken* hat meist einen eigenartigen talgigen Glanz und läßt die Mimik fast völlig vermissen. Man spricht von „Salbengesicht".

6.3 Hautanhangsgebilde

6.3.1 Störungen der Haare und Behaarung

Das Haarkleid bedeckt bis auf wenige Stellen (Handinnenfläche, Fußsohle, Übergangsschleimhäute, Teile des äußeren Genitals) die gesamte Körperoberfläche. Man besitzt etwa 100 000 Kopfhaare. Ein täglicher Verlust von 70 Haaren ist normal. Pro Tag wächst das einzelne Haar ungefähr 0,3 mm. Es besteht aus verhornten Zellen. Man unterscheidet eine Haarwurzel mit Bulbus und einen Haarschaft, das Haarmark und die pigmentierte Rinde. Jedes Haar steckt in einem Follikel, der gemeinsam aus Wurzelscheide und Haarpapille gebildet wird. Mit Hilfe des M. arrector pili kann das einzelne Haar aufgerichtet werden, was eine „Gänsehaut" bewirkt.

Beschaffenheit und Wachstum der Haare sind einem ständigen Wechsel unterworfen. Folgende *Haartypen* treten im Laufe des Lebens auf:

In der Fetalzeit: sog. Lanugo- oder Flaumhaare
In der Kindheit: sog. Vellushaar (Intermediärhaar)
Im Reifestadium: sog. Terminalhaare, welche in Borstenhaare (Wimpern, Augenbrauen), Langhaare (Kopf-, Bart-, Axillen-, Pubesbehaarung) und Körperhaare (an Extremitäten und Rumpf) eingeteilt werden.
Im Alter: Rückverwandlung der Terminalhaare in Vellushaare bewirkt die Bildung von „Geheimratsecken" oder einer „Glatze".

Jeder Haarfollikel durchläuft seinen autonomen **Wachstumszyklus.** Ruhephasen wechseln sich mit Wachstumsschüben ab. **Es lassen sich drei charakteristische Schübe voneinander abgrenzen:**

- *Anagen* (Wachstumsphase):
  Dauer 2–6 Jahre; hohe Stoffwechselaktivität der Matrix; hohe Empfindlichkeit gegenüber Noxen.
- *Katagen* (Übergangsphase):
  Dauer 1–2 Wochen; Stoffwechsel der Matrix bereits erloschen.
- *Telogen* (Ruhephase):
  Dauer 2–4 Monate; das neugebildete Anagenhaar stößt das Telogenhaar ab.

Untersuchungstechnik zur Unterscheidung zwischen telogener und dystrophischer Alopezie (Haarausfall)

Das *Trichogramm* beruht auf der Tatsache, daß die Haare im Gegensatz zum Nagel zyklisch und nicht kontinuierlich wachsen und daß jeder Follikel seinen eigenen Zyklus durchläuft. Deshalb setzt sich ein aus der Kopfhaut gerissenes Haarbüschel von ungefähr 70–90 Haaren aus in ganz unterschiedlichen Zyklusabschnitten befindlichen Haaren zusammen. Man zählt anschließend die Haarwurzeln unter dem Mikroskop bezüglich der Zyklusphasen aus.

Normales Trichogramm:

Die Haare befinden sich zu – 85% im Anagen
                           – 1% im Katagen
                           – 14% im Telogen

Krankhaftes Trichogramm:

● Findet man vermehrt Telogenhaare, spricht man von *telogener* Alopezie oder von „Alopezie vom Spättyp".

  Mögliche Urache:
  Leichte Noxe: → Anagenhaare wandeln sich   → 2–4 Monate später einset-
                    vermehrt und frühzeitig in   zender Haarausfall der Telogenhaare
                    Telogenhaare um

● Findet man vermehrt Anagenhaare, spricht man von *dystrophischer* Alopezie oder von „Alopezie vom Frühtyp".

  Mögliche Ursache:
  Schwere Noxe: → Anagenhaare wandeln sich   → nach Tagen einsetzender Haarausfall
                    plötzlich in dystrophische   dystrophischer Haare
                    Haare um (in Stunden)

Tabelle 25: Haarerkrankungen

1. Quantitative Veränderungen	2. Qualitative Veränderungen
● *Angeboren* – Hypertrichosis congenita (die fetalen Lanugohaare bleiben erhalten → „Haarmensch") – Hypotrichosis (verminderte Körperbehaarung) – Atrichia congenita (fehlende Körperbehaarung) ● *Erworben* Vermehrte Behaarung – Hypertrichosis (s. oben) – Hirsutismus (s. unten) Verminderte Behaarung – Reversibler, temporärer Haarausfall (Alopezie) – Irreversibler, permanenter Haarausfall (Alopezie)	● Die *Struktur* betreffend – Haarbruch = Trichoklasie – Spaltung = Trichoptilosis – Knotung = Trichonodosis – Drehung = Pili torti ● Die *Farbe* betreffend – Weißes, pigmentfreies Haar bei Albinismus oder Vitiligo – Ergrauen (Lanities) mit zunehmendem Alter, durch Nachlassen der Melaninproduktion

Hirsutismus

Darunter versteht man die verstärkte Sexual-, Körper- und Gesichtsbehaarung bei Frauen und Kindern (verleiht ihnen das Bild des männlichen Behaarungstyps), welche nicht immer als ein Krankheitszeichen zu werten ist.
Sie kann aber auch auf eine gesteigerte Androgenproduktion durch einen NNR- oder Ovarialtumor hinweisen und tritt symptomatisch bei Akromegalie, Cushing-Syndrom und Enzephalitis auf.

Haarausfall (Alopezie)

Man unterscheidet zwei Formen des Haarausfalls, nämlich den reversiblen und den irreversiblen Ausfall.

- **Reversibler Haarausfall**

    Merke: Haarfollikel noch erhalten!

    Diese Form findet sich zirkumskript oder diffus und kann durch unterschiedlichste Faktoren ausgelöst werden:
    - *Hormonell* (Schwangerschaft, Störung der Schilddrüse oder der Genitalorgane z. B. erhöhter Androgenspiegel bei der Frau)
    - *Infektiös* (bei Lues, Pyodermien, Mykosen und schweren Allgemeininfektionen)
    - *Medikamentös* (durch Zytostatika, Antikoagulanzien, Antibiotika, Kontrazeptiva)
    - *Toxisch* (durch Vergiftungen mit Thallium, Arsen, Quecksilber, Vitamin A)
    - *Entzündlich* (bei Alopecia areata)
      Die Ursache dieser plötzlich auftretenden Erkrankung, die sich durch kreisrunden zirkumskripten Haarausfall im Kopf-, Bart- und Brauenhaar ausweist, ist noch nicht definitiv geklärt. Fokus? Allergie? Streß?
    - Im Zusammenhang mit *chronischen* Erkrankungen (Anämie, Kachexie, Erythematodes, Erythrodermie)
    - *Physikalisch* (bei Trichotallomanie = triebhaftes Ausrupfen der Haare bei Debilen und Schizophrenen, als „Säuglingsglatze" durch Abreiben der Haare auf der Unterlage)
    - *Physiologisch* (bei Neugeborenen gehen 90% aller Haare aus)

- **Irreversibler Haarausfall**

    Merke: Haarfollikel bereits zerstört!

    Ursachen:
    - *Narbige Prozesse*
      Zerstörung der Follikel durch virale, bakterielle oder mykotische Infektionen (z. B. Lepra, Lupus vulgaris), durch Neoplasien (z. B. ulzerierendes Basaliom) oder auf physikalischem Wege (Verbrennung, Verätzung).
    - *Hormonell*
        - Androgenetischer Ausfall vom männlichen Typ („Geheimratsecken" und „Glatze")
        - Chronisch-diffuse Alopezie vom weiblichen Typ (der gesamte Scheitelbereich bis zum Hinterkopf, begleitet von Seborrhö und Kopfschuppen), z. B. in der Menopause.
    - *Physikalisch*
        - Zugalopezie (= Traktationsalopezie), durch straffe Frisuren und Lockenwickler)

- Druckalopezie, durch Tragen schwerern Lasten auf dem Kopf.
- Im Zusammenhang mit verschiedenen *Dermatosen* (Favus, Sklerodermie, Lichen ruber, Basaliom) kann es zur Pseudopelade kommen, einer chronisch perifollikulären Entzündung, welche den Untergang des Haarfollikels bewirkt.

6.3.2 Nagelveränderungen

Nägel (griech. Onychos, lat. Unguis)

Die Nägel sind aus der Epidermis herausgebildete Strukturen, bestehend aus Hornzellen und Tonofibrillen. Sie haben eine Dicke von etwa 0,5 mm. Man unterscheidet Matrix, Bett, Wall, Häutchen und Lunula als Teile des Nagels.

Die Beschaffenheit der Nägel ist mit zunehmendem Alter einem physiologischen Wandel unterworfen. Außerdem ist sie stark von Umwelteinflüssen abhängig. Normalerweise wächst der Nagel 0,05–0,1 mm pro Tag, d. h. 3 mm im Monat. Die Nagelplatte wird demnach in 3–4 Monaten völlig erneuert. Es bestehen Wachstumsunterschiede.

Nagelerkrankungen

Abgesehen von äußeren chemischen und mechanischen Schädigungen oder den Pilzerkrankungen des Nagels, stellen die meisten Strukturanomalien und Nagelveränderungen nur ein Teilsymptom einer komplexen, den gesamten Organismus betreffenden Krankheit dar (z. B. Infektionen, Scharlach, Rheumatismus, Typhus, Anämie und Tabes). Man vermutet, daß eingedrungene Bakterien direkt oder über das vegetative Nervensystem die Trophik derart verschlechtern, daß sie zur Ausbildung eines gesunden Nagels nicht ausreicht.

Merke: Allen Veränderungen der Nagelplatte müssen krankhafte Prozesse der Nagelmatrix vorangegangen sein!

Das klinische Bild der trophischen Nagelerkrankungen ist jedoch sehr vielseitig und reicht von Tupfen, Flecken über Furchen, Risse bis zur völligen Ablösung oder Verstümmelung des Nagels. Kurze Charakteristik einzelner *Nagelerkrankungen,* welche zum Teil in Abb. 80 dargestellt sind:

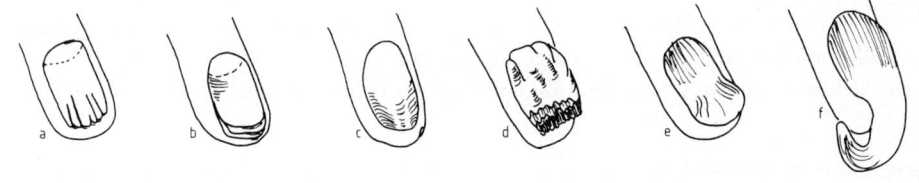

Abb. 80: Nagelerkrankungen

- **Dyschromien** (Farbveränderungen)
  Leukonychia partialis (Ausbildung weißer Flecken oder Streifen auf der Nagelplatte) und Leukonychia totalis (völlige Weißfärbung des Nagels) sind Erkrankungen, welche auf Luftansammlung zwischen den Lamellen beruhen. Sie können durch endogene Faktoren (Anämie, Dumping-Syndrom, Alkoholneuritiden, Leberzirrhose, Herzfehler) oder durch exogene Faktoren (Traumen, chemischer oder mechanischer Natur) hervorgerufen werden.

– Braunverfärbung bei Morbus Addison, Melanom, Hämatom
– Schwarzverfärbung bei subungualem Nävus, Melanom, Hämatom

- **Onychodystrophie** (s. Abb. 80d)
Bezeichnung für eine alimentäre Nagelstörung bzw. Mißbildung. Die Nagelplatte ist dabei glanzlos, verformt und hyperkeratotisch verdickt.

- **Onycholysis** (s. Abb. 80e)
Ablösen der Nagelplatte vom Nagelbett, die entweder halbmondförmig oder total erfolgen kann. Tritt im Rahmen von dermatologischen Grunderkrankungen (Epidermolysis bullosa, Pemphigus), Pilzerkrankungen, phototoxischen und allergischen Veränderungen, bei Ekzem, Psoriasis, Hypothyreose, Durchblutungsstörungen und bei Arbeit im feuchten Milieu oder mit Chemikalien auf.

- **Onychorrhexis** (s. Abb. 80a)
Vom freien Rand her beginnende Aufsplitterung in horizontal aufeinanderliegende einzelne Lamellen. Ursachen: Vitamin- und Eisenmangel, Fehlernährung, Chemikalien, feuchtes Milieu, Stoffwechselerkrankungen (z. B. Hyperthyreose), Röntgenstrahlen.

- **Koilonychie** (Hohl- oder Löffelnagel)
Durch zentrale, muldenförmige Eindellung, einhergehend mit seitlicher Randablösung der äußerst dünnen Nagelplatte, erhält der Nagel die Form eines Löffels. Hohlnägel können als Symptom der hypochromen Eisenmangelanämie (s. Plummer-Vinson-Snydrom), bei Pellagra, Sprue, Vitamin-B_{12}-Mangel, Ekzem, Leberschaden und bei Durchblutungsstörungen auftreten.

- **Uhrglasnägel**
Das Gegenstück des Hohlnagels ist der Uhrglasnagel. Diese Deformität besteht in einer überstark ausgeprägten Konvexität und dem Verstreichen des Winkels zwischen Nagelwurzel und Nagelrand. Häufig mit der ausbildung von Trommelschlegelfingern verbunden. Sie finden sich bei Kranken mit lang anhaltenden, chronischen Lungenerkrankungen, welche den Gasaustausch stören (z. B. Emphysem, Bronchiektasien, Lungen-Tbc, Bronchial-Ca, ausgedehnte Lungenmetastasen).
Vor allen Dingen sind sie aber ein wichtiges Symptom bei Kindern und jungen Erwachsenen mit angeborenen Herzfehlern, die einen Rechts-links-Shunt und daher Zyanose haben. Selten sind sie Begleiterscheinungen einer langsam verlaufenden Endocarditis lenta. Erworbene Herzfehler weisen sich nie durch Trommelschlegelfinger aus, Aortenaneurysmen oder Aneurysmen der A. subclavia gelegentlich durch einseitige Ausbildung.
Weiterhin stehen sie im Zusammenhang mit der biliären Zirrhose, dem Leberkarzinom und der Sprue.

- **Onychogryposis** (s. Abb. 80f)
Eine besonders auffallende Nagelerkrankung, bei der es zur krallenartigen Verdickung und Verkrümmung der Nagelplatte kommt. Sie wird häufiger an den Fußnägeln als an den Fingernägeln beobachtet. Die Ursache ist noch nicht völlig geklärt. Man vermutet, daß es durch Reizung des Nervensystems (Trauma, Entzündung) zu einer überschießenden Hornproduktion kommt, die nicht nur von der Matrix ausgeht, sondern auch vom Nagelbett unterstützt wird. Außerdem wird weniger Hornmaterial abgeschilfert, weil der Verband der einzelnen Plättchen viel stärker ist. Als Ursache werden Erbfaktoren, Mykosen, hohes Lebensalter, zu engsitzendes Schuhwerk u. a. diskutiert.

- **Nagelband** (Mees-Streifen, Rel-Beau-Linien) (Abb. 80c)
  Weiße Lunarstreifen, etwa 1 mm breit, finden sich als Zeichen temporärer Wachstumsstörung bei Thallium- und Arsenvergiftung, aber auch bei schweren Infektionen. Je nach Schwere des Befalls können sie sich sogar zu tief eingesenkten, querverlaufenden Furchen entwickeln.

6.3.3 Talgdrüsenfunktionsstörungen

Talgdrüsen (Glandulae sebacceae)

- sind holokrine Drüsen, die in den Haarfollikel oder frei münden;
- nehmen nach der Geburt ihre Tätigkeit für ein Jahr auf, legen sie dann für einige Jahre still, um sie schließlich mit beginnender Pubertät wieder aufzunehmen;
- man schreibt Testosteron eine fördernde, Östrogen eine hemmende Rolle zu;
- ihre Funktion ist noch etwas umstritten, wahrscheinlich dienen sie dem Schutz vor Austrocknung und der Abwehr bestimmter Substanzen;
- viele Erkrankungen ziehen die Talgdrüsen in Mitleidenschaft (z. B. Akne, als Entzündung des Haarfollikels und der Talgdrüse).

Erkennen von Seborrhö und Sebostase

Seborrhö – anlagemäßig bedingte, *gesteigerte* und krankhaft veränderliche Absonderung von Talg. Man unterscheidet die vermehrte fettig-ölige Absonderung und die kleienförmig-schuppige Überproduktion. Erstere nennt man Seborrhoea oleosa, letztere Seborrhoea sicca.
Sebostase – verminderte Talgsekretion, die idiopathisch bei entsprechendem Konstitutionstyp oder symptomatisch z. B. bei atopischer Diathese (Neurodermitis) auftreten kann. Folge ist eine trockene Haut mit diffuser Schuppung.

6.3.4 Schweißdrüsenfunktionsstörungen

Schweißdrüsen

Nach dem Sekretionsmechanismus teilt man ein in:
- **Apokrine Schweißdrüsen** (tubuläre Duftdrüsen, Glandulae sudoriferae majores)
  - sind besonders stark im Achsel- und Genitalbereich vertreten;
  - zu den Varianten dieser Drüsen zählen wir die Milchdrüsen, Zeruminaldrüsen und die Drüsen der Augenlider;
  - nehmen ihre Tätigkeit erst mit der Pubertät auf;
  - sondern das Sekret in die Haarfollikel ab;
  - durch Zersetzung des Schweißes mit Hilfe von Mikroorganismen kommt es zu dem charakteristischen Geruch, den man durch Abtötung der Mikroben relativ gut beseitigen kann;
  - es kommt zur Sekretabsonderung, wenn sich die myoepithelialen Zellen unter adrenergem Einfluß kontrahieren;
  - bereiten ein eher alkalisches bis neutrales Milieu, so daß sie eine physiologische Lücke im Säureschutzmangel der Haut bedeuten.

- **Ekkrine Schweißdrüsen** (tubuläre Knäuldrüsen, Glandulae sudoriferae minores)
    - kommen am ganzen Körper vor (d. h. auch in haarlosen Regionen, wie Handteller und Fußsohle);
    - beginnen ihre Produktion in den ersten Lebenstagen;
    - besitzen einen eigenen korkenzieherartigen Ausführungsgang, seine Mündung auf der Hautoberfläche heißt Pore. Ihr Vorkommen ist demnach unabhängig von der Anwesenheit der Haarfollikel;
    - nehmen durch Schweißverdunstung an der Wärmeregulation teil;
    - werden vom sympathischen Nervensystem zur Sekretion veranlaßt (Angstschweiß);
    - auch Wärme, bestimmte Speisen und Getränke fördern ihre Produktion;
    - bieten Schutz vor Austrocknung;
    - halten den Säureschutzmantel der Haut aufrecht (Bakterienschutz).

Erkennen von Hyperhidrosis, Anhidrosis, Dyshidrosis

Hyperhidrosis – vermehrte Schweißsekretion bei normaler Körpertemperatur, die entweder am ganzen Körper gleichmäßig oder auf ganz bestimmte Regionen beschränkt vorkommen kann. Reguliert wird die Schweißproduktion durch innere und äußere Faktoren. Folgende Krankheiten oder Situationen führen zu einer *Sekretionssteigerung:*
Infektionen, Diabetes mellitus, Hyperthyreose, Tuberkulose, Malaria, Brucellose, Adipositas, Erregung, Aufnahme bestimmter Nahrungsmittel (gustatorisches Schwitzen), Menopause der Frau. Asymmetrische Hyperhidrose weist auf nervale Störungen hin. Pharmaka können die Schweißproduktion hemmen (Parasympatholytika) oder fördern (Parasympathomimetika).

Hypo- bzw. Anhidrose – bezeichnet fehlende oder verminderte Schweißabsonderung. Als Ursache kommen in Frage:
- Angeborener Defekt oder völliges Fehlen der Schweißdrüsen
- Schäden des ZNS oder des Rückenmarks (Tumorausschluß!)
- Stoffwechselerkrankungen
- Ekzem, Lichen ruber, Psoriasis, Arzneimittelexantheme
- Im Alter nimmt die Schweißproduktion ab, die Speichelproduktion nicht.

Merke: Schweißabgabe dient der Regulation von Wärme- und Wasserhaushalt! Fehlende Thermoregulation führt zu Beklemmung, Schwindel und Hyperthermie. Neben diesen Allgemeinerscheinungen besteht die Gefahr des Wärmestaus und des Hitzschlages.

Dyshidrosis – Bezeichnung für das Vorhandensein juckender Bläschen an Hand- und Fußflächen. Platzen diese Bläschen auf, stellen sie einen Weg für Sekundärinfektionen dar. Die Genese ist noch nicht geklärt.

Sebostase – ist der allgemeine Begriff für eine *Verminderung* der Talgproduktion, welche zur Austrocknung der Haut und Haare führt. Entfettende Seifen und Kosmetika sind oft Ursache hierfür.

6.4 Chronisch-venöse Insuffizienz (s. 2.6.4)

6.5 Proktologische Untersuchung

6.5.1 Inspektion

Die Untersuchung erfolgt in Seitenlage mit angezogenen Knien, in Knie-Ellbogen-Lage oder am stehenden, sich vornüberbeugenden, mit den Unterarmen abstützenden Patienten (Hohlkreuz!). Man spreizt mit beiden Händen und nach lateral ziehenden Daumen die Gesäßbacken des Patienten, wodurch schon 2–3 cm des Analkanales der Blickdiagnostik zugänglich sind, und fordert den Patienten auf, wie zum Stuhlgang zu pressen. Typische Befunde sind:

- *Analekzem* – Hauterkrankung mit Rötung und Nässen der perianalen Haut. Führt häufig zu dem oft an Kratzspuren erkennbaren:
- *Pruritus ani* – quälender Juckreiz. Häufig Ursache bei Jugendlichen sind Infektionen mit Würmern, Trichomonaden oder Mykosen. Andere Ursachen sind z. B. Allergien, anorektale Erkrankungen, Diabetes mellitus, Colitis ulcerosa oder Leukämien.
- *Marisken* – hypertrophische Hautfalten um den After (sog. Pförtner).
- *Analfissuren* – besonders bei der Defäkation schmerzhafte, gelegentlich blutende, oberflächliche Schleimhautrisse im Sphinkterbereich. Bei der chronischen A. besteht ein Defekt, in dessen Tiefe die querverlaufenden, weißlichen Fasern des M. sphincter ani internus sichtbar werden. Oft wallartiger Fissurrand, Typische Analfissur liegt bei 6 Uhr in Steinschnittlage.
- *Analfisteln* – Verbindung zwischen Darmlumen und der perianalen Haut mit Sekret- und/oder Stuhlentleerung aus der Fistelöffnung. Sie können inter-, trans-, supra- oder extrasphinktär verlaufen (Sondierung, Methylenblaufüllung, Röntgenkontrastdarstellung!). Sie können angeboren oder erworben sein. Als Ursache erworbener Analfisteln kommen Abszesse oder v.a. ein M. Crohn in Frage.
- *Analabszeß* – entsteht meist durch chronische Entzündungen (z. B. *M. Crohn*) aus infizierten Fisteln, die auf sämtliche Nachbarorgane übergreifen können. Charakterisiert durch typische Entzündungszeichen wie Schwellung, Rötung, Druckschmerz und Fluktuation.
- *Hämorrhoiden* – variköse Erweiterung der Analvenen, entstehen anlagebedingt, bei Stauung im Pfortaderbereich (Leberzirrhose), begünstigt durch Obstipation, Schwangerschaft oder sitzende Lebensweise. *Äußere H.* sind bläuliche Vorwölbungen der Haut im Bereich des äußeren Analrings, welche ihre Lage beim Pressen nicht verändern. Nach Thrombosierung blauer, prominenter, äußerst schmerzhafter Knoten. *Innere H.* sind von Schleimhaut bedeckt.
  I. Grades: liegen im Analkanal, können nicht palpiert werden, verursachen Juckreiz, Schmerzen, Blutungen, Diagnose nur proktoskopisch!
  II. Grades: prolabieren beim Pressen und verschwinden danach wieder spontan, nach Thrombosierung tastbar, Beschwerden wie bei den erstgradigen.
  III. Grades: H.-Prolaps ohne Spontanreposition, zusätzlich Inkontinenzerscheinungen, optisch gekennzeichnet durch radiär verlaufende Furchen, blaue Farbe und höckerige Oberfläche, sind palpatorisch weich, das Blut ist ausdrückbar.
  Typische primäre H.-Knoten bei 3, 7 und 11 Uhr in Steinschnittlage.
- *Analprolaps* – rosettenartige Vorwölbung der Analschleimhaut mit sichtbaren zirkulären Schleimhautfalten. Bei Vorwölbung von Rektumanteilen – *Rektumprolaps*. Entstehen bei Schwäche der Beckenbodenmuskulatur, besonders nach Schwangerschaften oder chronischer intraabdomineller Drucksteigerung (Aszites!).

Technik der digital-rektalen Untersuchung

Die rektale Palpation dient der Beurteilung der Prostata, dem Aufspüren tiefsitzender Rektumkarzinome, ist wichtig bei Verdacht auf eine Blutung, eine Appendizitis, eine Extrauteringravidität, orientiert in der Geburtshilfe über den Stand des führenden kindlichen Teiles (Kopf, Becken usw.) oder läßt den Verdacht auf einen Douglas-Abszeß zu. So sollte bei jeder Allgemeinuntersuchung die Analinspektion folgen, jedenfalls bei Männern über 45 Jahre.

Die Untersuchung erfolgt in *Seitenlage, Knie-Ellbogen-Lage* oder in Rückenlagerung auf dem gynäkologischen Stuhl (sog. *Steinschnittlage*). Über den behandschuhten Finger wird ein Gummifingerling gestülpt, mit ausreichend Gleitmittel (Vaseline) bestrichen und der Finger gegen den leichten Preßdruck des Patienten in das Rektum eingeführt.

Abgrenzung der normalen Prostata

Mit der volaren Fläche des Zeigefingerendgliedes sollen durch die Palpation Größe, Konsistenz, Lappenstruktur, Erhaltensein des Sulkus, Abgrenzbarkeit gegenüber der Umgebung, Schmerzhaftigkeit der Prostata sowie die Verschieblichkeit der aufliegenden Rektumschleimhaut beurteilt werden.

Die *normale* Prostata ist 2 bis 2,5 cm lang und 3 cm breit. Beide Seitenlappen sind gleich groß und in der Mitte längs durch einen Sulkus getrennt. Sie fühlt sich wie der Muskelwulst des angespannten Daumenballens an, läßt sich normal gut umfahren und so von der Umgebung abgrenzen. Die Oberfläche ist glatt, die aufliegende Rektumschleimhaut gut verschieblich. Die Untersuchung ist unangenehm, normalerweise jedoch nicht schmerzhaft.

Die oberhalb und lateral der Prostata gelegenen *Samenbläschen* sind nur bei einer chronischen Entzündung, bei Tbc-Befall oder wenn sie verkalkt sind, tastbar.

> **Typische Prostatapalpationsbefunde:**
>
> Prostata*hyperplasie* – P. vergrößert, Sulkus verstrichen, gute Abgrenzbarkeit, höckerige Oberfläche oder solide, große Knoten oder Knollen, Konsistenz relativ derb
>
> Prostata*karzinom* – P. oft holz- bis eisenhart, gelegentlich auch harte Knoten bei sonst normaler Konsistenz, Rektumschleimhaut schlecht oder nicht verschieblich
>
> Akute *Prostatitis* – P. druckschmerzhaft, diffus geschwollen und schlecht abgrenzbar

6.5.2 Digitale Untersuchung

Die *Beurteilung des Sphinktertonus* erfolgt, indem man den Patienten zunächst auffordert, kräftig zu pressen, wobei es bei Sphinkterschwäche zum Anal- oder Rektumprolaps kommen kann. Meist können dann Gase oder flüssiger Stuhl nicht sicher gehalten werden. Bei völliger Inkontinenz kann auch konsistenter Stuhl nicht gehalten werden. Läßt man den Patienten den Sphinkter kräftig kontrahieren, kann man die Retrahierbarkeit von Prolapsen bzw. bei eingeführtem Finger den Sphinktertonus beurteilen. Als Folge chronischer analer Entzündungen, rezidivierender Fisteln, nach deren Operation, Hämorrhoidenoperationen, Strahlentherapie und anderen Ursachen kann es zu ringförmig-narbigen Stenosen kommen, die Tenesmen mit Bleistiftstühlen, starke Schmerzen und Obstipation hervorrufen bzw. eine digitale Untersuchung ohne Narkose praktisch unmöglich machen.

Nach der *Beurteilung der Prostata* wird die *Anal- und Rektumschleimhaut* systematisch bezüglich ihrer Weichheit, Glätte, Elastizität und Verschieblichkeit palpiert. Ein Rektumkarzinom fühlt sich derb und höckerig an, ist schlecht gegen die Umgebung abzugrenzen und ist auf der Unterlage kaum verschieblich. Zuweilen blutet es nach Betastung (Blut am Finger!). So lassen sich ca. 75–80% aller Rektumkarzinome erfassen!
Bei der Frau läßt sich rektal der Gebärmutterhals fühlen und die Größe des Muttermundes beurteilen bzw. der Stand des kindlichen Kopfes im Bereich des äußeren Muttermundes kontrollieren.
Der palpierende Finger reicht etwa bis in die Höhe der Plica transv. recti (Kohlrausch-Falte) und damit zum tiefsten Punkt der Bauchhöhle, dem *Douglas*-Raum. Eine druckschmerzhafte, fluktuierende Schwellung in diesem Bereich spricht für einen Douglas-Abszeß, z. B. nach perforierter Appendizitis, oder für eine intraabdominelle Blutung mit nachfolgender Infektion.

6.5.3 Proktoskopie

Zur endoskopischen Spiegelung des Mastdarmes wird ein Rektoskop, d. h. ein mit einer Optik versehenes, ca. 30 cm langes starres Rohr benutzt, das mit einer Kaltlichtquelle verbunden ist und die Möglichkeit bietet, vorliegende Darmstücke durch Lufteinblasen zu entfalten.
Bei der Rektoskopie ermöglicht die Knie-Brust-Lage auf dem etwas nach vorne unten gekippten Untersuchungstisch die beste Übersicht und Darmentfaltung. Auch die Steinschnittlage ist zur Untersuchung möglich. Nach Inspektion und digitaler Untersuchung wird das Rektoskop in den After eingeführt. Durch Änderung der Richtung beim Einführung lassen sich nacheinander die verschiednen Enddarmabschnitte und nicht fixierte Darmfaltungen strecken. Unter leicht rotierenden Bewegungen wird das Rektoskop langsam zurückgezogen und dabei wird nochmals die einsehbare Darmschleimhaut inspiziert. Die größte Gefahr dieser Untersuchung besteht in der Perforation der Darmwand!
Indikation zur Rektoskopie besteht bei Verdacht auf intermediäre und innere Hämorrhoiden, Proktitis und Tumoren, sowie um Gewebematerial zur histologischen Untersuchung zu gewinnen, z. B. für den Nachweis einer Amyloidose oder einer Colitis ulcerosa.

7 Neurologische Untersuchung
(s.a. 2.3.1, 4.1, 4.2, 5.1, 5.2.2)

7.1 Hirnnerven

7.1.1 Nn. oculomotorius, trochlearis, abducens

Folgende drei Nerven sind verantwortlich für die Augenmotilität:

N. oculomotorius: Versorgung: Mm. rectus superior, rectus inferior, rectus internus, levator palpebrae, obliquus inferior, mit parasympathischen Fasern die Mm. sphincter pupillae und ciliaris.

Läsion: Oberlid hängt herab. Beim Blick geradeaus weicht das gelähmte Auge nach unten außen ab (evtl. weite, lichtstarre Pupille).

N. trochlearis: Versorgung: M. obliquus superior.

Läsion: das gelähmte Auge blickt nach oben und außen. *innen*

N. abducens: Versorgung: M. rectus externus.

Läsion: das gelähmte Auge blickt einwärts.
Ausgleich der Blickstörung erfolgt durch entsprechende Kopfhaltung.

Doppelbilder:
- *Heterophorie* (latentes Schielen): bei Ermüdung und nach Alkoholgenuß und fieberhaften Erkrankungen.
- *Strabismus paralyticus:* verursacht durch zentrale oder periphere Augenmuskelparesen.

Der Patient lokalisiert das Doppelbild (falsche Bild) in die Richtung, in die der paretische Muskel das Auge ziehen sollte. Das falsche Bild des paretischen Auges liegt gegenüber dem echten weiter peripher. Die Doppelbilder weichen stärker auseinander beim Blick in die Funktionsrichtung des gelähmten Muskels (Inkonsistenz des Schielwinkels).

Klinische *Prüfung der Augenmotilität:* Der Patient sitzt dem Untersucher gegenüber. Der Kopf wird ruhig gehalten. Der Untersucher hält einen Gegenstand (Finger) vor das Auge des Patienten und bewegt ihn in allen neun Hauptblickrichtungen und achtet dabei auf die Augenbewegungen des Patienten. Beim paralytischen Strabismus folgt das entsprechende Auge nicht dem Blick des anderen, der Patient gibt Doppelbilder an.

Déviation conjugée:

Man erkennt bereits spontan eine unbeeinflußbare Seitwärtsendung des Blickes: entsteht durch Ausfall des supranukleären kortikalen Blickzentrums im Frontalhirn (Area 18, Brodmann) oder seinen Bahnen in der Capsula interna (Apoplexie) und ist dann durch Überwiegen des kontralateralen Blickzentrums zum Herd hin gerichtet (der Kranke sieht seinen Herd an). Auch zu beobachten beim Adversivanfall einer Jackson-Epilepsie, wobei der Patient infolge „Reizung" des supranukleären Zentrums den Blick auf die Gegenseite des Herdes gerichtet hält.

Nystagmus:

Unwillkürliche Hin- und Herbewegung der Augen. Art der Bewegungen:
- horizontal (am häufigsten)
- vertikal
- rotatorisch
- gemischt

Klinische *Prüfung:* bei Prüfung der Augenmotalität, wenn jede Augenstellung für kurze Zeit beibehalten wird, bei Lageveränderungen oder abruptem Kopfschütteln.
Experimentelle Prüfung: Vestibularisreizung (kalorisch, rotatorisch).
Erkennen des Nystagmus: Frenzel-Brille oder bei geschlossenem Auge des Patienten Tasten der Augenbewegungen durch die Lider.

Verschiedene Formen des Nystagmus

- **Rucknystagmus:**
  Schnelle Bewegung und eine langsamere in die entgegengesetzte Richtung. pathologisch ist die langsame Komponente, die schnelle stellt einen Ausgleichsversuch dar. Die Richtung des Nystagmus wird aber nach der schnellen Komponente bezeichnet.

  Beurteilung:
  - Richtung
  - Amplitude
  - Frequenz
  - Erschöpflichkeit

  Entstehung: beteiligt sind Retina, Vestibulum, Zerebellum und Fasciculus longitudinalis medialis.

- **Vestibulärer Nystagmus:**
  Merkmale:
  - Konstanz seiner Richtung unabhängig von der Blickrichtung
  - Geschädigtes Vestibularisorgan liegt auf der Seite der langsamen Komponente
  - Tritt zusammen mit Schwindel, Gleichgewichtsstörungen, Übelkeit und Erbrechen auf
  - Symptome der akuten Vestibularisstörung (z. B. Morbus Menière)

- **Lagenystagmus:**
  Auslösen nur bei bestimmten Körperhaltungen möglich: spricht für Stammhirnläsion besonders, wenn er
  - ohne Latenz auftritt;
  - nicht richtungskonstant ist;
  - innerhalb von dreißig Sekunden erschöpflich ist.

- **Blickrichtungsnystagmus:**
  Tritt ebenfalls bei Stammhirnläsionen auf (auch bei Drogen).

- **Neuromuskulärer Nystagmus:** bei Augenmuskelparesen.

7.1.2 N. trigeminus

Der **N. trigeminus** versorgt sensibel das Gesicht, die Schleimhaut der Nase, der Nebenhöhlen, der Mundhöhle und die Zähne. Er versorgt motorisch eine Reihe von Kaumuskeln.
Sensibel: Pars major:
- N. ophthalmicus
- N. maxillaris
- N. mandibularis

Motorisch: Pars minor (masticatoria) aus N. mandibularis

Prüfung der Sensibilität in den Bereichen des Gesichts wie Aufteilung in der Abbildung 81.

N. trigeminus
1. N. ophthalmicus
2. N. maxillaris
3. N. mandibularis

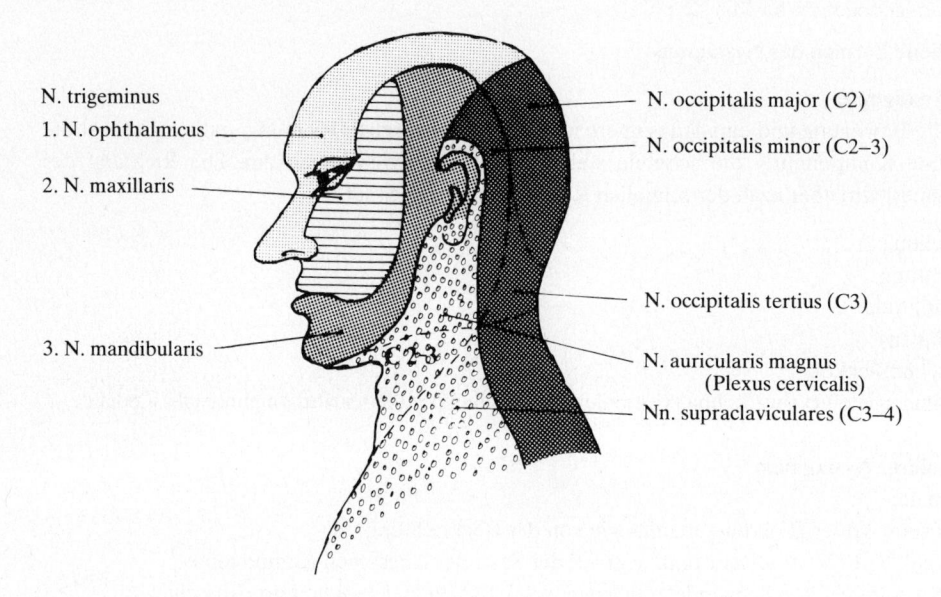

N. occipitalis major (C2)
N. occipitalis minor (C2–3)
N. occipitalis tertius (C3)
N. auricularis magnus (Plexus cervicalis)
Nn. supraclaviculares (C3–4)

Abb. 81: Die sensible Innervation des Kopfes

Prüfung des Fremdreflexes (Kornealreflex)

Man berührt mit sterilem Watteträger einmal die Konjunktiva, zum anderen die Kornea leicht und löst den Konjunktival- bzw. Kornealreflex aus: der Patient kneift unwillkürlich die Augenlider zu. Trigeminusreizstoffe: siehe Geruchsprüfung.

Prüfung der Mm. masseter und temporalis

Palpatorisch, indem man den Patienten fest auf die Zähne beißen läßt. Bei Lähmung des N. mandibularis weicht beim Mundöffnen der Unterkiefer zur gelähmten Seite ab (fehlende Wirkung des M. pterygoideus).
Kieferreflex: Eigenreflex.

7.1.3 N. Facialis

Der motorische Teil des **N. facialis** versorgt die mimische Muskulatur, den Stapesmuskel, den M. buccalis und den Venter posterior des M. digastricus; vegetative Fasern versorgen die Glandulae submandibularis und sublingualis. Sensibler Anteil für die vorderen zwei Drittel der Zunge. Die sensorische Funktion kann mit Geschmacksproben überprüft werden (Zucker-süß, Essig-sauer, Chinin-bitter, Kochsalz-salzig). Bei einer peripheren Läsion der sensorischen Fasern kommt es zu einer Seitendifferenz des Geschmacksempfindens und der Salivation.

Periphere Fazialisparese

Stirnrunzeln unmöglich, auch bei Aufforderung, die Augen zu schließen, wird die Stirn nicht gerunzelt. Lidschluß erschwert, Lidspalte erweitert (Lagophthalmus). Zähnezeigen, Mundaufblasen und Pfeifen gelingen nicht. Mimik halbseitig gestört. Speichelfluß und Hyperakusis.

Zentrale Fazialisparese

Die Stirn ohne motorische Ausfälle, der Lidschluß bleibt erhalten (dooppelseitig versorgt), während Zähnezeigen, Mundaufblasen und Pfeifen behindert sind.

7.1.4 Nn. glossopharyngeus und vagus

Der **N. glossopharyngeus** versorgt motorisch die Pharynxmuskulatur, sensibel den Zungengrund, die Gaumenbögen, den Rachen und das hintere Drittel der Zunge.

Untersuchung: Rachen*inspektion,* man läßt den Patienten „Aaah" sagen und beobachtet das Gaumensegel, → bei Glossopharyngeusparese findet man das Kulissenphänomen mit Verziehung des Gaumensegels und der Uvula „vorhangartig" zur gesunden Seite hin. Berührung des Gaumensegels mit dem Spatel → normalerweise hebt es sich.
Auslösung des *Würgereflexes* mit dem Spatel bei Berührung der Rachenhinterwand (Uvula unempfindlich). Bei Fehlen des Würge- oder Rachenreflexes verschluckt sich der Patient beim Wassertrinken (zieht die Nase zurück). **Cave:** Aspirationsgefahr bei Test!

Der **N. vagus** hat autonome Fasern für Hals-, Thorax- und Abdominalorgane, motorische Fasern für Pharynx-, Larynx- und Gaumensegelmuskulatur. Bei Läsion ähnliche Ausfälle wie bei N. glossopharyngeus.

Wichtig: Der N. recurrens, ein Ast des N. vagus (zieht rechts um die A. subclavia, links um Aortenbogen), versorgt motorisch die Kehlkopfmuskulatur. Bei Läsion weicht das gleichseitige Stimmband nach lateral ab, der Stimmbandschluß ist erschwert. Subjektiv kann eine Aphonie bestehen.

Läsion bei: Strumektomie, Aortenaneurysma, thorakalen Tumoren.

7.1.5 N. accessorius

Der **N. accessorius** versorgt den M. trapezius und den M. sternocleidomastoideus.

Bei *Läsion:* Kopfneigung zur gesunden Seite, Drehung des Kinns zur gelähmten Seite. Außerdem beobachtet man einen Schulterblatt-Tiefstand. Die Schulter kann nicht gehoben werden, zudem hat der Patient Schwierigkeiten, den Arm über die Horizontale zu heben.

7.1.6 N. hypoglossus

Der **N. hypoglossus** versorgt die Zungenmuskulatur.

Bei Lähmung weicht die herausgestreckte Zunge zur gelähmten Seite ab. Zungenatrophie und Faszikulieren sind erkennbar. Die Bildung sog. Zungenlaute ist erschwert (Dysarthrie). Anheben des Kehlkopfes beim Schlucken ist ebenfalls erschwert.

In diesem Zusammenhang ist die Definition zweier klinischer Begriffe wichtig:

- **Bulbärparalyse:** Lähmung der Hirnnervenkerne IX bis XII mit
  - Schluckstörung
  - Heiserkeit
  - Atembeschwerden
  - Sprachstörung

  Die bulbäre Sprache klingt verwaschen, verlangsamt, evtl. krächzend. Es besteht eine Atrophie der Zungenmuskulatur.

- **Pseudobulbärparalyse:** Eine supranukleäre bilaterale Bahnläsion führt zur Schädigung wie bei einer Bulbärparalyse. Es besteht jedoch keine Zungenatrophie, kein Fibrillieren der Zungenmuskulatur, aber ein gesteigerter Würgereflex, evtl. ein gesteigerter Masseterreflex.

7.2 Motorik

Parese: motorische Schwäche oder unvollständige Lähmung.

Paralyse: vollständige motorische Lähmung.

Pyramidale Bewegungsstörung: Unter dem Begriff „Pyramidenbahn" (Tractus corticospinalis) werden die Projektionsfasern zusammengefaßt, die in kraniokaudaler Richtung durch die Pyramiden der Medulla oblongata verlaufen.

Klinische Zeichen einer *zentralen Lähmung:*
- Spastische Tonuserhöhung
- Reflexsteigerung
- Kloni

Die spastischen Phänomene haben folgende Eigenschaften: In Ruhe besteht keine Muskelhypertonie. Dies ist ein wichtiges Unterscheidungsmerkmal gegenüber dem extrapyramidalen Rigor.

Tabelle 26: Klinische Hirnnervenprüfung (aus Memorix)

Nerv / Kernregion		Funktion	Prüfung
I	N. olfactorius	Geruch	Kaffee, Nelken, Pfefferminz
II	N. opticus (Area calcarina)	Sehen	Fernvisus (6 m, korrigiert, unkorrigiert), Gesichtsfeld, Papille (Ophthalmoskop)
III	N. oculomotorius (Mittelhirn)	Augenbewegungen: Mm. rectus internus, superior, inferior, obliquus inferior	Augenmotilität (im Rechteck), Ausfälle: Doppelbilder
		Levator palpebrae	Lidheben
		Ziliarmuskel	Pupillen (rund, isokor)
		Sphincter pupillae	Pupillenreaktion (direkt, indirekt, Konvergenz)
IV	N. trochlearis (Mittelhirn)	M. obliquus superior	Richtet Bulbus nach innen und unten. Bei Ausfall: Schiefhaltung des Kopfes auf gesunde Seite
VI	N. abducens (Pons)	M. rectus externus	Abduziert Bulbus nach temporal
V	N. trigeminus (Pons)	Sensibel: Gesicht, vordere 2/3 der Zunge, Nase, Rachen, Augen	V_1: Stirn; V_2: Backe; V_3: Kinn. Kornealreflex (vgl. Abb. 259, Cave: Kornealreflex auch vermindert bei Fazialisparese und zentralen Sensibilitätsstörungen), Salmiakgeist (Reizstoff für V_1)
		Motorisch: Kaumuskeln	Masseter (Zähne zusammenbeißen lassen, Palpation der Mm. masseter und temporalis), Pterygoidei (Mund öffnen lassen, Abweichung auf gelähmte Seite hin)
VII	N. facialis (Pons)	Motorisch: Gesichtsmuskulatur (Mimik)	Stirnrunzeln, Augenzukneifen, Backenaufblasen, Zähnezeigen, Pfeifen, Naserümpfen, Unterlippe nach außen ziehen (Platysma) (Cave: Ptosis ist Symptom einer N.-III-Läsion). **Zentrale** Fazialislähmung (Läsion im 1. Neuron): Lähmung der unteren Gesichtshälfte, nur Mundast betroffen, Stirnrunzeln und Lidschluß erhalten. **Periphere** Fazialislähmung (Läsion im 2. Neuron): Lähmung des ganzen Gesichtes, Stirnrunzeln und Lidschluß unmöglich
		Tränen- und Speicheldrüsen	Tränensekretionstest (nach Schirmer): Test zum Nachweis einer Verminderung der Tränensekretion, Anästhesie der Konjunktiva, dann in jeden Konjunktivasack 5 cm Filterpapierstreifen, normal: nach 5 min. 3 cm befeuchtet)
		Parasympathisch: führt Geschmacksfasern für vordere 2/3 der Zunge	Geschmacksprüfung (20% Zuckerlösung, 10% Kochsalzlösung, 5% Zitronensäure, 1% Chininlösung auf vordere Zunge austupfen)
VIII	N. statoacusticus (Pons)	Gehör (N. cochlearis)	Flüsterzahlen, Ticken der Armbanduhr, Stimmgabel (Rinné, Weber)
		Gleichgewichtssinn (N. vestibularis)	Schwindel, Nystagmus, Gang, Stand, Romberg-Versuch*, Unterberger-Tretversuch (**), Barany-Zeigeversuch (***)
IX	N. glossopharyngeus (Med. oblongata)	Sensibel: weicher Gaumen, Rachen, Kehlkopf, hinteres Drittel der Zunge	Innenohrprüfung, Rachenwürgereflex, Schluckakt, näselnde Sprache
X	N. vagus (Med. oblongata)	Motorisch: Pharynx, Gaumensegel, Kehlkopf (N. recurrens)	Heiserkeit (einseitige Stimmbandlähmung) Aphonie (bilaterale Stimmbandlähmung)
		Parasympathisch: Eingeweidemotorik	Gaumensegelstellung (Kulissenphänomen: Verziehung der gelähmten gegen die gesunde Seite hin)
XI	N. accessorius (Med. oblongata)	Motorisch: Mm. sternocleidomastoideus, trapezius	Kopfdrehen und Schulterheben gegen Widerstand, Schulterstellung (Trapeziusparese bewirkt Schulterschiefstand)
XII	N. hypoglossus (Med. oblongata)	Motorisch: Zungenmuskeln	Zungenmotilität (beim Herausstrecken Abweichen zur kranken Seite), Zunge von innen gegen Backe drücken, Zungenatrophie
Varia			Meningismus, Sprache, Palpation von Karotis- und Temporalispuls, Auskultation der Karotiden

* **Romberg-Versuch:** Patient mit geschlossenen Augen, parallelen Füßen, mit ausgestreckten, nach vorne erhobenen supinierten Armen stehen lassen, pathologisch, wenn Falltendenz

** **Unterberger-Tretversuch:** Mit geschlossenen Augen auf der Stelle treten lassen, normal nach 50 Schritten höchstens 45° Abweichung

*** **Barany-Zeigeversuch:** Hochgehobenen Arm nach Zielen und Augenschluß langsam von oben her senkrecht auf Ziel senken lassen

Spastik: Prüfung des Widerstandes gegen passive Bewegung: Beim passiven Strecken des gebeugten Ellbogens äußert sich die Spastizität im wachsenden Widerstand gegen die passive Streckung, der schließlich unvermittelt zusammenbricht: *Taschenmesserphänomen*. Dieses Phänomen beruht auf der Aktivierung der Golgi-Rezeptoren und entsteht dann, wenn zu der pyramidalen Läsion extrapyramidale suppressorische kortikale Zentren oder deren Bahnen geschädigt werden.

Spastizität

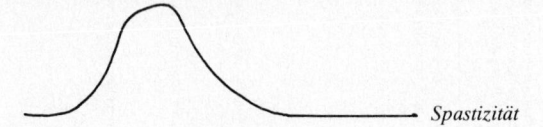

Abb. 82: Taschenmesserphänomen

Die Spastik betrifft bevorzugt Muskeln, die der Schwerkraft entgegenwirken (hohe tonische Dauerinnervation).
Arme: Beuger überwiegen Strecker.
Beine: Strecker überwiegen Beuger.
Minderung der groben Kraft: Prüfung, indem man eine aktive Bewegung gegen den Widerstand des Untersuchers ausführen läßt.
Verlust der Feinmotorik: Kardinalsymptom der kortikospinalen Lähmung.
Auslösen pathologischer Reflexe: Babinski, Gordon.

Extrapyramidal-motorische Bewegungsstörungen entstehen bei Läsion der Stammganglien
- Nucleus caudatus und Putamen
- Globus pallidus
- Nucleus subthalamicus
- Nucleus ruber
- Substantia nigra

M. Parkinson

- *Hypo- bis Akinese:* Kurzschrittiger Gang, leises Sprechen, maskenhaftes Salbengesicht.
- *Ruhetremor* (Pillendreher- oder Geldzählertremor) im Gegensatz zum Intentionstremor, der erst bei der Ausführung bzw. Planung einer Bewegung entsteht und bei muskulärer Kontraktion zunimmt.
- *Rigor:* Prüfung des Widerstandes gegen passive Bewegung – sog. wächserner Widerstand gegen passive Bewegung, unter Umständen mit dem sog. *Zahnradphänomen*. Die Muskeln geben unter der passiven Bewegung nicht gleichmäßig, sondern ruckartig nach.

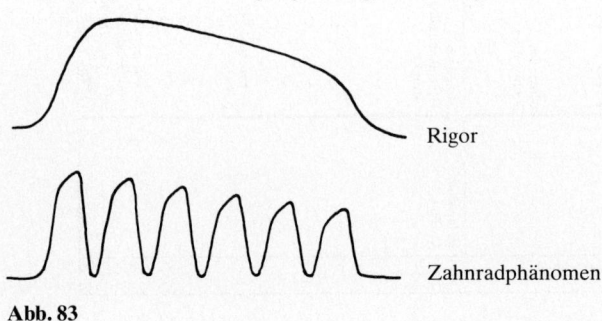

Rigor

Zahnradphänomen

Abb. 83

Chorea: Hyperkinese. Schnelle, unkontrollierte Muskelbewegungen (einschließlich kurzdauernder Schleuderbewegungen z. B. einer Extremität) besonders im Bereich der Gesichts- und Schultermuskeln. Grimassieren.

Athetose: Hyperkinese mit langsamen, bizarren, arrhythmischen und wurmartigen Bewegungen. Erhöhung des Muskeltonus. An den Gliedmaßen eher peripher auftretende Bewegungen. Kopf- und Halsbewegungen. Grimassieren.

Torsionsdystonie: Dyskinese mit langsamen, drehenden, monotonen und stereotypen Bewegungsabläufen in Serien. Betroffen sind vor allem die Rumpf- und Halsmuskulatur (Torticollis).

Beurteilung des Muskelzustandes

Im Rahmen der Prüfung der passiven Beweglichkeit achtet man auf den Spannungszustand der Muskulatur *(Muskeltonus),* auch durch palpatorische Prüfung der Konsistenz. Der Muskeltonus ist das Produkt unsichtbarer Reflexe, ausgelöst jeweils durch die Aktivität des Antagonisten. Die Spontanaktivität der Alpha- und Gammamotoneurone, und damit über den Reflexbogen des Muskeltonus, wird gesteuert durch die supraspinalen Zentren des pyramidalen und extrapyramidalen Systems. Bei *Muskelhypertonus* können die Muskelbäuche deutlich hervortreten, in Ruhe haben die Extremitäten fixe Stellungen, z. B. verstärkte Beugung im Ellbogen am stehenden Patienten. Dagegen fehlt die leichte normale Flexion („Mittelstellung") bei *Hypotonie,* die Muskulatur ist dann weich und schlaff, im Extremfall spricht man von *Atonie.* Tonusverminderungen treten auf bei Schädigung der propriozeptiven oder motorischen Innervation, aber auch bei bestimmten zerebellären Erkrankungen, da dem Kleinhirn große Bedeutung als Regulationszentrum zukommt. Die Durchtrennung eines peripheren Nervs führt zur *„schlaffen Parese"* der vom betroffenen Nerv innervierten Muskeln, gegebenenfalls mit sensiblen Ausfällen sowie vegetativen Erscheinungen wie zyanotische Verfärbung, Ödembildung, Anhidrosis. Man unterscheidet drei Grade der Nervenschädigung: Bei der *Neurapraxie* handelt es sich um eine rein funktionelle, zum Beispiel durch Druck ausgelöste Störung. Bei der *Axonotmesis* sind die Axone durchtrennt, die Schwann-Nervenscheiden aber erhalten. Bei der *Neurotmesis* sind auch die Nervenscheiden durchtrennt.
Hypotone Oberschenkelmuskulatur „fällt auseinander", liegt der Unterlage breit auf, läßt sich vermehrt zwischen Daumen und Finger einer Hand „ballotieren". Das passiv von der Unterlage gehobene Bein fällt schlaff zurück. Versetzt man passiv die Beine des auf der Bettkante sitzenden Patienten in Pendelbewegungen, so sind diese nach Amplitude und Dauer verstärkt. Schütteln des Unterarmes führt zu unkontrollierten Schleuderbewegungen der Hand (Abb. 84).

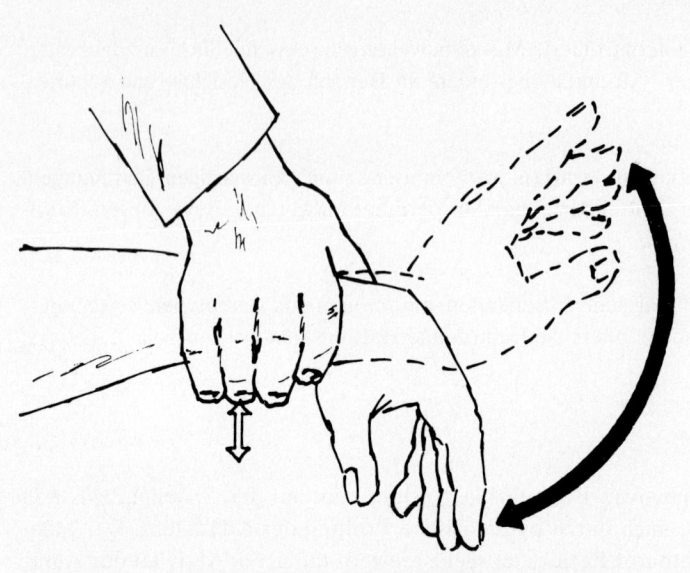

Abb. 84: Tonusprüfung am Handgelenk durch Schüttelbewegung

Faszikulieren: Sichtbare Zuckungen von Muskelbündeln, Polyzyklen, unregelmäßig in Form und Frequenz. Vorkommen bei Schädigung der Vorderhornzellen und Innervationsverlust des Muskels.

Fibrillieren: Zuckungen einzelner Muskelfasern, sichtbar nur an der Zunge. Regelmäßiger Ablauf in Form und Frequenz. Vorkommen bei Muskelschädigung mit herabgesetzter Reizschwelle der degenerierten Muskelfaser.

7.3 Reflexe

Definition: Unter Reflexen versteht man eine unwillkürliche motorische Reaktion auf Umweltreize. Man unterscheidet Eigenreflexe von Fremdreflexen.

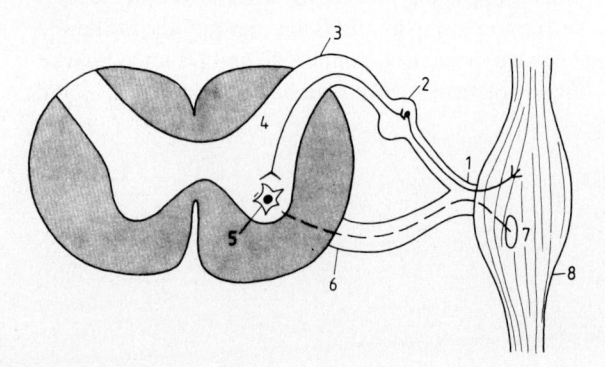

Abb. 85: Darstellung eines Reflexbogens bei Muskeleigenreflexen

Unterbrechungen des Reflexbogens können an allen eingezeichneten Stellen entstehen und sind Ursache folgender Erkrankungen:

Struktur	Erkrankung	
1	Peripherer Nerv	Periphere Nervenverletzung, Polyneuropathien
2	Spinalganglion	
3	Hinterwurzel	Tabes dorsalis
4	Intramedullär	Syringomyelie, intramedulläre Tumoren
5	Vorderhornzelle	Poliomyelitis
6	Vorderwurzel	Extramedulläre Tumoren, Diskusprolaps
7	Motorische Endplatte	Myasthenie
8	Muskulatur	Myopathien, Muskeldystrophien

7.3.1 Eigen- und Fremdreflexe

● **Eigenreflexe**
sind monosynaptisch (afferentes Neuron – efferentes Neuron), Reizauslösung und Reizantwort erfolgen im selben Organ. Die Reflexzeit ist von der Reizstärke unabhängig.

Masseterreflex: Auflegen des Zeigefingers auf das Kinn des Patienten, wobei der Mund etwas geöffnet, die Kaumuskulatur entspannt ist. Bei Beklopfen des Zeigefingers erfolgt Mundschluß, gesteigert bei Pseudobulbärparalyse, abgeschwächt bei Bulbärparalyse.
Lokalisation: Brücke.

Bizepsreflex: Der Untersucher legt seinen Zeigefinger in die Ellenbeuge des leicht angewinkelten Armes. Durch Schlag auf den Finger erfolgt eine Kontraktion des M. biceps brachii und dadurch eine Beugung im Ellbogengelenk. Wichtig hierbei ist die symmetrische Lagerung der jeweiligen Extremität bei der Reflexprüfung, denn nur diese läßt einen beurteilbaren Seitenvergleich zu.
Lokalisation: C5, C6.

Radiusperiostreflex: Bei entspannter Haltung der Hand in Mittelstellung zwischen Pro- und Supination klopft der Untersucher auf das distale Radiusende nahe dem Processus styloideus. Folge ist eine geringe Beugung des Unterarms.
Beteiligter Muskel: M. brachioradialis.
Nerv: N. radialis.
Lokalisation: C5, C6.

Trizepsreflex: Durch Beklopfen der Trizepssehne oberhalb des Ellbogens bei angewinkeltem Arm wird eine Streckung des Ellbogengelenks ausgelöst.
Lokalisation: C5, C6.

Patellarsehnenreflex (PSR):
– Patient sitzend: die Unterschenkel können frei schwingen.
– Patient sitzend: ein Bein ist über das andere geschlagen.
– Patient liegend: Der Untersucher unterstützt die Beine des Patienten in der Kniekehle.
Beklopfen der Quadrizepssehne unterhalb der Patella löst eine Kontraktion des M. quadriceps femoris aus. Sichtbar wird eine Kontraktion und/oder eine Streckung im Kniegelenk.
Lokalisation: L2–L4.
Wichtig bei sehr lebhaften Reflexen: Verbreiterung der Reflexzone bis zur Tibiamitte.

Achillessehnenreflex (ASR): Patient in Rückenlage. Untersuchung des Beines in Außenrotation und Beugung im Kniegelenk. Leichtes Anspannen der Achillessehne durch Dorsalflexion des Fußes und Beklopfen der Achillessehne oberhalb der Ferse löst eine Kontraktion des M. triceps surae mit leichter Plantarflexion des Fußes aus.
Lokalisation: L5–S2.

Tibialisposteriorreflex: Wegen seiner Spezifität für das Segment L5 (Bandscheibenprolaps!) besonders wertvoll. Läßt sich leider meist nur sehr inkonstant (bei nur 40% der Gesunden) nachweisen durch Schlag auf die Sehne M. tibialis posterior direkt unterhalb und hinter dem Malleolus internus, was Supination im unteren Sprunggelenk bewirkt. Das Fehlen des Reflexes ist nur bei kontralateraler Auslösbarkeit als pathologisch zu werten.

- **Fremdreflexe**

sind polysynaptisch (afferentes Neuron – Zwischenneuron(e) – efferentes Neuron). Reizauslösung und Reizantwort sind nicht im selben Organ lokalisiert (z. B. Hautreiz – Muskelkontraktion). Die Reflexzeit ist von der Reizstärke abhängig. Reflexe können gesteigert (Klonus) oder abgeschwächt sein. Eine Läsion in Höhe des Reflexzentrums verursacht eine Abschwächung oder ein Fehlen von Eigenreflexen, eine Läsion oberhalb des Reflexzentrums führt zur Steigerung von Eigenreflexen und zur Abschwächung von Fremdreflexen.

Kornealreflex: Durch leichtes Berühren der Hornhaut mit einem Wattebausch erfolgt Lidschluß.
Lokalisation: Brücke.

Rachenreflex: Durch Berühren des Rachens mit dem Spatel wird eine Würgereaktion ausgelöst.
Lokalisation: Medulla.

Kremasterreflex: Durch Abwärtsstreichen an der medialen Seite des Oberschenkels erfolgt Anheben des gleichseitigen Hodens durch Kontraktion des M. cremaster.
Lokalisation: L1, L2.

Analreflex: Durch Bestreichen der Haut perianal wird eine Kontraktion des M. sphincter ani externus ausgelöst.
Lokalisation: S3–S5.

Fußsohlen- oder Plantarreflex: Durch Nadelstich am lateralen Fußsohlenrand von der Ferse bis zu den Zehen wird eine Plantarflexion aller Zehen ausgelöst.
Fehlen: – Poliomyelitis (efferenter Schenkel)
– Tabes dorsalis (afferenter Schenkel)
– Polyneuritis (beide Schenkel)

Babinski-Reflex: Reizung der Fußsohle wie bei Fußsohlenreflex. Pathologisches Resultat: Dorsalflexion der Großzehe, wobei die übrigen Zehen entweder plantar oder dorsal flektiert oder gespreizt werden. Positiv bei Läsion der Pyramidenbahn. Physiologisch positiv bei Säuglingen!

Gordon-Reflex: Reflexmuster wie bei Babinski-Reflex. Reflex durch Kneten der Wadenmuskulatur.

Oppenheim-Reflex: Reflexmuster wie bei Babinski-Reflex. Reflex durch Bestreichen der Tibiakante mit dem Daumen.

Bauchhautreflex: Bestreichen der Haut mit einer Nadel am ober-, Mittel- und Unterbauch von lateral zur Medianlinie führt normalerweise zu einer Kontraktion der Bauchdeckenmuskulatur mit Verlagerung des Nabels. Der Patient soll dabei völlig entspannt auf dem Rücken liegen. Es gibt einen oberen, mittleren und unteren Bauchdeckenreflex. Fehlen bei Läsion in Höhe des Reflexbogens (Th7–Th12) oder Läsion der Pyramidenbahn. Asymmetrie bei zerebralen Durchblutungsstörungen möglich.

Knipsreflex: Man läßt das distale Fingerende des Patienten zwischen eigenen Daumen und Zeigefinger emporschnellen („Knipsen"). Bei Seitendifferenz als Pyramidenbahnläsionszeichen zu werten, wenn Fingerschlußbewegung unter Einschluß des Daumens erfolgt.

Trömner-Reflex: Reflexmuster wie bei Knipsreflex. Auslösung: Bei locker gehaltener Hand des Patienten werden die Fingerkuppen der Patientenhand mit den Fingern des Untersuchers beklopft.

Chvostek-Phänomen: Symptom bei gesteigerter Erregbarkeit des N. facialis. Beklopfen der Nervenaustrittsstelle vor dem Ohr.
Positiver Ausfall bei Muskelzuckungen aller drei Äste (Chvostek I), z. B. bei Tetanie.
Muskelzuckungen im Versorgungsgebiet des zweiten und dritten Astes (Chvostek II), z. B. bei Tetanie und funktionellen Störungen.
Muskelzuckungen im Versorgungsgebiet des dritten Astes (Chvostek III), z. B. bei Tetanie und funktionellen Störungen.

7.3.2 Pyramidenbahnzeichen

Sogenannte „Pyramidenbahnzeichen" treten bei Schädigung der Pyramidenbahn auf. Hierzu gehört das Auftreten pathologischer Reflexe, v.a. aus der Babinski-Gruppe (siehe ausführlich unter 7.3.1). Trömner- und Knipsreflex gelten nur als Pyramidenbahnzeichen, wenn sie seitendifferent auftreten. Ausdruck einer Pyramidenbahnläsion sind auch Kloni, wobei erschöpfliche Kloni nur bei Seitendifferenz, unerschöpfliche jedoch stets als Hinweis gelten. Patellarkloni können am liegenden Patienten durch ruckartiges Distalwärtsschieben der Patella ausgelöst werden. Der Klonus äußert sich durch selbständiges Hin- und Herbewegen der Patella. Fußkloni werden am gebeugten Knie durch ruckartige passive Dorsalflexion des Fußes ausgelöst. Es kommt zu wiederholten Kontraktionen der Suralmuskulatur.
Auffallend bei Pyramidenbahnschädigung ist auch die Verbreiterung der Reflexzonen. Z.B. kann man dann den Patellarsehnenreflex nicht mehr nur am Unterrand der Patella auslösen, sondern eventuell entlang der gesamten Tibiakante.

7.3.3 Muskeltonus

Als Muskeltonus bezeichnet man den Spannungszustand der Skelettmuskulatur. Man prüft am entspannt liegenden Patienten, wobei passive Bewegungen der Extremitäten und des Kopfes unter Beobachtung des muskulären Widerstandes durchgeführt werden. Herabgesetzter Muskeltonus (Hypotonus) tritt bei Kleinhirnerkrankungen oder peripheren Lähmungen auf.
Beim pathologisch gesteigerten Muskeltonus (Hypertonus) unterscheidet man zwischen Spastik und Rigor, s.a. 7.2.

7.3.4 Wichtige Nervenläsionen

Symptomatik bei bestimmten Nervenläsionen

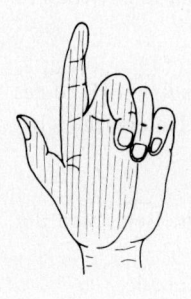

N.-medianus-Schaden
→ Schwurhand

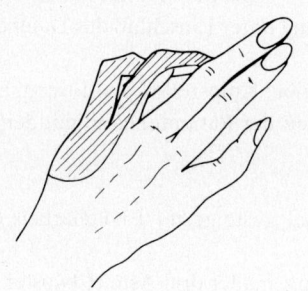

N.-ulnaris-Schaden
→ Krallenhand

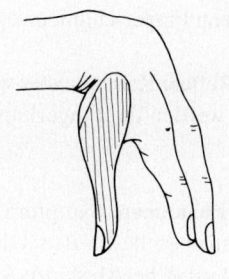

N.-radialis-Schaden
→ Fallhand

Abb. 86: Symptomatik bestimmter Nervenläsionen

Bei Medianuslähmungen im distalen Bereich kommt es zum **positiven Flaschenzeichen,** d. h. durch Lähmung der kleinen Handmuskeln werden Opposition und Apposition des Daumens so eingeschränkt, daß ein rundes Gefäß nicht vollständig umfaßt werden kann.

Bei Lähmung des **N. ulnaris** im distalen Bereich wird das **Froment-Zeichen** positiv. Beim Festhalten eines Papierstückes zwischen Daumen und Zeigefinger wird das Daumenendglied stark gebeugt, da der M. adductor pollicis ausfällt.

7.4 Koordination

7.4.1 Definition

Störungen der Koordination werden vor allem bei Läsionen von Kleinhirn, Vestibularapparat, Pyramidenbahn und Hintersträngen beobachtet.

Abb. 87: Symptome bei Nukleusprolaps (aus Memorix)

Hernie zwischen	Wurzel-läsion	Dermatomausfälle (Landmarken)	Muskelparesen	Reflexausfälle	Funktionsausfall
L_3, L_4	L_4	Knie (frontal), Unterschenkel (medial), Malleolus (medial)	M. quadriceps, M. tibialis anterior	Patellarsehnenreflex	Fußinversion 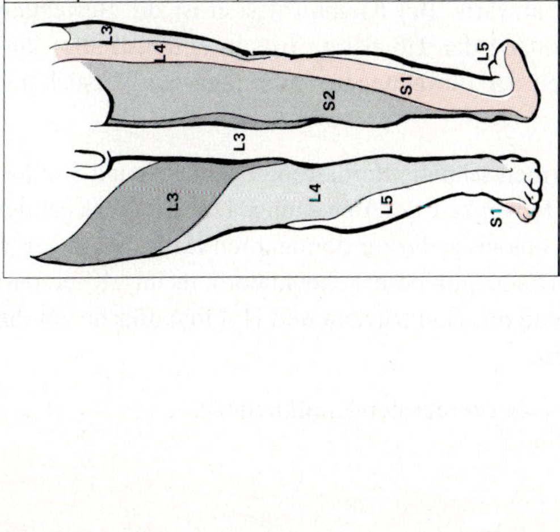
L_4, L_5	L_5	Unterschenkel (lateral), Fußrücken, Fußkante (medial), Großzehe, Planta pedis	M. extensor hallucis longus, M. extensor digitorum brevis		Abgeschwächter Fersengang, Dorsalflexion von Fuß und Zehen
L_5, S_1	S_1	Unterschenkel (dorsal), Malleolus (lateral), Fußkante (lateral), Kleinzehe	Mm. peronei	Achillessehnenreflex	Abgeschwächter Zehengang, Plantarflexion und Eversion des Fußes
C_5, C_6	C_6	Radialseite von Ober- und Unterarm bis Daumen	M. biceps brachii, M. brachioradialis	Bizepssehnenreflex	Pronation, Supination des Vorderarms 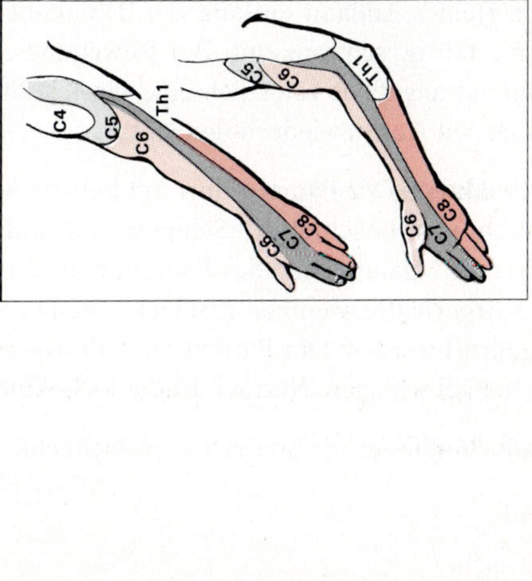
C_6, C_7	C_7	Dorsalseite des Vorderarms; 2., 3., 4. Finger	M. triceps brachii, M. pronator teres	Trizepssehnenreflex	Flexion, Extension des Handgelenks, Thenaratrophie
C_7, C_8	C_8	Ulnarseite des Vorderarms, Kleinfinger	Kleine Handmuskeln	Trizepssehnenreflex	Flexion, Extension der Finger, Hypothenaratrophie

Ataxie: Störung der Koordination.

Apraxie: Störung der sequentiellen Anordnung von Einzelbewegungen zu Handlungsfolgen.

Asynergie: Störung des geordneten Zusammenspiels von Agonisten und Antagonisten.

Dysmetrie: Mißverhältnis zwischen Innervation und angestrebtem Bewegungsablauf (skandierende Sprache).

7.4.2 Stand und Gang

Romberg-Versuch: Der Patient steht, stellt die Füße parallel aneinander und schließt die Augen. Bei Fallneigung (Versuch wiederholen) ist der Romberg-Versuch positiv. Geprüft wird die Standataxie.
Rumpfataxie bedeutet große Richtungsschwankungen. Vorkommen bei Kleinhirn- und Hinterstrangläsionen.

Blindgang: Beim Gehen mit geschlossenen Augen zeigen sich Gleichgewichtsstörungen geringerer Ausprägung.

Seiltänzergang, monopedales Hüpfen: Der Patient geht mit geöffneten und geschlossenen Augen auf einem Strich entlang, indem er wie beim Abmessen des Raumes einen Fuß direkt vor den anderen setzt. Die *spinale* Ataxie bessert sich unter optischer Kontrolle. Der *vestibuläre* Ataktiker taumelt wie betrunken, die Gangabweichung erfolgt immer zur selben Seite. Bei *zerebellärer* Ataxie findet sich ein schlapp hin- und herschwankender Gang mit überkompensierend gegensteuernden Bewegungen, bei Kleinhirnhemisphärenstörungen vor allem eine Ataxie der ipsilateralen Extremitäten (Extremitätenataxie), bei Kleinhirnwurmstörungen eine Rumpfataxie, so daß selbst das aufrechte Sitzen unmöglich wird.

7.4.3 Ataktische Störungen

Finger-Nase-Versuch: Der Patient führt einen Zeigefinger bei offenen Augen in weitem Bogen zur Nasenspitze. Intentionstremor bei Kleinhirnläsion.

Knie-Hacken-Versuch: Der liegende Patient hebt eine Ferse und bewegt sie zügig zum Knie des anderen Beines, sodann entlang der Tibiakante abwärts. Bei Kleinhirnläsion ist die Bewegung zum Knie fahrig, schwankend. Bei Bewegung entlang der Tibiakante tritt Intentionstremor auf. Bei Hinterstrangataxie zeigt sich eine Unsicherheit der Bewegungen, wenn man den Versuch mit geschlossenen Augen wiederholen läßt.

Diadochokinese: Der Patient führt mit beiden Armen schnell alternierend Pronation und Supination durch; man beachtet die Schnelligkeit und Flüssigkeit der Bewegung. Dabei berücksichtigt man aber die „Händigkeit" des Patienten, da physiologisch die zur dominanten Hemisphäre gehörende Körperhälfte weniger geschickt ist. Die Diadochokinese kann außerdem im „Knee-pat-Test" geprüft werden: Der Patient muß alternierend mit Handrücken und Hohlhandfläche auf die Oberschenkel schlagen. Normal: Eudiadochokinese.

Dysdiadochokinese: Verminderte Geschicklichkeit (bei zerebralen Krankheiten).

Adiadochokinese: Unmöglichkeit gezielter Bewegungsabläufe. Desgleichen prüft man die Feinmotorik der Hände, indem man die Finger durch den Daumen in schneller Abfolge der Reihe nach berühren läßt.

Dysmetrie: Die Dysmetrie des Kleinhirnkranken entpuppt sich auch im sog. *„Rebound-Phänomen"* nach Stewart und Holmes: Der Patient stützt seinen Ellbogen auf einen Tisch, hält den Arm fest im Ellbogengelenk gegen den Widerstand des Untersuchers gebeugt. Der Untersucher läßt dann plötzlich das Handgelenk des Patienten los: Der Kleinhirnkranke kann die gegen seine Stirn gerichtete Bewegung seiner Faust nicht rechtzeitig abbremsen und schlägt sich also selbst.

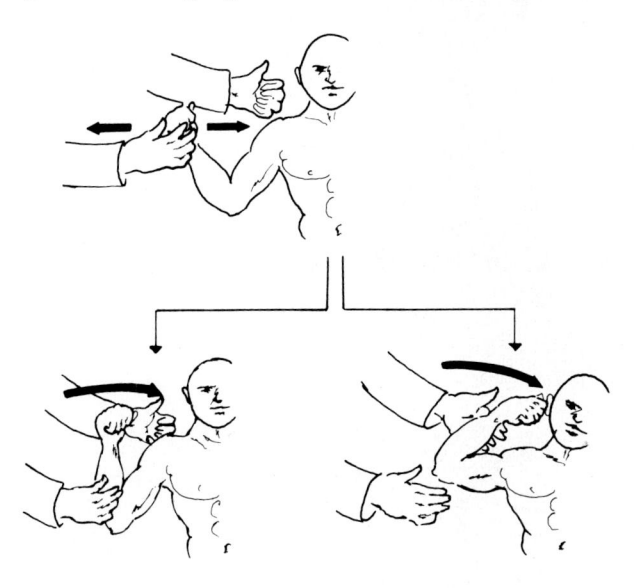

Abb. 88: Rebound-Phänomen bei Kleinhirnataxie

7.5 Sensibilität

Sinnesqualitäten der Körpergefühlsphäre
- Oberflächensensibilität: Berührung, Schmerz, Temperatur
- Tiefensensibilität: Gelenkstellungssinn (Lagegefühl, Bewegungsgefühl), Tiefendruckschmerz und Vibrationssinn

Die **Kausalgie** (brennender Schmerz) entsteht nach unvollständiger Unterbrechung der peripheren Nervenleitung durch Kurzschlüsse zwischen sympathischen und sensiblen C-Fasern. Diese brennenden Schmerzsensationen trifft man fast nur im Bereich der an vegetativen Fasern besonders reichen Nn. mediani und tibiales an. Sie können anfallsartig durch Reize jeder Art, sogar Geräusche ausgelöst werden. Bald nach der Verletzung können sich trophische Störungen *(Sudeck-Dystrophie)* mit Haut- und Knochenatrophie hinzugesellen.

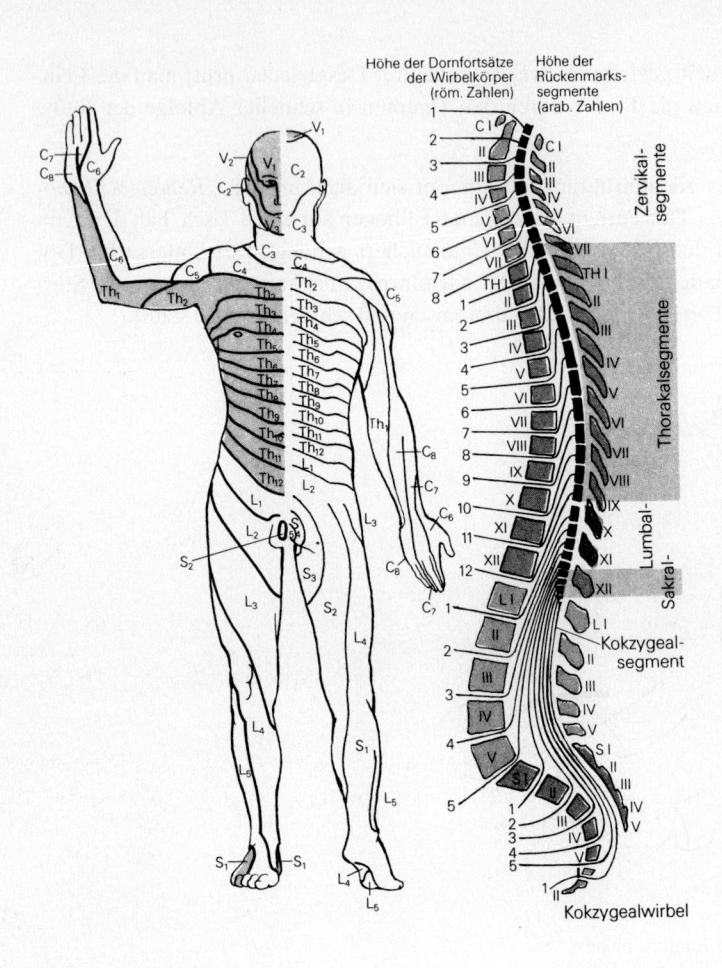

Abb. 89: Radikuläre Dermatome (aus Memorix)

Neuralgische Schmerzen sind ziehend, brennend, stechend und stark beeinträchtigend (Suizidgefahr). Sie lassen sich durch minimale Berührungsreize in bestimmten Triggerzonen auslösen und überdauern den Reiz. Sie sind immer in der gleichen Zone, nämlich dem sensiblen Versorgungsgebiet eines Nervs lokalisiert und wiederholen sich anfallsartig. Wohl die häufigste Lokalisation stellt die Trigeminusneuralgie dar. Sie geht einher mit Augentränen und ipsilateraler Gesichtsrötung.

Radikuläre Schmerzen zeichnen sich durch Ausstrahlung in ein Hautgebiet aus, das mehr oder weniger genau dem zugehörigen Segment entspricht (zum Beispiel bei lateralem Diskusprolaps). Sie werden durch Liquordruckerhöhung beim Niesen, Pressen, Husten oder beim Jugularvenendruckversuch ausgelöst, was man sich diagnostisch zu Nutze macht.

Neuromschmerzen können ähnlich beeinträchtigend und intensiv im Bereich eines Regenerationsneuroms nach vollständiger Nervendurchtrennung auftreten, zum Beispiel im Amputationsstumpf, was den Gebrauch einer Prothese unmöglich machen kann. Therapeutisch kommt nur die Resektion des Neuroms in Frage. Auch *Phantomschmerzen* treten nach Amputationen in Erscheinung. Sie sind durch Schmerzempfindungen im Bereich des nicht mehr vorhandenen amputierten Extre-

mitätenteils gekennzeichnet und entstehen durch Reizung der afferenten Nervenfasern im Bereich des Amputationsstumpfes.
Prozesse in der Nachbarschaft des Nucleus ventralis posterior thalami wie Tumoren können den sog. **„Thalamusschmerz"** hervorrufen, der sich durch *Hyperpathie* bei relativer Hypästhesie auszeichnet: Leichte Berührungsreize werden nicht wahrgenommen; überschreiten sie eine gewisse Intensität, so lösen sie urplötzlich nach einer Latenz von wenigen Sekunden einen sehr unangenehmen Schmerz mit dem Charakter einer Neuralgie aus, der sich ausbreitet und den Reiz überdauert. Derartige hyperpathische Phänomene können allerdings auch bei peripheren inkompletten Nervenläsionen angetroffen werden.
Physiologischerweise wird der durch langsame C-Fasern geleitete dumpf-brennende neuralgiforme Schmerz durch den über die schnellen Fasern geleiteten unterdrückt. Wie die inkomplette Nervenschädigung und die Ischämie führt auch der Herpes zoster zu mehr oder weniger selektiver Zerstörung der schnellen A-Fasern, so daß die C-Fasern „enthemmt" sind, und dumpfe Schmerzen den Patienten arg quälen können.

7.5.1 Prüfmethoden

Schmerzempfindung: Der Oberflächenschmerz wird durch Stechen oder durch Kneifen geprüft. Einzelne Stichreize sollen mit gleicher Stärke gesetzt werden.

Berührungsempfindung: Bestreichen der Haut mit einem kleinen Pinsel oder Watteträger. Durch Berührung symmetrischer Hautpartien werden rechte und linke Körperhälfte vergleichend geprüft.
Befunde: Anästhesie, Hypästhesie, Hyperästhesie
Parästhesie: veränderte Reizempfindung, z. B. Kälteempfindung bei Berührung.

Vibrationsempfindung: Prüfung mit Stimmgabel von 64 Hz und 128 Hz über Hautpartien, unter denen Knochen liegen.
Befunde: Pallhypästhesie (aufgehobene Vibrationsempfindung)

Zweipunktunterscheidung: Man setzt in variierenden Abständen zwei Nadelstiche in symmetrische Körperpartien und nähert die Stichstellen einander, bis sie nicht mehr getrennt wahrgenommen werden können. Das Unterscheidungsvermögen variiert je nach Körperstelle von einigen Millimetern (Fingerspitze) bis einigen Zentimetern (Rücken).

Stereognosie: Identifikation von Gegenständen mit der Hand bei geschlossenen Augen.

Astereognosie: Unfähigkeit, Gebrauchsgegenstände zu identifizieren.

7.5.2 Sensibilitätsstörungen

Mißempfindungen (Parästhesien) äußern sich in Kribbeln, „Ameisenlaufen", Kitzeln und ähnlichen Empfindungen ohne entsprechenden Reiz, zum Beispiel im Breich eines peripheren Nerven im Stadium der Regeneration nach Neurapraxie („eingeschlafenes Bein") oder Axonotmesis, bevorzugt peripher bei Polyneuropathie.

Allgemeiner Neurostatus

Zum Abschluß des Kapitels „Neurologische Untersuchung" soll in der nachfolgenden Tabelle nochmals dargestellt werden, welche Punkte bei der Erhebung eines allgemeinen Neurostatus erfaßt werden müssen. Die Untersuchung der Hirnnerven ist Tabelle 26 zu entnehmen.

7.6 Bewußtsein, Psyche

7.6.1 Bewußtseinslage und Bewußtseinsstörungen

Quantitative Bewußtseinsstörungen

Somnolenz: Abnorme Schläfrigkeit, verlangsamte Reaktion, *erhöhte Reizschwelle*.

Sopor: Reaktion nur auf grobe Umweltreize (Schmerzreiz), gerade noch Nennung des eigenen Namens; *Reflexe erhalten*.

Koma: Keine Reaktion auf Umweltreize, *Reflexe weitgehend erloschen*.

Die wichtigsten Symptome des organischen Psychosyndroms

- *Erhöhte Ermüdbarkeit*
- *Störungen des Gedächtnisses* (fehlt nie), wobei die Beeinträchtigung, frische Ereignisse und Eindrücke zu behalten, im Vordergrund steht (Merkfähigkeit).
 Hierzu gehört auch die zeitliche sowie, bei weiterem Fortschreiten, die örtliche Desorientiertheit.
- *Retrograde Amnesie:* gerade bei frischen Ereignissen (Trauma) kann die Erinnerung an die Zeit unmittelbar vor dem Trauma und an den Ablauf des Ereignisses fehlen.
 Ursachen: Trauma, Durchblutungsstörungen (hier besonders nachts bei Hypotonie im zerebralen Kreislauf).
- *Halluzinationen* besonders optischer Art prägen das Delir. Die Halluzinationen sind von den Sinnestäuschungen Schizophrener zu unterscheiden.
 Ursachen: Alkoholintoxikation, Fieber, Hyperthyreose, Arzneimittelintoxikationen.

Tabelle 27: Neurostatus (außer Hirnnerven) (aus Memorix)

	Obere Extremität	Untere Extremität	Rumpf/Statik/Gang
Allgemein	Links-/Rechtshänder, Muskeltonus, Muskelatrophie, grobe Kraft, Motilität, Positionsversuch, Radialispuls	Lasègue, Muskeltonus, Muskelatrophie, grobe Kraft, Motilität, Positionsversuch, Fußpulse	Haltung, Wirbelsäulenkonfiguration, Wirbelsäulendolenzen, freier Stand, Ein-Bein-Stand, freier Gang, Fersen-, Zehen-, Strichgang, Unterberger-Tretversuch
Pyramidenbahn	Mayer	Babinski, Gordon, Oppenheim, unerschöpflicher Klonus	
Sensibilität			
Oberfläche	Berührung, Schmerz, Temperatur, 2-Punkte-Diskrimination	Berührung (Zahlenschreiben), Schmerz, Temperatur, 2-Punkte-Diskrimination	
Tiefe	Vibrationssinn, Lagesinn der Finger (passiv), Stereognosie	Vibrationssinn, Lagesinn der Zehen (passiv)	
Zerebellum	Finger-Nasen-Versuch, Diadochokinese, Rebound-Phänomen, Feinmotorik der Hände	Knie-Hacken-Versuch	Ataxie, Romberg
Eigenreflexe	Radialisreflex C_5 Bizepsreflex C_5, C_6 Trizepsreflex C_6, C_7 Knips und Trömmer C_7–Th_1	Patellarsehnenreflex $L_{3,4}$ Achillessehnenreflex L_5, S_1	
Fremdreflexe		Plantarreflex L_5–S_2	Bauchhaut Th_{5-12} Kremaster L_1, L_2 Anal S_3–S_5, n

7.6.2 Psychische Veränderungen

Das Erfassen psychischer Auffälligkeiten bzw. der Persönlichkeitsstruktur gehört in jeder Fachdisziplin mit zur Patientenbetreuung und schlägt sich im jeweiligen Behandlungskonzept nieder. Ob z. B. depressive oder aggressive Verhaltensweisen das „normale" Maß überschreiten oder ob gar eine Neurose oder Psychose vorliegt, kann häufig nur vom Facharzt beurteilt werden.

Literatur

Anschütz (1985): Die körperliche Untersuchung. Springer
Bönninghaus (1990): Hals-Nasen-Ohrenheilkunde für Medizinstudenten. Springer
Cotta (1984): Orthopädie, Thieme
Delank (1991): Neurologie, Enke
Droste, v. Planta (1992): Memorix. VCH
Exner (1985): Kleine Orthopädie. Thieme
Harnack (1990): Kinderheilkunde. Springer
Heberer, Köle, Tscherne (1986): Chirurgie. Springer
Hecht (1980): Unfallchirurgie. Straube
Hegglin (1988): Chirurgische Untersuchung. Thieme
Karobath, Buchstaller (1976): Physikalische Krankenuntersuchung. Witzstock
Keller, Wiskott (1991): Lehrbuch der Kinderheilkunde. Thieme
Nasemann, Sauerbrey (1987): Hautkrankheiten und venerische Infektionen. Springer
Rickham, Stauffer, Soper (1983): Kinderchirurgie. Thieme
Schettler (1990): Innere Medizin. Thieme
Schmidt-Matthiesen (1992): Gynäkologie und Geburtshilfe. Schattauer
Siegenthaler (1988): Differentialdiagnose innerer Krankheiten. Thieme
Steigleder (1987): Dermatologie und Venerologie. Thieme

Tafelteil

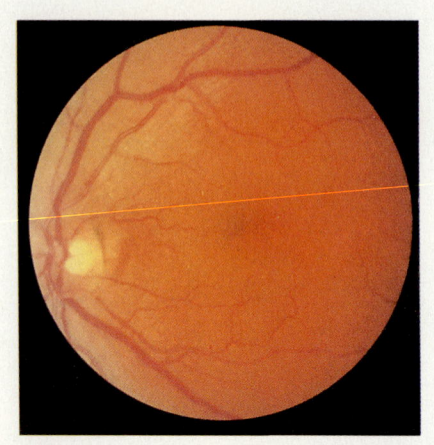

Normaler Augenhintergrund

Papille: normal (orangenrot)

Makula: normal (dunkelrot), frei von Gefäßen

Gefäße: Verhältnis der Gefäßdicke Arterie: Vene wie 2:3, Arterien erscheinen heller rot, die Venen sind etwas violetter.

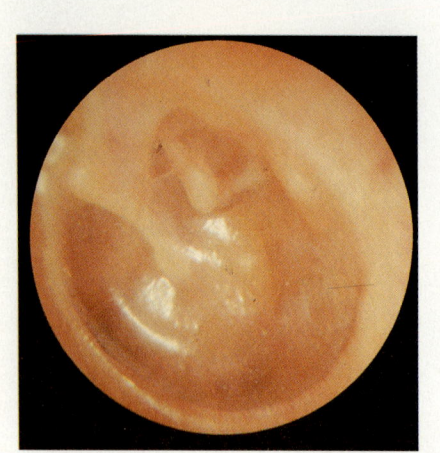

Tafel 1

Normales Trommelfell

Das normale Trommelfell ist eine blasse, graue, ovale und semitransparente Membran am Ende des knöchernen, äußeren Gehörganges.

Der Hammergriff erscheint hierin eingewebt in nach hinten absteigender Richtung und endet am Umbo sowie an der Spitze des dreieckigen Lichtreflexes.

Bei dünnen Trommelfellen kann man häufig den langen Amboßfortsatz sowie das Amboßsteigbügelgelenk durch den hinteren, oberen Quadranten durchscheinen sehen. Mit der Einrichtung zur pneumatischen Otoskopie kann man leicht die Beweglichkeit eines intakten Trommelfelles überprüfen.

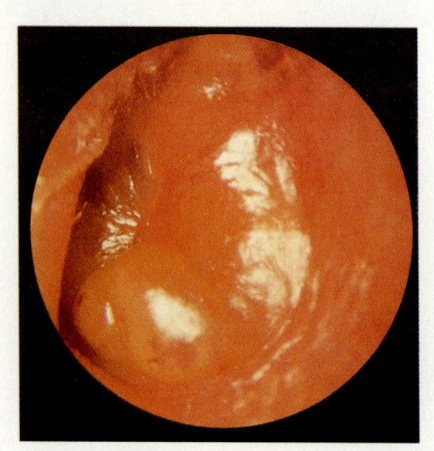

Tafel 2

Akute Otitis media

Diese akute Infektion der Paukenhöhle ist häufig eine Komplikation von Infektionen im oberen Respirationstrakt und tritt besonders bei Kindern auf. Entsprechend dem Stadium der Erkrankung zeigt das Trommelfell ein recht unterschiedliches Aussehen.

Im frühen Stadium der akuten Otitis media ist das Trommelfell retrahiert und von rosa Farbe; die Gefäße entlang des Manubriums oder um den Anulus fibrosus sind dilatiert. In einem späteren Stadium der Erkrankung kommt es zu einer Vorwölbung des Trommelfelles, einer hochroten Färbung und eventuell zur Perforation mit Eiterausfluß in den äußeren Gehörgang.

Tafel 3

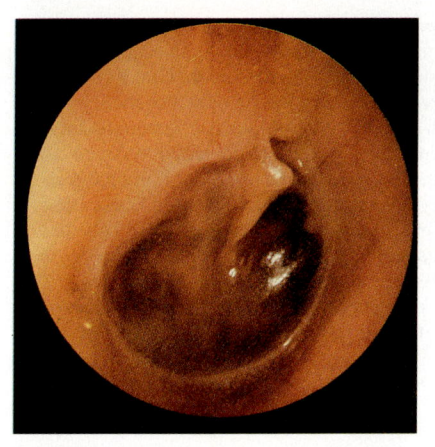

Seröse Otitis media

Bei der serösen Otitis media ist das Trommelfell retrahiert und zeigt eine verminderte Beweglichkeit bei der pneumatischen Otoskopie. Das Manubrium ist normalerweise verkürzt, zeigt eine grau-weiße Farbe und der kurze Fortsatz ist deutlich prominent.

Die Anwesenheit einer dünnen, serösen Flüssigkeit im Mittelohr gibt dem Trommelfell ein gelbliches oder sogar bläuliches Aussehen. In Fällen eines inkompletten Verschlusses der Eustachischen Röhre finden sich Luftblasen oder ein Flüssigkeitsspiegel.

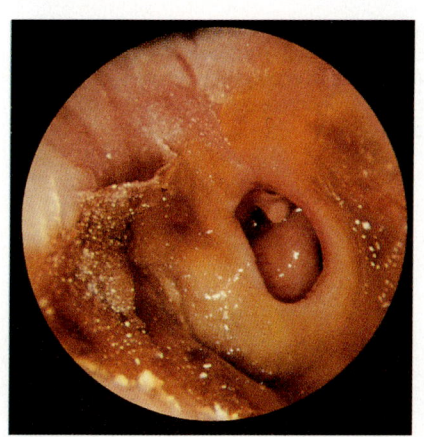

Tafel 4

Chronisch eitrige Otitis media

Die chronisch eitrige Otitis media ist charakterisiert durch eine rezidivierende, schmerzlose Otorrhoe. Der Ausfluß kann mukös bis rein eitrig sein. Nach gründlicher Reinigung des äußeren Gehörganges findet sich normalerweise ein Defekt im Trommelfell. Die am häufigsten isolierten Bakterien sind *Pseudomonas, Proteus* und *Coli*. Superinfektionen mit Pilzen sind möglich.

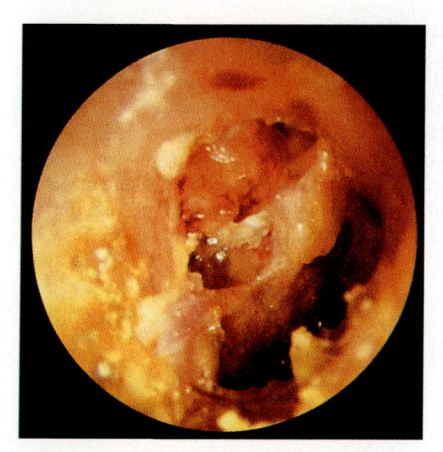

Tafel 5

Cholesteatom

Ein Cholesteatom ist eine langsam sich ausdehnende, die Umgebung arrodierende Zyste mit einer Wand aus verhornendem Plattenepithel, das in die Strukturen des Mittelohres eindringt. Die Anwesenheit von weißlichen Hornablagerungen innerhalb einer hinten oben randständigen Perforation verrät das zugrundeliegende Cholesteatom. Durch die Ausdehnung des Cholesteatomsackes und die Arrosion umliegender Strukturen sind schwere intrakranielle Komplikationen möglich.

Tafel 6

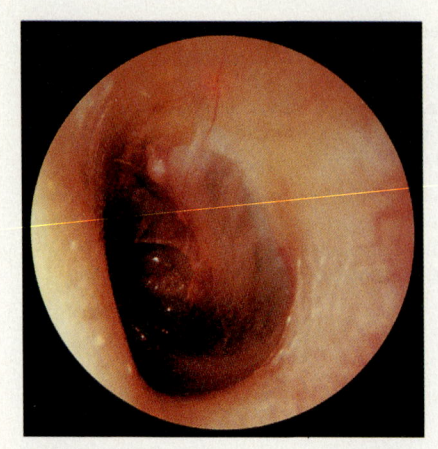

Traumatische Perforation

Diese Perforationen werden verursacht durch eine Vielfalt äußerer Einflüsse, wie Schlag auf das äußere Ohr, Explosionstrauma, Einführen von Wattestäbchen oder Sicherheitsnadeln und selten durch zu kräftige Ohrspülungen. Traumatische Perforationen finden sich normalerweise im hinteren Anteil der Pars tensa. Obwohl in jeder Größe und jeder Form möglich, sind sie normalerweise schmal und mit scharfen Perforationsrändern. Manchmal findet sich frisches Blut in der Tiefe des äußeren Gehörganges und in der Paukenhöhle. Die meisten traumatischen Perforationen heilen spontan, vorausgesetzt, der Gehörgang wird sauber und trocken gehalten, um eine sekundäre Superinfektion zu vermeiden.

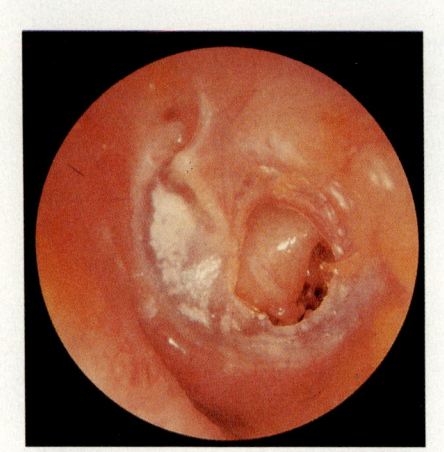

Tafel 7

Zentrale Trommelfellperforation

Perforationen der Pars tensa des Trommelfelles können durch Infektion oder Trauma bedingt sein. In diesem Falle wurde die große, zentrale Perforation durch wiederholte Mittelohrinfektionen verursacht.

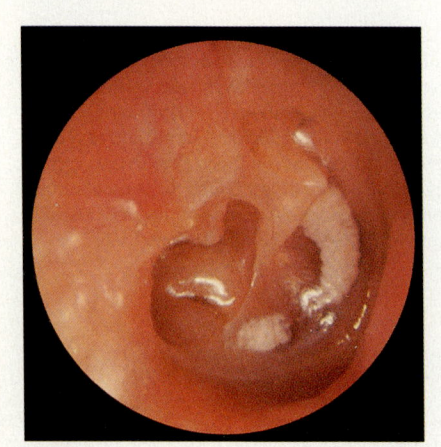

Tafel 8

Abgeheilte zentrale Perforation

Bei der Abheilung großer Perforationen verbleibt die mittlere, fibröse Schicht des Trommelfelles insuffizient und es resultiert eine dünne, semi-transparente, atrophische Narbe, die eine offene Perforation vortäuschen kann. Die vorsichtige Überprüfung mit dem pneumatischen Otoskop jedoch zeigt, daß das Trommelfell intakt ist. Diesem dünnen Segment des abgeheilten Trommelfelles fehlt die normale Festigkeit, und es kann durch kraftvolle Ohrspülungen erneut perforiert werden.

Tafel 9

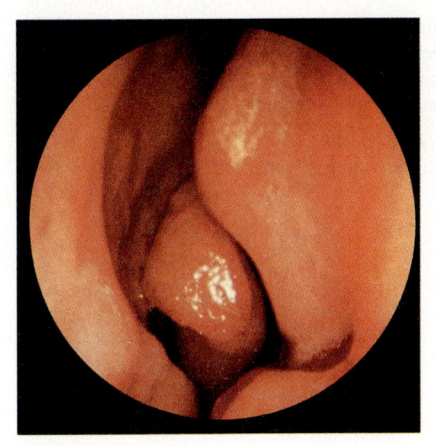

Tafel 10

Nasenseptumdeviation
Die Nasenscheidewand kann als deviiert angesehen werden, wenn sie verbogen ist und aus der Mittellinie abweicht. Die meisten Nasenscheidewanddeviationen sind entweder angeboren oder durch ein Trauma bedingt.

Da die Nasenscheidewand nur selten ganz gerade ist, sollte der Untersucher sehr sorgfältig herausfinden, inwieweit die Deviation für eine Obstruktion des Luftweges verantwortlich ist.

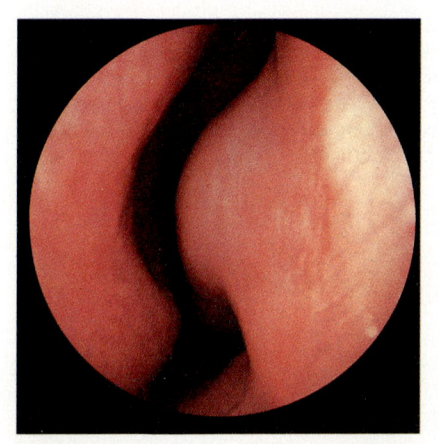

Tafel 11

Allergische Rhinitis
Da die Nase einer großen Anzahl von Inhalationsallergenen ausgesetzt ist, ist sie häufig auch an allergischen Erkrankungen beteiligt. Bei allergischen Veränderungen innerhalb der Nase findet sich eine typische blaßblaue, ödematöse Nasenschleimhaut und ein klarer, wäßriger Ausfluß.
In einem Ausstrich des Nasensekretes findet sich bei einer Allergie eine große Zahl von eosinophilen Leukozyten. Bei einer Superinfektion jedoch überwiegen die neutrophilen Zellen.
Die Nasenmuscheln sind normalerweise geschwollen und von blaßblauer Farbe. Manchmal können die Nasenmuscheln derart angeschwollen sein, daß es zu einer vollständigen Verlegung des Luftweges kommt.
Bei einer zusätzlichen bakteriellen Infektion verlieren die Nasenmuscheln ihre typische weiß-bläuliche Verfärbung und erscheinen lediglich vergrößert und gerötet.

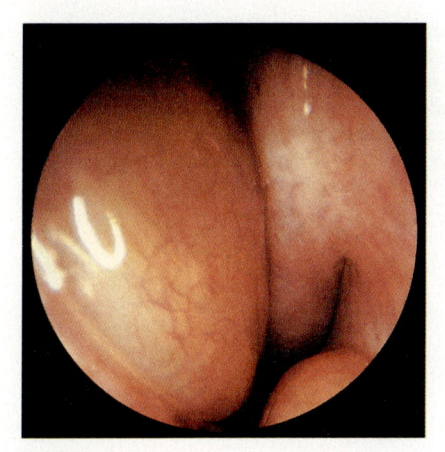

Tafel 12

Nasenpolypen
Diese häufigsten tumorösen Veränderungen innerhalb der Nase finden sich meist bei chronischen allergischen Rhinitiden oder in manchen Fällen chronischer Infektionen der Nase und der Nasennebenhöhlen. Nasenpolypen verursachen normalerweise keine Symptome, bis sie durch Größenzunahme eine Verlegung der Nasenatmung bedingen. Gelegentlich bewirken Polypen am Dach der Nase durch eine Behinderung des Luftstromes zur Regio olfactoria Geruchsstörungen. Polypen erscheinen als rundliche, traubenähnliche Geschwülste von grauer oder gelblich durchscheinender Farbe. In manchen Fällen kann es an der Oberfläche von Polypen durch lokale Irritationen zu umschriebenen Verdickungen oder Granulationsausbildung kommen. Um Polypen in den dorsalen Anteilen der Nasenhaupthöhle erkennen zu können, bedarf es der Applikation eines lokal abschwellenden Sprays, um die Nasenmuscheln zum Abschwellen zu bringen.

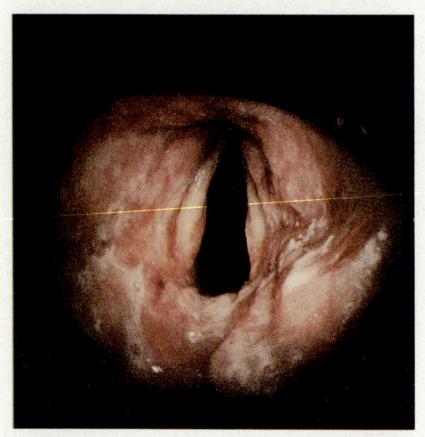

Normaler Kehlkopf
Die Stimmbänder erscheinen als glatte, weiße Bänder, die die Rima glottidis beiderseits begrenzen. Die rosa Taschenbänder erkennt man oberhalb und lateral der Stimmbänder.

Die Unterseite der Epilottis findet man im oberen und die beiden Aryhöcker im unteren Bildanteil.

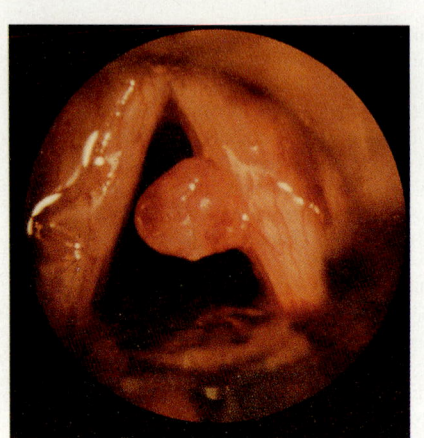

Tafel 13

Granulomatöser Kehlkopfpolyp
Auf dem medialen Rand des mittleren Drittels des rechten Stimmbandes findet sich hier ein rosafarbener, fleischig-granulomatöser Polyp. Diese Art Granulationspolyp ist meist die Folge einer schweren Laryngitis. Die Behandlung besteht in der chirurgischen Entfernung.

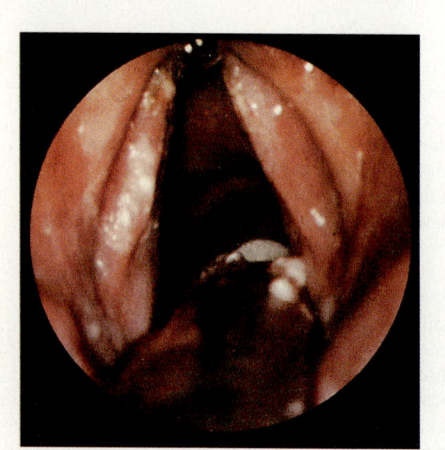

Tafel 14

Leukoplakie beider Stimmbänder
Auf dem linken Stimmband und im geringeren Ausmaße auf dem rechten finden sich mehrere weißliche, verdickte Erhabenheiten, histologisch nachgewiesen als Leukoplakie. Ein Patient mit einer Leukoplakie sollte aufhören zu rauchen und bedarf einer lebenslangen Nachkontrolle zum Ausschluß der Entwicklung einer malignen Geschwulst.

Tafel 15

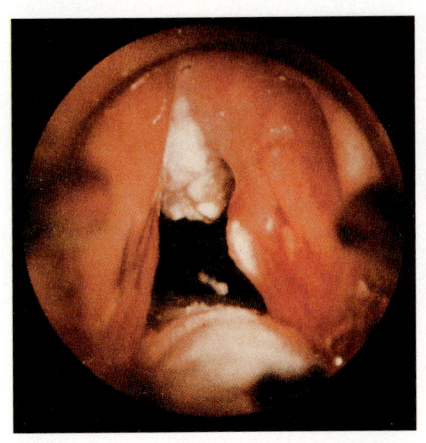

Leukoplakie und Karzinom

Hier entwickelte sich ein weißer, leukoplakischer Tumor in der vorderen Kommissur. Multiple Biopsien enthüllten ein Karzinom als Ursache der diffusen Rötung und der unruhigen Oberfläche des hinteren rechten Stimmbandes. Dieser Fall illustriert die Wichtigkeit multipler Biopsien und sorgfältiger Nachkontrollen zur rechtzeitigen Diagnose eines Stimmbandkarzinoms.

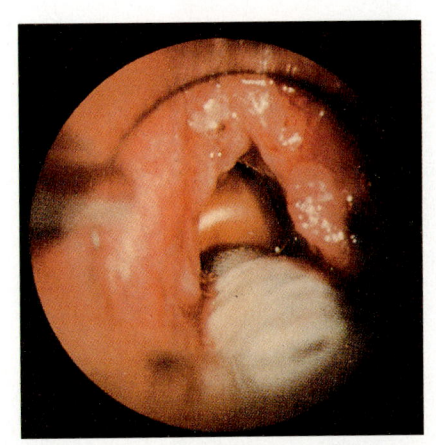

Tafel 16

Kehlkopfpapillome

Bei diesem Patienten fanden sich multiple rötliche, fleischige, warzenähnliche Tumoren auf dem gesamten rechten Stimmband, der vorderen Kommissur und dem vorderen Drittel des linken Stimmbandes.

Diese seltene Erkrankung ist mit Heiserkeit verbunden und kann bei Verlegung der Rima glottidis zu hochgradiger Atemnot führen. Wie bei Warzen an anderen Stellen des Körpers wurden schon viele Arten der Therapie versucht, jedoch alle mit wechselndem Erfolg.

Tafel 17

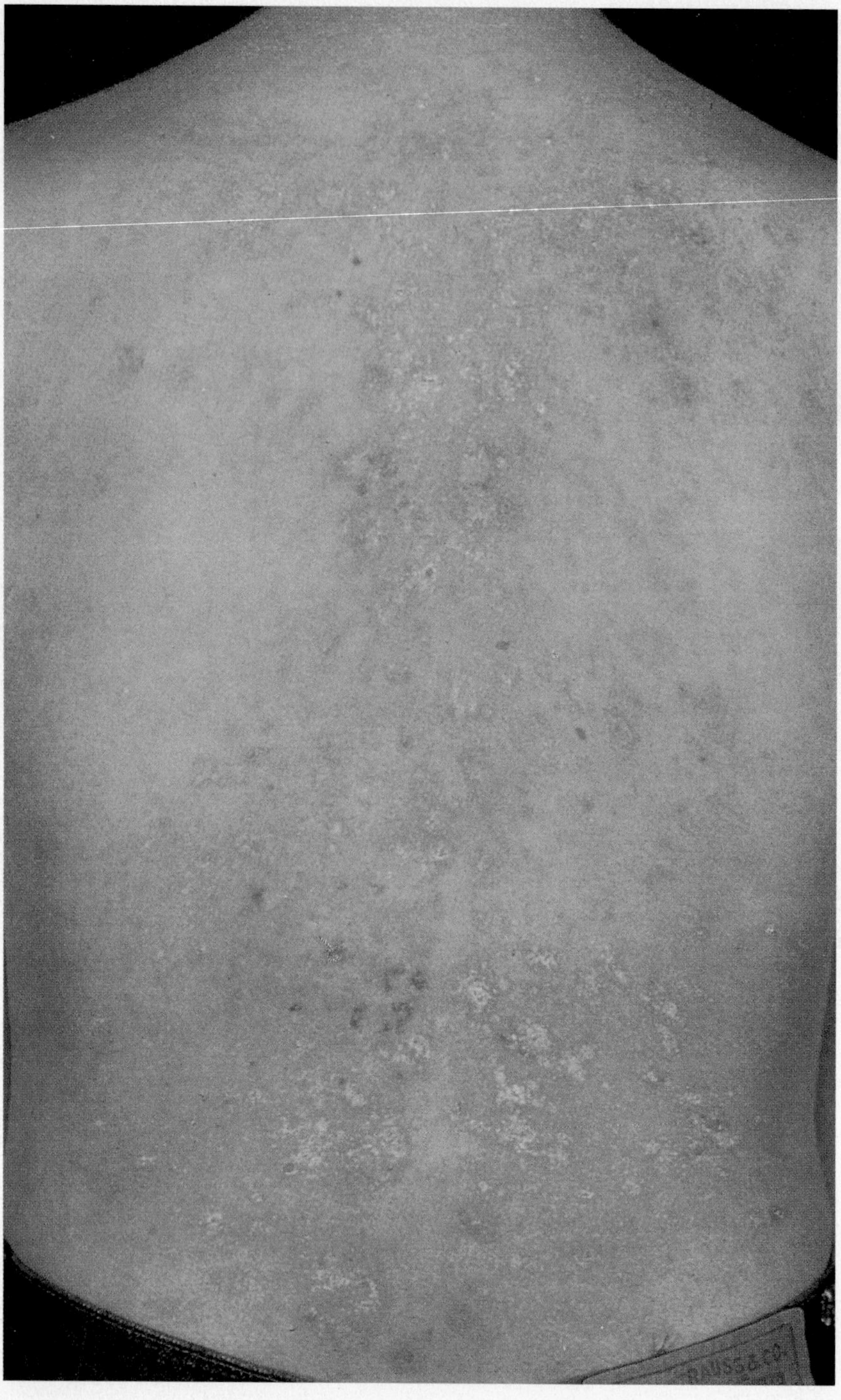

Tafel 18 Generalisierter Lichen ruber planus

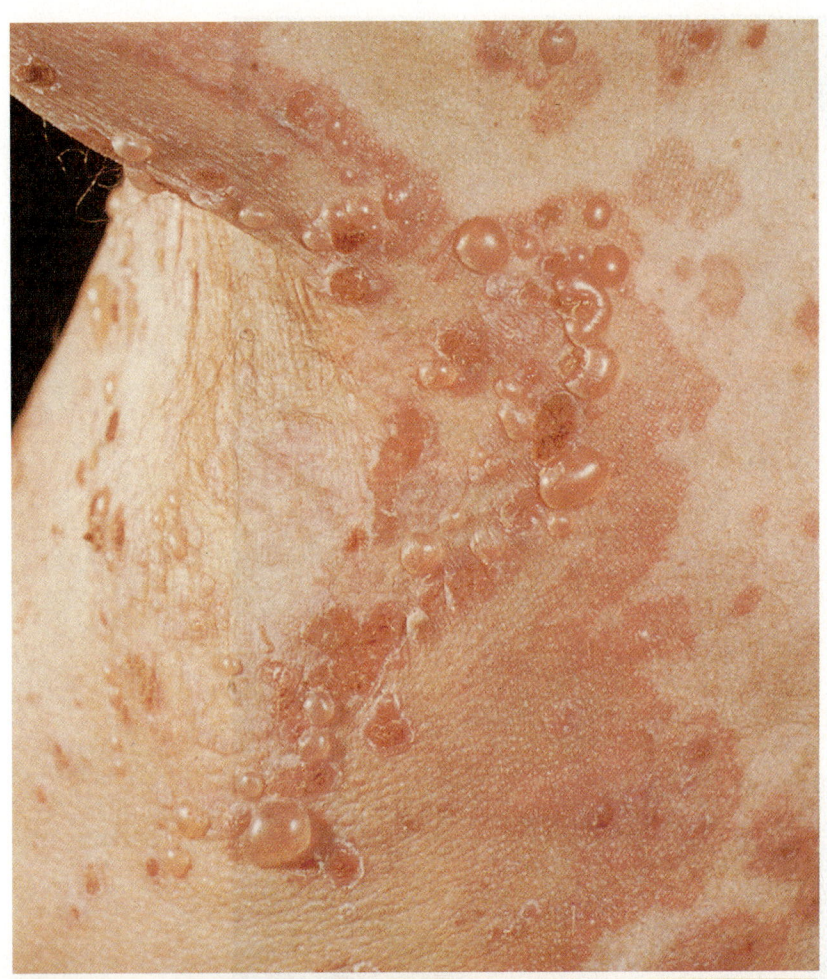

Tafel 19
Bullöses
Pemphigoid

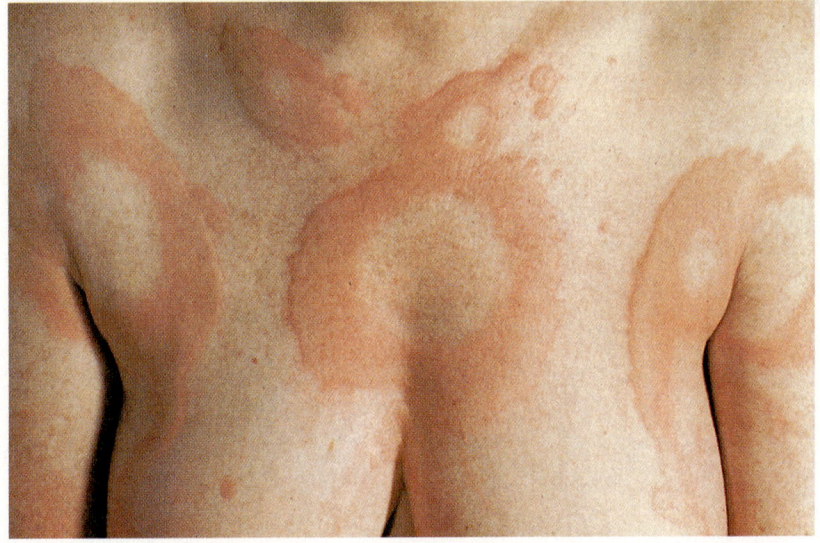

Tafel 20
Urtikaria

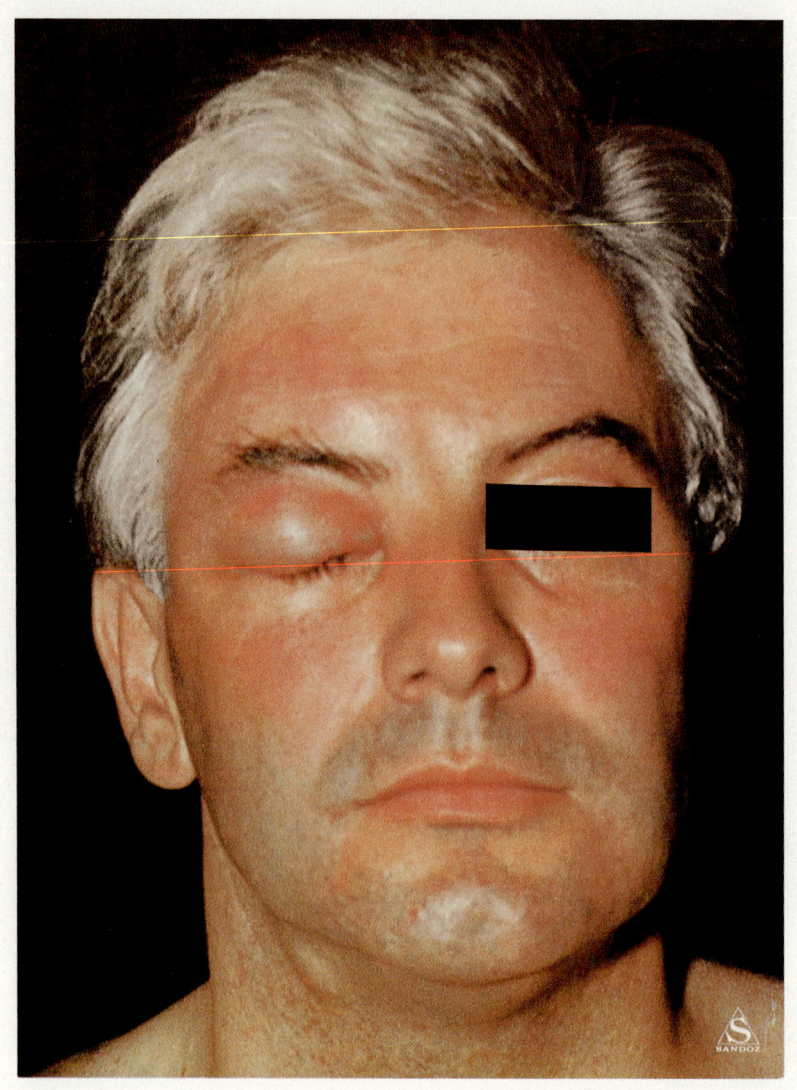

Tafel 21 Quincke-Ödem

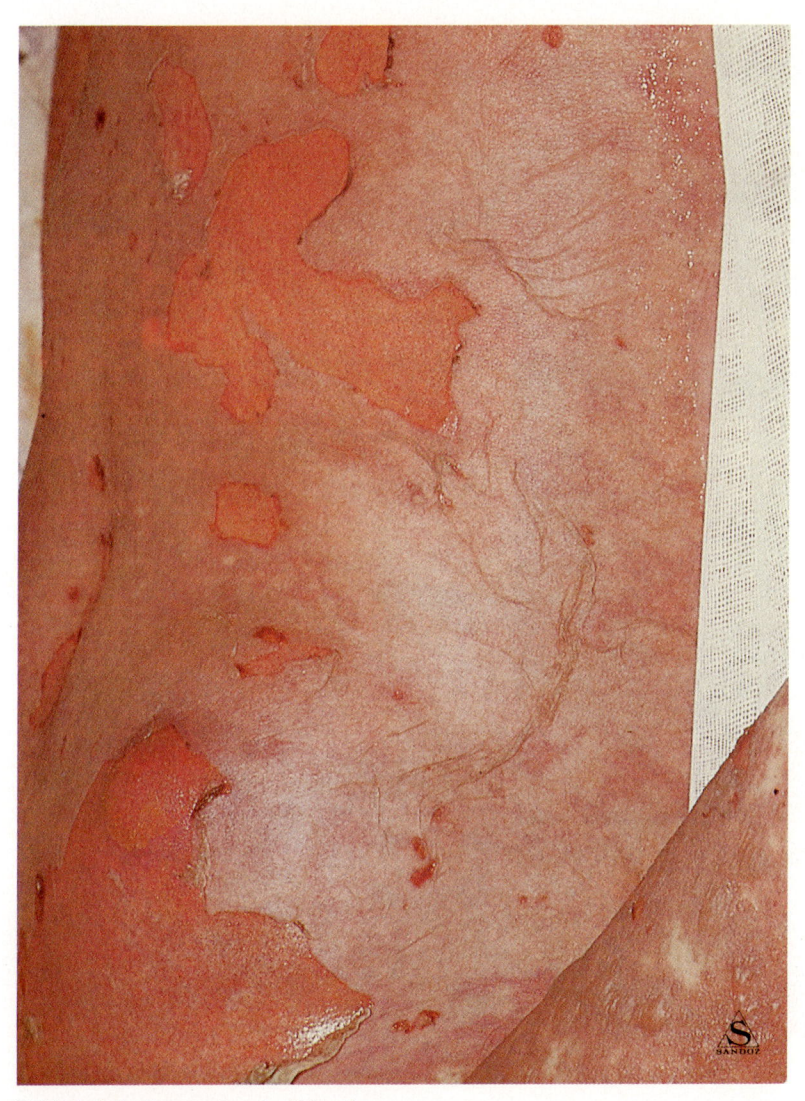

Tafel 22 Medikamentöses Lyell-Syndrom

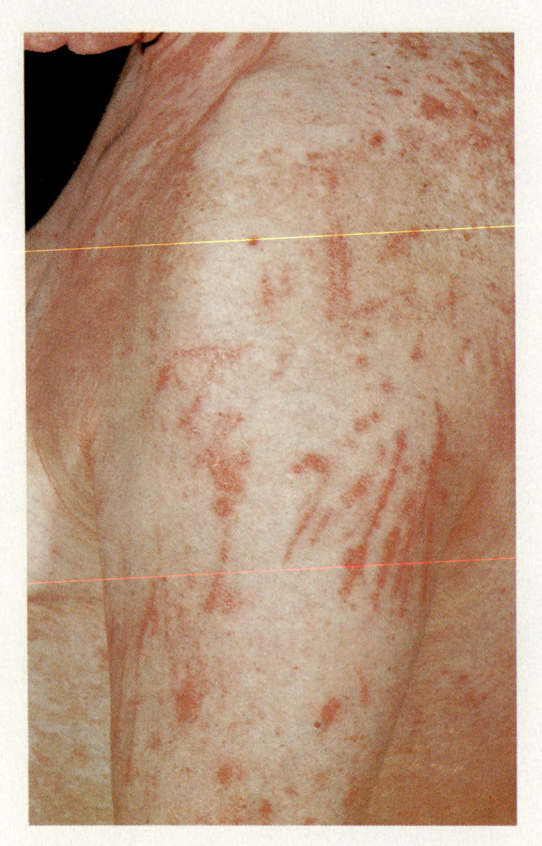

Tafel 23 Exkoriationen

Fragen

1 Anamnese

[F 86]
1.1 Zu den Fragearten bei der Anamneseerhebung zählen:

(1) Katalogfragen
(2) sogenannte offene Fragen
(3) gezielte Fragen

(A) nur 3 ist richtig
(B) nur 1 und 2 sind richtig
(C) nur 1 und 3 sind richtig
(D) nur 2 und 3 sind richtig
(E) 1–3 = alle sind richtig

[H 91]
1.2 Bei der Erhebung der Anamnese dient die Interaktionsfunktion in erster Linie der Festlegung von Daten der Krankheitsentwicklung,

weil

anhand der Kenntnis der zeitlichen Entwicklung eines Krankheitszustandes unter Umständen auch auf dessen weiteren Verlauf geschlossen werden kann.

[H 90]
1.3 Bei der Anamneseerhebung sollte der Arzt die offene Frageform möglichst vermeiden und stattdessen Fragen stellen, die mit ja oder nein beantwortet werden können,

weil

bei der Anamneseerhebung geschlossene Fragen besonders geeignet sind, in rascher Folge Fakten zu erheben.

[F 83]
1.4 Durch welche der folgenden Aussagen wird die Fremdanamnese am zutreffendsten beschrieben?

(A) Anamnese, die durch Fragebogen oder Assistenzpersonal des Arztes erhoben wurde
(B) Informationen über Arbeitsfeld, Freizeitverhalten und allgemeine Lebensgewohnheiten des Patienten
(C) Informationen über Erkrankungen in der Familie
(D) Informationen über den Kranken durch andere Personen
(E) Erhebung identifizierender Daten

[F 85]
1.5 Die Anamneseerhebung in bezug auf vorhergehende medikamentöse Behandlungsmaßnahmen ist bei einem Hautkranken wichtig, weil Medikamente

(1) ihrerseits Hauterkrankungen auslösen können
(2) das Erscheinungsbild einer Hauterkrankung verändern (verschleiern) können
(3) die subjektiven Symptome (z. B. Juckreiz) verändern können
(4) den Verlauf einer Hauterkrankung beeinflussen können

(A) nur 1 und 2 sind richtig
(B) nur 1, 2 und 4 sind richtig
(C) nur 1, 3 und 4 sind richtig
(D) nur 2, 3 und 4 sind richtig
(E) 1–4 = alle sind richtig

[H 82]
1.6 Patienten sollten bei der Anamneseerhebung nach in letzter Zeit eingenommenen Medikamenten gefragt werden, weil

(1) die Krankheit eine Folge der Medikation sein kann
(2) aus der Medikation eventuell bereits eine bestehende Erkrankung vermutet werden kann
(3) der jetzige Zustand des Patienten eine Fortführung der Medikation erfordern kann

(A) nur 3 ist richtig
(B) nur 1 und 2 sind richtig
(C) nur 1 und 3 sind richtig
(D) nur 2 und 3 sind richtig
(E) 1–3 = alle sind richtig

[F 89]
1.7 Am **wenigsten** charakteristisch für eine Digitalisintoxikation bei Digitalistherapie ist:

(A) Pulsus bigeminus
(B) Nausea
(C) vermehrtes Durstgefühl
(D) Erbrechen
(E) Sehstörungen

▮1.1 E ▮1.2 D ▮1.3 D ▮1.4 D ▮1.5 E ▮1.6 E ▮1.7 C

F 87
1.8 Welche Aussage in der Anamnese einer 68jährigen Patientin erfordert Ihre größte Aufmerksamkeit?

(A) Ich habe in den letzten Jahren einen krummen Rücken bekommen.
(B) An meiner Rocklänge sehe ich, daß ich gegenüber früher kleiner geworden bin.
(C) In den letzten Monaten habe ich 20 kg an Gewicht verloren, ohne daß ich es wollte.
(D) Im vorigen Jahr lag ich mit einem Oberschenkelhalsbruch im Krankenhaus.
(E) Nach dem Speichenbruch ist meine Hand ganz krumm geworden.

F 86
1.9 Welche der folgenden Fragen wird bei der Erhebung der Anamnese im allgemeinen zuerst gestellt?

Die Frage nach den

(A) Kinderkrankheiten
(B) Erkrankungen der Eltern
(C) jetzige Beschwerden
(D) eingenommenen Medikamenten
(E) früheren Operationen

H 86
1.10 Bei der differentialdiagnostischen Abklärung unklarer Atemnot sind u. a. folgende Fragen an den Patienten relevant:

(1) Tritt die Atemnot bei körperlicher Belastung auf?
(2) Tritt die Atemnot nur in Ruhe auf?
(3) Besteht eine tageszeitliche Abhängigkeit?
(4) Besteht eine Abhängigkeit von psychischen Belastungen?
(5) Besteht eine Abhängigkeit von der Körperlage?

(A) nur 3 und 4 sind richtig
(B) nur 1, 2 und 3 sind richtig
(C) nur 1, 2, 3 und 5 sind richtig
(D) nur 1, 2, 4 und 5 sind richtig
(E) 1–5 = alle sind richtig

H 87
1.11 Die Angabe einer Nykturie bei der Erhebung der Anamnese ist vor allem charakteristisch für die

(A) Hepatitis
(B) Hypothyreose
(C) Herzinsuffizienz
(D) Koronarinsuffizienz
(E) arterielle Hypotonie

H 85
1.12 Infolge laufender Verbesserung und insbesondere Erleichterung technischer und laborchemischer Befundermittlung ist die Erhebung einer Anamnese im Bereich der Inneren Medizin heute zumeist von geringer Relevanz,

weil

durch moderne Laborscreeningprogramme mehr als zwei Drittel der Diagnosen in der Inneren Medizin gestellt werden können.

F 84
1.13 Die in der Anamnese bei einem 18jährigen Patienten erhobenen Angaben von Gewichtsabnahme, Durst und Polyurie lassen in dieser Trias am ehesten denken an:

(A) Rechtsherzinsuffizienz
(B) Bronchialkarzinom
(C) Diabetes mellitus
(D) Lungentuberkulose
(E) Fettleber

H 82
1.14 Die Anamnese hat für die Erstellung eines diagnostischen Gesamtbildes bei Erkrankungen des Stütz- und Bewegungsapparates

(1) eine untergeordnete Bedeutung, weil sie keine objektiven Daten liefert
(2) auch insoweit Bedeutung, als sie den Umfang der körperlichen Untersuchung mitbestimmt
(3) eine Integrationsfunktion auch für die Bewertung radiologischer Befunde
(4) keine Bedeutung für die Bewertung radiologischer Befunde

(A) nur 1 ist richtig
(B) nur 3 ist richtig
(C) nur 1 und 4 sind richtig
(D) nur 2 und 3 sind richtig
(E) nur 2 und 4 sind richtig

Antwort	Aussage 1	Aussage 2	Verknüpfung
A	richtig	richtig	richtig
B	richtig	richtig	falsch
C	richtig	falsch	–
D	falsch	richtig	–
E	falsch	falsch	–

1.8 C   1.9 C   1.10 E   1.11 C   1.12 E   1.13 C   1.14 D

2 Körperliche Untersuchung des Erwachsenen

2.2 Wichtige Allgemeinbefunde

F 90

2.1 Bei einem Patienten mit anämischer Blässe von Haut und Schleimhäuten haben Sie den Verdacht auf eine chronische Blutungsanämie. Für diese Diagnose spricht insbesondere folgende Konstellation der Serumspiegel von Eisen und Transferrin:

(A) erniedrigter Eisenwert und erhöhter Transferrinwert
(B) erniedrigter Eisenwert und erniedrigter Transferrinwert
(C) normaler Eisenwert und erniedrigter Transferrinwert
(D) erhöhter Eisenwert und erhöhter Transferrinwert
(E) erhöhter Eisenwert und erniedrigter Transferrinwert

F 85   H 88

2.2 Mit dem Sichtbarwerden einer Zyanose ist besonders zu rechen bei

(A) Anämie
(B) Polyglobulie
(C) geringgradigem Ikterus
(D) Zunahme der Hautdurchblutung bei Fieber
(E) arterieller Hypertonie

H 83

2.3 Ein Patient hat einen ungewollten Gewichtsverlust von 5 kg, der innerhalb von 5 Wochen entstand.

Welche der folgenden Krankheitsbilder kommen als Grunderkrankung in Betracht?

(1) maligner Tumor
(2) Depressionen
(3) Hyperthyreose
(4) Diabetes mellitus

(A) nur 2 und 3 sind richtig
(B) nur 1, 2 und 3 sind richtig
(C) nur 1, 3 und 4 sind richtig
(D) 1–4 = alle sind richtig

F 90

2.4 Welche der Aussagen über den Ikterus treffen zu?

(1) Ein Ikterus ist am Patienten im Regelfall erst bei einer Bilirubinkonzentration im Serum über ca. 5,0 mg/dl (85,5 mmol/l) erkennbar.
(2) Der Ikterus ist bei elektrischem Licht besser erkennbar als bei Tageslicht.
(3) Der prähepatische Ikterus geht im allgemeinen mit einer auffälligen Aufhellung (hellgrau) der Stuhlfarbe einher.

(A) Keine der Aussagen 1–3 ist richtig
(B) nur 1 ist richtig
(C) nur 3 ist richtig
(D) nur 1 und 2 sind richtig
(E) nur 1 und 3 sind richtig

H 83

2.5 Welche Aussage trifft **nicht** zu?

Einen Fingertremor findet man häufig bei folgenden Krankheiten:

(A) chronischer Alkoholabusus
(B) Hyperthyreose
(C) Parkinson-Erkrankung
(D) Alkoholdelir
(E) chronische Quecksilbervergiftung

F 84

2.6 Der Geruch der Atemluft eines Kranken im diabetischen ketoazidotischen Koma wird zumeist folgendermaßen beschrieben:

(A) fötide
(B) säuerlich
(C) süßlich wie Honig
(D) wie Azeton
(E) wie Essig

F 91

2.7 Putrider Atemgeruch findet sich am wahrscheinlichsten bei:

(A) Lungeninfektion mit Anaerobiern
(B) Patienten im urämischen Koma
(C) diabetischer Ketoazidose
(D) Foetor hepaticus
(E) Alkoholintoxikation

2.1 A   2.2 B   2.3 E   2.4 A   2.5 B   2.6 D   2.7 A

F 91
2.8 Die Anurie wird üblicherweise definiert als:

(A) Harnausscheidung unter 40 ml/Std.
(B) Harnausscheidung unter 100 ml/Tag
(C) Harnausscheidung unter 200 ml/Tag
(D) Harnausscheidung unter 300 ml/Tag
(E) Unfähigkeit, spontan Wasser lassen zu können

H 90
2.9 Wichtige Prädilektionsstellen für tastbar vergrößerte Lymphknoten sind folgende Bereiche:

(1) seitliche Halsregion
(2) Nacken
(3) Achselhöhlen
(4) Leistenbeugen

(A) nur 1 und 2 sind richtig
(B) nur 3 und 4 sind richtig
(C) nur 1, 3 und 4 sind richtig
(D) nur 2, 3 und 4 sind richtig
(E) 1–4 = alle sind richtig

2.3 Untersuchung des Kopfes

F 86
2.10 Zu den möglichen Ursachen von Lidödemen zählt/zählen:

(1) Konjunktivitis
(2) Myxödem
(3) Anaphylaxie

(A) nur 1 ist richtig
(B) nur 1 und 2 sind richtig
(C) nur 1 und 3 sind richtig
(D) nur 2 und 3 sind richtig
(E) 1–3 = alle sind richtig

F 86
2.11 Das Vorliegen eines einseitigen Exophthalmus schließt eine thyreotische Genese aus,

weil

beim M. Basedow der Exophthalmus stets beidseitig vorhanden ist.

H 86
Ordnen Sie jeder der in Liste 1 genannten Speicheldrüsen die Lokalisation der Mündung ihres Ausführungsganges (Liste 2) zu.

Liste 1

2.12 Gld. parotis

2.13 Gld. submandibularis

Liste 2

(A) gegenüber dem 2. unteren Molaren
(B) gegenüber dem 2. oberen Molaren
(C) Caruncula sublingualis
(D) oberer Tonsillenpol
(E) Foramen caecum

H 86
2.14 Das vollständige Gebiß des Erwachsenen besteht – nach Durchbruch aller regulären bleibenden Zähne (einschließlich der regulären Weisheitszähne) – im Regelfall aus

(A) 36 Zähnen
(B) 32 Zähnen
(C) 30 Zähnen
(D) 28 Zähnen
(E) 24 Zähnen

H 88
2.15 Beim vollständigen Gebiß des Erwachsenen finden sich – nach Durchbruch aller regulären bleibenden Zähne – im Regelfall

(1) 8 Dentes incisivi
(2) 4 Dentes canini
(3) 4 Dentes praemolares

(A) nur 3 ist richtig
(B) nur 1 und 2 sind richtig
(C) nur 1 und 3 sind richtig
(D) nur 2 und 3 sind richtig
(E) 1–3 = alle sind richtig

Antwort	Aussage 1	Aussage 2	Verknüpfung
A	richtig	richtig	richtig
B	richtig	richtig	falsch
C	richtig	falsch	–
D	falsch	richtig	–
E	falsch	falsch	–

2.8 B 2.9 E 2.10 E 2.11 E 2.12 B 2.13 C 2.14 B 2.15 B

[H 90]
2.16 Auf welche der genannten Erkrankungen bzw. Ursachen deutet eine bläuliche Verfärbung der Zunge am wahrscheinlichsten hin?

(A) Polycythaemia vera
(B) Myxödem
(C) Akromegalie
(D) Exsikkose
(E) periphere Hypoglossuslähmung

[F 91]
2.17 Der Befund einer vergrößerten Zunge ist insbesondere charakteristisch bei:

(A) Eisenmangel-Erkrankungen
(B) Polycythaemia vera
(C) Scharlach
(D) Akromegalie
(E) perniziöser Anämie

2.4 Untersuchung des Halses

[F 83]
2.18 Schwirren über der Thyreoidea ist vor allem typisch für:

(A) Hypothyreose
(B) Hyperthyreose
(C) Struma permagna
(D) autonomes Adenom
(E) Struma maligna

[H 84]
2.19 Ein Patient kommt wegen allgemeiner Abnahme der Leistungsfähigkeit zur Untersuchung. Auf Grund des Aspektes vermuten Sie eine Hypothyreose.

Der Verdacht auf eine Hypothyreose wird verstärkt durch positive (bejahende) Antwort auf folgende Frage(n):

(1) Frieren Sie in letzter Zeit leichter?
(2) Haben Sie Durchfall?
(3) Sind Sie in letzter Zeit insgesamt interesseloser als früher?

(A) nur 3 ist richtig
(B) nur 1 und 2 sind richtig
(C) nur 1 und 3 sind richtig
(D) nur 2 und 3 sind richtig
(E) 1–3 = alle sind richtig

[F 84]
2.20 Eine 30jährige Patientin kommt wegen allgemeiner Unruhe zur Untersuchung. Sie vermuten eine Hyperthyreose.

Der Verdacht auf eine Hyperthyreose wird verstärkt durch positive (bejahende) Antwort auf folgende Fragen:

(1) Leiden Sie in letzter Zeit an Durchfall?
(2) Fallen Ihnen in letzter Zeit die Haare aus?
(3) Leiden Sie in letzter Zeit an Schlaflosigkeit?

(A) nur 3 ist richtig
(B) nur 1 und 2 sind richtig
(C) nur 1 und 3 sind richtig
(D) nur 2 und 3 sind richtig
(E) 1–3 = alle sind richtig

[F 84]
2.21 Bei einer Hypothyreose sind oft über der Schilddrüse Geräusche zu hören,

weil

bei der Hypothyreose häufig infolge starker Durchblutung der Thyreoidea ein systolisch-diastolisches Rauschen entsteht.

[F 88]
2.22 Der Fingertremor bei Patienten (im mittleren Alter) mit Hyperthyreose ist zumeist gekennzeichnet durch folgende Eigenschaft(en):

(1) feinschlägig
(2) langsame Frequenz
(3) sistieren am Beginn aktiver Bewegungen

(A) nur 1 ist richtig
(B) nur 1 und 2 sind richtig
(C) nur 1 und 3 sind richtig
(D) nur 2 und 3 sind richtig
(E) 1–3 = alle sind richtig

■ 2.16 A   ■ 2.17 D   ■ 2.18 B   ■ 2.19 C   ■ 2.20 E   ■ 2.21 E   ■ 2.22 A

H 86
2.23 Welche Aussage trifft **nicht** zu?

Das Myxödem bei Hypothyreose ist folgendermaßen gekennzeichnet:

(A) Die durch Druck auf die Haut erzielten Dellen sind im allgemeinen noch nach Stunden sichtbar.
(B) Das Gesicht ist eine Hauptlokalisation der myxödematösen Veränderungen.
(C) Das Myxödem bei Hypothyreose geht meist mit Trockenheit der Haut einher.
(D) Die Extremitäten sind von den myxödematösen Veränderungen häufig betroffen.
(E) Das Myxödem bei Hypothyreose geht meist mit blasser oder gelblicher Hautfarbe einher.

F 87
2.24 Eine Halsvenenstauung im Sitzen

(1) hat keine klinische Bedeutung
(2) findet man bei raumfordernden Prozessen im oberen Mediastinum
(3) ist typisch für eine Linksherzinsuffizienz
(4) findet man bei Pericarditis constrictiva

(A) nur 1 ist richtig
(B) nur 3 ist richtig
(C) nur 2 und 3 sind richtig
(D) nur 2 und 4 sind richtig
(E) nur 2, 3 und 4 sind richtig

2.5 Untersuchung des Thorax; Atmung, Lungen

H 85   H 88
2.25 Bei welcher der folgenden Besonderheiten/Erkrankungen ist die Wahrscheinlichkeit am geringsten, durch Inspektion der Hals-, Schulter- und Thoraxregion von vorn Hinweise auf diese Besonderheit/Erkrankung feststellen zu können?

(A) Vorliegen einer Halsrippe
(B) Luxation des Sternoklavikulargelenkes
(C) Klavikulardeformierung nach alter Fraktur
(D) Lähmung durch Schädigung des N. axillaris
(E) Luxation des Akromioklavikulargelenkes

H 90
2.26 Die Trichterbrust zeichnet sich bei der Inspektion insbesondere durch folgenden pathologischen Befund aus:

(A) nach kaudal sich verschmälernde Thoraxform
(B) Einziehung des vorderen Thorax im Brustbeinbereich
(C) glockenförmige Aufwerfung der unteren Thoraxapertur
(D) Einsenkung der Rippen auf der gegenüberliegenden Seite des Rippenbuckels
(E) Verschmälerung des Brustkorbes nach kranial

H 90
2.27 Der lateralen rechten Thoraxseite liegen im allgemeinen topographisch folgende Lungenlappen an:

(1) Oberlappen
(2) Mittellappen
(3) Unterlappen

(A) nur 1 ist richtig
(B) nur 1 und 2 sind richtig
(C) nur 1 und 3 sind richtig
(D) nur 2 und 3 sind richtig
(E) 1–3 = alle sind richtig

H 91
2.28 Bei der allgemeinen körperlichen Untersuchung finden sich über der normalen Lunge typischerweise folgende Befunde:

(1) sonorer Perkussionsschall
(2) vesikuläres Atemgeräusch
(3) Crepitatio indux

(A) nur 1 ist richtig
(B) nur 3 ist richtig
(C) nur 1 und 3 sind richtig
(D) nur 2 und 3 sind richtig
(E) 1–3 = alle sind richtig

Antwort	Aussage 1	Aussage 2	Verknüpfung
A	richtig	richtig	richtig
B	richtig	richtig	falsch
C	richtig	falsch	–
D	falsch	richtig	–
E	falsch	falsch	–

2.23 A   2.24 D   2.25 A   2.26 B   2.27 E   2.28 C

2.29 Welche Aussage trifft **nicht** zu?

Der Pleuraraum

(A) ist spaltförmig eng
(B) ist normalerweise im Röntgenbild deutlich und vollständig sichtbar
(C) kann bei einem Pleuraerguß röntgenologisch sichtbar sein
(D) kann durch einen Pneumothorax röntgenologisch sichtbar sein
(E) wird durch die Pleura parietalis und visceralis begrenzt

2.30 Grobblasige Rasselgeräusche stellen den typischen Auskultationsbefund für folgende Lungenerkrankung(en) dar:

(1) Asthma bronchiale
(2) Pleuraschwarte
(3) Pleuritis sicca
(4) Bronchitis bei Bronchiektasen

(A) nur 1 ist richtig
(B) nur 4 ist richtig
(C) nur 1 und 2 sind richtig
(D) nur 1 und 4 sind richtig
(E) nur 2, 3 und 4 sind richtig

2.31 Grobblasige Nebengeräusche sind ein charakteristischer Befund bei:

(1) Bronchiektasie
(2) schwerem Lungenödem
(3) Asthma-bronchiale-Anfall

(A) nur 2 ist richtig
(B) nur 1 und 2 sind richtig
(C) nur 1 und 3 sind richtig
(D) nur 2 und 3 sind richtig
(E) 1–3 = alle sind richtig

2.32 Pleurareiben bei Pleuritis sicca ist über den kaudalen Lungenabschnitten besser zu hören als über den kranialen,

weil

die atembedingte Verschiebung der Pleura visceralis gegen die Pleura parietalis im kaudalen Thoraxwandbereich geringer ist als im kranialen.

2.33 Der Stimmfremitus ist in der Regel verstärkt bei:

(A) Pleuraerguß
(B) ausgeprägter subkutaner Fettschicht
(C) Pleuraschwarten mäßiger Stärke
(D) Pneumothorax
(E) Keine der Aussagen (A) – (D) trifft zu.

2.34 Die Stärke des Stimmfremitus hängt ab von

(1) der Schallstärke der Stimme des Patienten
(2) der Dicke der Thoraxwand
(3) der Höhe der Stimme des Patienten

(A) nur 3 ist richtig
(B) nur 1 und 2 sind richtig
(C) nur 1 und 3 sind richtig
(D) nur 2 und 3 sind richtig
(E) 1–3 = alle sind richtig

2.35 Welche Aussage trifft **nicht** zu?

Beim Pneumothorax finden sich auf der erkrankten Thoraxseite bei der körperlichen Untersuchung als typische Befunde:

(A) Perkussionsschall: abnorm tief
(B) Atemgeräusch: abgeschwächt bis aufgehoben
(C) Stimmfremitus: verstärkt
(D) Rasselgeräusche: fehlen
(E) Bronchophonie: abgeschwächt bis aufgehoben

Ordnen Sie den beiden bildlich dargestellten Perkussionstechniken der Liste 1 die jeweils zutreffende Beschreibung der Liste 2 zu:

Liste 1

2.36

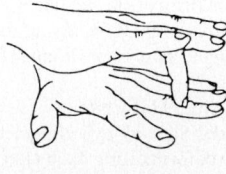

2.37

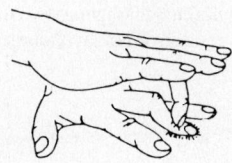

Liste 2

(A) vergleichende direkte Perkussion
(B) vergleichende indirekte Perkussion
(C) abgrenzende indirekte Perkussion
(D) Plessimeterperkussion
(E) abgrenzende direkte Perkussion

H 83
2.38 Welche Aussage trifft **nicht** zu?

Typische Befunde beim Lungenemphysem sind:

(A) trockene Nebengeräusche (bei Auskultation)
(B) Belastungsdyspnoe
(C) absolute Herzdämpfung verkleinert oder aufgehoben
(D) hochstehende Zwerchfellkuppen
(E) leises Atemgeräusch (bei Auskultation)

H 84
2.39 Ein vorwiegend exspiratorischer Stridor mit verlängertem Exspirium und auf Distanz hörbarem Atemgeräusch ist ein typisches Symptom bei:

(A) Laryngospasmus
(B) Glottisödem
(C) Bronchialspasmus
(D) Croup
(E) Pneumonie

H 89
2.40 Bei der Auskultation der Lunge eines fiebernden Patienten mit massivem, im Spitzglas dreischichtigem, eitrigem Auswurf (mehr als 30 ml pro Tag) hören Sie grobblasige Nebengeräusche ohne sichtbares Nachschleppen einer Seite.

Es handelt sich am ehesten um folgendes Erkrankungsbild:

(A) frische Lobärpneumonie
(B) Bronchiektasen
(C) akute febrile Tracheobronchitis
(D) Lungenödem
(E) akuter Lungeninfarkt

F 83
2.41 Zu den typischen Befunden bei Pleuritis sicca zählt (zählen):

(1) Nachschleppen der betroffenen Seite bei der Atmung
(2) Dämpfung hinten und seitlich auf der betroffenen Seite
(3) Stimmfremitus verstärkt

(A) nur 1 ist richtig
(B) nur 1 und 2 sind richtig
(C) nur 1 und 3 sind richtig
(D) nur 2 und 3 sind richtig
(E) 1–3 = alle sind richtig

H 83
2.42 Welche Aussage trifft **nicht** zu?

Typische Komplikationen für Bronchopneumonie sind:

(A) Lungenabszeß
(B) Konfluenz der pneumonischen Herde
(C) Lungeninfarkt
(D) fibrinöse Pleuritis
(E) Pleuraempyem

F 85
2.43 „Giemen und Brummen" findet man als Auskultationsbefund über der Lunge vor allem bei folgender der genannten Erkrankungen:

(A) Lungenödem
(B) Asthma bronchiale
(C) Pneumonie
(D) Pleuritis sicca
(E) Bronchiektasen

F 85
2.44 Ohrnahe, klingende Rasselgeräusche finden sich typischerweise beim Emphysem der Lunge,

weil

mit zunehmendem Emphysem der Lunge die Schallphänomene typischerweise besser fortgeleitet werden.

Antwort	Aussage 1	Aussage 2	Verknüpfung
A	richtig	richtig	richtig
B	richtig	richtig	falsch
C	richtig	falsch	–
D	falsch	richtig	–
E	falsch	falsch	–

■ 2.38 D   ■ 2.39 C   ■ 2.40 B   ■ 2.41 A   ■ 2.42 C   ■ 2.43 B   ■ 2.44 E

2.45 Welche der folgenden Auskultationsbefunde der Lunge sind als pathologisch anzusehen?

(1) grobblasige feuchte Nebengeräusche
(2) pueriles Atmen
(3) Vesikuläratmen
(4) Giemen und Brummen

(A) nur 1 und 2 sind richtig
(B) nur 1 und 4 sind richtig
(C) nur 2 und 4 sind richtig
(D) nur 1, 2 und 4 sind richtig
(E) 1–4 = alle sind richtig

2.46 Bei welcher der folgenden Erkrankungen beobachtet man am häufigsten einen inspiratorischen Stridor?

(A) Asthma bronchiale
(B) Spontanpneumothorax
(C) Trachealstenose bei Struma
(D) Rechtsherzinsuffizienz
(E) Lobärpneumonie

2.47 Welche der folgenden Phänomene passen zur Diagnose Akute Bronchitis?

(1) normaler Klopfschall
(2) Auskultation: Giemen, Brummen, Pfeifen
(3) Schmerzen hinter dem Brustbein

(A) nur 3 ist richtig
(B) nur 1 und 2 sind richtig
(C) nur 1 und 3 sind richtig
(D) nur 2 und 3 sind richtig
(E) 1–3 = alle sind richtig

2.48 Das diffuse chronische Lungenemphysem ist auskultatorisch häufig gekennzeichnet durch eine Verstärkung des Atemgeräusches,

weil

beim diffusen chronischen Lungenemphysem häufig eine ausgeprägte Erhöhung des exspiratorischen Atemwegswiderstandes besteht.

Ordnen Sie bitte jeder der schematisierten Atemstromkurven in Liste 1 den jeweils zutreffendsten Atemtyp aus der Liste 2 zu.

Liste 1

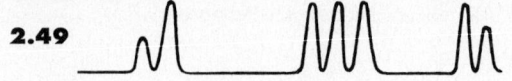

2.49

2.50

Liste 2

(A) normale Atmung
(B) Kußmaul-Atmung
(C) Cheyne-Stokes-Atmung
(D) Biot-Atmung
(E) Maschinenatmung

2.51 Die Cheyne-Stokes-Atmung ist gekennzeichnet durch

(A) schnelle, dauernd flache Atmung
(B) periodisches An- und Abschwellen von Tiefe und Frequenz der Atemzüge mit apnoischen Pausen
(C) andauernde tiefe „große" Atmung mit weitgehend gleichbleibender Frequenz
(D) andauernd tiefe tachypnoische Atmung mit gelegentlichen kurzen apnoischen Pausen in unregelmäßigen Abständen
(E) unregelmäßige – mal flache, mal tiefe – Atemzüge ohne erkennbare Periodik, unvermutet einsetzende apnoische Pausen

2.52 Die sogenannte „Große Kußmaulsche Atmung" ist der charakteristische Atemtyp bei

(A) Herzinsuffizienz mit Zyanose
(B) azidotischer Stoffwechsellage
(C) Hypokalzämie
(D) Schädigung des Atemzentrums
(E) Hyperventilation

▌2.45 B   ▌2.46 C   ▌2.47 E   ▌2.48 D   ▌2.49 D   ▌2.50 C   ▌2.51 B   ▌2.52 B

H 83
2.53 Bei einer Lungenarterienembolie können folgende Symptome auftreten:

(1) Dyspnoe, Herzjagen, Angst
(2) Schmerzen im Thorax
(3) Schock mit Zyanose und Bewußtlosigkeit
(4) Abfall des arteriellen Blutdruckes

(A) nur 1 und 2 sind richtig
(B) nur 3 und 4 sind richtig
(C) nur 1, 3 und 4 sind richtig
(D) nur 2, 3 und 4 sind richtig
(E) 1–4 = alle sind richtig

F 86
2.54 Welche der folgenden Aussagen beschreibt am zutreffendsten sonoren Perkussionsschall?

(A) dumpfer, kurzer Klopfschall von geringer Intensität
(B) Klopfschall über normalem Lungengewebe
(C) dumpfer Klopfschall mit metallischem Beiklang
(D) gedämpfte Resonanz des Perkussionstones
(E) verkürzte Resonanz des Perkussionstones

H 86
2.55 Welche der folgenden Aussagen beschreibt am zutreffendsten die Charakteristik des tympanitischen Klopfschalles?

(A) dumpfer, kurzer Ton von geringer Intensität (bei nicht lufthaltigen Organen)
(B) Klopfschall über normalem Lungengewebe
(C) Klopfschall über gasgefüllten Organen (z. B. Magen)
(D) gedämpfte Resonanz des Perkussionstones
(E) verkürzte Resonanz des Perkussionstones

H 85
2.56 Als „Bronchialatmen" bezeichnet man:

(A) bestimmte typische Auskultationsphänomene bei Lobärpneumonie
(B) einen frequenten, oberflächlichen Atemtyp mit Pendelbewegung der Luft in Trachea und Bronchien
(C) pfeifende Geräusche bei Trachealstenose
(D) trockene Nebengeräusche bei spastischer Bronchitis und Asthma bronchiale
(E) die charakteristische forcierte Exspiration bei Asthma bronchiale

F 87
2.57 Über welchem der genannten Lungenbefunde findet man bei der Thoraxauskultation am häufigsten ein total aufgehobenes Atemgeräusch?

(A) Pneumonie
(B) Atelektase
(C) Bronchitis
(D) Emphysem
(E) Pleuraschwiele

F 86
2.58 Beim Asthma bronchiale ist die Inspiration stärker behindert als die Exspiration,

weil

beim Asthma bronchiale eine spastische Einengung von Bronchien vorliegt.

H 88
2.59 Bei einem aufrecht sitzenden, die Arme aufstützenden Patienten mit schwerer Atemnot und nur geringem zähem Auswurf hören Sie bei der Auskultation der Lunge ein feines, hochfrequentes Giemen.

Es handelt sich am ehesten um:

(A) Pneumonie
(B) Bronchiektasen
(C) Asthma bronchiale
(D) Pleuritis sicca
(E) Lungenödem

F 89
2.60 Bei einem erwachsenen Mann mit nachschleppender Atmung links finden sich in der linken hinteren Axillarlinie eine starke Dämpfung bei Perkussion, ein aufgehobener Stimmfremitus und auskultatorisch ein abgeschwächtes Atemgeräusch.

Dieser Befund ist am wahrscheinlichsten zu finden bei:

(A) ausgedehnten pneumonischem Infiltrat
(B) großem Pleuraerguß
(C) Asthma bronchiale
(D) Spontanpneumothorax
(E) Pleuraschwarte

Antwort	Aussage 1	Aussage 2	Verknüpfung
A	richtig	richtig	richtig
B	richtig	richtig	falsch
C	richtig	falsch	–
D	falsch	richtig	–
E	falsch	falsch	–

F 89
2.61 Welche Aussage trifft **nicht** zu?

Bei der akuten Bronchitis finden sich häufig folgende Befunde:

(A) Crepitatio redus
(B) trockene Nebengeräusche
(C) sonorer Klopfschall
(D) normaler Stimmfremitus
(E) seitengleiche Beatmung

2.6 Untersuchung des Kreislaufsystems

H 82
2.62 Der Pulsus celer et altus ist charakteristisch für die

(A) Mitralklappeninsuffizienz
(B) Mitralklappenstenose
(C) Aortenklappeninsuffizienz
(D) Aortenklappenstenose
(E) Pulmonalklappenstenose

H 83 F 89
2.63 Der sogenannte Pulsus filiformis (fadenförmige Puls) ist charakteristisch für die/das

(A) Aortenklappeninsuffizienz
(B) Kreislaufversagen im Schock
(C) Inspiration
(D) Aortenklappenstenose
(E) Mitralklappenstenose

F 84
2.64 Den sogenannten Kapillarpuls beobachtet man im Rahmen der Krankenuntersuchung besonders bei

(A) Aortenklappeninsuffizienz
(B) Aortenklappenstenose
(C) (hämodynamisch relevantem) Ventrikelseptumdefekt
(D) Pericarditis constrictiva
(E) akuter Linksherzinsuffizienz

F 83
2.65 Welche Aussage trifft **nicht** zu?

Im Verlauf der Lagerungsprobe nach Ratschow bei arteriellen Verschlußkrankheiten an den unteren Extremitäten können folgende Phänomene zur Beurteilung der Verschlußkrankheit Hinweise geben:

(A) reaktive Hyperämie
(B) Wiederauffüllung von Venen
(C) Knöchelödeme
(D) objektive Hauttemperaturdifferenz
(E) subjektives Kältegefühl

F 85
2.66 Durch Palpation der Fossae supraclaviculares majores läßt/lassen sich feststellen:

(1) regionale Lymphknotenvergrößerung
(2) Atrophie des M. supraspinatus
(3) Pulsation der A. subclavia

(A) nur 1 ist richtig
(B) nur 1 und 2 sind richtig
(C) nur 1 und 3 sind richtig
(D) nur 2 und 3 sind richtig
(E) 1–3 = alle sind richtig

H 88
2.67 Als Ursache einer Blutdruckdifferenz zwischen dem linken und rechten Arm bei der Blutdruckmessung nach Riva-Rocci-Korotkoff kommt/kommen in Betracht:

(1) Aortenisthmusstenose
(2) Aneurysma
(3) Umfangsdifferenz zwischen rechtem und linkem Arm

(A) nur 1 ist richtig
(B) nur 1 und 2 sind richtig
(C) nur 1 und 3 sind richtig
(D) nur 2 und 3 sind richtig
(E) 1–3 = alle sind richtig

H 89
2.68 Welche der folgenden Aussagen über die unblutige Blutdruckmessung an den Beinen (nach Riva-Rocci-Korotkoff) treffen zu?

(1) Der Untersucher auskultiert dabei über der A. poplitea.
(2) Bei Verwendung derselben Manschette liegt im allgemeinen beim Gesunden der systolische Wert bei der Blutdruckmessung am Bein höher als bei der Blutdruckmessung am Arm.
(3) Die Messung an den Beinen hat zur Voraussetzung, daß die Fußpulse tastbar sind.

(A) nur 1 ist richtig
(B) nur 1 und 2 sind richtig
(C) nur 1 und 3 sind richtig
(D) nur 2 und 3 sind richtig
(E) 1–3 = alle sind richtig

F 84
2.69 Bei der Blutdruckmessung nach Riva-Rocci-Korotkoff ist die Geschwindigkeit des Druckabfalls in der Manschette von Bedeutung,

weil

bei der Blutdruckmessung nach Riva-Rocci-Korotkoff bei zu schnellem oder zu langsamem Ablassen des Druckes in der Manschette ein Meßfehler resultieren kann.

F 86
2.70 Als „auskultatorische Lücke" bei der Blutdruckmessung nach Riva-Rocci-Korotkoff bezeichnet man üblicherweise

(A) einen Bereiche kurz unterhalb des diastolischen Blutdruckwertes, in dem die Korotkofftöne noch vage – aber nicht mehr exakt – hörbar sind
(B) einen Bereich zwischen systolischen und diastolischem Blutdruckwert bei manchen Personen, in dem die Korotkofftöne nicht zu hören sind
(C) den Bereich zwischen dem systolischen Blutdruckwert und dem beim Manschettenaufblasen erreichten Manometerwert, in dem beim Ablassen des Manschettendruckes noch keine Korotkofftöne hörbar sind
(D) den Bereich (zwischen systolischen und diastolischem Blutdruckwert), in dem die Korotkofftöne hörbar sind
(E) den Bereich vom Erreichen des diastolischen Blutdruckwertes ab (Verschwinden der Töne) bis zur völligen Druckentleerung in der Manschette, in dem keine Korotkofftöne mehr hörbar sind

F 84
2.71 Als Claudicatio intermittens bezeichnet man

(A) meist nachts auftretende krampfhafte Wadenschmerzen
(B) eine schmerzhafte Gehbehinderung, die beim „Einlaufen" besser wird
(C) bestimmte Beinschmerzen, die beim Gehen auftreten und in Ruhe wieder verschwinden
(D) anfallsartige Angstzustände in engen oder überfüllten Räumen
(E) nach Belastung auftretende passagere Gehbeschwerden infolge Hüftgelenks- oder Kniegelenksarthrose

H 86
2.72 Zu den charakteristischen Symptomen im Verlauf der chronischen arteriellen Verschlußkrankheit der Beine zählt/zählen:

(1) Claudicatio intermittens
(2) Kältegefühl in den Beinen
(3) Ruheschmerz in den Beinen

(A) nur 2 ist richtig
(B) nur 1 und 2 sind richtig
(C) nur 1 und 3 sind richtig
(D) nur 2 und 3 sind richtig
(E) 1–3 = alle sind richtig

H 90
2.73 Welcher der folgenden Befunde ist **am wenigsten** charakteristisch beim sog. variкösen Symptomenkomplex?

(A) Spider Nävi
(B) Pigmentierungen
(C) entzündliche Zeichen
(D) Ödeme
(E) Ulkus

Antwort	Aussage 1	Aussage 2	Verknüpfung
A	richtig	richtig	richtig
B	richtig	richtig	falsch
C	richtig	falsch	–
D	falsch	richtig	–
E	falsch	falsch	–

F 84
2.74 Welche Aussage trifft **nicht** zu?

Eine gesteigerte Thromboseneigung besteht bei

(A) Urämie
(B) Herzinsuffizienz
(C) Polyzythämie
(D) Adipositas
(E) Exsikkose

F 85
2.75 Zeichen einer akuten Thrombose der tiefen Oberschenkelvenen sind

(1) Ödem
(2) livide Verfärbung
(3) Vergrößerung des Unterschenkelumfanges
(4) Schweregefühl im Bein
(5) intermittierendes Hinken

(A) nur 1 und 3 sind richtig
(B) nur 1, 2, 3 und 4 sind richtig
(C) nur 1, 2, 4 und 5 sind richtig
(D) nur 2, 3, 4 und 5 sind richtig
(E) 1–5 = alle sind richtig

F 87
2.76 Beim Gesunden fließt das Blut in den Venae perforantes der Unterschenkel vom tiefen in das oberflächliche Venensystem,

weil

beim Gesunden ein großer Teil des Blutes der tiefen Beinvenen durch die oberflächlichen Beinvenen abgeleitet und herzwärts transportiert wird.

2.7 Untersuchung des Herzens

H 85
2.77 Sie hören bei der Auskultation bei einem Patienten links parasternal im 3./4. ICR ein hauchendes diastolisches Sofortgeräusch.

Dieser Befund spricht am ehesten für eine

(A) Mitralklappeninsuffizienz
(B) Pulmonalklappenstenose
(C) Aortenklappeninsuffizienz
(D) Mitralklappenstenose
(E) Trikuspidalklappeninsuffizienz

H 82
Ordnen Sie die Auskultationsstellen des Herzens den Geräuschphänomenen der einzelnen Klappen zu!

Liste 1

2.78 Aortenklappe

2.79 Mitralklappe

Liste 2

(A) Herzspitze
(B) 2. ICR links
(C) 2. ICR rechts parasternal
(D) Herzbasis und Mitte Sternum
(E) Jugulum

H 84   H 91
2.80 Charakteristische Befunde bei der Aortenklappeninsuffizienz sind:

(1) sichtbare arterielle Pulsationen am Hals
(2) große Blutdruckamplitude
(3) bei Palpation der Radialispulse ausgeprägte Differenz in der Pulshärte zwischen linkem und rechtem Arm
(4) hebender Herzspitzenstoß

(A) nur 1 und 4 sind richtig
(B) nur 2 und 4 sind richtig
(C) nur 1, 2 und 3 sind richtig
(D) nur 1, 2 und 4 sind richtig
(E) 1–4 = alle sind richtig

H 85
2.81 Sie hören bei einem Patienten ohne Zyanose ein systolisch-diastolisches „Maschinengeräusch" über dem linken 2. ICR. Diese Symptomatik spricht für eine/n

(A) Ventrikelseptumdefekt vom Typ Roger
(B) offenen Ductus Botalli
(C) Fallotsche Tetralogie
(D) Aortenisthmusstenose
(E) Pulmonalklappenstenose

■ 2.74 A   ■ 2.75 B   ■ 2.76 E   ■ 2.77 C   ■ 2.78 C   ■ 2.79 A   ■ 2.80 D   ■ 2.81 B

F 91
2.82 Bei der Herzperkussion beim liegenden, gesunden, normalgewichtigen Erwachsenen liegen im allgemeinen folgende topographische Punkte der Thoraxwand innerhalb des Feldes der relativen Herzdämpfung:

(1) 3. Interkostalraum links in der Medioklavikularlinie
(2) 5 cm lateral der linken Medioklavikularlinie im 5. Interkostalraum
(3) 4. Interkostalraum parasternal links

(A) nur 3 ist richtig
(B) nur 1 und 2 sind richtig
(C) nur 1 und 3 sind richtig
(D) nur 2 und 3 sind richtig
(E) 1–3 = alle sind richtig

F 90
2.83 Muskelhypertrophie des Herzens ist bei der allgemeinen körperlichen Untersuchung zumeist perkutorisch recht gut nachweisbar,

weil

die Muskelhypertrophie des Herzens zumeist mit einer Verkleinerung der relativen Herzdämpfung einhergeht.

H 90
2.84 Akzidentelle Herzgeräusche

(1) sind häufig diastolisch
(2) werden bei vielen herzgesunden Kindern beobachtet
(3) werden oft in die Karotiden fortgeleitet

(A) nur 2 ist richtig
(B) nur 1 und 2 sind richtig
(C) nur 1 und 3 sind richtig
(D) nur 2 und 3 sind richtig
(E) 1–3 = alle sind richtig

F 91
2.85 Akzidentelle Herzgeräusche bei Schulkindern sind

(1) typischerweise am Rücken nicht auskultierbar
(2) oft lageabhängig
(3) zumeist laute Geräusche

(A) nur 2 ist richtig
(B) nur 1 und 2 sind richtig
(C) nur 1 und 3 sind richtig
(D) nur 2 und 3 sind richtig
(E) 1–3 = alle sind richtig

F 84
2.86 Sie hören bei einer Patientin mit absoluter Arrythmie, Zyanose und Belastungsdyspnoe über dem Erb-Punkt einen dreiteiligen Rhythmus mit paukendem 1. Ton und einem Extraton kurz nach dem 2. Herzton (im Phonokardiogramm Beginn dieses Tones 0,07 s nach Beginn des 2. Herztones).

Es handelt sich bei diesem Extraton um eine(n)

(A) Mitralöffnungston
(B) Spaltung des 2. Herztons
(C) 3. Herzton
(D) Vorhofton
(E) Summationsgalopp

H 84
2.87 Häufige Befunde bei Patienten mit reiner Mitralklappenstenose sind – bei Sinusrhythmus des Herzens –:

(1) präsystolisches Geräusch
(2) abgeschwächter 1. Herzton
(3) Hypertrophie des linken Ventrikels
(4) Dreierrhythmus

(A) nur 1 und 4 sind richtig
(B) nur 2 und 4 sind richtig
(C) nur 1, 2 und 3 sind richtig
(D) nur 1, 2 und 4 sind richtig
(E) 1–4 = alle sind richtig

H 89
2.88 Charakteristisch bei der reinen Mitralklappenstenose ist insbesondere:

(A) dilatiertes linkes Atrium
(B) abgeschwächter 1. Herzton
(C) starke Abschwächung des 2. Herztons
(D) Fortleitung des diastolischen Geräusches in die Karotiden
(E) Austin-Flint-Geräusch

Antwort	Aussage 1	Aussage 2	Verknüpfung
A	richtig	richtig	richtig
B	richtig	richtig	falsch
C	richtig	falsch	–
D	falsch	richtig	–
E	falsch	falsch	–

2.82 E   2.83 E   2.84 A   2.85 B   2.86 A   2.87 A   2.88 A

H 89
2.89 Das klassische Punctum maximum bei der Auskultation des Systolikums der chronischen Mitralklappeninsuffizienz liegt

(A) über der 5. Rippe rechts parasternal
(B) im 2. ICR links parasternal
(C) im 3. und 4. ICR rechts parasternal
(D) im 2. ICR rechts parasternal
(E) Keine der Aussagen (A) – (D) trifft zu.

F 90
2.90 Für die Diagnose Aortenklappeninsuffizienz spricht insbesondere der folgende Auskultationsbefund:

(A) spindelförmiges Austreibungsgeräusch links parasternal im Bereich des 4. ICR, in die Karotiden fortgeleiten
(B) paukender 1. Herzton, gedoppelter 2. Herzton, rauhes diastolisches Geräusch am Erbschen Punkt
(C) blasendes, hochfrequentes, systolisches, in die Axilla fortgeleitetes Geräusch an der Herzspitze
(D) leises, hochfrequentes, direkt an den 2. Herzton anschließendes Diastolikum, links parasternal im Bereich der 4. Rippe
(E) atemabhängiges systolisches Geräusch, rechts parasternal am Ansatz der 6. Rippe

H 91
2.91 Für die chronische Mitralklappeninsuffizienz rheumatischer Genese ist vor allem folgender Auskultationsbefund charakteristisch:

(A) spindelförmiges Austreibungsgeräusch rechts parasternal im Bereich der 4. Rippe, in die Karotiden fortgeleitet
(B) paukender 1. Herzton, gedoppelter 2. Herzton, rauhes diastolisches Geräusch am Erbschen Punkt
(C) blasendes, hochfrequentes, systolisches, in die linke Axilla fortgeleitetes Geräusch an der Herzspitze
(D) leises, hochfrequentes, direkt aus dem 2. Herzton hervorgehendes Diastolikum, links parasternal im Bereich der 4. Rippe
(E) atemabhängiges systolisches Geräusch rechts parasternal am Ansatz der 6. Rippe

F 90
2.92 Bei der Mitralklappenstenose ist im dekompensierten Zustand häufig mit dem Auftreten eines Austin-Flint-Geräusches zu rechnen,

weil

es bei der Mitralklappenstenose mit der Überdehnung des linken Vorhofs zum Vorhofflimmern kommen kann.

H 90
2.93 Sie hören bei einem jugendlichen Patienten mit einer arteriellen Hypertonie bei der Auskultation des Herzens ein spätsystolisches, über den 2. Ton hinausreichendes Geräusch. Dieses Geräusch ist auch links paravertebral in Höhe der 3.–4. Rippe deutlich hörbar.

Es handelt sich am wahrscheinlichsten um eine/n

(A) Fallotsche Tetralogie
(B) Pulmonalklappenstenose
(C) Ventrikelseptumdefekt vom Typ Roger
(D) offenen Ductus Botalli
(E) Aortenisthmusstenose

H 84
2.94 Im Rahmen der Anamneseerhebung bei Patienten mit erworbenem Herzklappenfehler läßt sich bei der Suche nach der Ursache des Vitiums am häufigsten folgende Erkrankung eruieren:

(A) Tuberkulose
(B) Hepatitis
(C) rheumatisches Fieber
(D) arterieller Bluthochdruck
(E) Diphtherie

H 89
2.95 Bei der Perkussion des Herzens wird zur Feststellung der absoluten Herzdämpfung lauter perkutiert als zur Feststellung der relativen Herzdämpfung,

weil

bei der Herzperkussion der Durchmesser der absoluten Herzdämpfung größer ist als der Durchmesser der relativen Herzdämpfung.

H 82
2.96 Die Aortenklappeninsuffizienz verursacht ein diastolisches Geräusch,

weil

bei der Aortenklappeninsuffizienz diastolisch das Blut durch die mangelhaft schließende Aortenklappe vom Ventrikel in die Aorta strömt.

▌2.89 E   ▌2.90 D   ▌2.91 C   ▌2.92 D   ▌2.93 E   ▌2.94 C   ▌2.95 E   ▌2.96 C

H 83
2.97 Bei der reinen Aortenklappeninsuffizienz tritt außer einem diastolischen häufig auch ein systolisches Geräusch auf,

weil

häufig bei der reinen Aortenklappeninsuffizienz während der Systole die Strömungsgeschwindigkeit des Blutes an der Aortenklappe erhöht ist.

F 84
2.98 Häufige Befunde bei Patienten mit erworbener Aortenklappenstenose sind:

(1) paukender 2. Herzton
(2) Pulsus parvus et tardus
(3) Das Geräusch ist auch am Erb-Punkt hörbar
(4) spindelförmiges Austreibungsgeräusch

(A) nur 2 und 3 sind richtig
(B) nur 3 und 4 sind richtig
(C) nur 1, 2 und 4 sind richtig
(D) nur 2, 3 und 4 sind richtig
(E) 1–4 = alle sind richtig

H 87
2.99 Sie hören bei der Auskultation des Herzens im 2. rechten ICR ein diastolisches Geräusch. Sie vermuten eine Aortenklappeninsuffizienz.

Ihre Vermutung wird bestärkt durch folgende(s) weitere auskultatorische Phänomen(e):

(1) hochfrequenter gießender Charakter des diastolischen Geräusches
(2) Verschmelzung des 2. Tones mit dem diastolischen Geräusch
(3) zusätzlich hörbares systolisches Geräusch

(A) nur 1 ist richtig
(B) nur 1 und 2 sind richtig
(C) nur 1 und 3 sind richtig
(D) nur 2 und 3 sind richtig
(E) 1–3 = alle sind richtig

F 88   H 90
2.100 Sie hören bei der Auskultation des Herzens über der Herzspitze ein rauhes diastolisches Intervallgeräusch.

Dieser Befund spricht am ehesten für eine

(A) Mitralklappeninsuffizienz
(B) Aortenklappenstenose
(C) Mitralklappenstenose
(D) Aortenklappeninsuffizienz
(E) Trikuspidalklappeninsuffizienz

F 84
2.101 Welcher der folgenden Befunde ist am ehesten typisch für eine Linksherzinsuffizienz?

(A) feuchte, nichtklingende Rasselgeräusche über beiden Unterfeldern der Lunge
(B) Lebervergrößerung
(C) hebender Herzspitzenstoß
(D) Ödeme an beiden Beinen
(E) obere Einflußstauung

F 86
2.102 Welche Verdachtsdiagnose liegt nahe, wenn Sie bei einem Patienten folgende Befunde erheben können: Hebender und etwas verbreiterter Herzspitzenstoß. Kleiner, langsam ansteigender Puls. Herzgrenze nach links verlagert. Rauhes, lautes, bis in die Karotiden fortgeleitetes Systolikum. Schwacher 2. Herzton. Normaler diastolischer Blutdruck.

(A) Aortenklappeninsuffizienz
(B) Aortenklappenstenose
(C) Aortenisthmusstenose
(D) Pulmonalklappenstenose
(E) Trikuspidalklappeninsuffizienz

H 86
2.103 Welche Aussage trifft **nicht** zu?

Zu den charakteristischen Befunden bei Patienten mit reiner Mitralklappenstenose zählen:

(A) paukender 1. Herzton
(B) hebender Herzspitzenstoß
(C) absolute Arrhythmie
(D) präsystolisches Geräusch
(E) rauhes diastolisches Geräusch

Antwort	Aussage 1	Aussage 2	Verknüpfung
A	richtig	richtig	richtig
B	richtig	richtig	falsch
C	richtig	falsch	–
D	falsch	richtig	–
E	falsch	falsch	–

■ 2.97 A   ■ 2.98 D   ■ 2.99 E   ■ 2.100 C   ■ 2.101 A   ■ 2.102 B   ■ 2.103 B

[H 86]
2.104 Welche Aussage trifft **nicht** zu?

Bei der reinen Mitralklappeninsuffizienz lassen sich häufig folgende charakteristische Befunde erheben:

(A) Es besteht ein hebender Herzspitzenstoß.
(B) Es besteht eine Fortleitung des Geräusches in Richtung Axilla.
(C) Es besteht eine Abschwächung des 1. Herztons.
(D) Das Geräusch ist auch am Rücken links paravertebral deutlich hörbar.
(E) Das Geräusch ist blasend und hochfrequent.

[F 869]
2.105 Das Punktum maximum des systolischen Austreibungsgeräusches bei der erworbenen Aortenklappenstenose findet sich zumeist im

(A) 2. ICR rechts parasternal
(B) 2. ICR links parasternal
(C) 1. ICR links parasternal
(D) 3. ICR rechts in der Mamillarlinie
(E) 3. ICR links in der Mamillarlinie

[H 89]
2.106 Welche Aussage trifft **nicht** zu?

Zum Mißbildungskomplex der Fallot-Tetralogie gehören:

(A) Pulmonalstenose
(B) Ventrikelseptumdefekt
(C) Dextroposition der Aorta
(D) Rechtsherzhypertrophie
(E) Vorhofseptumdefekt

[F 91]
2.107 Welche Aussage trifft **nicht** zu?

Charakteristische Befunde bei Kleinkindern mit Fallotscher Tetralogie sind:

(A) Hockstellung des Kindes
(B) Hyperperfusion der arteriellen Lungengefäße
(C) Trommelschlegelfinger
(D) Zyanose
(E) Hypertrophie des rechten Ventrikels

[H 84]
2.108 Welche Aussage trifft **nicht** zu?

Zu den charakteristischen Symptomen der Linksherzinsuffizienz beim Erwachsenen zählen:

(A) nächtlicher Husten
(B) Belastungsdyspnoe
(C) Lidödeme
(D) Zyanose
(E) paroxysmale nächtliche Orthopnoe

[F 83]
2.109 Charakteristische Fragen an den Patienten bei Verdacht auf Herzinsuffizienz sind (Wortlaut sinngemäß):

(1) Haben Sie nächtliche Atemnot?
(2) Müssen Sie nachts vermehrt Wasser lassen?
(3) Haben Sie nächtlichen Husten?
(4) Sehen Sie Doppelbilder?

(A) nur 1 und 2 sind richtig
(B) nur 1 und 3 sind richtig
(C) nur 1, 2 und 3 sind richtig
(D) nur 1, 2 und 4 sind richtig
(E) nur 2, 3 und 4 sind richtig

[H 83]
2.110 Latente Ödeme infolge kardialer Insuffizienz erkennt man an den unteren Extremitäten am besten durch Fingerdruck auf

(1) das Schienbein
(2) die Waden
(3) die Knöchelregion
(4) den Musculus tibialis anterior

(A) nur 1 und 2 sind richtig
(B) nur 1 und 3 sind richtig
(C) nur 1 und 4 sind richtig
(D) nur 2 und 4 sind richtig
(E) nur 3 und 4 sind richtig

[F 85] [H 88]
2.111 Eine absolute Arrhythmie wird am häufigsten hervorgerufen durch

(A) gehäufte ventrikuläre Extrasystolen
(B) gehäufte Vorhofextrasystolen
(C) Vorhofflimmern
(D) Wenkebachsche Periodik
(E) Störung der Erregungsleitung in einem der beiden Tawara-Schenkel

■ 2.104 D   ■ 2.105 A   ■ 2.106 E   ■ 2.107 B   ■ 2.108 C   ■ 2.109 C   ■ 2.110 B   ■ 2.111 C

F 88
2.112 Die zentrale Zyanose zeigt sich in folgender (folgenden) Körperregion(en):

(1) Lippen
(2) Ohren
(3) Nagelbett

(A) nur 1 ist richtig
(B) nur 2 ist richtig
(C) nur 1 und 2 sind richtig
(D) nur 1 und 3 sind richtig
(E) 1–3 = alle sind richtig

H 85
2.113 Die zentrale Zyanose ist fast immer mit einem Abfall des Herzzeitvolumens gekoppelt,

weil

die zentrale Zyanose in der Regel auf einer Linksherzinsuffizienz beruht.

F 89
2.114 Pulsationen der Leber bei Palpation der Leber findet man am wahrscheinlichsten bei

(A) Trikuspidalklappeninsuffizienz
(B) Aortenklappeninsuffizienz
(C) portaler Hypertension
(D) Aortenklappenstenose
(E) portaler Leberzirrhose

H 83
2.115 Charakteristische Zeichen der akuten Linksherzinsuffizienz sind:

(1) Rasselgeräusche über allen Lungenabschnitten
(2) Blutdruckabfall
(3) Lebervergrößerung
(4) Unterschenkelödeme
(5) Ruhedyspnoe

(A) nur 1 und 4 sind richtig
(B) nur 2 und 5 sind richtig
(C) nur 1, 2 und 5 sind richtig
(D) nur 1, 2, 4 und 5 sind richtig
(E) 1–5 = alle sind richtig

2.8 Untersuchung des Abdomens

H 91
2.116 Welche Region im Abdominalbereich heißt Hypochondrium?

(A) Regio umbilicalis
(B) Regio hypogastrica
(C) Regio inguinalis
(D) Regio pubica
(E) Keine der Bezeichnungen (A) – (D) trifft zu.

F 88
2.117 Wo liegt der McBurneysche Punkt?

(A) auf der Linie, welche die Mitte des rechten Leistenbandes mit dem Nabel verbindet
(B) auf der Verbindungslinie zwischen Spina iliaca anterior superior rechts und dem Nabel
(C) 2 Querfinger rechts-lateral von der Mitte der Verbindungslinie zwischen Nabel und Symphyse
(D) ca. 1 Handbreit rechts-lateral vom Nabel auf einer durch den Nabel ziehenden senkrecht zur seitlichen Bauchwand stehend gedachten Linie
(E) auf der Mitte der Linie, welche Symphyse und Nabel verbindet

F 88
2.118 Welche der genannten Diagnosen ist am wahrscheinlichsten aufgrund folgender Schmerzbeschreibung:

Rezidivierende Schmerzen in der Mitte des Oberbauches und im rechten Oberbauch, besonders im Nüchternzustand.

(A) rezidivierende Pankreatitis
(B) rezidivierende Cholangitis
(C) Ulcus duodeni
(D) Magenkarzinom
(E) rezidivierende Cholezystitis

Antwort	Aussage 1	Aussage 2	Verknüpfung
A	richtig	richtig	richtig
B	richtig	richtig	falsch
C	richtig	falsch	–
D	falsch	richtig	–
E	falsch	falsch	–

2.112 E   2.113 E   2.114 A   2.115 C   2.116 E   2.117 B   2.118 C

H 83
2.119 Welche unter den genannten Diagnosen ist am wahrscheinlichsten aufgrund folgender Schmerzbeschreibung:

Akut auftretender heftiger Schmerz in der rechten Lumbalgegend, nach vorne ausstrahlend: 3 Stunden später Projektion des Schmerzes in die rechte Leiste.

(A) akute Pankreatitis
(B) akute Cholangitis
(C) Ulcus duodeni
(D) Lumbago
(E) Nierensteinkolik

H 83
2.120 Folgende Krankheiten können Symptome verursachen, die durch Inspektion des Abdomens erkennbar sind:

(1) Nabelgranulom
(2) Omphalitis
(3) Pylorusstenose des Kindes
(4) mechanischer Ileus

(A) nur 1 und 2 sind richtig
(B) nur 3 und 4 sind richtig
(C) nur 1, 2 und 4 sind richtig
(D) nur 1, 3 und 4 sind richtig
(E) 1–4 = alle sind richtig

F 87
2.121 Bei der akuten Appendizitis läßt sich durch Eindrücken der Bauchdecke mit nachfolgendem raschen Loslassen häufig auf der Appendix-Seite ein sog. Loslaßschmerz auslösen,

weil

bei der akuten Appendizitis häufig eine umschriebene Peritonitis besteht.

F 90
2.122 Sie tasten bei der Untersuchung eines kachektischen Patienten im rechten Oberbauch eine annähernd walzenförmige, nicht druckschmerzhafte, verschiebliche Resistenz mit glatter Oberfläche.

Es handelt sich bei dieser tastbaren Resistenz am wahrscheinlichsten um

(A) ein Magenkarzinom
(B) eine Lebermetastase
(C) einen Gallenblasenhydrops
(D) einen Leberabszeß
(E) einen Pankreaskopf-Tumor

F 84
2.123 Welche der folgenden Aussagen zur Milzuntersuchung bei normalgewichtigen jungen Erwachsenen trifft/treffen zu?

(1) Die normalgroße Milz ist bei guter Untersuchungstechnik in tiefer Inspiration in der Regel tastbar.
(2) Die normalgroße Milz ist in Atemmittelstellung bei guter Untersuchungstechnik in der Regel tastbar.
(3) Eine vergrößerte Milz ist zumeist atemverschieblich.

(A) nur 1 ist richtig
(B) nur 3 ist richtig
(C) nur 1 und 2 sind richtig
(D) nur 1 und 3 sind richtig
(E) 1–3 = alle sind richtig

F 83
2.124 Bei einem Patienten tasten Sie im rechten Oberbauch eine Vorwölbung mit höckriger Konsistenz.

Dieser Befund ist am ehesten typisch für eine(n)

(A) Fettleber
(B) Gallenblasenhydrops (Courvoisier-Zeichen)
(C) Metastasenleber
(D) Cholelithiasis
(E) Lebervergrößerung bei Rechtsherzinsuffizienz des Herzens

H 87
2.125 Die Milz läßt sich am besten palpieren, indem der Patient aufgefordert wird, in Linkslage nach tiefer Inspiration einige Sekunden lang die Luft anzuhalten,

weil

durch die Zwerchfellsenkung bei tiefer Inspiration eine Verschiebung der Milz erfolgt.

F 88
2.126 Bei Verdacht auf mäßige Milzvergrößerung erbringt bei der Krankenuntersuchung die Bauchsonographie in aller Regel keinen genaueren Befund als die Palpation,

weil

bei der Krankenuntersuchung auch bei einer nur mäßigen Milzvergrößerung die Palpation in aller Regel ausreicht, die Milzvergrößerung abschätzen zu können.

■ 2.119 E   ■ 2.120 E   ■ 2.121 A   ■ 2.122 C   ■ 2.123 B   ■ 2.124 C   ■ 2.125 D   ■ 2.126 E

F 90
2.127 Die Palpation der Milz bei Milzinfarkt ist für die Patienten häufig besonders unangenehm,

weil

die Milz bei Patienten mit Milzinfarkt häufig druckschmerzhaft ist.

F 91
2.128 Die Auskultation der Milzregion ist von Bedeutung bei Patienten, bei denen der Verdacht auf Milzinfarkt besteht,

weil

es bei Milzinfarkten in einem Teil der Fälle zu perisplenitischem Reiben kommt.

H 86
2.129 Bei tumorösem Verschluß des Ductus choledochus ist die Gallenblase nicht selten mit glatter Oberfläche und vergrößert tastbar,

weil

es beim Verschluß des Ductus choledochus zum Aufstau von Gallenflüssigkeit kommt.

H 88
2.130 Ein 50jähriger Patient wird wegen akuter Oberbauchschmerzen untersucht:

Der Patient wird aufgefordert, tief durchzuatmen, während der Untersucher zugleich unter dem rechten Rippenbogen palpiert. Hierbei stoppt der Patient plötzlich mit der Atmung, weil er einen heftigen plötzlichen Schmerz im Palpationsbereich verspürt.

Dieser Befund läßt am wahrscheinlichsten schließen auf eine akute

(A) Pyelonephritis
(B) Cholecystitis
(C) Gastritis
(D) Pankreatitis
(E) Appendicitis

F 89
2.131 Sie finden bei der körperlichen Untersuchung einer 45jährigen Patientin, die über Beschwerden im rechten Oberbauch klagt, bei der Leberpalpation: Leberhöhe normal. Leberkonsistenz normal, Leberoberfläche glatt. Umschriebener, heftiger Druckschmerz im rechten Oberbauch.

Es handelt sich am ehesten um eine

(A) Entzündung der Gallenblase
(B) Metastasenleber
(C) Leberzirrhose
(D) Stauungsleber
(E) akute Hepatitis

H 91
2.132 Eine prall-elastische glatte Resistenz unter dem rechten Rippenbogen findet sich im Rahmen der Krankenuntersuchung palpatorisch am wahrscheinlichsten bei:

(A) Gallenblasenhydrops
(B) Metastasenleber
(C) chronischer Hepatitis
(D) akuter Hepatitis
(E) Leberadenom

F 89
2.133 Zur Diagnose akute Pankreatitis passen:

(1) sehr starke Schmerzen im Oberbauch
(2) Ausstrahlen des Schmerzes in den Rücken
(3) Subileus

(A) nur 1 ist richtig
(B) nur 1 und 2 sind richtig
(C) nur 1 und 3 sind richtig
(D) nur 2 und 3 sind richtig
(E) 1–3 = alle sind richtig

Antwort	Aussage 1	Aussage 2	Verknüpfung
A	richtig	richtig	richtig
B	richtig	richtig	falsch
C	richtig	falsch	–
D	falsch	richtig	–
E	falsch	falsch	–

■ 2.127 A   ■ 2.128 A   ■ 2.129 A   ■ 2.130 B   ■ 2.131 A   ■ 2.132 A   ■ 2.133 E

H 87
2.134 Wenn sich bei der allgemeinen Krankenuntersuchung eines ikterischen Patienten palpatorisch eine prallgefüllte, vergrößerte Gallenblase ohne Druckschmerz findet, so spricht dieser Befund differentialdiagnostisch eher für einen steinbedingten als für einen tumorbedingten Verschluß im Bereich der Gallenwege,

weil

ein steinbedingter Verschluß im Bereich der Gallenwege in aller Regel mit einem bei der allgemeinen Krankenuntersuchung tastbaren Hydrops der Gallenblase einhergeht.

F 87
2.135 Zum Nachweis eines Aszites dient/dienen:

(1) Prüfung auf Flankendämpfung
(2) Prüfung auf Undulation
(3) Prüfung auf Meläna

(A) nur 1 ist richtig
(B) nur 1 und 2 sind richtig
(C) nur 1 und 3 sind richtig
(D) nur 2 und 3 sind richtig
(E) 1–3 = alle sind richtig

H 87
2.136 Kleine Aszitesmengen lassen sich in aller Regel besser nachweisen am Patienten in Rückenlage als am Patienten in Knie-Ellenbogen-Lage,

weil

kleine Aszitesmengen sich in aller Regel mit der Methode der Flüssigkeitswellenpalpation am besten ermitteln lassen.

F 88
2.137 Man kann durch Aszites fortgeleitete Druckwelle von einer durch die Bauchdecke fortgeleiteten Druckwelle unterscheiden,

weil

eine durch Aszites fortgeleitete Druckwelle langsamer ist als eine durch die Bauchdecke fortgeleitete Druckwelle.

H 88
2.138 Ein ausgeprägter Aszites läßt sich perkutorisch nachweisen,

weil

auf dem ausgeprägten Aszites mit Luft gefüllte Darmschlingen schwimmen, über denen der Klopfschall andere Qualität aufweist als über Aszites.

F 87
2.139 Fäkales Erbrechen findet sich praktisch nur beim mechanischen Ileus,

weil

auch bei fortgeschrittenem paralytischen Ileus wegen der Anatomie kein fäkalisches Erbrechen auftreten kann.

H 89
2.140 Sie finden bei der körperlichen Untersuchung einer stark ikterischen Patientin bei der Leberpalpation und -perkussion folgenden Befund: Leber erscheint vergrößert. Leberkonsistenz normal. Leberoberfläche glatt. Leichter diffuser Druckschmerz.

Es handelt sich am ehesten um:

(A) Metastasenleber
(B) Leberzirrhose
(C) Stauungsleber
(D) akute Hepatitis
(E) Cholezystitis

H 84
Ordnen Sie bitte jedem Symptom bzw. Befund in der Liste 1 das jeweils zutreffendste Krankheitsbild aus der Liste 2 zu.

Liste 1

2.141 freie Luft unter dem Zwerchfell

2.142 Hyperperistaltik, Darmsteifungen

2.143 „Totenstille" im Abdomen

Liste 2

(A) Gallensteinkolik
(B) mechanischer Ileus
(C) paralytischer Ileus
(D) freie Perforation, z. B. eines Ulcus duodeni
(E) akute Appendizitis

[H 83]
2.144 Metallisch klingende Darmgeräusche sind charakteristisch für

(A) paralytischen Ileus
(B) Obturationsileus
(C) Obstipation
(D) Divertikulitis
(E) Diarrhö

[F 83]
2.145 Welche Aussage trifft zu?

Bei paralytischem Ileus findet man typischerweise:

(A) klingende Darmgeräusche
(B) spritzende Darmgeräusche
(C) totales Fehlen von Darmgeräuschen
(D) sichtbare peristaltische Kontraktionen
(E) Keine der Aussagen trifft zu.

[F 88]
2.146 Als Miserere bezeichnet man in der Medizin üblicherweise

(A) das Koterbrechen
(B) die anhaltende sogenannte „Totenstille" über dem Abdomen beim paralytischen Ileus
(C) die eingefallenen Gesichtszüge bei Patienten in der Kachexie
(D) wiederholtes Auftreten von Blutbeimengungen zum Stuhl bzw. von Teerstuhl
(E) langanhaltende praktisch unstillbare Schmerzen bei Karzinomkranken (z. B. Knochenmetastasen)

[F 87]
2.147 Welche der Aussagen über den viszeralen abdominalen Schmerz treffen zu?

(1) Er findet sich bei Irritationen von Hohlorganen des Magendarmtraktes.
(2) Die Fortleitung erfolgt u. a. durch die Nn. splanchnici.
(3) Er wird in aller Regel vom Patienten sehr genau lokalisiert angegeben.
(4) Er wird zumeist ausgelöst durch Dehnung des Peritoneum parietale.

(A) nur 1 und 2 sind richtig
(B) nur 1 und 3 sind richtig
(C) nur 2 und 4 sind richtig
(D) nur 3 und 4 sind richtig
(E) 1–4 = alle sind richtig

[F 84]
2.148 Welche Aussage trifft **nicht** zu?

Ursache der Meläna kann sein:

(A) Rektumkarzinom
(B) Ulcus ventriculi
(C) Ösophagusvarizen
(D) Erosionen der Magenschleimhaut
(E) Magenkarzinom

[F 89]
2.149 Bei der digitalen rektalen Untersuchung bei der Frau sind Anteile folgender Strukturen der Palpation zugänglich:

(1) Parametrien
(2) Douglasscher Raum
(3) Uterus

(A) nur 1 ist richtig
(B) nur 1 und 2 sind richtig
(C) nur 1 und 3 sind richtig
(D) nur 2 und 3 sind richtig
(E) 1–3 = alle sind richtig

2.9 Untersuchung der Statik und der Wirbelsäule

[H 82]
2.150 Welche der folgenden Beschreibungen charakterisiert den Sitzbuckel (Sitzkyphose)?

(A) berufsspezifische Kyphosehaltung von Brust- und Lebenwirbelsäule
(B) Kyphosehaltung von Brust- und Lendenwirbelsäule beim sitzenden Kleinkind
(C) Kyphosehaltung von Brust- und Lendenwirbelsäule beim Schulkind
(D) Kyphosehaltung von Brust- und Lendenwirbelsäule beim Sehbehinderten
(E) Mißbildungskyphose im Bereich des Überganges Brustwirbelsäule/Lendenwirbelsäule

Antwort	Aussage 1	Aussage 2	Verknüpfung
A	richtig	richtig	richtig
B	richtig	richtig	falsch
C	richtig	falsch	–
D	falsch	richtig	–
E	falsch	falsch	–

2.144 B   2.145 C   2.146 A   2.147 A   2.148 A   2.149 E   2.150 B

F 83

2.151 Der Begriff Gibbus bezeichnet

(A) jede Verstärkung der physiologischen Wirbelsäulenkyphose
(B) nur die anguläre Kyphose
(C) die Kypho-Skoliose mit dem vorspringenden Rippenbuckel
(D) nur den Pottschen Buckel nach tuberkulöser Spondylitis
(E) alle kontrakten Kyphosen mit einem Krümmungswinkel von mehr als 30 Grad

H 83

2.152 Die sagittalen Krümmungen von Brust- und Lendenwirbelsäule variieren vom Flachrücken bis zum hohlrunden Rücken. Die individuelle Ausprägung dieser Krümmungen wird beeinflußt durch folgende Faktoren:

(1) psychogene Faktoren
(2) Beckenstellung
(3) Trainingszustand der Bauchmuskeln
(4) Lebensalter

(A) nur 1 und 4 sind richtig
(B) nur 2 und 3 sind richtig
(C) nur 1, 2 und 4 sind richtig
(D) nur 1, 3 und 4 sind richtig
(E) 1–4 = alle sind richtig

F 85

2.153 Das Photo (siehe Abbildung Nr. 1 des Bildanhanges) stammt von einem 14jährigen Mädchen.

Es handelt sich um:

(A) posttraumatische Deformierung nach Rippen-Serienbruch
(B) angeborene Rippenmißbildung
(C) Pectus carinatum
(D) Rippenbuckel bei struktureller Skoliose
(E) Rippenbuckel bei funktioneller Skoliose

F 83

2.154 Eine starke Lordose der Lendenwirbelsäule kann Hinweis auf eine Hüftbeugekontraktur sein,

weil

durch die Hüftbeugekontraktur die Beckenkippung verstärkt wird.

H 85

2.155 Als Ursache einer Vermehrung der Lendenlordose kommt/kommen in Betracht:

(1) angeborene Hüftgelenksluxation
(2) Insuffizienz der Bauchmuskulatur
(3) Hüftbeugekontraktur

(A) nur 1 ist richtig
(B) nur 1 und 2 sind richtig
(C) nur 1 und 3 sind richtig
(D) nur 2 und 3 sind richtig
(E) 1–3 = alle sind richtig

F 91

2.156 Die ausgeprägte strukturelle thorakal rechtskonvexe Torsionsskoliose mit linkskonvexer Gegenkrümmung der LWS führt zu:

(1) rechtsseitigem Rippenbuckel
(2) Asymmetrie der Taillendreiecke
(3) asymmetrischem Stand der Schultern

(A) nur 3 ist richtig
(B) nur 1 und 2 sind richtig
(C) nur 1 und 3 sind richtig
(D) nur 2 und 3 sind richtig
(E) 1–3 = alle sind richtig

H 91

2.157 Die einseitige Vorwölbung einer hinteren Thoraxhälfte (Rippenbuckel) bei idiopathischer (struktureller) Torsionsskoliose sieht man am besten

(A) wenn man den aufrecht stehenden Patienten von vorn-seitlich betrachtet
(B) in der a.-p. Thoraxröntgenaufnahme
(C) von hinten, wenn sich der Patient nach vorne beugt
(D) bei flacher Bauchlage des Patienten
(E) bei der maximalen Rückneigung des Rumpfes aus Bauchlage.

F 90

2.158 Zur Erfassung der Rumpfbeweglichkeit nach vorne (Beugebeweglichkeit) dient insbesondere das folgende Zeichen:

(A) Ortolani-Zeichen
(B) Schober-Zeichen
(C) Steinmann-Zeichen I
(D) Mennell-Zeichen
(E) Schubladen-Zeichen

■ 2.151 B   ■ 2.152 E   ■ 2.153 D   ■ 2.154 A   ■ 2.155 E   ■ 2.156 E   ■ 2.157 C   ■ 2.158 B

F 91
2.159 Die manuelle Untersuchung der Halswirbelsäule im Rahmen der allgemeinen Krankenuntersuchung soll in der Regel am stehenden und nicht am sitzenden Patienten erfolgen,

weil

die regionale Hals- und Schultermuskulatur beim stehenden Patienten in der Regel wesentlich besser entspannt ist als beim sitzenden Patienten.

F 87
2.160 Welche der abgebildeten Haltungsformen entspricht dem Hohlrundrücken?

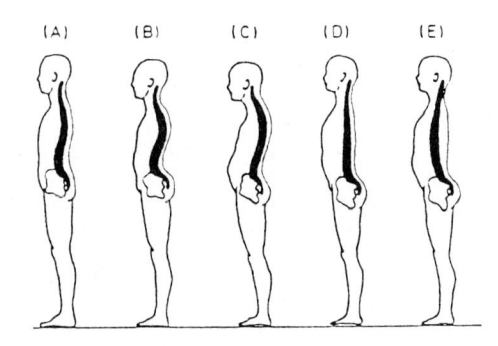

(A)   (B)   (C)   (D)   (E)

H 83
2.161 Welches ist das Hauptsymptom beim Gangbild der Coxa vara?

(A) langer Schritt
(B) verbreiterte Gangspur
(C) verschmälerte Gangspur
(D) Duchenne-Trendelenburg-Hinken
(E) kurzer Schritt

H 88
2.162 Bei der Untersuchung der Wirbelsäule stellt die „vertebra prominens" eine Orientierungshilfe dar.

Diese Bezeichnung bezieht sich typischerweise auf den

(A) Axis
(B) Atlas
(C) 7. Halswirbel
(D) 1. Lendenwirbel
(E) 5. Lendenwirbel

H 88
2.163 Welche Aussage trifft **nicht** zu?

Nach der Neutral-Null-Methode ergeben sich beim gesunden Erwachsenen ca. folgende Werte für die Beweglichkeit des Kopfes bzw. des Rumpfes:

(A) Vor- und Rückneigung des Kopfes 45-0-45
(B) Rechts- und Linksneigung des Kopfes (Lateralflexion) 80-0-80
(C) Rechts- und Linksdrehung des Kopfes (Rotation) 80-0-80
(D) Rechts- und Linksneigung des Rumpfes (Lateralflexion) 40-0-40
(E) Rechts- und Linksdrehung des Rumpfes (Rotation) 30-0-30

H 84
2.164 Zur Beurteilung eines Beckenschiefstandes sollte – bei gestrecktem Bein – die funktionelle Beinlänge gemessen werden.

Hierzu wird üblicherweise folgende Distanz gemessen:

(A) Spina iliaca anterior superior – Knöchelspitze (innen oder außen)
(B) Spina iliaca superior – Ferse
(C) Spina iliaca posterior superior – Außenknöchelspitze
(D) Trochanter major – Ferse
(E) Unterrand der Symphyse – Innenknöchelspitze

F 87
2.165 Die Adduktionskontraktur des rechten Hüftgelenkes verursacht eine

(1) Seitverbiegung der LWS
(2) Beugehaltung im rechten Kniegelenk
(3) funktionelle Beinverkürzung rechts

(A) nur 3 ist richtig
(B) nur 1 und 2 sind richtig
(C) nur 1 und 3 sind richtig
(D) nur 2 und 3 sind richtig
(E) 1–3 = alle sind richtig

Antwort	Aussage 1	Aussage 2	Verknüpfung
A	richtig	richtig	richtig
B	richtig	richtig	falsch
C	richtig	falsch	–
D	falsch	richtig	–
E	falsch	falsch	–

[H 89]
2.166 Die Adduktionskontraktur einer Hüfte führt am stehenden Patienten zu einem Beckenschiefstand mit Seitverbiegung der Wirbelsäule,

weil

die Adduktionskontraktur einer Hüfte am stehenden Patienten zu einer scheinbaren Beinverlängerung auf der erkrankten Seite führt.

[H 84]
2.167 Bei der Prüfung der Hüftgelenkbeweglichkeit wird die aktive Bewegungsprüfung vor der passiven Bewegungsprüfung ausgeführt, weil auf diese Weise

(1) dem Patienten evtl. Schmerzen erspart werden
(2) die Mitbewegung des Beckens am besten geprüft werden kann
(3) der Ischiasdehnungsschmerz von Hüftschmerzen am besten abgrenzbar ist

(A) nur 1 ist richtig
(B) nur 1 und 2 sind richtig
(C) nur 1 und 3 sind richtig
(D) nur 2 und 3 sind richtig
(E) 1–3 = alle sind richtig

[H 82]
2.168 Mit der Schoberschen Untersuchungsmethode stellt man fest:

(A) den Bewegungsausschlag der Funktionskette Hüftgelenk/ganze Wirbelsäule
(B) die Vergrößerung des Abstandes von zwei Hautmarken über der LWS beim Vorneigen
(C) die Schmerzauslösung im Iliosakralgelenk bei Überstrecken des Hüftgelenks der gleichen Seite
(D) Schmerzen bei der Überstreckung des Beines im Hüftgelenk (bei Entzündung in der Nähe des M. iliopsoas)
(E) Schmerz im Bereich des Plexus brachialis bei Drehen des Kopfes zur gesunden Seite

[H 89]
2.169 Für welche Funktion wird der M. iliopsoas am dringlichsten benötigt?

(A) Beugung im Hüftgelenk
(B) Abspreizen des Oberschenkels im Hüftgelenk
(C) Innenrotation und Adduktion des Oberschenkels im Hüftgelenk
(D) Streckung des Beines im Hüftgelenk
(E) Anspannen der Fascia lata

[H 84]
2.170 Bei einem Patienten mit Rückenschmerzen sind folgende Untersuchungen zur Beurteilung einer evtl. vorhandenen Wurzelschädigung im LWS-Bereich sinnvoll:

Prüfung

(1) des Zeichens nach Lasègue
(2) des Zeichen nach Bragard
(3) des Achillessehnenreflexes
(4) des Fersenganges

(A) nur 1 und 3 sind richtig
(B) nur 1, 2 und 3 sind richtig
(C) nur 1, 2 und 4 sind richtig
(D) nur 2, 3 und 4 sind richtig
(E) 1–4 = alle sind richtig

[H 85]
2.171 Jedes Gelenk besitzt ein natürliches passives Gelenkspiel. Bei der ärztlichen Funktionsuntersuchung der Halswirbelsäule im Rahmen der allgemeinen Krankenuntersuchung kann sich dies äußern in

(A) Entfaltungsknacken von Wirbelbogengelenken bei Prüfung der Seitneigung
(B) Subluxationsverhakung bei Prüfung der Rotationsbewegung
(C) kurzfristiger Bewußtlosigkeit wegen Vertebraliskompression beim Prüfen der Lordosierung
(D) punktförmigem Schmerz am Processus spinosus bei Prüfung der Kyphosierung
(E) tastbarem Klaffen der Wirbelbogengelenke bei Reklination der Halswirbelsäule

[H 91]
2.172 Welche Aussage trifft **nicht** zu?

Eine Haltungsschwäche – wie man sie des öfteren bei Schulkindern findet (z. B. aufgrund muskulärer Leistungsinsuffizienz infolge mangelnden körperlichen Trainings) – liegt insbesondere vor, wenn im Haltungstest beim aufrecht stehenden Patienten mit nach vorn gehaltenen Armen innerhalb von 30 Sekunden

(A) die Schultern nach vorn abgleiten
(B) der Oberkörper nach hinten abkippt
(C) sich das Becken nach vorn dreht
(D) sich der Rücken abflacht
(E) der Bauch sich vorwölbt

▬ 2.166 C   ▬ 2.167 A   ▬ 2.168 B   ▬ 2.169 A   ▬ 2.170 E   ▬ 2.171 A   ▬ 2.172 D

H 90
2.173 Eine linksseitige Beinverkürzung führt zu einer Statikstörung in der Frontalebene,

weil

es bei einer linksseitigen Beinverkürzung zwangsläufig zu einer rechtskonvexen Seitverbiegung der Lendenwirbelsäule kommt.

F 90
2.174 Zu welchen Folgen kommt es in der Regel bei pathologisch nach vorn gekipptem Becken?

(1) verstärkte Lendenlordose
(2) Spitzfüße
(3) strukturelle Skoliose der Wirbelsäule

(A) nur 1 ist richtig
(B) nur 3 ist richtig
(C) nur 1 und 2 sind richtig
(D) nur 1 und 3 sind richtig
(E) nur 2 und 3 sind richtig

H 85
2.175 Belastungsabhängige Beschwerden an der Vorderseite des Oberschenkels und im Knie sind im Hinblick auf die Hüftgelenkserkrankungen eine bedeutsame Feststellung in der Anamnese,

weil

Patienten mit Hüftgelenkserkrankungen ihre Beschwerden nicht selten an der Vorderseite des Oberschenkels bis zum Knie angeben.

H 86
2.176 Was sollte bei der orthopädischen Untersuchung von Patienten, die über unklare Kreuzschmerzen klagen, durchgeführt werden?

(1) Beweglichkeitsprüfung der Seitwärtsbewegung und der Drehbewegung der Wirbelsäule
(2) Prüfung der Lasègue-Zeichen
(3) Prüfung der Sakroilialgelenke
(4) Überprüfung des Schober-Zeichens

(A) nur 1 und 4 sind richtig
(B) nur 2 und 3 sind richtig
(C) nur 1, 2 und 4 sind richtig
(D) nur 1, 3 und 4 sind richtig
(E) 1–4 = alle sind richtig

F 84
2.177 Das Zeichen nach Lasègue (Nervenwurzeldehnungsschmerz) ist bei der Diagnostik eines Bandscheibenvorfalls im unteren LWS-Bereich ein wichtiges Zeichen,

weil

der Nachweis des Ischiasdehnungsschmerzes die genaue Höhenlokalisation eines Bandscheibenvorfalls innerhalb des unteren LWS-Bereichs ermöglicht.

F 88
2.178 Ein Eckpunkt der sogenannten Michaelisschen Raute bei der Frau entspricht topographisch dem/der

(A) Schnittpunkt der vom Intervertebralraum LWK 4/5 ausgehenden Horizontalen mit dem Beckenkamm
(B) Spina iliaca posterior superior
(C) Spina iliaca posterior inferior
(D) Spina iliaca anterior inferior
(E) Spitze des Querfortsatzes des 5. Lendenwirbelkörpers

F 86
2.179 Kreuzschmerzen sind eine wichtige anamnestische Feststellung, die auch auf Hüftgelenkserkrankung hinweisen kann,

weil

Hüftbeugekontrakturen die Statik der Lendenwirbelsäule im Sinne einer kompensierenden Kyphose beeinflussen.

F 88
2.180 Iliosakralgelenkschmerzen provoziert man (Mennellsches Zeichen)

(A) durch Prüfen des Einbeinstandes
(B) durch passives Überstrecken der Hüftgelenke
(C) zugleich mit dem Lasègue-Zeichen
(D) durch maximales Beugen der Hüftgelenke
(E) durch rektale Untersuchung

Antwort	Aussage 1	Aussage 2	Verknüpfung
A	richtig	richtig	richtig
B	richtig	richtig	falsch
C	richtig	falsch	–
D	falsch	richtig	–
E	falsch	falsch	–

2.173 C   2.174 A   2.175 A   2.176 E   2.177 C   2.178 B   2.179 C   2.180 B

2.10 Untersuchung der Extremitäten

[F 86]
2.181 Unter Cubitus valgus versteht man:

Verstärkte Abweichung der Unterarmlängsachse (bei Supinationsstellung des Unterarmes, Ellenbeuge nach vorn gerichtet)

(A) nach lateral, bei Streckstellung im Ellenbogengelenk
(B) nach medial, bei Streckstellung im Ellenbogengelenk
(C) nach lateral, bei Flexionsstellung im Ellenbogengelenk um 90°
(D) nach medial, bei Flexionsstellung im Ellenbogengelenk um 90°
(E) nach medial, bei Flexionsstellung im Ellenbogengelenk um annähernd 180°

[H 86]
2.182 In der Frontalansicht verläuft die Verbindungslinie der Mitte des Leistenbandes mit der Mitte des oberen Sprunggelenks (Mikulicz-Linie) beim

(A) Genu varum durch die Mitte des Kniegelenks
(B) Genu valgum durch die Mitte des Kniegelenks
(C) Genu varum lateral der Mitte des Kniegelenks
(D) Genu valgum medial der Mitte des Kniegelenks
(E) Genu varum medial der Mitte des Kniegelenks

[H 82]
2.183 Die ulnare Deviation der Finger in den Grundgelenken ist typisch für

(A) Arthropathie bei Gicht
(B) Osteodystrophia deformans Paget
(C) rheumatoide Arthritis
(D) Karpaltunnelsyndrom
(E) Medianuslähmung

[H 82] [F 86]
2.184 Am Ellenbogengelenk ist durch Palpation die Position der Olekranonspitze und der beiden Epicondylen des Humerus zu bestimmen. Die Verbindung dieser drei tastbaren Knochenvorsprünge bildet – bei Blick auf die Dorsalseite des Gelenkes – eine gerade Linie in

(A) Extension
(B) Flexion 30 Grad
(C) Flexion 60 Grad
(D) Flexion 90 Grad
(E) Flexion 120 Grad

[F 84]
2.185 Im Rahmen der Krankenuntersuchung bezeichnet man die passive Verdrehung des Vorfußes gegenüber dem Rückfuß nach medial üblicherweise als

(A) Pronation
(B) Supination
(C) Eversion
(D) Interflexion
(E) Intraflexion

[H 87]
2.186 Zur Inversionsbewegung am Fuß gehört/gehören:

(1) Vorfußabduktion
(2) Pronation
(3) Valgusferse

(A) keine der Aussagen 1–3 ist richtig
(B) nur 1 ist richtig
(C) nur 3 ist richtig
(D) nur 1 und 3 sind richtig
(E) 1–3 = alle sind richtig

[H 90]
2.187 Der Spitzfuß

(A) zeigt eine Kontraktur des oberen Sprunggelenkes
(B) resultiert aus dem Überwiegen der Fußheber
(C) ist häufig die Folge einer Achillessehnenruptur
(D) bewirkt in der Regel eine Beinverkürzung
(E) erfordert therapeutisch eine Raffung der Achillessehne

▌2.181 A ▌2.182 E ▌2.183 C ▌2.184 A ▌2.185 B ▌2.186 A ▌2.187 A

F 90
2.188 Typisch für eine Epicondylitis radialis humeri (sog. Tennisellenbogen) ist vor allem:

(A) umschriebener Druckschmerz am Epicondylus lateralis
(B) Abzeßbildung in der Bursa olecrani mit unförmiger Anschwellung
(C) nahezu tennisballgroßer Erguß im Ellenbogengelenk
(D) chronische Osteomyelitis mit unförmiger Auftreibung des Epicondylus lateralis humeri
(E) chronische Osteomyelitis des Epicondylus lateralis humeri mit Abszedierung im Ellenbogengelenk und Olecranon

H 85
2.189 Ellenbogengelenksergüsse sind

(A) nicht palpabel
(B) am besten auf der Streckseite neben dem Olecranon und proximal vom Olecranon palpabel
(C) am besten auf der Beugeseite nahe der Bizepssehne palpabel
(D) in der Regel nur radiologisch durch Nachweis der Distanzierung der Gelenkpartner feststellbar
(E) auf der Beugeseite und auf der Streckseite des Ellenbogengelenks gleichermaßen gut palpabel

H 87
2.190 Die sogenannte Entspannungsstellung des Fremur im Hüftgelenk bei entzündlichem Erguß im Gelenkraum läßt sich am zutreffendsten folgendermaßen beschreiben:

(A) leichte Flexion, Abduktion, Außenrotation
(B) leichte Flexion, Adduktion, Innenrotation
(C) Flexion in Endstellung, Adduktion, mittlere Rotationsstellung
(D) Hyperextension, Abduktion, mittlere Rotationsstellung
(E) Hyperextension, Adduktion, Innenrotation

F 87   F 90
2.191 Bei einem um 90 ° gebeugten Kniegelenk sind normalerweise aktive Rotationsbewegungen durch Innen- und Außenrotation im Kniegelenk

(A) über einen Gesamtwinkelbereich von insgesamt ca. 10–20 ° möglich
(B) über einen Gesamtwinkelbereich von insgesamt ca. 90 ° möglich
(C) über einen Gesamtwinkelbereich von insgesamt ca. 40–50 ° möglich
(D) nur bei gleichzeitiger Hüftbeugung möglich
(E) überhaupt nicht möglich

H 89
2.192 Welche Aussage trifft **nicht** zu?

Hinsichtlich der Funktionsstellung am Kniegelenk gilt:

(A) Aktive Innen- und Außenrotationsbewegungen im Kniegelenk sind bei 90 ° Beugung über einen Gesamtwinkelbereich von ca. 40–50 ° möglich.
(B) Bei Knieaußenbandläsion erhält man eine vermehrte Aufklappbarkeit des äußeren Kniegelenkspaltes durch passive Abduktionsbewegung des Unterschenkels gegen den Femur.
(C) Bei der Kniebeugung und -streckung findet gleichzeitig eine Verschiebung der Menisci statt.
(D) Das Tanzen der Patella beim Kniegelenkserguß prüft man am besten in Kniestreckung.
(E) Bei der Innenmeniskusverletzung läßt sich bei gebeugtem Kniegelenk durch rasche Außenrotation des Unterschenkels häufig ein Schmerz provozieren.

H 89
2.193 Im Protokoll zum Untersuchungsbefund eines rechten Kniegelenks vermerkt ein Orthopäde folgende Eintragung: Flex./Ext. 120/0/5.

Dies besagt folgendes:

(1) Das Kniegelenk ist von der Neutral-Null-Stellung aus um 120 ° beugbar und um 5 ° streckbar.
(2) Der Gesamtbewegungsumfang des Kniegelenkes beträgt 125 °.
(3) Es liegt eine Beugekontraktur von 115 ° vor.
(4) Das Kniegelenk hat eine Streckhemmung von 5 °.

(A) nur 2 ist richtig
(B) nur 3 ist richtig
(C) nur 4 ist richtig
(D) nur 1 und 2 sind richtig
(E) nur 3 und 4 sind richtig

F 86
2.194 Der Befund Gelenkdeformierung, schmerzhafte Funktionsstörung und federnde Fixation ist vor allem charakteristisch für:

(A) Luxation
(B) Polyarthritis
(C) Gelenkerguß
(D) Gicht
(E) Knochengeschwulst

■ 2.188 A   ■ 2.189 B   ■ 2.190 A   ■ 2.191 C   ■ 2.192 B   ■ 2.193 D   ■ 2.194 A

H 91
2.195 Unter ossärer Ankylose versteht man eine:

(A) schmerzhafte Gelenkbewegung
(B) Knochenumbauzone
(C) Gelenkversteifung druch Fusion der artikulierenden Gelenkflächen
(D) subchondrale Sklerosierung bei Arthrose
(E) knöcherne Randkantenausziehung bei degenerativen Wirbelsäulenerkrankungen

H 90
2.196 Der Hyperextension des Kniegelenkes wirken Anteile folgender Strukturen entgegen:

(1) beide Kreuzbänder
(2) dorsale Gelenkkapsel
(3) beide Seitenbänder

(A) nur 2 ist richtig
(B) nur 1 und 2 sind richtig
(C) nur 1 und 3 sind richtig
(D) nur 2 und 3 sind richtig
(E) 1–3 = alle sind richtig

F 91
2.197 Die Kniebeugekontraktur

(1) ist im Kniebereich charakterisiert durch eine Statikstörung in der Frontalebene
(2) führt zu einer funktionellen Beinverlängerung auf der betroffenen Seite
(3) läßt sich röntgenologisch am besten durch eine a.-p. Röntgenaufnahme des Kniegelenkes dokumentieren

(A) Keine der Aussagen 1–3 ist richtig
(B) nur 1 ist richtig
(C) nur 2 ist richtig
(D) nur 3 ist richtig
(E) nur 1 und 2 sind richtig

H 91
2.198 Das positive Trendelenburgsche Zeichen beruht vor allem auf einer Schwäche des

(A) M. adductor longus
(B) M. gluteus medius
(C) M. quadratus femoris
(D) M. obturatorius externus
(E) M. obturatorius internus

H 90
2.199 Häufige Befunde beim ausgeprägten Kniegelenkserguß sind:

(1) sog. tanzende Patella
(2) Beugebehinderung
(3) umschriebene flukturierende präpatellare Schwellung
(4) Vorwölbung des Recessus suprapatellaris

(A) nur 1 und 3 sind richtig
(B) nur 2 und 4 sind richtig
(C) nur 1, 2 und 3 sind richtig
(D) nur 1, 2 und 4 sind richtig
(E) 1–4 = alle sind richtig

F 88
2.200 Mit dem Nackengriff prüft man in der Orthopädie üblicherweise die/das

(A) komplexe Schulterfunktion für Abduktion und Innenrotation
(B) komplexe Schulterfunktion für Abduktion und Außenrotation
(C) komplexe Schulterfunktion für Adduktion und Innenrotation
(D) sogenannte Pseudo-Lasègue-Zeichen
(E) Schobersche Zeichen

H 86
2.201 Welche der nachfolgend skizzierten Körperhaltungen kommt der sogenannten 0-Stellung im Rahmen der für orthopädische Messungen üblichen Neutral-0-Methode am nächsten?

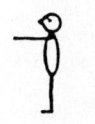

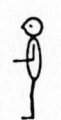

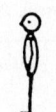

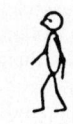

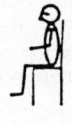

H 87

Ordnen Sie den Muskeln in Liste 1 jeweils ihre zutreffende Funktion (Liste 2) zu!

Liste 1

2.202 M. teres major

2.203 M. supraspinatus

Liste 2

(A) Innenrotation und Adduktion des Oberarmes
(B) Abduktion und Außenrotation des Oberarmes
(C) Anteversion und Innenrotation des Oberarmes
(D) Fixieren des Schulterblattes am Rumpf
(E) Anteversion und Adduktion des Oberarmes

H 88

2.204 Der Nachweis des sog. Schubladenphänomens bei der Untersuchung des Kniegelenks gilt insbesondere als Hinweis auf eine(n)

(A) isolierte Schädigung des Außenmeniskus
(B) isolierte Schädigung des Innenmeniskus
(C) Kniegelenkserguß
(D) Kreuzbandschädigung
(E) Patella-Luxation

F 89

2.205 Welche Aussage trifft **nicht** zu?

Nach der Neutral-Null-Methode ergeben sich beim gesunden Erwachsenen ca. folgende Werte:

(A) Radial- und Ulnarabduktion
    im Handgelenk   30-0-40
(B) Abduktion und Adduktion
    im Schultergelenk   180-0-80
(C) Extension und Flexion
    im Kniegelenk   5-0-130
(D) Extension und Flexion
    im Ellenbogengelenk   0-0-150
(E) Supination und Pronation
    des Unterarmes   90-0-90

H 89

2.206 Welche Aussage trifft **nicht** zu?

Bei der allgemeinen orthopädischen Untersuchung am Bewegungsapparat werden für die Umfangs- bzw. Längenmessungen mit dem Maßband insbesondere folgende Orientierungspunkte verwendet:

(A) vergleichende   Spina iliaca anterior
    Beinlängenmessung: superior – Spitze des
                               Malleolus lateralis
(B) Umfangmessung am   10 cm kaudal von der
    Oberschenkel: Symphyse
(C) vergleichende Messung   Akromionspitze – Epi-
    der Oberarmlänge: condylus lateralis humeri
(D) Messung der   äußerer Kniegelenks-
    Unterschenkellänge: spalt – Spitze des Malleolus lateralis
(E) vergleichende   Akromionspitze – Pro-
    Armlängenmessung: cessus styloideus radii

3 Untersuchung des Kindes

F 91

3.1 Bei welchen der folgenden Erkrankungen des Kindes sind bei der Diagnostik und Einschätzung des Krankheitsbildes Hinweise aus der Familienanamnese zu beachten?

(1) Asthma bronchiale
(2) Atopisches Ekzem
(3) Heuschnupfen

(A) nur 1 ist richtig
(B) nur 3 ist richtig
(C) nur 1 und 2 sind richtig
(D) nur 2 und 3 sind richtig
(E) 1–3 = alle sind richtig

H 91
3.2 Welche der folgenden im Rahmen der Schwangerschaftsanamnese erhobenen Fakten sind von Bedeutung hinsichtlich des Risikos teratogener Schäden oder Wachstumsschäden des Kindes?

(1) Alkoholismus der Schwangeren während der Schwangerschaft
(2) Lues-Erkrankung der Schwangeren in der Zeit der Schwangerschaft
(3) therapeutische Behandlung der Schwangeren mit Methotrexat in der Zeit der Schwangerschaft

(A) nur 1 ist richtig
(B) nur 1 und 2 sind richtig
(C) nur 1 und 3 sind richtig
(D) nur 2 und 3 sind richtig
(E) 1–3 = alle sind richtig

H 86
3.3 Ein 5 Monate alter Säugling mit unklaren rezidivierenden Durchfällen wird dem Arzt vorgestellt.

Im Rahmen der Anamneseerhebung sollte gefragt werden nach:

(1) Art der Nahrung
(2) Menge der Nahrung
(3) Häufigkeit der Mahlzeiten
(4) Gewichtszunahme seit der Geburt

(A) nur 1 und 4 sind richtig
(B) nur 1, 2 und 3 sind richtig
(C) nur 1, 2 und 4 sind richtig
(D) nur 2, 3 und 4 sind richtig
(E) 1–4 = alle sind richtig

F 88
3.4 Für die Beurteilung der sensomotorischen Entwicklung eines Neugeborenen ist das Gestationsalter unwichtig,

weil

die Adaptation der Funktionen des zentralen Nervensystems erst nach der Geburt beginnt.

H 84
3.5 Im Rahmen der Vorsorgeuntersuchung U6 wird Ihnen ein 10 Monate alter Junge vorgestellt. Er wendet sich Schallquellen nicht zu, spricht keine Lallsprache und zeigt weder daheim bei der Mutter noch bei 2 Kontrolluntersuchungen eine Bereitschaft zum Spielen.

Welcher der folgenden Befunde bzw. welche Angabe hat für die Beurteilung der Sachlage die **geringste Bedeutung**?

(A) Greifen erstmals mit 9 Monaten
(B) kann sich seit einem Monat vom Rücken auf den Bauch drehen und umgekehrt
(C) Sitzen mit Anhalten möglich
(D) krabbelt nicht
(E) läuft nicht

F 86
3.6 Welche der Aussagen über die Vorsorgeuntersuchungen U_1–U_8 trifft/treffen zu?

(1) Sie erstrecken sich über die ersten 6 Lebensjahre.
(2) Sie dienen der Früherkennung von Krankheiten, die die normale körperliche Entwicklung gefährden.
(3) Sie dienen der Früherkennung von Krankheiten, die die normale geistige Entwicklung gefährden

(A) nur 1 ist richtig
(B) nur 2 ist richtig
(C) nur 1 und 2 sind richtig
(D) nur 2 und 3 sind richtig
(E) 1–3 = alle sind richtig

H 87
3.7 Bei den Vorsorgeuntersuchungen bei Kindern ist im Rahmen der Untersuchungen U_6–U_8 vorgesehen, daß der Arzt auf folgende Störung(en) achtet:

(1) sprachliche Entwicklungsstörung
(2) kognitive Entwicklungsstörung
(3) emotionale-soziales Fehlverhalten

(A) nur 2 ist richtig
(B) nur 1 und 2 sind richtig
(C) nur 1 und 3 sind richtig
(D) nur 2 und 3 sind richtig
(E) 1–3 = alle sind richtig

F 83
3.8 Vorsorgeuntersuchungen (U 1–U 8) im Kindesalter dienen der Früherkennung von:

(1) Sehstörungen
(2) Phenylketonurie
(3) Mukoviszidose
(4) Störungen der psychischen Entwicklung

(A) nur 1 und 2 sind richtig
(B) nur 1, 2 und 4 sind richtig
(C) nur 1, 3 und 4 sind richtig
(D) nur 2, 3 und 4 sind richtig
(E) 1–4 = alle sind richtig

F 88
3.9 Anläßlich der Vorsorgeuntersuchung U$_7$ wird Ihnen ein 24 Monate alter Junge vorgestellt.

Welcher Befund ist offensichtlich pathologisch?

(A) kann nicht frei laufen
(B) spricht nur ca. 20 Wörter
(C) stammelt
(D) lehnt Aufnahme des emotionalen Kontaktes zum Arzt aktiv ab
(E) kann auf Aufforderung nicht den linken Daumen zeigen, da er links und rechts nicht unterscheiden kann

F 88
3.10 Im Rahmen der Vorsorgeuntersuchung wird ein 12 Monate alter Säugling vorgestellt. Geburtsgewicht 3300 g.

Welche(r) der folgenden Befunde sind (ist) auffällig und weiter abklärungsbedürftig?

(1) Gleichgewichtsreaktionen im Sitzen unsicher
(2) kann mit Festhalten nicht stehen
(3) Greifreflex (palmar) nicht auslösbar

(A) nur 2 ist richtig
(B) nur 3 ist richtig
(C) nur 1 und 2 sind richtig
(D) nur 1 und 3 sind richtig
(E) 1–3 = alle sind richtig

F 89
3.11 Welche der folgenden bei der Untersuchung eines 3 Monate alten wachen Säuglings erhobenen Befunde sind offensichtlich auffällig und bedürfen weiterer Abklärung?

(1) kein Blickkontakt zum Untersucher herstellbar
(2) Tremor
(3) konstanter Opisthotonus
(4) fast ausschließlich asymmetrisches Bewegungsmuster

(A) nur 1 und 4 sind richtig
(B) nur 2 und 3 sind richtig
(C) nur 1, 2 und 3 sind richtig
(D) nur 2, 3 und 4 sind richtig
(E) 1–4 = alle sind richtig

H 84
3.12 Ein Säugling wird im 3. Trimenon vom Arzt untersucht.

Welche der genannten Untersuchungsmaßnahmen sollte hierbei im allgemeinen als letzte durchgeführt werden?

(A) Auskultation von Lunge und Herz
(B) Leber- und Milzpalpation
(C) Prüfung des Reflexstatus
(D) Inspektion der Mund- und Rachenhöhle
(E) Prüfung der Stellreaktionen

F 88
3.13 Was trifft für die Beschreibung der Haltung bei dem (siehe Abbildung Nr. 2 des Bildanhangs) gezeigten Jungen **nicht** zu?

(A) Er hat einen Hohlrundrücken.
(B) Die Schulterblätter stehen anscheinend nach hinten ab.
(C) Das Becken ist vermutlich nach vorn gekippt.
(D) Die Vorwölbung des Bauches beruht allein auf einer ausgeprägten Stammfettsucht.
(E) In der Sagittalebene findet sich eine Statikstörung.

Antwort	Aussage 1	Aussage 2	Verknüpfung
A	richtig	richtig	richtig
B	richtig	richtig	falsch
C	richtig	falsch	–
D	falsch	richtig	–
E	falsch	falsch	–

F 88

3.14 Welcher der folgenden Befunde gibt bei einem reifen Neugeborenen den stärksten Hinweis auf eine Steigerung des intrakraniellen Druckes?

(A) Kopfumfang im Bereich der 90. Perzentile
(B) tastbare Größe der großen Fontanelle: 2,5 cm x 2,5 cm
(C) Hypertonie der Beinmuskulatur
(D) Palpation: Sagittalnaht 15 mm weit offen
(E) Muskeleigenreflexe gesteigert

F 85

3.15 Welche der Aussagen über die große Schädelfontanelle beim Neugeborenen/Säugling trifft/treffen zu?

(1) Sie soll normalerweise vor Beendigung des Säuglingsalters geschlossen sein.
(2) Beim schreienden Säugling ist die Spannung der Fontanelle höher als beim ruhenden Säugling.
(3) Sie eignet sich in begrenztem Umfang zur Beurteilung des intrakraniellen Druckes.

(A) nur 1 ist richtig
(B) nur 1 und 2 sind richtig
(C) nur 1 und 3 sind richtig
(D) nur 2 und 3 sind richtig
(E) 1–3 = alle sind richtig

H 82

3.16 Der sogenannte „Rosenkranz" bei Rachitis hat folgende Lokalisation:

(A) entlang der Schlüsselbeine
(B) Knorpel-Knochengrenze der Rippen
(C) distale Epiphysen von Tibia und Fibula
(D) am Os parietale
(E) am Os occipitale

H 86   H 89

3.17 Welche Aussage trifft **nicht** zu?

Hinsichtlich der normalen Schädelentwicklung bzw. Schädelbefunde im Säuglings- und Kleinkindalter gilt:

(A) Lambda- und Pfeilnaht lassen sich durch Palpation lokalisieren.
(B) Die Hinterhauptsfontanelle hat eine dreieckige Kontur.
(C) Die kleine Fontanelle schließt sich in der Regel im 6.–9. Lebensmonat.
(D) Die große Fontanelle schließt sich im allgemeinen spätestens im 2. Lebensjahr.
(E) Der Schluß der Seitenfontanellen ist im allgemeinen früher beendet als der Schluß der vorderen Fontanellen.

F 83   H 88

3.18 Luxationsbereitschaft der Neugeborenen wird in den ersten Lebenstagen in erster Linie nachgewiesen durch

(A) Röntgendiagnostik
(B) Palpation: Trochanter überragt die Roser-Nélanton-Linie
(C) Prüfung auf verminderte Adduktion
(D) Prüfung auf verminderte Außenrotation
(E) manuelle Instabilitätsprüfung → Ortolani

H 83

3.19 Hinweise auf eine evtl. bestehende angeborene Hüftgelenksdysplasie oder -luxation können im Rahmen der Untersuchung in den ersten Lebenswochen folgende Symptome/Angaben geben:

(1) Schwellung und Rötung im Bereich eines oder beider Hüftgelenke
(2) eine Asymmetrie der Gesäßfalten
(3) gehäuftes Auftreten angeborener Hüftgelenksdysplasien in der leiblichen Verwandtschaft des Kindes
(4) Schmerzhaftigkeit bei Druck auf den Trochanter major

(A) nur 2 und 3 sind richtig
(B) nur 2 und 4 sind richtig
(C) nur 1, 3 und 4 sind richtig
(D) nur 2, 3 und 4 sind richtig
(E) 1–4 = alle sind richtig

F 89

3.20 Beim Säugling findet sich charakteristischerweise folgende physiologische Achsenstellung:

(A) Genu varum
(B) Genu valgum
(C) Genu recurvatum
(D) Anteversio tibiae
(E) Die Mitte des Kniegelenkes liegt auf der Mikulicz-Linie.

H 86

3.21 Abspreizhemmung eines Hüftgelenks bei einem Säugling (bei der Prüfung der passiven Hüftgelenksbeweglichkeit) ist am wahrscheinlichsten

(A) ein Hinweiszeichen für eine Hüftgelenksdysplasie
(B) Folge einer angeborenen Skoliose
(C) Ausdruck einer Kontraktur des Tractus iliotibialis
(D) Folge einer verstärkten Lendenlordose (angeboren oder erworben)
(E) indirekte Folge einer angeborenen Lumbalkyphose

▌3.14 D ▌3.15 D ▌3.16 B ▌3.17 C ▌3.18 E ▌3.19 A ▌3.20 A ▌3.21 A

H 87
3.22 Zur verläßlichen Feststellung einer Hüftgelenksdysplasie bei einem 7 Monate alten Kind ist die Röntgenuntersuchung in der Regel ungeeignet,

weil

bei einem 7 Monate alten Kind die Epiphyse des Oberschenkelkopfes nocht nicht vollständig knöchern durchgebaut ist.

F 88
3.23 Welche Aussage trifft **nicht** zu?

Zur Prüfung auf eine einseitige angeborene Hüftgelenksluxation bei einem 7 Monate alten Säugling sind geeignet:

(A) Prüfung der Adduktion und Innenrotation nach Ortolani
(B) Vergleich der Inguinalfalten
(C) Vergleich der Glutealfalten
(D) Vergleich der funktionellen Beinlängen
(E) Prüfung des Standes der Patellae bei gleichzeitiger Beugung der Hüft- und Kniegelenke um jeweils 90°

F 91
3.24 Bereits das Neugeborene ist auf Zeichen einer kongenitalen Hüftgelenksdysplasie zu untersuchen,

weil

die Therapie der kongenitalen Hüftgelenksdysplasie bereits im Neugeborenenalter stattfinden sollte.

F 90
3.25 Bei einer einseitigen angeborenen Hüftgelenksluxation bei einem 3 Monate alten weiblichen Säugling ist **am wenigsten** wahrscheinlich zu finden:

(A) Seitendifferenz (links/rechts) der Faltenzahl an den Oberschenkelinnenseiten
(B) Verziehung der Vulvaspalte zur Seite
(C) Abduktionskontraktur am betroffenen Gelenk
(D) Höhendifferenz (links/rechts) der Kniegelenkfalten
(E) pathologischer Sonographie-Befund des betroffenen Hüftgelenkes

F 84
3.26 Besteht Verdacht auf einen angeborenen Herzfehler bei einem Kind mit einem abnormen Herzgeräusch, ist im Rahmen der Auskultation die Klärung folgender Fragen wichtig:

(1) Lautstärke des Geräuschs?
(2) Wo liegt das Punctum maximum des Geräuschs?
(3) Welchen Phasen der Herzaktion ist das Geräusch zugeordnet?
(4) Ist das Geräusch über dem Rücken auskultierbar?
(5) Wird das Geräusch in die großen Gefäße fortgeleitet?

(A) nur 1, 2 und 3 sind richtig
(B) nur 1, 2, 3 und 4 sind richtig
(C) nur 1, 2, 3 und 5 sind richtig
(D) nur 2, 3, 4 und 5 sind richtig
(E) 1–5 = alle sind richtig

H 88
3.27 Das Atemgeräusch in Ruhe (bei der Thoraxauskultation) des Säuglings unterscheidet sich physiologischerweise von dem des Schulkindes,

weil

die Atemfrequenz in Ruhe beim Säugling physiologischerweise niedriger ist als beim Schulkind.

F 89
3.28 Das volle Ausmaß der Brustkyphose im Rahmen des Körperwachstums

(A) besteht bereits beim reifen Neugeborenen
(B) wird im 1. Lebensmonat erreicht
(C) wird im 3. Lebensmonat erreicht
(D) wird im 5. Lebensmonat erreicht
(E) Keine der Aussagen (A) – (D) trifft zu.

H 82
3.29 Beim gesunden Säugling steht der untere Milzpol in der Regel mehrere Zentimer unter dem Rippenbogen,

weil

beim gesunden Säugling das Zwerchfell in der Regel tiefer als beim Erwachsenen steht.

Antwort	Aussage 1	Aussage 2	Verknüpfung
A	richtig	richtig	richtig
B	richtig	richtig	falsch
C	richtig	falsch	–
D	falsch	richtig	–
E	falsch	falsch	–

F 86
3.30 Als Ursache behinderter Nasenatmung bei Kindern im Vorschulalter kommt/kommen in Betracht:

(1) Fremdkörper
(2) Septumdeviation
(3) Vergrößerung der Tonsilla pharyngea

(A) nur 2 ist richtig
(B) nur 1 und 2 sind richtig
(C) nur 1 und 3 sind richtig
(D) nur 2 und 3 sind richtig
(E) 1–3 = alle sind richtig

F 87
3.31 Die Atmung des jungen Säuglings im ersten Trimenon ist bei einer Frequenz zwischen 30 und 40/min vorwiegend thorakal,

weil

erst nach der Aufrichtung der ältere Säugling – bei einer Atemfrequenz von normal ca. 20/min – den abdominellen Atmungstyp bevorzugt.

H 87
3.32 Die Atemfrequenz eines Säuglings ist abhängig vom (von der)

(1) Lebensalter
(2) Körpertemperatur
(3) Aktivitätszustand

(A) nur 3 ist richtig
(B) nur 1 und 2 sind richtig
(C) nur 1 und 3 sind richtig
(D) nur 2 und 3 sind richtig
(E) 1–3 = alle sind richtig

H 85
3.33 Durch manuelle Bildung einer Hautfalte und nachfolgendes Verstreichenlassen derselben im Bereich des Abdomens eines Säuglings erhält der Untersucher Aufschluß über

(1) das subkutane Fettpolster
(2) den Hydrationszustand des Kindes
(3) den muskulären Tonus des Kindes
(4) die Elastizität der Haut

(A) nur 1 und 4 sind richtig
(B) nur 2 und 3 sind richtig
(C) nur 2 und 4 sind richtig
(D) nur 1, 2 und 4 sind richtig
(E) nur 1, 3 und 4 sind richtig

F 83
3.34 Zeichen infolge Kontraktur eines Musculus sternocleidomastoideus beim Kind ist (sind):

(1) Drehung des Kopfes zur Seite der Kontraktur
(2) Drehung des Kopfes zur Gegenseite
(3) Neigung des Kopfes zur Seite der Kontraktur
(4) Gesichtskoliose

(A) nur 2 ist richtig
(B) nur 1 und 3 sind richtig
(C) nur 2 und 4 sind richtig
(D) nur 1, 3 und 4 sind richtig
(E) nur 2, 3 und 4 sind richtig

F 87
3.35 Welche der folgenden Störungen bei 2 Wochen alten Säuglingen läßt/lassen sich durch die allgemeine körperliche Untersuchung feststellen?

(1) Hypotonie der Muskulatur ohne Hypokinese
(2) Hypotonie der Muskulatur mit Hypokinese
(3) Hypertonie der Muskulatur

(A) nur 2 ist richtig
(B) nur 1 und 2 sind richtig
(C) nur 1 und 3 sind richtig
(D) nur 2 und 3 sind richtig
(E) 1–3 = alle sind richtig

H 85
3.36 Welche angeborene(n) Fehlbildung(en) des Neugeborenen bedarf (bedürfen) nach Diagnosestellung sofortiger bzw. baldiger Behandlung?

(1) Klumpfuß
(2) Ösophagusatresie
(3) Analatresie

(A) nur 2 ist richtig
(B) nur 1 und 2 sind richtig
(C) nur 1 und 3 sind richtig
(D) nur 2 und 3 sind richtig
(E) 1–3 = alle sind richtig

* Die Aufgabe wurde allen Teilnehmern als zutreffend beantwortet gewertet.

3.30 E   3.31 E   3.32 E   3.33 D   3.34 E   3.35 E   3.36*

H 82

3.37 Im Säuglingsalter sollte eine Durchuntersuchung des Skelettsystems und des Bewegungsapparates folgende Körperbereiche umfassen:

(1) Schädel
(2) Halsmuskulatur
(3) Thorax
(4) Wirbelsäule
(5) Hüftgelenke

(A) nur 1, 4 und 5 sind richtig
(B) nur 2, 4 und 5 sind richtig
(C) nur 1, 2, 3 und 4 sind richtig
(D) nur 1, 3, 4 und 5 sind richtig
(E) 1–5 = alle sind richtig

H 82

3.38 Methoden der neurologischen Untersuchung junger Säuglinge sind:

(1) Inspektion der Körperhaltung
(2) Inspektion der Spontanmotorik
(3) Prüfung des Muskeltonus
(4) Prüfung altersspezifischer Reflex- und Bewegungsmuster
(5) Prüfung der Fontanellenspannung und Ausschluß von Nahtdehiszenzen

(A) nur 1 und 2 sind richtig
(B) nur 3 und 4 sind richtig
(C) nur 3, 4 und 5 sind richtig
(D) nur 1, 2, 3 und 4 sind richtig
(E) 1–5 = alle sind richtig

H 85

3.39 Bei einem 4 Tage alten gesunden reifen Neugeborenen ist/sind typischerweise auslösbar:

(1) Schreitreflex
(2) Moroscher Umklammerungsreflex
(3) Fußgreifreflex

(A) nur 2 ist richtig
(B) nur 1 und 2 sind richtig
(C) nur 1 und 3 sind richtig
(D) nur 2 und 3 sind richtig
(E) 1–3 = alle sind richtig

F 85

3.40 Beim Neugeborenen ist ein durch Erschütterung der Unterlage auslösbarer Moroscher Umklammerungsreflex ein pathologisches Zeichen,

weil

der Moro-Reflex nur durch plötzliche vertikale Veränderung der Körperlage ausgelöst werden kann.

F 88

3.41 Welche der folgenden Untersuchungsmethoden hat bei der neuralgischen Untersuchung von Neugeborenen den geringsten Aussagewert?

Prüfung des/der

(A) Schreitphänomens
(B) primären Stehbereitschaft (Stützreaktion)
(C) Landau-Reaktion
(D) Galant-Reflexes (Rückgratreflex)
(E) oralen Suchreflexes

F 84

3.42 Welche Aussage trifft zu?

Zu den pathologischen Reflexen beim Säugling im 3. Lebensmonat zählt:

(A) Babinski-Reflex
(B) Saugreflex
(C) Greifreflex
(D) Moro-Reflex
(E) Keine der Aussagen trifft zu.

H 87

3.43 Welche der folgenden – jeweils bei der neurologischen Untersuchung eines 7 Monate alten wachen Säuglings erhobenen – Befunde bedürfen der weiteren Abklärung?

(1) fehlende Kopfkontrolle
(2) Myoklonien
(3) konstanter Strabismus
(4) andauernde Stereotypien der Körperhaltung

(A) nur 1 und 2 sind richtig
(B) nur 1, 2 und 4 sind richtig
(C) nur 1, 3 und 4 sind richtig
(D) nur 2, 3 und 4 sind richtig
(E) 1–4 = alle sind richtig

Antwort	Aussage 1	Aussage 2	Verknüpfung
A	richtig	richtig	richtig
B	richtig	richtig	falsch
C	richtig	falsch	–
D	falsch	richtig	–
E	falsch	falsch	–

■ 3.37 E ■ 3.38 E ■ 3.39 E ■ 3.40 E ■ 3.41 C ■ 3.42 E ■ 3.43 E

F 86
3.44 Welche Untersuchungsmethode(n) ist/sind zur orientierenden Bewertung des Hörvermögens eines Säuglings in der 6. Lebenswoche geeignet?

(1) Auslösung des Auro-Palpebralreflexes (akustischer Blinzelreflex)
(2) Prüfung, ob das Kind dem Klang einer Glocke lauscht
(3) Auslösung des Mororeflexes durch lautes akustisches Signal

(A) nur 2 ist richtig
(B) nur 1 und 2 sind richtig
(C) nur 1 und 3 sind richtig
(D) nur 2 und 3 sind richtig
(E) 1–3 = alle sind richtig

H 89
3.45 Beim Neugeborenen sind im REM-Schlaf die Muskeleigenreflexe verstärkt auslösbar,

weil

beim Neugeborenen im REM-Schlaf der Muskeltonus erhöht ist.

H 89
3.46 Bei der neurologischen Untersuchung eines 4 Wochen alten wachen Kindes sind welche Befunde als pathologisch anzusehen?

(1) völlig fehlende Kopfkontrolle bei Hochziehen an den Armen aus Rückenlage
(2) Bewegungsarmut einer Körperhälfte
(3) Galant-Reflex (Rückgratreflex) auslösbar

(A) nur 2 ist richtig
(B) nur 1 und 2 sind richtig
(C) nur 1 und 3 sind richtig
(D) nur 2 und 3 sind richtig
(E) 1–3 = alle sind richtig

H 86
3.47 Bei einem reifen Neugeborenen besteht Verdacht auf eine zerebrale Schädigung.

Dieser Verdacht wird bei der körperlichen Untersuchung des wachen Neugeborenen verstärkt durch folgende(n) Befund(e):

(1) permanente allgemeine Muskelhypotonie
(2) Babinski-Reflex auslösbar
(3) fehlender Saugreflex

(A) nur 3 ist richtig
(B) nur 1 und 2 sind richtig
(C) nur 1 und 3 sind richtig
(D) nur 2 und 3 sind richtig
(E) 1–3 = alle sind richtig

F 87
3.48 Bei der Untersuchung eines 4 Monate alten gesunden Säuglings können folgende Leistungen erwartet werden:

(1) Kopfbewegungen werden mit Augenbewegungen kombiniert.
(2) Der Säugling erkennt die Stimme der Mutter.
(3) Ein Gegenstand wird optisch erkannt und danach mit der Hand ergriffen.
(4) Einige Wörter werden ausgesprochen.

(A) nur 1 und 2 sind richtig
(B) nur 3 und 4 sind richtig
(C) nur 1, 2 und 3 sind richtig
(D) nur 1, 2 und 4 sind richtig
(E) 1–4 = alle sind richtig

F 90
3.49 Die Reflex-Untersuchung bei der neurologischen Durchuntersuchung eines 6 Wochen alten Säuglings beschränkt sich im Regelfall auf die Untersuchung der sogenannten Stellreflexe,

weil

beim 6 Wochen alten Säugling im Regelfall noch keine Muskeleigenreflexe auslösbar sind.

■ 3.44 E   ■ 3.45 E   ■ 3.46 B   ■ 3.47 C   ■ 3.48 C   ■ 3.49 E

H 91
3.50 Die motorische Entwicklung eines Säuglings wird mit Hilfe spezifischer Reflexe und Bewegungsautomatismen geprüft.

Welches ist hierbei die klassische Bezugsgröße?

(A) Körpergewicht
(B) Körperlänge
(C) Geschlecht
(D) Sitzlänge
(E) Keine der Aussagen (A) – (D) trifft zu.

F 85
3.51 Bei den üblicherweise verwendeten Perzentilenkurven zur Beurteilung der Entwicklung des Kopfumfanges beim Kind wird/werden folgende Angabe(n) berücksichtigt:

(1) das Körpergewicht
(2) die Körperlage
(3) das Geschlecht
(4) das Lebensalter

(A) nur 4 ist richtig
(B) nur 2 und 4 sind richtig
(C) nur 3 und 4 sind richtig
(D) nur 1, 2 und 4 sind richtig
(E) nur 2, 3 und 4 sind richtig

H 88
3.52 Bei der Bewertung der somatischen Entwicklung des Kindes anhand von Perzentilenkurven sind Werte jenseits der 80. Perzentile definitionsgemäß als pathologisch anzusehen,

weil

die 80. Perzentile der zweifachen Standardabweichung der Gaußschen Normalverteilung entspricht.

F 89
3.53 Ein Frühgeborenes verhält sich spätestens im Alter von 3 Wochen neurologisch wie ein gleichaltriges Kind, welches als reifes Neugeborenes zur Welt kam,

weil

das Reflexverhalten eines Neugeborenen von seinem Konzeptionsalter abhängig ist.

F 90
3.54 Das Längenwachstum von gleichaltrigen Kindern eines Kulturkreises läßt sich anhand von entsprechenden Perzentilenkurven beurteilen.

Der Meßwert eines Kindes liegt auf der 10. Perzentile; dies läßt sich am genauesten folgendermaßen interpretieren:

(A) Der Wert liegt 10% unterhalb des Mittelwertes dieser Altersgruppe.
(B) 10% der Kinder gleichen Alters haben normalerweise diesen oder einen geringeren Wert.
(C) 10% der Kinder gleichen Alters haben normalerweise einen höheren Wert als dieses Kind.
(D) Der Wert dieses Kindes liegt 10% unterhalb des Höchstwertes der Altersgruppe.
(E) Der Wert dieses Kindes liegt 10% höher als der in dem Schema angegebene Mittelwert.

H 90
3.55 Welche der Aussagen über das durchschnittliche Körperlängenwachstum bei gesunden Kindern in Mitteleuropa treffen zu?

(1) In der Kurve der Wachstumsgeschwindigkeit (in cm/Jahr) vor der Pubertät findet sich das Minimum der Wachstumsgeschwindigkeit im 3. Lebensjahr.
(2) Die maximale Wachstumsgeschwindigkeit beträgt in der Zeit zwischen 12. und 15. Lebensjahr bei Jungen 5–6 cm/Jahr.
(3) Bei Mädchen ist der Schluß der **distalen** Femurepiphyse im allgemeinen im 15. Lebensjahr beendet.

(A) Keine der Aussagen 1–3 ist richtig
(B) nur 1 ist richtig
(C) nur 2 ist richtig
(D) nur 1 und 3 sind richtig
(E) nur 2 und 3 sind richtig

Antwort	Aussage 1	Aussage 2	Verknüpfung
A	richtig	richtig	richtig
B	richtig	richtig	falsch
C	richtig	falsch	–
D	falsch	richtig	–
E	falsch	falsch	–

■ 3.50 E   ■ 3.51 C   ■ 3.52 E   ■ 3.53 D   ■ 3.54 B   ■ 3.55 A

F 86
3.56 Welche Aussage trifft **nicht** zu?

Hinsichtlich der Untersuchungsbefunde bei Kindern mit normaler körperlicher Entwicklung gelten folgende Aussagen:

(A) Die Kopfhöhe beträgt beim Neugeborenen etwa 1/4 der Gesamtkörpergröße.
(B) Der Kopfumfang bei Mädchen ist im Mittel etwa 1 cm kleiner als bei Jungen.
(C) Die Körperlänge hat sich im Alter von 12 Monaten etwa verdoppelt gegenüber der Körperlänge bei Geburt.
(D) Mit 6 Jahren ist das Körpergewicht etwa sechsmal so groß wie das Geburtsgewicht.
(E) Der Kopfumfang bei Geburt beträgt etwa 34–35 cm.

H 90
3.57 Welcher der Befunde bei einem Kind belegt, daß das vermutete Alter von 12 Monaten nicht zutreffen kann?

(A) steht sicher mit Unterstützung
(B) greift ausgewählt nach Spielzeug und legt es zurück
(C) Röntgenologisch sind an jedem Arm die Knochenkerne von zwei Handwurzelknochen angelegt.
(D) Obere und untere Schneidezähne sind durchgebrochen.
(E) Keine der Aussagen (A) – (D) trifft zu.

F 89
3.58 Zur orientierenden Beurteilung der altersgemäßen Entwicklung eines Kindes ist die zeitliche Zuordnung welcher Teilleistungen geeignet?

(1) Sprechen erster Wörter
(2) Beginn freien Laufens
(3) Zeitpunkt der Verdopplung der Körperlänge

(A) nur 1 ist richtig
(B) nur 1 und 2 sind richtig
(C) nur 1 und 3 sind richtig
(D) nur 2 und 3 sind richtig
(E) 1–3 = alle sind richtig

H 86   F 91
3.59 Welche Aussage trifft **nicht** zu?

Hinsichtlich des Wachstums von gesunden Kindern in Mitteleuropa gilt:

(A) Die jährliche Zunahme der Körperlänge ist im 1. Lebensjahr am geringsten.
(B) Die jährliche Gewichtszunahme nach dem 3. Lebensjahr bis zum 10. Lebensjahr liegt bei etwa 2–3 kg.
(C) Die jährliche Längenzunahme nach dem 3. Lebensjahr bis zum 10. Lebensjahr liegt bei etwa 5–7 cm.
(D) Perzentilenkurven sind geeignet für die Beobachtung des Wachstumsverlaufs.
(E) Die Geschwindigkeit des Körperlängenwachstums steigt bei Mädchen im Alter von etwa 10 Jahren, bei Jungen im Alter von etwa 12 Jahren an.

F 87
3.60 Hinsichtlich der orientierenden Daten bei der altersüblichen Entwicklung von gesunden Kindern in Mitteleuropa gilt:

(1) Der Säugling verdoppelt sein Geburtsgewicht bis zum Ende des 3. Lebensmonates.
(2) Der größte Wachstumsschub beim Körperlängenwachstum wird typischerweise zwischen dem 3. und 4. Lebensjahr beobachtet.
(3) Die Dentition (Milchgebiß) beginnt in einem Großteil der Fälle im 6.–8. Lebensmonat.

(A) nur 3 ist richtig
(B) nur 1 und 2 sind richtig
(C) nur 1 und 3 sind richtig
(D) nur 2 und 3 sind richtig
(E) 1–3 = alle sind richtig

H 83
3.61 Ein reifes, gesundes Neugeborenes zeigt bereits eine gewisse „Kopfkontrolle". Es kann

(1) in Bauchlage den Kopf kurz von der Unterlage heben und zur Seite drehen
(2) in Rückenlage den Kopf für wenige Sekunden von der Unterlage anheben
(3) in sitzend gehaltener Stellung den Kopf sicher in Balance halten

(A) keine der Aussagen trifft zu
(B) nur 1 ist richtig
(C) nur 2 ist richtig
(D) nur 1 und 2 sind richtig
(E) 1–3 = alle sind richtig

F 83
3.62 Ein 6 Monate alter Säugling wird Ihnen wegen Trinkschwierigkeiten vorgestellt.

Welche(r) der Befunde weisen (weist) auf eine retardierte motorische Entwicklung hin?

(1) Kopf wird in Bauchlage angehoben, jedoch nicht gehalten
(2) Landau-Reaktion auslösbar
(3) kann sich nicht vom Rücken auf den Bauch drehen

(A) nur 1 ist richtig
(B) nur 2 ist richtig
(C) nur 1 und 2 sind richtig
(D) nur 1 und 3 sind richtig
(E) 1–3 = alle sind richtig

F 91
3.63 Welche Aussage trifft **nicht** zu?

Charakteristisch bei einem gesunden, 4 Monate alten Säugling sind:

(A) Das Kind kann spontan lächeln.
(B) Ein vorgehaltener Gegenstand wird mit den Händen erfaßt und zum Mund geführt.
(C) Erste differenzierte Vokale und Konsonanten werden nachgesprochen.
(D) Der Säugling erkennt die Mutter auch ohne Sichtkontakt bereits an ihrer Stimme.
(E) Der Säugling beobachtet eigene Handbewegungen.

F 84
3.64 Welche Leistung(en) vermag ein gesunder Säugling im 3. Lebensmonat auszuführen?

(1) fixiert Gegenstände
(2) lächelt
(3) macht willkürliche Bewegungen mit dem Kopf
(4) steht nach Hochheben kurzzeitig allein

(A) nur 3 ist richtig
(B) nur 1 und 2 sind richtig
(C) nur 1 und 3 sind richtig
(D) nur 1, 2 und 3 sind richtig
(E) 1–4 = alle sind richtig

F 86
3.65 Welche Aussage trifft **nicht** zu?

Bei Kindern im 2. Lebensmonat wird das sogenannte „Kontaktlächeln" beobachtet. Dieses „Kontaktlächeln"

(A) ist auslösbar durch Darbietung des mütterlichen Gesichts mit mimischen Äußerungen
(B) ist auslösbar durch akustische Reize, wie Ansprache
(C) läßt sich durch taktile Reize auslösen
(D) fehlt bei Kindern mit angeborener Blindheit
(E) ist eine angeborene Fähigkeit

H 89
3.66 Unwillige Reaktionen auf laute Geräusche beobachtet man beim gesunden, altersentsprechend entwickelten Kind erstmals in folgendem Lebensalter:

(A) Neugeborenes
(B) 2. Lebensmonat
(C) 3. Lebensmonat
(D) 4. Lebensmonat
(E) 5. Lebensmonat

H 90
3.67 Bei den Stadien der Sprachentwicklung gesunder Kinder gibt es – abgesehen von einer gewissen Variationsbreite – bestimmte orientierende Richtwerte hinsichtlich des jeweiligen Durchschnittsalters.

In welchem Lebensalter beginnt in diesem Sinne das Stadium der Zweiwortsätze?

(A) 4.–6. Lebensmonat
(B) 9.–12. Lebensmonat
(C) 2. Lebensjahr
(D) 3. Lebensjahr
(E) 4. Lebensjahr

H 84   F 90
3.68 Das vollständige Milchgebiß des Kindes besteht – nach Durchbruch aller Milchzähne – in der Regel aus insgesamt

(A) 16 Zähnen
(B) 20 Zähnen
(C) 24 Zähnen
(D) 28 Zähnen
(E) 32 Zähnen

▌3.62 D ▌3.63 C ▌3.64 D ▌3.65 D ▌3.66 A ▌3.67 C ▌3.68 B

H 83
3.69 Als erster Zahn des Milchgebisses tritt zumeist folgender Unterkieferzahn durch:

(A) mittlerer Schneidezahn
(B) Eckzahn
(C) Prämolar
(D) 1. Molar
(E) 2. Molar

4 Untersuchung am Auge

H 82
4.1 Welche Aussage trifft **nicht** zu?

Zum dioptrischen Apparat des Auges gehören:

(A) Hornhaut
(B) Kammerwasser
(C) Glaskörper
(D) Netzhaut
(E) Linse

H 90
4.2 Im optischen System Auge hat was die stärkste Brechkraft?

(A) Tränenfilm
(B) Hornhaut
(C) vordere Augenkammer
(D) Linse
(E) Glaskörper

H 84
4.3 Der blinde Fleck des Gesichtsfeldes liegt nasal vom Gesichtsfeldzentrum,

weil

die Papille nervi optici nasal von der Fovea centralis liegt.

H 85
4.4 Die Fovea centralis unterscheidet sich anatomisch von der übrigen Netzhaut durch:

(1) höhere Dichte an Zapfen
(2) höhere Dichte an Stäbchen
(3) höhere Dichte an retinalen Kapillaren
(4) besonders starke Ausprägung der inneren Netzhautschichten

(A) nur 1 ist richtig
(B) nur 1 und 3 sind richtig
(C) nur 2 und 4 sind richtig
(D) nur 1, 2 und 3 sind richtig
(E) 1–4 = alle sind richtig

H 90
4.5 Die Fovea centralis wird auch als Stelle des schärfsten Sehens bezeichnet,

weil

in der Fovea centralis besonders viele Stäbchenzellen vorhanden sind.

H 91
4.6 Bei der Auslösung des Lichtreflexes der Pupille ist zu beachten, daß das Ausmaß der Pupillenreaktion hauptsächlich bestimmt wird durch den Lichteinfall auf die Ora serrata,

weil

sich in der Ora serrata die höchste Dichte der Retina an Stäbchen findet.

H 91
4.7 Die Naheinstellungsmiosis wird üblicherweise geprüft:

(A) nach mehrminütigem Lesen des Untersuchten
(B) durch Blickwechsel des Patienten von Ferne auf Nähe
(C) durch Abdecken eines Patientenauges nach Nahfixation
(D) durch gleichzeitiges seitliches Heranführen der Untersucherfinger von links lateral und rechts lateral nach medial („Fingerperimetrie"/sog. Parallelversuch)
(E) durch Beurteilung der Pupillenreaktion bei aktivem Lidschluß

3.69 A   4.1 D   4.2 B   4.3 D   4.4 A   4.5 C   4.6 E   4.7 B

F 91
4.8 Bei der Prüfung des Gesichtsfeldes beider Augen mit dem Konfrontationstest (sog. „Fingerperimetrie", Parallelversuch) stellen Sie bei einem Patienten einen Ausfall der oberen Gesichtsfeldhälfte eines Auges fest.

Diese wäre typisch für eine

(A) Stauungspapille
(B) Netzhautablösung im unteren Bereich
(C) Läsion eines Tractus opticus
(D) Läsion des Chiasma opticum
(E) Sehrindenläsion

F 86
Bei Gesichtsfeldprüfung eines Auges mit größeren und genügend lichtstarken Objekten ergeben sich hinsichtlich der Ausdehnung des Gesichtsfeldes in der Horizontalebene nach temporal oder nasal unter Normalbedingungen bestimmte Werte.

Ordnen Sie in diesem Sinne Gesichtsfeldhälften des Auges eines gesunden 30jährigen (Liste 1) jeweils die Ausdehnung des Gesichtsfeldes (Gesichtsfeldgrenzen) aus Liste 2 zu!

Liste 1

4.9 temporale Gesichtsfeldhälfte

4.10 nasale Gesichtsfeldhälfte

Liste 2

(A) ca. 20°
(B) ca. 30°
(C) ca. 40°
(D) ca. 60°
(E) ca. 90°

H 82
4.11 Welche Aussage trifft **nicht** zu?

Die vordere Augenkammer wird begrenzt von:

(A) Hornhaut
(B) Iris
(C) Linse
(D) Trabeculum corneosclerale
(E) Zonulafasern

F 84
4.12 Die hintere Augenkammer wird begrenzt von:

(1) Iris
(2) Linse
(3) Glaskörper
(4) Ziliarkörper

(A) nur 2 und 4 sind richtig
(B) nur 1, 2 und 3 sind richtig
(C) nur 1, 2 und 4 sind richtig
(D) nur 1, 3 und 4 sind richtig
(E) 1–4 = alle sind richtig

H 83
4.13 Flottierende Trübungen im Augeninnern müssen in der Vorderkammer liegen,

weil

im Auge nur im flüssigen Milieu der Augenvorderkammer eine Bewegung von Trübungen möglich ist.

F 88
4.14 Der Schlemmsche Kanal liegt

(A) im Bereich der zentralen Kornea
(B) im Bereich der Hinterkammer
(C) zwischen Linse und Ziliarkörper
(D) zwischen Glaskörper und Ziliarkörper
(E) Keine der Aussagen (A) – (D) trifft zu.

H 85
4.15 Die abgebildete Photographie eines (albinotischen) Fundus (siehe Abbildung Nr. 3 des Bildanhangs) erfaßt folgende Struktur(en):

(1) Sehnervpapille
(2) Aderhautgefäße
(3) Netzhautgefäße

(A) nur 1 ist richtig
(B) nur 3 ist richtig
(C) nur 1 und 2 sind richtig
(D) nur 1 und 3 sind richtig
(E) 1–3 = alle sind richtig

Antwort	Aussage 1	Aussage 2	Verknüpfung
A	richtig	richtig	richtig
B	richtig	richtig	falsch
C	richtig	falsch	–
D	falsch	richtig	–
E	falsch	falsch	–

4.8 B   4.9 E   4.10 D   4.11 E   4.12 E   4.13 E   4.14 E   4.15 E

H 86
4.16 Die Hornhaut wird sensibel innerviert durch den

(A) N. oculomotorius
(B) N. ophthalmicus
(C) N. petosus major
(D) Augenast des N. facialis
(E) N. trochlearis

F 86
4.17 Ein Glaskörperverlust wird zumeist durch neugebildetes Glaskörpergewebe ersetzt,

weil

das Glaskörpergewebe typischerweise die Fähigkeit zur raschen Regeneration besitzt.

H 86
4.18 Welche der Schichten im hinteren Augenbereich ist/sind gekennzeichnet durch reichlichen Gehalt an Chromatophoren:

die

(1) Aderhaut
(2) Nervenfaserschicht der Netzhaut
(3) Ganglienzellschicht der Netzhaut

(A) nur 1 ist richtig
(B) nur 1 und 2 sind richtig
(C) nur 1 und 3 sind richtig
(D) nur 2 und 3 sind richtig
(E) 1–3 = alle sind richtig

F 83
4.19 Welche Aussage trifft zu?

Unter Mydriasis versteht man:

(A) Pupillenerweiterung
(B) Reaktion der Pupillen beim Nahesehen
(C) pathologische Pupillenreaktion
(D) Pupillenträgheit
(E) Keine der Aussagen trifft zu.

H 87
4.20 Bei der amaurotischen Pupillenstarre ist am kranken Auge die Naheinstellungsreaktion der Pupille typischerweise aufgehoben,

weil

bei der amaurotischen Pupillenstarre typischerweise eine Schädigung im efferenten Schenkel der Pupillenreflexbahn vorliegt.

F 86
4.21 Bei der amaurotischen Pupillenstarre ist die

(1) direkte Pupillenreaktion auf Licht am blinden Auge aufgehoben
(2) konsensuelle Pupillenreaktion des gegenseitigen gesunden Auges (bei Beleuchtung des blinden) aufgehoben
(3) Konvergenzreaktion der Pupille des blinden Auges erhalten

(A) nur 1 ist richtig
(B) nur 2 ist richtig
(C) nur 1 und 2 sind richtig
(D) nur 1 und 3 sind richtig
(E) 1–3 = alle sind richtig

H 90
4.22 Worin besteht das Charakteristikum der amaurotischen Pupillenstarre?

(A) Afferenzstörung
(B) Efferenzstörung im Verlauf des N. oculomotorius extrakraniell
(C) Verlust der konsensuellen Pupillenreaktion am erkrankten Auge bei gleichzeitig erhaltener direkter Pupillenreaktion an diesem Auge
(D) Ausfall der konsensuellen Pupillenreaktion am erkrankten Auge bei gleichzeitig erhaltener direkter Pupillenreaktion an diesem Auge
(E) allgemeine komplette Nichterregbarkeit der Pupille bei Belichtung des kranken und des gesunden Auges

H 91
4.23 Als reflektorische Pupillenstarre bezeichnet man

(A) den isolierten Ausfall der konsensuellen Lichtreaktion
(B) das Fehlen der direkten und konsensuellen Lichtreaktion bei erhaltener Naheinstellungsreaktion
(C) das Fehlen der direkten Lichtreaktion bei erhaltener konsensueller Lichtreaktion
(D) das Fehlen jeder Pupillenreaktion bei seitengleichen, sehr weiten Pupillen
(E) die Lichtstarre der weiten Pupillen

■ 4.16 B   ■ 4.17 E   ■ 4.18 A   ■ 4.19 A   ■ 4.20 E   ■ 4.21 E   ■ 4.22 A   ■ 4.23 B

H 90
4.24 Die Anisokorie ist definiert als:

(A) spontan seitenungleiche Sehschärfe
(B) Pupillenentrundung
(C) verzögerte Pupillenreaktion
(D) Ausfall der direkten Lichtreaktion
(E) Keine der Aussagen (A) – (D) trifft zu.

H 85
4.25 Bei der Lichtreaktion der Pupille des Gesunden wird der Verengungseffekt beeinflußt durch

(1) den Adaptationszustand der Lichtrezeptoren
(2) die Ausgangspupillenweite
(3) die Belichtungsintensität der Netzhaut
(4) die Belichtungsdauer der Netzhaut
(5) das Lebensalter der untersuchten Person

(A) nur 1, 3 und 4 sind richtig
(B) nur 2, 4 und 5 sind richtig
(C) nur 1, 2, 3 und 4 sind richtig
(D) nur 1, 2, 3 und 5 sind richtig
(E) 1–5 = alle sind richtig

H 84
4.26 Zu den charakteristischen Wirkungen der Parasympathikomimetika am Auge zählt/zählen:

(1) Verengung der Pupille
(2) Kontraktion des M. ciliaris
(3) Herabsetzung der Hornhautsensibilität

(A) nur 1 ist richtig
(B) nur 1 und 2 sind richtig
(C) nur 1 und 3 sind richtig
(D) nur 2 und 3 sind richtig
(E) 1–3 = alle sind richtig

F 89
4.27 Vor der Weitstellung der Pupille zu diagnostischen Zwecken sollte eine Disposition zum Engwinkelglaukom ausgeschlossen werden,

weil

eine medikamentöse Mydriasis bei Personen mit Disposition zum Engwinkelglaukom einen akuten Glaukomanfall hervorrufen kann.

H 87   H 89
4.28 Welche unter den angegebenen Substanzen wirkt – bei lokaler Applikation am Auge – typischerweise **nicht** pupillenerweiternd?

(A) Atropin
(B) Scopolamin
(C) Physostigmin
(D) Kokain
(E) Tropicamid

F 88
4.29 Zu den charakteristischen Wirkungen von Sympathomimetika auf das Auge zählt/zählen:

(1) Akkommodationskrampf
(2) Miosis
(3) Kontraktion des M. dilatator pupillae

(A) nur 1 ist richtig
(B) nur 2 ist richtig
(C) nur 3 ist richtig
(D) nur 1 und 2 sind richtig
(E) nur 1 und 3 sind richtig

F 91
4.30 Bei Blindheit ist der Ort der Schädigung eindeutig in die Abschnitte zwischen Corpus geniculatum laterale und Sehrinde zu lokalisieren, wenn

(A) die Pupillen maximal eng sind
(B) die Pupillen maximal weit sind
(C) eine absolute Pupillenstarre vorliegt
(D) eine reflektorische Pupillenstarre vorliegt
(E) Keine der Aussagen (A) – (D) trifft zu.

F 91
4.31 Die Anisokorie ist definiert als:

(A) Pupillenverengung
(B) seitendifferente Hornhautkrümmung
(C) Pupillenentrundung
(D) Pupillenstarre
(E) Keine der Aussagen (A) – (D) trift zu.

Antwort	Aussage 1	Aussage 2	Verknüpfung
A	richtig	richtig	richtig
B	richtig	richtig	falsch
C	richtig	falsch	–
D	falsch	richtig	–
E	falsch	falsch	–

H 90
4.32 Eine Miosis findet sich in der Regel während akuter Intoxikation mit

(A) Alkohol
(B) Kokain
(C) Atropin
(D) Nikotin
(E) Keine der Aussagen (A) – (D) trifft zu.

F 90
4.33 Der M. sphincter pupillae

(1) wird gelähmt durch lokale Applikation von Homatropin am Auge
(2) kontrahiert sich auf lokale Applikation von Pilocarpin am Auge
(3) wird vorwiegend sympathisch innerviert

(A) nur 1 ist richtig
(B) nur 2 ist richtig
(C) nur 1 und 2 sind richtig
(D) nur 1 und 3 sind richtig
(E) nur 2 und 3 sind richtig

F 91
4.34 Welche der genannten Wirkstoffe lösen – bei Applikation am Auge – als Pupillenveränderung typischerweise eine Mydriasis aus?

(1) Sympathomimetika
(2) Sympatholytika
(3) Parasympatholytika
(4) Parasympathomimetika

(A) nur 1 ist richtig
(B) nur 2 ist richtig
(C) nur 4 ist richtig
(D) nur 1 und 3 sind richtig
(E) nur 2 und 4 sind richtig

H 91
4.35 Welche Aussage trifft **nicht** zu?

Eine medikamentöse Pupillenerweiterung zur Vorbereitung der Ophthalmoskopie

(A) kann mit einem Parasympatholytikum durchgeführt werden
(B) kann mit einem Sympathomimetikum durchgeführt werden
(C) erfolgt bei Verdacht auf traumatisches Hirnödem möglichst bereits am Unfallort
(D) ist riskant, wenn bei dem Patienten glaukomatöse Augeninnendruck-Werte vorliegen
(E) beeinträchtigt bei Patienten, die Autofahrer sind, die Fahrtüchtigkeit im Straßenverkehr

F 90
4.36 Wie sieht man bei Benutzung des üblichen Ophthalmoskopes den Fundus bei der Ophthalmoskopie im aufrechten Bild?

(A) verkleinert
(B) in Originalgröße
(C) 4fach vergrößert
(D) 6fach vergrößert
(E) 16fach vergrößert

F 83
4.37 Die ophthalmoskopische Untersuchung des Augenhintergrundes dient zur Erkennung von

(1) Hirndruckzeichen
(2) diabetischen Gefäßveränderungen
(3) hypertoniebedingten Gefäßveränderungen
(4) Zeichen einer Optikusatrophie

(A) nur 1 und 4 sind richtig
(B) nur 1, 2 und 3 sind richtig
(C) nur 1, 2 und 4 sind richtig
(D) nur 2, 3 und 4 sind richtig
(E) 1–4 = alle sind richtig

F 84
4.38 Bei der direkten Ophthalmoskopie wird zur Spiegelung der Papilla nervi optici der Patient üblicherweise aufgefordert, geradeaus in das Ophthalmoskop zu sehen,

weil

die Papilla nervi optici beim Blick geradeaus in der Sehachse liegt.

H 84
4.39 Presbyope emmetrope Untersucher müssen in der direkten Ophthalmoskopie in der Regel ein Plusglas vorschalten,

weil

der emmetrope Untersucher bei der direkten Ophthalmoskopie lediglich dann ein scharfes Fundusbild erzielt, wenn er akkommodiert.

F 85
4.40 Bei der direkten Ophthalmoskopie bei einer myopen Patientin (die keine Sehhilfe trägt) müssen vom emmetropen Untersucher zur Erzielung eines scharfen Fundusbildes am Ophthalmoskop Pluslinsen vorgeschaltet werden,

weil

bei der direkten Ophthalmoskopie die reflektierten Strahlen das myopische Auge konvergent verlassen.

■ 4.32 E ■ 4.33 C ■ 4.34 D ■ 4.35 C ■ 4.36 E ■ 4.37 E ■ 4.38 E ■ 4.39 D ■ 4.40 D

F 84
4.41 Welche Linse muß bei der direkten Ophthalmoskopie in den Strahlengang eingeschaltet werden, wenn bei dem Patienten eine Myopie von –3 dpt und dem Untersucher eine Hyperopie von +5 dpt vorliegt (und beide keine Sehhilfe tragen)?

(A) +2,0 dpt
(B) +3,0 dpt
(C) +8,0 dpt
(D) –2,0 dpt
(E) –5,0 dpt

F 85
4.42 Welche Aussage trifft **nicht** zu?

Auf dem dargestellten ophthalmoskopischen Bild (siehe Abbildung Nr. 4 des Bildanhangs) sind im Bereich der Sehnervenscheibe zu erkennen:

(A) Äste der V. centralis retinae
(B) Gefäßabknickung
(C) Stauungspapille
(D) Exkavation
(E) Äste der A. centralis retinae

H 86   F 91
4.43 Welche der folgenden Untersuchungsangaben paßt **nicht** zum ophthalmoskopischen Bild einer normalen Sehnervenpapille?

Die Sehnervenpapille

(A) erscheint im gewöhnlichen Ophthalmoskopierlicht rosa gefärbt
(B) ist scharf begrenzt
(C) ist im Niveau der Netzhaut gelegen
(D) befindet sich temporal von der Macula lutea
(E) ist frei von markhaltigen Nervenfasern

F 85
4.44 Die Fovea centralis der Retina zeichnet sich bei der Ophthalmoskopie durch folgende Eigenschaften aus:

(1) Foveolarreflex
(2) im rotfreien Licht gelbliche Färbung
(3) Sie ist relativ stark pigmentiert

(A) nur 1 ist richtig
(B) nur 1 und 2 sind richtig
(C) nur 1 und 3 sind richtig
(D) nur 2 und 3 sind richtig
(E) 1–3 = alle sind richtig

H 83
4.45 Die anliegende Fundusphotographie (siehe Abbildung Nr. 5 des Bildanhangs) zeigt

(A) eine ausgeprägte Abblassung der Papille
(B) eine ausgeprägte pathologische Unschärfe der Papille temporal
(C) eine ausgeprägte pathologische Unschärfe der Papille nasal
(D) eine deutliche Stauungspapille mit Papillenprominenz und entsprechenden Gefäßverläufen
(E) Keine der Aussagen trifft zu.

H 84
4.46 Für die orientierende Untersuchung des Augenhintergrundes ist die indirekte Ophthalmoskopie besonders gut geeignet,

weil

die indirekte Ophthalmoskopie von dem Fundusbild eine etwa 16fache Vergrößerung entwirft.

H 89
4.47 Welche der folgenden Untersucherangaben paßt **nicht** zum ophthalmoskopischen Bild einer normalen Sehnervenpapille?

Die Papille

(A) erscheint rötlich-gelb gefärbt
(B) zeigt Äste der A. centralis retinae
(C) zeigt eine Prominenz von ca. 2 dpt
(D) zeigt einen Durchmesser von ca. 1,5 mm
(E) liegt nasal von der Macula lutea

Antwort	Aussage 1	Aussage 2	Verknüpfung
A	richtig	richtig	richtig
B	richtig	richtig	falsch
C	richtig	falsch	–
D	falsch	richtig	–
E	falsch	falsch	–

■ 4.41 D*   ■ 4.42 C   ■ 4.43 D   ■ 4.44 E   ■ 4.45 E   ■ 4.46 C   ■ 4.47 C
* Die Aufgabe wurde allen Teilnehmern als zutreffend beantwortet gewertet.

F 88
4.48 Bei der direkten Ophthalmoskopie der Papille fordert der Untersucher den Patienten auf, in eine bestimmte Richtung zu schauen, damit die Papille ins Blickfeld des Untersuchers rückt.

Der Patient schaut mit dem zu untersuchenden Auge am zweckmäßigsten in folgende Richtung:

(A) nach nasal
(B) nach temporal
(C) nach oben
(D) nach unten
(E) geradeaus

H 86
4.49 Bei der indirekten Ophthalmoskopie

(1) sieht der Untersucher ein umgekehrtes Bild des Fundus
(2) wird eine Sammellinse verwendet
(3) sieht der Untersucher den Fundus 10fach vergrößert

(A) nur 1 ist richtig
(B) nur 1 und 2 sind richtig
(C) nur 1 und 3 sind richtig
(D) nur 2 und 3 sind richtig
(E) 1–3 = alle sind richtig

F 87
4.50 Die direkte Ophthalmoskopie wird üblicherweise mit Hilfe eines Planspiegels vorgenommen,

weil

bei der indirekten Ophthalmoskopie nur mit einem Planspiegel eine gleichmäßige Beleuchtung des Augenhintergrundes möglich ist.

H 85
4.51 Die direkte Ophthalmoskopie eignet sich sehr gut zur

(1) Beurteilung von Gefäßveränderungen
(2) Untersuchung der Papilla nervi optici
(3) Untersuchung der Fundusperipherie (Oragegend)
(4) Messung von Niveauunterschieden im Augenhintergrund

(A) nur 1 und 3 sind richtig
(B) nur 2 und 4 sind richtig
(C) nur 1, 2 und 3 sind richtig
(D) nur 1, 2 und 4 sind richtig
(E) nur 2, 3 und 4 sind richtig

F 86
4.52 Bei einer orientierenden Untersuchung des Gesichtsfeldes eines Patienten mit Hilfe des sogenannten Konfrontationstestes (sog. Parallelversuch) wird ein beidäugiger temporaler Ausfall festgestellt.

Um welche Erkrankung handelt es sich am ehesten?

(A) beidseitige Neuritis nervi optici
(B) Tumor im Temporalhirnbereich
(C) Hypophysentumor
(D) Kleinhirntumor
(E) Netzhautablösung

H 86
4.53 Bei der orientierenden Untersuchung des Gesichtsfeldes mit der sog. Konfrontationsperimetrie (= sog. Parallelversuch, „Fingerperimetrie") können sich Hinweise auf folgende Störung(en) ergeben:

(1) homonyme Hemianopsie
(2) heteronyme Hemianopsie
(3) einseitige Hemianopsie

(A) nur 1 ist richtig
(B) nur 1 und 2 sind richtig
(C) nur 1 und 3 sind richtig
(D) nur 2 und 3 sind richtig
(E) 1–3 = alle sind richtig

5 Untersuchung an Hals, Nase und Ohren

H 87
5.1 Die untenstehende Zeichnung zeigt das rechte Ohr eines Erwachsenen.

Welche der Markierungen bezeichnet den Tragus?

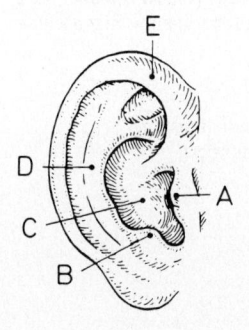

F 87
5.2 Der M. cricoarytenoideus posterior (sogenannter „M. posticus")

(A) schließt die Stimmritze
(B) verkürzt das Stimmband
(C) öffnet die Stimmritze
(D) kippt den Ringknorpel gegen den Schildknorpel
(E) bringt die Aryknorpel zusammen

F 91
5.3 Manipulation am äußeren Gehörgang kann Husten auslösen,

weil

der äußere Gehörgang partiell vom N. trigeminus sensibel innerviert wird.

F 83
5.4 Das normale Trommelfell ist in der Regel

(1) lichtundurchlässig
(2) rosafarben
(3) in toto leicht nach außen vorgewölbt

(A) Keine der Aussagen trifft zu
(B) nur 1 ist richtig
(C) nur 3 ist richtig
(D) nur 1 und 2 sind richtig
(E) nur 2 und 3 sind richtig

H 82
Ordnen Sie jeder der in Liste 1 genannten anatomischen Strukturen die zugehörige Wand der Paukenhöhle (Liste 2) zu.

Liste 1

5.5 Promontorium

5.6 Canalis caroticus

Liste 2

(A) vordere Wand
(B) hintere Wand
(C) laterale Wand
(D) mediale Wand
(E) untere Wand (Boden)

H 83
5.7 Welche Struktur findet sich – bei der Otoskopie in einem Teil der Fälle durch das Trommelfell durchscheinend – im oberen hinteren Quadranten ganz nahe dem Trommelfell?

(A) Hammerkopf
(B) Tubeneingang
(C) langer Amboßschenkel
(D) runde Fensternische
(E) Steigbügel

H 88
5.8 Das Trommelfell wird bei der Otoskopie zur besseren Orientierung vereinbarungsgemäß durch zwei gedachte Geraden in 4 Sektoren unterteilt.

Der Schnittpunkt der beiden Geraden projiziert sich im otoskopischen Bild auf folgende Struktur:

(A) Hammergriff
(B) Steigbügel
(C) Amboßkörper
(D) Fenestra cochleae
(E) Pars flaccida

H 93
5.9 Beim vestibulären Schwindel findet man folgende charakteristische Erscheinungsform(en):

(1) Drehschwindel
(2) Liftschwindel
(3) Schwankschwindel

(A) nur 1 ist richtig
(B) nur 1 und 2 sind richtig
(C) nur 1 und 3 sind richtig
(D) nur 2 und 3 sind richtig
(E) 1–3 = alle sind richtig

Antwort	Aussage 1	Aussage 2	Verknüpfung
A	richtig	richtig	richtig
B	richtig	richtig	falsch
C	richtig	falsch	–
D	falsch	richtig	–
E	falsch	falsch	–

■ 5.2 C   ■ 5.3 B   ■ 5.4 A   ■ 5.5 D   ■ 5.6 A   ■ 5.7 C   ■ 5.8 A   ■ 5.9 E

F 85
5.10 Akute Hörverschlechterung – Rinne-Versuch am erkrankten Ohr positiv – spricht für folgende der genannten Erkrankungen:

(A) Cerumen obturans
(B) Mittelohrerguß
(C) Hörsturz im Innenohr
(D) chronischen Schleimhauteiterung
(E) Versteifung der Gehörknöchelchenkette

F 84   H 91
5.11 Bei der Stimmgabelprüfung des Gehörs nach Weber (Weber-Versuch) wird

(1) die angeschlagene Stimmgabel zu Beginn des Versuchs auf das Mastoid aufgesetzt
(2) die angeschlagene Stimmgabel zu Beginn des Versuchs vor den Gehörgangseingang gehalten
(3) zumeist eine Stimmgabel mit einer Eigenfrequenz von 12 000 Hz benutzt

(A) Keine der Aussagen trifft zu
(B) nur 1 ist richtig
(C) nur 2 ist richtig
(D) nur 1 und 3 sind richtig
(E) nur 2 und 3 sind richtig

H 83
5.12 Beim Weber-Versuch zeigt sich typischerweise eine Lateralisierung in das kranke Ohr bei

(1) zentraler Vestibularisschädigung
(2) peripherer Vestibularisschädigung
(3) Durchblutungsstörung der Arteria labyrinthi

(A) Keine der Aussagen trifft zu
(B) nur 1 und 2 sind richtig
(C) nur 1 und 3 sind richtig
(D) nur 2 und 3 sind richtig
(E) 1–3 = alle sind richtig

H 85
5.13 Bei der Stimmgabelprüfung des Gehörs nach Rinne (Rinnescher Versuch)

(1) spricht der Befund „Rinne negativ" für eine Innenohrerkrankung
(2) werden Knochenleitung und Luftleitung miteinander verglichen
(3) wird zumeist eine Stimmgabel mit 4060 Hz benutzt

(A) nur 2 ist richtig
(B) nur 3 ist richtig
(C) nur 1 und 2 sind richtig
(D) nur 1 und 3 sind richtig
(E) 1–3 = alle sind richtig

F 86
5.14 Beim Weber-Versuch werden bei einseitiger Schwerhörigkeit die Schwingungen der auf den Scheitel aufgesetzten Stimmgabel in das schwerhörige Ohr lateralisiert bei:

(A) Akustikusneurinom
(B) Paukenerguß
(C) Lärmschwerhörigkeit
(D) akutem Hörsturz
(E) Morbus Menière

F 88
5.15 Die thermische Kaltspülung des linken äußeren Gehörganges bei der Nystagmusprüfung löst beim Gesunden normalerweise aus:

(A) einen Nystagmus nach rechts
(B) einen Nystagmus nach links
(C) einen Nystagmus wechselnder Schlagrichtung
(D) einen Lagennystagmus
(E) keinen Nystagmus

H 86
5.16 Durch den Valsalvaschen Versuch (im Rahmen der Untersuchung von Hals, Nase und Ohren) wird

(A) die Stimmbandbeweglichkeit gemessen
(B) die Choanalatresie ausgeschlossen
(C) die Durchgängigkeit der Tubae auditivae geprüft
(D) die Atemkapazität bei Nasalatmung bestimmt
(E) orientierend die Vestibularisfunktion überprüft

5.10 C   5.11 A   5.12 A   5.13 A   5.14 B   5.15 A   5.16 C

F 90
5.17 Bei chronisch behinderter Nasenatmung beim Erwachsenen kommen als Ursache in Betracht:

(1) Einengung nach Nasenfraktur
(2) Septumdeviation
(3) Polypen

(A) nur 1 ist richtig
(B) nur 1 und 2 sind richtig
(C) nur 1 und 3 sind richtig
(D) nur 2 und 3 sind richtig
(E) 1–3 = alle sind richtig

F 84
5.18 Der Ausführungsgang der Stirnhöhle mündet in den

(A) unteren Nasengang
(B) mittleren Nasengang
(C) oberen Nasengang
(D) Nasopharynx
(E) Ductus nasolacrimalis

F 83
5.19 Welche der folgenden Struktur(en) ist (sind) bei der Rhinoscopia anterior typischerweise sichtbar?

(1) Einmündung des Ductus nasolacrimalis
(2) Ausführungsgang der Kieferhöhle
(3) obere Nasenmuschel

(A) Keine der Aussagen trifft zu
(B) nur 2 ist richtig
(C) nur 3 ist richtig
(D) nur 1 und 2 sind richtig
(E) nur 1 und 3 sind richtig

H 84
5.20 Bei der Rhinoscopia anterior kann man in der Regel erkennen

(1) die untere Nasenmuschel
(2) die mittlere Nasenmuschel
(3) die obere Nasenmuschel

(A) nur 1 ist richtig
(B) nur 2 ist richtig
(C) nur 3 ist richtig
(D) nur 1 und 2 sind richtig
(E) 1–3 = alle sind richtig

H 89
5.21 Als Ursache von Nasenträufeln kommen in Betracht:

(1) Rhinitis allergica
(2) Infektion durch Rhinoviren
(3) Schädelbasisfraktur

(A) nur 2 ist richtig
(B) nur 1 und 2 sind richtig
(C) nur 1 und 3 sind richtig
(D) nur 2 und 3 sind richtig
(E) 1–3 = alle sind richtig

F 88
5.22 Welche Aussage trifft **nicht** zu?

Bei der Rhinoscopia anterior sind beim gesunden Erwachsenen typischerweise folgende Strukturen sichtbar:

(A) untere Nasenmuschel
(B) mittlere Nasenmuschel
(C) obere Nasenmuschel
(D) unterer Nasengang
(E) mittlerer Nasengang

F 83
5.23 Welche Aussage trifft **nicht** zu?

Folgende Untersuchungsbefunde, Untersuchungsverfahren, Erkrankungen und Strukturen der Mundhöhle sind zutreffend charakterisiert:

(A) Durch Ausstreichen von Speichel aus dem Ductus parotideus kann man die Mündung desselben deutlicher darstellen.
(B) Die Mündung des Ductus parotideus liegt typischerweise gegenüber dem 2. oberen Molar.
(C) Die Koplik-Flecken sind ein Symptom bei Masern.
(D) Bei der Stomatitis aphthosa ist das Kauen typischerweise kaum beeinträchtigt.
(E) Soor der Zunge zeigt typischerweise einen weißlichen Belag.

▌5.17 E ▌5.18 B ▌5.19 A ▌5.20 D ▌5.21 E ▌5.22 C ▌5.23 D

F 83
5.24 Welche der folgenden Aussagen über die Durchführung der indirekten Laryngoskopie mit Hilfe des Stirnreflektors trifft (treffen) zu?

(1) Bei der Untersuchung dient ein Planspiegel als Stirnreflektor.
(2) Die Zunge des Patienten wird vom Untersucher festgehalten.
(3) Der Untersucher sieht im Kehlkopfspiegel die linken und rechten Kehlkopfbereiche seitenvertauscht.

(A) nur 2 ist richtig
(B) nur 1 und 2 sind richtig
(C) nur 1 und 3 sind richtig
(D) nur 2 und 3 sind richtig
(E) 1–3 = alle sind richtig

H 84
5.25 Welche der folgenden Aussagen über die Durchführung der indirekten Laryngoskopie trifft/treffen zu?

(1) Bei der Einstellung des Kehlkopfspiegels läßt man den Patienten üblicherweise ein „A" oder „O" phonieren.
(2) Der Kehlkopfspiegel darf nicht an der Ovula anliegen.
(3) Der Kehlkopfspiegel ermöglicht in begrenztem Umfang auch den Einblick in Bereiche unterhalb der Stimmritze.

(A) nur 3 ist richtig
(B) nur 1 und 2 sind richtig
(C) nur 1 und 3 sind richtig
(D) nur 2 und 3 sind richtig
(E) 1–3 = alle sind richtig

H 91
5.26 Welche der folgenden Aussagen beschreibt am zutreffendsten die Aphonie?

(A) Stimmlosigkeit
(B) Sprachverständnis intakt, Aufforderungen werden befolgt, Sprechen völlig unverständlicher Laute und Wortsilben
(C) Sprachverständnis, Sprachvermögen und Fähigkeit zum Nachsprechen vorhanden, Wörter fallen nicht ein, Versuch der Umschreibung
(D) Ausbleiben der kindlichen Sprache (nach dem 18. Lebensmonat) ohne nachweisbares exogenes Trauma
(E) Lautagnosie infolge Störung der Trennung von Nutzschall und Hintergrundschall

F 87
5.27 Heiserkeit kann verursacht sein durch

(1) Überlastung der Stimmbänder
(2) Stimmbandtumoren
(3) Stimmbandlähmung
(4) Stimmbandentzündung

(A) nur 1, 2 und 3 sind richtig
(B) nur 1, 2 und 4 sind richtig
(C) nur 1, 3 und 4 sind richtig
(D) nur 2, 3 und 4 sind richtig
(E) 1–4 = alle sind richtig

6 Untersuchung der Haut, Hautanhangsgebilde, proktologische Untersuchung

H 82
6.1 Welche Aussage trifft **nicht** zu?

Die Epidermis enthält folgende Strukturelemente:

(A) Blutkapillaren
(B) Stratum corneum
(C) Stachelzellen
(D) Basalzellen
(E) Melanozyten

F 84
6.2 Das Korium ist ein Bestandteil der Epidermis,

weil

das Korium aus verhornten Epidermiszellen besteht.

H 85
6.3 Die Melanozyten der Haut liegen im

(A) Stratum papillare corii
(B) Stratum reticulare corii
(C) Stratum basale der Epidermis
(D) Stratum granulosum der Epidermis
(E) Stratum corneum

■ 5.24 A   ■ 5.25 A   ■ 5.26 A   ■ 5.27 E   ■ 6.1 A   ■ 6.2 E   ■ 6.3 C

H 87
6.4 Welche Aussage trifft **nicht** zu?

Zu den Schichten der Epidermis zählen:

(A) Stratum corneum
(B) Stratum papillare
(C) Stratum granulosum
(D) Stratum spinosum
(E) Stratum basale

H 90
6.5 Bei Keratinozyten beträgt die durchschnittliche Zeit zwischen Mitose und Bereitschaft zur Abschilferung an der Hautoberfläche (als Hornschuppe) ca.

(A) 3 Tage
(B) 7 Tage
(C) 14 Tage
(D) 28 Tage
(E) 60 Tage

F 88
6.6 Im Korium findet (finden) sich folgende Struktur(en):

(1) kollagene Fasern
(2) elastische Fasern
(3) Stratum corneum

(A) nur 1 ist richtig
(B) nur 3 ist richtig
(C) nur 1 und 2 sind richtig
(D) nur 1 und 3 sind richtig
(E) 1–3 = alle sind richtig

H 87
6.7 Eine Kruste ist eine Primäreffloreszenz,

weil

eine Kruste z. B. durch Eintrocknung von Sekret auf Erosionen entsteht.

H 82
6.8 Welche der folgenden Effloreszenzen zählen typischerweise zu den Sekundäreffloreszenzen?

(1) Squama
(2) Papula
(3) Bulla
(4) Ulcus
(5) Macula

(A) nur 1 und 3 sind richtig
(B) nur 1 und 4 sind richtig
(C) nur 2 und 5 sind richtig
(D) nur 2, 3 und 4 sind richtig
(E) 1–5 = alle sind richtig

H 82
6.9 Eine Papel (Papula) ist ein(e)

(A) durch Einlagerung von Melanin in die Cutis bedingtes Knötchen
(B) durch Ödem im Corium bedingte flüchtige Erhabenheit
(C) durch Vermehrung der Zellen von Epidermis und/oder Corium bedingtes Knötchen
(D) unvollkommen bindegewebiger Ersatz eines tiefgreifenden Substanzdefektes
(E) durch Ablagerungen von Fremdkörpern in die Subcutis bedingtes Knötchen

H 82
6.10 Ein Bläschen (Vesicula) ist laut dermatologischer Definition ein(e)

(A) Flüssigkeitsansammlung in einem präformierten Hohlraum der Epidermis
(B) meist follikelständiger, mit Flüssigkeit gefüllter Hohlraum der Haut
(C) Bakterien enthaltender Hohlraum der Epidermis
(D) mit Flüssigkeit gefüllter Hohlraum der Haut
(E) bakteriell infizierte Erosion

Antwort	Aussage 1	Aussage 2	Verknüpfung
A	richtig	richtig	richtig
B	richtig	richtig	falsch
C	richtig	falsch	–
D	falsch	richtig	–
E	falsch	falsch	–

F 83
6.11 Ekchymosen sind

(A) einzeln stehende winzige Blutpunkte in der Haut
(B) Verfärbungen an der Haut, bedingt durch ein Hämatom
(C) Gelenkblutungen
(D) Einlagerungen von Melanin in die Haut
(E) flächenhafte Blutaustritte in die Haut

F 83
6.12 Der Glasspatel ist ein Werkzeug der dermatologischen Diagnostik mit folgender Zweckbestimmung:

(A) Prüfung der Druckempfindlichkeit einer Effloreszenz bei Ausübung eines definierten Druckes
(B) Entfernung von Auflagerungen von Effloreszenzen
(C) Darstellung der Eigenfarbe einer Effloreszenz durch Wegdrücken des Blutes
(D) Prüfung der Konsistenz von Infiltraten und Hauttumoren
(E) Keine Aussage trifft zu.

F 83
6.13 Welche der folgenden Aussagen beschreibt am zutreffendsten eine Squama?

(A) idiopathische oder reaktive vermehrte Fettabsonderung der Haut
(B) durch vermehrte Hornbildung bedingte Auflagerung auf der Haut
(C) aus eingetrocknetem Sekret entstandene Sekundäreffloreszenz auf der Epidermis
(D) strichförmige, meist mechanisch bedingte Spaltbildung der Haut
(E) breitflächiger, oberflächlicher, fibröser Gewebsersatz nach Verletzung der Haut

F 84
6.14 Eine Blasenbildung kann nur intraepidermal und nicht subepidermal erfolgen,

weil

sich die zur Blasenbildung notwendige Gewebsflüssigkeit nur dann umschrieben ansammeln kann, wenn ein Abfließen in die Umgebung durch Epidermiszellen unmöglich gemacht wird.

H 84
6.15 Ein Erythem entsteht durch

(A) vorübergehenden Austritt von Erythrocyten aus Hartkapillaren aufgrund einer (meist) akuten Störung
(B) arterielle Hyperämie der Haut
(C) vermehrte Pigmentbildung der Melarocytea
(D) reversible, passagere Hämoglobinanreicherung im Interstitium der Subcutis
(E) flächenhafte, reversible Hämosiderinablagerung in der Haut

H 85   F 91
6.16 Welche der folgenden Aussagen beschreibt am zutreffendsten den Hautbefund diffuses Erythem?

(A) gleichförmige Verteilung von bis zu münzgroßen roten Flecken auf der Haut
(B) gleichmäßig flächenhaft zusammenhängende Rötung der Haut
(C) Rötung und Schuppung der gesamten Hautoberfläche
(D) fleckenförmige, mit dem Glasspatel nicht wegdrückbare Blutungen in die Haut
(E) Auftreten gruppierter, mit Blut gefüllter Bläschen im gesamten Bereich eines Dermatoms

H 91
6.17 Wie bezeichnet man in der Effloreszenzenlehre per definitionem das Symptomenbild einer umschriebenen, entzündlichen Verdickung der Haut mit vergrößerten Hautfeldern, vertieften Hautfurchen und verminderter Elastizität?

(A) Exkoriation
(B) Ekchymose
(C) Alopecia areata
(D) Urtikaria
(E) Keine der Aussagen (A) – (D) trifft zu.

F 87
6.18 Als Enanthem bezeichnet man

(A) eine flächenhafte Rötung an Handflächen und Fußsohlen
(B) einen disseminierten Ausschlag im Bereich der sichtbaren Schleimhäute
(C) eine flächenhafte Rötung des gesamten Hautorgans
(D) Rötung und Schuppung der Haut im Bereich der Beugeseiten der Extremitäten
(E) eine Rötung an den nicht lichtexponierten Hautpartien des Körperstammes

▌6.11 E   ▌6.12 C   ▌6.13 B   ▌6.14 E   ▌6.15 B   ▌6.16 B   ▌6.17 E   ▌6.18 B

F 87
6.19 Die Leukoplakie ist definiert als

(A) umschriebener weißer (sich nicht pigmentierender) Herd in normal gebräunter Haut
(B) von weißlichen Schuppen bedeckter Herd, bevorzugt über den Knien und Ellenbogen auftretend
(C) umschriebener weißlicher Herd mit flacher oder warziger Oberfläche an Mund- oder Genitalschleimhaut
(D) im allgemeinen gut abstreifbarer weißlicher Belag auf der Zunge und an der Mundschleimhaut
(E) fleckförmige Effloreszenz der Schleimhaut, bestehend aus mit Eiter (Leukozyten) gefüllten Bläschen.

H 87
6.20 Roseolen als Zeichen eines Typhus abdominalis findet man vor allem an folgender Körperstelle:

(A) Oberschenkel
(B) Wange
(C) Bauchhaut
(D) Schultergegend
(E) Handrücken

H 86
6.21 Die Kruste (Crusta) ist eine Sekundäreffloreszenz,

weil

die Kruste (Crusta) durch Ansammlung von trockenen, festhaftenden Hornlamellen entsteht.

H 86
6.22 In der Effloreszenzlehre werden Bläschen definitionsgemäß als „herpetiform" bezeichnet, wenn sie

(A) in Gruppen angeordnet sind
(B) an Handflächen und Fußsohlen vorkommen
(C) durch subepidermale Kontinuitätstrennung entstehen
(D) durch Pilzinfektion hervorgerufen werden
(E) zentral genabelt sind

F 88
6.23 Eine Erosio der Haut heilt ab (Endzustand):

(A) ohne Narbenbildung
(B) mit einer umschriebenen Defektbildung der Haut
(C) stets mit einer Pigmentierung
(D) mit einer umschriebenen Verdickung der Haut
(E) mit einer Gefäßektasie

F 88
6.24 Welcher der folgenden Befunde ist am ehesten kennzeichnend für die Purpura?

(A) Rötung der Haut durch Blutaustritt ins Gewebe
(B) Rötung der Haut durch Gefäßerweiterung (Hyperämie)
(C) Nebeneinander von Atrophie, Teleangiektasien, Hyper- und Hypopigmentierung der Haut
(D) livid-bläuliche Verfärbung der Haut infolge reduzierten O_2-Gehaltes im Kapillarblut
(E) mit Eiter gefülltes Bläschen in der Haut

F 83
6.25 Welche Hauterscheinungen spielen bei der Entstehung von Erosionen eine Rolle?

(1) platzende Blasen und Bläschen
(2) platzende Pusteln
(3) Mazeration an der Hautoberfläche
(4) Substanzverluste des Koriums

(A) nur 1 und 2 sind richtig
(B) nur 2 und 4 sind richtig
(C) nur 1, 2 und 3 sind richtig
(D) nur 1, 3 und 4 sind richtig
(E) 1–4 = alle sind richtig

H 88
Ordnen Sie den Beschreibungen in Liste 1 jeweils die per definitionem zutreffende Effloreszenzenbezeichnung aus Liste 2 zu!

Liste 1

6.26 Auflagerung von eingetrocknetem Blut

6.27 Auflagerung von eingetrocknetem Eiter

Liste 2

(A) Schorf
(B) Schuppe
(C) Kruste
(D) Papula
(E) Pustel

Antwort	Aussage 1	Aussage 2	Verknüpfung
A	richtig	richtig	richtig
B	richtig	richtig	falsch
C	richtig	falsch	–
D	falsch	richtig	–
E	falsch	falsch	–

■ 6.19 C   ■ 6.20 C   ■ 6.21 C   ■ 6.22 A   ■ 6.23 A   ■ 6.24 A   ■ 6.25 C   ■ 6.26 C   ■ 6.27 C

H 88
6.28 Kennzeichnend für die Urtika ist:

(1) Die Einzeleffloreszenz bleibt meist monatelang bestehen.
(2) Sie tritt nur in unbehaarten Hautarealen auf.
(3) Sie entsteht durch massive Ansammlung von Entzündungszellen (Lymphoyzten) im oberen Korium.

(A) Keine der Aussagen (1) – (3) trifft zu
(B) nur 2 ist richtig
(C) nur 3 ist richtig
(D) nur 1 und 3 sind richtig
(E) nur 2 und 3 sind richtig

F 89
6.29 Eine Urtika ist definiert als

(A) umschriebener serumgefüllter Hohlraum in der Epidermis
(B) umschriebene, kleinflächige, flüchtige Blutung in der Epidermis
(C) eitergefüllter Hohlraum in der Basalmembranzone zwischen Epidermis und Dermis
(D) feste Erhabenheit der Haut durch Zellansammlungen in der Dermis
(E) Keine der Aussagen (A) – (D) trifft zu

F 89
6.30 Beim Erythem besteht typischerweise keine Wegdrückbarkeit mit dem Glasspatel,

weil

das Erythem gekennzeichnet ist durch Austritt von Blut in das perivaskuläre Gewebe.

F 86
6.31 Eine an der Hautoberfläche festhaftende homogene Hornvermehrung bezeichnet man als

(A) Kruste
(B) Keratose
(C) pityriasiforme Schuppung
(D) psoriasiforme Schuppung
(E) Borke

F 88
6.32 Im oberen Rumpfbereich finden sich bei einem 70jährigen Mann disseminiert vereinzelte glasstecknadelkopfgroße, erhabene, rubinrote Gefäßerweiterungen, von denen radiär kleine Gefäßäste abzweigen.

Es handelt sich um

(A) disseminierte Papulae
(B) Petechien
(C) sog. Spider-Naevi
(D) Aphthen
(E) Striae distensae

F 90
6.33 Welche der folgenden Aussagen beschreibt in der Effloreszenzenlehre am zutreffendsten die Hyperkeratose?

(A) hypertrophe, festhaftende Auflagerung von Borken auf der Epidermis
(B) Verdickung der Hornschicht
(C) umschriebene, pathologische Ablösung der Epidermis vom Korium
(D) hypertropher Gewebeersatz nach tiefgreifendem Substanzverlust der Haut
(E) umschriebene, pathologische Vermehrung von Terminalhaaren

F 90
6.34 Welche der folgenden Aussagen beschreibt am zutreffendsten das typische Bild einer Exkoriation?

(A) weitgehend auf das Korium beschränkter flächenhafter Blutaustritt ins Gewebe
(B) umschriebener, mechanisch bedingter Defekt der Epidermis und des oberen Koriums
(C) breitflächige, typischerweise mit Vernarbung einhergehende, traumatische Abhebung des Koriums von der Subkutis mit ausgedehnten Substanzverlusten
(D) umschriebene Atrophie des Koriums und seiner Anhangsorgane
(E) zeitweilige breitflächige Abhebung des Koriums von der Subkutis durch pathologische Spaltbildung zwischen Korium und Subkutis

■ 6.28 A   ■ 6.29 E   ■ 6.30 E   ■ 6.31 B   ■ 6.32 C   ■ 6.33 B   ■ 6.34 B

F 91
6.35 Welche der folgenden Aussagen definiert am zutreffendsten die Leukoplakie?

(A) weißer, nicht abwischbarer Schleimhautbezirk
(B) totales Fehlen von Melanin in der Haut
(C) perinävische umschriebene Melanozyten-freie Plaques in pigmentierter Haut
(D) in der Regel kleinfleckige Depigmentierungen in lichtexponierten Arealen
(E) umschriebenes angiospastisches Pseudoleukoderm

F 90
6.36 Eine Pustel (Pustula) der Haut ist definiert als

(A) umschriebenes, flüchtiges Ödem im Korium
(B) mit Blut ausgefülltes, kleines Bläschen
(C) indurierter Knoten infolge Vermehrung von Epidermiszellen
(D) mit Talg gefülltes Bläschen
(E) Keine der Aussagen (A) – (D) trifft zu.

H 91
6.37 Welche Aussage zum charakteristischen Bild der Aphthen trifft **nicht** zu?

Aphthen

(A) finden sich in erster Linie an der Bauchhaut
(B) zeigen erosive Veränderungen
(C) zeigen entzündliche Zeichen
(D) haben einen roten Hof
(E) gehen mit Schmerzen einher

F 90
6.-38 Bei einem zentralen Gefäß des Naevus araneus (sog. Spinnennävus, Spider-Naevus) handelt es sich typischerweise um

(A) einen sogenannten venösen Shunt
(B) eine Arteriole
(C) eine Venole
(D) eine arteriovenöse Fistel
(E) ein aberrierendes Lymphgefäß

F 89
6.39 Welche Aussage trifft **nicht** zu?

Als Hautbefunde infolge einer Leberzirrhose beobachtet man insbesondere:

(A) Palmarerythem
(B) Plantarerythem
(C) Café-au-lait-Flecken
(D) Spinnenävi (Spider Naevi)
(E) Ikterus

F 90
6.40 Welche der anamnestischen Angaben eines Patienten sind bei Verdacht auf ein allergisches Kontaktekzem der Hände von Bedeutung?

Häufiger manueller Kontakt mit

(1) Chromaten
(2) Penicillin
(3) bestimmten Pflanzen

(A) nur 2 ist richtig
(B) nur 3 ist richtig
(C) nur 1 und 2 sind richtig
(D) nur 1 und 3 sind richtig
(E) 1–3 = alle sind richtig

H 90
6.41 Unter zunächst bläulich-rötlichen, später weißlichen, streifigen Hautatrophien infolge von stärkeren Hautdehnungen und Mehrproduktion von Glukokortikoiden versteht man:

(A) Ekchymosen
(B) Keloide
(C) Striae distansae
(D) Leukoplakien
(E) Exkoriationen

Antwort	Aussage 1	Aussage 2	Verknüpfung
A	richtig	richtig	richtig
B	richtig	richtig	falsch
C	richtig	falsch	–
D	falsch	richtig	–
E	falsch	falsch	–

■ 6.35 A   ■ 6.36 E   ■ 6.37 A   ■ 6.38 B   ■ 6.39 C   ■ 6.40 E   ■ 6.41 C

H 91
6.42 Welche Aussage trifft **nicht** zu?

Vermehrung des Melaningehalts in der Haut wird insbesondere beschrieben:

(A) bei chronischer Silber-Intoxikation (Argyrose)
(B) bei Schwangeren (Chloasma gravidarum)
(C) bei Pigmentzellnävi
(D) beim M. Addison
(E) als Folge von Bestrahlung mit UV-Licht

H 89
6.43 Schorf findet man insbesondere bei folgender Hautveränderung:

(A) an der Hautoberfläche festhaftende Hornvermehrung
(B) traumatische Ablösung der oberen Epidermisschichten
(C) tiefreichende Nekrose der Haut
(D) vermehrte Proliferation locker abschilfender Keratozyten
(E) Freisetzung von Eiter aus oberflächlicher (intraepidermaler) Eiterblase

H 83
6.44 Die in der Photographie (siehe Abbildung Nr. 6 des Bildanhangs) dargestellte Defektbildung besteht seit 4 Wochen und näßt.

Welche der folgenden Aussagen hierzu ist (sind) richtig?

(1) Es handelt sich um ein Ulkus.
(2) Eine Abheilung ohne Hinterlassung einer Narbe ist möglich.
(3) Der Defekt umfaßt nur die Epidermis.
(4) Der jetzige Zustand ist zumeist Folge einer Urtika.

(A) nur 1 ist richtig
(B) nur 1 und 2 sind richtig
(C) nur 1 und 3 sind richtig
(D) nur 1 und 4 sind richtig
(E) nur 2 und 3 sind richtig

H 89
6.45 Welcher Effloreszenztyp wird in Abbildung Nr. 7 des Bildanhangs dargestellt?

(A) Erythem
(B) Urtika
(C) Purpura
(D) hämorrhagische Kruste
(E) Melanosis

F 89
6.46 Die vermehrte Ablösung von Hornzellen an der Oberfläche der Haut bezeichnet man per definitionem als

(A) Hyperhidrosis
(B) Exkoriation
(C) Kruste
(D) Hypertrichosis
(E) Keine der Aussagen (A) – (D) trifft zu.

H 86
6.47 Wesentlichster Befund in der anliegenden Photographie (siehe Abbildung Nr. 8 des Bildanhangs) ist ein(e)

(A) großflächige Erosion
(B) akute Verbrennung 2. Grades
(C) Ulkus
(D) Purpura
(E) Lichenifizierung

F 84
6.48 Der auf dem Bild (siehe Abbildung Nr. 9 des Bildanhangs) dargestellte wesentlichste Befund ist:

(A) die Gangrän
(B) das Ulkus
(C) die Atrophie
(D) die Ekchymose
(E) das Keloid

F 84
6.49 Welcher Effloreszenzentyp wird in der Abbildung (siehe Abbildung Nr. 7 des Bildanhangs) dargestellt?

(A) Erythem
(B) Urtika
(C) Purpura
(D) hämorrhagische Kruste
(E) Melanosis

F 85   H 90
6.50 Die Verteilung der Effloreszenzen in der Abbildung (siehe Abbildung Nr. 10 des Bildanhangs) ist

(A) systematisiert
(B) disseminiert
(C) herpetiform
(D) anulär
(E) kokardenförmig

■ 6.42 A   ■ 6.43 C   ■ 6.44 A   ■ 6.45 C   ■ 6.46 E   ■ 6.47 C   ■ 6.48 A   ■ 6.49 C   ■ 6.50 B

[F 85]
6.51 Welche Verhornungsstörung ist auf dem Bild (siehe Abbildung Nr. 11 des Bildanhangs) dargestellt?

(A) psoriasiforme Schuppung
(B) ichthyosiforme Schuppung
(C) pityriasiforme Schuppung
(D) (chronische) Exkoriation
(E) Melanoerythrodermie

[H 84]
6.52 Die Oberfläche der herdförmigen Hautveränderungen (siehe Abbildung Nr. 12 des Bildanhangs) zeigt als Hauptcharakteristikum

(A) pityriasiforme Schuppung
(B) psoriasiforme Schuppung
(C) ichthyosiforme Schuppung
(D) Krustenauflagerung
(E) Auflagerung von Schorf

[H 85]
6.53 Bei der abgebildeten Hauterkrankung (siehe Abbildung Nr. 13 des Bildanhangs) sieht man als kennzeichnende(s) Merkmal(e):

(1) Schorf
(2) eitrige Krusten
(3) lupoide Infiltrate

(A) nur 2 ist richtig
(B) nur 1 und 2 sind richtig
(C) nur 1 und 3 sind richtig
(D) nur 2 und 3 sind richtig
(E) 1–3 = alle sind richtig

[H 85]
6.54 Die Effloreszenzen der Abbildung (siehe Abbildung Nr. 14 des Bildanhangs) lassen sich am zutreffendsten beschreiben als

(A) dyshidrosiforme Pusteln
(B) herpetiforme Pusteln
(C) Roseolen
(D) hämorrhagische Pusteln
(E) kokardenförmige Pusteln

[F 88]
6.55 Die Effloreszenzen in der Abbildung Nr. 14 des Bildanhangs lassen sich am zutreffendsten beschreiben als

(A) psoriasiforme Schuppen
(B) herpetiforme Pusteln
(C) Roseolen
(D) hämorrhagische Pusteln
(E) kokardenförmige Pusteln

[F 86]
6.56 Mit dem Glasspateldruck (siehe Abbildung Nr. 7 des Bildanhangs) unterscheidet man:

(A) Erythem von Purpura
(B) Macula von Urtica
(C) Macula von Papula
(D) Erythem von Bläschen
(E) hämorrhagische Bläschen von Purpura

[H 87]
6.57 Zu irreversiblen Haarverlusten im Haupthaarbereich führt insbesondere:

(A) Typhus
(B) Verbrennung 3. Grades im Haupthaarbereich
(C) Hyperthyreose
(D) Zytostatische Behandlung
(E) Thalliumvergiftung

[H 87]
6.58 Welche der folgenden Aussagen beschreibt am zutreffendsten den Hirsutismus?

(A) Vernarbung mit irreversiblem Haarverlust in einem herdförmigen Areal
(B) vermehrte Behaarung vom männlichen Typ bei einer Frau
(C) erworbene herdförmige Pigmentlosigkeit der Haare
(D) auschließlich herdförmiger Haarausfall
(E) allgemeiner diffuser Haarausfall

* Die Aufgabe wurde allen Teilnehmern als zutreffend beantwortet gewertet.

■ 6.51 B   ■ 6.52 B   ■ 6.53*   ■ 6.54 B   ■ 6.55 B   ■ 6.56 A   ■ 6.57 B   ■ 6.58 B

[H 86]
6.59 Unter Hypertrichose versteht man:

(A) gegenüber der Norm quantitativ vermehrte Behaarung
(B) weibliches Behaarungsmuster bei Männern mit Leberzirrhose
(C) vermehrter Haarausfall unter dem Einfluß männlicher Sexualhormone („Geheimratsecken", männliche Glatze)
(D) herdförmiger, relativ rasch einsetzender, meist kreisrunder Haarausfall
(E) vermehrter Haarausfall unter dem Einfluß von Gestagenen

[F 88]
6.60 Hypertrichose ist definiert als

(A) Vernarbung mit irreversiblem Haarverlust in einem herdförmigen Areal
(B) erworbene herdförmige Pigmentlosigkeit der Haare
(C) ausschließlich herdförmiger Haarausfall
(D) ausschließlich diffuser Haarausfall
(E) Keine der Aussagen (A) – (D) trifft zu.

[F 86]
6.61 Die Alopezie ist definiert als

(A) umschriebene Vermehrung von Haaren
(B) Vernarbung im Kopfbereich in einem herdförmigen Areal
(C) männlicher Behaarungstyp bei einer Frau
(D) erworbene herdförmige oder diffuse Pigmentlosigkeit der Haare
(E) Keine der Aussagen (A) – (D) trifft zu.

[H 83]
6.62 Die Koilonychie ist gekennzeichnet durch

(A) die sich spaltende Nagelplatte
(B) den entzündlich verdickten Nagelfalz
(C) die verdünnte, löffelartig eingedellte Nagelplatte
(D) lochartige Vertiefungen der Nagelplatte
(E) uhrglasartige Nägel bei krallenartig verkrümmten Fingerendgliedern

[F 83]
6.63 Uhrglasnägel beobachtet man bei folgenden Krankheiten:

(1) Endocarditis lena
(2) Bronchiektasen
(3) zyanotische Herzfehler (Fallot)

(A) nur 3 ist richtig
(B) nur 1 und 2 sind richtig
(C) nur 1 und 3 sind richtig
(D) nur 2 und 3 sind richtig
(E) 1–3 = alle sind richtig

[F 87]
6.64 Als Onycholysis bezeichnet man

(A) Querbänder und Querfurchen in der Nagelplatte
(B) die Längsriffelung und Längsspaltung der Nagelplatte
(C) die lamellenartige Aufspaltung der Nagelplatte vom freien Rand her
(D) die Ablösung der Nagelplatte vom distalen (freien) Rand her
(E) das schmerzhafte seitliche Einwachsen der Nägel

[H 82]
6.65 Apokrine Schweißdrüsen findet man beim Erwachsenen typischerweise in der

(1) Achselhöhle
(2) Handinnenfläche
(3) Genitoanalgegend

(A) nur 1 ist richtig
(B) nur 1 und 2 sind richtig
(C) nur 1 und 3 sind richtig
(D) nur 2 und 3 sind richtig
(E) 1–3 = alle sind richtig

[F 87] [F 91]
6.66 Die Stimulation der Talgdrüsenfunktion beim gesunden Menschen erfolgt in erster Linie durch

(A) Kältereize
(B) nervale Reize (über vegetative Nervenfasern)
(C) androgene Hormone
(D) östrogene Hormone
(E) Histaminfreisetzung

■ 6.59 A   ■ 6.60 E   ■ 6.61 E   ■ 6.62 C   ■ 6.63 E   ■ 6.64 D   ■ 6.65 C   ■ 6.66 C

H 89
6.67 Drüsenendstücke ekkriner Schweißdrüsen findet man typischerweise in folgendem Bereich

(A) Stratum basale der Epidermis
(B) in den Haarfollikeln
(C) Korium/Subkutis
(D) Faszienloge zwischen Subkutis und Muskulatur
(E) Stratum papillare

H 88
6.68 Ekkrine Schweißdrüsen münden typischerweise

(A) an die freie Hautoberfläche
(B) in die Haarfollikel
(C) in das Korium
(D) in die Subkutis
(E) in die Talgdrüsen

F 90
6.69 Welche der Begriffe in der Effloreszenzenlehre dienen insbesondere zur Beschreibung der Schweißdrüsenaktivität?

(1) Seborrhoe
(2) Sebostase
(3) Ekchymosis

(A) Keine der Aussagen 1–3 ist richtig
(B) nur 1 ist richtig
(C) nur 3 ist richtig
(D) nur 1 und 2 sind richtig
(E) 1–3 = alle sind richtig

H 90
6.70 Unter einer Anonychie versteht man

(A) entzündliche Veränderungen des Anal- und Perianalraumes beim Hämorrhoidalleiden
(B) eine Analstenose durch sklerosierende Bindegewebserkrankungen
(C) nächtliche, paroxysmale, krampfartige Schmerzzustände bei akuter Analvenenthrombose
(D) ein Synonym für Analfissuren
(E) Keine der Aussagen (A) – (D) trifft zu.

H 82
6.71 Die digitale rektale Untersuchung wird durchgeführt zur

(1) Feststellung eines Rektum-Tumors
(2) Beurteilung des Douglasschen Raumes
(3) Feststellung einer Prostatavergrößerung
(4) Prüfung des Tonus des Sphincter ani

(A) nur 1 ist richtig
(B) nur 1 und 3 sind richtig
(C) nur 1, 2 und 3 sind richtig
(D) nur 1, 3 und 4 sind richtig
(E) 1–4 = alle sind richtig

H 83
6.72 Bei Patienten mit inneren Hämorrhoiden sollte eine instrumentelle rektale Untersuchung durchgeführt werden,

weil

innere Hämorrhoiden nicht selten ein Frühsymptom für ein Rektumkarzinom sind.

F 86
6.73 In der Umgebung des Analringes findet sich bei einem Patienten bei der Inspektion die Haut in einem handflächengroßen Bezirk gerötet und nässend. Der Patient berichtet über starken Juckreiz.

Dieser Befund entspricht am wahrscheinlichsten

(A) einem Analekzem
(B) äußeren Hämorrhoiden
(C) einer Analfissur
(D) einer Leukoplakie
(E) einem Prolaps

Antwort	Aussage 1	Aussage 2	Verknüpfung
A	richtig	richtig	richtig
B	richtig	richtig	falsch
C	richtig	falsch	–
D	falsch	richtig	–
E	falsch	falsch	–

H 86

6.74 Bei der Inspektion des Anus eines Patienten findet sich an der Haut-Schleimhautgrenze ein radiärer Einriß in der Schleimhaut/Haut, der bei Dehnung sehr starke Schmerzen verursacht.

Es handelt sich um ein(e)

(A) innere Hämorrhoide
(B) Analfissur
(C) spitzes Condylom
(D) Analekzem
(E) Analkarzinom

H 88   H 91

6.75 Die Diagnose innere Hämorrhoiden 1. Grades wird am besten gesichert durch

(A) Stuhluntersuchung auf okkultes Blut
(B) Proktoskopie
(C) digitale Palpation
(D) äußere Inspektion der Analregion, während man den Patienten zugleich pressen läßt
(E) wiederholte Inspektion des Stuhles durch den Arzt

F 87

6.76 Die rektale digitale Untersuchung des Patienten zum Ausschluß eines Rektum-Karzinoms ist im Prinzip bei folgenden Positionen des Patienten durchführbar:

(1) Rückenlage (Steinschnittlage)
(2) linke Seitenlage
(3) Knie-Ellenbogen-Lage
(4) Stehen, nach vorne gebückt

(A) nur 1 und 3 sind richtig
(B) nur 2 und 4 sind richtig
(C) nur 1, 2 und 4 sind richtig
(D) nur 2, 3 und 4 sind richtig
(E) 1–4 = alle sind richtig

F 87

6.77 Bei der digitalen rektalen Palpation wird die Prostata untersucht auf:

(1) Abgrenzbarkeit
(2) Härte
(3) Knoten
(4) Schmerzhaftigkeit

(A) nur 1 und 2 sind richtig
(B) nur 1, 2 und 3 sind richtig
(C) nur 1, 3 und 4 sind richtig
(D) nur 2, 3 und 4 sind richtig
(E) 1–4 = alle sind richtig

H 91

6.78 Bei der rektalen Untersuchung eines 63jährigen Patienten tasten Sie die Prostata vergrößert und „knochenhart".

Dieser Befund ist sehr verdächtig auf ein Prostatakarzinom,

weil

beim Prostatakarzinom stets eine Vergrößerung der Prostata besteht.

7 Neurologische Untersuchung

H 82   H 89

7.1 Eine Lähmung des M. levator palpabrae sup. ist Zeichen einer Störung des

(A) N. oculomotorius
(B) N. facialis
(C) N. trochelaris
(D) N. abducens
(E) N. trigeminus

F 90

7.2 Bei vollständigem Funktionsausfall eines N. oculomotorius findet sich am wahrscheinlichsten folgende Pupillenstörung:

(A) gleichseitige absolute Pupillenstarre
(B) gegenseitige absolute Pupillenstarre
(C) isolierter Ausfall der gleichseitigen Konvergenzreaktion
(D) isolierter Ausfall der Konvergenzreaktion der Gegenseite
(E) reflektorische Pupillenstarre

H 89

7.3 Der M. sphincter pupillae wird motorisch innerviert über den

(A) N. oculomotorius
(B) N. opticus
(C) N. trochlearis
(D) N. ophthalmicus
(E) N. facialis

▌6.74 B   ▌6.75 B   ▌6.76 E   ▌6.77 E   ▌6.78 C   ▌7.1 A   ▌7.2 A   ▌7.3 A

F 86
7.4 Die Nervenfasern, über welche die Kontraktion des M. Dilatator pupillae ausgelöst wird, stammen hauptsächlich aus dem

(A) Ganglion cervicale superius
(B) Ganglion ciliare
(C) zweiten Hirnnerven
(D) dritten Hirnnerven
(E) vierten Hirnnerven

H 86   H 90
7.5 Welche Aussage trifft **nicht** zu?

Als Geruchsstoffe zur Prüfung des Geruchssinns (N. olfactorius) sind geeignet:

(A) Kaffeemehl
(B) Ammoniak
(C) Vanillin
(D) Bienenwachs
(E) Schwefelwasserstoff

H 85
7.6 Ein Patient mit einer simulierten Riechstörung bekommt Augentränen, wenn er Ammoniak riecht,

weil

die Auslösung der reflektorischen Lakrimation vor allem über den N. olfactorius stimuliert wird.

H 83
7.7 Welche Aussage trifft zu?

Eine Lähmung der Kaumuskeln (im engeren Sinn) tritt auf bei:

(A) Schädigung des Nervus trigeminus
(B) Schädigung des Nervus facialis
(C) Schädigung des Nervus glossopharyngeus
(D) Schädigung des Nervus hypoglossus
(E) Keine der Aussagen trifft zu.

F 89
7.8 Welche von den genannten ophthalmologischen Untersuchungsmethoden ist zur Erkennung von Trigeminus-Paresen am wichtigsten?

(A) Prüfung des Kornealreflexes
(B) Prüfung der Lidschlußkraft
(C) Prüfung der konsensuellen Lichtreaktion
(D) Prüfung des Augeninnendruckes
(E) Prüfung der Tränensekretion

H 87
7.9 Welche Aussage trifft **nicht** zu?

Bei Schädigung des N. mandibularis kommt es zu:

(A) Störung des Kaudrucks
(B) M. temporalis-Lähmung
(C) Unfähigkeit, den Mund zu öffnen
(D) Masseterreflex-Ausfall
(E) Störung der Seitwärtsbewegung des Unterkiefers

F 86
7.10 Der Masseterreflex wird üblicherweise ausgelöst durch Reflexhammerschlag

(A) auf das Jochbein
(B) gegen den auf den Mundwinkel gelegten Finger des Untersuchers
(C) von kranial auf kaudal gegen den auf das Kinn gelegten Finger
(D) gegen die geschlossenen Zahnreihen
(E) seitlich gegen den horizontalen Unterkieferast (bei leicht geöffnetem Mund)

H 88
7.11 Als Ursachen einer Anisokorie beobachtet man:

(1) epidurales Hämatom
(2) organische Veränderungen der Iris
(3) N. oculomotorius-Schädigung
(4) Schädigung der Ganglion stellatum

(A) nur 1 und 2 sind richtig
(B) nur 2 und 3 sind richtig
(C) nur 3 und 4 sind richtig
(D) nur 1, 3 und 4 sind richtig
(E) 1–4 = alle sind richtig

Antwort	Aussage 1	Aussage 2	Verknüpfung
A	richtig	richtig	richtig
B	richtig	richtig	falsch
C	richtig	falsch	–
D	falsch	richtig	–
E	falsch	falsch	–

■ 7.4 A   ■ 7.5 B   ■ 7.6 C   ■ 7.7 A   ■ 7.8 A   ■ 7.9 C   ■ 7.10 C   ■ 7.11 E

H 88
7.12 Bei der frischen peripheren Schädigung eines N. abducens ist typischerweise gestört:

(A) Temporalbewegung am Auge der gleichen Seite
(B) Nasalbewegung am Auge der gleichen Seite
(C) Temporal- und Nasalbewegung am Auge der gleichen Seite
(D) Nasalbewegung am Auge der Gegenseite
(E) Temporalbewegung am Auge der Gegenseite

H 88
7.13 Als reflektorische Pupillenstarre bezeichnet man

(A) den isolierten Ausfall der konsensuellen Lichtreaktion
(B) das Fehlen der direkten und konsensuellen Lichtreaktion bei erhaltener Naheinstellungsreaktion
(C) das Fehlen der direkten Lichtreaktion bei erhaltener konsensueller Lichtreaktion
(D) das Fehlen jeder Pupillenreaktion bei seitengleichen sehr weiten Pupillen
(E) die Lichtstarre der weiten Pupillen

H 83
7.14 Eine Schädigung des sechsten Hirnnerven wird nachgewiesen durch Prüfung des Kornealreflexes mit einem Wattefädchen,

weil

die aufgehobene Hornhautsensibilität ein wichtiges klinisches Zeichen bei Schädigung des sechsten Hirnnerven ist.

H 88
7.15 Welcher der folgenden Befunde ist **am wenigsten** typisch bei einer frischen einseitigen zentralen Fazialiosparese?

(A) Stirnrunzeln auf einer Seite komplett ausgefallen
(B) Herabhängen eines Mundwinkels
(C) Zunge wird normal herausgestreckt
(D) Kaudruck beidseits normal
(E) Asymmetrie beim „Backenaufblasen"

H 88
7.16 Geschmacksrezeptoren findet man:

(1) im Bereich von Papillae vallatae der Zungenoberfläche
(2) im Bereich des Zungengrundes
(3) im Bereich des weichen Gaumens

(A) nur 1 ist richtig
(B) nur 1 und 2 sind richtig
(C) nur 1 und 3 sind richtig
(D) nur 2 und 3 sind richtig
(E) 1–3 = alle sind richtig

F 90
7.17 Welche Aussage trifft **nicht** zu?

Bei einem Patienten besteht seit dem Morgen des Untersuchungstages eine Fazialisparese. Es wird die Diagnose einer akuten peripheren Fazialisparese rechts gestellt.

Zu dieser Diagnose passen folgende Untersuchungsbefunde:

(A) Ausfall der Korneasensibilität am rechten Auge.
(B) Bellsches Phänomen rechts positiv.
(C) Beim „Zähnezeigen" wird der Mund nach links gezogen.
(D) Es besteht eine Hypakusis.
(E) Es ist eine Störung der Geschmacksempfindung nachweisbar.

F 91
7.18 Welche Aussage trifft **nicht** zu?

Mit folgenden Zeichen läßt sich die motorische Funktion des N. facialis prüfen:

(A) Masseterreflex
(B) Stirn runzeln
(C) Zähne zeigen
(D) Wangen aufblasen
(E) Augen gegen Widerstand aktiv schließen

■ 7.12 A ■ 7.13 B ■ 7.14 E ■ 7.15 A ■ 7.16 E ■ 7.17 A ■ 7.18 A

H 87
7.19 Wie testet man bei einseitiger Fazialisparese das über den N. facialis vermittelte Geschmacksempfinden?

(1) bei herausgestreckter Zunge
(2) jeweils rechte und linke Zungenhälfte getrennt
(3) Prüfung der Qualität „sauer" z. B. mit Zitronensäurelösung

(A) nur 3 ist richtig
(B) nur 1 und 2 sind richtig
(C) nur 1 und 3 sind richtig
(D) nur 2 und 3 sind richtig
(E) 1–3 = alle sind richtig

F 87
7.20 Welche Aussage trifft **nicht** zu?

Symptome bei peripherer Fazialislähmung sind:

(A) Unfähigkeit, den Unterkiefer hin und her zu bewegen
(B) Verstrichensein von Stirnfalten
(C) Lagophthalmus
(D) Bellsches Phänomen
(E) Störung beim Pfeifen einer Melodie

H 85
7.21 Welche Aussage trifft **nicht** zu?

Eine Fazialislähmung vom peripheren Typ kann entstehen durch eine Fazialisschädigung

(A) im Bereich des inneren Fazialisknies
(B) im Kleinhirn-Brückenwinkel
(C) im Meatus acusticus externus
(D) im Bereich des äußeren Fazialisknies
(E) am Foramen stylomastoideum

F 89
7.22 Das Chvostek-Zeichen

(A) weist, wenn es vorhanden ist, zumeist auf eine zentralmotorische Schädigung hin
(B) ist ein häufiges Zeichen einer peripheren Fazialisparese
(C) wird ausgelöst durch Reizung des 2. und 3. Trigeminusastes
(D) findet man als Zeichen erhöhter Erregbarkeit des peripheren Nervensystems
(E) ist Ausdruck einer mechanisch hervorgerufenen Kontraktion des Musculus masseter

F 85
7.23 Welche der untenstehend abgebildeten Verschaltungen gibt die Verschaltung des motorischen Systems der Nn. facialis zutreffend wieder?

Zeichenerläuterung:
Py – Fibrae corticonucleares des pyramidalmotorischen Systems
FS – Fazialiskern, Stirnast
F   – Fazialiskern, außer Stirnast
VII – peripherer N. facialis

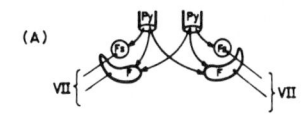

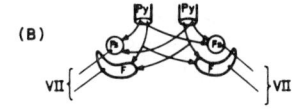

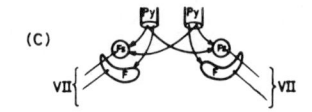

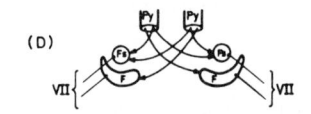

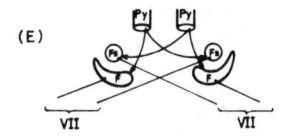

Antwort	Aussage 1	Aussage 2	Verknüpfung
A	richtig	richtig	richtig
B	richtig	richtig	falsch
C	richtig	falsch	–
D	falsch	richtig	–
E	falsch	falsch	–

7.19 E   7.20 A   7.21 C   7.22 D   7.23 D

H 85
7.24 Zur Prüfung der Funktion des N. glossopharyngeus wird/werden üblicherweise folgende Untersuchungsmethode(n) durchgeführt:

(1) Prüfung der Geschmacksqualität süß im vorderen Zungendrittel
(2) Prüfung des Würgreflexes
(3) Prüfung des Gaumensegelreflexes

(A) nur 1 ist richtig
(B) nur 3 ist richtig
(C) nur 1 und 3 sind richtig
(D) nur 2 und 3 sind richtig
(E) 1–3 = alle sind richtig

F 86
7.25 Bei peripheren N. accessorius-Lähmungen findet sich oft am gleichseitigen Arm eine Störung der aktiven Abduktion über die Horizontale,

weil

die aktive Armabduktion über die Horizontale durch die Funktion des M. trapezius mitgeleistet wird.

H 82
7.26 Eine einseitige Rekurrensparese ist gekennzeichnet durch

(1) Heiserkeit
(2) Zungenabweichung zur kranken Seite
(3) Ausfall des Masseterreflexes der kranken Seite
(4) abgeschwächten Würgreflex

(A) nur 1 ist richtig
(B) nur 4 ist richtig
(C) nur 1 und 4 sind richtig
(D) nur 1, 2 und 3 sind richtig
(E) 1–4 = alle sind richtig

F 84
7.27 Typische(s) Merkmal(e) der einseitigen Rekurrensparese sind (ist):

(1) hochgradige Ruhedyspnoe
(2) Heiserkeit
(3) ermüdbare Stimme

(A) nur 2 ist richtig
(B) nur 1 und 2 sind richtig
(C) nur 1 und 3 sind richtig
(D) nur 2 und 3 sind richtig
(E) 1–3 = alle sind richtig

F 87
7.28 In der Abbildung Nr. 15 des Bildanhangs weicht die Zunge beim Herausstrecken nach links ab.

Dieser Befund beruht am wahrscheinlichsten auf einer Schädigung des

(A) N. glossopharyngeus links
(B) N. hypoglossus rechts
(C) N. hypoglossus links
(D) N. lingualis rechts
(E) N. facialis rechts

F 90
7.29 In der Abbildung Nr. 15 des Bildanhangs sehen Sie die Stellung der Zunge bei einem Patienten, der aufgefordert wurde, die Zunge gerade herauszustrecken.

Dieser Befund spricht am wahrscheinlichsten für eine Schädigung des

(A) N. glossopharyngeus links
(B) N. hypoglossus rechts
(C) N. hypoglossus links
(D) N. lingualis rechts
(E) N. facialis rechts

H 91
7.30 Die Schädigung eines N. hypoglossus ist daran zu erkennen, daß

(A) die herausgestreckte Zunge zur Seite der Muskellähmung abweicht
(B) die Zunge nicht herausgestreckt werden kann
(C) die herausgestreckte Zunge zu der Seite abweicht, die der Muskellähmung gegenüberliegt
(D) zugleich eine Zungenparese und eine Gaumensegelparese zu erkennen ist
(E) zugleich eine Zungenparese und eine Störung der Speichelsekretion der Glandula submandibularis vorliegen

H 82
7.31 Die Kontraktion des M. dilatator pupillae wird ausgelöst über Nervenfasern

(A) aus dem Ganglion cervicale superius
(B) aus dem Ganglion ciliare
(C) des zweiten Hirnnerven
(D) des dritten Hirnnerven
(E) des vierten Hirnnerven

■ 7.24 D   ■ 7.25 A   ■ 7.26 A   ■ 7.27 D   ■ 7.28 C   ■ 7.29 C   ■ 7.30 A   ■ 7.31 A

[H 83]
7.32 Welche Aussage trifft zu?

Als typische Folge eines Ausfalls zum Kopf führender Sympathikusbahnen findet man:

(A) Argyll-Robertson-Phänomen
(B) Horner-Syndrom
(C) Pupillotonie
(D) amaurotische Pupillenstarre
(E) Keine der Aussagen trifft zu.

[F 87]
7.33 Das komplette periphere Horner-Syndrom ist u. a. charakterisiert durch:

(1) Ptosis des Oberlides
(2) Miosis
(3) kontralaterale Hyperhidrosis

(A) nur 2 ist richtig
(B) nur 3 ist richtig
(C) nur 1 und 2 sind richtig
(D) nur 2 und 3 sind richtig
(E) 1–3 = alle sind richtig

[F 84]
7.34 Welche(r) der folgenden Befunde sind (ist) charakteristisch für periphere Lähmungen?

(1) Hypertonus der Muskulatur
(2) Muskeleigenreflexe gesteigert
(3) Babinski-Zeichen positiv

(A) Keine der Aussagen trifft zu
(B) nur 1 ist richtig
(C) nur 2 ist richtig
(D) nur 1 und 2 sind richtig
(E) nur 2 und 3 sind richtig

[F 88]
7.35 Zu den charakteristischen Ursachen des Trendelenburg-Hinkens zählt/zählen:

(1) Insuffizienz der Hüftabduktoren bei atrophischer Lähmung
(2) Ineffektivität der Hüftabduktoren bei Näherung von Ansatz und Ursprung, z. B. Trochanterhochstand
(3) Versteifung der Hüfte nach Entzündung oder Trauma

(A) nur 1 ist richtig
(B) nur 3 ist richtig
(C) nur 1 und 2 sind richtig
(D) nur 2 und 3 sind richtig
(E) 1–3 = alle sind richtig

[F 89]
7.36 Ein positives Trendelenburgsches Zeichen an der Hüfte wird insbesondere verursacht durch Lähmung

(A) des M. iliopsoas
(B) des kaudalen Anteils des M. gluteus maximus
(C) der kleinen Glutealmuskeln
(D) der Mm. obturatorii
(E) des M. adductor magnus

[H 88]
7.37 Welche der Aussagen über Muskelfaszikulieren trifft zu?

(A) Es tritt bei chronisch progredienten Vorderhornzellerkrankungen auf.
(B) Es ist in erster Linie Zeichen einer Pyramidenbahnschädigung.
(C) Es ist ein primär auf einer Muskelschädigung beruhendes Phänomen.
(D) Es kann in atrophischen Muskeln nicht bewertet werden.
(E) Es kann in der Regel durch willkürliche Entspannung zum Verschwinden gebracht werden.

[H 87]
7.38 Bei einem Ausfall des M. triceps surae, z. B. durch Lähmung, kommt es typischerweise zum

(A) Trendelenburghinken
(B) Steppergang
(C) Hackengang
(D) Zirkumduktionsgang
(E) Scherengang

Antwort	Aussage 1	Aussage 2	Verknüpfung
A	richtig	richtig	richtig
B	richtig	richtig	falsch
C	richtig	falsch	–
D	falsch	richtig	–
E	falsch	falsch	–

▌7.32 B ▌7.33 C ▌7.34 A ▌7.35 C ▌7.36 C ▌7.37 A ▌7.38 C

F 89
7.39 Welche der Aussagen über Muskelfaszikulieren trifft zu?

(A) Es ist im allgemeinen Ausdruck einer Schädigung von Muskelspindeln.
(B) Es braucht keine krankhafte Bedeutung zu haben.
(C) Es ist in der Regel auf eine Muskelfaser beschränkt.
(D) Es führt zumeist zu unregelmäßigen ausfahrenden Zuckungen einzelner Gliedmaßen.
(E) Es ist regelmäßig Begleitsymptom einer Reflexsteigerung.

F 84
7.40 Wodurch ist die myotone Reaktion charakterisiert?

(A) spontane unregelmäßige Kontraktion einzelner motorischer Einheiten
(B) verzögertes Lösen der willkürlich induzierten Muskelkontraktion
(C) Auftreten nächtlicher Wadenkrämpfe aufgrund unterschiedlicher Ursachen
(D) Daueraktivität des willkürlich entspannten Muskels (im Elektromyogramm)
(E) auch passiv nicht mehr lösbare Muskelverkürzung

F 83
7.41 Welche Aussage trifft zu?

Muskelfaszikulationen führen in den betroffenen Gliedmaßenabschnitten typischerweise zu

(A) leichten durch die Haut erkennbaren Bewegungseffekten im Muskel
(B) Bewegungseffekten der großen Gelenke
(C) ganz regelmäßigen rhythmischen Bewegungseffekten
(D) Ruhetremor
(E) keiner der vorgenannten Bewegungsformen

H 90
7.42 Eine spastische Tonuserhöhung der Willkürmuskulatur beobachtet man bei zentralmotorischen Schädigungen,

weil

bei zentralmotorischen Schädigungen die monosynaptischen Eigenreflexe gesteigert sein können.

H 91
7.43 Als Ursachen pathologischer Veränderungen des monosynaptischen Muskeldehnungsreflexes kommen Störungen in folgenden Bereichen in Betracht:

(1) Afferenzbahn
(2) Efferenzbahn
(3) Pyramidenbahn

(A) nur 1 ist richtig
(B) nur 1 und 2 sind richtig
(C) nur 1 und 3 sind richtig
(D) nur 2 und 3 sind richtig
(E) 1–3 = alle sind richtig

F 91
7.44 Folgen einer Lähmung des M. quadriceps femoris infolge Schädigung eines peripheren Nerven sind:

(1) Genu recurvatum
(2) Behinderung beim Treppensteigen aufwärts
(3) Behinderung beim Aufrichten aus sitzender Haltung

(A) nur 2 ist richtig
(B) nur 1 und 2 sind richtig
(C) nur 1 und 3 sind richtig
(D) nur 2 und 3 sind richtig
(E) 1–3 = alle sind richtig

H 91
7.45 Lähmung des M. brachioradialis beruht im Regelfall auf einer Schädigung des

(A) N. musculocutaneus
(B) N. radialis
(C) N. medianus
(D) N. ulnaris
(E) N. axillaris

H 90
7.46 Welche Aussage trifft **nicht** zu?

Die charakteristischen Eigenschaften der Bewegungsabläufe bei Athetosen lassen sich insbesondere folgendermaßen beschreiben:

(A) schnell
(B) hyperkinetisch
(C) wurmartig
(D) geschraubt
(E) unwillkürlich

▌7.39 B ▌7.40 B ▌7.41 A ▌7.42 B ▌7.43 E ▌7.44 E ▌7.45 B ▌7.46 A

H 91
7.47 Unterscheidungsmerkmale bei der Differenzierung von Tremorformen sind:

(1) Amplitude
(2) Dauer
(3) Frequenz
(4) Zuordnung zu Bewegungen

(A) nur 1 und 4 sind richtig
(B) nur 2 und 3 sind richtig
(C) nur 1, 2 und 3 sind richtig
(D) nur 2, 3 und 4 sind richtig
(E) 1–4 = alle sind richtig

H 90
7.48 Ein 30jähriger Patient berichtet, daß er wiederholt in Schwierigkeiten geriet, weil er bei der Begrüßung die Hand seines Gegenübers nicht gleich wieder loslassen konnte. Er hat sich deshalb angewöhnt, kurz vor solchen Gelegenheiten die Faust mehrfach zu öffnen und zu schließen, wodurch das Händereichen jeweils wesentlich besser ging.

Was liegt am wahrscheinlichsten vor?

(A) choreatische Hyperkinese
(B) sog. Zahnrad-Phänomen
(C) Myotonie
(D) spastische Monoparese des rechten Armes
(E) sog. Taschenmesser-Phänomen

H 91
7.49 Die spastische Muskeltonuserhöhung

(A) läßt sich durch passive Bewegung betroffener Extremitäten feststellen
(B) betrifft im Regelfall bevorzugt die Streckmuskeln am Arm und die Beugemuskeln am Bein
(C) beruht in erster Linie auf einer Steigerung der Aktivität der Spinalganglienzellen
(D) schießt plötzlich ein und führt zu nicht unterdrückbaren Bewegungen
(E) ist dadurch gekennzeichnet, daß auch im entspannten Muskel die Motoneurone kontinuierlich entladen

F 85
7.50 Zu den extrapyramidalen Hyperkinesen zählen:

(1) Chorea
(2) Athetose
(3) Intentionstremor
(4) Faszikulieren
(5) Fibrillieren

(A) nur 1 und 2 sind richtig
(B) nur 2 und 3 sind richtig
(C) nur 4 und 5 sind richtig
(D) nur 1, 2 und 3 sind richtig
(E) nur 1, 3 und 4 sind richtig

F 88
7.51 Welche der Aussagen über die Chorea trifft/treffen zu?

(1) Sie ist gekennzeichnet durch rhythmische Bewegungen, die sich auf einzelne Muskeln beschränken.
(2) Sie zählt zu den extrapyramidalen Hyperkinesen.
(3) Sie geht mit einer Senkung des Muskeltonus einher.

(A) nur 2 ist richtig
(B) nur 1 und 2 sind richtig
(C) nur 1 und 3 sind richtig
(D) nur 2 und 3 sind richtig
(E) 1–3 = alle sind richtig

F 91
7.52 Die spastische Muskeltonuserhöhung

(A) führt im allgemeinen nach einer gewissen Zeit zur Muskelhypertrophie der betroffenen Muskulatur
(B) betrifft am Bein bei Capsula-interna-Läsionen bevorzugt die Muskeln, die beim stehenden Menschen der Schwerkraft entgegenwirken
(C) zeigt bei der Untersuchung durch den Arzt typischerweise die Eigenart des Zahnradphänomens
(D) wird des öfteren auch durch eine Läsion des Gyrus angularis hervorgerufen
(E) wirkt sich in der Regel nicht auf den Bewegungsablauf aus

Antwort	Aussage 1	Aussage 2	Verknüpfung
A	richtig	richtig	richtig
B	richtig	richtig	falsch
C	richtig	falsch	–
D	falsch	richtig	–
E	falsch	falsch	–

F 91
7.53 Welche Aussage trifft **nicht** zu?

(Reine) choreatische Hyperkinesen können den ganzen Körper oder nur die Extremitäten bzw. Gliedabschnitte befallen.

Die Bewegungen laufen typischerweise ab:

(A) unregelmäßig
(B) überschießend
(C) wurmförmig
(D) unwillkürlich
(E) schnell

F 90
7.54 Durch eine umschriebene Schädigung von Vorderhornzellen des Lumbalmarks kommt es **nicht** zu:

(A) Schweißsekretionsstörung
(B) Fibrillationen
(C) Parese
(D) Muskelatrophie
(E) Faszikulieren

F 91
7.55 Welche Aussage trifft **nicht** zu?

Typische Phänomene bei Schädigung der Stammganglien sind:

(A) Athetose
(B) Ruhetremor
(C) Babinski-Phänomen
(D) Hemibalismus
(E) Chorea

H 82
7.56 Welche Symptome sprechen für das Vorliegen einer Pyramidenbahnschädigung?

(1) Babinski-Zeichen
(2) gesteigerte Muskeleigenreflexe
(3) Intentionstremor
(4) Muskelrigor

(A) nur 1 ist richtig
(B) nur 3 ist richtig
(C) nur 1 und 2 sind richtig
(D) nur 1, 2 und 3 sind richtig
(E) 1–4 = alle sind richtig

H 83
7.57 Das positive Babinski-Phänomen tritt auf bei krankheitsbedingten Schädigungen des Pyramidenbahnsystems,

weil

bei krankheitsbedingten Schädigungen des Pyramidenbahnsystems eine allgemeine Steigerung der Fremdreflexe vorliegt.

F 89
7.58 Zu Dehnungsreizen auf Meningen und/oder Nervenwurzeln kommt es bei Prüfung des

(1) Brudzinski-Zeichens
(2) Lasègue-Zeichens
(3) Kernig-Zeichens

(A) nur 1 ist richtig
(B) nur 2 ist richtig
(C) nur 1 und 2 sind richtig
(D) nur 2 und 3 sind richtig
(E) 1–3 = alle sind richtig

H 86
7.59 Bei Patienten mit chronischen Schädigungen des Pyramidenbahnsystems ist das positive Babinski-Phänomen ein typischer Befund,

weil

es bei Patienten mit chronischen Schädigungen des Pyramidenbahnsystems typischerweise zur Steigerung von Eigenreflexen kommt.

H 87
7.60 Bei einem erwachsenen Patienten besteht Verdacht auf akute Meningitis.

Hierzu passen/paßt folgende(r) Befund(e):

(1) positives Kernigsches Zeichen
(2) Opisthotonus
(3) positives Brudzinski-Zeichen

(A) nur 3 ist richtig
(B) nur 1 und 2 sind richtig
(C) nur 1 und 3 sind richtig
(D) nur 2 und 3 sind richtig
(E) 1–3 = alle sind richtig

■ 7.53 C   ■ 7.54 A   ■ 7.55 C   ■ 7.56 C   ■ 7.57 C   ■ 7.58 E   ■ 7.59 B   ■ 7.60 E

H 86
7.61 Das positive Brudzinski-Zeichen (Reaktion auf passives Beugen des Kopfes am liegenden Patienten) besteht aus:

(A) starker Lordosierung der Wirbelsäule
(B) Spreizen von Fingern und Zehen
(C) Streckung der Arme
(D) Beugung der Beine in Hüft- und Kniegelenken
(E) Keine der Aussagen (A) – (D) trifft zu.

F 86
7.62 Durch welche der folgenden Aussagen wird das positive (pathologische) Kernigsche Zeichen beschrieben?

(A) Widerstand und Schmerz beim Nach-vorne-Beugen des Kopfes
(B) Widerstand und Schmerz beim Drehen des Kopfes
(C) das Beugen im Hüftgelenk mit gestrecktem Bein bewirkt eine reflektorische Beugung des Kniegelenks
(D) das Nach-vorne-Beugen des Kopfes bewirkt ein reflektorisches Anziehen beider Beine
(E) eine maximale Flexion in der Hüfte und des Kniegelenks des einen Beines bewirkt reflektorisch eine Flexion in der Hüfte und im Kniegelenk des anderen Beines

F 85
7.63 Spastik und Rigor sind allein nach dem klinischen Befund nicht zu unterscheiden,

weil

die Muskeltonuserhöhung sowohl bei der Spastik als auch beim Rigor nur in den sogenannten Antigravitationsmuskeln nachweisbar ist.

H 86
7.64 Welche Aussage trifft **nicht** zu?

Hinsichtlich des Krankheitszeichens Rigor gelten folgende Aussagen:

(A) Von Rigor spricht man nur, wenn ein Zahnradphänomen vorhanden ist.
(B) Der Rigor ist in Agonisten und Antagonisten etwa gleichstark ausgebildet
(C) Zur Therapie des Rigor wird u. a. L-Dopa eingesetzt
(D) Der Rigor ist ein charakteristisches Symptom beim M. Parkinson
(E) Der Rigor zeigt sich in einem wächsernen Dehnungswiderstand der Muskeln

H 87
7.65 Der Rigor

(A) kommt nicht ohne Zahnradphänomen vor
(B) zeigt sich in einem federnden Muskel-Dehnungswiderstand
(C) ist in erster Linie Ausdruck einer Pyramidenbahnschädigung
(D) ist am Bein im allgemeinen in den Antigravitationsmuskeln stärker ausgebildet als in den Antagonisten
(E) Keine der Aussagen (A) – (D) trifft zu.

F 87
7.66 Im akuten Stadium nach einseitiger Pyramidenbahnschädigung können die Muskeldehnungsreflexe auf der entsprechenden Seite abgeschwächt sein.

Welcher Zusatzbefund spricht dann dafür, daß die Seite der Reflexabschwächung die krankhafte ist (und nicht auf der Gegenseite eine pathologische Reflexanhebung/-betonung vorliegt)?

(A) Störung der Schmerzempfindung der gleichen Seite
(B) Störung der Berührungsempfindung der gleichen Seite
(C) Fremdreflexabschwächung auf der gleichen Seite
(D) Ataxie der Gegenseite
(E) Hemianopsie der Gegenseite

H 85
7.67 Welche der Aussagen über die Kraftprüfung bei Gesunden und Kranken trifft zu?

(A) Paresen werden laut Übereinkunft der Neurologen nach folgendem Schema erfaßt: 0 = Paralyse, 1 = Schwäche gegen Widerstand, 2 = volle Kraft.
(B) Der Grad des Kraftverlustes eines Muskels ist unabhängig von der Atrophie zu beurteilen.
(C) Der genaue Befund über die Muskelkraft ist von einer Krankengymnastin zu erstellen.
(D) Das Ausmaß der Kraftentfaltung ist bei symmetrischer Prüfung dem Willküreinfluß des Patienten entzogen.
(E) Kraftminderung (oder: Nachlassen der Kraft) ist immer ein Symptom einer Krankheit.

Antwort	Aussage 1	Aussage 2	Verknüpfung
A	richtig	richtig	richtig
B	richtig	richtig	falsch
C	richtig	falsch	–
D	falsch	richtig	–
E	falsch	falsch	–

■ 7.61 D   ■ 7.62 C   ■ 7.63 E   ■ 7.64 A   ■ 7.65 E   ■ 7.66 C   ■ 7.67*

* Die Aufgabe wurde allen Teilnehmern als zutreffend beantwortet gewertet.

F 83
7.68 Welche Bedingungen nehmen Einfluß auf die Lebhaftigkeit von Muskeleigenreflexen?

(1) Willküraktivierung des untersuchten Muskels
(2) Willküraktivierung entfernt gelegener Muskeln
(3) der aktuelle Dehnungszustand des untersuchten Muskels
(4) Fallgeschwindigkeit (Auftreffgeschwindigkeit) des Reflexhammers
(5) Gelenkstellung

(A) nur 2, 3 und 4 sind richtig
(B) nur 1, 2, 3 und 5 sind richtig
(C) nur 1, 2, 4 und 5 sind richtig
(D) nur 1, 3, 4 und 5 sind richtig
(E) 1–5 = alle sind richtig

H 86
7.69 Welche der nachfolgend genannten Aussagen über die Beurteilung des Reflexniveaus trifft zu?

(A) Auslösbarkeit eines Klonus beobachtet man auch bei gesunden Personen.
(B) Von gesteigerten Reflexen spricht man in der Neurologie, wenn eine Seitendifferenz vorhanden ist.
(C) Die Reflexlebhaftigkeit geht im allgemeinen der Muskelmasse parallel.
(D) Die Lebhaftigkeit der Reflexe wird in erster Linie anhand des Vorhandenseins oder Fehlens des Chvostek-Zeichens beurteilt.
(E) Von schwachem Reflexniveau spricht man nur, wenn auch pathologische Reflexe vorhanden sind.

F 88
7.70 Der Befund eines im Seitenvergleich einseitig lebhafteren Muskeleigenreflexes ist bei der neurologischen Krankenuntersuchung von Bedeutung,

weil

der Befund eines im Seitenvergleich einseitig lebhaften Muskeleigenreflexes Ausdruck einer Schädigung des zentralen Nervensystems sein kann.

H 83 F 89
7.71 Welche Aussage trifft **nicht** zu?

Zu den pathologischen Reflexen beim Erwachsenen zählen:

(A) Mayerscher Fingergrundgelenkreflex
(B) Babinski-Reflex
(C) Saugreflex
(D) Moro-Reflex
(E) Greifreflex

H 88
7.72 Welche Aussage trifft **nicht** zu?

Die einzelnen Muskeleigenreflexe sind im Regelfall folgendermaßen den reflexvermittelnden peripheren Nerven zugehörig:

(A) Biceps-brachii-Reflex: N. musculocutaneus
(B) Brachioradialis-Reflex: N. medianus
(C) Triceps-brachii-Reflex: N. radialis
(D) Patellarsehnen-Reflex: N. femoralis
(E) Achillessehnen-Reflex: N. ischiadicus

F 89
7.73 Welche Aussage trifft **nicht** zu?

Die einzelnen Muskeleigenreflexe zeigen im Regelfall folgende Zugehörigkeit zu den reflexvermittelnden peripheren Nerven:

(A) Patellarsehnen-Reflex: N. femoralis
(B) Achillessehnen-Reflex: N. peroneus
(C) Biceps-brachii-Reflex: N. musculocutaneus
(D) Brachioradialis-Reflex: N. radialis
(E) Triceps-brachii-Reflex: N. radialis

H 89
7.74 Welche Aussage trifft **nicht** zu?

Bei den einzelnen Muskeleigenreflexen oder Fremdreflexen findet man folgende typische Segmentzugehörigkeit:

(A) Biceps-brachii-Reflex: C5/6
(B) Brachioradialis-Reflex: C6
(C) Triceps-brachii-Reflex: C7
(D) Quadrizeps-Reflex: S1
(E) Bauchhaut-Reflex, untere Etage: Th11/12

F 86
7.75 Welche Aussage trifft **nicht** zu?

Die einzelnen Muskeleigenreflexe sind im Regelfall folgendermaßen den reflexvermittelnden peripheren Nerven zugehörig:

(A) Biceps-brachii-Reflex: N. medianus
(B) Brachioradialis-Reflex: N. radialis
(C) Triceps-brachii-Reflex: N. radialis
(D) Patellarsehnen-Reflex: N. femoralis
(E) Achillessehnen-Reflex: N. tibialis

[H 85]
7.76 Welche Aussage trifft **nicht** zu?

Bei den einzelnen Muskeleigenreflexen findet man folgende typische Segmentzugehörigkeiten:

(A) Biceps-brachii-Reflex: C5/6
(B) Brachioradialis-Reflex: C6
(C) Triceps-brachii-Reflex: Th1
(D) Patellarsehnen-Reflex: L3/4
(E) Achillessehnen-Reflex: S1

[F 85]
7.77 Welche Aussage trifft **nicht** zu?

Bei den einzelnen Muskeleigenreflexen findet man folgende Segmentzugehörigkeit:

(A) Biceps-brachii-Reflex: C3
(B) Brachioradialis-Reflex: C6
(C) Triceps-brachii-Reflex: C7
(D) Patellarsehnen-Reflex: L3/4
(E) Achillessehnen-Reflex: S1

[F 86]
7.78 Welche Aussage trifft **nicht** zu?

Bei erheblich gesteigerter Reflextätigkeit kann der phasische Eigenreflex des M. triceps surae ausgelöst werden durch

(A) Schlag mit dem Reflexhammer gegen den Fußballen
(B) passive rasche Dorsalbewegung des Fußes im Fußgelenk durch die Hand des Untersuchers
(C) den Jendrassikschen Handgriff
(D) Schlag mit dem Reflexhammer gegen die durch passive Dorsalflexion des Fußes leicht angespannte Achillessehne
(E) Schlag gegen die Achillessehne, während der Patient auf einem Stuhl kniet und die Füße über den Sitz hinausstehen läßt

[F 88]
7.79 Welche Aussage trifft **nicht** zu?

Nachfolgend ist bestimmten Reflexen jeweils ein Segmentbezug zugeordnet.

Reflex	Segmentbezug
(A) Analreflex	– S5
(B) Kremasterreflex	– S3
(C) Achillessehnenreflex	– S1
(D) Patellarsehnenreflex	– L3/4
(E) Bauchhautreflex, untere Etage	– Th11/12

[H 88]
7.80 Bei einer linksseitigen Femoralisparalyse kann der Patient sich, wenn er nur das linke Bein benutzt, nicht aus der Hocke aufrichten,

weil

eine Femoralisparalyse zu einer Störung der aktiven Kniegelenksstreckung führt.

[F 89]
7.81 Zu welchen klinischen Befunden kann eine sog. Pyramidenbahnschädigung führen?

(1) Reflexverlust
(2) Monoplegie
(3) Reflexsteigerung
(4) pathologische Reflexe

(A) nur 1 und 2 sind richtig
(B) nur 2 und 3 sind richtig
(C) nur 3 und 4 sind richtig
(D) nur 2, 3 und 4 sind richtig
(E) 1–4 = alle sind richtig

[F 86]
7.82 Zu den Fremdreflexen zählen:

(1) Korneareflex
(2) Kremasterreflex
(3) Hustenreflex
(4) Plantarhautreflex

(A) nur 1 und 3 sind richtig
(B) nur 2 und 3 sind richtig
(C) nur 2 und 4 sind richtig
(D) nur 1, 2 und 3 sind richtig
(E) 1–4 = alle sind richtig

[F 87]
7.83 Die Gangstörung bei kompletter Peroneuslähmung (N. peroneus communis) nennt man auch Steppergang,

weil

ein Patient mit kompletter Peroneuslähmung (N. peroneus communis) nicht auf den Zehen gehen kann.

Antwort	Aussage 1	Aussage 2	Verknüpfung
A	richtig	richtig	richtig
B	richtig	richtig	falsch
C	richtig	falsch	–
D	falsch	richtig	–
E	falsch	falsch	–

■ 7.76 C ■ 7.77 A ■ 7.78 C ■ 7.79 B ■ 7.80 A ■ 7.81 E ■ 7.82 E ■ 7.83 C

H 87
7.84 Eine „Krallenhand" ist ein charakteristischer Befund bei Schädigung des

(A) N. axillaris
(B) N. medianus
(C) N. ulnaris
(D) N. musculocutaneus
(E) N. radialis

H 89
7.85 Bei kompletter Durchtrennung des N. radialis im mittleren Oberarmdrittel ist der aktive Faustschluß nicht mehr mit maximaler Kraft möglich,

weil

bei kompletter Durchtrennung des N. radialis im mittleren Oberarmdrittel das Handgelenk aus eigener Kraft nicht mehr in Mittelstellung fixiert werden kann.

H 89
7.86 Welche Aussage trifft **nicht** zu?

Im Rahmen von (einseitigen) Hirnschädigungen im Bereich der Capsula interna mit Spastik finden sich häufig:

(A) Zirkumduktionsgang nach Wernicke-Mann
(B) am betroffenen Bein Beugertonus durchgehend stärker als Streckertonus
(C) kontralaterale Hemiplegie
(D) Auslösbarkeit unerschöpflicher Kloni
(E) Abschwächung von Fremdreflexen

F 91
7.87 Als aussagekräftigster Hinweis auf eine zerebellare Ataxie gilt im allgemeinen der folgende der genannten Befunde:

(A) pathologisches Trömner-Zeichen (Trömner-Reflex)
(B) Reflexabschwächung an den Beinen
(C) Hypermetrie
(D) Chvosteksches Zeichen positiv
(E) Vertikalnystagmus

H 87
7.88 Zu den gebräuchlichsten Tests im Rahmen der Krankenuntersuchung bei Verdacht auf zerebelläre Koordinationsstörung zählt/zählen:

(1) Gehversuch
(2) Knie-Hacken-Versuch
(3) Prüfung der Diadochokinese

(A) nur 1 ist richtig
(B) nur 1 und 2 sind richtig
(C) nur 1 und 3 sind richtig
(D) nur 2 und 3 sind richtig
(E) 1–3 = alle sind richtig

F 89
7.89 Zur Prüfung des Gleichgewichtsorgans dienen:

(1) Romberg-Versuch
(2) Tretversuch nach Unterberger
(3) Blindgang

(A) nur 3 ist richtig
(B) nur 1 und 2 sind richtig
(C) nur 1 und 3 sind richtig
(D) nur 2 und 3 sind richtig
(E) 1–3 = alle sind richtig

F 90
7.90 Als aussagekräftigster Hinweis auf eine Hinterstrangataxie gilt im allgemeinen der folgende der genannten Befunde:

(A) ausgeprägtes Taschenmesserphänomen
(B) Romberg-Versuch pathologisch
(C) Reflexabschwächung an den Beinen
(D) Hypermetrie
(E) Muskelhypotrophie

H 90
7.91 Welche Aussage über die Beinataxie trifft zu?

Eine Beinataxie

(A) beweist eine Schädigung des Kleinhirns
(B) beweist eine Schädigung der Hinterstränge des Rückenmarks
(C) liegt vor, wenn nach Ablenkung (Zahlenerkennen) das Schwanken im Romberg-Versuch aufhört
(D) geht im allgemeinen mit unauffälligem Knie-Hacken-Versuch einher
(E) Keine der Aussagen (A) – (D) trifft zu.

▍7.84 C   ▍7.85 A   ▍7.86 B   ▍7.87 C   ▍7.88 E   ▍7.89 E   ▍7.90 B   ▍7.91 E

F 88
7.92 Ataxie beobachtet man bei Schädigung der/des

(1) Kleinhirnhemisphären
(2) Kleinhirnwurms
(3) Hinterwurzeln

(A) nur 1 ist richtig
(B) nur 1 und 2 sind richtig
(C) nur 1 und 3 sind richtig
(D) nur 2 und 3 sind richtig
(E) 1–3 = alle sind richtig

F 87
7.93 Untenstehend sind verschiedene Abläufe einer Start-Ziel-Bewegung skizziert und jeweils mit einer Befund-Bezeichnung versehen.

Für welchen Bewegungsablauf trifft die angegebene Befund-Bezeichnung **nicht** zu?

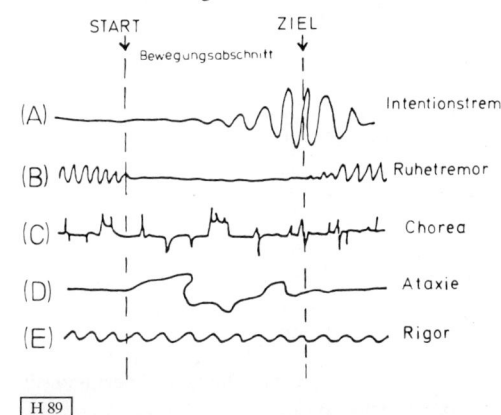

```
        START         ZIEL
          ↓             ↓
           Bewegungsabschnitt
(A) ─────────∿∧∨∧∨─────── Intentionstremor
(B) ∿∿∿∿─────────∿∿∿ Ruhetremor
(C) ┤┼┤┴┼┬┬─┬┴┬┬┤┴┼─ Chorea
(D) ──────⌒⌒────── Ataxie
(E) ∿∿∿∿∿∿∿∿∿∿∿∿ Rigor
```

H 89
7.94 Charakteristisch bei Patienten mit Hinterstrangataxie ist:

(1) Das Gehen mit „geschlossenen" Beinen ist deutlich unsicherer als mit breiten Beinen
(2) Störung der Vibrationsempfindung
(3) Die Hinterstrangataxie ist durch optische Kontrolle weniger gut kompensierbar als die zerebelläre Ataxie.

(A) nur 2 ist richtig
(B) nur 3 ist richtig
(C) nur 1 und 2 sind richtig
(D) nur 1 und 3 sind richtig
(E) 1–3 = alle sind richtig

F 84
7.95 Die anamnestische Angabe eines Patienten, er habe eine Unsicherheit beim Gehen bemerkt, die besonders im Dunkeln deutlich wird, ist vor allem charakteristisch für folgende Störung:

(A) doppelseitige Pyramidenbahnschädigung
(B) Hinterstrangläsion
(C) periphere motorische Schädigung
(D) Schädigung der Kleinhirn-Kerngebiete
(E) Schädigung des Striatum

H 84
7.96 Welche der nachfolgend genannten aktiven Bewegungen ist/sind für eine Prüfung der Diadochokinese geeignet?

(1) Hin- und Herbewegen der Hand „wie zum Einschrauben einer Glühbirne"
(2) schnelle Fingerbewegungen „wie beim Schreibmaschinenschreiben"
(3) wiederholtes rasches Auf- und Abbewegen der Zehen

(A) nur 1 ist richtig
(B) nur 1 und 2 sind richtig
(C) nur 1 und 3 sind richtig
(D) nur 2 und 3 sind richtig
(E) 1–3 = alle sind richtig

Antwort	Aussage 1	Aussage 2	Verknüpfung
A	richtig	richtig	richtig
B	richtig	richtig	falsch
C	richtig	falsch	–
D	falsch	richtig	–
E	falsch	falsch	–

■ 7.92 E   ■ 7.93 E   ■ 7.94 C   ■ 7.95 B   ■ 7.96 E

7.97 Im Rahmen neurologischer Untersuchungen wird geprüft, ob Patienten (bei geschlossenen Augen) auf die Haut geschriebene Zahlen erkennen.

Welche Aussage(n) über dieses Untersuchungsverfahren trifft (treffen) zu?

(1) Es dient im allgemeinen nur zur Ablenkung des Patienten.
(2) Es prüft vor allem das Auflösungsvermögen für die zeitliche Abfolge von Reizen.
(3) Es gibt über dieselbe Funktionsstörung Auskunft wie die Prüfung der Zwei-Punkte-Diskrimination.

(A) nur 1 ist richtig
(B) nur 2 ist richtig
(C) nur 3 ist richtig
(D) nur 1 und 2 sind richtig
(E) nur 2 und 3 sind richtig

7.98 Zur Tiefensensibilität zählen:

(1) Temperatursinn
(2) Schmerzsinn
(3) Bewegungssinn
(4) Stellungssinn

(A) nur 1 und 2 sind richtig
(B) nur 2 und 3 sind richtig
(C) nur 3 und 4 sind richtig
(D) nur 1, 3 und 4 sind richtig
(E) 1–4 = alle sind richtig

7.99 Durch Druck eines intramedullär gelegenen Tumors kann eine dissoziierte Empfindungsstörung zustandekommen,

weil

Nervenfasern, über welche Berührungsempfindungen vermittelt werden, anders myelinisiert sein können als Nervenfasern, über welche Schmerzempfindungen vermittelt werden.

7.100 Die genaue Begrenzung eines sensibel gestörten Hautareals an einer Extremität wird vor allem dadurch bestimmt, daß

(A) man sich den Unterschied zum ungestörten Areal der Gegenseite im simultanen Vergleich angeben läßt
(B) vom gestörten Gebiet ausgehend in kleinen Schritten in Richtung auf die vermutete Grenze zu das „Normalwerden" der Reizempfindung abgefragt wird
(C) eine Schweißsekretionsstörung im Schweißtest dargestellt wird
(D) der Patient aufgefordert wird, die Grenzen auf die Haut zu zeichnen
(E) abwechselnd das spitze und das stumpfe Ende einer Nadel auf die Haut gedrückt wird

7.101 Nahezu vollständige Unfähigkeit zum Spontansprechen bei erhaltenem Sprachverständnis spricht für die folgende der genannten Diagnosen:

(A) Apraxie
(B) subkortikale sensorische Aphasie
(C) kortikale sensorische Aphasie
(D) motorische Aphasie
(E) amnestische Aphasie

7.102 Welche der folgenden Beschreibungen charakterisiert am zutreffendsten die Hauptmerkmale der reinen sensorischen Aphasie?

(A) verminderte Sprachproduktion, Telegrammstil, Sprachperseveration
(B) ausgeprägte Störung der Sprachmelodie, Agrammatismus
(C) gesteigerter Sprachantrieb, Unordnung im grammatikalischen Aufbau, Paraphasien
(D) Unfähigkeit, ausreichend auf optische oder akustische Reize zu reagieren, bei gleichzeitig bestehenden Sprachstörungen mit Agrammatismus (Telegrammstil)
(E) Unfähigkeit, Buchstaben zu lesen; Unfähigkeit, Farben zu erkennen

▌7.97 C   ▌7.98 C   ▌7.99 B   ▌7.100 B   ▌7.101 D   ▌7.102 C

[H 86]
7.103 Welcher Störung entspricht die folgende Sprachproduktion (dem Patienten wird eine Zange gezeigt) am wahrscheinlichsten:

„kann man halt zurechtlegen irgendwie, wie man will, irgendwie drehen, Sie meinen doch, wenn da ein Steck dran ist, das Besteck halt, halt die Uhr, könnte man auch, weiß nicht, was da noch dabei dran, muß abschalten, irgendwie was anbringen muß, irgendwie was Innenverbindung ..."

(A) Apraxie
(B) retrograde Amnesie
(C) Dysarthrie
(D) sensorische (Wernicke-)Aphasie
(E) Bewußtseinsstörung vom Grade des Sopor

[F 88] [F 91]
7.104 Die Formulierungen „dritte Artilleriebrigade" oder „Liebe Lillie Lehmann" sind beliebte Testwörter, die man den Patienten insbesondere zur Prüfung auf folgende Störung nachsprechen läßt:

(A) amnestische Aphasie
(B) Dysarthrie
(C) sensorische Aphasie
(D) Perseverationen
(E) Agnosie

[F 88]
7.105 Welcher Besonderheit oder Störung entspricht die abgebildete – durch einen Erwachsenen angefertigte – Zeichnung nach Vorlage?

(A) sensorische Aphasie
(B) Ataxie
(C) (konstruktive) Apraxie
(D) Asynergie
(E) „split brain"-Patient

(Vorlage) (Zeichnung des Patienten)

Antwort	Aussage 1	Aussage 2	Verknüpfung
A	richtig	richtig	richtig
B	richtig	richtig	falsch
C	richtig	falsch	–
D	falsch	richtig	–
E	falsch	falsch	–

■ 7.103 D   ■ 7.104 B   ■ 7.105 C   ■ 7.100 B

Kommentare

1 Anamnese

Frage 1.1: Lösung E

Naturgemäß gibt es keine unumstößlichen Regeln für die Fragestellung im Rahmen der Anamneseerhebung. Alle angeführten Fragetypen sind, abhängig von den erwünschten Informationen, von Nutzen.
Zu (1)
Katalogfragen sind sinnvoll, wenn es um standardisierte, lückenlose Erfassung von Basisinformationen geht. In einem Anamnesebogen können etwa Fragen nach Miktion, Stuhlfrequenz oder Alkoholkonsum zum festen Bestandteil einer jeden Anamnese werden. Nachteil der Katalogfragen ist der über weite Strecken schematisch ablaufende Gang der Anamnese. Vorteil: Zeitersparnis für Patient und Untersucher, wichtige Fragen werden nicht vergessen, eine spätere statistische Auswertung von Anamnesedaten wird erleichtert, die übersichtliche Anordnung der Katalogfragen erlaubt eine rasche Orientierung im Krankenbett.
Zu (2)
Offene Fragen bieten dem Patienten die Möglichkeit, seine Beschwerden frei zu äußern. Aus den subjektiven Mitteilungen ergeben sich nicht nur Hinweise für den Untersucher, wo gezielte Fragen (s.u.) anzusetzen haben, auch über die aktuelle Befindlichkeit des Patienten hinausgehende Informationen, wie etwa psychische Situation oder verbale Leistungen, sind hier zu erhalten.
Zu (3)
Gezielte Fragen sind ebenfalls ein wichtiger Bestandteil der Anamnese. Tauchen bei der Beantwortung von Katalog- oder offenen Fragen Auffälligkeiten auf, so fragt der Untersucher nach, um Präzisierung und Quantifizierung zu erreichen. Beispiel: Katalogfrage nach Nykturie vom Patienten bejaht, gezielte Frage: wie oft.

Frage 1.2: Lösung D

Die Interaktion im Arzt-Patienten-Verhältnis ist stark von individuellen Erwartungshaltungen und gesellschaftlichen Rollenfixierungen beeinflußt und kann ein breites Spektrum einnehmen. Sie kann von uneingeschränkter Autorität bis hin zu partnerschaftlich einfühlendem Interaktionsverhalten reichen. Ihre Funktion sollte es sein, den zwischenmenschlichen Kontakt aufzubauen und eine vertrauensvolle Basis für eine Zusammenarbeit zwischen Arzt und Patient zu ermöglichen. Sie dient nicht der Festlegung von Daten.

Frage 1.3: Lösung D

Offene Fragen bieten dem Patienten die Möglichkeit, seine Beschwerden frei zu äußern. Aus den subjektiven Mitteilungen ergeben sich teilweise wichtige Hinweise für den Untersucher, wo gezielte Fragen anzusetzen haben. Auch über die aktuelle Befindlichkeit des Patienten hinausgehende Informationen, z. B. über den psychischen zustand oder verbale Leistungen sind hier zu erhalten. Gezielte Fragen sind ebenfalls ein wichtiger Bestandteil der Anamnese, da sie eine Präzisierung und Quantifizierung ermöglichen. Das Einsetzen von Katalogfragen mit der Beantwortung von „ja" und „nein" gewährleistet eine lückenlose Erfassung von Basisinformationen.

Frage 1.4: Lösung D

Zu (D)
Speziell bei verwirrten, verschlossenen oder – im Notfalldienst – bewußtlosen und nicht ansprechbaren Patienten hat die Fremdanamnese, in dieser Aussage korrekt definiert, eine wichtige, oftmals lebensrettende Funktion. Angehörige, Unfallzeugen oder sonstige Kontaktpersonen können hierbei als Informationsgeber dienlich sein.
Zu (A) und (E)
... man muß ja ein Krankenblatt anlegen. Die hilfreichen Geister in Klinik und Praxis sollten sich jedoch auf die Erfassung von Basisdaten beschränken; die Erkrankung betreffende Informationen hat der Arzt zu erheben, schon aus forensischen Gründen. Zu Fragebögen: Der Autor lehnt sie ab (rein subjektiv, IMPP-geschädigt)!
Zu (B)
Synonym: Sozialanamnese.
Zu (C)
Die Familienanamnese ist klassischer Bestandteil der kompletten Befragung des Patienten, wichtig bei Erkrankungen, die familiäre Häufung oder genetische Disposition aufweisen.

Frage 1.5: Lösung E

Frage 1.6: Lösung E

Gemeinsamer Kommentar

Was soll man dazu sagen? die Medikamentenanamnese gehört einfach dazu, kann Hinweise auf mögliche Allergien oder Unverträglichkeiten liefern, dem behandelnden Arzt die Wiederholung fehlgeschlagener Therapieversuche ersparen (dem Patienten natürlich auch), und ansonsten handelt es sich um klassische „E-

Fragen"; alle Aussagen sind richtig und beantworten sich unter Zuschaltung des gesunden Menschenverstandes eigentlich von selbst. Über solche Fragen freut man sich in der Prüfung.

F89
Frage 1.7: Lösung C

Zu (C)
Durst als Leitsymptom läßt an Diabetes Typ I oder II, Exsikkation infolge Erbrechen, Diarrhö, Laxanzienabusus oder diuretische Therapie denken. Die Digitalisintoxikation äußert sich anders:
Zu (A), (B), (D) und (E)
Laut „Rote Liste": Gastrointestinale Störungen, Gynäkomastie, Übelkeit (B), Erbrechen (D), Herzrhythmusstörungen (A), Sehstörungen (E), Verwirrtheitszustände. Kommt ein Patient, der längere Zeit Digoxin oder Digitoxin eingenommen hat, mit einem der beschriebenen Symptome zum Arzt, sollte auf jeden Fall der leicht zu bestimmende Serumspiegel des Medikaments ermittelt werden, um über eine Dosisanpassung entscheiden zu können.

F87
Frage 1.8: Lösung C

Zu (C)
Schilderungen von Gewichtszu-, vor allem aber -abnahme sollten den Untersucher bei der Anamnese immer hellhörig werden lassen. Wichtig ist es, sich zunächst zu versichern, daß eine Gewichtsabnahme nicht etwa im Rahmen einer Abmagerungsdiät gewollt erfolgte. Ansonsten bieten signifikante Veränderungen des Körpergewichts oft erste Hinweise auf Stoffwechselstörungen und konsumierende Prozesse (maligne Tumoren).
Zu (A), (B), (D) und (E)
Selbstverständlich sind alle hier angeführten Schilderungen von Interesse, eventuell auch von klinischer Relevanz. Im Gegensatz zur Aussage (C) handelt es sich jedoch bei (A) und (B) um degenerative Erscheinungen des Bewegungsapparates, die ebenso wie die in (D) und (E) angeführten Sachverhalte zum Alter der Patientin passen.

F86
Frage 1.9: Lösung C

Zu (C)
Die Frage nach den jetzigen Beschwerden steht am Anfang der klassischen Anamnese. Diese haben ja den Patienten zum Arzt oder in die Klinik geführt, stehen somit im Vordergrund.
Zu (A), (D) und (E)
Die Eigenanamnese erfaßt Vorerkrankungen im Kindes- wie auch im Erwachsenenalter, Operationen, Krankenhausaufenthalte, Vegetativ-, Medikamenten- und Alkoholanamnese, Fragen nach Unverträglichkeiten und Allergien und vieles mehr; eine Mischform aus offenen, gezielten und Katalogfragen erweist sich hier als sinnvoll.
Zu (B)
Die Frage nach Erkrankungen von blutsverwandten Familienmitgliedern (nicht nur der Eltern) – Familienanamnese – kann vor oder nach der Eigenanamnese stehen. Ihre Bedeutung liegt in der Aufdeckung eventueller genetischer Disposition des Patienten, etwa zu Diabetes, familiärer Hyperlipoproteinämie oder Allergien.

H86
Frage 1.10: Lösung E

Über Atemnot (Dyspnoe) klagen Patienten im Sinne eines subjektiven Gefühls erschwerter Atmung, welches schon in Ruhe auftreten kann; der Patient empfindet dann schon das Atmen überhaupt als Anstrengung (2). Einen groben Eindruck von der Schwere der Atemnot kann man durch die Frage nach Dyspnoe bei körperlicher Belastung (Wie viele Treppenabsätze können Sie ohne Schwierigkeiten steigen?) gewinnen (1). In diesem Sinne positiv beantwortete Fragen lassen an eine pulmonale oder kardiale Dyspnoe denken. Auch psychische Belastungen wie etwa Angst können eine Atemnot verursachen (4). Eine psychogene Dyspnoe äußert sich dann als Hyperventilationssyndrom. Ebenfalls wichtig ist die Frage nach der Abhängigkeit der Atemnot von der Körperlage. Kann ein Patient beispielsweise nur noch sitzend nachts in seinem Bett schlafen (3), liegt eine Orthopnoe vor: der Patient kann sich nur noch unter Zuhilfenahme der auxiliären Atemmuskulatur genügend Luft verschaffen (5).

H87
Frage 1.11: Lösung C

Zu (C)
Das mehrmalige nächtliche Wasserlassen, die Nykturie, spricht meist für eine Erkrankung des Harntrakts (Blasenentleerungsstörungen), kann aber auch Zeichen einer Herzinsuffizienz (vor allem Rechtsherzinsuffizienz) sein, bei der latente Ödeme nachts ausgeschwemmt werden. Andere Symptome der Herzinsuffizienz sind Dyspnoe und Zyanose.
Zu (A)
Hat man den Verdacht auf eine Hepatitis, helfen bei der Anamneseerhebung die Fragen nach der Farbe des Stuhls (hell), des Urins (dunkel) und der Körperfarbe (gelb) weiter, die an einen Ikterus denken lassen. Außerdem finden sich bei der Hepatitis Allgemeinerscheinungen wie Abgeschlagenheit, katarrhalische Beschwerden, Muskel- und Gelenkbeschwerden oder

Juckreiz (Anstieg der Gallensäuren im Serum) in der Anamneseerhebung.

Zu (B)
Körperlicher und geistiger Leistungsabfall (Antriebsarmut, Müdigkeit), gesteigertes Kälteempfinden, Gewichtszunahme und Obstipation lassen, wenn sie bei der Anamneseerhebung geschildert werden, an eine Hypothyreose denken.

Zu (D)
Die Koronarinsuffizienz ist ein Mißverhältnis zwischen Sauerstoffbedarf und -angebot im Herzmuskel. Ihr Leitsymptom ist die Angina pectoris, die sich durch vorwiegend retrosternal lokalisierte Schmerzen äußert.

Zu (E)
Bei einer arteriellen Hypotonie kommt es zu Nachlassen der Leistungsfähigkeit, Kopfschmerzen, Schwindelgefühlen und gelegentlichen Synkopen, all diese Symptome sind gut bei der Anamneseerhebung zu erfragen.

H 85
Frage 1.12: Lösung E

Gerade in der Inneren Medizin, aber auch in anderen medizinischen Disziplinen ist die Erhebung der Anamnese der erste Schritt zur Erkennung eines Krankheitsbildes, Voraussetzung zur intellektuellen Verarbeitung der gefundenen Symptome und der Bildung einer Arbeitsdiagnose. Aufbauend auf die formulierte Arbeitsdiagnose ergänzen aber vor allem die körperliche Untersuchung und eine Reihe von technischen Hilfsmitteln wie etwa Laborscreening (Routinelabor bei Aufnahme), EKG, Röntgen und die spezifischen Diagnosemöglichkeiten der einzelnen Fachrichtungen (Endoskopie, CT usw.) die Anamnese. So dürfte die Bewertung der modernen Laborscreeningprogramme mit 2/3 erfolgreicher Diagnosestellung sicherlich zu hoch gegriffen sein. Offensichtlich eine Verlegenheitsfrage!

F 84
Frage 1.13: Lösung C

Zu (C)
Geschildert werden die typischen Symptome des Typ-I-Diabetes, auch das Alter des Patienten paßt.

Zu (A)
Abgesehen davon, daß sie bei jugendlichen Patienten selten in Erscheinung tritt (am ehesten im Rahmen einer Lungenembolie oder angeborener Vitien), geht die Rechtsherzinsuffizienz nicht mit Durst und schon gar nicht mit einer vermehrten Urinausscheidung einher, es wird vielmehr Flüssigkeit retiniert.

Zu (B)
Die Gewichtsabnahme könnte an ein Karzinom denken lassen (der Nikotinabusus beginnt ja immer früher), die übrigen Befunde könnten auch unspezifisch sein ... eine Röntgenuntersuchung des Thorax ist eigentlich zwingend notwendig.

Zu (D)
Obwohl die Tbc mehr oder weniger als überwunden galt, nimmt ihre Häufigkeit in letzter Zeit wieder zu. Gründe: zunehmende Mobilität (Ferntourismus, Zuwanderung), mangelnde Prävention etc. Anamnestisch ist nach subfebrilen Temperaturen, Nachtschweiß, Appetitlosigkeit und allgemeinen Krankheitsgefühlen zu fragen.

Zu (E)
Der Durst bei Vorliegen einer Fettleber bezieht sich meist auf alkoholische Getränke, die in der Regel auch für den vermehrten Harndrang und die verminderte Nahrungsaufnahme verantwortlich zeichnen – aber im Ernst: Diese Lösungsmöglichkeit paßt einfach nicht zur geschilderten Symptomatik.

H 82
Frage 1.14: Lösung D

Fast erübrigt sich ein Kommentar. Als Beispiel für die Bedeutung der Anamnese bei der Interpretation von Röntgenbildern der Wirbelsäule sei die Abgrenzung von strukturellen und funktionellen Skoliosen erwähnt (3), (4). Natürlich wird bei einer älteren, als Bedienung tätigen Patientin die Prüfung des Mennell-Zeichens weniger Bedeutung haben als bei einem jungen Mann, der über tiefsitzende nächtliche Kreuzschmerzen klagt. Die gute Anamnese spart dem Arzt und dem Patienten Zeitaufwand und Verrenkungen (2). Wer bei einer Anamnese gar keine objektivierbaren (objektiv meint hier wohl Meßwerte) Daten erhält, sollte sein Tun kritisch überdenken.

2 Körperliche Untersuchung des Erwachsenen

2.2 Wichtige Allgemeinbefunde

F 90
Frage 2.1: Lösung A

Zu (A)
Die Eisenmangelanämie ist mit 80% die häufigste Form aller Anämien. Ursachen hierfür sind neben mangelnder Zufuhr und gesteigertem Bedarf vor allem Eisenverluste durch chronische Blutungen. Das Serumeisen ist dann natürlich erniedrigt, wobei der Transferrinspiegel als Transportsystem des Eisens ansteigt, so daß der Sättigungsgrad des Transferrins sinkt.

Zu (B)
Bei der Eisenmangelanämie bei chronischen Infekten und Tumoren ist das Serumeisen ebenfalls erniedrigt, das Ferritis sinkt nun aber im Gegensatz zu den Blutungsanämien ab. Der Sättigungsgrad des Transferrins kann bei erniedrigtem Eisenspiegel normal sein.
Zu (C)
Bei normalen Eisenwerten ist auch das Transferrin normal.
Zu (D)
Erhöhte Eisenwerte (leicht) und erhöhte Transferrinspiegel finden sich bei der Östrogentherapie, beispielsweise bei der Einnahme von oralen Kontrazeptiva.
Zu (E)
Hämosiderose, Hämochromatose und Prophyrie zeigen erhöhte Eisenspiegel und stark erniedrigte Ferritinspiegel.

F 85   H 88
Frage 2.2: Lösung B

Zyanose bezeichnet eine blaurote Verfärbung von Akren, Lippen und Nagelbett aufgrund mangelnder O_2-Sättigung des Blutes.
Zu (B)
Die Polyglobulie (Erythrozytose) ist definiert als eine Vermehrung der Erythrozyten im Blut und kann unterschiedlichster Genese sein (ein Lehrbuch der Inneren Medizin ist ja während der Examensvorbereitung sicherlich in Griffnähe). Hb und Hämatokrit sind typischerweise erhöht, die Erkrankung wird an Gesicht und Schleimhäuten zuerst sichtbar. Ursache der im Aspekt erkennbaren Veränderungen ist die mangelnde Sauerstoffsättigung der in Überzahl vorhandenen Erythrozyten.
Zu (A)
Siehe oben; bei der Anämie liegt ein Mangel an roten Blutkörperchen vor, es resultiert ein blasses Aussehen.
Zu (C)
Der ikterische Patient hat ein gelbliches Hautkolorit (aufgrund der Hyperbilirubinämie), dieser Befund ist aber nicht zwingend vorhanden. Die sogenannte „gelbe Zyanose" tritt infolge einer Leberstauung bei dekompenisierten Mitralvitien auf.
Zu (D)
Bei Fieber kommt es nicht zu einer Zyanose, die vermehrte Hautdurchblutung im Rahmen der Temperaturerhöhung läßt den Patienten „glühend" erscheinen.
Zu (E)
Die Facies des Hochdruckpatienten ist hyperämisch (rosiger Aspekt), nicht zyanotisch bedingt.

H 83
Frage 2.3: Lösung E

Gewichtsabnahme – ungewollt – in kurzer Zeit ist ein Alarmsignal und sollte eine sorgfältige Abklärung (anamnestisch/diagnostisch) zur Folge haben. Zuerst sind Abmagerungswunsch, Anorexie, Laxanzien- und Diuretikaabusus im Gespräch auszuschließen.
Zu (1)
Maligne Tumoren werden oft auch als „konsumierendes Geschehen" beschrieben, typisch ist der rasche Gewichtsverlust des zunehmend ausgezehrten (kachektischen) Patienten. Hier kommt häufig jede Hilfe zu spät.
Zu (2)
Allgemeine Unlust, Antriebsarmut, Zweifel am Sinn des Daseins führen beim depressiven Patienten zu mangelnder und unregelmäßiger Nahrungszufuhr und Abmagerung. Seine Kontaktpersonen sagen oft, „er sähe schlecht aus in letzter Zeit".
Zu (3)
Ursache der Gewichtsabnahme ist der gesteigerte Grundumsatz. Eher untypisch wäre hier allerdings die kurze Anamnese von 5 Wochen.
Zu (4)
Klassische Trias: Gewichtsabnahme, Durst und Polyurie bei Diabetes mellitus.

F 90
Frage 2.4: Lösung A

Ikterus ist ein Zeichen für einen Bilirubinwert im Serum über 1,5 mg%, der die Haut, Schleimhäute und Skleren gelblich färbt. Leichte Formen erkennt man am besten bei hellem Tageslicht, ebenso die unterschiedlichen Farbnuancen der 3 Ikterusformen. Beim hämolytisch bedingten prähepatischen Ikterus findet man einen blassen Verdinikterus, ein erhöhtes indirektes Bilirubin im Serum und im Gegensatz zum intrahepatischen und posthepatischen Ikterus einen dunklen Stuhl.

H 83
Frage 2.5: Lösung B

Zu (B)
Ein – feinschlägiger – Tremor findet sich bei **Hyperthyreose**.
Zu (A) und (D)
Das Zittern des chronischen Alkoholikers ist dem Volksmund bekannt. Wichtig als Zeichen für ein beginnendes Delir.
Zu (C)
Zur Parkinson-Krankheit (Ausfall des dopaminergen Systems) gehört die – nicht obligate – Trias aus **Rigor**, **Tremor** und **Akinese**.
Zu (E)
Im Rahmen des chronischen Merkuralismus (Hg aus Thermometern, Batterien, Farben, Desinfektionsmitteln, Fungiziden, Medikamenten, auch aus dem Trinkwasser – Interessierte sollten in der Literatur unter „Minamata-Krankheit" nachlesen –) tritt neben einer

Fülle neurologischer Symptome auch der sogenannte Tremor mercuralis auf.

F 84
Frage 2.6: Lösung D

Zu (D) und (E)
Das ketoazidotische Koma geht nun einmal mit dem Azetongeruch der Atemluft einher; wie das riecht, kann man sich am besten anhand einer Flasche Nagellackentferner bewußt machen. Weiteres Stichwort: Kußmaul-Atmung. Mit etwas Phantasie kann man diesen Geruch auch mit Fruchtestern oder Essig vergleichen (E).
Zu (A)
Fötid: stinkend, früher typisch für Lungengangrän.
Zu (B)
Säuerlicher Geruch weist in Richtung Gastritis. Anamnese? Zungenbelag?
Zu (C)
Zerfallsprodukte, etwa im Rahmen bakterieller Infektionen des Nasen-Rachen-Raums, der Lunge oder Speiseröhre führen zu einem süßlichen Foetor ex ore. Weitere Formen des Mundgeruchs: Alkohol, urämisch (Nierenversagen), nach frischer Leber (im Leberzerfallskoma).

F 91
Frage 2.7: Lösung A

Zu (A)
Lungeninfektionen mit bakteriellem oder Pilzbefall können mit einem putriden Atemgeruch einhergehen.
Zu (B)
Der typische Geruch nach Urin findet sich im Coma uraemicum oder bei Patienten mit chronischer Niereninsuffizienz.
Zu (C)
Azetongeruch, der typische nach Obst riechende Atem, ist charakteristisch für die diabetische Ketoazidose.
Zu (D)
Beim Foetor hepaticus findet man eher einen Geruch nach frischer Leber.
Zu (E)
Der Geruch nach Alkohol, als mögliche Ursache einer Bewußtlosigkeit, kann als erster diagnostischer Hinweis wichtig sein. Des weiteren kann man säuerlichen Geruch bei Magenkranken feststellen sowie unterschiedliche Mundgerüche bei Diphtherie, ulzerösen Gingivitiden, Stomatiden, bei eitriger Tonsillitis und Angina. Vergiftungen mit Blausäure oder Benzin haben ebenfalls starke Eigengerüche.

H 91
Frage 2.8: Lösung B

Als Anurie gilt eine Harnmenge von weniger als 100 ml pro Tag. Man unterscheidet eine prärenale Anurie (z. B. beim Schock), eine renale Anurie (z. B. bei nephrologischen Systemerkrankungen) und eine postrenale Anurie (bei Abflußbehinderungen). Von Oligurie spricht man bei weniger als 500 ml Urinproduktion pro Tag. Unter kompletter Harnverhaltung versteht man ein völliges Unvermögen Harn zu entleeren (E).

H 90
Frage 2.9: Lösung E

Die Suche nach vergrößerten Lymphknoten sollte Bestandteil einer jeden körperlichen Untersuchung sein. Wichtige Prädilektionsstellen hierfür sind am Kopf die nuchalen (2), die aurikulären, die submandibulären und die submentalen Lymphknoten (1). Sie sollten nach Größe, Verschieblichkeit und Zahl sowie Lage, Festigkeit und Schmerzhaftigkeit beurteilt werden. Ebenso sollten die supraklavikulären und axillären Lymphknoten (3) überprüft werden, die bei entzündlichen Veränderungen an Arm und Hand und bei neoplastischen Prozessen vergrößert sein können. Außerdem sollte in der Fossa inguinalis nach Lymphknoten (4), die die Lymphabflußstationen vom äußeren Genital, Damm, Anus, kaudaler Bauchdecke und Hüfte bilden, gesucht werden. Die inguinalen Lymphknoten sind allerdings zu diagnostischen Zwecken wenig hilfreich, da sie bei allen unspezifischen Veränderungen vergrößert sein können.

2.3 Untersuchung des Kopfes

F 86
Frage 2.10: Lösung E

Lidödeme können außer bei Nierenerkrankungen als erste Manifestation renaler Ödeme, auch bei zyklisch bedingten Hormonschwankungen, allergischen Reaktionen (3), Thyreotoxikose, Herzinsuffizienz, Konjunktividen (1) und beim Myxödem (2) gesehen werden. Das Myxödem tritt bei Hyperthyreose auf und ist durch die ödematös-teigige Infiltration von Haut, Unterhaut und Muskelgewebe gekennzeichnet. Auffallend bei allen Lidödemen ist, daß sie schwer wegdrückbar sind, vor allem morgendlich auftreten und im Tagesverlauf eine Tendenz zur Rückbildung zeigen.

[F 86]
Frage 2.11: Lösung E

Exophthalmus, auch Protrusio bulbi genannt, ist ein ein- oder beidseitiges Hervortreten der Augäpfel. Einseitig kann er durch raumfordernde Prozesse in der Orbita (wie etwa Entzündungen, Abszesse, retrobulbäre Tumoren) bedingt sein, aber auch eine thyreotoxische Genese haben. Bei der Hyperthyreose (M. Basedow) wird der Exophthalmus dem Stadium der Immunorbitopathie zugerechnet und muß nicht zwangsläufig bilateral in Erscheinung treten.

[H 86]
Frage 2.12: Lösung B

[H 86]
Frage 2.13: Lösung C

Gemeinsamer Kommentar

Der Ductus parotideus zieht als Ausführungsgang der Glandula parotis von ihrem vorderen Rand unterhalb des Jochbogens über den M. masseter und durch den M. buccinator zur Papilla parotidea, die gegenüber dem 2. oberen Molaren liegt, wo er ins Vestibulum oris mündet. Der Ausführungsgang der Glandula submandibularis mündet neben dem Frenulum linguae (Zungenbändchen) in der Nähe des Ductus sublingualis major auf der warzenförmigen Caruncula sublingualis.

[H 86]
Frage 2.14: Lösung B

Das vollständige Gebiß eines Erwachsenen besteht aus 2x16 (= 32) Zähnen, davon sind (auf eine Gebißhälfte bezogen):

2 Schneidezähne	– Dentes incisivi
1 Eckzahn	– Dens caninus
2 Backenzähne	– Dentes praemolares (beim Milchgebiß noch nicht vorhanden)
3 Mahlzähne	– Dentes molares (einschließlich 1 Weisheitszahn, ebenfalls beim Milchgebiß nicht vorhanden)

[H 88]
Frage 2.15: Lösung B

Das Kopf-Hals-Testat aus der Anatomie läßt grüßen: Der normale Erwachsene hat in einem Quadranten zwei Schneidezähne (Dentes incisivi), einen Eckzahn (Dens caninus), zwei Prämolaren und drei Molaren. Mit vier multipliziert ergibt sich für Aussage (3) der Wert acht ...

[H 90]
Frage 2.16: Lösung A

Zu (A)
Die Polycythaemia vera wird zu dem idiopathischen myeloproliferativen Syndrom gezählt, mit Vermehrung der Erythropoese, Thrombopoese und Granulopoese. Es kommt zu einem hyperzellulären Knochenmark bei annähernd normaler Zusammensetzung. Klinisch findet sich neben vielen anderen Symptomen ein tiefrotes bis bläuliches Aussehen von Haut und Schleimhäuten, wobei es auch zu einer Verfärbung der Zunge kommen kann.
Zu (B)
Beim Myxödem findet sich eine ödematös-teigige Infiltration der Haut, des Unterhaut- und Muskelgewebes vor allem im Gesicht und an den Extremitäten. Im Gegensatz zu anderen ödematösen Veränderungen der Haut bleiben beim Myxödem nach Druck keine Dellen zurück. Man findet es gehäuft bei Hypothyreose.
Zu (C)
Durch übermäßige Bildung von Wachstumshormon (STH) durch Adenome im Hypophysenvorderlappen kommt es zur Akromegalie. Charakteristisch hierfür sind ausgeprägte Vergrößerung und Prominenz der Akren (Unterkiefer, Nase, Supraorbitalwülste, Hände, Füße), plumpe Vergrößerung von Lippen und Zunge sowie die Vergrößerung von inneren Organen.
Zu (D)
Kommt es zur Abnahme des Wassergehaltes im Extrazellulärraum, entsteht eine Exsikkose. Es finden sich stehende Hautfalten und die Patienten haben ein halloniertes Aussehen mit tiefliegenden Augen. Des weiteren kann die Exsikkose zum Anstieg des Hämatokrits und zur sekundären Herzschwäche führen.
Zu (E)
Der XII. Hirnnerv (N. hypoglossus) ist zuständig für die Innervation der Zungenmuskulatur. Bei einer Schädigung weicht die herausgestreckte Zunge zur gelähmten Seite hin ab.

[F 91]
Frage 2.17: Lösung D

Zu (D)
Durch übermäßige Bildung von Wachstumshormon (STH) durch Adenome im Hypophysenvorderlappen kommt es zur Akromegalie. Charakteristisch hierfür sind ausgeprägte Vergrößerung und Prominenz der Akren (Unterkiefer, Nase, Supraorbitalwülste), plumpe Vergrößerung von Lippen und Zunge sowie die Vergrößerung der inneren Organe.
Zu (A)
Bei der Eisenmangelerkrankung kommt es zu einem Abblassen der Haut und der Schleimhäute. Neben einem weißlich fahlen Aussehen finden sich blasse Kon-

junktiven, blasse Mundschleimhäute sowie weiße Nagelbetten.
Zu (B)
Die Polycythaemia vera wird zu dem idiopathischen myeloproliferativen Syndrom gezählt, das durch eine Vermehrung der Erythropoese, Thrombopoese und Granulopoese gekennzeichnet ist. Es kommt dabei zu einem hyperzellulären Knochenmark bei annähernd normaler Zusammensetzung. Klinisch findet sich neben vielen anderen Symptomen ein tiefrotes bis bläuliches Aussehen von Haut und Schleimhäuten, wobei es auch zu einer Verfärbung der Zunge kommen kann.
Zu (C)
Scharlach ist eine akute Infektionskrankheit, hervorgerufen durch Streptokokken der Gruppe A. Die klinischen Symptome des Scharlachs sind, bei starkem Krankheitsgefühl, eine ausgeprägte Angina mit feuerrotem Rachen sowie charakteristischem Exanthem. Außerdem besteht eine Neigung zu Sekundärerkrankungen nach einem symptomfreien Intervall.
Zu (E)
Unter perniziöser Anämie versteht man einen Mangel an Vitamin B_{12}, dessen Ursache eine gestörte Vitamin-B_{12}-Resorption sein kann.

2.4 Untersuchung des Halses

F 83
Frage 2.18: Lösung B

Zu (B)
Die Hyperthyreose geht in aller Regel mit einer sicht- oder unsichtbaren, palpablen oder nicht palpablen, eventuell retrosternal eintauchenden Struma (Kropf) einher. Die Volumenzunahme des Schilddrüsenparenchyms über das physiologische Maß erfordert natürlich auch eine vermehrte Einsprossung von versorgenden Gefäßen, auskultatorisch äußert sich die Mehrdurchblutung als systolisch-diastolisches Rauschen oder Schwirren. Cave: Verwechslung mit Carotis- oder fortgeleiteten Aortenstenosegeräuschen.
Zu (A)
Hier gilt das Gegenteil: weniger Schilddrüsengewebe, weniger Gefäße, weniger (in der Regel: nichts) zu hören.
Zu (C)
Hier müssen wir kapitulieren: Trotz ausführlicher Recherche fand sich der Begriff „Struma permagna" nirgends in der einschlägigen Literatur.
Zu (D)
Ein autonomes (vom Schilddrüsenregelkreis unabhängiges) Adenom kann bei hoher sekretorischer Aktivität dennoch sehr geringe räumliche Ausmaße aufweisen, die Diagnose stellt man anamnestisch, inspektorisch, palpatorisch, durch einen TSH-Suppressionstest, zunehmend sonographisch, szintigraphisch ... all dies, aber wohl kaum auskultatorisch.
Zu (E)
Struma maligna ist ein Sammelbegriff für verschiedene Arten des Schilddrüsenkrebses. Die meisten Erscheinungsformen sind durch bindegewebige, epitheliale oder zystische Veränderungen gekennzeichnet, nicht durch auskultierbare vaskuläre.

Nachbemerkung: Es würde den Rahmen dieses Kommentars sprengen, auf alle Feinheiten der strumösen Veränderungen bzw. der Schilddrüsendiagnostik näher einzugehen. Anamnestisch wie auch bei der körperlichen Untersuchung sollte man wie folgt vorgehen:
– Daran denken!
– Anamnese,
– Inspektion,
– Palpation,
– Labor (TSH basal oft ausreichend, ansonsten keine Scheu vor Rücksprache mit Endokrinologen),
– Ultraschall,
– Szintigramm,
– Entscheidung über konservatives oder invasives Prozedere (vielleicht reicht ja auch die Beobachtung) – je nach Befund.

H 84
Frage 2.19: Lösung C

Die unter (1) und (3) angebotenen Lösungsmöglichkeiten gehören zu den klassischen Leitsymptomen der **Hypo**thyreose.

Durchfall würde eher an einer **Hyper**thyreose denken lassen.

Eine beliebte Falle, die das IMPP oft aufstellt: Wenn man die Präfixe **Hypo-** oder **Hyper-** sieht, sollte man die Frage besonders sorgfältig durchlesen; die Lösung liegt dann oft auf der Hand.

F 84
Frage 2.20: Lösung E

Um die Verdachtsdiagnose zu erhärten, fragt man auch nach ungewollter Gewichtsabnahme bei unveränderten Ernährungsgewohnheiten, Herzrasen, vermehrter Schweißsekretion, Tremor, Nervosität oder Schluckbeschwerden. Dann folgt der übliche Untersuchungsgang.

F 84
Frage 2.21: Lösung E

Siehe auch Kommentar zu Frage 2.18.

Beide Aussagen wären bei einer **Hyper**thyreose häufig anzutreffen bzw. als Erklärung dienlich.

F 88
Frage 2.22: Lösung A

Zu (1)
Feinschlägiger Tremor findet sich bei Patienten mit Hyperthyreose, chronischem Alkoholismus oder allgemeiner Nervosität.
Zu (2)
Tremor mit langsamer Frequenz und groben Schlägen ist typisch für den Parkinson-Kranken.
Zu (3)
Eine Aktivitätsinhibition gibt es z. B. beim schweren Parkinson-Syndrom.

H 86
Frage 2.23: Lösung A

Zu (A)
Das Myxödem bei Hypothyreose ist durch ödematösteigige Infiltration der Haut, des Unterhaut- und Muskelgewebes gekennzeichnet. Im Gegensatz zu kardialen Ödemen besteht Derbheit, Trockenheit (C) und Sprödigkeit der Haut, so daß durch Fingerdruck erzeugte Dellen nicht bestehen bleiben. Ursache hierfür sind generalisierte Ablagerungen von Glykosaminoglykanen (Mukopolysaccharide) im Interzellularraum infolge verminderten Abbaus; die Haut wirkt hierdurch blaß und gelb. Die Myxödeme treten vor allem im Gesicht auf und führen zu engen Lidspalten und stumpfen Gesichtskonturen (B). Aber auch die distalen Extremitäten sind häufig vom Myxödem betroffen (D).

F 87
Frage 2.24: Lösung D

Zu (2) und (4)
Bei der Pericarditis constrictiva, dem Panzerherz (4), wird das Herz durch den narbig geschrumpften Herzbeutel eingeengt, so daß es zur Behinderung der diastolischen Ventrikelfüllung mit Zeichen der Einflußstauung ähnlich wie bei der Rechtsherzdekompensation kommt. Sichtbares Charakteristikum ist eine Stauung im Bereich der Jugularvenen. Eine solche Abflußbehinderung des venösen Rückstromes kann selbstverständlich auch durch raumfordernde Prozesse im Mediastinum bedingt sein (2).

Eine Linksherzinsuffizienz (3) bringt eine Stauung des Blutangebotes vor dem linken Vorhof mit Rückstau in die Lunge mit sich.

2.5 Untersuchung des Thorax; Atmung, Lungen

H 85   H 88
Frage 2.25: Lösung A

Zu (A)
Eine Halsrippe ist eine zusätzlich angelegte Rippe des 7. Halswirbels, die ein- oder beidseitig vorkommen kann. Voll ausgebildete Halsrippen sind gelegentlich tastbar, durch reine Inspektion ist eine Halsrippe nicht feststellbar. Die Diagnose wird durch das Röntgenbild gesichert.

Traumatische Verletzungen des Schlüsselbeins wie Luxationen (B), (E) oder Frakturen (C) bedingen Fehlstellungen der Klavikel wie etwa Hochstand und lassen sich deswegen bei der Inspektion gut feststellen. Auch eine Läsion des N. axillaris mit Lähmung des von ihm versorgten M. deltoideus ist durch die resultierende Atrophie inspektorisch erkennbar.

H 90
Frage 2.26: Lösung B

Zu (B)
Unter einer Trichterbrust versteht man die Verkleinerung des Abstandes zwischen Sternum und Wirbelsäule, wobei v.a. die untere Sternumpartie stark eingezogen ist. Die Trichterbrust kann angeboren sein oder als Symptom bei Rachitis oder Osteomalazie auftreten.
Zu (C)
Besonders bei der Rachitis, aber auch bei der Osteomalazie findet man eine glockenartige Form des Brustkorbes.
Zu (D)
Bei der Skoliose findet man eine Verbiegung der Wirbelsäule nach dorsal und lateral mit Verdrehung und Verschiebung der Wirbelkörper. Hierdurch kommt es zur Buckelbildung und einer seitlichen Verkrümmung der Wirbelsäule. Auf der dem Rippenbuckel gegenüberliegenden Seite beobachtet man eine Einsenkung der Rippen.
Zu (A) und (E)
Eine nach kaudal bzw. nach kranial verschmälerte Thoraxform kann individuell bedingt sein, ist aber ohne Krankheitswert.

H 90
Frage 2.27: Lösung E

Die rechte Lunge teilt sich auf in Ober-, Mittel- und Unterlappen, welche alle der lateralen Thoraxseite anliegen. Die linke Lunge hingegen teilt sich nur in Ober- und Unterlappen auf. Das Äquivalent zum rechten Mittellappen bildet der untere Teil des linken Oberlappens, die Lingula.

H 91
Frage 2.28: Lösung C

Zu (1)
Bei der Perkussion der normal belüfteten Lunge hört man sonoren Klopfschall, der als normaler Lungenschall „laut, lang und tief" (= sonor) beschrieben wird. Im Gegensatz hierzu perkutiert man bei Emphysem oder Pneumothorax einen hypersonoren Klopfschall, der lauter und länger als der normale Klopfschall ist. Bei Dämpfung findet man den typischen Schenkelschall. Des weiteren unterscheidet man einen tympanischen Schall, der über der Magenblase und luftgefüllten Darmschlingen zu hören ist.
Zu (2)
Das normale Atemgeräusch wird auch vesikuläres Atemgeräusch genannt. Bronchialatmen findet man unter normalen Bedingungen nur über der Verzweigung von großen Bronchien, ansonsten ist es ein Hinweis auf eine Infiltration des Gewebes. Bronchovesikuläres Atmen hört man beim Gesunden neben dem Sternum und in Hilusnähe. Es kann ebenfalls ein Hinweis auf eine beginnende Infiltration sein. Außerdem unterscheidet man noch abgeschwächtes oder aufgehobenes Atemgeräusch jeweils mit Seitendifferenz.
Zu (3)
Unter Crepitatio indux versteht man das feine knisternde Rasseln bei der Entstehung von entzündlichen Prozessen der Lunge. Im Gegensatz hierzu steht die Crepitatio redux bei der Lösung von entzündlichen Infiltraten der Lunge. Ausgelöst wird dieses Geräusch durch Verklebung bzw. Trennung von Bronchialsekret.

H 82
Frage 2.29: Lösung B

Zu (A), (C), (D) und (E)
Physiologischerweise sieht man den Pleuraspalt nicht im Röntgenbild des Gesunden, da er eben (A) spaltförmig eng ist ... Bei Vorliegen eines Pleuraergusses (C) erscheint er verbreitert, sichtbar ebenso wie beim Pneumothorax. Die Aussage (E) ist anatomisch völlig korrekt.

H 83
Frage 2.30: Lösung B

Zu (4)
Bei Vorliegen von Bronchiektasen (Erweiterung der Bronchialäste) liegen typische Symptome (jauchige, maulvolle Expektoration, Bluthusten) vor: auskultatorisches Substrat isdt das grobblasige Rasselgeräusch.
Zu (1)
Typische Befunde: Giemen, Pfeifen, Brummen (trokkene Rasselgeräusche)
Zu (2)
Abgeschwächtes Atemgeräusch bei eingeschränkter Lungenexkursion.
Zu (3)
Hier kann man das sogenannte „Lederknarren" auskultieren.

F 90
Frage 2.31: Lösung B

Zu (1) und (2)
Feuchte Nebengeräusche sind ein Zeichen für Flüssigkeitsansammlungen in Bronchien und Alveolen. Grobblasige Nebengeräusche deuten auf Sekret in den Bronchien hin, z. B. bei Bronchiektasen oder vielleicht auch beim schweren Lungenödem, für das eher kleinblasige Nebengeräusche typisch sind, da es sich hier um Flüssigkeitsansammlungen im Bereich der Alveolen handelt.
Zu (3)
Beim Asthma bronchiale hört man trockene Nebengeräusche, die als Giemen und Brummen imponieren und durch zähflüssigen Schleim in den Bronchien bedingt sind. Desweiteren ist das Exspirium verlängert.

H 82
Frage 2.32: Lösung C

In den unteren Lungenanteilen findet beim Atmen die größte Bewegung statt; man stelle sich einen Fahrradreifen beim Aufpumpen vor: die distale Profilseite wird stärker mobilisiert als die an der Felge fixierte. Deshalb kann man an den basalen, freier beweglichen Lungenteilen auch klarere Auskultationsbefunde erheben.
Das Gegenteil der zweiten Aussage ist also zutreffend.

H 89
Frage 2.33: Lösung E

Der Stimmfremitus ist **verstärkt** bei Verdichtung des Lungengewebes zwischen Bronchien und Thoraxwand, etwa bei Pneumonie. Untersuchung: Man läßt den Patienten, während man die Hände möglichst großflächig auf den Thorax legt (nicht preßt), so tief wie möglich „Neunundneunzig" sagen. Die Schwingungen werden bei Vorhandensein weniger dichter Medien in den Bronchien wie Luft (D), ebenso bei störenden Schichten zwischen der Hand des Untersuchers – Fett (B) oder Erguß (A) – und der untersuchten Lunge abgeschwächt. Daß ein „stillgelegter", atelektatischer Lungenabschnitt ein negatives Untersuchungsergebnis liefert, bedarf keiner näheren Erläuterung (D).

F 83
Frage 2.34: Lösung E

Alle Aussagen treffen zu, ergänzend noch ein paar Worte: Es ist Erfahrungssache, den Stimmfremitus richtig zu interpretieren; er wird bei einem asthenischen, lautstarken Bariton stärker zu fühlen sein als bei einer adipösen, schüchternen Sopranistin. Auch das Lungenvolumen (Resonanzraum) spielt noch eine Rolle.

F 91
Frage 2.35: Lösung C

Zu (C)
Bei der Beurteilung des Stimmfremitus fordert man den Patienten auf, mit tiefer Stimme die Zahl 99 zu sagen. Dabei liegen die Hände des Untersuchers an der hinteren Thoraxwand auf und fühlen eine Vibration. Eine Verstärkung des Stimmfremitus tritt bei einer Gewebeverdichtung auf, da hierbei die Schalleitung besser ist. Dies ist z. B. der Fall bei Pneumonien, Tumorinfiltrationen und bei einer Pleuraschwielenbildung. Eine Abschwächung des Stimmfremitus hingegen findet man bei Flüssigkeitsansammlungen oder erhöhtem Luftgehalt (z. B. Pleuraerguß, Pneumothorax oder Atelektase).
Zu (A)
Eigentlich wird der normale Lungenschall als laut und tief beschrieben. Seine Qualität wird auch sonor genannt. Beim Pneumothorax oder auch beim Emphysem findet man eher einen hypersonoren Klopfschall, der von seiner Qualität her lauter und länger ist als der normale Lungenschall.
Zu (B)
Geht Lungengewebe zugrunde oder ist das Lungengewebe nicht richtig belüftet, z. B. beim Pneumothorax, hört man ein abgeschwächtes bis aufgehobenes Atemgeräusch.
Zu (D)
Rasselgeräusche werden in trockene und feuchte Rasselgeräusche eingeteilt. Trockene Rasselgeräusche findet man bei Erkrankungen der Luftwege, bei denen zähes Sekret oder Schleimfäden in den Bronchien hin- und herbewegt werden. Beispiele hierfür sind die Bronchitis, Bronchiektasen oder das Asthma bronchiale. Feuchte Rasselgeräusche hingegen kann man hören, wenn in der Atemluft ein dünnflüssiges Sekret in den Atemwegen unter Blasenbildung hin und her bewegt wird. Die feuchten Rasselgeräusche unterteilen sich je nach Entstehungsort in feinblasige, mittelblasige und grobblasige Rasselgeräusche. Da beim Pneumothorax das Lungengewebe nicht belüftet wird, kann es auch nicht zu Rasselgeräuschen kommen.
Zu (E)
Zur Auskultation der Bronchophonie wird der Patient aufgefordert, wiederholt die Zahl 66 zu flüstern. Über pneumonischen Infiltraten ist die Schalleitung und damit die Bronchophonie verstärkt, bei abgeschwächter Schalleitung, wie z. B. beim Pneumothorax, ist die Bronchophonie vermindert.

H 84
Frage 2.36: Lösung B
Frage 2.37: Lösung C

Gemeinsamer Kommentar

Es bewegt sich an der Grenze zur Haarspalterei, aber wir versuchen auf alle Punkte einzugehen.
Zu (C) und (B)
Bei der abgrenzenden indirekten Perkussion wird das Endglied des vermittelnden dritten Fingers mit möglichst kleiner Kontaktfläche auf die zu untersuchende Körperregion des Patienten gedrückt, der Unresucher perkutiert dann mit dem Mittelfinger der dominanten Körperseite im Vergleich. Die kleine Auflagefläche erlaubt eine genauere Abgrenzung als sie bei der vergleichenden indirekten Perkussion möglich ist. Hierbei liegt der sogenannte Plessimeterfinger ganz auf, es ist eine raschere Orientierung möglich.
Zu (A)
Bei der direkten Perkussion wird kein Finger zwischen Patient und untersuchender Hand eingebracht, man beklopft locker aus dem Handgelenk heraus mit drei bis vier Fingern die interessierende Körperreion. Laut Literatur erlaubt dies eine noch schnellere Untersuchung. Der Informationswert ist jedoch geringer, denn auch die über den Plessimeterfinger rückgeleiteten taktilen Reize im Rahmen der indirekten Perkussion sind wichtig.
Zu (D)
Plessimeter (griechisch plessein: schlagen; metron: Maß) bezeichnet ein Medium, das zwischen perkutierendem Finger und Untersuchungsregion plaziert und beklopft wird. In aller Regel benutzt man das, was man eh bei sich trägt, nämlich einen Finger der anderen Hand (siehe oben), der dann Plessimeterfinger heißt. Es geht eigentlich nur um die Abgrenzung der gängigen indirekten von der direkten Perkussion.
Zu (E)
Das gibt es nicht (siehe oben).

H 83
Frage 2.38: Lösung D

Aussagen (A), (B), (C) und (E) sind zutreffend und können so gelernt werden.
Zu (D)
Durch die beim Emphysem vorliegende Überblähung der Lungen sind die Zwerchfellkuppen eher nach unten verlagert.

H 84
Frage 2.39: Lösung C

Zu (C)
Patienten mit Asthma bronchiale imponieren durch ein pfeifendes Atemgeräusch bei Exspiration, verursacht durch den Bronchialspasmus dieser obstruktiven Lungenerkrankung. Dieses ist in schweren Fällen auch im Abstand hörbar.
Zu (A), (B), (D) und (E)
Bei allen erwähnten Möglichkeiten tritt ein inspiratorischer Stridor (hörbares Atemgeräusch) auf.

H 89
Frage 2.40: Lösung B

Also, es liegen folgende Befunde vor:
1. Fieber
2. Massiver Auswurf, eitrig, dreischichtig
3. Grobblasige Geräusche
4. Keine Seitendifferenz
Zu (B)
Bronchiektasen (griechisch ektasis: Erweiterung) sind irreversible Aussackungen der Bronchien, in etwa 1/4 der Fälle angeboren, wabig, zysten- oder traubenförmig. Erworben oder sekundär können sie im Rahmen von Masern, Pertussis, Tbc, Pneumonien oder Abszessen ausgebildet werden.
Symptome: schleimig-eitrige („maulvolle") Expektoration, Fieber bei persistender Infektion, Husten. Es treten aber auch asymptomatische Verläufe auf.
Zu (A)
Die frische Lobärpneumonie (typischer Finger: Streptococcus pneumoniae) zeigt laut Literatur folgende Symptome: Fieber, Schüttelfrost, bei Begleitmyokarditis Tachykardie, Nachschleppen der Atmung der betroffenen Seite, flache Atmung, anfangs uncharakteristischer Auswurf, nach wenigen Tagen rostbraun.
Zu (C)
Tja, die Tracheobronchitis ... für diese hatten sich 60% der Prüfungsteilnehmer entschieden. Die Autoren hätten wohl genauso gehandelt, aber die offiziellen Lösungen liegen nun vor.
Symptome: trockene Rasselgeräusche, subfebrile Temperatur, Reizhusten, mechanisch-chemisch oder bakteriell-viral verursacht.
Zu (D)

2% der Prüflinge setzten hier ihr Kreuzchen (bzw. den Querstrich mit einem mitgebrachten Bleistift der Härte HB). Der Patient im Lungenödem „rasselt", hat in aller Regel kein Fieber, keinen eitrigen, sondern schleimigen Auswurf und keinen seitendifferenten Auskultationsbefund.
Zu (E)
Hierzu paßt keiner der Befunde, die Autoren nehmen sich die Freiheit, auf eine Kommentierung zu verzichten – zumal nur satt 0% diese Lösung favorisierten.

F 83
Frage 2.41: Lösung A

Zu (A)
Die trockene Form der Pleuritis geht häufig der exsudativen voraus. Neben dem Nachschleppen der erkrankten Seite kann man schnelle, flache Atmung, eventuell Fieber und reibende bis knarrende Geräuschphänomene finden. Initialsymptome: Rücken- oder Seitenschmerz, Hustenreiz ohne Auswurf.
Zu (B)
Hier erwartet man eher das pleuritische Reiben.
Zu (C)
Ein verstärkter Stimmfremitus tritt bei Gewebsverdichtungen zutage, im Rahmen einer Pleuritis womöglich als Spätfolge (Pleuraschwarte).

H 83
Frage 2.42: Lösung C

Die Bronchopneumonie darf gerade wegen der angeführten möglichen Komplikationen nicht auf die leichte Schulter genommen werden.
Zu (C)
Lungeninfarkt: Verschluß einer Pulmonalarterie (z. B. bei Embolie). Also ein vaskuläres Geschehen, das primär nicht mit dem Bronchialsystem zusammenhängt.

F 85
Frage 2.43: Lösung B

Zu (B)
Dies sind nun mal die blumig umschriebenen typischen Auskultationsbefunde bei Asthma bronchiale, hervorgerufen durch den Bronchospasmus.
Zu (A)
Hier kann man grobblasige, feuchte Rasselgeräusche erwarten.
Zu (C)
Die Pneumonie zeigt das sogenannte Knisterrasseln (Crepitatio indux und redux).
Zu (D)
Das in den unteren Lungenabschnitten (aufgrund der größeren Verschieblichkeit der Pleurablätter) am besten zu auskultierende Reiben, in ausgeprägten Fällen als „Lederknarren" bezeichnet, ist charakteristisch für

die trockene Pleuritis. Siehe hierzu auch Kommentar 2.41.
Zu (E)
Das „Brummen" kann bei Bronchiektasen durchaus auftreten, vorwiegend sind jedoch grobblasige feuchte Rasselgeräusche zu hören. Über diese Aussage könnte man streiten, „Giemen" ist hingegen typisch für den Asthmatiker.

F 85
Frage 2.44: Lösung E

Das Emphysem ist definiert als Aufblähung von Lungenanteilen. Die Physik lehrt, daß Schall in festen oder flüssigen Medien besser fortgeleitet wird als in Luft, also können mit zunehmendem Emphysem Schallphänomene **nicht** besser hörbar werden (Aussage falsch). Zur ersten Aussage: Rasselgeräusche entstehen durch infiltrative Lungenprozesse, nicht durch ein Emphysem.

H 84
Frage 2.45: Lösung B

Zu (2)
Aus pueriles Atmen bezeichnet man die im Vergleich zum gesunden Erwachsenen höhere Atemfrequenz von Säuglingen und Kindern. Kein Krankheitswert!
Zu (3)
Der Fachausdruck für das normale Atemgeräusch ...
Zu (1) und (4)
Man denke an Bronchiektasen (1) oder Asthma (4), Nebengeräusche sind pathologisch und abklärungsbedürftig.

F 83
Frage 2.46: Lösung C
Zu (C)
Engt eine Struma die zuführenden Atemwege ein, resultiert ein inspiratorischer Stridor, der durch Affektion der Stimmbänder als hochfrequentes Geräusch mehr oder weniger lautstark in Erscheinung tritt.
Zu (A), (B), (D) und (E)
Der Asthmatiker „pfeift" im Exspirium, aufgrund des Bronchialspasmus (A), bei der Pneumonie (E) kann man in schweren Fällen schon auf Distanz und ohne Stethoskop ein Rasseln hören; Pneumonie, Rechtsherzinsuffizienz und Pneumothorax werden anamnestisch, klinisch, auskultatorisch und radiologisch diagnostiziert, Stridor tritt hier nicht auf.

H 89
Frage 2.47: Lösung E

Die akute Bronchitis ist meist viraler Genese (Adeno-, Myxo-, Rhino-, Echo-Viren), später pfropft sich häufig eine bakterielle Superinfektion auf (Staphylo- und Streptokokken, Hämophilus und andere). Zusätzlich zu den beschriebenen Symptomen – uncharakteristische Auskultationsbefunde, Brustschmerz, kein spezifischer Perkussionsbefund – können auftreten: leichtes Fieber, Husten, Auswurf. Ist der Befund lediglich in umschriebenen Lungenanteilen (z. B. einer Lungenspitze) vorhanden: Vorsicht, an Tbc denken.

H 91
Frage 2.48. Lösung D

Beim Lungenemphysem findet man eine Überdehnung des Lungengewebes mit irreversibler Zerstörung der Alveolen und Lungensepten. Man unterscheidet verschiedene Formen; das zentrolobuläre, das bullöse, das kompensatorische und das senile bzw. atrophische Lungenemphysem. Klinisch findet man Atemnot, perkutorisch tiefstehende und kaum atemverschiebliche Lungengrenzen, hypersonoren Klopfschall über den Lungen und ein kaum hörbares Atemgeräusch. Im Rahmen der Obstruktion kann man auskultatorisch ein verlängertes Exspirium und ein abgeschwächtes Atemgeräusch sowie Giemen und Brummen hören. Der exspiratorische Atemwiderstand ist im Rahmen der chronisch-obstruktiven Lungenveränderung erhöht.

H 83
Frage 2.49: Lösung D

H 83
Frage 2.50: Lösung C

F 84
Frage 2.51: Lösung B

F 85
Frage 2.52: Lösung B

Gemeinsamer Kommentar

Das Abfragen der Eigennamen verschiedener Atmungsstörungen, verbunden mit mehr oder weniger gelungenen schematischen Darstellungen derselben, ist IMPP-Tradition. Grundsätzlich: Der gesunde Erwachsene, normal trainiert, psychisch nicht affektiert, fieberfrei, schmerzfrei, atmet im Schnitt 16–20mal pro Minute, die einzelnen Atemhübe sind regelmäßig und annähernd isovolumetrisch, durchschnittlich „zieht" man 400–600 ml, das ergibt ein Atemminutenvolumen von 6–12 Litern, abhängig von Größe, Gewicht und Trainingszustand. Die einzelnen Störungen der Atmung sind im Kurzlehrbuch ausführlich beschrieben, um unnötige Wiederholungen zu vermeiden bitte – ausnahmsweise – zurückblättern.
Zu Frage 2.49 und 2.50
(B): „Große", tiefe Atmung bei metabolischer Azidose (Coma diabeticum).

(E): Die sogenannte Maschinenatmung tritt bei Mittelhirnschädigungen auf.
Zu Frage 2.51
(A): Tachypnoe (bei kardiopulmonalen Erkrankungen); (C): Kußmaul-Atmung; (D): Biot-Atmung; (E): Schnappatmung bei zentralen Störungen, etwa beim polytraumatisierten Patienten.
Zu Frage 2.52
(B): etwa im diabetischen Koma; (A): Stichwort Cheyne-Stokes-Atmung; (C): Hier kommt es zur Hyperventilation (E), die aber auch psychogen bedingt sein kann, die resultierende Tetanie spricht dann in aller Regel auf Kalziuminjektionen und Verabreichung zentral dämpfender Psychopharmaka gut an. (D): Biot-Atmung, Schnappatmung, Hypoventilation.

H 83
Frage 2.53: Lösung E

Die Lungenembolie ist ein Notfall! In 90% Folge einer Becken- oder tiefen Beinvenenthrombose geht sie nach 12–72 Stunden oftmals (40% der Fälle) in einen Lungeninfarkt über. Die Differentialdiagnose zum Myokardinfarkt ist nicht ganz leicht, der Patient empfindet ähnlich vernichtende Schmerzen, Todesangst, Herzrasen, Atemnot, es treten Schockzeichen auf. Anamnestisch (soweit möglich) sind Fragen nach begünstigenden Faktoren (Thrombophlebitis, Immobilisation, Operationen, Schwangerschaft, Tumoren, Ovulationshemmer, Nikotinabusus, vorbestehende Herzinsuffizienz) gezielt zu stellen, Alter des Patienten und Adipositas in Betracht zu ziehen.

Klinische Untersuchung: in Ergänzung der bereits erwähnten Befunde Halsvenenstauung, Spaltung des 2. Herztons, bei Lungeninfarkt gelegentlich Pleurareiben.

EKG: rechtsatriale Überlastung, Drehung der QRS-Achse nach vorn und rechts, S_1-Q_3-Typ.

Röntgen: meist unspezifisch, gelegentlich Kardiomegalie, bei Lungeninfarkt Verschattung einzelner Lungenfelder, aussagekräftiger ist die Lungenperfusionsszintigraphie (siehe Lehrbücher der Radiologie). Ein Normalbefund läßt dann eher an die Differentialdiagnosen Herzinfarkt, Pneumothorax, Perikarditis oder Aneurysma dissecans denken.

F 86
Frage 2.54: Lösung B

Zu (B)
Bei der Perkussion des Thorax über gesundem Lungengewebe findet man einen Klopfschall mit großer Amplitude, der laut, anhaltend und tief klingt. Man nennt ihn **sonor**.

Zu (A), (D) und (E)
Kurzer, dumpfer Klopfschall mit geringer Intensität wird als **Schenkelschall** bezeichnet, wie man ihn z. B. durch Perkussion des Oberschenkels erzeugen kann. Er tritt über luftleerem Gewebe oder Flüssigkeit auf – z. B. bei Pneumonie oder Pleuraschwarte, bei Ergüssen und Infiltration.
Zu (C)
Als **amphorisch** bezeichnet man den dumpfen Klopfschall mit metallischem Beiklang, den man bei Perkussion über Lungenkavernen findet.

H 86
Frage 2.55: Lösung C

Zu (C)
Der **tympanitische** Klopfschall ähnelt dem Klang einer Pauke und ist durch regelmäßige Schwingungen charakterisiert, er wirkt „musikalischer" als der physiologische Lungenschall. Man hört ihn über gasgeblähten Organen wie Darmschlingen und Magen oder auch über Lungenkavernen.
Zu (A), (D) und (E)
Klopfschall mit **kurzer, gedämpfter** Resonanz und geringer Intensität wird als **Schenkelschall** bezeichnet, man kann ihn durch Perkussion des Oberschenkels erzeugen. Er tritt über luftleerem Gewebe wie z. B. der Leber auf, oder über Flüssigkeiten z. B. bei Ergüssen und Infiltraten.
Zu (B)
Der Klopfschall über normalem Lungengewebe hat eine große Amplitude, klingt laut, anhaltend und tief. Er wird **sonor** genannt.

H 85
Frage 2.56: Lösung A

Zu (A)
Als Bronchialatmen bezeichnet man zum einen das physiologische Bronchialatmen, das im gesunden Organismus über Trachea, dem Hauptbronchus und der rechten Apex zu hören ist, zum anderen das pathologische Bronchialatmen, dessen Exspirium lauter, länger und höher als das Inspirium ist. Wenn Alveolen durch entzündliche Prozesse (wie Pneumonie) mit Flüssigkeit gefüllt oder atelektatisch sind, fehlt die Abschwächung des Atemgeräusches durch das beim Gesunden zwischen Bronchus und Thoraxwand gelegene luftgefülte Lungengewebe.

F 87
Frage 2.57: Lösung B

Eine Minderung des Atemgeräuschs entsteht durch verminderte Belüftung oder Abdrängung der Lunge von der Thoraxwand, etwa bei Erguß, Pleuraschwarte (E), Emphysem (D), eine totale Aufhebung des Atemgeräuschs bei Atelektase (B), bei der die Alveolen der

Lunge nicht mehr mit Luft gefüllt sind, so daß ihre Wände aneinanderliegen. Man spricht dann von „Totenstille" bei der Auskultation. Pneumonien (A) führen in der Regel zu Bronchialatmen, bei Bronchitis (C) kommt es zu trockenen, rasselnden Nebengeräuschen.

F 86
Frage 2.58: Lösung D

Das Asthma bronchiale geht pathogenetisch mit Bronchiolenspasmus, Schleimhautödem und Hypersekretion eines zähen Schleims einher. Dies bewirkt einen erhöhten Atemwiderstand, es kommt zum verlängerten Exspirium. Der exspiratorische Stridor bildet auch die Differentialdiagnose zur Obstruktion der oberen Luftwege, bei der ein inspiratorischer Stridor vorliegt.

H 88
Frage 2.59: Lösung C

Zu (C)
Der Asthmatiker stützt die Arme auf, um die Atemhilfsmuskulatur wirkungsvoller einzusetzen, sitzt dabei aufrecht – Orthopnoe – und zeigt auskultatorisch das typische, durch den Bronchospasmus hervorgerufene Giemen.

F 89
Frage 2.60: Lösung B

Zu (B)
Versuchen wir, die einzelnen pathologischen Befunde einzuordnen. Ein erwachsener Mann ... eher unspezifisch. Nachschlappende Atmung: verzögerte, reduzierte Atemexkursionen einer Seite, bei Pleuritis, Pleuraschwarte oder Ergüssen.

Die Axillarlinie ist für die Perkussion bzw. abschätzende Größenbestimmung von Pleuraergüssen die vorrangige Untersuchungsregion, da diese lateral ansteigen (Kapillarwirkung). Korrespondierend ist im perkutorisch auffälligen Bereich die Abschwächung von Atemgeräusch (der Erguß behindert mechanisch die Lungenentfaltung) sowie die Minderung des Stimmfremitus (die belüfteten Resonanzräume sind ohrferner).
Gegen pneumonisches Infiltrat (A) spricht die Abschwächung des Stimmfremitus, Asthma bronchiale (C) tritt in aller Regel nicht seitendifferent zutage und weist typische auskultatorische Befunde auf (Giemen, Brummen, Pfeifen), der Spontanpneumothorax (D) würde keine Dämpfung, sondern einen hypersonoren Klopfschall (Schachtelton) bedingen. (E) ist schwierig abzugrenzen von der richtigen Lösung. Bei Schwartenbildung werden die Bronchien näher an die Brustwand gezogen, es resultiert eher ein verstärkter Stimmfremitus.

F 89
Frage 2.61: Lösung A

Zu (A)
Crepitatio index und redux, auf gut deutsch „Knisterrasseln", sind für die beginnende bzw. im Abklingen befindliche Pneumonie typisch.
Zu (B) bis (E)
Trockene Nebengeräusche sind bei der beginnenden Bronchitis phantasievoll oder lautmalerisch (die Comic-Sprache läßt grüßen) als Rasseln, Schnurren, Pfeifen oder Giemen umschrieben, häufig die einzigen pathologischen Untersuchungsbefunde. Wichtig ist die Anamnese: Auswurf? Husten? Ansonsten kann alles [(C) bis (E)] normal sein.

2.6 Untersuchung des Kreislaufsystems

H 82
Frage 2.62: Lösung C

H 83   F 89
Frage 2.63: Lösung B

H 84
Frage 2.64: Lösung A

Gemeinsamer Kommentar

Erst einmal eine Zusammenfassung der Pulsqualitäten, immer noch unvollständig, eingeteilt nach

Frequenz: Pulsus frequens (über 100/min), Tachykardie, Pulsus rarus (unter 50/min), Bradykardie

Rhythmus: Pulsus regularis (gleichmäßig, „rhythmisch"). Pulsus irregularis (schwankend, „arrhythmisch")

Amplitude: Pulsus altus (= magnus) – hoher Ausschlag, Pulsus parvus – kleiner Ausschlag

Anstieg: Pulsus celer – rascher Aufstrich der Druckkurve. Pulsus tardus – langsamer Druckkurvenverlauf

Anschlaghärte: Pulsus durus (hart) oder mollis (weich)
Uff, da haben Studenten, die in der Schule noch Latein belegt hatten, sicherlich Lernvorteile. Ist aber ansonsten gar nicht so schwer, wenn man ein bißchen an die Physiologie zurückdenkt.
Zu Frage 2.62, Aussage (C)
Der insuffizienten Öffnungs- und Schließfunktion der Aortenklappe zufolge strömt das arterialisierte Blut schneller, vom oft kompensatorisch hypertrophierten

Ventrikel zusätzlich angetrieben, in die peripheren Arterien (mangelnde Vorspannung, die Klappe kann entweder gar nicht mehr schließen oder gibt zu rasch nach). Pulsus celer.
Pulsus altus, weil die insuffiziente Klappe der zurücksackenden Blutsäule keinen ausreichenden Widerstand entgegensetzen kann, die Pulsdruckkurve ist also starken Schwankungen unterworfen.
Im Gegensatz zum Pulsus durus zeigt die Druckkurve einen sanfteren Ablauf, letzterer tritt bei Hypertonie auf.
Zu Frage 2.63, Aussage (B)
Im Schock reagiert der Körper mit der „Zentralisation" des Kreislaufs, die lebenswichtigen Organe (Gehirn, Herz, Nieren) werden versorgt, die Peripherie läuft sozusagen auf Sparflamme. Es resultiert ein flacher, eventuell gar nicht mehr palpabler, fadenförmiger Puls.
Zu Frage 2.64, Aussage (A)
Kapillarpuls (Müller-Zeichen): sichtbare Pulsationen im Rachen-, Fingernagel- und Lippenbereich, erkennbar unter Glasspateldruck, Vorkommen bei Aorteninsuffizienz (s.o.).

So interessant die Kommentierung der weiteren Antwortmöglichkeiten auch wäre, es würde Seiten (und im Prüfungsstreß vielleicht zuviel Zeit) in Anspruch nehmen. Im Zweifelsfall bitte im Kurzlehrbuchteil nachschlagen.

F 83
Frage 2.65: Lösung C
Zu (C)
Knöchelödeme weisen auf eine Insuffizienz des rechten Herzens hin.
Zur Ratschow-Lagerungsprobe (wichtig zu wissen, da immer wieder abgefragt ...) erlauben wir uns zu zitieren (Quelle: Fritze, Lehrbuch der Anamneseerhebung und allgemeinen Krankenuntersuchung, edition medizin). Grundsätzlich handelt es sich um eine Untersuchung des **arteriellen** Systems, soviel vorweg. Aussage (B) scheidet also aus.
Bei der *Lagerungsprobe nach Ratschow* liegt der Kranke zur Untersuchung der Durchblutung der unteren Extremitäten auf dem Rücken und hebt beide Beine empor. Zusätzlich kann er mit beiden Füßen mit Drehpunkt in den Sprunggelenken kreisende Bewegungen ausführen, dabei darf der Untersuchende den Unterschenkel abstützen.
Bei arteriellen Durchblutungsstörungen blaßt der Fuß der betroffenen Extremität stark ab, und es können Schmerzen auftreten. Nach etwa 1–2 Minuten setzt sich der Kranke auf den Rand des Bettes und läßt die Beine herunterhängen. Normalerweise setzt nach etwa 5 Sekunden eine reaktive Hyperämie ein, und nach 7 Sekunden sollen die Venen sichtbar gefüllt sein. Bei arterieller Durchblutungsstörung treten reaktive Hyperämie und Venenfüllung mehr oder weniger stark verzögert auf.
Bei der *Faustschlußprobe* zur Untersuchung der oberen Extremitäten hebt der Krnake die Arme hoch, öffnet und schließt etwa 1–2 Minuten lang mit einer Frequenz von etwa 60/Minute die Fäuste. Beurteilung wie bei der Lagerungsprobe.

F 85
Frage 2.66: Lösung C

Zu (1)
Hier ist wohl die von Virchow erstbeschriebene und nach ihm benannte Lymphknotenvergrößerung gemeint, die bei Magen-, Lungen-, Pleura-, Leber- und Speiseröhrenkarzinom in der linken Fossa supraclavicularis palpierbar sein kann.
Zu (2)
Der M. supraspinatus ist an anderer Stelle, nämlich in der Fossa supraspinata zu ertasten.

H 88
Frage 2.67: Lösung E

H 89
Frage 2.68: Lösung B

F 84
Frage 2.69: Lösung A

Gemeinsamer Kommentar

Die unblutige Blutdruckmessung nach Riva-Rocci-Korotkoff, spätestens seit dem Krankenpflegepraktikum jedem Jungmediziner bestens vertraut, ist im Rahmen der allgemeinen Gesundheitsvorsorge nicht mehr wegzudenken. Einfach, aber auch mit Fehlerquellen behaftet.
Eine Manschette wird – bei der Erstuntersuchung zweckvollerweise nacheinander an **beiden** Armen eines Patienten – angelegt, über den erwarteten systolischen Blutdruckwert aufgepumpt, beim langsamen Ablassen der Luft beobachtet das Auge des Untersuchers das angeschlossene Manometer, das Ohr horcht auf die bei der Passage (von oben her) des systolischen Blutdrucks auftretenden – vorher sind aufgrund der Kompression der Arterien keine Geräuschphänomene hörbar – Strömungstöne, die nach dem Leningrader Chirurgen Korotkoff benannt sind. Sinkt der Manschettendruck unter den diastolischen Wert, geht die turbulente Strömung wieder in eine laminare über, die Geräusche werden dumpfer, leiser oder unhörbar.
Zu Frage 2.67
Eine unterschiedlich ausfallende Messung kann in einer Stenose der Aorta begründet sein – jenseits der Stenose bzw. auch zwischen oberer und unterer Extremität differerieren die Werte teilweise erheblich (1). Aneurysmata (2) entstehen aus verschiedensten Ursa-

chen; eine ausgeprägte Gefäßaussackung führt, legt man das aus der Physik bekannte Hagen-Poiseuille-Gesetz zugrunde, zu einem Blutdruckabfall an der betroffenen Seite. Die Umfangsdifferenz zwischen beiden Armen (3) müßte schon sehr ausgeprägt sein, um signifikant zu werden (mehr als 10 mmHg Seitendifferenz). Denkbar ist's aber schon, und das reicht dem IMPP.

Zu Frage 2.68
Die A. poplitea liegt ebenso ohrnah wie die A. brachialis, was sie für die Auskultation prädestiniert (1). Im allgemeinen sind die Oberschenkel kräftiger als die Arme. Die Breite der Blutdruckmanschette soll vereinbarungsgemäß etwa die Hälfte des Armumfangs betragen, bei Erwachsenen Standard: 12 cm. Breitere Manschetten benötigt man bei sehr dicken Armen oder Messungen am Bein, da zu schmale Manschetten einen höheren Druck zur Kompression der Arterie erfordern, Resultat: fälschlich zu hoch gemessene Werte. Bei stark ausgezehrten Patienten oder Kindern gilt umgekehrt: Zu breite Manschetten liefern zu niedrige Werte (2). Zu (3): Die A. poplitea sollte tastbar sein.

Zu Frage 2.69
Aufpumpen sollte man schnell, die Luft über das Ventil langsam ablassen, um bei bradykarden Patienten keine Herzaktion zu überhören, was zu niedrige Werte ergeben kann. Zu langsames Ablassen kann infolge der Stauung fälschlich zu hohe Werte zeigen.

F 86
Frage 2.70: Lösung B

Die indirekte Methode nach Riva-Rocci-Korotkoff ist eine unblutige Blutdruckmessung, bei der eine um den Oberarm gelegte Gummimanschette, die mit einem Manometer verbunden ist, aufgepumpt wird, bis der Puls an der A. radialis nicht mehr zu tasten ist. Über ein Nadelventil wird der Manschettendruck langsam erniedrigt; wenn der systolische Blutdruck in der Arterie den Manschettendruck gerade überwindet, ist der erste Pulsschlag tastbar (systolischer Blutdruck). Zur Messung des diastolischen Blutdrucks wurde die Methode durch die Messung der Korotkoff-Töne ergänzt: fällt der Manschettendruck gerade unter den systolischen Blutdruck, treten pulssynchrone Gefäßgeräusche auf, die bei weiterem Ablassen des Manschettendrucks bei Erreichen des diastolischen Blutdrucks deutlich leiser werden.

Die auskultatorische Lücke ist eine Schallücke zwischen den ersten Korotkoff-Tönen (also nach dem Auftreten des systolischen Blutdrucks) vor dem Übergang zu dem diastolischen Wert. Die auskultatorische Lücke kommt bei Hypertonie vor.

F 84
Frage 2.71: Lösung C

Zu (C)
Siehe nachfolgenden Kommentar.
Zu (A)
Nächtliche Wadenkrämpfe nennt man Crampi nocturni.
Zu (B)
Diese Schilderung paßt zur rheumatoiden Arthritis nach Überwindung der typischen Morgensteifigkeit.
Zu (D)
Klaustrophobie.
Zu (E)
„Claudicatio" heißt zwar Hinken, aber ein Zusammenhang mit der Arthrose tragender Gelenke besteht hier nicht.
Eine Frage, die mit wortspielartiger Verwirrungsstrategie aufs Glatteis führen sollte.

H 86
Frage 2.72: Lösung E

Eindeutiges Zeichen einer chronischen arteriellen Durchblutungsstörung der Beine ist die Claudicatio intermittens, wobei der Patient nur noch immer kürzer werdende Wegstrecken zurücklegen kann und dann durch Schmerzen im Bein gezwungen ist, stehenzubleiben. Die Claudicatio intermittens wird auch „Schaufensterkrankheit" genannt. Die mangelnde Blutversorgung beim chronischen arteriellen Verschluß führt außerdem zu Kältegefühlen und – liegt ein hochgradiger Verschluß vor – auch zu Ruheschmerzen. Ursache hierfür ist die geminderte Sauerstoffversorgung und Metabolitenentsorgung der Beinmuskulatur.

H 90
Frage 2.73: Lösung A

Spider naevi sind kleine spinnen- oder netzförmige Gefäßerweiterungen, die vor allem an der Haut der Halsgefäße und des oberen Thorax auftreten. Für die Leberzirrhose sind sie nahezu pathognomonisch (A). Der sogenannte variköse Symptomenkomplex ist charakterisiert durch vermehrte Pigmentierung (B), Schwellung und Ödembildung (D), Ulzerationen (E) und Indurationen der Haut (C), meist im Bereich des medialen Unterschenkels, ca. 10 cm oberhalb des Innenknöchels. Häufige Erkrankungen an den unteren Extremitäten sind die tiefe oder oberflächliche Beinvenenentzündung bzw. die Thrombose.

[F 84]
Frage 2.74: Lösung A

Zu (A)
Bei der Urämie kommt es eher zu einer Hemmung der Thrombozytenaggregation mit Blutungsneigung.
Zu (B), (C), (D) und (E)
Fördernd für die Ausbildung von Thromben sind immer noch die von Virchow beschriebenen Faktoren
– Gefäßwandschaden
– Hyperkoagulabilität
– Strömungsverlangsamung (in der Frage durch Herzinsuffizienz [Polyglobulie], Polyzythämie und Exsikkose repräsentiert, von Bedeutung).

Weitere prädestinierende Faktoren: hohes Alter, Adipositas (D), hormonelle Störungen, Medikamente („die Pille"), Nikotin, Entzündungen, Operationen, Immobilisation, Gerinnungsstörungen.

[F 85]
Frage 2.75: Lösung B

Zu (1) bis (4)
Die akute Thrombose ist druckschmerzhaft (Payr-, Mayer-Druckpunkte, Homans-Zeichen etc.), aber auch spontan sehr unangenehm. Es entstehen lokal Ödeme durch venösen Rückstau (1), livide („leichenartige", bläuliche) Verfärbungen (2), Schweregefühl (4) des angeschwollenen Beins (3) und Pulsanstieg. Begleitend sieht man unter Umständen Allgemeinsymptome wie Fieber, Leukozytose, BSG-Beschleunigung.
Zu (5)
Schmerzbedingt kann es zu einer Schonung des Beines kommen; aber intermittierendes Hinken ist kein Zeichen der tiefen Beinvenenthrombose.

[F 87]
Frage 2.76: Lösung E

Die Venen der unteren Extremitäten teilt man in oberflächliche und tiefe Beinvenen ein. Zu den oberflächlichen zählen die V. saphena magna und die V. saphena parva, die über Vv. perforantes mit den tiefen Beinvenen (Vv. tibiales ant. und post., Vv. peronaeae) verbunden sind. Der Blutrückstrom zum Herzen erfolgt von den oberflächlichen zu den tiefen Beinvenen hin, die dann in die V. femoralis münden. Untersuchungsmöglichkeiten der tiefen, oberflächlichen und der diese verbindenen Venen (Vv. perforantes) sind Perthes- und Trendelenburg-Versuch.

2.7 Untersuchung des Herzens

[H 85]
Frage 2.77: Lösung C

Zu (C)
Bei der Aortenklappeninsuffizienz entsteht durch den Blutrückstrom aus der Aorta in den linken Ventrikel ein hauchendes diastolisches Sofortgeräusch mit Punct. max. über dem Erb-Punkt (3.–4. ICR links), das zeitlich den 2. Herzton überlappt. Der Rückstrom in den linken Ventrikel führt hier zu einer erhöhten Volumenbelastung, die resultierende relative Stenose geht mit einem systolischen Austreibungsgeräusch einher.
Zu (A)
Die Mitralinsuffizienz verursacht ein bandförmiges holosystolisches Geräusch, einen gespaltenen 2. Herzton und einen 3. Herzton als Ausdruck eines Kammerdehnungstons.
Zu (B)
Ein systolisches Preßstrahlgeräusch mit Punct. max. über der Pulmonalklappe und eine Spaltung des 2. Herztons (Verspätung des pulmonalen Segments) sind für die Pulmonalklappenstenose charakteristisch.
Zu (D)
Bei der Mitralklappenstenose findet man ein Präsystolikum, einen paukenden 1. Herzton und einen Mitralöffnungston, dem ein frühdiastolisches Füllungsgeräusch mit Decrescendocharakter folgt.
Zu (E)
Auskultatorisch findet man bei der Trikuspidalklappeninsuffizienz einen normal lauten 1. Herzton, ein hochfrequentes Holosystolikum, das bei Einatmung lauter oder auch überhaupt erst hörbar wird, sowie einen gelegentlich auftretenden 3. Herzton (Kammerfüllungston).

[H 82]
Frage 2.78: Lösung C

[H 82]
Frage 2.79: Lösung A

Fragen zur Auskultation des Herzens werden sehr oft, häufig auch in ähnlicher Form, im 1. Staatsexamen auftauchen, zu Recht. Ist die Untersuchung des Herzens mit dem Stethoskop doch eine einfache, überall und jederzeit durchführbare Methode von großer Aussagekraft, wenn die richtige Interpretation des Gehörten auch viel Übung und Routine voraussetzt. Wiederholungen sind im nachfolgenden Kapitel beabsichtigt, ebenso sind die entsprechenden Aufgaben bewußt in gemischter Abfolge wiedergegeben, damit der unerwünschte Effekt, nach drei Fragen zur Aorteninsuffizienz die weiteren fünf problemlos beantworten zu können, nur weil das Kurzzeitgedächtnis so gut arbeitet, nicht auftritt. Da kann man sich nämlich in der Einschätzung der eigenen Fähigkeiten beträchtlich vertun!

In der Folge erscheinen einige Fragen, die die Kenntnis der Auskultationspunkte der Herzklappen voraussetzen. Zur besseren Übersicht eine kleine Tabelle.

Herzklappe	Projektionsort	Auskultationsstelle
Aortenklappe	3. ICR sternal	2. ICR rechts parasternal
Pulmonalklappe	Ansatz der 3. Rippe am Sternum	2. ICR links parasternal
Trikuspidalklappe	Ansatz der 5. Rippe am Sternum	5. ICR am rechten Sternalrand
Mitralklappe	Ansatz der 4. linken Rippe am Sternum	Über der Herzspitze im 5. ICR links
Erb-Punkt		„Punctum quintum", 3. ICR rechts parasternal, wichtig bei Klappenfehlern

(ICR = Interkostalraum)

Es gibt auch noch die Eselsbrücke aus der Vorklinik, die im Zweifelsfall sehr hilfreich sein kann: „**A**nton (**A**ortenklappe) **Pu**llmann (**Pu**lmonalklappe) **tri**nkt (**Tri**kuspidalklappe) **Mi**lch (**Mi**tralklappe) um 22 (2./2. ICR) Uhr 55 (5./5. ICR)." Das ist so blödsinnig, daß man es nicht vergiß ...

H 84   H 91
Frage 2.80: Lösung D

Zu (1)
Bei dem französischen Dichter Alfred de Musset, der 1857 47jährig starb, fiel seinem Medicus ein pulssynchrones Kopfnicken auf (homo pulsans, Karotidenhüpfen). Er hatte die Ehre, in der medizinischen Terminologie aufgenommen zu werden: Musset-Zeichen nennt man das bei der schweren Aorteninsuffizienz zu beobachtende Phänomen.

Zu (2)
Synonym Pulsus celer et altus, siehe Kommentar zu Frage 2.62.

Zu (4)
Durch den Rückfluß von Blut in der Diastole aufgrund des mangelhaften Klappenverschlusses entsteht eine Volumenbelastung des linken Ventrikels, es folgt eine exzentrische Hypertrophie und häufig – vor allem bei schlankeren Patienten – ein über der Herzspitze bei flach aufgelegter Hand zu tastender Spitzenstoß.

Zu (3)
Dieser Befund paßt am ehesten zu einer Aortenisthmusstenose (siehe auch Kommentar zu Frage 2.67).

H 85
Frage 2.81: Lösung B

Zu (B)
Bleibt nach der Geburt die Verbindung zwischen Aorta und A. pulmonalis offen, resultiert ein persistierender Ductus arteriosus Botalli. So fließt sowohl in der Systole wie auch in der Diastole ständig Blut aus der Aorta in die Lungenschlagader: ein Links-rechts-Shunt ist die Folge. Auskultatorisch läßt sich ein systolisch-diastolisches Geräusch, das einer Dampfmaschine ähnelt und am lautesten im 1. und 2. ICR links parasternal, aber auch oft am Rücken zu lokalisieren ist, feststellen.

Zu (A)
Beim Ventrikelseptumdefekt vom Typ Roger liegt ein meist nur kleiner Defekt im muskulären Anteil der Kammerscheidewand vor. Infolge des höhren Druckes im linken Ventrikel kommt es zu einem Links-rechts-Shunt. Der Herzspitzenstoß ist nach unten außen verlagert, auskultatorisch fällt ein holosystolisches Preßstrahlgeräusch mit Punktum maximum im 3.–5. ICR links parasternal auf.

Zu (C)
Die Fallot-Tetralogie setzt sich aus Pulmonalstenose, Ventrikelseptumdefekt, „reitender" Aorta und Hypertrophie des rechten Ventrikels zusammen. Auskultatorisch ist in Höhe des 3. bis 4. ICR links parasternal ein lautes Systolikum auffallend, das oft nach links bis zur Achselhöhle fortgeleitet wird.

Zu (D)
Bei der Aortenisthmusstenose auskultiert man einen lauten 2. Herzton (Aortenklappenschluß), ein spätsystolisches Geräusch über der Herzbasis und ein systolisch-diastolisches Gefäßgeräusch, das am besten am Rücken links paravertebral hörbar ist.

Zu (E)
Ein systolisches Preßstrahlgeräusch mit Punct. max. über der Pulmonalklappe und eine Spaltung des 2. Herztones (Verspätung des pulmonalen Segmentes) sind für eine Pulmonalstenose charakteristisch.

F 91
Frage 2.82: Lösung A

Die Herzperkussion erlaubt eine grobe Orientierung über Form und Größe des Herzens. Zunächst bestimmt man perkutorisch die Lungen-Leber-Grenze in der rechten Thoraxhälfte und überträgt diese Linie nach links. Anschließend perkutiert man von links außen nach medial in Richtung der erwarteten Herzgrenze, wobei man die relative Herzdämpfung bestimmt.

Die Bestimmung der absoluten Herzdämpfung erfolgt durch leises Weiterperkutieren, so daß man das nicht von Lungengewebe überlagerte, direkt der Thoraxwand anliegende Herz erfassen kann. Die Perkussion der Herzshilhouette erlaubt allerding snur einen grob orientierenden Befund und wird heute durch andere Methoden wie Röntgenthorax und Echokardiogramm wesentlich genauer verifiziert.

F 90
Frage 2.83: Lösung E

Eine Muskelhypertrophie des Herzens wie z. B. bei der hypertrophischen Kardiomyopathie geht mit einer Hypertrophie einzelner oder aller Wandschichten einher, wobei das Herz perkutorisch nicht vergrößert erscheinen muß. Falls man überhaupt einen Befund erheben kann, so ist die relative Herzdämpfung eher vergrößert. Nachgewiesen wird die Muskelhypertrophie des Herzmuskels mit dem Echokardiogramm.

H 90
Frage 2.84: Lösung A

Man unterscheidet die Herzgeräusche in akzidentelle, funktionelle und organische Herzgeräusche. Die akzidentellen Herzgeräusche kommen bei Gesunden, meist Kindern oder Jugendlichen, vor und gehen nicht mit einer strukturellen oder funktionellen Herzveränderung einher. Man erklärt sie durch harmlose Wirbelbildung des Blutstromes. Ihr Punctum maximum findet sich gewöhnlich über der Herzbasis. Meist sind diese Herzgeräusche auch leise. Eine systolische oder eine diastolische Betonung findet man nicht. Des weiteren unterscheidet man funktionelle Herzgeräusche ohne organische Herzveränderung, z. B. bei Anämien oder bei Hyperthyreose.

F 91
Frage 2.85: Lösung B

Häufiger als beim Erwachsenen finden sich beim Kind sog. akzidentelle Herzgeräusche. Diese haben keinen Krankheitswert und sind zumeist auch nur sehr leise auskultierbar (3) und (1). Ein Hinweis dafür, daß ein Geräusch akzidentell und nicht durch einen organischen Herzfehler bedingt ist, ist seine Lageabhängigkeit (2). Aus diesem Grund sollte man die Auskultation im Liegen und Sitzen wiederholen. Des weiteren sollte man darauf achten, ob eine Veränderungen des Herzgeräusches unter Belastung vorliegt.

F 84
Frage 2.86: Lösung A
Zu (A)
Mitralstenose: Der erhöhte Druck im linken Vorhof verursacht eine plötzliche Öffnung der krankhaft veränderten Klappen, man auskultiert den zusätzlichen Mitralöffnungston (im klinischen Jargon „MÖT"). Definitionsgemäß hat er einen Abstand von 0,07 bis 0,11 s vom 2. Herzton.
Zu (B)
Spaltung des 2. Herztons tritt auf bei dissoziiertem Schluß von Aorten- und Pulmonalisklappe; eine Vergrößerung über den als noch physiologisch definierten Wert von 0,07 s hinaus kommt u. a. bei Rechtsschenkelblock, linksventrikulärer Extrasystolie oder Pulmonalstenosen vor.
Zu (C)
Dritter Herzton: Oft physiologisch bei Kindern und Jugendlichen, verursacht durch Bluteinstrom in der diastolischen Frühphase, beim Erwachsenen im Rahmen von Herz- oder Mitralinsuffizienz auftretend, Übergang in Galopprhythmus möglich.
Zu (E)
Zu unterscheiden hiervon ist der als Summation von präsystolischen und protodiastolischen Geräuschen auftretende Summationsgalopp bei Tachykardie.

H 84
Frage 2.87: Lösung A

Die Mitralstenose – der häufigste erworbene Klappenfehler – zeigt typischerweise einen paukenden ersten Herzton, einen auffälligen bis leisen zweiten Herzton, präsystolisches Crescendo (bei Sinusrhythmus) mit anschließendem rauhem Diastolikum (1) und (2). Die Thoraxröntgenaufnahme läßt einen dilatierten **linken Vorhof,** prominente Aa. pulmonalis und eine Hypertrophie des **rechten Ventrikels** erkennen (Druckbelastung). Zusatzinformation: Kerley-Linien, bei Chronifizierung auch Verkalkung der Klappen (3). Dreierrhythmen (4) entstehen durch die Spaltung von Herztönen, bei Mitralstenose und resultierender pulmonaler Hypertonie ist der zweite Herzton betroffen.

H 89
Frage 2.88: Lösung A

Zu (A)
Es handelt sich um eine konzentrische Hypertrophie infolge Druckbelastung.
Zu (B)
Typisch ist vielmehr der paukende erste Herzton.
Zu (C)
Vor allem bei Aortenstenose anzutreffen.
Zu (D)
Die Aa. carotis sind Auskultationspunkte für forgeleitete **systolische** Geräusche.
Zu (E)
Das Austin-Flint-Geräusch: Am besten hörbar über der Herzspitze, tritt auf im Rahmen einer funktionellen Mitralstenose bei ausgeprägter Aorteninsuffizienz. Übrigens hatten 82% der Prüflinge die Frage richtig

beantwortet, das soll nun aber nicht zur Entmutigung derer führen, die im Lernstreß darüber gestolpert sind ...

[H 89]
Frage 2.89: Lösung E

Zu den Auskultationspunkten bitte die Tabelle am Anfang dieses Kapitels konsultieren; für Eilige: Die Mitralinsuffizienz, -stenose wie auch die gesunde Mitralklappe auskultiert man am deutlichsten über der Herzspitze (5. ICR links), bei Insuffizienz ist ein holosystolisches Geräusch bei leisem ersten Herzton zu hören.

[F 90]
Frage 2.90: Lösung D

Zu (D)
Die Aorteninsuffizienz imponiert durch ein diastolisches Sofortgeräusch, welches am besten über Erb, d. h. dem 3. ICR links parasternal, auszukultieren ist. Des weiteren findet sich noch ein Pulsus celer et altus.
Zu (B)
Paukender 1. Herzton und gedoppelter 2. Herzton als Mitralöffnungston sprechen für die Mitralstenose.
Zu (C)
Hierbei ließe sich an eine Aortenklappenstenose denken, deren systolisches Spindelgeräusch sich in Karotiden, Jugulum, Axilla und Rücken fortleitet. Die anderen Beschreibungen sind nicht zuzuordnen.

[91]
Frage 2.91: Lösung C

Zu (C)
Bei der Mitralinsuffizienz findet man einen leisen ersten Herzton aufgrund des insuffizienten Klappenschlusses. Außerdem kommt es zu einem hochfrequenten systolischen Geräusch, wenn der Ventrikeldruck den Druck im Vorhof überschreitet. Das Punctum maximum findet sich über der Herzspitze mit Fortleitung in die linke Axilla. In Linksseitenlage ist dies meist am besten auskultierbar. Bei ausgeprägter Mitralinsuffizienz findet sich ein gespaltener zweiter Herzton sowie ein dritter Herzton als Kammerdehnungston (rapid filling sound).
Zu (A)
Im 4. ICR rechts parasternal kann man die Trikuspidalklappe auskultieren. Spindelförmige Austreibungsgeräusche haben einen Crescendo-Decrescendo-Charakter, z. B. findet man ein spindelförmiges Geräusch bei der Aortenstenose. Herzgeräusche, die an der Aortenklappe entstehen, können in die Karotiden fortgeleitet werden. Ihr Punctum maximum ist aber im 2. ICR rechts bzw. über Erb.

Zu (B)
Den paukenden 1. Herzton mit gedoppeltem zweiten Herzton bzw. Mitralöffnungston sowie ein anschließendes diastolisches Geräusch findet man bei der Mitralstenose. Das Geräusch hat einen Decrescendocharakter. Am besten kann man die Mitralstenose über Erb auskultieren.
Zu (D)
Bei der Aorteninsuffizienz entsteht durch Wirbelbildung beim Blutrückstrom ein diastolisches Sofortgeräusch von gießendem Decrescendocharakter. Das Punctum maximum findet sich ebenfalls über Erb.
Zu (E)
Am Ansatz der 6. Rippe rechts parasternal auskultiert man keine typischen Herzgeräusche. Wenn ein dort hörbares Geräusch atemabhängig ist, spricht dies am ehesten für einen Pleuraprozeß.

[F 90]
Frage 2.92: Lösung D

Ein Austin-Flint-Geräusch ist das Geräusch einer funktionellen Mitralklappenstenose bei einer Aorteninsuffizienz, welche durch zurückfließendes Pendelblut zustande kommt. Bei einer Mitralstenose wiederum kommt es durch in den Vorhof zurückfließendes Blut zu einer Überdehnung des linken Vorhofs, was zu Rhythmusstörungen mit Vorhofflattern führen kann.

[H 90]
Frage 2.93: Lösung E

Bei der Aortenisthmusstenose findet man eine große Blutdruckdifferenz zwischen oberer und unterer Extremität. Prästenotisch ist der Blutdruck kompensatorisch erhöht, nach der Stenose ist er erniedrigt, was zu einer Minderversorgung der unteren Körperhälfte führt. Auskultatorisch hört man einen lauten zweiten Herzton als Schluß der Aortenklappe sowie ein spätsystolisches Geräusch über der Herzbasis, welches über den zweiten Herzton hinausgehen kann bis in die Diastole hinein. Am besten kann man dieses Geräusch am Rücken links neben den Wirbeln in Höhe der dritten bis vierten Rippe hören.
Zu (A)
Die Fallot-Tetralogie setzt sich zusammen aus infundibulärer oder valvulärer Pulmonalstenose, Ventrikelseptumdefekt, reitender Aorta durch Dextroposition der Aortenwand sowie die Hypertrophie des rechten Ventrikels. Hierbei fließt venöses Blut über den Septumdefekt in die Aorta, es kommt zum Rechts-links-Shunt. Das bewirkt eine Sauerstoffuntersättigung im großen Kreislauf und führt zur zentralen Zyanose. Auskultatorisch hört man ein lautes systolisches Geräusch mit Punctum maximum im 3.–4. ICR, das auch über dem Rücken gehört werden kann. Bisweilen kann man auch ein leichtes Pulmonalstenosegeräusch

im 2. ICR links hören. Bei einer Stenose der Pulmonalklappen kommt es zu einem erhöhten Austreibungsdruck und somit zu Turbulenzen. Man kann ein Austreibungsgeräusch hören. Dieses Geräusch ist deutlich vom 1. Herzton abgesetzt und hat einen spindelförmigen Geräuschcharakter. Das Punctum maximum ist im 2. ICR links parasternal.

Zu (C)
Beim Ventrikelseptumdefekt bewirkt der erhöhte Druck im linken Ventrikel einen Links-rechts-Shunt. Erst bei Erhöhung des Druckes im rechten Ventrikel kommt es zur Shuntumkehr und zur Entstehung eines Rechts-links-Shuntes. Auskultatorisch hört man ein holosystolisches Preßstrahlgeräusch von spindel- bis bandförmigem Charakter. Punctum maximum hierbei ist der 3.–5. ICR links parasternal. Des weiteren kann man eine Spaltung des 2. Herztones hören. Der Ventrikelseptumdefekt tritt in zwei Formen auf. Einmal als Defekt der Herzkammerscheidewand im muskulären Anteil (Typ Roger) und zum zweiten als meist größerer Defekt im subaortalen Anteil (hoher Ventrikelseptumdefekt). Während sich beim M. Roger meist keine klinische Symptomatik zeigt und die Prognose günstig ist, kommt beim großen (hohen) Ventrikelseptumdefekt häufig eine Shuntumkehr mit Eisenmenger-Reaktion vor.

Zu (D)
Der Ductus Botalli ist die vorgeburtliche Verbindung zwischen Aorta und Truncus pulmonalis. Bleibt diese nach der Geburt offen, kann man auskultatorishc das typische systolisch-diastolische Maschinengeräusch hören, das im 1.–2. ICR links parasternal am lautesten ist.

H 84
Frage 2.94: Lösung C

Zu (C)
Also: Es geht um die **Häufigkeit** der **erworbenen** Klappenfehler. Das rheumatische Fieber ist nun mal die häufigste Ursache und gilt heute als Zweiterkrankung nach Infektion mit β-hämolysierenden Streptokokken der Gruppe A, häufigste Folgen: Endokarditis, Herzvitium: Mitralinsuffizienz nach bakterieller Besiedlung der Klappen. Soviel in Kürze, Näheres zu diesem komplexen Thema bitte in den Lehrbüchern der Inneren Medizin nachschauen.

Zu (A)
Die tuberkulöse Perikarditis ist selten geworden.

Zu (B)
Allenfalls im Sinne einer sekundären bakteriellen Infektion mit allgemeiner Abwehrschwäche in chronischen Verlaufsformen.

Zu (D) und (E)
Die Hypertonie kann eine Kardiomyopathie zur Folge haben, die Diphtherie ebenfalls, hier toxisch. Vitien? In der Literatur nicht auffindbar.

H 89
Frage 2.95: Lösung E

61% der Prüfungsteilnehmer hatten erkannt, daß
- die absolute Herzdämpfung genauer durch leisere Perkussion erfaßt werden kann, da die relevanten Herzanteile der Thoraxwand anliegen und nicht mehr von luftgefülltem Lungengewebe überlagert sind,
- die absolute Herzdämpfung definitionsgemäß kleinere Ausmaße erfaßt. Zur Technik der Herzperkussion siehe Kurzlehrbuch.

H 82
Frage 2.96: Lösung C

H 83
Frage 2.97: Lösung A

Gemeinsamer Kommentar

Bei der Aortenklappeninsuffizienz entsteht regelmäßig – verursacht durch den Blutrückstrom – ein Diastolikum, das in der bildhaften Sprache der Kardiologen als frühdiastolisch, decrescendoförmig, leise und hochfrequent beschrieben wird. Zusätzlich kann das Austin-Flint-Geräusch (prä-)systolisch infolge einer funktionellen – nicht organisch bedingten – Mitralstenose gehört werden. Häufig (Frage 2.97, 1. Aussage) oder nicht, darüber kann man streiten, in jedem Fall muß eine hochgradige Insuffizienz bestehen.

Zu Frage 2.96, 2. Aussage:
Umgekehrt: Das Blut fließt selbstverständlich aus der Aorta in den Ventrikel zurück. Vorsicht vor Flüchtigkeitsfehlern ...

Zu Frage 2.97, 2. Aussage:
Das erhöhte Schlagvolumen führt oft zu einem, nicht vitienbedingten, sondern funktionellen mesosystolischen Geräusch.

F 84
Frage 2.98: Lösung D

Zu (1)
Die **Herztöne** sind bei der erworbenen Aortenstenose **leise,** der zweite Herzton ist häufig gespalten, auskultatorisch richtungsweisend sind die unter (3) und (4) beschriebenen Phänomene.

Der paukende erste Herzton ist typisch für die Mitralstenose.

H 87
Frage 2.99: Lösung E

Bei der Aortenklappeninsuffizienz entsteht durch den Blutrückstrom aus der Aorta in den linken Ventrikel ein **diastolisches Sofortgeräusch** von gießendem Decrescendocharakter (1), das zeitlich mit dem zweiten Herzton überlappt, der durch den mangelnden Klappenschluß leise ist, so daß oft nur noch der Pulmonalisanteil auskultatorisch erfaßt werden kann (2). Der Rückstrom in den linken Ventrikel führt hier zu einer Volumenbelastung, die resultierende relative Stenose geht mit einem systolischen Austreibungsgeräusch einher (3). Zusätzlich kann man über den Gefäßabzweigungen Turbulenzen hören.

F 88
Frage 2.100: Lösung C

Siehe Kommentar zu Frage 2.103.

F 84
Frage 2.101: Lösung A

Zu (A)
Das „Rasseln" ist ein typischer Befund beim im Rahmen einer Linksherzinsuffizienz entstandenen Lungenödem; in aller Regel: basalbetont, mit zunehmender Schwere ansteigend, symmetrisch auskultierbar. Es entsteht infolge der Durchströmung mit mehr oder weniger zähflüssigem Exsudat angefüllter Bronchien mit Atemluft (in In- und Exspiration), sogenannte „feuchte RGs". Trockene RGs entstehen bei Infiltration des Lungengewebes mit Flüssigkeiten, die eine bessere Schalleitung aufweisen. Weitere Symptome bei Linksherzinsuffizienz: Orthopnoe, Zyanose, Asthma cardiale.
Zu (B), (D) und (E)
Leberstauung, Beinödeme, auch obere Einflußstauung, weisen auf eine Insuffizienz des rechten Herzens hin.
Zu (C)
Hierbei liegt eine Hypertrophie des linken Ventrikels vor.

F 86
Frage 2.102: Lösung B

Zu (B)
Durch die Stenose der Aortenklappe kommt es zu einer vermehrten Druckbelastung im linken Ventrikel, der hierauf mit einer Muskelhypertrophie reagiert. Der Herzspitzenstoß ist hebend und nach lateral verbreitert. Der Puls hat eine geringe Amplitude und einen verzögerten Anstieg (Pulsus parvus et tardus). Der diastolische Blutdruck bleibt normal. Bei der Auskultation hört man ein rauhes systolisches Spindelgeräusch mit Fortleitung in Karotiden, Jugulum und Rücken. Weiterhin kommt es zu einer paradoxen Spaltung des zweiten Herztons (erst Pulmonalisklappenschluß, dann Aortenklappenschluß), der um so leiser wird, je höhergradiger die Stenose ist.
Zu (A), (C), (D) und (E)

Siehe auch die Kommentare zu den Fragen 2.77 und 2.81.

H 86
Frage 2.103: Lösung B

Zu (B)
Einen hebenden Herzspitzenstoß findet man bei Aortenklappenstenose, Ventrikelseptumdefekt, Aortenisthmusstenose, offenem Ductus Botalli und anderen Erkrankungen, die eine Hypertrophie des linken Ventrikels bewirken.
Zu (A), (C), (D) und (E)
Bei der Mitralklappenstenose ist durch die vermehrte Volumenbelastung des linken Vorhofs die Muskulatur überdehnt, was zu einer gesteigerten Erregungsbildung führt: es kann zu Vorhofflattern und -flimmern mit absoluter Arrhythmie kommen (C). Auskultatorisch zeigt sich ein paukender erster Herzton (A) und ein Mitralöffnungston (bedingt durch das Umschlagen der Mitralsegel sobald der Kammerdruck den Vorhofdruck überschreitet). Weiterhin findet man ein protodiastolisches Decrescendo- (E) und ein präsystolisches Crescendogeräusch (D).

H 88
Frage 2.104: Lösung D

Zu (D)
Den Autoren fiel als pathologisch/klinisches Substrat einzig das kontinuierliche systolisch-diastolische Geräusch ein, das beim offenen Ductus Botalli im 1. bis 3. ICR links auch am Rücken hörbar ist. Normalerweise schließt sich der Ductus Botalli (der im Mutterleib physiologische Kurzschluß zwischen Aorta descendens und linker Lungenarterie) beim ersten Atemzug des Säuglings und baut sich zum Ligamentum arteriosum um. Kommt es zu einer Persistenz, resultiert in der Regel ein Links-rechts-Shunt, Hyperperfusion der Lunge, linksventrikuläre Hypertrophie. Stichworte zum Nachschlagen: Traube-Doppelton, Duroziez-Geräusch, Hill-Phänomen. Das Geräusch bei Aortenklappeninsuffizienz wird eher als diffus in den Rücken fortgeleitet beschrieben.

F 89
Frage 2.105: Lösung A

Zu (A)
83% der Prüfungsteilnehmer lagen im Examen richtig; ansonsten verweisen wir auf die Tabelle bei Kommentar 2.78f. Das Geräusch ist wie folgt charakterisiert: rauh, laut, spindelförmig, in die Karotiden fortgeleitet, „Ejection click".
Zu (B)
Hier ist der typische Auskultationsort der Pulmonalklappen beschrieben.

[H 89]
Frage 2.106: Lösung E

Zur Fallot-Tetralogie gehören die Pulmonalstenose, der Ventrikelseptumdefekt, die reitende Aorta und die Rechtsherzhypertrophie. Kommt auch noch ein Vorhofseptumdefekt hinzu, spricht man von einer Fallot-Pentalogie.

[F 91]
Frage 2.107: Lösung B

Die Fallot-Tetralogie setzt sich zusammen aus infindibulärer oder valvulärer Pulmonalstenose, Ventrikelseptumdefekt, reitender Aorta durch Dextroposition der Aortenwand sowie die Hypertrophie des rechten Ventrikels (E). Hierbei fließt venöses Blut über den Septumdefekt in die Aorta, es kommt zum Rechtslinks-Shunt. Das bewirkt eine Sauerstoffuntersättigung im großen Kreislauf und führt zur zentralen Zyanose (D). Die Kinder sind stark leistungs- und entwicklungseingeschränkt. Es kommt zur Belastungsdyspnoe. Inspektorisch fallen neben der Zyanose von Haut und Schleimhaut die typischen Trommelschlegelfinger (C), Uhrglasnägel sowie eine Gingivahyperplasie auf. Ebenfalls pathognomonisch ist die Hockstellung der Kinder.

Zur Hyperfusion der arteriellen Lungengefäße kommt es nicht. Diese findet man z. B. beim Cor pulmonale.

[H 84]
Frage 2.108: Lösung C

Zu (C)
Synonym: Hydroblepharon. Tritt auf bei (Rechts-) Herz- oder Niereninsuffizienz, Erysipel, Sinusitis, Hordeolum, Blepharitis, allergisch.
Zu (A), (B), (D) und (E)
Die Linksinsuffizienz wird durch die weiteren geschilderten Symptome gut beschrieben: Die Lungenstauung geht u. a. mit Asthma cardiale (nächtlichem Husten, Lösung A), Dyspnoe (Lösung B, in schwereren Fällen auch ohne Belastung), peripherer Zyanose (D) und vor allem nächtlich auftretender Orthopnoe (suffiziente Atmung nur noch in aufrechter Haltung möglich, der Patient sitzt nachts im Bett) einher.
Paroxysmal = anfallsartig.

[F 83]
Frage 2.109: Lösung C

Zu (1), (2) und (3)
Wie inzwischen mehrfach erwähnt, kommt es bei der Herzinsuffizienz zu Dyspnoe/Orthopnoe (1), Nykturie (2) und Asthma cardiale (3).

Die globale Herzinsuffizienz (Links- und Rechtsherzinsuffizienz) wird laut Definition der New York Heart Association in folgende Grade eingeteilt („NYHA"):
I: völlige Beschwerdefreiheit bei normaler Belastung
II: leichte körperliche Belastbarkeit
III: starke Einschränkung der Belastbarkeit
IV: meist auch in Ruhe bestehende Insuffizienzzeichen.
Zu (4)
Vielleicht ist man nicht der erste, der einen Verdacht auf Herzinsuffizienz hat, womöglich hat ja auch ein anderer Kollege eine Digitalistherapie eingeleitet, vielleicht hat der Patient („viel hilft viel") seine verordneten Medikamente nicht ganz zuverlässig eingenommen oder sie waren von vornherein überdosiert... Lange Rede kurzer Sinn, Aussage (4) weist in Richtung Digitalisintoxikation. Weitere Fragen: Übelkeit? Erbrechen? Verwirrtheitszustände? Farbensehen? Untersuchungen: Bradykardie? Extrasystolie? Bigeminus? Gynäkomastie?

[H 83]
Frage 2.110: Lösung B

Ödeme entstehen durch den Austritt wäßriger (seröser) Substanzen in die Gewebespalten, die Ätiologie ist vielgestaltig. Bei der in der Frage angesprochenen Herzinsuffizienz entsteht ein venöser Rückstau, der gesteigerte hydrostatische Druck preßt die seröse Flüssigkeit in das Unterhautgewebe, hier entstehen – zumeist – schmerzlose, nicht gerötete Schwellungen. Diese sind „wegdrückbar"; ein mehr oder minder fester Druck mit dem Finger hinterläßt eine deutliche Delle, da das „Wasser in den Beinen" (denn die unteren Extremitäten sind die klassischen Lokalisationsorte) in die benachbarten Unterhautbezirke verdrängt wird. Diese Delle füllt sich dann langsam wieder auf.
Zu (1) und (3)
Bei Kenntnis des zugrundeliegenden Mechanismus wird leicht klar, daß am Teilen des Unterschenkels, die beim Gesunden relativ wenig Gewebe zwischen Haut und Knochen aufweisen, die Druckprüfung am aussagekräftigsten ist.

[F 85] [H 88]
Frage 2.111: Lösung C

Zu (C)
Das Vorhofflimmern, auftretend im Rahmen von Mitralvitien, Herzinfarkt, Myokarditis (rheumatisch, viral, bakteriell), hypertoner Krise, Koronarinsuffizienz, Wolff-Parkinson-White-Syndrom, Sick-Sinus-Syndrom (Syndrom des kranken Sinusknoten), aber auch spontan und beim Gesunden, hat eine Vorhoffrequenz von 300–400/min zur Folge, es resultiert eine hämodynamisch nicht mehr wirksame Vorhofkontraktion, ei-

ne mangelhafte AV-Überleitung und ein unregelmäßiger Kammerrhythmus mit Frequenzen von 40–180/min. Tatsächlich ist das Vorhofflimmern die häufigste Ursache einer Arrhythmia absoluta.
Zu (A), (B) und (E)
Supraventrikuläre (Vorhof-, AV-) und ventrikuläre (Kammer-)Extrasystolen bilden als Bestandteil des Rhythmusstörungen im Rahmen der Kardiologie ein äußerst komplexes Feld. Sie sind sicherlich in seriöser Form hier nicht abzuhandeln, zumal eingehende EKG-Kenntnisse, die man beim 1. Staatsexamen nicht abfragen dürfte, für die genauere Differenzierung unerläßlich sind. Zur Definition: Eine absolute Arrhythmie entsteht eben, wie bereits erwähnt, bei Überleitungsstörungen, (A) und (B) sind anders gelagert (Stichwort bei Kammerextrasystolen: Lown-Klassifikation), Störungen der Tawara-Schenkel (Synonym His-Bündel) führen zu Blockbildern.
Zu (D)
Wen(c)kebach-Periodik (über das „c" streiten sich die Fachgelehrten): Störung des Erregungsleitungssystems, das PQ-Intervall nimmt zu, schließlich entfällt ein QRS-Komplex, dieser Vorgang wiederholt sich periodisch. Ätiologie: ungeklärt, es führt jedenfalls nicht zu absoluter Arrhythmie.

[F 88]
Frage 2.112: Lösung E

Man unterscheidet zwischen zentraler (= arterieller) und peripherer (= venöser) Zyanose. Bei der zentralen Zyanose sind Hände, Nägel (3), Lippen (1) und Ohren (2) also die Akren – und im Gegensatz zur peripheren Zyanose die Zunge zyanotisch verfärbt. Ursächlich für die zentrale Zyanose ist eine ungenügende Oxygenierung des Blutes in der Lunge oder Beimischung venösen Blutes zu arteriellem.

[H 85]
Frage 2.113: Lösung E

Ursächlich für eine zentrale – oder arterielle – Zyanose ist eine ungenügende Sättigung des Blutes mit Sauerstoff in der Lunge oder eine Beimischung venösen (ungesättigten) Blutes zu arteriellem (Beispiel: Rechts-links-Shunt bei Ventrikelseptumdefekt, Fallot-Tetralogie). Sichtbar wird die Zyanose, wenn mehr als 59% reduziertes Hämoglobin im arteriellen Kapillarblut enthalten sind. Hände, Akren und Zunge sind zyanotisch, da das Blut bereits ungesättigt in den Kapillaren ankommt. Im Gegensatz zur peripheren ist die zentrale Zyanose relativ unabhängig vom Herzzeitvolumen, da hier die Zusammensetzung des Blutes zu den Beschwerden führt, nicht aber hämodynamische Störungen (2. Aussage). Es kommt eher zu einer Zunahme des Herzzeitvolumens (1. Aussage) im Rahmen der Kompensation des Sauerstoffdefizits in der Peripherie.

[F 89]
Frage 2.114: Lösung A

Eine Frage, die man als strittig bezeichnen kann! Die Pulsatio epigastrica (pulsatio: stoßen; gastros: Bauch) wird in der gängigen Literatur als Erschütterungsphänomen des Oberbauchs, vor allem bei Rechtsherzvergrößerung, etwa im Rahmen einer Trikuspidalinsuffizienz, beschrieben (paßt zu Lösung [A], ist ja auch [rheo-]logisch einleuchtend).
Aber auch bei Aorteninsuffizienz kann es zu einer Fortleitung des Pulses celer et altus in die Bauchorgane (Leber, Milz) kommen, die zu wellenförmigen Pulsationen führen (B).
Manche Autoren beschreiben Leberpulsationen hingegen ohne weiteren Kommentar als Zeichen einer Pulmonalisinsuffizienz.
Zu (C) und (E)
Die portale Hypertension sowie die häufig zugrundeliegende Leberzirrhose sind dem venösen System zuzuordnen und verursachen keine systolisch palpablen Befunde.
Zu (D)
Der Pulsus parvus et tardus bei Aortenstenose erreicht die Bauchorgane nicht in palpabler Form.

[H 83]
Frage 2.115: Lösung C

Die Linksherzinsuffizienz wird aufgrund der mangelnden Auswurfleistung des linken Ventrikels retrograd auf den vorgeschalteten Anteil des Kreislaufsystems, also die Lunge, in der es zum hydrostatischen Druckanstieg und der ödematösen Lungenveränderung kommt. Man hört – teilweise ist gar kein Stethoskop vonnöten – das typische „Rasseln", da es sich um kein lokales Geschehen handelt, oft ubiquitär (1). Der Blutdruckabfall (2), kombiniert mit – infolge der verminderten Diffusionsfläche – der Störung des Gasaustausches, führt kompensatorisch zu Ruhedyspnoe (5), Tachykardie und Orthopnoe.
Lebervergrößerung (3) und Unterschenkelödeme (4) passen zu einer Rechtsherzinsuffizienz.

2.8 Untersuchung des Abdomens

[H 91]
Frage 2.116: Lösung E

Zu (E)
Das Hypochondrium teilt sich in ein linkes und ein rechts Hypochondrium, die oberhalb der Rippenbögen am Thorax anliegen.

Zu (B)
Als Hypogastrium wird die Bauchgegend unterhalb von Epi- und Mesogastrium bezeichnet, die zwischen den Leisten unterhalb des Bauchnabels liegt.
Zu (C)
Die Regio inguinalis ist die Leistengegend.
Zu (D)
Als Regio pubica bezeichnet man die Schamgegend.

F 88
Frage 2.117: Lösung B

Zu (B)
Der McBurney-Punkt als charakteristischer Schmerzpunkt bei der Appendizitis liegt auf einer von der rechten Spina iliaca anterior superior zum Nabel verlaufenden Linie etwa 5 cm von der Spina entfernt.
Ein weiterer Schmerzpunkt bei der Appendizitis ist der Lanz-Punkt, der auf einer Verbindungslinie zwischen den beiden Spinae iliacae ant. sup. am Ende des rechten ersten Drittels liegt.
Ferner gibt es den Kümmell-Punkt, der etwas rechts unterhalb des Nabels liegt, und den Morris-Punkt als Schmerzpunkte der Appendizitis.

F 88
Frage 2.118: Lösung C

Zu (C)
Typisch für das Ulcus duodeni ist die erhöhte Basalsekretion der Magensäure: Die im rechten Oberbauch bis Mitte des Oberbauchs auftretenden Schmerzen gehen deshalb meist mit einer Besserung bei Magenfüllung einher. Charakteristische Druckschmerzpunkte liegen zwischen Nabel und rechtem Rippenbogen.
Zu (A)
Das Leitsymptom der chronischen Pankreatitis ist der rezidivierende Schmerz, der nicht kolikartig ist und über Stunden und Tage andauern kann. Lokalisiert ist der Schmerz in der Tiefe des Oberbauchs und kann nach beiden Seiten gürtelartig bis zum Rücken ausstrahlen.
Zu (B)
Bei der rezidivierenden Cholangitis kommt es zu kolikartigen Schmerzen im rechten Oberbauch. Eine Ausstrahlung nach rechts dorsal bis zur Wirbelsäule und in die rechte Schulter findet man häufig.
Zu (D)
Die Beschwerden beim Magenkarzinom sind meist diskret und unbestimmt, ein Reizmagen oder ein Ileus verursacht in der Regel weit stärkere Beschwerden. Häufig werden Gewichtsabnahme, Widerwille gegen Fleisch und Druckgefühl im Oberbauch beobachtet.
Zu (E)
Der Schmerz bei rezidivierender Cholezystitis ist von dumpfem Charakter, lokalisiert sich unter dem rechten Rippenbogen und strahlt nach links in den Mittel- und nach rechts in den Unterbauch aus.

H 83
Frage 2.119: Lösung E

Zu (E)
Der Begriff Kolik bezeichnet bis zur Unerträglichkeit gehende krampfartige Bauchschmerzen, die – gerade im Fall eines im Ureter festgeklemmten Nierensteins – wellenartig auftreten. Die Projektionsrichtung ist typisch, die Änderung der Schmerzlokalisation spricht für ein Wandern des Steins. Kolikartige Schmerzen sind Austreibungsschmerzen, die bei Erkrankungen von Hohlorganen auftreten (Gallenblase, Niere, Uterus, Darm). Ihre wechselnde Intensität erklärt sich aus der organspezifischen Peristaltik, die gegen einen verschließenden Fremdkörper – und sei es das eigene Baby – anarbeitet, der Schmerz entsteht durch die Reizung der hochsensiblen Nerven der Innenwände infolge übermäßiger Dehnung.
Zu (A)
Gürtelförmige Ausstrahlung nach hinten links wäre für die akute Pankreatitis charakteristisch.
Zu (B)
Wie bei der Pankreatitis, nur nach rechts.
Zu (C)
Siehe bitte Kommentar zu Frage 2.118 (C).
Zu (D)
Der „Hexenschuß", so frauenfeindlich der Volksmund das Wurzelreizsyndrom, meist infolge eines Bandscheibenvorfalls auftretend, belegt hat, fällt hier gänzlich aus dem Rahmen. Ausstrahlung: radikulär (dem direkten Dermatom eines Segments, z. B. L_5/S_1 entsprechend) oder pseudoradikulär (keine eindeutige Segmentzuordnung möglich). Prüfung mit dem Lasègue-Zeichen (Anheben des gestreckten Beins bis zum Schmerzantritt, dokumentiert in Grad).
Grundsätzlich sollte man im klinischen Alltag niemals blindes Vertrauen in lehrbuchtypische Schmerzschilderungen setzen, bei Oberbauchbeschwerden ist immer auch einmal an eine untypische Appendizitis, Aszites, Mesenterialinfarkt oder auch Herzinfarkt zu denken...

H 83
Frage 2.120: Lösung E

Alles richtig. Lösung (E). Es dreht sich um inspektorisch erkennbare Vorwölbungen am Abdomen. Der Reihe nach:
(1): Granulomationsgewebe am Nabel des Neugeborenen, cave: Infektionsgefahr. Omphalitis (2) ist hierfür Synonym.
(2): Der Rückstau der aufgenommenen Nahrung infolge behinderter Magenpassage führt ebenso zu sichtbarer Vorwölbung wie

(3): Der mechanische Ileus: Die Peristaltik arbeitet ungestört, kann aber über das Hindernis nicht hinweg und versucht, den „Weg nach draußen" in Richtung Bauchdecke zu suchen.

F 87
Frage 2.121: Lösung A

Typischerweise findet sich bei der Appendizitis Druck-, Klopf- und Loslaßschmerz sowie Abwehrspannung im rechten Unterbauch am McBurney-Punkt. Bei der akuten Appendizitis kann es zur Peritonitis circumscriptiva kommen, die meist ileozökal gelegen ist und mit Fieberanstieg, Pulserhöhung, Schüttelfrost und trockener Zunge einhergeht.

F 90
Frage 2.122: Lösung C

Zu (C)
Einen Gallenblasenhydrops tastet man als prall-elastischen, gut verschieblichen Tumor unterhalb des Leberrands. Über die Druckempfindlichkeit eines Gallenblasenhydrops ließe sich mit dem IMPP streiten.
Zu (A), (B), (D) und (E)
Magenkarzinom und Pankreaskopf-Tumor lassen sich in der Regel nicht tasten; am ehesten sind Lebermetastasen und -abszesse noch palpabel.

F 84
Frage 2.123: Lösung B

Ja, atemverschieblich ist die Milz (3), da sie der linken Zwerchfellkuppe anliegt und sich beim schlanken Patienten während der tiefen Inspiration der Hand des Untersuchers, der gleichzeitig von ventral Gegendruck ausübt, entgegenschiebt. Das muß aber nicht so sein (1) und (2)! Auch bei guter Untersuchungstechnik ist es höchst unwahrscheinlich, die normal große Milz in Atemmittelage zu ertasten.
Auch eine vergrößerte Milz kann sich der Palpation entziehen, mittlerweile hat sich bei Verdacht auf Splenomegalie die Sonographie als Standarduntersuchung durchgesetzt, palpieren sollte man natürlich trotzdem. Siehe hierzu auch Kommentar zu Frage 2.125 und 2.126.

F 83
Frage 2.124: Lösung C

Zu (C)
Von den vorgegebenen Antwortmöglichkeiten ist die Metastasenleber allerdings am wahrscheinlichsten. Leider oftmals schlechte Nachrichten für den Patienten und seine Angehörigen: Ein spät entdeckter Tumor hat Tochtergeschwüre abgesetzt, die eine derbere Konsistenz aufweisen als das gesunde Leberparenchym. Weitere mögliche Ursachen (in der Frage nicht angeboten): Zystenleber, das – seltene – primäre Leberzellkarzinom, gelegentlich auch Leberzirrhose, wenngleich hier eine feinhöckerige Konsistenzerhöhung typischer ist, palpatorisch nicht eindeutig von der Metastasenleber abzugrenzen, oft auch homogen konsistenzvermehrt. Die Sonographie ist mittlerweile in der Differentialdiagnose unverzichtbar.
Zu (A)
Die Fettleber (Steatosis hepatis) geht mit einer weichen, „teigigen" Lebervergrößerung einher.
Zu (B)
Siehe Kommentar zu Frage 2.129 und 2.134.
Zu (D)
Als Cholelithiasis (das „Gallensteinleiden") bezeichnet an die Ablagerung von solitären oder multiplen Gallensteinen bzw. Konkrement in den Gallenwegen. Es handelt sich um eine weitverbreitete Erkrankung, die häufig völlig stumm verläuft. häufigste klinische Manifestation ist die – rezidivierende – Gallenkolik, die durch einen Verschluß des Gallenganges und die frustranen, gegen das Hindernis anarbeitenden, Kontraktionen der Gallenblase hervorgerufen wird. Mögliche Folgen: Cholangitis, Cholezystitis, Ikterus, Perforation, Pankreatitis, Gallenblasenkarzinom.
Zu (E)
Die gestaute Leber im Rahmen der Rechtsherzinsuffizienz (Stauungsleber) ist ja nicht parenchymverändert, erscheint also in der Palpation glatt, aber gehärtet.

H 87
Frage 2.125: Lösung D

Die Milz palpiert man am besten in Rückenlage oder rechter Seitenlage des Patienten, indem die eine Hand des Untersuchers schräg nach lateral vom Nabel beginnend zum Rippenbogen hochwandert und die andere Untersucherhand seitlich dagegen hält. Man läßt den Patienten dabei tief inspirieren, damit das Zwerchfell sich senkt, die Milz tiefer tritt und ihre Verschieblichkeit überprüft werden kann. Die Milz ist durchaus nicht bei jedem Patienten zu palpieren!

F 88
Frage 2.126: Lösung E

Die Milz ist beim gesunden Erwachsenen normalerweise nur bei tiefer Inspiration in Rücken- oder rechter Seitenlage des Patienten tastbar. Nur eine starke Vergrößerung der Milz gestattet anhand des Margo crenatus, des nach medial gespaltenen Rands der Milz, eine genauere Abgrenzung. Bei unklaren palpatorischen Untersuchungsbefunden hilft deswegen die Bauchsonographie weiter; mit ihrer Hilfe lassen sich über Größe und Beschaffenheit der Milz genauere Aussagen machen.

F 90
Frage 2.127: Lösung A

Der Milzinfarkt, z. B. bei Endocarditis lenta, ist durch die begleitende Perisplenitis schmerzhaft und gelegentlich nur schwer von anderen Schmerzursachen im linken Oberbauch wie z. B. entzündlichen Prozessen im Pankreasschwanz oder einem Flexura-coli-sinistra-Syndrom durch lokale Gasansammlung im Darm zu unterscheiden.

F 91
Frage 2.128: Lösung A

Neben der Milzpalpation ist auch die Auskultation der Milzregion wichtig. So kann man z. B. nach Milzinfarkten eine Perisplenitis auskultatorisch am Reiben erkennen. Bei der Perisplenitis kommt es durch Entzündung des Bauchfellüberzuges der Milz zu Verwachsungen v.a. mit dem Zwerchfell, welche dann atemabhängig aufeinander reiben.

H 86
Frage 2.129: Lösung A

Eine aufgetriebene, palpable Gallenblase mit glatter Oberfläche weist auf einen peripheren Gallengangsverschluß hin, bei dem es zu einer Aufstauung der Gallenflüssigkeit kommt. Typisch ist dies für einen tumorösen Verschluß des Ductus choledochus bei Papillenstein, Papillenkarzinom oder Pankreaskopfkarzinom. Das Vorliegen einer prallelastisch tastbaren, nicht druckdolenten Gallenblase nennt man Courvoisier-Zeichen.

H 88
Frage 2.130: Lösung B

Bei der Palpation der unter dem Rippenbogen gelegenen Oberbauchorgane fordert man den Patienten auf, tief durchzuatmen, damit diese vom Zwerchfell nach kaudal geschoben und somit der Untersuchung zugänglich werden. Tritt hierbei Schmerz auf, sollte man in erster Linie an die Gallenblase oder die Appendix denken, die in der Frage erwähnte Atemabhängigkeit weist jedoch ebenso auf erstere wie die Lokalisation (die Appendix ist bei Reizung am McBurney-, Lanz- oder Kümmell-Punkt zu prüfen, die alle im rechten Unterbauch liegen).
Die in der Frage beschriebene Reaktion des Patienten wird Murphy-Zeichen genannt und beruht auf den zunehmenden Druck auf die Gallenblase durch Anpressen an die Hand des Untersuchers bei Inspiration. Das Ergebnis: Bundesweit entschieden sich 96% für die richtige Lösung, weswegen wir uns erlauben, auf die Kommentierung der Falschaussagen zu verzichten, zumal auf die weiteren differentialdiagnostischen Möglichkeiten in anderen Kommentaren eingegangen wird.

F 89
Frage 2.131: Lösung A

Wieder eine Glanzleistung der Medizinstudenten: Satte 98% strichen (A) an. Vielleicht war die Eselsbrücke „5xF" von Nutzen. Unbekannt? Hier ist sie: Patienten mit Cholezystitis sind oftmals

fat (... nun, sagen wir höflich, adipös ...)
female (weiblichen Geschlechts)
fair (blond)
forty (im 4. Lebensjahrzehnt)
fecund (fruchtbar)

Die in (B) bis (E) beschriebenen Erkrankungen passen nicht zu den in der Einleitung vorgegebenen normalen Palpationsbefunden der Leber.

H 91
Frage 2.132: Lösung A

Zu (A)
Eine tastbare Gallenblase ist stets vergrößert, z. B. durch Flüssigkeitsansammlungen, Konkremente, Karzinome oder Entzündungen. Man kann die Gallenblase in der Medioklavikularlinie rechts palpieren. Fühlt man hierbei einen prall elastischen Tumor mit glatter Oberfläche, der druckschmerzhaft ist, ist die wahrscheinlichste Diagnose ein Gallenblasenhydrops oder ein Empyem. Ist die vergrößerte Gallenblase nicht druckschmerzhaft, muß auch an einen tumorösen Verschluß des Ductus choledochus gedacht werden (Courvoisier-Zeichen). Hingegen ist das Gallenblasenkarzinom unregelmäßig höckrig konfiguriert und meist nicht verschieblich.
Zu (B)
Eine Metastasierung der Leber muß nicht unbedingt tastbar sein. Kleine Metastasierungsherde, die z. B. im Organ und nicht unbedingt an der Oberfläche liegen, müssen weder mit einer tastbaren Vergrößerung noch mit einer Oberflächenveränderung der Leber einhergehen. Sie sind dann nur durch Ultraschall bzw. CT diagnostizierbar. Häufig aber kann man eine Metastasenleber wegen ihrer teils enormen Größenzunahme palpieren.
Zu (C)
Bei einer chronischen Hepatitis findet man meist eine Atrophie der Leber. Die Leber ist dann verkleinert.

Zu (D)
Die akute Hepatitis geht mit einer geringfügigen Schwellung der Leber einher. Ob diese unbedingt palpabel ist, mag dahingestellt sein. Auch findet man z. B. im Ultraschall bei akuter Hepatitis nur diskrete Veränderungen.
Zu (E)
Auch beim Leberadenom sind Größe und Lage des Adenoms entscheidend für die Palpierbarkeit.

F 89
Frage 2.133: Lösung E

Die akute Pankreatitis ist eine gefürchtete, oft als „Drama in einem Akt" verlaufende Erkrankung, die in der nekrotisierenden Form mit einer Letalität von 80% einhergeht. Ätiologisch spielen Erkrankungen der Gallenwege (50%) und chronischer Alkoholabusus (40%) die Hauptrollen; das sollte man wohl zum 1. Staatsexamen wissen, weitere auslösende Faktoren/Noxen parat zu haben ... fast schon Facharztwissen.
Zu (1)
Der Schmerz ist von vernichtender Art, akut beginnend, wird keineswegs nur links empfunden, strahlt zwar typischerweise gürtelförmig aus, kann aber auch andere Projektion zeigen. Die akute Pankreatitis ist ein diagnostisches Chamäleon, es kommen häufig Fehldiagnosen vor (etwa Herzinfarkt, zumal in 30% der Fälle pathologische EKG-Veränderungen auftreten), weitere unspezifische Befunde erleichtern nicht gerade die exakte Diagnose: Übelkeit, Erbrechen, Meteorismus, Fieber, Schockzeichen ... Klinisch ist die Enzymdiagnostik (Lipase und Amylase im Serum) am spezifischsten.
Zu (2)
Das ist – siehe oben – typisch.
Zu (3)
Darmparesen werden in 80% der Fälle beobachtet.

H 87
Frage 2.134: Lösung E

Das Courvoisier-Zeichen, eine aufgetriebene, prallelastisch tastbare, nicht druckdolente Gallenblase, weist auf einen peripheren Gallengangsverschluß hin, bei dem es zu einer Aufstauung der Gallenflüssigkeit kommt. Typisch ist dies für einen tumorösen Verschluß des Ductus choledochus bei Papillenstein, Papillenkarzinom oder Pankreaskopfkarzinom. Im Gegensatz zum Gallenblasenhydrops, bei dem die Gallenblase, auch prallelastisch, aber durckschmerzhaft ist, besteht ein Ikterus. Ein Gallenblasenhydrops weist auf einen akuten Steinverschluß des Ductus cysticus hin.

F 87
Frage 2.135: Lösung B

Zu (1)
Zum Nachweis eines Aszites – einer Flüssigkeitsansammlung in der Bauchhöhle – dient zunächst einmal die Prüfung der Lageverschieblichkeit des im unteren Anteil prall gewölbten Bauches. In Rückenlage werden die Grenzen der lateralen Flüssigkeitsdämpfung = Flankendämpfung gegen den tympanischen Schall des aufschwimmenden Darmes perkutiert.
Zu (2)
Legt man eine Hand auf die Seite des Bauches und klopft mit einer Fingerkuppe der anderen Hand auf der gegenüberliegenden Seite gegen die Bauchwand, kann man die Flüssigkeitswelle des Aszites wie eine Welle entgegenschwappen fühlen. Man nennt dies Undulation (undula = Welle).
Zu (3)
Bei Blutungen des Magens und der oberen Darmabschnitte kommt es zum Absetzen von Teerstühlen = Meläna.

H 87
Frage 2.136: Lösung E

Kleinere Aszitesmengen lassen sich am besten in Knie-Ellenbogen-Lage des Patienten dadurch nachweisen, daß sie sich nach ventral hin ansammeln, und dort eine Flüssigkeitsdämpfung zu perkutieren ist. Bei größeren Aszitesmengen kann man in Rückenlage die Grenzen der lateralen Flüssigkeitsdämpfung gegen den tympanischen Schall der aufschwimmenden Darmschlingen perkutieren.

F 88
Frage 2.137: Lösung C

Bei der Prüfung der Fluktuationswelle (Undulation) bei Aszites fühlt die seitlich der Bauchwand angelegte Hand des Untersuchers nach Anstoßen des Aszites auf der gegenüberliegenden Seite ein hartes, kurzes Anschlagen der Flüssigkeitswelle, das sich von dem langsameren Anschlagen des sich auch durch perkutorische Erschütterungen wellenförmig ausbreitenden Fettgewebes unterscheidet. Eine Verwechslung läßt sich durch längsmediales Eindrücken der Handkante eines Helfers in den Patientenbauch vermeiden. Die Erschütterung des Fettgewebes wird hierdurch abgestoppt, die Aszteswelle hat freien Lauf. Geschwindigkeitsunterschiede liegen auf einer so kurzen Distanz wohl außerhalb des menschenmöglichen Meßbereichs.

[H 88]
Frage 2.138: Lösung A

Beide Aussagen sind korrekt und sinnvoll verknüpft. Der zweite Teil der Frage bedarf der Kommentierung: Die aufgrund des erhöhten Flüssigkeitsgehaltes im Abdomen beim liegenden Patienten nach oben aufgetriebenen luftgefüllten Darmanteile liefern bei der Perkussion einen hypersonoren Klopfschall, im Gegensatz zur gedämpften Perkussion der Aszites-Areale. Eine „andere Qualität" des Klopfschalls allemal.

[F 87]
Frage 2.139: Lösung E

Ein **mechanischer Ileus** kann infolge von Darmverlegung bei Stenose, Narben, Tumoren, Kotmassen, Fremdkörpern u. a. m. oder infolge von Darmabschnürungen bei Verwachsungssträngen, Volvulus, Invagination u. a. m. zustande kommen. Ein **paralytischer Ileus** entsteht durch Darmlähmung bei Bauchfellentzündungen, Embolien, Spasmus u. a. m. Als allgemeine Ileussymptome werden neben dem Kolikschmerz, Kollaps, Stuhl- und Windverhaltung, aufgetriebenem Bauch auch das häufig zuletzt auftretende fäkulante Erbrechen (= Miserere) beschrieben.

[H 89]
Frage 2.140: Lösung D

Zu (D)
Die Palpationsbefunde sind hier nicht so bedeutsam wie der stark ikterische Zustand der Patientin. Die akute (Virus-)Hepatitis geht zudem mit in der Regel Erhöhung der Transaminasen und Fieber einher, die körperliche Untersuchung ergibt unspezifische Befunde (hier der leichte diffuse Druckschmerz und die Hepatomegalie mit unauffälliger Parenchymstruktur). Anzumerken ist jedoch, daß bis zu 50% der Hepatitisfälle anikterisch verlaufen! Also in einem Fall wie dem geschilderten unverzüglich Blut abnehmen. Zur unverzichtbaren Labordiagnostik bitte in Lehrbüchern der Inneren Medizin nachschlagen (Stichwort Hepatitis-Serologie).
Zu (A)
Siehe auch Kommentar zu Frage 2.124. Man würde eine höckrig verhärtete Konsistenz erwarten.
Zu (B)
Feinhöckrige, verhärtete Konsistenz, eventuell substanzvermindert.
Zu (C)
Die Stauungsleber entsteht im Rahmen einer venösen Abflußbehinderung (systemisch durch Herzinsuffizienz, lokal durch Thrombose der Vv. hepaticae oder Kompression bedingt). Es liegt allenfalls ein Subikterus vor.

Zu (E)
Lediglich der Druckschmerz würde zur Cholezystitis passen, die weiteren Befunde sind sämtlich leberspezifisch.

[H 84]
Frage 2.141: Lösung D

[H 84]
Frage 2.142: Lösung B

[H 84]
Frage 2.143: Lösung C

Gemeinsamer Kommentar

Zu (D)
Perforiert ein Zwölffingerdarmgeschwür (bei jedem 20. Patienten kommt das vor, meist wenn das Ulkus an der Vorderwand liegt), sieht man auf der im Stehen angefertigten Abdomenübersichtsaufnahme freie Luft unter dem Zwerchfell oder – sollte der Zustand des Patienten eine Liegendaufnahme erforderlich machen – in der Bauchhöhle. Bei Verdacht auf Ulkusperforation ist eine orale Kontrastmittelapplikation absolut kontraindiziert!
Zu (B)
Die Darmperistaltik arbeitet vermehrt gegen das verlegende Hindernis (mechanischer Darmverschluß: Okklusions-, Obturations- oder Obstruktionsileus) an und ist somit auch mit dem Stethoskop lauter zu auskultieren. Inspektorisch sind unter Umständen kontrahiert aufgetriebene Darmschlingen zu sehen, palpatorisch Resistenzen nachweisbar. Ursachen des mechanischen Ileus: angeboren (Stenose, Atresie), Meckel-Divertikel, posttraumatische oder posttumoröse Verwachsungen, Karzinome, Adenome, Polypen, Gallensteine, Fremdkörper, Kotmassen, Mekonium, Würmer und anderes mehr. Andere Möglichkeit: der Strangulationsileus infolge Darmabschnürung.
Zu (C)
Der paralytische Ileus ist Folge einer Lähmung der Darmmuskulatur (etwa bei Peritonitis, Trauma, Thrombose, Embolie, Kolik, postoperativ oder im Rahmen neurologischer Erkrankungen). Die „Totenstille" bei der Auskultation ist ein Befund, der Wachsamkeit zur Folge haben sollte (Röntgen, eventuell rasche Operation).
Zu (A)
Gallenkolik (Cholelithiasis), eine durch Verschluß des Gallengangs hervorgerufene, schwere, krampfartig ablaufende Schmerzsymptomatik, rechtsseitig bis unter das Schulterblatt ausstrahlend, eventuell vergrößert tastbare Gallenblase. Hier gibt es keinen signifikanten Auskultationsbefund.
Zu (E)
Die Appendizitis wird ebenfalls nicht auskultatorisch diagnostiziert. Wichtig sind – neben der Klinik mit diffusen abdominellen Schmerzen – die klassischen Pal-

pationspunkte (McBurney, Lanz und Kümmell werden hier als wichtigste genannt), die Temperaturdifferenz bei gleichzeitiger axillärer und rektaler Messung (> 1 °C); die rektal-digitale Untersuchung ist obligatorisch. Bei jedem Patienten mit unklaren Oberbauchbeschwerden muß auch an die Appendizitis gedacht werden!

H 83
Frage 2.144: Lösung B

Zu (B)
Bei mechanischem Ileus (siehe auch vorhergehenden Kommentar) führt eine vermehrte Peristaltik zu lauter auskultierbaren Geräuschen, verstärkt fortgeleitet durch die meist vorliegende Überblähung.
Zu (A)
Siehe vorstehenden Kommentar.
Zu (C)
Die herabgesetzte Darmtätigkeit (Trägheit) hat auch ein akustisches Korrelat.
Zu (D)
Bei Divertikulitis liegt/liegen oftmals eine/mehrere Stenosen infolge Verengungen des Darmlumens vor; bei uneingeschränkter Peristaltik lassen sich über den entsprechenden Stellen spritzende Geräusche auskultieren.
Zu (E)
Wer hat's nicht schon bei sich selbst beobachtet (etwa in der Prüfungsvorbereitung), daß der Darm vermehrt arbeitet und im Rahmen einer Diarrhö gar kein Stethoskop mehr erforderlich sein muß, um die gesteigerte Peristaltik hörbar zu machen?

F 83
Frage 2.145: Lösung C

Zu (A) und (D)
Klingende oder metallische Darmgeräusche finden sich bei geblähtem Darm, z. B. infolge eines mechanischen Ileus. Bei ausgeprägtem Befund kann die frustrane, gegen das Hindernis arbeitende Peristaltik auch an der Bauchdecke sichtbar werden.
Zu (B)
Siehe Kommentar zu Frage 2.144.

F 88
Frage 2.146: Lösung A

Zu (A)
Als Miserere bezeichnet man das Stuhlerbrechen im Endstadium eines Darmverschlusses.
Zu (B)
Beim paralytischen Ileus kommt es im Gegensatz zum beginnenden mechanischen Ileus zu einer Beteiligung des ganzen Darms, so daß über dem Abdomen keine Darmgeräusche mehr hörbar sind. Man beschreibt dies als **Totenstille**.
Zu (C)
Bei Blutungen aus dem Magen oder den oberen Darmabschnitten tritt Teerstuhl (Meläna) auf. Bei Blutungen aus den tieferen Darmabschnitten ist das Blut dem Stuhl nur aufgesetzt, da es nicht angedaut wurde.

F 87
Frage 2.147: Lösung A

Der viszerale abdominelle Schmerz findet sich bei Irritationen von Hohlorganen des Magen-Darm-Trakts und entsteht durch die vermehrte Dehnung tieferer Wandschichten oder durch erhöhte Kapselspannung parenchymatöser Organe. Ebenso kann ein viszeraler Schmerz, der als dumpf, diffus und schlecht lokalisierbar angegeben wird, durch Dehnung, Zerrung oder Spasmen der glatten Muskulatur ausgelöst werden (1). Die Fortleitung des Schmerzes erfolgt über die dem autonomen Nervensystem zugehörigen Nn. splanchnici (2). Beschreibt der Patient einen brennend, bohrend scharf umschriebenen abdominellen Schmerz (3), handelt es sich um einen somatischen Schmerz, der durch Schleimhautdefekte, Reizung der Serosa und Beteiligung des parietalen Peritoneums verursacht wird (4). Die Schmerzfortleitung erfolgt hierbei über die Interkostalnerven.

F 84
Frage 2.148: Lösung A

Eine Meläna (gr. melaina: Blutstuhl) tritt bei Blutungen des oberen Magen-Darm-Trakts (bis zum Jejunum) infolge der Verdauung als schwarz-glänzender „Teerstuhl" auf. Ursächlich liegen Blutungen, etwa bei Magen- oder Zwölffingerdarmgeschwüren, Darmgeschwüren, Ösophagusvarizen, Karzinomen sowie Gerinnungsstörungen zugrunde, jede unklare Anämie sollte eine Abklärung (Gastro-/Rektoskopie, Bestimmung von okkultem Blut im Stuhl) zur Folge haben.
Zu (A)
Blutungen des unteren Verdauungstrakts führen zu einer Blutauflagerung oder -beimengung im Stuhl, die entweder makroskopisch sichtbar oder mit der Benzidinprobe als okkultes Blut nachweisbar sind. Eine Meläna tritt jedoch nicht auf.

F 89
Frage 2.149: Lösung E

Alle Aussagen sind richtig: Die Parametrien lassen sich, das müßte man ergänzen, in der rektovaginalen Untersuchung beurteilen, und zwar in bezug auf Konsistenz und Schmerzhaftigkeit (1). Der Douglas-Raum (Excavatio rectouterina) (2) ist ebenfalls bimanuell zu untersuchen, im engeren Sinn ist hier wohl der hintere

Douglas-Raum gemeint. Die Untersuchung des Uterus (3) ergibt Auskünfte über Lage, Größe, Spaltung, Konsistenz, Verschieblichkeit, Schmerzhaftigkeit.

2.9 Untersuchung der Statik und der Wirbelsäule

H 82
Frage 2.150: Lösung B

Zu (B)
Als **Kyphose** bezeichnet man eine sagittale Ausbiegung der Wirbelsäule nach dorsal über das Maß der physiologischen Schwingung hinaus. Sie kann als Sitzkyphose beim Säugling auftreten, wenn dieser z. B. bei zu frühem Sitzen eine Kompression der noch nicht ausreichend stabilen Wirbelkörper durch die starken Biegungskräfte, die das Sitzen an der Lendenwirbelsäule bewirkt, erfährt. Aber auch knochenerweichende Prozesse wie die Rachitis oder konstitutionelle Binde- und Stützgewebsschwäche können eine Rolle spielen.
Zu (C)
Die juvenile oder Adoleszentenkyphose (M. Scheuermann) ist eine Entwicklungsstörung besonders der thorakalen und lumbalen Wirbelsäule mit Rundrückenbildung, die vornehmlich Jungen im Alter zwischen 12 und 17 Jahren befällt. Ursächlich nimmt man eine anlagebedingte Gewebsminderwertigkeit der Wirbeldeckplatten an.
Zu (E)
Angeborene Kyphosen sind sehr selten und dann häufig mit anderen Mißbildungen vergesellschaftet. Ein oder mehrere Wirbel sind hierbei keilförmig nach vorn abgeplattet. Therapeutisch ist die angeborene Kyphose nicht beeinflußbar.
Zu (A) und (D)
Die Adoleszentenkyphose wird im Volksmund häufig auch „Lehrlingsrücken" genannt, da besonders bei Belastung (im Sitzen, bei Schularbeiten, im Beruf) Beschwerden auftreten. Belastung kann auch auslösendes Moment für die Ursache der juvenilen Kyphose sein. Eine besondere Berufsspezialität gibt's natürlich nicht. Auch berichtet der Volksmund nicht über die Spezifität des Sehbehindertenbuckels.

F 83
Frage 2.151: Lösung B

Als **Gibbus** bezeichnet man die spitzbogige oder anguläre Kyphose (B), die zwar eine relativ häufige Folge der Wirbelsäulentuberkulose (Pott-Buckel) ist (D), aber auch andere Ursachen haben kann. Die Spondylitis osteomyelitica, Wirbelfrakturen, Tumoreinbrüche und destruierende Entzündungen sind in diesem Zusammenhang zu nennen. Die langbogige oder arkuläre Kyphose ist bei Säuglingsrachitis, beim M. Scheuermann, beim M. Bechterew (ankylosierende Spondylitis) und beim sog. Altersrundrücken anzutreffen. Von einer Kyphoskoliose spricht man, wenn zu der Ausbuchtung nach hinten (Kyphose) noch eine seitliche Abweichung der Wibelsäule hinzukommt (C).

H 83
Frage 2.152: Lösung E

Zu den Formfehlern der Wirbelsäule zählen der Hohlrücken, der Flachrücken, der Rundrücken und die sich daraus ergebenden Variationen. Beim Hohlkreuz ist die Lendenlordose verstärkt ausgeprägt, beim Rundrücken tritt eine vermehrte Brustkyphose auf, und der Flachrücken weist eine vermindert ausgeprägte Krümmung auf. Neben den in der Frage genannten Faktoren sind natürlich auch noch pathologische Ereignisse zu nennen, die die Krümmung der Wirbelsäule beeinflussen: Mißbildungen, Lähmungen, degenerative Erkrankungen, Tumoren, Entzündungen usw.

F 85
Frage 2.153: Lösung D

Zu (D) und (E)
Unter **Skoliose** versteht man eine dauerhafte (fixierte) seitliche Rückgratverbiegung. Echte (strukturelle) Skoliosen sind von funktionellen Fehlhaltungen zu unterscheiden, die sich durch aktive muskuläre Anstrengung oder Beseitigung der Ursache (z. B. Absatzerhöhung bei Beckenschiefstand infolge Beinlängendifferenz) ausgleichen lassen. Dies ist bei der strukturellen Skoliose nicht möglich. Im Bereich der Brustwirbelsäule werden die Rippen in die skoliotische Wirbeldrehung miteinbezogen; konvexseitig entsteht ein Rippenbuckel.
Zu (A) und (B)
Die deutlich sichtbare seitliche Krümmung der Brustwirbelsäule spricht für einen Rippenbuckel, der durch eine Torsion der Wirbelsäule bei Skoliose entstanden ist.
Zu (C)
Pectus carcinatum nennt man auch „Hühnerbrust". Sie tritt auf als kielartiges Vorspringen des Brustbeins, das häufig mit Wirbelsäulenverbiegungen vergesellschaftet ist. Sie kann angeboren sein oder als Folge einer Rachitis entstehen.

F 83
Frage 2.154: Lösung A

Bei der Hyperlordose der Lendenwirbelsäule liegt häufig eine zu starke Beckenneigung – z. B. infolge angeborener Formveränderung des 5. Lendenwirbels, durch Rückverlagerung des Drehpunktes der Hüftgelenke bei kongenitaler Hüftluxation, infolge beschränkter Streckfähigkeit der Hüften (Beugekontrakturen) oder von Insuffizienz der Gesäßmuskulatur und resultierender Beckenkippung nach vorne – vor.

H 85
Frage 2.155: Lösung E

Eine vermehrte Lendenlordose (neutral-konvexe Krümmung der LWS) findet man bei überstarker Neigung des Beckens infolge Schwerpunktsverlagerung bei angeborener Hüftgelenksluxation (1), Schwangerschaft oder Hüftbeugekontraktur (3) und bei Schwäche oder Lähmung der Gesäß- und/oder Bauchmuskulatur (2). Das Hohlkreuz kann aber auch Ausdruck einer Spondylolisthesis oder einer generalisierten Muskelerkrankung sein.

F 91
Frage 2.156: Lösung E

Unter einer Skoliose versteht man die seitliche Verbiegung der Wirbelsäule, wobei es zu einer Rotation der Wirbelkörper zur konvexen Seite der Krümmung kommt. Hat ein Patient eine ausgeprägte rechtskonvexe Torsionsskoliose im Bereich der BWS, kann man einen rechtsseitigen Rippenbuckel finden. Dieser wird besonders deutlich, wenn man den Patienten auffordert, sich vornüber zu beugen (1). Weitere typische Befunde sind: Beckenschiefstand, Asymmetrie der Schultern mit Schulterhochstand (3), Schulterblattvorfall, Thoraxasymmetrie, Lendenwulst, Asymmetrie der Lendendreiecke (2) sowie eine Asymmetrie der Schulter-Nacken-Linie.

H 91
Frage 2.157: Lösung C

Eine Skoliose kommt durch die seitliche Verbiegung der Wirbelsäule zustande, wobei es zu einer Rotation der Wirbelkörper zur konvexen Seite der Krümmung kommt. Während des Wachstums werden die Wirbel selbst asymmetrisch verzogen. Als typischer Befund der Skoliose ist der Rippenbuckel anzusehen. Dieser läßt sich am besten diagnostizieren, wenn man hinter dem Patienten steht und dieser sich nach vorne überbeugt (C). In der Röntgenthoraxaufnahme steht die Beurteilung der Lungenabschnitte sowie des Herz- und Mediastinalschattens im Vordergrund. Eine Knochenbeurteilung ist hierbei nicht erstes Anliegen. Zur Befundklärung einer Skoliose sollte man eine Wirbelsäulenaufnahme in zwei Ebenen anfertigen lassen (B). Die übrigen aufgeführten Untersuchungsmöglichkeiten tragen keine zusätzlichen Gesichtspunkte für die Untersuchung der Skoliose bei.

F 90
Frage 2.158: Lösung B

Zu (B)
Das obere bzw. untere Schober-Zeichen dient der Messung der Bewegungsfähigkeit der gesamten Wirbelsäule. Hierzu werden beim vorgeneigten Patienten in Höhe von C7 und 30 cm kaudal bzw. L5 und 10 cm kranial Hautmarkierungen gesetzt und deren Verschieblichkeit (Spreizung) beim Vorwärtsbeugeneigen gemessen. Normalerweise beträgt diese 4–5 cm.
Zu (A)
Zur Überprüfung des Ortolani-Zeichens wird bei rechtwinkelig gebeugtem Knie- und Hüftgelenk der Oberschenkel des Kindes so umfaßt, daß der Daumen des Untersuchers auf die Innenseite des Oberschenkels, die Fingerkuppen der anderen Finger auf dem Trochanter major zu liegen kommen. Wird nun nach außen rotiert und abduziert, und kommt es zu einem Schnappen oder Klicken im Hüftgelenk, ist das Ortolani-Zeichen positiv.
Zu (C)
Die Rotation des Unterschenkels führt bei Schäden des Innenmeniskus zu schmerzhafter Außenrotation, bei Außenmeniskusschäden zu schmerzhafter Innenrotation. Diese Beschreibung nennt man erstes Steinmann-Zeichen.
Zu (D)
Zur Untersuchung der Ileosakralfugen dient der Mennell-Handgriff. Dazu liegt der Patient auf dem Bauch, und der Untersucher hyperextendiert das Hüftgelenk nach dorsal, indem das Kreuzbein mit der anderen Hand fixiert wird. Os sacrum bewegt sich gegen Os ileum, was bei Veränderungen in diesem Bereich Schmerzen auslöst.
Zu (E)
Beim Schubladenphänomen zieht oder drückt der Untersucher die Tibia bei fixiertem Oberschenkel vorwärts oder rückwärts in 0°, 30° Innenrotation und 15° Außenrotation. Eine abnorme Mobilität spricht für einen Kreuzbandschaden.

F 91
Frage 2.159: Lösung E

Genau das Gegenteil ist der Fall. Nach der allgemeinen Inspektion der Wirbelsäule im Stehen sollte die Halswirbelsäule am sitzenden Patienten untersucht werden. Durch die Statikänderung im Sitzen ist die Hals- und Schultermuskulatur wesentlich entspannter als beim stehenden Patienten.

F 87
Frage 2.160: Lösung B
Zu (B)
Zu den Formfehlern der Wirbelsäule zählt der Hohlrücken und der Rundrücken, welche in Abbildung (B)

in Kombination gezeigt werden. Beim Hohlkreuz ist die Lendenlordose verstärkt ausgeprägt und beim Rundrücken tritt eine vermehrte Brustkyphose auf.
Zu (A)
Abbildung (A) zeigt die normale Haltung mit physiologischer Brustkyphose und physiologischer Hals- und Lendenlordose.
Zu (C)
Eine ausgeprägte Brustkyphose ist in Abbildung (C) zu sehen.
Zu (D)
Von einem Flachrücken spricht man, wenn die physiologsichen Krümmungen vermindert ausgeprägt sind, die Reihe der Dornfortsätze also wie ein gerade Stab erscheint.
Zu (E)
Das hier gezeigte Hohlkreuz resutiert aus einer verstärkten Lendenlordose.

H 83
Frage 2.161: Lösung D

Bei der **Coxa vara** handelt es sich um eine Verkleinerung des Kollodiaphysenwirbels, **angeboren** als Hypoplasie des Schenkelhalsgewebes, **symptomatisch** bei degenerativen Prozessen oder **funktionell** bei jugendlicher Hüftkopflösung auftretend. Mit der Abflachung des Schenkelhalsneigungswinkels ist eine absolute Beinverkürzung verbunden. Außerdem hat der Trochanterhochstand eine Schwächung der pelvitrochantären Muskeln zur Folge, was sich in einseitigem Hinken bzw. bei doppelseitiger Störung in Watscheln und positivem Trendelenburg-Phänomen äußert.

H 88
Frage 2.162: Lösung C

Der 7. Halswirbel wird wegen seines sicht- und tastbar hervorragenden Dornfortsatzes Vertebra prominens genannt. Er dient gut als Orientierungshilfe.

H 88
Frage 2.163: Lösung B

Die Neutral-Null-Methode dient der Vereinheitlichung der Meßwerte bei der orthopädischen Untersuchung und geht von einer standardisierten Grundstellung der Gelenke aus, von der aus die Gelenkbewegungen gemessen werden. Das Bewegungsmaß wird durch 3 Zahlen angegeben: Die erste Zahl steht für die Bewegung vom Körper hin, die zweite für die 0-Stellung bzw. für die Stellung, die die bewegungsbehinderte Extremität beim Versuch, in die 0-Stellung zu gelangen, einnimmt, und die dritte Zahl steht für Bewegungen zum Körper weg.

In der Halswirbelsäule ist eine Seitneigung des Kopfes (Lateralflexion) um je 40° möglich. Somit ist Antwort (B) falsch; alle anderen Antworten sind richtig wiedergegeben.

H 84
Frage 2.164: Lösung A

Die Beinlänge mißt man von der Spina anterior superior bis zur Spitze des Malleolus lateralis, die Länge des Oberschenkels zwischen der Spitze des Trochanter major und dem lateralen Kniegelenkspalt, des Unterschenkels zwischen dem lateralen Kniegelenkspalt und der Spitze des Malleolus lateralis. Alle diese Bestimmungen sind eher willkürlich definiert und stur auswendig zu lernen.

F 87
Frage 2.165: Lösung C

Eine Adduktionskontraktur im Hüftgelenk kann eine Skoliose der Wirbelsäule bewirken. Es kommt dadurch zur seitlichen Verbiegung der Lendenwirbelsäule (1) mit Rotation der Wirbelkörper zur konvexen Seite der Krümmung. Neben Rippenbuckel, Lendenwulst und Schulterschiefstand resultiert aus der Skoliose ein Beckenschiefstand mit Beinverkürzung (3). Zu einer Kniebeugehaltung auf der gleichen Seite kommt es nicht (2).

H 89
Frage 2.166: Lösung C

Es trifft zu, daß die Adduktionskontraktur zur einem – funktionellen – Beckenschiefstand führt, folglich auch zu einer Skoliose. Aber: Das Bein der erkrankten Seite wird an den Körper angezogen (adduziert), weswegen eine scheinbare Beinverkürzung auf der erkrankten bzw. -verlängerung auf der gesunden Seite resultiert.

H 84
Frage 2.167: Lösung A

Nach Betrachtung des Patienten im Stehen und Gehen (Beckenasymmetrie, Haltung, Gangbild, Fehlstellung des Oberschenkels?) und Beobachtung der aktiven Beweglichkeit werden die passiven Bewegungen an dem auf einer festen Unterlage liegenden Kranken geprüft. Hierzu gehören Beugen, Überstrecken, Seitwärtsspreizen, Einwärtsspreizen, Auswärtsdrehen und Einwärtsdrehen. Um auch geringgradige Bewegungseinschränkungen zu erkennen, müssen die Bewegungen beider Beine im Vergleich vorgenommen werden. Sicherlich erspart dem Patienten die aktive Überprüfung der Beweglichkeit eventuell Schmerzen,

man denke an Schonhaltungen bei degenerativer oder entzündlicher Gelenkerkrankung. Eine definitive Aussage über den Bewegungsspielraum eines Gelenks ist jedoch nur mit der passiven Untersuchung zu treffen. So kann ja ein Gelenk durchaus frei beweglich sein, die aktive Bewegung infolge Muskelatrophie oder -schwäche hingegen eingeschränkt.
Zu (2)
Das Becken muß vom Untersucher beim Prüfen des Hüftgelenks fixiert werden!
Zu (3)
Voraussetzung für die Prüfung des Lasègue-Zeichens ist eine entspannte Oberschenkelmuskulatur, sie läßt sich nur passiv durchführen.

H 82
Frage 2.168: Lösung B

Zu (B)
Das physiologische Auseinandertreten der thorakalen bzw. lumbalen Dornfortsätze beim Vornüberbeugen wird mit der Ausmessung des Schober/Ott- (BWS) bzw. Schober-Zeichens (LWS) quantifiziert, es ist bei diskogenen Thorakal- bzw. Lumbalsyndromen, beim M. Bechterew oder ausgeprägter Osteochondrose positiv. Zur Überprüfung dieser Zeichen setzt man (z. B. mit Filzschreiber) zwei Hautmarken zwischen C7 und 30 cm kaudal davon (Ott) bzw. zwischen L5 und 10 cm kranial davon (Schober) und mißt deren Spreizung beim Vornüberbeugen. Diese beträgt normalerweise 4–5 cm.
Zu (C)
Zur Untersuchung der Iliosakralfugen dient der Mennell-Handgriff. Dazu liegt der Patient auf dem Bauch, das Kreuzbein wird mit einer Hand fixiert, mit der anderen führt man das Bein nach dorsal; so wird die Hüfte hyperextendiert (überstreckt) und Os ilium gegen Os sacrum bewegt. Schmerzen weisen auf entzündliche Prozesse der Ileosakralgelenke hin.

H 89
Frage 2.169: Lösung A

Das ist wieder mal eine lupenreine Anatomiefrage! Trotz alledem:
Zu (A)
Außer dem M. iliopsoas wirken an der Beugung mit: M. tensor fasciae latae, M. pectineus, M. adductor longus, M. adductor brevis und M. gracilis. Der M. iliopsoas ist hierbei der wichtigste Muskel.
Zu (B)
Die Hauptlast bei der Abduktion trägt der M. glutaeus medius.
Zu (C) und (D)
Zur Innenrotation und Adduktion werden vor allem die Mm. adductor magnus, minimus, longus und brevis herangezogen.

Zu (E)
Der M. tensor fasciae latae macht seinem Namen alle Ehre, er preßt den Oberschenkelkopf an die Hüftpfanne, zudem ist er Beuger, Innenrotator und Abduktor ...
Die Bewegung im Hüftgelenk wird durch ein Zusammenspiel der verschiedensten Muskeln ermöglicht, eine isolierte Funktion abzufragen scheint unter Berücksichtigung der komplexen Zusammenarbeit der beteiligten Muskeln problematisch.

H 84
Frage 2.170: Lösung E

Zu (1)
Zur Prüfung des Lasègue-Zeichens wird am flach liegenden Patienten das gestreckte Bein langsam im Hüftgelenk gebeugt. Wenn Schmerzen in Bein, Kreuz oder Gesäß eine Beugung bis 90° unmöglich machen, ist das Lasègue-Zeichen positiv (pathologisch) und weist auf eine Irritation der Wurzeln L_4 bis S_2 hin.
Zu (2)
Die Prüfung erfolgt, um eine psychogene Aggravationstendenz zu entdecken. Man beugt wie beim Lasègue-Zeichen das gestreckte Bein in die Hüfte, gibt an der Schmerzgrenze wieder ein wenig nach und dorsalflektiert den Fuß. Dabei treten im Krankheitsfall erneut Schmerzen auf.
Zu (3)
Der Achillessehnenreflex ist bei einer Irritation der Nervenwurzeln S_1 und S_2 abgeschwächt bzw. fehlt ganz.
Zu (4)
Der Fersengang prüft ähnlich wie das Lasègue-Zeichen die Dehnungsempfindlichkeit des N. ischiadicus.

H 85
Frage 2.171: Lösung A

Zu (A)
Bei der Untersuchung der Wirbelsäule wird nach Anamnese, Inspektion und Palpation die Überprüfung der passiven Beweglichkeit vorgenommen.

Die gesunde HWS läßt bezüglich der Vor- und Rückbeugung (Inklination und Reklination) Bewegungsausschläge aus der Neutralstellung des Kopfes von jeweils 45° zu. Die Seitneigung nach rechts und links ist jeweils um etwa 40° möglich, ein Entfaltungsknacken der Wirbelbogengelenke kann hierbei auftreten.
Zu (B)
Rotationen gelingen aus Mittelstellung des Kopfes jeweils um 90° nach rechts und links.
Zu (C)
Bei Kompressionen von außen an die Querfortsätze der Halswirbelsäule kann es zu kurzfristiger Bewußt-

losigkeit als Ausdruck einer vertebrobasilären Insuffizienz kommen.
Zu (D)
Eine Prüfung der Druckschmerzhaftigkeit des Processus spinosus wird man bei Verdacht auf einen Bandscheibenprolaps vornehmen.
Zu (E)
Zu einem Auseinanderdrängen der Wirbelbögen mit ihren Gelenkfortsätzen und den Kapseln, der Dornfortsätze und des hinteren Bandapparates kommt es bei einer Diskushernie, wenn die HWS in eine vermehrte Kyphose übergeht, der Patient also den Kopf nach vorne beugt (Inklination).

H 91
Frage 2.172: Lösung D

Als Haltungsschwäche bezeichnet man einen Stellungsfehler der Wirbelsäule, der meist im frühen Kindesalter oder in der Pubertät auftritt. Man spricht auch von der sogenannten „schlechten Haltung". Dieser Stellungsfehler ist noch aktiv korrigierbar. Es liegen keine knöchernen Veränderungen vor. Bei einem schlaffen Rundrücken ist der Rumpf nach vorne gebeugt und Schultern sind nach vorne gezogen. Im Haltungstest wird diese muskuläre Insuffizienz häufig noch deutlicher. Es kann zum Nach-vorne-Gleiten der Schultern kommen (A). Der Oberkörper kann nach hinten abgleiten (B) oder der Bauch kompensatorisch nach vorne treten (C). Eine Abflachung des Rückens, den sogenannten Flachrücken (D), findet man bei mangelnder Ausbildung der physiologischen Krümmung der Wirbelsäule.

H 90
Frage 2.173: Lösung C

Das Wort „zwangsläufig" in einer IMPP-Frage macht zwangsläufig mißtrauisch. Beinlängendifferenzen können zu Statikstörungen führen. Man unterscheidet zwischen funktioneller Beinverkürzung und absoluter Beinverkürzung. Bis zu einem Zentimeter kommen diese bei ca. 50% der Bevölkerung vor und bleiben meist unbemerkt. Der damit verbundene Beckenschiefstand führt zur kompensatorischen Skoliose und bei stärkerem Ausmaß durch Fehlbelastung zu Schäden an der Wirbelsäule und den Ileosakralfugen. Bei einer linksseitigen Beinverkürzung steht das rechte Becken scheinbar höher und es kann zu einer linkskonvexen Seitverbiegung der Lendenwirbelsäule kommen.

F 90
Frage 2.174: Lösung A
Zu (1)
Einer verstärkten Lendenlordose liegt häufig eine zu starke Beckenneigung zugrunde. Diese kann Folge angeborener Formveränderungen des 5. LWKs sein, durch Rückverlagerung des Drehpunktes der Hüftgelenke bei angeborener Hüftdysplasie oder durch Insuffizienz der Gesäßmuskulatur und Beugekontraktur der Hüftbeugemuskulatur bedingt sein.
Zu (2)
Einen in Plantarstellung fixierten Fuß, der weder aktiv noch passiv über die Horizontale extendiert werden kann, nennt man Spitzfuß (Pes equinus). Man unterscheidet angeborene und erworbene Formen.
Zu (3)
Unter struktureller Skoliose versteht man eine bleibende Deformität mit aktiv nicht korrigierbarer seitlicher Verkrümmung, Rotation und anderen röntgenologisch nachweisbaren Form- und Stellungsveränderungen von Wirbeln.

H 85
Frage 2.175: Lösung A

Erkrankungen des Hüftgelenks haben ihre Hauptschmerzlokalisation in der Leistengegend, wo auch ein umschriebener Druckschmerz ausgelöst werden kann. Weiterhin können Schmerzen bei Hüftgelenkserkrankungen an der Innenseite von Kniegelenk oder Oberschenkel empfunden werden. Die Ursache hierfür liegt in der Irritation des N. obturatorius, der in der Nachbarschaft des Hüftgelenks verläuft und als dessen Ramus posterior bis in die Kniepartie zieht.

H 86
Frage 2.176: Lösung E

Zu (1)
Bei der orthopädischen Untersuchung der Lendenwirbelsäule soll die der Lendenwirbelsäule mögliche Beugung und Streckung sowie eine gewisse Seitwärtsneigung überprüft werden. Bei der Beugung soll die lumbale Lordose in eine leichte Kyphose übergehen, bei der Streckung wird die Lordose verstärkt.
Zu (2)
Zur Prüfung des Lasègue-Zeichens wird am flach lagernden Patienten das gestreckte Bein langsam im Hüftgelenk gebeugt. Wenn Schmerzen im Bein, Gesäß oder Kreuz eine Beugung bis 90° unmöglich machen, ist das Lasègue-Zeichen positiv (pathologisch) und weist auf eine Irritation der Wurzeln L_4–S_2 hin.
Zu (3)
Zur Untersuchung der Iliosakralfugen dient der Mennell-Handgriff. Dazu liegt der Patient auf dem Bauch, das Kreuzbein des Patienten wird mit einer Hand fixiert, mit der anderen führt man das Bein nach dorsal, so wird die Hüfte hyperextendiert und Os ilium gegen Os sacrum bewegt. Schmerzen weisen auf entzündliche Prozesse der Iliosakralfugen.
Zu (4)
Will man die Beugungsfähigkeit der gesamten Wirbelsäule prüfen, bestimmt man beim Vorneigen das obere

und untere Schober-Zeichen als Verschiebung einer Hautmarke, die man zwischen C7 und 30 cm kaudal bzw. L5 und 10 cm kranial davon setzt und deren Spreizung beim Vorwärtsneigen mißt. Normalerweise beträgt diese 4–5 cm.

F 84
Frage 2.177: Lösung C

Das Zeichen nach Lasègue ist lediglich ein Symptom, das auch bei anderen Reizzuständen wie Spondylitis, Tumoren, Blutungen usw. auftreten kann. Es weist hierbei auf eine Irritation der Wurzeln L_4–S_2 hin. Das klassische Krankheitsbild des Bandscheibenvorfalles objektiviert und lokalisiert man durch die Fragen nach der Schmerzausstrahlung, der sensiblen und motorischen Ausfälle (inklusive Reflexausfälle) und der Diagnostik – mit Computertomogramm und Myelographie, neuerdings auch der Kernspintomographie.

F 88
Frage 2.178: Lösung B

Die Michaelis-Raute ist eine rhomboide Fläche zwischen dem Dornfortsatz des letzten Lendenwirbels, den Spina iliacae posteriores superiores und dem Verbindungspunkt der Hinterbacken. Sie ist bedeutsam bei der Beurteilung von Beckenverformungen (Asymmetrien, Abflachungen).

F 86
Frage 2.179: Lösung C

Hauptschmerzort der Hüftgelenkerkrankungen ist die Leistengegend, es können aber auch Ausstrahlungen in den Oberschenkel, an die Innenseite des Knies und in die Lendenwirbelsäule vorkommen. Die Ursache hierfür liegt in der Irritation des N. obturatorius.

F 88
Frage 2.180: Lösung B

Zu (B)
Zur Untersuchung der Iliosakralfugen dient der Mennell-Handgriff. Dazu liegt der Patient auf dem Bauch, das Kreuzbein des Patienten wird mit einer Hand fixiert, mit der anderen führt man das Bein nach dorsal; so wird die Hüfte hyperextendiert (überstreckt) und Os ilium gegen Os sacrum bewegt. Schmerzen weisen auf entzündliche Prozesse der Iliosakralgelenke hin.
Zu (A)
Den Einbeinstand (auch Trendelenburg-Zeichen genannt) überprüft man, indem man den Patienten auf dem kranken Bein stehen und das in Knie und Hüfte gebeugte gesunde Bein anheben läßt. Sinkt die gesunde Beckenseite herab, spricht das für eine angeborene Hüftgelenkluxation oder Coxa vara, M. Perthes, Lähmungen u. a. m.
Zu (C)
Zur Prüfung des Lasègue-Zeichens wird am flach lagernden Patienten das gestreckte Bein langsam im Hüftgelenk gebeugt. Wenn Schmerzen in Bein, Gesäß oder Kreuz eine Beugung bis 90° unmöglich machen, ist das Lasègue-Zeichen positiv (pathologisch) und weist auf eine Irritation der Wurzeln L_4–S_2 hin.
Zu (D)
Das maximale Beugen der Hüftgelenke ist bei Erkrankungen der Hüftgelenke und Irritation der Spinalwurzeln (Lasègue) eingeschränkt.
Zu (E)
Die rektale Untersuchung dient in erster Linie dem Erfassen von Rektumkarzinomen und der Beurteilung der Prostata.

2.10 Untersuchung der Extremitäten

F 86
Frage 1.181: Lösung A

Ein Cubitus valgus ist eine Knickbildung in der Unterarmlängsachse mit nach außen offenem Winkel, die Längsachse weicht nach lateral ab. Man spricht auch vom X-Ellenbogen. Die Beurteilung der Unterarmlängsachse bzw. der durch das Ellenbogengelenk führenden Achse kann aus ersichtlichen Gründen nur bei Streckung des Ellenbogengelenks vorgenommen werden.

Spiegelbildlich zur Valgus-Achsenabweichung verhält sich die O-förmige Krümmung der Achse in diesem Fall cubitus **varus**. Die Achse weicht dann nach medial ab (B).

H 86
Frage 2.182: Lösung E

Die Mikulicz-Linie ist eine durch die Mitte des Leistenbandes und das obere Sprunggelenk gedachte Verbindungslinie zur Beurteilung von Achsenabweichungen.

Bei einem Genu varum liegt eine O-förmige Krümmung vor, eine Knickbildung der Beinachse mit nach medial offenem Winkel. Die Mikulicz-Linie schneidet das Kniegelenk nicht und kommt so medial des Kniegelenks zu liegen, da die Beinachse nach lateral verschoben ist.

H 82
Frage 2.183: Lösung C

Zu (C)
Die rheumatoide Arthritis ist eine in Schüben verlaufende entzündliche Erkrankung, die zu Gelenksteifigkeit und -deformitäten führt. Typischerweise sind die kleinen Fingergelenke betroffen, die durch die chronische Entzündung mit Ergußbildung kolbig auftreiben und zu Deformierungen mit Subluxation und ulnarer Deviation in den Fingergrundgelenken neigen. Weitere typische Zeichen sind Schwanenhals- und Knopflochdeformitäten.
Zu (A)
Die Arthropathie bei Gicht beginnt in der Regel im Großzehengrundgelenk oder Daumengrundgelenk. Beim akuten Anfall finden sich periartikuläre Rötung und hochschmerzhafte Gelenkschwellungen. Im chronischen Stadium kommt es zunehmend zu polyartikulären, schnell fortschreitenden Gelenkdeformierungen.
Zu (B)
Beim M. Paget kommt es zu knöchernem Umbau – die Knochen nehmen an Umfang zu, werden sklerotisch hart und verlieren ihre mechanische Belastbarkeit. Man spricht auch von der „Krankheit ds zu kleinen Hutes", da häufig die Schädelknochen von der Umfangszunahme betroffen sind.
Zu (D) und (E)
Beim Karpaltunnelsyndrom resultiert durch bindegewebige Kompression des N. medianus das typische Bild der Medianuslähmung mit Schwurhand. Gehäuft findet man das Karpaltunnelsyndrom bei Patienten mit rheumatoider Arthritis.

H 82
F 86
Frage 2.184: Lösung A

Diese Frage ist leicht durch eigenes Tasten in jeder Prüfung zu beantworten. In Extension bilden die genannten Punkte eine gerade Linie, in 90° Flexion ein gleichschenkeliges Dreieck.

F 84
Frage 2.185: Lösung B

Die Bewegungen in den Tarsalgelenken sind kaum in Einzelbewegungen aufzulösen. Zur Untersuchung hält man mit der einen Hand den Unterschenkel von ventral und läßt den Patienten den Fuß nach innen oder außen drehen **(Inversion/Eversion).** Zur **Supination** und **Pronation** torquiert der Patient den Vorfuß gegenüber dem hinteren Anteil des Fußes, der dazu fixiert werden muß, nach medial bzw. nach lateral.

H 87
Frage 2.186: Lösung A

Die Inversionsbewegung am Fuß ist eine Bewegung in den Tarsalgelenken, die kaum in Einzelbewegungen aufzulösen ist. Zur Untersuchung hält man mit der einen Hand den Unterschenkel von ventral und läßt den Patienten den Fuß nach innen drehen = Inversion (Inversion 60°, Eversion 80°).
Zu (2)
Zur Pronation des Fußes torquiert der Patient den Vorfuß gegenüber dem hinteren Anteil des Fußes, der dazu fixiert werden muß (Pronation 15°, Supination 35°).
Zu (3)
Eine Valgusferse ist eine Achsenabweichung nach medial, es entsteht ein nach außen geöffneter Winkel in der Gelenkachsenlinie (X-förmig).
Zu (1)
Eine Abduktion nur im Vorfuß ist nicht möglich.

H 90
Frage 2.187: Lösung A

Zu (A)
Der Spitzfuß oder auch Pes equinus genannt ist entweder angeboren oder erworben. Man versteht hierunter einen in Plantarflexion fixierten Fuß, der weder aktiv noch passiv über die Horizontale extendiert werden kann, wodurch eine Kontraktur im oberen Sprunggelenk entsteht.
Zu (B)
Das Gegenstück zum Spitzfuß ist der Hackenfuß (Pes calcaneus). Hierbei kann der Fuß in einer mehr oder weniger hochgradigen Dorsalextension nicht über den rechten Winkel hinaus plantarflektiert werden. Es kommt zum Überwiegen der Fußheber.
Zu (C)
Bei einer Achillessehnenruptur ist die Plantarflexion eingeschränkt. Der Patient kann sich auf der entsprechenden Seite nicht mehr auf die Zehenspitzen stellen.
Zu (D)
Beinverkürzungen können durch absolute Verkürzungen zustande kommen, z. B. infolge kongenitaler Wachstumshemmung oder Riesenwachstum auf der Gegenseite oder durch erworbene Frakturen, Schädigung von Wachstumsfugen, durch Tumoren usw.
Ebenso gibt es auch funktionelle Beinverkürzungen. Diese kommen z. B. bei Streckhemmung im Hüft- oder Kniegelenk oder bei der Adduktionskontraktur einer Hüfte, aber auch bei der Spitzfußstellung vor. Ob dies allerdings die Regel ist, mag dahingestellt sein.
Zu (E)
Eine therapeutische Raffung der Achillessehne würde beim Spitzfuß genau das Gegenteil bewirken. Diese Raffung ist eher beim Hackenfuß sinnvoll.

F 90
Frage 2.188: Lösung A

Die Epicondylitis humeri wird zu den Insertionstendopathien gerechnet, deren Entstehung man auf chronische Abnutzungs- und Irritationsvorgänge in exponierten Sehnenansatzzonen zurückführt. Die Schmerzen bei der Epikondylitis werden im Bereich des Epicondylus humeri, meist auf der radialen Seite (wie in der Frage beschrieben), seltener auf der ulnaren oder beiden Seiten angegeben. Sie treten häufig bei Überanstrengung auf und projezieren sich in den Bereich der Streckmuskeln (radialis) oder Beugemuskeln (ulnaris).

H 85
Frage 2.189: Lösung B

Die mit dem Ellenbogengelenk kommunizierenden Bursae liegen alle auf der Streckerseite der Oberarm-Unterarm-Achse. So lassen sich Gelenkergüsse am besten hier tasten. Auch bei der Punktion des Ellenbogengelenks geht man bei rechtwinklig gebeugtem Gelenk von dorsal durch die Trizepssehne knapp oberhalb der Olekranonspitze oder von seitlich hinter dem Epicondylus radialis oberhalb des Radiusköpfchens mit der Punktionsnadel ein.

H 87
Frage 2.190: Lösung A

Zu einer Beugung im Hüftgelenk, Abduktion und Außenrotation kommt es bei der sogenannten Entspannungsstellung des Femur im Hüftgelenk. Durch diese Haltung werden die die Gelenkkapsel bildenden Bänder entspannt und der Gelenkbinnenraum entlastet.

F 87 F 90
Frage 2.191: Lösung C

Die Rotationsbewegung im Kniegelenk durch Außen- und Innenrotation des Unterschenkels ist nur in Beugestellung möglich, in Streckstellung verhindern die voll gespannten Streckbänder jede Rotationsbewegung. In Beugestellung ist der Bewegungsumfang des Außenkreisels etwa 40 °, der des Innenkreisels etwa 10 °. So ergibt sich ein Gesamtwinkel von 40–50 °.

H 89
Frage 2.192: Lösung B
Zu (B)
Läsionen der Bänder im Kniegelenk betreffen häufiger das mediale Seitenband, seltener das äußere. Die Unterscheidung zwischen Zerrung und Riß ist in jedem Fall Sache des Facharztes. Ansonsten enthält diese Frage eine alte IMPP-Falle: Bei Läsion des Außenbands läßt sich am gebeugten Kniegelenk eine Aufklappbarkeit in der **Ad**duktion nachweisen, nicht aber in der **Ab**duktion.

H 89
Frage 2.193: Lösung D

Die Neutral-Null-Methode dient der unmißverständlichen Dokumentation von Bewegungsausmaßen der Gelenke in Winkelgraden. Der erste Wert erfaßt die Bewegungen „zum Körper hin", in der Mitte steht der „Nulldurchgang", der dritte Wert mißt die Bewegungen „vom Körper weg". Die Nullstellung geht vom aufrecht stehenden Patienten, der mit hängenden Armen und nach vorne gerichteten Daumen den Untersucher anblickt, aus.
Zu (1) und (2)
Obwohl offensichtlich ein pathologischer Befund beschrieben wird (das Kniegelenk weist in der Regel eine Flexion von ~ 170 Grad auf, die geringe Überstreckbarkeit kann noch toleriert werden), kamen doch 97% der Prüfungsteilnehmer auf die richtige Lösung.

F 86
Frage 2.194: Lösung A

Zu (A)
Eine Gelenkverletzung mit vollständigem und dauerhaftem Kontaktverlust der gelenkbildenden Knochenenden nennt man Luxation oder Verrenkung. Sichere Zeichen einer Luxation sind Fehlstellung, federnde Fixation im Gelenk, leere Gelenkpfanne und dislozierter Gelenkkopf; unsichere Zeichen hierfür sind Schmerz, Schwellung und Funktionseinschränkung.
Zu (B)
Zu den Symptomen der Polyarthritis gehört das Auftreten von Schmerzhaftigkeit besonders der kleinen Gelenke (Grund- und Mittelgelenke der Finger und Zehen), spindelförmige Gelenkschwellung und die bläuliche oder rötliche Verfärbung der überwärmten Haut über den betroffenen Gelenken.
Zu (C)
Ein Gelenkerguß ist ein serös, fibrinös, blutig oder eitrig von der Synovia abgesondertes Exsudat im Gelenkinneren. Die Symptome des Gelenkergusses sind Verstreichen der Konturen, schmerzhafte Schwellung des Gelenks und der durch Punktion nachweisbare Erguß.
Zu (D)
Bei der Gicht sind die betroffenen Gelenke hochrot, oft teigig geschwollen, heiß und sehr druckschmerzhaft.
Zu (E)
Knochengeschwülste lassen sich am besten röntgenologisch nachweisen und rufen entsprechend ihrer Lokalisation unterschiedliche Symptome hervor.

H 91
Frage 2.195: Lösung C

Zu (C)
Unter einer Ankylose versteht man eine Gelenkversteifung. Diese kann muskulär, z. B. bei Schmerzkontrakturen oder bei schlaffen oder spastischen Lähmungen vorkommen, aber auch bei Strumpfungskontrakturen. Des weiteren kann sie fibrös sein. Hierbei kommt es zu Verkürzungen und Verwachsungen von Sehnen, Faszien und Ligamenten. Außerdem kann eine Ankylose athrogen bedingt sein, wobei die Schädigung dann intraartikulär liegt. Selbstverständlich kann eine Ankylose auch ossär bedingt sein. Hierbei kommt es zur vollständigen Versteifung.
Zu (A)
Schmerzhafte Gelenkbewegungen können ganz unterschiedlicher Genese sein. Die beiden häufigsten Ursachen dürften degenerative Prozesse sowie Verletzungen darstellen.
Zu (B)
Knochenumbauzonen findet man v.a. bei degenerativen Prozessen. Am bekanntesten sind hierbei die Looser-Umbauzonen, z. B. im Rahmen einer nephrogenen Osteopathie.
Zu (D)
Im Rahmen einer degenerativen Veränderung, z. B. an der Wirbelsäule, findet man subchondrale Sklerosierungen, z. B. bei der Osteochondrose.
Zu (E)
Sog. Osteophyten oder Spondylophyten sind knöcherne Randzackenausziehungen zur seitlichen Abstützung bei degenerativen Wirbelsäulenerkrankungen. Man findet sie bei der Spondylarthrose der Wirbelsäule.

H 90
Frage 2.196: Lösung E

Einer Überstreckung des Kniegelenks wirken alle hier angegebenen Strukturen entgegen. Die Kreuzbänder (1) dienen vor allem der Kontakterhaltung bei Drehbewegungen, wobei das vordere Kreuzband von der lateralen Femurkondyle zur Area intercondylaris anterior der Tibia zieht (von hinten oben nach vorne unten, also „so wie man sich in die Hosentasche greift"). Das hintere Kreuzband verläuft in entgegengesetzter Richtung, d. h. es zieht im rechten Winkel zum vorderen Kreuzband vom lateralen Condylus medialis des Femur zur Area intercondylaris posterior. Die Gelenkkapsel (2) ist relativ schlaff und weit, wobei sie vorne und seitlich recht dünn ist, dort wird sie durch Bänder verstärkt. In die vordere Kapselwand ist die Patella eingelassen. Die beiden Seitenbänder (3) dienen bei der Beuge- und Streckbewegung als Führungsbänder.

F 91
Frage 2.197: Lösung A

Die Kontrakturen werden in fibröse und knöcherne Kontrakturen eingeteilt. Knöcherne Kontrakturen werden auch Ankylosen genannt. Des weiteren kann man sie nach der Gelenkstellung in Beuge- und Streckkontrakturen sowie in Abduktionskontrakturen einteilen. Bei der Beugekontraktur entsteht die Gelenksteife in Beugestellung durch Verkürzung der an der Beugeseite liegenden Weichteile. Eine Streckung im Gelenk ist nicht möglich.
Einen Statikverlust im Kniegelenk bewirkt z. B. eine Meniskusruptur oder eine Ruptur der Kreuzbänder oder Seitenbänder (1). Zu einer funktionellen Beinverkürzung kommt es bei Streckhemmung im Hüft- oder Kniegelenk oder bei einer Adduktionskontraktur einer Hüfte. Des weiteren findet man funktionelle Beinverkürzungen bei der Spitzfußstellung (2). Die a.-p. Röntgenaufnahme ist nicht geeignet, die Kniebeugekontraktur zu dokumentieren (3), da es sich um einen funktionellen Verlust handelt.

H 91
Frage 2.198: Lösung B

Zu (B)
Normalerweise wird die Beckenseite des angehobenen Beines ebenfalls angehoben. Bei einer muskulären Schwäche des M. gluteus medius sinkt das Becken auf der elevierten Seite ab.
Zu (A)
Der M. adductor longus ist in erster Linie ein Adduktor und ein Außenrotator. Außerdem kann er eine geringgradige Anteversion (Beugung) durchführen).
Zu (C)
Der M. quadratus femoris ist ein kräftiger Außenrotator und ein Adduktor des Oberschenkels.
Zu (D)
Der M. obturatorius externus ist ein Außenrotator und ein schwacher Adduktor.
Zu (E)
Der M. obturatorius internus ist zusammen mit dem M. gluteus maximus und dem M. quadratus femoris der stärkste Außenrotator im Hüftgelenk. Beim Sitzen und bei nach vorne gehobenem Bein wirkt er abduktorisch.

H 90
Frage 2.199: Lösung D

Kniegelenkergüsse können serös, serofibrinös, eitrig oder blutig bzw. gemischt vorkommen. Regelmäßig vor allem bei ausgeprägten Knieglenksergüssen findet man eine sicht- und tastbare Schwellung (3). Die Konturen zu beiden Seiten der Kniescheibe sind verstrichen. Ein weiteres Zeichen für den Kniegelenkerguß ist die sog. tanzende Patella (1). Hierbei wird von kranial kommend die Gelenkflüssigkeit zusammengeschoben, wobei die Patella in diesem Polster auf Druck „tanzt". Bei chronischen oder häufig rezidivierenden größeren Ergüssen kann es zur Kapselausweitung und Gelenkinstabilität kommen. Häufig findet man hierbei eine Vorwölbung des Recessus suprapatellaris (4).

F 88
Frage 2.200: Lösung B

Bei der Überprüfung des Nackengriffes führt der Patient beide Handinnenflächen zum Hinterkopf, wobei die Ellenbogen die Bewegung möglichst weit nach hinten mitmachen sollen. Dabei werden die Abduktion und Außenrotation im Schultergelenk sowie die volle Beugefähigkeit der Ellenbogengelenke und die Pronation der Unterarme überprüft.
Das obere bzw. untere Schober-Zeichen dient der Messung der Bewegungsfähigkeit der gesamten Wirbelsäule. Hierzu werden beim vorgeneigten Patienten in Höhe von C7 und 30 cm kaudal bzw. L5 und 10 cm kranial Hautmarken gesetzt und deren Verschieblichkeit (Spreizung) beim Vorwärtsneigen gemessen. Normalerweise beträgt diese 4–5 cm (E).
Mit sogenanntem Pseudo-Lasègue-Zeichen meint das IMPP vielleicht den „umgekehrten Lasègue", bei dem der Patient auf dem Bauch liegend eine Überstreckung im Hüftgelenk erfährt. Ist diese schmerzhaft, spricht dies ebenso wie das Lasègue-Zeichen für eine Wurzelreizung von L_2–S_4 (D), kann aber auch als Hinweis auf degenerative, entzündliche oder metastatische Veränderungen der Hüftgelenke gewertet werden.

H 86
Frage 2.201: Lösung C

Die Neutral-Null-Methode dient der Erleichterung der Begutachtung orthopädischer Krankheiten und geht von einer einheitlich definierten Null-Stellung der Gelenke aus, von der aus die Gelenkbewegungen gemessen werden. Demnach nehmen bei Untersuchungen des aufrecht stehenden gesunden Menschen die Gelenke dann die 0-Stellung ein, wenn beide Füße parallel aufgesetzt sind, beide Arme gestreckt dem Körper anliegen, wobei die Daumen nach vorne zeigen.
Das Bewegungsmaß wird durch 3 Zahlen angegeben:

1. Zahl – Bewegungen zum Körper hin (Flexion, Adduktion, Innenrotation)
2. Zahl – 0-Stellung bzw. Stellung, die die bewegungsbehinderte Extremität beim Versuch, in die 0-Stellung zu gelangen, einnimmt
3. Zahl – Bewegungen vom Körper weg (Extension, Abduktion, Außenrotation)

H 87
Frage 2.202: Lösung A

H 87
Frage 2.203: Lösung B

Zu (A)
Der M. teres major ist für die Innenrotation, die Adduktion und die Retroversion des Oberarms zuständig. Innerviert wird er durch den N. thoracodorsalis und den N. suprascapularis.
Zu (B)
Der M. supraspinatus spannt die Gelenkkapsel und hilft bei der Außenrotation und Abduktion. Versorgt wird er vom N. suprascapularis.

H 88
Frage 2.204: Lösung D

Zu (D)
Zum Erfassen des Schubladenphänomens prüft man bei dem um 90° gebeugten Kniegelenk die horizontale Beweglichkeit des Unterschenkels gegen den Condylus lateralis femoris durch Zug oder Druck. Von „Rotationsschublade" spricht man, wenn das Schubladenphänomen in 30° Innen- bzw. 15° Außenrotation auslösbar ist. Die vordere (Zug) oder hintere Schublade (Druck) spricht für einen vorderen oder hinteren Kreuzbandschaden.
Zu (A) und (B)
Meniskusschäden lassen sich mit dem Zeichen nach Böhler überprüfen. Hierbei treten Schmerzen bei der Adduktion im Kniegelenk auf, wenn der mediale Meniskus oder das laterale Seitenband geschädigt sind. Schmerzen bei Abduktion sind Hinweise auf einen lateralen Meniskusschaden oder Läsion des medialen Seitenbandes. Auch das erste Steinmann-Zeichen dient zur Unterscheidung von Innen- oder Außenmeniskusschaden. Hierbei führt die Rotation des Unterschenkels am gebeugten Knie bei Schäden des Außenmeniskus zu schmerzhafter Innenrotation, bei Schäden des Innenmeniskus zu schmerzhafter Außenrotation.
Zu (C)
Kniegelenkergüsse lassen sich an der Umfangszunahme in Verbindung mit der Schmerzhaftigkeit und mit dem Symptom der „tanzenden Patella" überprüfen.
Zu (E)
Bei Vorliegen von Patellaluxationen – meist habituell bedingt – kommt es mitunter schon bei ganz alltäglichen Bewegungen zur Luxation nach lateral, sehr selten nach medial. Die Kniescheibe ist neben dem lateralen Kondylus tastbar. Die Bewegung ist hierbei in leichter Beugung schmerzhaft gesperrt.

> F 89

Frage 2.205: Lösung B

Die Abduktion der Arme über 90 ° hinaus ist nur bei gleichzeitiger Außenrotation im Schultergelenk und Drehung des Schulterblatts möglich. Will man die Mitbewegung verhindern, muß das Schulterblatt manuell fixiert werden.
Zur Neutral-Null-Methode siehe auch Kommentar zu Frage 2.201.

> H 89

Frage 2.206: Lösung B

Zu (B)
Den Umfang des Oberschenkels bestimmt man beim Erwachsenen 15 oder 20 cm oberhalb des medialen Kniegelenkspalts. Ein Meßpunkt 10 cm kaudal der Symphyse ist den Autoren nicht bekannt.
Zu (A), (C), (D) und (E)
Korrekt. Kann so gelernt werden.

3 Untersuchung des Kindes

> F 91

Frage 3.1: Lösung E

Sowohl Asthma bronchiale (1), das atopische Ekzem (2) (Neurodermitis) als auch der Heuschnupfen (3) gehören zum Formenkreis der atopischen Erkrankungen, die aus einer Bereitschaft bestehen, gegen Substanzen aus der natürlichen Umwelt mit einer antikörpervermittelten Überempfindlichkeit zu reagieren. Zu diesen Umweltstoffen gehören Gräserpollen, Sporen, Hausstaub, Nahrungsmittel u. a. m. Diese Reaktionsbereitschaft scheint genetisch bedingt zu sein und ist bei etwa 10% der Bevölkerung anzutreffen. So ist bei Kindern, bei denen der Verdacht auf eine atopische Erkrankung besteht, besonderes Augenmerk der Familienanamnese zu schenken.

> H 91

Frage 3.2: Lösung E

Zu (1)
Durch Alkoholabusus der Mutter während der Schwangerschaft kann es zur Embryofetopathia alcoholica kommen. Die kindliche Schädigung macht sich in einer intrauterinen und postnatalen Wachstumsretardierung, Mikroenzephalie, statomotorischer und geistiger Retardierung und kraniofazialer Dysmorphie bemerkbar. Des weiteren findet man häufig Herzfehler, Gelenkanomalien und andere Fehlbildungen an Skelett und inneren Organen. Die geschätzte Häufigkeit liegt bei 1:1000 Neugeborenen.
Zu (2)
Die Infektion bei der Fetopathia syphilitica erfolgt durch die erkrankte Mutter diaplazentar ab dem 5. Schwangerschaftsmonat. Die Symptome der Säuglingssyphilis sind Pemphigus syphiliticus, Parrot-Furchen an den Händen, Koryza (eitriger Schnupfen), Leber- und Milzvergrößerungen und Anämie. Symptome der Spätsyphilis im Schulkindalter bilden die Hutchinson-Trias: Innenohrschwerhörigkeit, Keratitis und Tonnenzähne.
Zu (3)
Methotrexat, chemisch ein Derivat der Folsäure, ist ein Hemmstoff des Enzyms Folsäurereduktase, wodurch eine Blockierung aller folsäureabhängigen Reaktionen zustande kommt. Die bevorzugte klinische Anwendung findet sich bei Leukämien und anderen malignen Prozessen. In der Schwangerschaft ist es selbstverständlich obsolet.

> H 86

Frage 3.3: Lösung E

Eine genaue Ernährungsanamnese ist bei allen Säuglingen und Kleinkindern bis zum Alter von 2 Jahren zu erheben.

Hierbei ist nach der Art der Nahrung (Vollstillung, Teilstillung, Breie, Kuhmilchpräparate) (1), nach der Menge der Nahrung (Kalorienzahl, Protein-, Fettsäuren-, Vitamin- und Mineralstoffzusammensetzung) (2), nach der Häufigkeit der verabreichten Mahlzeiten (5–6 Mahlzeiten gleichmäßig über 24 h verteilt in den ersten Lebensmonaten, 4 Mahlzeiten nach Umstellung auf Breikost usw.) (3) und nach der Gewichtszunahme seit der Geburt (Verdopplung des Geburtsgewichtes innerhalb der ersten 4–5 Monate, Verdreifachung nach 12 Monaten, Vervierfachung nach 30 Monaten) zu fragen (4). Weiterhin sollte nach Nahrungsunverträglichkeiten, besonderen Eßgewohnheiten und den Rachitis-(Vit. D_3)- und Fluorkaries-Prophylaxen gefragt werden.

> F 88

Frage 3.4: Lösung E

Zur Beurteilung der motorischen, neurologischen und intellektuellen Entwicklung eines Neugeborenen ist es wichtig, die Schwangerschafts- und Geburtsanamnese zu erfragen. Ein Frühgeborenes mit einem Gestationsalter (Schwangerschaftsalter) von beispielsweise nur 28 Wochen ist mit einem reifen Neugeborenen aus der 40. Schwangerschaftswoche nicht auf dem gleichen Entwicklungsstand. Die Organe sind zu diesem frühen Zeitpunkt zwar alle bereits angelegt, aber noch nicht für eine extrauterine Funktion befähigt.

H 84
Frage 3.5: Lösung E

Zu (E)
Normalerweise beginnen Kleinkinder zwischen dem 12. und 18. Lebensmonat mit dem Laufen. Es ist also völlig normal, daß ein 10 Monate alter Junge noch nicht frei läuft. Die anderen unter (A) – (D) angebotenen Möglichkeiten sollten aber mit 10 Monaten schon beherrscht werden:
Greifen: im Rahmen des Greifreflexes von den ersten Lebenstagen an.
Drehung: vom Rücken auf den Bauch nach ca. 4–5 Monaten.
Sitzen: nach 6 Monaten.
Krabbeln: mit 9 Monaten.

F 86
Frage 3.6: Lösung D

Zu (1)
Die Vorsorgeuntersuchungen bei Kindern beginnen mit der U_1-Untersuchung unmittelbar nach der Geburt und enden im Alter von 3 1/2 bis 4 Jahren mit der U_8-Untersuchung.
Zu (2) und (3)
Durch diese Untersuchungen sollen Krankheiten im Vor- und Frühstadium erkannt und wirksam behandelt werden. Hierbei ist die motorische, neurologische und intellektuelle Entwicklung zu beurteilen.

H 87
Frage 3.7: Lösung E

Im Rahmen der Vorsorgeuntersuchungen für Kinder U_3 bis U_8 werden Kriterien der motorischen, sprachlichen (1) und sozialen (3) Entwicklung sowie das altersentsprechende Spielverhalten als Indikator der geistigen Entwicklung (2) überprüft. Dabei findet das Prinzip der „unteren Norm" Anwendung; definitionsgemäß liegen mindestens 90% der Kinder gleicher Altersstufe innerhalb dieser Norm. Aus praktischen und methodischen Gründen enden die Vorsorgeuntersuchungen im Alter von 5 Jahren mit der U_8 (vgl. auch Kurzlehrbuch Pädiatrie, herausgegeben von Karl-Heinz Niessen, edition medizin 1987, Tabellen 1.4 bis 1.7)

F 83
Frage 3.8: Lösung E

Die Vorsorgeuntersuchungen bei Kindern beginnen mit der U_1 unmittelbar nach der Geburt und enden mit der U_8-Untersuchung im Alter von 3 1/2 bis 4 Jahren. Bei der U_1 wird der sogenannte APGAR-Index überprüft, bei dem die Herzfrequenz, die Hautfarbe, die Reflexe, der Muskeltonus und die Atmung nach einem speziellen Punkteschema bewertet werden. Die U_2-Vorsorgeuntersuchung erfolgt zwischen dem 3. und 10. Lebenstag. Hierbei wird neben der motorischen, neurologischen und psychischen Untersuchung auch der Mekoniumtest zur Suche nach Mukoviszidose und der Guthrie-Test durchgeführt. Letzterer dient der Aufdeckung von Phenylketonurie, Homozystinurie, Ahornsirupkrankheit, Hypo- oder Athyreose oder Galaktosämie.

F 88
Frage 3.9: Lösung A

Zu (A)
Die Vorsorgeuntersuchung U_7 soll zwischen dem 21. und 24. Lebensmonat durchgeführt werden. In diesem Alter sollte ein Kleinkind sicheres, freies Laufen mit Beugung von Fuß- und Kniegelenken und stufenweises Treppensteigen beherrschen. Das freie Laufen mit starker Extension der Beine sollte schon im Alter von 15–18 Lebensmonaten ausgeführt werden können.
Zu (B)
Bis zum 2. Lebensjahr sollte ein Kind fähig sein, Zwei- und Dreiwortsätze zu bilden und mindestens 20 Wörter sinngemäß zu gebrauchen.
Zu (C)
Das Bilden von einfachen Zwei- und Dreiwortsätzen kann auch als „Stammeln" interpretiert werden. Aber auch viele Erwachsene „stammeln" anläßlich einer ärztlichen Untersuchung.
Zu (D)
Es ist nicht als pathologischer Befund zu bewerten, wenn ein Kind z. B. aus Angst vor der Untersuchung keinen emotionalen Kontakt mit dem Arzt aufnimmt.
Zu (E)
Im Alter von 3 Jahren sollte ein Kind beginnen, Körperteile zu benennen, aber erst mit 4 oder 5 Jahren kann man damit rechnen, daß es rechts und links unterscheiden kann.

H 88
Frage 3.10: Lösung C

Schon im 6. bis 8. Lebensmonat können die meisten Kinder frei sitzen und ihr Gleichgewicht dabei gut halten. Zwischen dem 9. bis 11. Monat versuchen die Kinder sich zum Stehen hochzuziehen und gehen mit Unterstützung also an der Hand.
Der Greifreflex, der schon ab den ersten Lebenstagen durch Bestreichen der Hand- bzw. Fußflächen auslösbar ist, erlöscht nach dem 5. bzw. 12. Lebensmonat.

F 89
Frage 3.11: Lösung E

Zu (1)
Hinhören und Hinsehen sollten schon mit dem 2. Lebensmonat als Zeichen der Kontaktaufnahme mit der Umwelt erkennbar sein.

Zu (2) und (3)
Ein Tremor (Zittern) ebenso wie ein konstanter Opistotonus als Zeichen einer meningealen Reizerscheinung sind selbstverständlich Befunde, die einer raschen Abklärung bedürfen.
Zu (4)
Ausschließlich asymmetrisch ablaufende Bewegungsmuster sprechen für eine neurologisch-motorische Schädigung des Kindes. Physiologisch sollte man den Moro-, den Halsstell- und den Landau-Reflex finden.

H 84
Frage 3.12: Lösung D

Die Inspektion der Mund- und Rachenhöhle des Säuglings sollte am Ende der Untersuchung durchgeführt werden, da sie besonders diffizil sein kann, vom Säugling meist als unangenehm empfunden wird, daher Unruhe auslöst und eine weitere Untersuchung oft unmöglich macht.

F 88
Frage 3.13: Lösung D

Zu (D)
Die starke Lendenlordose (= Hohlkreuz) des hier abgebildeten Jungen läßt den sonst normal gebildeten Bauch nach vorne treten. Neben dem Hohlkreuz, das das Becken nach vorn kippt, erkennt man auch eine vermehrte Brustkyphose, die den Rundrücken entstehen läßt. Dadurch stehen die Schulterblätter anscheinend nach hinten ab. Das Hohlkreuz wie der Rundrücken gelten als Formfehler der Wirbelsäule. Durch den verlagerten Schwerpunkt kommt es zu Statikstörungen; Ermüdungserscheinungen der Muskulatur verursachen Rückenschmerzen.

F 88
Frage 3.14: Lösung D

Zu (D)
Ein Klaffen der Schädelnähte weist auf eine intrakranielle Drucksteigerung hin. Die Pfeilnaht (= Sagittalnaht), die durch die Ossa parietalia gebildet wird, ist in den ersten Lebenstagen höchstens noch 2 mm breit.
Zu (A)
Perzentilenkurven sind Prozentkurven, mit denen sich der Wachstumsverlauf besser beurteilen und die Variationsbreite, die zwischen 3. und 97. Perzentile liegt, genau festlegen läßt. Ein Kopfumfang im Bereich der 90. Perzentile bei einem entsprechend großen Kind ist völlig normal.
Zu (B)
Die große Fontanelle, rhombusförmig zwischen Stirn- und Scheitelbein gelegen, ist während des 1. Lebensjahrs weit offen (z. B. 2,5 x 2,5 cm) und schließt sich im Normalfall zwischen dem 15. und 18. Monat.

Zu (C)
Der Tonus der Muskulatur ist beim Neugeborenen im Vergleich zum älteren Säugling erhöht. Allein von einer Hypertonie der Beinmuskulatur auf eine intrakranielle Drucksteigerung zu schließen, ist nicht zulässig.
Zu (E)
Eine Steigerung der Muskeleigenreflexe kann nur im Vergleich mit der kontralateralen Seite diagnostiziert werden. Das Reflexniveau der Muskeleigenreflexe ist auch beim Erwachsenen keine feste Größe, es ist abhängig von Befindlichkeit, Tageszeit, Alter usw.

F 85
Frage 3.15: Lösung D

Die große Fontanelle, rhombusförmig zwischen Stirn- und Scheitelbein gelgen, ist während des ersten Lebensjahres weit offen (z. B. 2,5 x 2,5cm) und schließt sich im Normalfall zwischen dem 15. und 18. Lebensmonat. Eine offene große Fontanelle hat aber bis zum Ende des zweiten Lebensjahres noch keinen pathologischen Wert.
Der intrakranielle Druck ist beim schreienden Säugling, aber auch bei Entzündungen oder Raumforderungen des ZNS erhöht, weswegen sich die Fontanelle vorwölben kann.

H 82
Frage 3.16: Lösung B

Die Rachitis beruht in den meisten Fällen auf einem Vitamin-D-Mangel, der durch Störungen des Kalzium- und Phosphatstoffwechsels zu Knochendeformierungen führt. Der Erkrankungsgipfel liegt zwischen dem 3. und 8. Lebensmonat. Typische knöcherne Veränderungen hierbei sind:
Kraniotabes: Die Kopfkalotte bleibt weich und eindrückbar. Die Fontanellen schließen sich erst spät. Der Expansionsdruck des Gehirns führt zu Kopfverformungen.
Rosenkranz: Die Verknöcherungsstörung führt zu kugeligen Auftreibungen der Rippen an den Knochen-Knorpel-Grenzen.
Sitzbuckel: Die gering mineralisierten Wirbelkörper werden durch Körperlast defomiert.
Harrison-Furche: Eine glockenförmige Thoraxdeformierung mit beidseitigen Einsenkungen in Zwerchfellhöhe.
Beindeformierungen: Vorherrschend ist die Varuskomponente.

H 86   H 89
Frage 3.17: Lösung C

Zu (C)
Die dreieckige kleine Fontanelle, die zwischen Scheitelbein und Hinterhauptsbein gelegen ist, sollte spätestens zur 6. Lebenswoche geschlossen sein.

Zu (A)
Die Schädelnähte dürfen in den ersten Lebenswochen höchstens geringfügig klaffen. Sie lassen sich gut palpieren und schließen sich zwischen 5. und 6. Monat.
Zu (B)
Die dreieckige Hinterhauptfontanelle, auch kleine Fontanelle genannt, liegt zwischen Scheitelbein und Hinterhauptsbein.
Zu (D)
Die rhombusförmige große Fontanelle, die zwischen Stirn- und Scheitelbein gelegen ist, verbleibt während des 1. Lebensjahres offen und schließt sich gewöhnlich spätestens im 2. Lebensjahr.
Zu (E)
Die vorderen (Fonticulus sphenoidalis) und hinteren (Fonticulus mastoideus) Seitenfontanellen schließen sich normalerweise kurz nach der Geburt, die große (vordere) Fontanelle bis spätestens zum 2. Lebensjahr.

F 83   H 88
Frage 3.18: Lösung E

Zu (E)
Bei der manuellen Instabilitätsprüfung (Ortolani-Zeichen) wird bei rechtwinklig gebeugtem Knie- und Hüftgelenk der Oberschenkel des Kindes umfaßt, außenrotiert und abduziert. Kommt es zu einem Schnappen oder Klicken im Hüftgelenk, liegt eine Luxation vor; das Ortolani-Zeichen ist positiv.
Zu (A)
Die Röntgendiagnostik liefert neben der klinischen Untersuchung wichtige Hinweise bei Verdacht auf Hüftgelenksdysplasie, allerdings erst bei Kindern über 4 Monaten. Vor diesem Zeitpunkt ist die Hüfte noch nicht knöchern durchgebaut. Eine Ultraschalluntersuchung zur Beurteilung von bindegewebig präformierten Hüftkonturen ist in der ersten Lebenswoche zu empfehlen, da eine Therapie möglichst umgehend eingeleitet werden sollte.
Zu (B)
Die Roser-Nélaton-Linie ist eine Verbindungslinie zwischen Spina iliaca ventralis und Tuber ossis ischii. Bei normaler Stellung des Femurs liegt in dieser Verbindungslinie bei gebeugtem Hüftgelenk der Trochanter major.
Zu (C)
Eine Abspreizhemmung des Hüftgelenks ist unsicherer Hinweis auf eine Hüftdysplasie – eine **Ab**duktionshemmung. Zu einer **Ad**duktionskontraktur kommt es beispielsweise bei Skoliosen.
Zu (D)
Bei Überprüfung des Ortolani-Zeichens zum Ausschluß einer Hüftdysplasie wird der Oberschenkel des Kindes nach außen rotiert und abduziert, was physiologisch beides gut möglich und nicht vermindert ist.

H 83
Frage 3.19: Lösung A

Bei der frühkindlichen Hüftdysplasie handelt es sich um eine erbliche Entwicklungsstörung (3) der Hüftpfanne. Das weibliche Geschlecht ist mit ca. 5:1 häufiger betroffen als das männliche. Als unsicheres Zeichen für Hüftdysplasie gelten neben dem einseitigen Verstrichensein der Inguinalfalten auch Verstrichensein oder Asymmetrie der Gesäßfalten (2). Diagnostisch größere Bedeutung haben die Überprüfung des Ortonali-Zeichens, die Röntgenuntersuchung und in jüngerer Zeit vorrangig die Sonographie der Hüfte. Schwellung, Rötung und Schmerzhaftigkeit (1) und (4) deuten eher auf ein akut entzündliches Geschehen hin.

F 89
Frage 3.20: Lösung A

Zu (A) und (B)
Im frühen Säuglingsalter findet sich eine physiologische Varusstellung (O-Beine) und Innenrotation der unteren Extremitäten. Dies ist ein physiologischer Befund, der sich zum Zeitpunkt des Stehenlernens mit dem weiteren Wachstum verliert. Die Beine sollten im 2. Lebensjahr eine weitgehend gerade Beinachse erreichen. Dieser Prozeß setzt sich fort, so daß die Kinder im Alter von 3–5 Jahren eine physiologische X-Beinstellung (Genu valgum) aufweisen. Sowohl die anfängliche O-Beinstellung als auch die spätere X-Beinstellung gleichen sich spontan wieder aus. Im Alter von 6–7 Jahren wird die normale Beinachse erreicht.
Zu (C)
Eine Überstreckbarkeit im Kniegelenk, so daß Oberschenkel und Unterschenkel einen nach vorne offenen Winkel bilden, nennt man Genu recurvatum. Als Ursache kommen u. a. allgemeine Bänderdehnung, schlaffe Lähmungen, Gelenkkapseldehnung und Veränderungen der knöchernen Gelenkanteile in Frage.
Zu (D)
Nach vorne verdrehte Schienbeine (Anteversio tibiae) konnten wir nicht finden. Weiß jemand mehr? Wir bitten um Leserzuschriften ...
Zu (E)
Der Pschyrembel berichtet über Mikulicz-Klemmen, Mikulicz-Krankheit und Mikulicz-Tamponade, aber nicht über die Mikulicz-Linie. Dennoch muß der Student wissen, daß die Mikulicz-Linie eine durch die Mitte des Leistenbandes und das obere Sprunggelenk gedachte Linie ist – zur Beurteilung von Achsenabweichungen bei Genu varum bzw. Genu valgum. Die angloamerikanische Literatur beschreibt einen „Mikulicz-angle"; alles in allem ist das Abfragen solcher – schwierig recherchierbarer – Details geradezu unverschämt.

[H 86]
Frage 3.21: Lösung A

Zu (A)
Zu den unsicheren Hinweisen auf eine Dysplasie zählt unter anderem die Abspreizhemmung des erkrankten Hüftgelenks. Sie kommt durch eine Abduktionshemmung bei rechtwinklig gebeugtem Hüftgelenk zustande. Weitere Hinweiszeichen für eine Hüftgelenksdysplasie sind Beinlängendifferenz, verstrichene Inguinal- und Gesäßfalten und das Ortolani-Zeichen.
Zu (B)
Die angeborene Skoliose, auch Säuglingsskoliose genannt, ist eine seitlich verkrümmte Wirbelsäulenfehlstellung. Durch diese Wirbelsäulenfehlstellung kommt es neben Rippenbuckel und anderen Symptomen auch zu einer **Ad**duktionskontraktur der Hüfte. Die Abspreizhemmung des Hüftgelenks ist aber eine Abduktionshemmung.
Zu (C)
Der Tractus iliotibialis ist ein sehniger Verstärkungszug der Fascia lata, der vom Darmbeinkamm bis zur Tibia zieht. Bei einer Kontraktur (= Bewegungseinschränkung eines Gelenks) des Tractus iliotibialis wäre die Beugung des Hüftgelenks eingeschränkt.
Zu (D)
Ist die Lendenlordose verstärkt ausgeprägt, spricht man von einem Hohlkreuz. Dies kann ein begleitendes Symptom eines pyknischen Habitus, aber auch ein Formfehler der Wirbelsäule sein. Durch den verlagerten Schwerpunkt im Gleichgewicht kommt es zu Ermüdungserscheinungen der Muskulatur und damit verbundenen Rückenschmerzen.
Zu (E)
Angeborene Lumbalkyphosen (Kyphose = Rundrücken) sind Folge von Wirbelfehlbildungen und können im Lauf der Zeit zu Nervenläsionen (als Ausdruck einer Druckschädigung) bis hin zur Lähmung beider Beine (Paraplegie) führen.

[H 87]
Frage 3.22: Lösung D

Selbstverständlich liefert – neben der klinischen Untersuchung – die Röntgendiagnostik wichtige Hinweise bei Verdacht auf Hüftgelenksdysplasie bei Kindern über vier Monate. Betrachtet wird hier die Pfannendachdysplasie und der Antetorsionswinkel des Femur. Die zweite Aussage ist richtig, aber im Zusammenhang mit der ersten unerheblich, da der knöcherne Aufbau der Epiphyse bei der Hüftgelenksdysplasie zu vernachlässigen ist.
Vor dem vierten Monat empfiehlt sich die Ultraschalluntersuchung zur Beurteilung der weitgehend bindegewebig präformierten Hüftkonturen.

[F 88]
Frage 3.23: Lösung A

Zu (A)
Zur Überprüfung des Ortolani-Zeichens wird bei rechtwinklig gebeugtem Knie- und Hüftgelenk der Oberschenkel des Kindes so umfaßt, daß der Daumen des Untersuchers auf der Innenseite des Oberschenkels, die Fingerkuppen der anderen Finger auf dem Trochanter major zu liegen kommen. Wird nun nach außen rotiert und abduziert und es kommt zu einem Schnappen oder Klicken im Hüftgelenk, ist das Ortolani-Zeichen positiv.
Zu (B)
Ein unsicheres Hinweiszeichen für eine Hüftgelenksluxation ist das einseitige Verstrichensein der Inguinalfalten.
Zu (C)
Das gleiche gilt für den Vergleich der Glutealfalten.
Zu (D)
Auch eine Beinlängendifferenz kann Hinweis auf eine Hüftgelenksdysplasie sein.
Zu (E)
Eine Beinlängendifferenz als unsicheres Zeichen für eine Hüftgelenksdysplasie kann in Rückenlage bei rechtwinkliger Hüft- und Kniegelenksbewegung unter Prüfung des Patellastandes überprüft werden.

[F 92]
Frage 3.24: Lösung A

Die kongenitale Hüftgelenksdysplasie kommt bei Mädchen 6mal häufiger vor als bei Jungen und ist in 40% der Fälle doppelseitig. Es kommt zu einer Steilstellung mit vermehrter Antetorsion des Schenkelhalses, sekundär zu Fehlwachstum und Umbaustörungen des Schenkelkopfes und Insuffizienz der Adduktoren durch Verkürzung. Des weiteren können sich Subluxationen und vollständige Luxationen sowie frühzeitige Koxarthrose bilden. Eine Untersuchung des Neugeborenen auf kongenitale Hüftgelenksdysplasie wird routinemäßig durchgeführt und kann anhand der sicheren Hinweiszeichen (leere Hüftpfanne, Hochstand des Trochanter major, Adduktorendelle, seitliche Verlagerung des Hüftkopfes, Hilgenreimer-Zeichen, Gissement) diagnostiziert werden. Die Therapie besteht bei alleiniger Hüftgelenksdysplasie in einer Spreizhosenbehandlung. Wurde die Diagnose im ersten Trimenon gestellt, genügt eine 2- bis 3monatige Behandlung; bei älteren Säuglingen dauert sie länger.

[F 90]
Frage 3.25: Lösung C

Eine in verschiedenen Formen schon gestellte Frage! Zu den unsicheren Zeichen einer Hüftgelenksdysplasie zählen das Verstrichensein der Gluteal- und Inguinalfalten, die Beinlängendifferenz und das Ortolani-Zeichen. Des weiteren findet sich eine Adduktionskontraktur; eine Abduktionskontraktur kann z. B. bei einer Skoliose auftreten. Die sonographische Abklärung einer Hüftgelenksdysplasie hat in letzter Zeit einen hohen Stellenwert eingenommen, da eine Beurteilung schon gleich nach der Geburt möglich ist; sie wird in manchen Kliniken routinemäßig durchgeführt. Radiologisch kann man das Hüftgelenk erst nach dem 4. Lebensmonat beurteilen.

F 84
Frage 3.26: Lösung E

Zusätzlich zu den unter (1) bis (5) angegebenen Komponenten sollte man noch nach der Atemverschieblichkeit des Geräusches fahnden.

H 88
Frage 3.27: Lösung C

Die Atemfrequenz eines Neugeborenen liegt bei 40–60/Minute, am Ende des ersten Lebensjahres bei 30–40/Minute und bei einem sechsjährigen Kind bei 20–24/Minute. Mit 10 bis 12 Jahren atmet das Kind etwa so schnell – oder so langsam – wie ein Erwachsener (12–18/Minute).

F 89
Frage 3.28: Lösung E

Als Kyphose bezeichnet man die sagittale Ausbiegung der Wirbelsäule nach hinten, die physiologisch in der Brustwirbelsäule angedeutet ist. Sie ist krankhaft, wenn sie über das Maß der physiologischen Schwingung deutlich hinausgeht und bei Aufrichtung nicht ausgeglichen werden kann. Pathologische Kyphosen sind in ihrem Ausmaß abhängig von der Ursache, von seltenen angeborenen Kyphosen bis zum senilen Altersrundrücken.

H 82
Frage 3.29: Lösung E

Die Milz ist auch beim Säugling, sofern dieser gesund ist, nicht palpabel. Das Diaphragma steht in der Regel höher als beim Erwachsenen, da der Säugling überwiegend die Bauchatmung betreibt. Die thorakale Atmung kommt erst langsam gegen Ende des ersten Lebensjahres hinzu.

F 86
Frage 3.30: Lösung E

Zu (1)
Bei älteren Säuglingen und Kleinkindern sind Verlegung der Nasenatmung durch Einführen von Nahrungsmitteln (Erdnüsse), kleineren Spielzeugen und Haushaltsgegenständen in die Nase nicht selten. Bei Aspiration kann es zu einer Erstickungssymptomatik mit Stridor, Dyspnoe und Zyanose kommen.
Zu (2)
Eine Septumderivation – eine Abweichung der Nasenscheidewand von der Medianebene – bedingt neben einer behinderten Nasenatmung auch chronische Rhinitiden und Nebenhöhlenaffektionen.
Zu (3)
Eine Hyperplasie der Rachenmandel, die im Alter von 3–4 Jahren ihre maximale Größe aufweist, führt zur Umlegung des Nasenatmens. Die daraus resultierende Mundatmung kann zu Trinkstörungen, Schlafstörungen und Behinderung der Nahrungsaufnahme (allgemeine Gedeihstörungen) führen.

F 87
Frage 3.31: Lösung E

Zu (E)
Ein Neugeborenes hat eine Atemfrequenz von 40–60/min, ein Kind am Ende des 1. Lebensjahrs eine Frequenz von 30–40/min. Durch die Horizontalstellung der Rippen ist der Thorax in Inspirationsstellung, so überwiegt beim Säugling die diaphragmale Atmung (Bauchatmung). Mit Beginn des Schulalters überwiegt dann die thorakale Atmung.

H 87
Frage 3.32: Lösung E

Zu (1)
Die Atemfrequenz ist beim Neugeborenen 40–60/min, im 2. Lebensjahr 24–30/min und entspricht mit 10 bis 12 Jahren mit 18/min der des Erwachsenen.
Zu (2)
Die Körpertemperatur, die sich in den ersten 4 Monaten noch auf Normalwerte einpendeln muß, hat ebenfalls Einfluß auf die Atemfrequenz. So hat man etwa bei Fieber einen Anstieg der Atemfrequenz.
Zu (3)
Ein aufgeregtes oder körperlich sehr aktives Kind steigt mit der Atemfrequenz an. Diese psychogene oder belastungsbedingte Hyperventilation findet sich ja bekanntlich auch noch im späteren Lebensalter, etwa während medizinischer Staatsexamen.

H 85
Frage 3.33: Lösung D

Durch Bildung einer Hautfalte und nachfolgendes Verstreichenlassen derselben am Bauch eines Säuglings kann der Untersucher die Ausbildung des Unterhautfettgewebes (1) zur Beurteilung des Ernährungszustandes prüfen. Weiterhin kann der Turgor (2) und damit der Hydrationszustand überprüft werden.

Bleibt die Hautfalte stehen und verstreicht nicht, spricht dies für eine Exsikkose des Kindes. Ebenso erhält der Untersucher Aufschluß über die Elastizität der Haut des Kindes (4). Der Muskeltonus läßt sich durch Bildung einer Hautfalte nicht überprüfen (3).

F 83
Frage 3.34: Lösung E

Durch Einblutung in den M. sternocleidomastoideus als geburtstraumatische Schädigung – aber auch endogen oder durch spätere Verletzungen – kann es zu einer narbigen Muskelverkürzung und dadurch zu einem Schiefhals kommen. Der Kopf wird dann zu der betroffenen Seite geneigt und zur Gegenseite gedreht; Bewegungen in die gegenläufige Richtung sind limitiert. Es entsteht zudem eine Asymmetrie des Schädels und des Gesichts (Gesichtsskoliose). Auch der Hals geht in eine skoliotische Fehlhaltung über, was später zu einer echten S-förmigen Skoliose der ganzen Wirbelsäule führen kann. Meist ist eine operative Therapie notwendig.

F 87
Frage 3.35: Lösung E

Beim wachen Neugeborenen und Säugling bis zum 1. Lebensmonat findet man hauptsächlich ungerichtete Massenbewegungen, ein Beugetonus in Rückenlage überwiegt. Der Muskeltonus Neugeborener ist im Vergleich zu älteren Säuglingen erhöht. Bei der körperlichen Untersuchung eines Säuglings wird neben den physiologischen Neugeborenenreflexen auch immer der Muskeltonus überprüft. Im Vergleich zu gesunden Kindern kann dann festgestellt werden, ob eine Hypo- oder Hypertonie der Muskulatur vorliegt.

H 85
Frage 3.36: Die Aufgabe wurde allen Teilnehmern als zutreffend beantwortet gewertet.

Zu (1)
Beim Klumpfuß (Pes equinovarus) befindet sich der Fuß in Spitzfuß- und Supinations(Varus-)stellung. Ein Pes equinovarus ist mit 95% die häufigste aller kongenitalen Fußmißbildungen. Die Behandlung muß schon in den ersten Lebenstagen beginnen und setzt sich aus Redressionsverbänden und späterem Anlegen von Gips zusammen.
Zu (2)
Die Ösophagusatresie, bei der die Speiseröhre auf einer mehr oder weniger langen Strecke fehlt oder nur als fibrinöser Strang angelegt ist, gehört zu den häufigeren kongenitalen Fehlbildungen. Die operative Korrektur baldmöglichst nach Diagnosestellung ist die Behandlungsmaßnahme der Wahl.

Zu (3)
Auch die Analatresie muß operativ korrigiert werden. Als Zeitpunkt wird hier der 1. bis 2. Lebensmonat des Säuglings gewählt.
Wegen der Schwammigkeit der Begriffe „sofort" und „baldig" mußte diese Frage wohl aus der Wertung genommen werden.

H 82
Frage 3.37: Lösung E

Bei der Untersuchung des Säuglings sollte man immer auch den Schädel auf geburtstraumatische Schädigungen untersuchen, da es hierdurch zu Geburtsgeschwulsten, Kephalhämatomen oder Fazialisparesen kommen kann (1). Auch die Schädelnähte und die Fontanellen sollten im Hinblick auf intrakranielle Drucksteigerungen inspiziert werden. Die Halsmuskulatur kann ebenfalls geburtstraumatisch geschädigt worden sein und dann einen Schiefhals bedingen (2). Die Wirbelsäule kann vielfältige Mißbildungen wie Skoliosen, Kyphosen oder Spaltbildungen aufzeigen (3). Der Thorax kann – was zwar sehr selten geworden ist – rachitische Zeichen aufweisen oder in Form von Glockenthorax oder Hühnerbrust deformiert sein (4). Die Hüftgelenke sind, wie schon mehrfach erwähnt, auf Dysplasiezeichen zu untersuchen (5). Im übrigen sollte natürlich auch das komplette Skelettsystem überprüft werden. Besonders ist an Klumpfüße zu denken, da diese einer unmittelbaren Therapie zugeführt werden sollten.

H 82
Frage 3.38: Lösung E

Die Frage beantwortet sich eigentlich von selbst. Keiner dieser Punkte sollte bei der Untersuchung eines Säuglings ausgelassen werden.

H 85
Frage 3.39: Lösung E

Zu (1)
Zu den von den ersten Lebenstagen an auslösbaren Reflexen gehört der Schreit-, der Moro- und der Fußgreifreflex.
Der Schreitreflex wird ausgelöst, indem man den Säugling in senkrechter Haltung die Unterlage berühren läßt: er führt dann mit den Füßen Schreitbewegungen aus. Der Schreitreflex verliert sich gegen Ende des 1. Monats.
Zu (2)
Der Moro-Umklammerungsreflex wird durch plötzliche Dorsalflexion des Halses, Senken des Kopfes bei in Rückenlage gehaltenem Kind oder durch plötzliche laute Geräusche ausgelöst. Es kommt zu Umklammerungsbewegungen der Arme bei gespreizten Fingern des Säuglings. Der Moro-Reflex erlischt im Alter von 3 bis 4 Monaten.

Zu (3)
Greifreflexe an Händen und Füßen werden durch Bestreichen der Handinnenflächen bzw. Druck auf die Zehenballen ausgelöst. Die Greifreflexe verlieren sich mit 5 bis 12 Monaten.

F 85
Frage 3.40: Lösung E

Der Moro-Reflex kann auch durch plötzliche Erschütterungen ausgelöst werden, die nicht vertikal erzeugt werden müssen. Bis zum fünften Monat ist er als physiologisch zu werten.

F 88
Frage 3.41: Lösung C

Zu (C)
Der Landau-Reflex findet sich beim Neugeborenen noch nicht. Erst vom 3. bis 9. Monat an läßt sich ein reflektorisches Kopfheben und Drehbiegen des Rückens bei Schweben in Bauchlage mit Unterstützung des Thorax auslösen.
Zu (A)
Wird der Säugling in senkrechter Haltung mit den Fußsohlen an den Untersuchungstisch herangebracht, so werden Schreitbewegungen ausgeführt. Dieses Schreitphänomen ist ein typischer Neugeborenenreflex, der in den ersten Lebenswochen wieder verschwindet und nichts mit den endgültigen Gehbewegungen zu tun hat.
Zu (B)
Die primäre Stehbereitschaft (Stützreaktion), die das IMPP hier angibt, gehört wohl zu dem Symptomenkreis des Schreitphänomens (siehe A).
Zu (D)
Beim Bestreichen des Rückens neben der Wirbelsäule kommt es beim Galant-Reflex zu einer ipsilateralen Seitkrümmung.
Zu (E)
Der orale Suchreflex findet sich bereits am ersten Lebenstag. Das Bestreichen der perioralen Gegend löst eine Suchreaktion aus. Berührt man die Lippen, kommt es zu Saugbewegungen. Nach etwa 6 Monaten sollte sich der orale Suchreflex verlieren.

F 84
Frage 3.42: Lösung E

Alle angegebenen Reflexe sind beim dreimonatigen Säugling normalerweise noch auslösbar; der Babinski- (A) erlischt nach etwa einem Jahr, der Saugreflex im 4. Monat (B), der Greifreflex im zweiten Lebenshalbjahr (C) und der Moro-Reflex nach etwa 5 Monaten (D).

H 87
Frage 3.43: Lösung E

Zu (1)
Mit 3 Monaten wird der Labyrinthstellreflex positiv, dadurch kann der Kopf senkrecht gehalten werden, die Kopfkontrolle beginnt.
Zu (2)
Myoklonien sind nichtrhythmische Zuckungen, die plötzlich in einzelnen oder mehreren Muskelgruppen auftreten und vornehmlich beim Übergang vom Wachzustand zum Schlaf vorkommen. Sie können aber auch durch hypoxische zerebrale Schädigungen bedingt sein und sind dann als unspezifische extrapyramidale Symptome anzusehen.
Zu (3)
Ab dem 3. Lebensmonat kann die Sehkraft gezielt eingesetzt werden. Zeitweise auftretender Strabismus, besonders bei Müdigkeit, ist nicht pathologisch. Bleibt das Schielen aber konstant, sollte das Kind einem Augenarzt vorgestellt werden. Ursachen für Strabismus können neben Visusschwäche (Hyperopie) auch Muskelerkrankungen und ZNS-Schäden sein.
Zu (4)
Ein 7 Monate alter Säugling sollte frei oder mit Unterstützung sitzen können und sich in Bauchlage durch Drehen, Kriechen, Rollen und Robben frei bewegen können. Stereotypien der Körperhaltung sind schon ab dem 1. Lebensmonat verdächtig.

F 86
Frage 3.44: Lösung E

Zu (1)
Der akustische Blinzelreflex, auch Auropalpebralreflex genannt, wird durch plötzliche laute Geräusche ausgelöst. Der Säugling reagiert bei normalem Hörvermögen mit Schreien, Blinzeln und Massenbewegungen.
Zu (2)
Weiterhin kann man prüfen, ob der Säugling einem gegebenen akustischen Reiz lauscht (Aufmerksamkeitssteigerung). Eine akustische Zuwendungsreaktion tritt in der Regel aber erst mit dem 3. Lebensmonat ein.
Zu (3)
Der Moro- oder Umklammerungsreflex kann durch Dorsalflexion des Halses, plötzliche laute Geräusche oder Senken des Kopfes bei Rückenlage ausgelöst werden. Es kommt zu Umklammerungsbewegungen der Arme.

H 89
Frage 3.45: Lösung E

Unseres Erachtens eine unzumutbare Frage. Wir gewähren Einblick in die offiziellen Statistiken: A: 40%,

B: 6%, C: 13%, D: 26%, E: 16%. So entschieden sich die Teilnehmer der Prüfung im Herbst 1989.
Umfangreiches Wälzen von Fachliteratur seitens der Autoren förderte lediglich zutage, daß sich für beide Aussagen kein Anhalt finden läßt. Warum sollten auch die Muskeleigenreflexe im Schlaf verstärkt sein? Der REM-Schlaf geht mit einer erhöhten zentralen Aktivität einher (rapid eye movement), daß es hierbei nicht zu gesteigertem Muskeltonus kommt, welcher Medizinstudent im ersten Staatsexamen soll das wissen? Und dann auch noch speziell beim Neugeborenen? Es ist nicht zu fassen!

H 89
Frage 3.46: Lösung B

Der Zorn über die vorstehende Frage verraucht allmählich, wir können uns einer sinnvolleren Aufgabenstellung zuwenden.
Zu (1)
Zumindest ansatzweise sollte beim gesunden Kind die Kopfkontrolle vorliegen; ab dem 4. bis 5. Monat ist sie physiologischerweise möglich.
Zu (2)
Alarm! Hemiparesen oder einseitige Bewegungsarmut sind sicherlich als pathologisch anzusehen und sollten eine rasche pädiatrische Konsultation zur Folge haben. Ein Verdacht auf ischämische Schädigung von Marklager oder Hirnrinde muß abgeklärt werden.
Zu (3)
Zur Auslösung des Galant-Reflexes hält man den Säugling mit einer Hand in Bauchlage in der Schwebe und bestreicht das Rückgrat etwa in Höhe der Nieren. Die eintretende Wirbelsäulenkrümmung und Beckenwendung erlischt gewöhnlich um den 9. Monat herum.

H 86
Frage 3.47: Lösung C

Zu (C)
Bei einem reifen Neugeborenen dienen als Hinweis für zerebrale Schäden beispielsweise muskuläre Hypo- oder Hypertonie (1), eventuell Opisthotonus, Übererregbarkeit, schrilles Schreien oder Krämpfe. Auch ein Fehlen der gewöhnlich vom 1. Lebenstag an vorhandenen Reflexe wie Such-, Schluck- und Saugreflex (3) lassen eine zerebrale Schädigung vermuten. Ein gesundes reifes Neugeborenes ist rosig, zeigt lebhafte Reaktionen und eine gute muskuläre Eigenaktivität. Der Babinski-Reflex (2) ist bis zum 2. Lebensjahr physiologisch.

F 87
Frage 3.48: Lösung C

Zu (1)
Vom 3. Monat an beginnt das Kind Gegenstände zu fixieren und beobachtet seine eigenen Handbewegungen. Ab dem 4. Monat ist die Kopfkontrolle so gut ausgeprägt, daß Augenbewegungen und Kopfbewegungen kombiniert werden können.
Zu (2)
Ein 4 Monate alter, gesunder Säugling zeigt beim Anblick (z. B. Gesicht der Mutter) oder der akustischen Zuwendung (z. B. Stimme der Mutter) bekannter Personen Wiedererkennungsreaktionen (Lächeln).
Zu (3)
Im 4.–5. Lebensmonat beginnt ein Kind unsicher nach vorgehaltenen Gegenständen zu greifen.
Zu (4)
Bei normaler Sprachentwicklung beginnt ein Kind im Alter von 3 bis 4 Monaten spontan Laute zu vokalisieren; mit 6 Monaten antwortet es vokalisierend, wenn es angesprochen wird. Danach werden Silbenketten (wawawa), Doppelsilben (mamam) und erst im Alter von 18 Monaten sinngemäße Wörter wie Mama, Papa und mindestens ein anderes Wort wiedergegeben.

F 90
Frage 3.49: Lösung E

Beim Neugeborenen und beim jungen Säugling überwiegen zwar hauptsächlich Stammhirnfunktionen mit Primitivreflexen wie Such-, Saug-, Schluckreflex, Licht- und Kornealreflex, Greifreflexe, Moro-Reflex usw.; die Muskeleigenreflexe lassen sich aber dennoch auslösen.

H 91
Frage 3.50: Lösung E

Die Motorik eines Neugeborenen besteht überwiegend in einem Beugetonus in Rückenlage und Beugehaltung der Extremitäten. Eine Kopfkontrolle kann noch nicht erfolgen. Im zweiten Monat findet man einen Übergang zur Streckhaltung und dem versuchsweisen Anheben des Kopfes in Bauchlage. Ab dem dritten Lebensmonat erfolgt die Kopfkontrolle. Im vierten und fünften Monat ist der Säugling fähig, sich in Bauchlage mit gestreckten Armen und Beinen aufzurichten. Freies Sitzen und beginnendes Kriechen und Krabbeln finden sich vom sechsten bis achten Monat. Der Säugling beginnt mit Krabbeln auf Händen und Knien (Vierfüßlergang), versucht sich dann zum Stehen hochzuziehen und kann mit Unterstützung gehen.
Die Beurteilung von Körpergewicht (A), Körperlänge (B), Sitzlänge (C) und Geschlecht (D) haben nichts mit der Beurteilung der motorischen Entwicklung zu tun, sondern sind Bezugsgrößen zur Beurteilung des Allgemeinzustandes und des Wachstumsverlaufes, die in Somatogrammen, sogenannten Perzentilenkurven, zusammengefaßt werden.

[F 85]
Frage 3.51: Lösung C

Perzentilenkurven sind Prozentkurven, mit denen sich der Wachstumsverlauf vergleichend beurteilen läßt. Den Perzentilenangaben liegen die Variationsbreiten der Größen- und Gewichtsentwicklungen zugrunde; sie berücksichtigen hierbei Alter und Geschlecht des Kindes.

[H 88]
Frage 3.52: Lösung E

Die Streubreite der individuellen somatischen Entwicklung eines Kindes wird auf sogenannten Perzentilenkurven festgehalten und liegt zwischen 3% und 97% im normalen Entwicklungsbereich. Siehe auch Kommentar zu Frage 3.51.

[F 89]
Frage 3.53: Lösung D

Auch das Reflexverhalten eines Säuglings zeigt seinen Reifezustand und seine neurologisch-motorische Entwicklung an. Frühgeborene brauchen in der Regel länger, um ihr durch das verkürzte Gestationsalter bedingte Defizit aufzuholen. Die Dauer dieser Aufholungsphase ist abhängig von der Tragezeit zum Geburtszeitpunkt und der postnatalen Entwicklung, die häufig mit Komplikationen einhergeht.

[F 90]
Frage 3.54: Lösung B

Perzentilenkurven sind Prozentkurven, mit denen sich der Wachstumsverlauf vergleichend beurteilen läßt, da die Perzentilenkurven die Variationsbreite der Größen- und Gewichtsentwicklung berücksichtigt. Liegt ein Kind auf einer bestimmten Perzentilenkurve, so haben der Prozentzahl entsprechend viele Kinder den gleichen oder einen geringeren Wert.

[H 90]
Frage 3.55: Lösung A

Im ersten Lebensjahr ist die Wachstumsgeschwindigkeit am größten, wobei die Wachstumsrate pro Monat von etwa 5 cm im ersten Quartal auf 3 cm pro Monat, dann auf 2 cm und 1 cm pro Monat in den folgenden Quartalen absinkt. Die absolute Größen- und Gewichtszunahme bleibt vom 3. bis zum 11. Lebensjahr annähernd gleich. Das Längenwachstum beträgt in diesem Zeitraum etwa 5 bis 7 cm pro Jahr. Vor der Pubertät setzt der 2. Wachstumsschub ein (Pubertätswachstumsspurt). Die Wachstumsgeschwindigkeit kann dann bei Jungen bis zu 10 cm pro Jahr und bei Mädchen bis zu 9 cm pro Jahr betragen. Mit dem Schluß der Wachstumsfugen (Epiphysenfugen) kommt das Längenwachstum des Kindes praktisch zum Stillstand. Das Erscheinen von Ossifikationszentren (Knochenkerne) in den Epiphysen der langen Röhrenknochen und in den Handwurzelknochen erfolgt in einer bestimmten Sequenz, die charakteristisch für das sogenannte Knochenalter ist. Das Längenwachstum kommt bei Mädchen mit etwa 16 Jahren und bei Jungen mit etwa 18 Jahren zum Stillstand.

[F 86]
Frage 3.56: Lösung C

Zu (C)
Im Alter von 12 Monaten hat sich die Körperlänge etwa um die Hälfte der Geburtskörperlänge vermehrt.
Zu (A)
Durch das stärkere Wachstum der kopfwärts gelegenen Körperteile in der Fetalperiode hat das Neugeborene einen relativ großen Kopf, einen langen Rumpf und kurze Beine. Die Kopfhöhe entspricht etwa einem Viertel der Gesamtkörperlänge.
Zu (B)
Der maximale frontookzipitale Kopfumfang beträgt beim Neugeborenen 34–37 cm und ist bei Jungen im Mittel 1 cm größer als bei Mädchen.
Zu (D)
Im Alter von 4 bis 5 Monaten hat sich das Körpergewicht in der Regel verdoppelt, mit 12 Monaten verdreifacht, mit 30 Monaten vervierfacht und mit 6 Jahren versechsfacht.
Zu (E)
Der maximale frontookzipitale Kopfumfang (nach der Geburt etwa 34–37 cm) beträgt im Alter von einem Jahr etwa 47 cm und hat damit schon 80% des Wertes bei Erwachsenen erreicht.

[H 90]
Frage 3.57: Lösung E

Zu (A)
Zwischen dem 9. und 11. Lebensmonat beginnen die meisten Säuglinge sich an festen Gegenständen hochzuziehen und mit Unterstützung zu gehen, von „sicher" kann hier allerdings noch keine Rede sein; außerdem findet sich eine große Varianzbreite.
Zu (B)
Bis zum 12. Lebensmonat lernt das Kiind den Werkzeuggebrauch, es kommt zum Spielen mit Gegenständen. Manche Kinder sind sogar so brav und legen ihre Spielsachen wieder zurück.
Zu (C)
Mit einem Vierteljahr sind das Os capitatum und das Os hamatum röntgenologisch sichtbar. Danach erscheint bei Mädchen die Radiusepiphyse mit ca. einem Jahr, bei Knaben etwa 3 Monate später.

Zu (E)
Der Durchbruch der ersten Milchzähne erfolgt im 5. bis 8. Lebensmonat. Normalerweise zeigen sich die unteren Schneidezähne zuerst, gefolgt von den oberen Schneidezähnen. Als letztes erscheinen die 2. Molaren im 20. bis 30. Lebensmonat.

F 89
Frage 3.58: Lösung E

Zu (1)
Bei normaler Sprachentwicklung beginnt ein Kind im Alter von 3 bis 4 Monaten spontan, Laute zu vokalisieren; mit 6 Monaten antwortet es vokalisierend, wenn es angesprochen wird. Danach werden Silbenketten, Doppelsilben und erst im Alter von 18 Monaten sinngemäße Worte gebildet.
Zu (2)
Im Alter von 10 bis 11 Monaten beginnen die Kinder, sich ohne fremde Hilfe zum Stehen aufzurichten. Ab dem 11. Monat ist das Gehen mit fremder Stützhilfe möglich. Die meisten Kinder laufen ab dem 15. Lebensmonat frei, wobei die Beine aber noch in starker Extension gehalten werden. Ab dem 2. Lebensjahr ist sicheres Laufen dann möglich.
Zu (3)
Die Körperlänge sollte um den 12. Monat um die Hälfte gestiegen, mit 4 Jahren etwa verdoppelt und mit 12 Jahren verdreifacht sein.

H 86   F 91
Frage 3.59: Lösung A

Zu (A)
Genauso wie die Geschwindigkeit der Gewichtszunahme ist die Geschwindigkeit des Längenwachstums im 1. Lebensjahr am größten. Die Körperlänge eines 12 Monate alten Kindes sollte sich zu diesem Zeitpunkt um die Hälfte der Geburtskörperlänge vermehrt haben.
Zu (B)
Die Geschwindigkeit der Gewichtszunahme ist im ersten Lebensjahr mit 10–30 g pro Tag am größten, sinkt bis zum 3. Lebensjahr stetig ab, erreicht mit einem Wert von 2–3 kg pro Jahr ihren Tiefpunkt und steigt nach dem 10. Lebensjahr bis zur Pubertät kontinuierlich an.
Zu (C)
Die Wachstumsrate der Längenzunahme flacht nach Werten von 5 cm pro Monat im ersten Quartal des ersten Lebensjahres auf Werte von 5–7 cm pro Jahr im Alter von 3 bis 10 Jahren ab und erreicht in der Pubertät einen zweiten Wachstumsgipfel.
Zu (D)
Perzentilenkurven sind Prozentkurven, mit denen sich der Wachstumsverlauf vergleichend beurteilen läßt, da

die Perzentilenangaben die Variationsbreiten der Größen- und Gewichtsentwicklung berücksichtigen.
Zu (E)
Die Wachstumsgeschwindigkeit steigt bei Mädchen im Alter von 10 Jahren wieder stark an, erreicht ihren Höhepunkt mit knapp 12 Jahren und fällt danach steil ab. Bei Jungen setzt der erneute Wachstumsschub erst mit 12 Jahren ein und erreicht seinen Höhepunkt mit 14 Jahren. Dies entspricht dem unterschiedlichen Einsetzen der Pubertät bei beiden Geschlechtern.

F 87
Frage 3.60: Lösung A

Zu (1)
Ein Säugling sollte sein Geburtsgewicht bis zum 4./5. Monat verdoppeln.
Zu (2)
Die größte Zunahme sowohl der Körperlänge als auch des Körpergewichtes findet im ersten Lebensjahr statt. So wächst der Säugling im 1. Quartal des 1. Lebensjahres etwa 5 cm pro Monat, nach dem 3. Lebensjahr nur noch 5–7 cm pro Jahr.
Zu (3)
Die erste Dentition (Zahnung) beginnt meist im 6. bis 8. Lebensmonat mit dem Durchbruch der unteren Schneidezähne.

H 83
Frage 3.61: Lösung B

Zu (1)
In Bauchlage geht das wirklich schon beim Neugeborenen, sonst bestünde ja auch Erstickungsgefahr.
Zu (2)
Das beherrscht der Säugling etwa ab dem dritten Monat.
Zu (3)
Ab dem 6.–8. Monat lernt das Kind frei sitzen.

F 83
Frage 3.62: Lösung D

Zu (1)
Versuchsweise wird der Kopf schon im 2. Monat angehoben, im 3. Monat ist die Kopfkontrolle dann gut genug, um den Kopf selbständig zu halten, da die Labyrinthstellreflexe zu diesem Zeitpunkt positiv werden.
Zu (2)
Durch Halten des Kindes in Bauchlage erfolgt ein reflektorisches Kopfheben und Durchbiegen des Rückens. Bei plötzlichem, passivem Beugen des Kopfes kommt es zu einer generellen Biegung des Körpers. Der Landau-Reflex ist vom 3. bis 9. Monat physiologisch.
Zu (3)
Ab dem 4. Monat gelingt es den Kindern, sich vom Rücken auf den Bauch zu rollen.

[F 91]
Frage 3.63: Lösung C

Zu (C)
Zum ersten Verstehen und Wiederholen einzelner häufig gehörter Worte kommt es um den 12. Lebensmonat. Zuvor, d. h. ab dem 2. Monat, lallt das Baby nur.
Zu (A)
Ab dem 2. Lebensmonat kommt es zum ersten Lächeln, ab dem 3. Monat lächelt der Säugling beim Anblick bekannter Personen, man spricht vom Wiedererkennen. Bis zum 6. Lebensmonat kann man dem Baby zulächeln und das Lächeln wird erwidert.
Zu (B)
Zwischen dem 4. und 6. Monat beginnt das Kind unsicher nach vorgehaltenen Gegenständen zu greifen.
Zu (D)
Der Säugling erkennt seine Bezugsperson, also die Mutter, wohl schon recht früh an Stimme, Geruch und Zuwendung. Erst später kommt der eindeutige Sichtkontakt hinzu.
Zu (E)
Ab dem 3. Monat etwa schaut sich der Säugling die eigenen Finger an und spielt mit ihnen. Ab dem 6. Monat greift er nach Gegenständen und transferiert sie von der einen Hand in die andere.

[F 84]
Frage 3.64: Lösung D

Ab dem 2./3. Lebensmonat zeigt der Säugling ein erstes Lächeln und Lallen, das Minenspiel beginnt. Er fängt zu diesem Zeitpunkt an zu fixieren und wendet sich Licht- und Schallquellen zu.
Selbständig stehen können die Kinder erst ab dem Alter von ca. 10 Monaten beginnend.

[F 86]
Frage 3.65: Lösung D

Zu (D)
Eine alte Wiederholungsfrage!
Das sogenannte Kontaktlächeln tritt erstmals im 2./3. Lebensmonat auf (E) und knan nicht nur durch optische (A), sondern auch akustische (B) oder taktile Reize ausgelöst werden. Demnach zeigen auch Kinder mit angeborener Blindheit dieses Kontaktlächeln. Eine orientierende Beurteilung des Sehens erfolgt über die Prüfung der Pupillenreaktion, des Bedrohreflexes (Zuckbewegungen und Lidschluß bei raschem Hinbewegen zum Auge des Kindes) und der Koordination der Augenbewegungen.

[H 89]
Frage 3.66: Lösung A

Schwer zu kommentieren. Abwehrreaktionen gegen visuelle, taktile und akustische Reize gehören zum Repertoire jedes Lebewesens, man stelle sich nur vor, was es bedeutet, aus dem dunklen, warmen, ruhigen Mutterleib in den taghellen, von hektischen Geräuschen erfüllten Kreißsaal entbunden zu werden. Natürlich kommt es hierbei zu unwilligen Äußerungen.

[H 90]
Frage 3.67: Lösung C

Zu (C)
Mit ungefähr 2 Jahren gebrauchen gesunde Kinder mindestens 20 Wörter sinngemäß (zum Teil Symbolworte wie Wau-Wau). Außerdem kann ein 2jähriges Kind verstehen und einfache Aufträge befolgen.
Zu (A)
Ab dem 3. Monat vokalisiert ein gesunder Säugling spontan. Ab dem 6. Monat antwortet er vokalisiert, wenn er angesprochen wird.
Zu (B)
Um den 12. Monat bildet ein Säugling Silbenketten wie wawawa oder rarara. Später dann imitiert das Kind Sprachlaute und bildet Doppelsilben wie Mamam oder Papap.
Zu (D)
Mit 3 Jahren sollte ein gesundes Kind Personalpronomen, Singular und Plural richtig benutzen können, was allerdings stark abhängig von Zuwendung und Sprache der Eltern ist.
Zu (E)
Mit 4 Jahren können die meisten Kinder kleine Erlebnisse erzählen und sich unterhalten.

[H 84] [F 90]
Frage 3.68: Lösung B

Das vollständige Milchgebiß des Kindes besteht aus 20 Zähnen: je 2 Schneidezähnen, 1 Eckzahn und 2 Molaren pro Quadrant.

[H 83]
Frage 3.69: Lösung A

Die erste Zahnung beginnt meist mit Durchbruch der unteren mittleren Schneidezähne im Alter von 6–8 Monaten. Als letztes erscheinen die hinteren Prämolaren, die dann das Milchgebiß mit 20 Zähnen komplettieren. Als Faustregel kann man sich merken, daß ein Kind die um 6 Monate geminderte Anzahl seiner Lebensmonate an Zähnen haben soll.

4 Untersuchung am Auge

Frage 4.1: Lösung D

Unter dem dioptischen Apparat des Auges wird rein physikalisch das optische System des Auges verstanden. Hierzu zählen die Hornhaut mit einer Brechkraft von 43 Dioptrien, die Linse mit einer Brechkraft von 12–19 Dioptrien, das Kammerwasser, das die Linse ernährt und den intraokulären Druck aufrechterhält, und der Glaskörper, der als Puffer für Stöße und Druck fungiert. Die beiden zuletzt genannten Systeme haben keine Brechkraft. Die **Netzhaut** (D) weist hingegen **Rezeptor**sturktur (Sinneszellen) auf.

Frage 4.2: Lösung B

Zu (B)
Die Hornhaut ist die größte Lichtstrahlenkonzentration am optischen System des Auges. Sie hat eine Brechkraft von ca. 43 dpt. Weitere Funktionen der Hornhaut sind Bulbusabschluß nach ventral und Schutz der empfindlichen Linse mit ihrer Aufhängung vor Verletzung.
Zu (A)
Die Tränenflüssigkeit verhindert die Austrocknung des Bulbus, gleicht kleine Hornhautunebenheiten aus und ernährt die Hornhaut. Des weiteren dient sie der Ausschwemmung von kleinen Fremdkörpern, der Bakteriostase bzw. Bakterizidie durch den Lysozymanteil. Eine Brechkraft kommt ihr nicht zu.
Zu (C)
Die vordere Augenkammer, die durch die Korneahinterwand nach ventral, lateral durch den Kammerwinkel und nach dorsal durch die Irisvorderfläche und im Pupillenbereich durch die Linsenvorderfläche abgegrenzt wird, beinhaltet Kammerwasser, das der Ernährung der Linse und der Aufrechterhaltung des intraokulären Druckes dient.
Zu (D)
Die Brechkraft der Linse beträgt zwischen 12 und 19 dpt, im Alter etwas weniger, wobei die Linse die Fähigkeit zur Akkommodation hat, d. h. sie kann das einfallende Licht bündeln, so daß der Schnittpunkt der Lichtstrahlen genau auf der Retina zu liegen kommt.
Zu (E)
Der Glaskörper füllt den Raum zwischen Linsenrückfläche, Zonulafasern und Innenfläche der Netzhaut aus und besteht zu 98% aus Wasser, zu 1% aus Hyaluronsäure. Der Glaskörper wirkt als Puffer für Druck-, Zug- und Stoßkräfte.

Frage 4.3: Lösung D

Wieder einmal eine Fangfrage! Ohne wäre es auch langweilig. Das anatomische Substrat, das dem blinden Fleck entspricht, nämlich die Papilla nervi optici, liegt sehr wohl nasal der Fovea centralis. Im Gesichtsfeld vor dem Auge projiziert sich die Papille jedoch temporal des Gesichtsfeldzentrums.

Frage 4.4: Lösung A

Zu (A)
Die Fovea centralis ist die Stelle des schärfsten Sehens, liegt in der Mitte des gelben Fleckes (Macula lutea) und enthält nur Zapfen (1). Jeder dieser Zapfen hat eine eigene Netzhautleitung und ein eigenes 3. Neuron. Von der Fovea centralis zur Peripherie hin nimmt die Anzahl der Zapfen zugunsten der Stäbchen ab (2). Da die vorgelagerte Gewebsschicht hier auf ein Fünftel der ursprünglichen Dicke reduziert ist, stellt sie sich als grubenförmige Einsenkung dar (4). Die Netzhaut wird hauptsächlich durch die A. centralis retinae aus der A. ophthalmica, die durch den Sehnerv in den Bulbus eintritt und sich in viele Äste teilt, versorgt. Dementsprechend liegt hier die größte Dichte der Gefäßversorgung (3).

Frage 4.5: Lösung C

Die Stelle des schärfsten Sehens, die Fovea centralis, besteht aus einem 5 mm^3 querovalen Netzhautbezirk, der 3 bis 4 mm temporal der Papille gelegen ist und sich nur aus Zapfen zusammensetzt.

Frage 4.6: Lösung E

Eine schnelle Änderung der Pupillenweite wird ermöglicht durch eine Anpassung der Belichtungsveränderungen durch die Hell-Dunkel-Adaptation der Rezeptoren. Die Stäbchenzellen, die hauptsächlich in der Peripherie liegen, für Schwarz-Weiß-Sehen und das Sehen in der Dämmerung verantwortlich sind, also in der Region der Ora serrata, dem Grenzraum zwischen Retina und Corpus ciliare liegen, haben eine geringere pupillomotorische Empfindlichkeit als die Zapfen. Diese haben ihre größte Dichte in der Fovea centralis, der Region des schärfsten Sehens am Tage und des Farbsehens. Lichtreize, die die Netzhautperipherie treffen, bewirken somit nur eine geringere Pupillenkonstriktion als Lichtreize, die auf die Fovea centralis treffen. Stäbchen befinden sich in allen Netzhautabschnitten, zur Peripherie hin vermehrt, aber nicht in der Fovea centralis. Im Grenzsaum zwischen Retina und Corpus ciliare kommen sie nicht vermehrt vor (Ora serrata).

H 91
Frage 4.7: Lösung B

Zu (B)
Bei Fixierung eines nahen Punktes mit den Augen kommt es zur konzentrischen Miosis beider Pupillen. Die Miosis ist als sogenannte Mitbewegung an die gleichzeitige Konvergenz und Akkommodation (über die Formation reticularis geschaltet) gekoppelt. Bei der Naheinstellungsreaktion hält normalerweise der Untersucher einen Finger in einigem Abstand vom Kopf des Patienten und läßt ihn fixieren, dann führt er den Finger zur Nase des Patienten und beobachtet im Normalfall eine Miosis und eine Konvergenzeinstellungsreaktion der Pupillen.
Zu (A)
Mehrminütiges Lesen des Untersuchten ermüden allenfalls dessen Augen, und es kann zum sogenannten latenten Schielen kommen.
Zu (C)
Die Abdeckprobe ist bekannt aus der Untersuchung des schielenden Auges. Hierbei werden beide Augen beleuchtet und dann das fixierende Auge abgedeckt, wobei das andere Auge beobachtet wird. Kommt es zu einer Einstellbewegung, spricht dies für ein alternierendes Schielen (Strabismus alternans), bleibt dagegen die Einstellbewegung aus, so spricht man entweder von einem unilateralen Schielen oder einem Pseudostrabismus.
Zu (D)
Die Perimetrie dient der Gesichtsfelduntersuchung. Einfachste Methode hierbei ist die Orientierung im Parallelversuch. Arzt und Patient stehen sich gegenüber, das zu untersuchende Auge fixiert das gegenseitige Auge des Arztes, das andere wird abgedeckt. Der Arzt führt nun seinen Zeigefinger von außen nach innen in das Gesichtsfeld, wobei der Patient angibt, wann er den Finger sieht. Der Arzt hat die Kontrolle, da er mit seinem eigenen Gesichtsfeld vergleichen kann.
Zu (E)
Obwohl der Autor kein Ophthalmologe ist, hält er (sie) eine Beurteilung der Pupillenreaktion bei geschlossenen Lidern einfach nicht für möglich.

F 91
Frage 4.8: Lösung B

Zu (B)
Dinge, die vor dem Patientenauge im oberen Strahlengang liegen, werden auf der Netzhaut im unteren Bereich abgebildet. So kommt es bei einer einseitigen Netzhautablösung im unteren Bereich zu einem Ausfall im oberen Gesichtsfeld.

Zu (A)
Bei einer Stauungspapille, die durch einen raumfordernden Prozeß, meist intrakraniell gelegen, ausgelöst wird, kommt es zu keiner Sehstörung im Gegensatz zur Neuritis des N. opticus. Es kommt langsam zur Vergrößerung des blinden Fleckes, die erst bei längerem Bestehen eine leichte Sehstörung verursacht.
Zu (C)
Der Tractus opticus ist zwischen Chiasma und primärem Sehzentrum gelegen. Nach der teilweisen Kreuzung der Nervenfasern im Chiasma opticum kommt es bei einer Läsion im Tractus opticus zu einer kontralateralen homonymen Hemianopsie.
Zu (D)
Eine Läsion im Chiasma opticum führt zu einer heteronymen bitemporalen Hemianopsie, dem sog. Scheuklappen-Phänomen.
Zu (E)
Eine Sehrindenläsion führt zu einer Rindenblindheit oder kortikalen Amaurose. Es kann hierzu kommen, wenn beidseitig die Sehrinde vollständig ausfällt. Der Patient ist hierbei völlig blind, obwohl Retina, Sehbahn und Pupillomotorik erhalten sind.

F 86
Frage 4.9: Lösung E

F 86
Frage 4.10: Lösung D

Bei der Gesichtsfeldprüfung wird der für den Patienten sichtbare Teil des Raumes festgestellt, der mit unbewegtem Auge gesehen werden kann. Die Gesichtsfeldgrenzen sind abhängig von der Adaptation sowie von Größe, Helligkeit und Farbe des Objektes, das angeboten wird.
Gesichtsfeldgrenzen: oben bis ~ 60°
unten bis ~ 70°
temporal bis ~ 90°
nasal bis ~ 60°

H 82
Frage 4.11: Lösung E

F 84
Frage 4.12: Lösung E

Gemeinsamer Kommentar

Die **vordere Augenkammer** liegt hinter der Kornea und enthält das Kammerwasser. Sie reicht nach hinten bis zur Pupille und an die Iris und steht mit der **hinteren Augenkammer** in Verbindung, die sich von der Hinterfläche der Regenbogenhaut und des Ziliarkörpers bis zur Vorderfläche des Glaskörpers ausdehnt.

[H 83]
Frage 4.13: Lösung E

Die Lagebestimmung von Augentrübungen erfolgt durch die Blickbewegungen des Patienten:
Die Trübung **vor der Pupillenebene** (z. B. Hornhaut) wandert in Blickrichtung mit.
Die Trübung **in der Pupillenebene** (z. B. Linse) bleibt bei Blickbewegungen immer an der gleichen Stelle.
Die Trübung **hinter der Pupillenebene** (z. B. Glaskörper) wandert entgegen der Blickrichtung.
Trübungen **im Glaskörper** flottieren beim Stillstand des Auges nach raschen Bewegungen noch einige Sekunden frei umher.

[F 88]
Frage 4.14: Lösung E

Zu (E)
Kleiner Rückblick in die Anatomie: Der Schlemm-Kanal (Sinus venosus sclerae) ist für die Aufnahme des Kammerwassers und dessen Transport in die Ziliarvenen angelegt und liegt zirkulär an der Kornea-Sklera-Grenze in der Tiefe des Iris-Hornhautwinkels (Fontana-Räume). Andere Bezeichnung: Randsinus.
Zu (A)
An die Sklera schließt sich nach vorne die durchsichtige und gefäßlose Kornea an, die eine Brechkraft von 43 Dioptrien aufweist. Auf ihrer Außenseite wird sie mit Tränenflüssigkeit überzogen, auf der Innenseite steht sie mit dem Kammerwasser in Kontakt.
Zu (B)
In der hinteren Augenkammer liegt die Ziliardrüse, die der Akkomodation und der Kammerwasserbildung dient.
Zu (C)
Zwischen der Linse und dem M. ciliaris des Ziliarkörpers ziehen Linsenbändchen, bei deren Entspannung die Linse ebenfalls entspannt wird und sich entsprechend wölbt.
Zu (D)
Der Ziliarkörper grenzt mit seinen Fortsätzen (Zonula Zinnii) die hintere Augenkammer nach dorsal ab und liegt so dem Glaskörper unmittelbar an.

[H 85]
Frage 4.15: Lösung E

Zu (1)
Die Sehnervpapille stellt sich bei der Spiegelung des Augenhintergrundes als ein im Niveau gelegener, blaßrosafarbener (temporal meist heller als nasal) und scharf begrenzter, längsovaler Netzhautbezirk dar. Die Papille liegt 3–4 mm nasal der Macula, der Stelle des schärfsten Sehens.

Zu (2)
Da es sich hier um die Abbildung eines albinotischen Fundus handelt, lassen sich auch die Gefäße der Aderhaut erkennen, da in der 1. Schicht der Netzhaut beim Albino die Pigmentierung der Epithelzellen fehlt.
Zu (3)
Die A. centralis retinae (aus der A. ophthalmica), die mit Ausnahme des Neuroepithels alle anderen Schichten der Netzhaut versorgt, tritt mit dem Sehnerv in den Bulbus ein und teilt sich in viele Äste auf. Der venöse Abfluß erfolgt über die V. ophthalmica zum Sinus cavernosus. Arterien und Venen bilden ein Endgefäßsystem ohne Kollateralen.

[H 86]
Frage 4.16: Lösung B

Zu (B)
Die sensible Innervation der Hornhaut wird durch die marklosen Fasern des N. nasociliaris aus dem N. ophthalmicus (= 1. Trigeminusast) sichergestellt, die im Stroma verlaufen und sich in feinste Äste, zum vorderen Epithel ziehend, aufteilen.
Zu (A)
Der N. oculomotorius führt motorische Fasern für die Augenmuskeln (außer M. obliquus sup. und M. rectus lateralis) und parasympathische Fasern, die zum M. sphincter pupillae (Pupillenverengung) ziehen.
Zu (C)
Der N. petrosus major geht am äußeren Fazialisknie aus dem N. facialis hervor. Er innerviert parasympathisch die Tränen-, Gaumen- und Nasendrüsen.
Zu (D)
Der Augenast des N. facialis innerviert die mimische Muskulatur, die das Auge schließt. Bei seinem Ausfall kommt es zum Bell-Phänomen.
Zu (E)
Der N. trochlearis ist ein rein motorischer Nerv, der den M. obliquus superior innerviert.

[F 86]
Frage 4.17: Lösung E

Der gallertartige Glaskörper besteht aus kaum sichtbaren Faserstrukturen, die wiederum aus Eiweißfibrillen, an die Mukopolysaccharide und Wasser chemisch gebunden sind, entstehen. Wird ein Teil dieser Gallerte zerstört, so füllt sich der freie Raum mit Kammerwasser auf. Eine Regenerationsfähigkeit ist dem Glaskörper nicht gegeben, Schädigungen sind also – aus den oben geschilderten Sachverhalten ableitbar – irreversibel.

Untersuchung am Auge 385

[H 86]
Frage 4.18: Lösung A

Chromatophoren sind Farbbänder, die Pigmentzellen tragen und regelrecht nur in der Haut, der Iris – in der sie die Augenfarbe bestimmen – und der Chorioidea (der Aderhaut) vorkommen.

[F 83]
Frage 4.19: Lösung A

Zu (A)
Die Pupillenerweiterung, die durch den Sympathikus ausgelöst wird, nennt man **Mydriasis.** Das Gegenteil hiervon, die Pupillenverengung, **Miosis.** Diese wird parasympathisch gesteuert.

Zu (B)
Bei der Naheinstellung der Augen verengen sich die Pupillen und die Bulbi treten in „Schielstellung" zueinander. Diese Reaktion wird **Konvergenz** genannt.

Zu (C) und (D)
Pathologische Pupillenreaktion und Pupillenträgheit können unterschiedlicher Ursache sein. Einen speziellen Terminus gibt es hierfür nicht.

[H 87]
Frage 4.20: Lösung E

Ist eine Erblindung Ursache für das Erlöschen der pupillomotorischen Aktivität, so nennt man dies amaurotische Pupillenstarre. Neben dem Ausfall der Sehfunktion ist auch die direkte Lichtreaktion negativ. Indirekte Reaktion (Beleuchtung des gesunden Auges, Miosis des gesunden und kranken Auges) und Konvergenzreaktion (Naheinstellungsreaktion) bleiben weiterhin positiv. Eine Pupillenstarre, bei der der efferente, parasympathische Schenkel unterbrochen wird, nennt man absolute Pupillenstarre. Bei ihr ist die Sehfunktion positiv; direkte und indirekte Lichtreaktion sind negativ. Ursache für eine absolute Pupillenstarre ist eine Schädigung des N. oculomotorius.

[F 86]
Frage 4.21: Lösung E

Führt eine Erblindung (Amaurose) zum Erlöschen der pupillomotorischen Aktivität, ist neben der Sehfunktion auch die direkte Lichtreaktion am blinden Auge negativ. Die indirekte Reaktion, also die Pupillenverengung des erkrankten Auges bei Beleuchtung des gesunden, bleibt ebenso wie die Konvergenzreaktion am blinden Auge erhalten. Dagegen ist die indirekte oder konsensuelle Pupillenreaktion des gesunden Auges bei Beleuchtung des erblindeten aufgehoben.

[H 90]
Frage 4.22: Lösung A

Zu (A)
Die amaurotische Pupillenstarre beruht auf einer Erblindung des Auges. Hierdurch kommt es zum Ausfall der visuell sensorischen Fasern. Des weiteren kommt es zum Erlöschen der pupillomotorischen Aktivität: die Afferenz fehlt. Die Pupillen sind mittelweit, Sehfunktion und direkte Reaktion sind negativ, wobei die indirekte Reaktion und die Konvergenzreaktion positiv sind.

Zu (B)
Bei Efferenzstörungen kommt es zur absoluten Pupillenstarre. Man unterscheidet eine einseitige absolute Pupillenstarre, die ihre Ursache in einer peripheren Schädigung ds N. oculomotorius findet. So kommt es zu einem Überwiegen des Sympathikus an diesem Auge. Der parasympathische efferente Schenkel wurde unterbrochen. Bei der beidseitigen absoluten Pupillenstarre kommt es zu einer Schädigung des N. oculomotorius im zentralen Anteil.

Zu (C)
Einen Verlust der Naheinstellungsreaktion am gesunden und am kranken Auge findet sich bei der absoluten Pupillenstarre als Efferenzstörung. In der ausgeprägten Form dieser Efferenzstörung kommt es zu weiten entrundeten Pupillen, erhaltener Sehfunktion, wobei direkte, indirekte und Konvergenzreaktion negativ sind.

Zu (D)
Diese Kombination gibt es nicht. Es gibt nur eine erhaltene konsensuelle Pupillenreaktion, bei aufgehobener direkter Pupillenreaktion. Man findet diese bei der amaurotischen Pupillenstarre.

Zu (E)
Bei der absoluten Pupillenstarre findet man eine negative Reaktion auf direkte und indirekte Beleuchtung des Auges. Hier liegt eine Efferenzstörung vor. Das gleiche findet man bei der reflektorischen Pupillenstarre, beim Argyll-Robertson-Phänomen, wobei im Gegensatz zur absoluten Pupillenstarre die Naheinstellungsreaktion nachweisbar bleibt.

[H 91]
Frage 4.23: Lösung B

Zu (B)
Die reflektorische Pupillenstarre als Form der zentralen Unterbrechung der Reflexbahnen ist gekennzeichnet durch Anisokorie, entrundete Pupille, fehlende direkte Lichtreaktion und fehlende konsensuelle Lichtreaktion. Typisch ist die überschießende Naheinstellungsreaktion mit extremer Miosis. Die reflektorische Pupillenstarre wird auch Argyll-Robertson-Phänomen genannt.

Zu (A)
Einen isolierten Ausfall der Pupillenreaktion findet man nur bei der direkten Pupillenreaktion als Form der Afferenzstörung. Bei Efferenzstörung und reflektorischer Pupillenstarre fallen immer direkte und indirekte Reaktionen aus.

Zu (C)
Das Fehlen der direkten Lichtreaktion bei erhaltener konsensueller Lichtreaktion findet sich bei der amaurotischen Pupillenstarre.

Zu (D) und (E)
Das Fehlen jeglicher Pupillenreaktion bei seitengleichen sehr weiten Pupillen findet man in tiefer Bewußtlosigkeit. Kommt es zu einer Schädigung der Sehbahn zwischen Corpus geniculatum laterale und Sehrinde, also in der Gratiolet-Sehstrahlung, ist eine kontralaterale homonyme Quadrantenhemianopsie die Folge.

H 90
Frage 4.24: Lösung E

Zu (E)
Anisokorie ist definiert als ungleiche Weite der Pupillen. Es gibt eine völlig harmlose angeborene Anisokorie, häufig liegen jedoch auch Erkrankungen des Augenapparates oder neurologische Erkrankungen vor.

Zu (A)
Bei Fehlsichtigkeiten wie Weit-, Kurz- oder Alterssichtigkeit ist es häufig so, daß beide Augen ungleich (verschieden schlecht) sehen.

Zu (B)
Pupillenentrundungen können ebenfalls durch Augenerkrankungen wie z. B. Synechien, d. h. Verwachsungen der Iris mit der Hornhaut oder Linse, oder durch neurologische Erkrankungen hervorgerufen werden, die z. B. mit einer intrakraniellen Hirndrucksteigerung verbunden sind.

Zu (C)
Bei einer verzögerten Pupillenreaktion, auch Pupillotonie genannt, ist die Geschwindigkeit der Verengung seitengleich vermindert. Die Konstriktionsbewegung kann noch anhalten, selbst wenn der Lichtreiz bereits vom Auge weggerichtet ist. Die Normalwerte für die Konstriktion, also für die Miosis, liegen bei einer Latenzzeit von 0,18 s und einem Maximum nach 1,0 s.

Zu (D)
Beleuchtet man ein Auge mit einer starken Lichtquelle, führt dies zur Miosis, was man direkte Lichtreaktion nennt. Die indirekte (konsensuelle) Lichtreaktion wird beobachtet, indem man das andere Auge beleuchtet. Man findet bei Lichtexposition des einen Auges eine Miosis des anderen. Einen Ausfall der direkten Lichtreaktion findet man bei Erblindung, Efferenzstörungen und der reflektorischen Pupillenstarre.

H 85
Frage 4.25: Lösung E

Zu den Faktoren, die den Verengungsprozeß der Pupille beeinflussen, zählen der Adaptationszustand der Lichtrezeptoren (Rezeptorenzahl, aus der der Sehnerv die Erregung bekommt, nimmt bei Dunkelheit zu, bei Helligkeit ab), die Ausgangsweite der Pupillen (deshalb Überprüfung in halbdunklem Raum), die Beleuchtungsintensität der Netzhaut (große Konzentration des Sehfarbstoffes bei geringer Beleuchtung), die Beleuchtungsdauer der Netzhaut (Zerfall des Sehfarbstoffes) und das Lebensalter des Patienten (physiologisch engere Pupille im Alter). Somit sind alle fünf angebotenen Aussagen zutreffend, ein weiterer Kommentar erübrigt sich.

H 84
Frage 4.26: Lösung B

Parasympathomimetika wie Physostigmin, Azetylcholin, Carbachol und Pilocarpin rufen am Auge eine Miosis (Verengung der Pupillen) und eine Kontraktion des M. ciliaris hervor. Sie werden hauptsächlich zur Glaukomtherapie eingesetzt, da eine enge Pupille eine gute Abflußmöglichkeit für das Kammerwasser darstellt.

Die sensible Versorgung der Hornhaut wird durch die marklosen Fasern des N. nasociliaris aus dem N. ophthalmicus (1. Trigeminusast) sichergestellt und hat nichts mit der Pupillenweite zu tun.

F 89
Frage 4.27: Lösung A

Weitstellung der Pupillen aus diagnostischen Gründen (um den Fundus besser einsehen zu können) kann bei Neigung zum Engwinkelglaukom gefährlich werden und einen akuten Anfall auslösen. Durch Erweiterung der Pupille wird der Schlemm-Kanal verlegt und der Abfluß des Kammerwassers behindert. Der Augeninnendruck steigt. Deshalb ist es wichtig, vor Weittropfen der Pupille eine gründliche Anamnese zu erheben und gegebenenfalls eine Augeninnendruckmessung vorzunehmen.

H 87   H 89
Frage 4.28: Lösung C

Physostigmin erhöht als indirektes Parasympathomimetikum über eine reversible Hemmung der ACh-Esterase den Parasympathikotonus. Die Pupille verengt sich, was auch gleich auf die Indikation für den Einsatz für Physostigmin hinweist: lokale Applikation beim Glaukom. Auch bei Vergiftungen mit Atropin und trizyklischen Antidepressiva ist es indiziert.

F 88
Frage 4.29: Lösung C

Der M. dilatator pupillae wird durch sympathische Fasern aus dem Ganglion cervicale superius versorgt. Bei seiner Kontraktion kommt es zu einer Mydriasis (die Pupille wird weit). Die Akkommodation läuft über den M. ciliaris, der parasympathisch versorgt wird.

F 91
Frage 4.30: Lösung E

Zu (A)
Die maximale Verengung der Pupille nennt man Miosis. Physiologisch kommt dies bei starkem Lichtreiz, bei Konvergenz, Naheinstellung, im Schlaf oder in tiefer Narkose vor (was natürlich nicht physiologisch ist). Pathologisch findet man maximal enge Pupillen, z. B. bei Vergiftungen mit Morphin oder E 605 bzw. bei Sympathikuslähmung.
Zu (B)
Im Gegensatz dazu bezeichnet man mit Mydriasis gleichmäßig erweiterte Pupillen. Diese finden sich physiologischerweise in der Dämmerung, bei Fernakkommodation oder nach Adrenalinausschüttung (also bei Angst). Des weiteren findet man weite Pupillen bei Atropinvergiftung, Bewußtlosigkeit, Schock oder beim akuten Glaukom.
Zu (C)
Die absolute Pupillenstarre findet sich als Efferenzstörung bei Schädigung des N. oculomotorius entweder in seinem peripheren oder in seinem zentralen Anteil.
Zu (D)
Die reflektorische Pupillenstarre als Form der zentralen Unterbrechung der Reflexbahnen ist gekennzeichnet durch Anisokorie, entrundete Pupille, fehlende direkte Lichtreaktion und fehlende konsensuelle Lichtreaktion. Typisch ist die überschießende Naheinstellungsreaktion mit extremer Miosis. Die reflektorische Pupillenstarre wird auch Argyll-Robertson-Phänomen genannt.

F 91
Frage 4.31: Lösung E

Zu (E)
Unter einer Anisokorie versteht man eine ungleiche Pupillenweite beider Augen. Diese kann angeboren sein oder Ursache eines Adie-Syndroms, einer Contusio bulbi, einer Iridozyklitis oder eines Glaukomanfalls sein. Weiterhin findet man sie bei Tabes dorsalis, bei Hirndrucksteigerungen, bei einseitig neurologischen Störungen der Pupilomotorik und bei Commotio cerebri.
Zu (A)
Die maximale Verengung der Pupille nennt man Miosis. Physiologisch kommt dies bei starkem Lichtreiz, bei Konvergenz, Naheinstellung, im Schlaf oder in tiefer Narkose vor (was natürlich nicht physiologisch ist). Pathologisch findet man maximal enge Pupillen, z. B. bei Vergiftungen mit Morphin oder E 605 oder bei Sympathikuslähmung.
Zu (B)
Eine seitendifferente Hornhautkrümmung findet sich z. B. beim Astigmatismus, der durch eine unregelmäßige Korneawölbung eine Fehlsichtigkeit verursacht.
Zu (C)
Pupillenentrundungen können sich bei Synechien finden, aber auch bei neurologischen Störungen, wie z. B. der absoluten Pupillenstarre oder der reflektorischen Pupillenstarre.
Zu (D)
Wenn mit Pupillenstarre die Pupillotonie gemeint ist, handelt es sich hierbei um eine ungeklärte Störung, die völlig harmlos ist. Es kommt zu einer verlangsamten oder sehr schwachen Pupillenreaktion, wobei die Pupille, im Gegensatz zur amaurotischen Pupillenstarre, auf Mydriatika und Miotika anspricht.

H 90
Frage 4.32: Lösung E

Eine Miosis kann durch medikamentöse Beeinflussung hervorgerufen werden, z. B. durch Parasympathomimetika, die auf den M. sphincter pupillae wirken. Hierzu zählen Pilocarpin, Physiostigmin, Morphium u. a. Außerdem können Sympatholytika eingesetzt werden, dabei ist das Talazolin zu nennen. Mydriatika bewirken eine Erweiterung der Pupille. Sie können parasympatholytisch (M. dilatator pupillae) wirken. Hierunter ist das Atropin, das Scopolamin und das Homatropin zu nennen. Sympathomimetisch wirken Adrenalin und Kokain. Pupillenveränderungen bei Alkohol oder Nikotin sind mir nicht bekannt.

F 90
Frage 4.33: Lösung C

Der M. sphincter pupillae wird parasympathisch von Fasern innerviert, die mit dem N. oculomotorius verlaufen. Pilocarpin als direktes Parasympathikomimetikum bewirkt so eine Kontraktion, also eine Miosis am Auge. Atropin bzw. Homatropin hingegen ist ein Parasympathikolytikum, welches ebenfalls am M. sphincter pupillae angreift und hier eine Weitstellung, eine Mydriasis der Pupille, bewirkt.

F 91
Frage 4.34: Lösung D

Eine Mydriasis, also eine Erweiterung der Pupillen, können parasympathikolytische Substanzen auslösen, die auf den M. dilatator pupillae wirken: Atropin, Scopolamin und Homatropin. Sympathomimetika wie Adrenalin, Ephetonin und Kokain können ebenfalls zu einer Erweiterung der Pupillen führen. Parasympathomimetika und Sympatholytika führen zu einer Verengung (Miosis) der Pupille.

H 91
Frage 4.35: Lösung C

Die medikamentöse Beeinflussung der Pupillomotorik kann zum Zwecke der Pupillenerweiterung klassischerweise mit Parasympatholytika, die auf den M. dilatator pupillae wirken, durchgeführt werden. Angewandte Substanzen hierbei sind Atropin, Scopolamin und Homatropin. Ebenso können Sympathomimetika wie Adrenalin, Ephetonin und Kokain eingesetzt werden, um eine Erweiterung der Pupillen zu erreichen. Vor Anwendung von Mydriatika als pupillenerweiternde Medikamente muß ein Glaukom ausgeschlossen werden, da der Abfluß über den Schlemm-Kanal bei Erweiterung der Pupille verschlechtert ist und ein Glaukomanfall ausgelöst werden kann. Neben der Pupillenerweiterung wirken Mydriatika auch auf die Akkommodation des Auges, so daß hauptsächlich die Nahakkommodation, also das Lesen schwerfällt. Weitgetropfte Patienten sollten nach der Untersuchung beim Augenarzt aus Sicherheitsgründen nicht am Straßenverkehr teilnehmen.
Ein Hirnödem kann bei längerem Bestehen eine Stauungspapille bewirken. Eine Indikation zum Weittropfen besteht hierbei nicht.

F 90
Frage 4.36: Lösung E

Bei der Spiegelung des Augenhintergrundes unterscheidet man zwei Techniken: Spiegeln im aufrechten Bild (direkte Ophthalmoskopie) und im umgekehrten Bild (indirekte Ophthalmoskopie). Spiegelt man im aufrechten Bild, hält der Untersucher den Augenspiegel (konkave Linse) in unmittelbare Nähe des Patientenauges. Der Strahl der Lichtquelle, die Sehstrahlen des Patienten und die des Untersuchers müssen in einer Achse liegen. Es entsteht ein aufrechtes, seitengleiches, reelles Bild in 16facher Vergrößerung, bei der Einzelheiten des Fundus gut zu erkennen sind.

F 83
Frage 4.37: Lösung E

Die Sichtbarkeit der erwähnten Fundusbilder hängt natürlich immer auch von der Ausprägung der einzelnen Symptome ab. Bei erhöhtem Hirndruck kommt es zur Stauungspapille, d. h. zu einer Prominenz des Sehnervköpfchens, zu einer nasalen Unschärfe und zu einer Stauung der Netzhautvenen. Die Gefäße laufen geknickt über den gewölbten Rand der Papille. Der Visus bleibt lange erhalten (1).
Die Optikusatrophie zeigt eine helle, blasse bis weiße, nicht prominente oder nur leicht exkavierte Papille, die unscharf begrenzt sein kann. Die Gefäße sind oft unverändert (2).
Die Retinopathia diabetica wird in 4 Stadien eingeteilt, ebenso wie die hypertoniebedingten Gefäßveränderungen. Bei letzteren bezeichnet man die Stadien 1 und 2 als Fundus hypertonicus und die Stadien 3 und 4 als Retinopathia hypertonica (3) und (4). Näheres siehe Lehrbücher der Inneren Medizin/Ophthalmologie.

F 84
Frage 4.38: Lösung E

Der Untersuchte wird aufgefordert, am kontralateral gelegenen Ohr des Untersuchers vorbei in die Ferne, also nach nasal, zu sehen, da die Papilla nervi optici nasal im Augenhintergrund liegt. Genau in der optischen Achse des Auges liegt die Fovea centralis. Nochmals: Soll die Papille des rechten Auges gespiegelt werden, blickt der Patient nach links, am rechten Ohrläppchen des Untersuchers vorbei. Klar?

H 94
Frage 4.39: Lösung D

Wenn die Augen des Patienten und des Arztes emmetrop sind, also keine Fehlsichtigkeit wie z. B. Kurzsichtigkeit besteht, kann die direkte Ophthalmoskopie ohne Zusatzlinse durchgeführt werden. Die Augen werden hierbei in Akkommodationsstellung, d. h. in Fernstellung der Linse im parallelen Strahlengang, gehalten. Da bei der Presbyopie (Alterssichtigkeit) lediglich die Naheinstellung beeinträchtigt ist, hat sie auf die Untersuchung keinen Einfluß.

F 85
Frage 4.40: Lösung D

Da beim myopen Auge häufiger der Augapfel zu lang oder – seltener – die Brechkraft der Linse zu groß ist, verlassen die reflektierenden Strahlen das Auge nicht parallel, sondern konvergent. Damit die Strahlen parallel auf das Auge des Untersuchers treffen und dann vom Auge des Untersuchers so gebrochen werden können, daß sie auf seiner Netzhaut ein scharfes Bild ergeben, müssen die konvergenten Strahlen mit einer Minuslinse korrigiert werden.

F 84
Frage 4.41: Lösung D (IMPP: A)

Das IMPP gibt hier die Lösung (A) als richtig an!
Da sich aber bei der direkten Ophthalmoskopie die Refraktionsfehler zu Null ergänzen sollen, damit ein scharfes Bild entsteht, die Augen vom Patient und Untersucher also emmetrop gemacht werden müssen, ergibt sich hier mit dem Wert -2 dpt die Lösung (D). Wir

sind nach eingehendsten Überlegungen der Ansicht, daß die amtliche Lösung falsch ist. Immerhin kann einen das im ungünstigsten Fall bei der Prüfung Kopf und Kragen kosten ...

F 85
Frage 4.42: Lösung C

Normalerweise sollte die Papille im Niveau des Augenhintergrundes liegen. Hier kann man aber erkennen, daß die Gefäße wie aus einer Mulde herauslaufen. Bei einer Stauungspapille würde sich der gegenteilige Befund zeigen: durch die deutliche Prominenz des Sehnervköpfchens, die bis zu 6 dpt betragen kann, liefen die Gefäße quasi „einen Berg hinunter".

H 86   F 91
Frage 4.43: Lösung D

Die Sehnervpapille ist 3–4 mm nasal der Macula lutea (gelber Fleck) gelegen und zeigt sich als zartrosafarbener (temporal meist heller als nasal), scharf begrenzter, bis auf die physiologische Exkavation im Niveau gelegener, längsovaler Netzhautbezirk. Beim Durchtritt durch die Lamina cribrosa streifen die Nervenfasern ihre Markscheiden ab.

F 85
Frage 4.44: Lösung E

In der Mitte der Macula lutea liegt die Fovea centralis, die Stelle des schärfsten Sehens. Die Macula – auch gelber Fleck genannt – hat im rotarmen Licht eine gelbliche Färbung, ist völlig gefäßlos, stark pigmentiert und hat nicht ganz Papillengröße. Die Fovea centralis zeigt zwei Reflexbilder: einen äußeren Ringreflex und einen sichelförmigen Foveolarreflex.

H 83
Frage 4.45: Lösung E

Die Papille in dieser Abbildung ist scharf begrenzt, blaßrosa, im Niveau gelegen, die Exkavation physiologisch. Die Arterien und Venen sind nicht gestaut, ihr Verhältnis ist 2:3. Es liegt also ein Normalbefund vor.

H 84
Frage 4.46: Lösung C

Bei der indirekten Ophthalmoskopie hält der Untersucher mit der einen Hand den Augenspiegel an sein eigenes Auge, mit der anderen Hand hat er bei ausgestrecktem Arm eine Sammellinse von +12 dpt, die er etwa 7 cm vor das Auge des Patienten hält. So erhält der Untersucher bei vierfacher Vergrößerung ein umgekehrtes, seitenvertauschtes virtuelles Bild. Mit letzterem kann er einen orientierenden Überblick über große Teile der Netzhaut gewinnen.

H 89
Frage 4.47: Lösung C

Die Aussagen (A), (B), (D) und (E) sind korrekt. Die Papille liegt aber im Gegensatz zu der in (C) getroffenen Aussage im Netzhautniveau.

F 88
Frage 4.48: Lösung A

Bei der direkten Ophthalmoskopie betrachtet der Untersucher das Patientenauge aus unmittelbarer Nähe. Der Strahl der Lichtquelle, die Sehstrahlen des Patienten und die des Untersuchers müssen in eine Achse gebracht werden. Der Untersucher hält den Augenspiegel in der rechten Hand und untersucht mit seinem rechten Auge das rechte Auge des Patienten, mit seinem linken Auge das linke Auge des Patienten. Dabei wird der Patient aufgefordert, am Ohr des Untersuchers vorbei in die Ferne zu sehen; der Patient blickt also nach nasal. So rückt die nasal der Macula lutea gelegene Papille in den Strahlengang.

H 86
Frage 4.49: Lösung B

Bei der indirekten Ophthalmoskopie hält der Untersucher mit der einen Hand den Augenspiegel an sein eigenes Auge, in der anderen Hand hat er bei ausgestrecktem Arm eine Sammellinse von +12 dpt, die er etwa 7 cm vor das Auge des Patienten hält. So erhält der Untersucher bei vierfacher Vergrößerung ein umgekehrtes, seitenvertauschtes, virtuelles Bild.

F 87
Frage 4.50: Lösung E

Die Spiegelung des Augenhintergrunds ist bei vielen Grunderkrankungen wie Diabetes, Hypertonie und Nierenleiden von diagnostischer Bedeutung. Beim Diabetes mellitus kommt es zur Retinopathia diabetica mit Blutungen in Netzhaut und Glaskörper, netzartigen Gefäßneubildungen und kalkspritzenartigen weißen Herden (2). Hypertoniebedingte Gefäßveränderungen, wie enge Arteriolen, verstärkt geschlängelte Venolen und punktförmige Blutungen der Netzhaut, findet man beim Fundus hypertonicus (3). Weiterhin ist bei der ophthalmoskopischen Untersuchung eine Stauungspapille mit Prominenz des Sehnervkopfes, Rundumschärfe, abknickenden Gefäßen und Blutungen, als Ausdruck eines erhöhten Hirndrucks zu erkennen (1).

Die Zeichen einer Optikusatrophie, wie man sie bei der Fundusspiegelung erkennen kann, sind eine weiße Papille und enggestellte Gefäße.

[H 85]
Frage 4.51: Lösung D

Bei der Spiegelung des Augenhintergrunds unterscheidet man zwei Techniken: Spiegeln im aufrechten Bild (direkte Ophthalmoskopie) und im umgekehrten Bild (indirekte Ophthalmoskopie). Spiegelt man im aufrechten Bild, hält der Untersucher den Augenspiegel (konkave Linse) in unmittelbare Nähe des Patientenauges. Der Strahl der Lichtquelle, die Sehstrahlen des Patienten und die des Untersuchers müssen in einer Achse liegen. Bei dieser Technik entsteht ein aufrechtes, seitengleiches, reelles Bild in 16facher Vergrößerung, bei der Einzelheiten und Feinheiten des Fundus gut erkennbar sind. Durch den Einsatz der Konkavlinse nach Helmholtz wird dies überhaupt erst ermöglicht, weil die von der Patientenseite einfallenden Lichtstrahlen gebündelt auf das Auge des Patienten reflektiert werden und das Loch in der Mitte des Augenspiegels es erlaubt, den ausgeleuchteten Bereich einzusehen.

[H 85]
Frage 4.52: Lösung D

Bei der Spiegelung des Augenhintergrundes unterscheidet man zwei verschiedene Techniken: die direkte und die indirekte Ophthalmoskopie. Die direkte Ophthalmoskopie liefert ein aufrechtes, seitengleiches, reelles Bild in 16facher Vergrößerung. Sie eignet sich also sehr gut, um Einzelheiten und Feinheiten, wie Gefäßveränderungen (1), Niveauunterschiede (4) und Veränderungen im Papillenbereich (2), zu erkennen. Die indirekte Ophthalmoskopie liefert mit ihrer 4fachen Vergrößerung ein umgekehrtes, seitenvertauschtes, virtuelles Bild, das dem Untersucher einen Überblick über den ganzen Augenhintergrund bietet und so auch eine Beurteilung der Fundusperipherie zuläßt (3).

[F 86]
Frage 4.53: Lösung C

Zu (C)
Bei der Beurteilung des Gesichtsfeldes ist es entscheidend zu differenzieren, ob eine homonyme oder heteronyme Gesichtsfeldstörung vorliegt. Während der gleichseitige Gesichtsfeldausfall häufig durch eine Läsion im Bereich der Sehrinde zustande kommt, führen Raumforderungen im Bereich des Chiasma opticum wie ein Hypophysentumor zu einer **heteronymen** (bi-temporalen) Hemianopsie, dem sogenannten Scheuklappenphänomen.

Zu (A)
Die häufigste Ursache einer Neuritis nervi optici ist die multiple Sklerose. Bei rezidivierendem Verlauf kommt es zu einer Optikusatrophie mit einem Ausfall im zentralen Gesichtsfeld (Zentralskotom).
Zu (B)
Tumoren im Bereich des Temporallappens können neben Hemiparese, Aphasie und Epilepsie auch eine homonyme Hemianopsie zur Folge haben.
Zu (D)
Symptome der Kleinhirntumoren sind Hemiataxie, Hypotonie und Hirndruckkrisen mit der akuten Gefahr der Einklemmung.
Zu (E)
Die Frühsymptome einer Netzhautablösung (Ablatio retinae) sind peripher auftretende Lichtblitze und plötzlich erscheinende dunkle Gebilde vor dem Auge. Bei erfolgter Netzhautablösung werden Gesichtsfeldausfälle beschrieben, die abhängig von der Lokalisation der Ablatio retinae sind. Bei einer Ablösung im unteren Bereich wird ein „Vorhang vor dem Auge" beschrieben, bei einer Ablösung oben eine „aufsteigende Mauer".

5 Untersuchung an Hals, Nase und Ohren

[H 87] [H 89]
Frage 5.1: Lösung A

Die anderen Markierungen bezeichnen:
(B) Antitragus
(C) Cavum conchae
(D) Anthelix
(E) Helix
Eine Frage aus dem Kopf-Hals-Testat im Präparierkurs ...

[F 87]
Frage 5.2: Lösung C

Zu (C)
Der M. cricoarytaenoideus posterior, der sog. Postikus, wird vom N. laryngeus inferior (N. recurrens) versorgt und ist der einzige Stimmritzenöffner.
Zu (A)
Die Stimmritze schließen können der M. cricoarytaenoideus lateralis und der M. cricoarytaenoideus transversus, beide werden vom N. laryngeus inferior versorgt.
Zu (B)
Zu den Stimmbandspannern, die das Stimmband also verkürzen, gehören der M. cricothyreoideus, der vom

N. laryngeus superior innerviert wird, und der M. vocalis, der vom N. laryngeus inferior versorgt wird.
Zu (D)
Der M. cricothyreoideus nähert visierartig den Schildknorpel dem Ringknorpel an und spannt dabei die Stimmlippe (äußerer Stimmlippenspanner).
Zu (E)
Der M. arytaenoideus transversus schließt das hintere Drittel der Glottis durch Annäherung der Aryknorpel.

F 91
Frage 5.3: Lösung B

Der äußere Gehörgang wird nicht nur vom N. trigeminus innerviert, sondern auch partiell vom N. vagus. Über den N. vagus ist jede vagale Reaktion vom Hustenreiz bis zum Ohnmachtsanfall als vagovasale Reaktion möglich, daran sollte man bei der Ohrspiegelung immer denken.

F 83
Frage 5.4: Lösung A

Das normale Trommelfell erscheint bei der Spiegelung hellgrau und durch eine dünne Fettschicht aus Ohrenschmalz glänzend, daher wird es auch als perlmuttgrau bezeichnet. Es ist von oben außen hinten nach unten innen vorn geneigt und spitzt sich zum Umbo hin wie ein flacher Trichter zu.
Der in der Frage beschriebene Befund entspricht am ehesten einer Otitis media.

H 82
Frage 5.5: Lösung D

H 82
Frage 5.6: Lösung A

Gemeinsamer Kommentar

Die **Paukenhöhle** läßt sich von unten nach oben in drei ineinander übergehende Etagen einteilen:
Das **Hypothympanum** (Paukenkeller),
das **Mesothympanum**,
das **Epithympanum** (Kuppelraum).
Am **Mesothympanum** kann man insgesamt sechs Wände unterscheiden:
1. Die **vordere Wand** ist dem **Canalis caroticus** benachbart. Oben ist der Austritt des M. tensor tympanie aus dem Semicanalis m. tensoris tympani. Der Muskel zieht zum Hammergriff. Darunter liegt die Tubenöffnung.
2. Die **hintere Wand** grenzt an die knöcherne Wand des Warzenfortsatzes, speziell an das **Antrum mastoideum**, in der der N. facialis läuft.
3. Die **laterale Wand** wird durch die **Trommelfellinnenseite** im Bereich der Pars tensa gebildet.
4. Die **mediale Wand** grenzt an das Innenohr. Hier befindet sich das **Promontorium** (bedingt durch die basale Schneckenwindung), auf ihm läuft der N. typmanicus. Hinten oben findet man das ovale Fenster mit Steigbügelplatte und hinten unten das runde Fenster, das die Scala tympani abschließt.
5. Das **Dach** ist eine dünne Knochenlamelle, die die Paukenhöhle von der **mittleren Schädelgrube** trennt.
6. Der **Boden** hat topographische Beziehung zur **Fossa jugularis** und zum Bulbus V. jugularis superior.

H 83
Frage 5.7: Lösung C

Im oberen hinteren Quadranten des Trommelfells läßt sich der durchscheinende lange Amboßschenkel erkennen. Zusätzlich kann man manchmal auch die Stapediussehne sehen. Hammerkopf, Tubeneingang, rundes Fenster und Steigbügel sind nicht durch das Trommelfell hindurch zu sehen.

H 88
Frage 5.8: Lösung A

Zu (A)
Das Trommelfell läßt sich mit einer Linie entlang dem Hammergriff und einer Linie senkrecht hierzu durch den Umbo in vier Quadranten einteilen (vorderer oberer, vorderer unterer, hinterer oberer, hinterer unterer).
Zu (B)
Der Steigbügel ist nicht durch das Trommelfell sichtbar. Er ist mit dem Amboß gelenkig verbunden und überträgt den Schall auf das ovale Fenster des Innenohrs.
Zu (C)
Auch der Amboßkörper ist nicht durch das Trommelfell sichtbar, lediglich der Amboßschenkel scheint im hinteren oberen Quadranten leicht durch.
Zu (D)
Die Fenestra chochleae, also das ovale und das runde Fenster, sind als Innenohrteile nicht am Trommelfell auszumachen.
Zu (E)
Die Pars flaccida (Shrapnell-Membran) ist der obere, kleine, schlaffe Teil des Trommelfells. Den größeren straffen Teil nennt man Pars tensa.

H 83
Frage 5.9: Lösung E

Der vestibuläre Schwindel (systematischer Schwindel) wird vom Patienten als Drehschwindel, Liftschwindel, Schwankschwindel, Ziehen nach einer Seite oder als Taumeligkeit geschildert. Er tritt als Anfallsschwindel für minuten bis Stunden (z. B. bei der Menière-Krankheit) oder als Dauerschwindel (z. B. nach einseitigem

Labyrinthausfall) auf. Fallneigung, Gangabweichungen, Drehung beim Tretversuch und Abweichung beim zeigeversuch gehören ebenfalls zu den Symptomen des vestibulären Schwindels und sind von denen des unsystematischen Schwindels bei vaskulären, kreislaufbedingten Ursachen oder bei diffusem Hirnschwindel abzugrenzen.

F 85
Frage 5.10: Lösung C

Zu (C)
Beim Weber-Versuch wird die angeschlagene Stimmgabel auf die Sutura sagittalis aufgesetzt und bei Schalleitungsschwerhörigkeit in das erkrankte, bei Innenohrschwerhörigkeit in das gesunde Ohr lateralisiert. Der akute Hörsturz des Innenohres geht mit plötzlich auftretender einseitiger Innenohrschwerhörigkeit einher. So wird also beim Weber-Versuch in das besser hörende Ohr lateralisiert. Außerdem: Rinne-Versuch positiv = keine Luftleitungsstörung (orientierend).
Zu (A), (B), (D) und (E)
Cerumen obturans oder der aus Ohrenschmalz bestehende Ohrpfropf kann ebenso wie ein Mittelohrerguß, eine Versteifung der Gehörknöchelchen und die chronische Schleimhauteiterung zu einer Verlegung bzw. zu einer mangelnden Schallübertragung im Mittelohrbereich führen. In allen Fällen würde sich der Weber-Versuch auf die erkrankte Seite lateralisieren.

F 84   H 91
Frage 5.11: Lösung A

Und noch einmal...
Weber-Versuch: Hierbei wird die Knochenleitung überprüft. Bei einseitiger Schalleitungsschwerhörigkeit wird die in der Mitte des Schädels aufgesetzte Stimmgabel im schlechter hörenden Ohr gehört (lateralisiert), bei einseitiger Schallempfindungsschwerhörigkeit im besser hörenden Ohr.
Rinne-Versuch: Hierbei vergleicht man Luftleitung und Knochenleitung des gleichen Ohres. Die in Schwingung versetzte Stimmgabel wird auf das Mastoid gesetzt und solange dort belassen, bis der Ton nicht mehr zu hören ist. Dann wird die Stimmgabel vor den Gehörgang gehalten, wo der Ton normalerweise aufgrund der Verstärkung durch die Gehörknöchelchen noch wahrgenommen wird. Ist die Luftleitung besser als die Knochenleitung – was der Norm entspricht –, spricht man von Rinne positiv. Rinne negativ liegt dann bei einer Schalleitungsschwerhörigkeit vor, wenn der Ton am Mastoid besser gehört wird.
In beiden Fällen wird eine Stimmgabel der Tonhöhe des Kammertons a (440 Hertz) benutzt.

H 83
Frage 5.12: Lösung A

Sowohl zentrale als auch periphere Vestibularisstörungen wie auch Durchblutungsstörungen des Labyrinths rufen keine Schalleitungsschwerhörigkeit hervor. Im übrigen siehe vorhergehende Kommentare.

H 85
Frage 5.13: Lösung A

Zu (2)
Mit dem Stimmgabelversuch nach Rinne vergleicht man Luftleitung und Knochenleitung des gleichen Ohres, hierzu wird die in Schwingung versetzte Stimmgabel auf das Mastoid gesetzt und so lange dort belassen, bis der Ton nicht mehr zu hören ist. Dann wird die Stimmgabel vor den Gehörgang gehalten, wo der Ton normalerweise (aufgrund der Verstärkung durch das Hammer-Amboß-Steigbügel-System) noch wahrgenommen wird. Ist in diesem Vergleich die Luftleitung besser als die Knochenleitung – was die Norm ist –, spricht man von **Rinne positiv**.
Zu (1)
Ist aber die Knochenleitung besser als die Luftleitung – der Patient hört den Ton besser auf dem Warzenfortsatz als vor dem Gehörgang –, liegt ein Mittelohrschaden vor, der eine Schalleitungsstörung bewirkt. Man spricht von **Rinne negativ.**

Zu (3)
In den Stimmgabelprüfungen benutzt man eine schwingende Stimmgabel der Tonhöhe des Kammertons a (440 Hertz).

F 86
Frage 5.14: Lösung B

Zu (B)
Der Weber-Versuch prüft die Kopfknochenleitung. Bei einseitiger Schalleitungsschwerhörigkeit wird die in Mitte des Schädels aufgesetzte Stimmgabel im schlechter hörenden Ohr gehört (lateralisiert), bei einseitiger **Schallempfindungsschwerhörigkeit** im besser hörenden Ohr. Liegt also ein Mittelohrschaden – wie beim Paukenerguß – vor, wird der Weber-Versuch ins erkrankte Ohr lateralisiert.
Zu (A)
Beim Akustikusneurinom liegt eine Hörminderung mit Untererregbarkeit des Labyrinths vor. Es handelt sich um einen Innenohrschaden mit Schallempfindungsstörungen.
Zu (C)
Durch jahrelange Tätigkeit bei einem Lärmpegel über 85–90 dB kann es häufig zur Lärmschwerhörigkeit kommen. Nach anfänglichen Erholungen des Hörvermögens in Lärmpausen findet man nach Jahren beid-

seits Veränderungen im Tonaudiogramm. Auch hier liegt eine Schallempfindungsstörung vor.
Zu (D)
Der akute Hörsturz geht mit plötzlich auftretender einseitiger Innenohrschwerhörigkeit einher. So wird beim Weber-Versuch die Stimmgabel ins besser hörende Ohr lateralisiert.
Zu (E)
Die Symptome der Menière-Krankheit sind Drehschwindelanfälle, einseitige Ohrgeräusche und einseitige Innenohrschwerhörigkeit. Die Ursache hierfür ist ein Hydrops des häutigen Labyrinths.

F 88
Frage 5.15: Lösung A

Die Auslösung des kalorischen Nystagmus durch Spülen des Ohrs mit kaltem Wasser beruht auf einer lokalen Änderung des spezifischen Gewichts der Endolymphe durch lokale Temperaturänderungen in einzelnen Bogenabschnitten. Die Endolymphe kommt in Bewegung und täuscht eine Drehbewegung vor.
– Nach Kaltreiz Nystagmus zum anderen Ohr,
– nach Heißreiz Nystagmus zum gleichen Ohr.

H 86
Frage 5.16: Lösung C

Zu (C)
Durch kräftige Ausatmung bei zugehaltener Nase und zusammengepreßten Lippen kommt es durch den erhöhten Luftdruck im Nasenrachenraum zu einem Öffnen der Tube; der Druck kann sich somit im Mittelohr ausbreiten. Hierbei kommt es zu einer Vorwölbung des Trommelfells, welches otoskopisch betrachtet werden kann (Vasalva-Versuch).
Zu (A)
Die Stimmbandbeweglichkeit kann beim Kehlkopfspiegeln durch tiefes Einatmen, das eine Abduktion der Stimmbänder bewirkt, und bei der Phonation, die eine Adduktion der Stimmbänder bewirkt, kontrolliert werden.
Zu (B)
Einen angeborenen knöchernen oder membranösen Verschluß der hinteren Nasenöffnung nennt man Choanalatresie. Bei einseitiger Atresie resultiert aufgehobene Nasenatmung und Schleimabsonderung auf der betroffenen Seite. Die doppelseitige Atresie ist ein lebensbedrohlicher Zustand, da der Säugling keine Luft durch die Nase bekommt (Dyspnoe, Zyanose). Die Diagnose wird durch Vorschieben feiner Gummischläuche durch die Nase, die dann nicht im Nasenrachenraum erscheinen, und Röntgendarstellung mit Kontrastmittelfüllung der Nase gesichert.
Zu (D)
Mit Atemkapazität der Nasalatmung ist wohl das Volumen von nasalem Ein- und Ausatmen bei Atemmittellage oder Maximalatmung gemeint. Eine Beurteilung erfolgt über eine Flowmessung.
Zu (E)
Der Romberg-Versuch, der Unterberger-Tret-Versuch, der Finger-Nase-Versuch wie auch der Blindgang-Versuch dienen der orientierenden Vestibularisprüfung.

F 90
Frage 5.17: Lösung E

Des weiteren kann eine behinderte Nasenatmung durch eine reaktive Schwellung der Nasenschleimhaut und des Venenplexus bei allergisch bedingter Rhinitis oder bei Infektionskrankheiten bedingt sein.

F 84
Frage 5.18: Lösung B

Der Ausführungsgang der Stirnhöhle mündet in den mittleren Nasengang. Der Ductus nasolacrimalis mündet in den unteren Nasengang, die Keilbeinhöhle in den oberen Nasengang und die Ohrtube in den Nasopharynx.

F 83
Frage 5.19: Lösung A

Bei der Rhinoscopia anterior können bei nach vorne geneigtem Patientenkopf der Nasenboden, der untere Nasengang, die untere Muschel sowie die unteren Anteile des Septums gesehen werden. Neigt der Patient den Kopf dann weiter nach hinten, werden auch die mittlere Muschel, der klinisch wichtige mittlere Nasengang und die mittleren Septumanteile sichtbar. Die obere Nasenmuschel ist mit der Rhinoscopia posterior beurteilbar.
Da der Ductus nasolacrimalis in der unteren Muschel und der Ausführungsgang der Kieferhöhle in der mittleren Muschel münden, beide mit der Rhinoscopia anterior gut einsehbar sind, mußte die richtige Antwort (D) lauten. Strittige Frage!

H 84
Frage 5.20: Lösung D

Rhinoscopia anterior: Bei nach vorn gebeugtem Kopf sieht man den Nasenboden, den unteren Nasengang, die untere Muschel, die unteren Septumanteile und den Locus Kiesselbachii.
Bei nach hinten gebeugtem Kopf sieht man die mittlere Muschel, den mittleren Nasengang und die mittleren und oberen Septumanteile.
Rhinoscopia posterior: Durch Kipp- und Drehbewegungen des Spiegels läßt sich der gesamte Nasenrachenraum mit Choanen, hinterer Kante der Nasen-

scheidewand, hinteren Muschelenden aller Muscheln, Rachendach und Tubenwülsten mit Tubenöffnungen erkennen.

[H 89]
Frage 5.21: Lösung E

85% der Prüfungsteilnehmer beantworten diese Frage korrekt. Die allergische Rhinitis führt ebenso wie Viren der Gattung Rhinovirus der Picorna-Viren zu Nasenträufeln, allerdings handelt es sich hierbei um Exsudat.
Zu (3)
Die Liquorrhö tritt bei Schädelbasisfrakturen, gelegentlich auch bei chronischer Hirndrucksteigerung auf, als Rhino- oder Otorrhö.

[F 88]
Frage 5.22: Lösung C

Die Rhinoscopia anterior ist die Spiegeluntersuchung der Nasenhaupthöhlen vom Naseneingang aus. Senkt der Patient den Kopf, können hierbei der Nasenboden, die Hinterwand des Nasenrachenraumes, der Nasengang (D), die untere Nasenmuschel (A) und untere Septumanteile betrachtet werden. Bei zurückgelegtem Kopf gelingt der Einblick in den mittleren Nasengang (E), die mittlere Muschel (B) und die oberen Septumanteile. Die obere Muschel ist nur mit der Rhinoscopia posterior zu begutachten.

[F 83]
Frage 5.23: Lösung D
Zu (D)
Erreger einer Stomatitis aphtosa sind Herpes-simplex-Viren. Sie verursachen stark brennende Schmerzen, Speichelfluß, Fieber und einen Foetor ex ore. Man findet anfangs Bläschen, bald darauf zahlreiche Erosionen mit weißlichen Belägen.
Zu (A) und (B)
Wie in der Frage völlig richtig beschrieben, liegt der Ausführungsgang der Parotis gegenüber der oberen 2. Molaren und kann durch Ausstreichen von Speichel deutlicher dargestellt werden. In seltenen Fällen kann er einmal durch einen Stein verlegt sein.
Zu (C)
Die Koplik-Flecken finden sich in der Wangenschleimhaut, es sind hellrote punktförmige Flecken mit zentralem weißen Punkt, sie gehen dem Masernexanthem 1 bis 3 Tage voraus.
Zu (E)
Ursache des Soors sind Sproßpilze (Candida albicans). Die düsterrote Schleimhaut ist von weißen Flecken oder Membranen bedeckt, die sich unter Blutungen ablösen lassen. Hauptsächlich sind alte, abwehrschwache Patienten betroffen.

[F 83]
Frage 5.24: Lösung A
[H 84]
Frage 5.25: Lösung A

Gemeinsamer Kommentar

Zur Durchführung der indirekten Laryngoskopie benötigt man als Stirnreflektor einen Hohlspiegel mit einer Brennweite von 10–20 cm. Die Zunge des Patienten wird mit einem Mulläppchen mit der linken Hand festgehalten, während der angewärmte Spiegel – mit der rechten Hand wie ein Füllfederhalter gehalten – bis an das Zäpfchen in den Gaumen eingeführt wird. Das Zäpfchen wird auf der Spiegelrückseite gehalten. Durch Hervorziehen der Zunge richtet sich die Epiglottis auf, läßt man den Patienten „hi" sagen (Phonationsstellung), stellt sie sich noch steiler. In Exspirationsstellung ist in begrenztem Rahmen auch ein Einblick in Bereiche oberhalb der Stimmritze möglich. Im Kehlkopfspiegelbild werden die Seiten richtig wiedergegeben (das rechte Stimmband erscheint auch im Spiegelbild auf der rechten Seite des Patienten), vorne ist im Spiegel oben, hinten ist im Spiegel unten.

[H 91]
Frage 5.26: Lösung A

Zu (A)
Die Aphonie ist definiert als Stimmlosigkeit und kann verschiedene Ursachen haben. Hierfür kommen Entzündungen, Tumoren, Lähmungen oder funktionelle Störungen in Betracht. Bei funktionellen Störungen kommt es zum plötzlichen Verlust der klingenden Stimme z. B. über psychische Traumen wie Schmerz und Schreck.
Zu (B)
Bei der motorischen oder auch Broca-Aphasie ist das Sprachverständnis soweit intakt, Aufforderungen können befolgt werden. Der Patient bringt jedoch nur unvollständige Laute und Silben hervor. Vorgesprochene Wörter können nicht nachgesprochen werden.
Zu (C)
Hier handelt es sich um eine mnestische Aphasie. Sprachvermögen, Sprachverständnis und die Fähigkeit zum Nachsprechen sind erhalten. Entsprechende Worte fallen aber dem Patienten nicht ein, der Patient versucht dies durch Umschreibung auszudrücken.

[F 87]
Frage 5.27: Lösung E

Heiserkeit, als klanglose, belegte oder rauhe Stimme bis hin zur Stimmlosigkeit (Aphonie), kann durch Entzündungen, Lähmungen oder Geschwülste der Kehlkopfschleimhaut, besonders der Stimmbänder verursacht sein. Auch bei Überbelastung der Stimmbänder kann es zur Heiserkeit kommen (Redner, Sänger, Kleinkinder).

6 Untersuchung der Haut, Hautanhangsgebilde, proktologische Untersuchung

H 82
Frage 6.1: Lösung A

Zu (E)
Die Epidermis besteht aus folgenden Schichten: Stratum corneum, Stratum lucidum, Stratum granulosum, Stratum spinosum und Stratum basale. Das Korium besteht aus dem Stratum papillare und dem Stratum reticulare. Im Stratum papillare finden sich in einem System von Kollagenfasern, Retikulinfasern und Grundsubstanz Blutgefäße, Nerven, Bindegewebszellen und Anhangsgebilde.
Zu (B)
Das Stratum corneum (die Hornschicht) setzt sich aus einer Platte kernloser verhornender Zellen zusammen, die sich an der Oberfläche als feine Schüppchen abschilfern.
Zu (C)
Das Stratum spinosum bildet mit dem Stratum basale die Keimschicht (Stratum germinativum), in der durch Zellteilung Ersatz für die an der Oberfläche abgeschilferten verhornten Zellen gebildet wird (hauptsächlich im Stratum basale). Die Stachelzellschicht besteht aus 4–8 Lagen polygonaler, durch Zytoplasmafortsätze (Stacheln) verbundener Zellen, die sich allmählich in einer horizontalen Zellachse anordnen.
Zu (D)
Das Stratum basale (Basalzellen) besteht aus zylindrischen Zellen, die Melanin enthalten, und sitzt unmittelbar der Basalmembran auf, in welcher es durch Protoplasmafüßchen verankert ist.
Zu (E)
Melanozyten sind pigment(melanin-)produzierende Dendritenzellen und sitzen unmittelbar der Basalmembran von Epidermis und Haarfollikeln auf. Sie liegen somit im Stratum basale der Epidermis der Haut.

F 84
Frage 6.2: Lösung E

Die Epidermis besteht aus Stratum basale, spinosum, granulosum, lucidum et corneum; das Korium besteht aus Stratum papillare et reticulare. Zusammen werden Epidermis und Korium auch Kutis genannt, als Abgrenzung zur Subkutis.

H 85
Frage 6.3: Lösung C

Zu (C)
Melanozyten sind pigment(melanin-)produzierende Dendritenzellen und sitzen unmittelbar der Basalmembran von Epidermis und Haarfollikeln auf. Sie liegen somit im Stratum basale der Epidermis der Haut. Melanozyten kommen weiterhin in Teilen des Auges und in den Leptomeningen vor.
Zu (A)
Das Stratum papillare corii (Lederhaut) besteht aus einem System von Reticulin, Kollagenfasern und Grundsubstanz, in denen Nerven, Gefäße, Bindegewebszellen und Anhanggebilde vorkommen. Zu den Bindegewebszellen gehören Fibroblasten, Fibrozyten, Histiozyten, Mastzellen und Makrophagen.
Zu (B)
Das Stratum reticulare corii, das zusammen mit dem Stratum papillare das Korium – oder die Lederhaut – bildet, ist zellarm und kollagenreich; es verleiht der Haut mechanische Festigkeit.
Zu (D)
Das Stratum granulosum besteht aus 1–5 Lagen abgeplatteter Zellen (Körperzellen) mit stark lichtbrechenden basophilen Keratohyalinkörnchen.
Zu (E)
Die Hornschicht oder Stratum corneum setzt sich aus einer Platte kernloser verhornter Zellen, die sich an der Oberfläche in feinen Schüppchen abschilfern, zusammen.

H 87
Frage 6.4: Lösung B

Das Stratum papillare bildet zusammen mit dem Stratum reticulare das Korium (Lederhaut) und gehört somit nicht zur Epithelschicht (Epidermis).

Aufbau der Haut

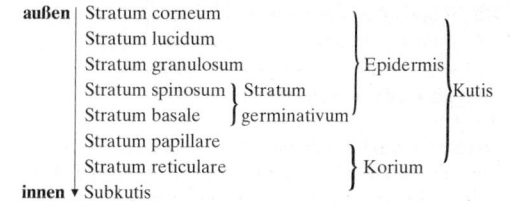

```
außen  Stratum corneum       ⎫
       Stratum lucidum        ⎬
       Stratum granulosum     ⎭ Epidermis ⎫
       Stratum spinosum ⎫ Stratum          ⎬ Kutis
       Stratum basale   ⎭ germinativum     ⎪
       Stratum papillare                   ⎪
       Stratum reticulare  ⎬ Korium        ⎭
innen ▼ Subkutis
```

H 90
Frage 6.5: Lösung D

Die Transitzeit eines Keratinozyten durch das Stratum spinosum beträgt etwa 14 Tage. Die Entwicklungszeit der Hornschicht (Turnover) beträgt gleichfalls etwa zwei Wochen. So beträgt die durchschnittliche Zeit zwischen Mitose und Abschilferung eines Keratinozyten an der Hautoberfläche etwa einen Monat.

F 88
Frage 6.6: Lösung C

Zu (1)
Das Korium, nach Dermis oder Lederhaut genannt, besteht aus lose ineinander verfilzten Kollagenfaserbündeln (1) sowie elastischen Fasern (2).
Zu (2)
In der oberen Dermis (Stratum papillare) sind die Kollagenfasern lockerer gewebt als in der tiefen Dermis (Stratum reticulare), die elastischen Fasern zeigen einen umgekehrten Verteilungstyp. Das Korium ist außerdem Träger der die Haut versorgenden Gefäße und Nerven und der Hautanhangsgebilde.
Zu (3)
Das aus einer homogenen Schicht aus kernlosen Zellresten bestehende Stratum corneum bildet die oberste Schicht der Epidermis und gehört somit nicht zum Korium.

H 87
Frage 6.7: Lösung D

Die Kruste zählt zu den **Sekundär**effloreszenzen und entsteht durch Gerinnung oder Eintrocknung von Körperflüssigkeiten (Serum, Blut, Eiter), beispielsweise bei Verlust oberflächlicher Zellschichten der Epidermis durch Erosion oder Trauma.
Zu den **Primär**effloreszenzen, die ohne nachweisbares Zwischenstadium aus der gesunden Haut entstehen, zählen:

Macula	=	Fleck
Papula	=	Knötchen
Urtica	=	Quaddel
Vesicula	=	Bläschen
Bulla	=	Blase
Zyste	=	abgegrenzter Hohlraum

H 82
Frage 6.8: Lösung B

Zu den **Sekundäreffloreszenzen,** die aus den Primäreffloreszenzen durch Umwandlung, Entzündung, Rückbildung oder Abheilung entstehen, zählen:

Squama	=	Schuppe
Crusta	=	Kruste
Erosio	=	oberflächlicher Epidermisverlust
Rhagade	=	Schrunde
Excoriatio	=	Abschürfung
Ulcus	=	Geschwür
Cicatrix	=	Narbe

Papula (Knötchen), Bulla (Blase) und Macula (Fleck) gehören zu den Primäreffloreszenzen.

H 82
Frage 6.9: Lösung C

Zu (C)
Eine Papula ist ein über das Hautniveau ragendes, festes, stecknadelkopf- bis linsengroßes Knötchen, bisweilen kann es eingedellt sein, und es kann narbenlos abheilen.
Zu (A)
Einlagerungen von Melanin in der Kutis lassen z. B. an ein Melanom denken.
Zu (B)
Ein Ödem der Haut im Rahmen von Plasmaaustritt im Korium findet man bei der Urtikaria. Die Haut ist dann von heller Farbe und die Quaddeln oft umgeben von einem hellen Hof.
Zu (D)
Bindegewebiger Ersatz der Epidermis mit grober Strukturveränderung der Haut und fehlender Oberflächenzeichnung nennt man Narbe oder Cicatrix.
Zu (E)
Fremdkörpergranulome werden durch Ablagerungen von Fremdkörpern in der Subkutis bedingt und manifestieren sich dort als kleine Knötchen.

H 82
Frage 6.10: Lösung D

Zu (D)
Vesiculae sind ein- oder mehrkammerige Bläschen, die mit einer klaren Flüssigkeit gefüllt sind. Man unterscheidet intra- und subepidermale Blasen. Große Blasen nennt man Bullae.
Zu (A) und (B)
Eine Zyste ist ein mit Epithel ausgekleideter, durch eine Kapsel abgeschlossener Hohlraum, der auch follikelständig sein kann und mit Flüssigkeit gefüllt ist.
Zu (C)
Bakterien können den Inhalt einer Blase infizieren. Der Blaseninhalt ist dann durch Leukozyten und Granulozyten eitrig getrübt. Solche Blasen nennt man Pustulae.
Zu (E)
Auch Erosionen können bakteriell infiziert sein. Eine Erosion ist ein oberflächlicher Epithelverlust, meist durch Verletzungen oder Kratzen entstanden. Die Abheilung ist narbenlos.

F 83
Frage 6.11: Lösung E

Zu (E)
Ausgedehnte flächenhafte Blutungen (Blutergüsse) werden Ekchymosen genannt.
Zu (A)
Petechien sind kleinste punktförmige Blutungen.
Zu (B)
Hämatome sind massive, oft gekammerte, tiefe Blutungen, bei deren Abbau der Blutfarbstoff zersetzt wird und so die anfänglich blau-rote Färbung in eine grün-bräunliche übergeht.
Zu (C)
Gelenkblutungen sind meist traumatisch bedingt.
Zu (D)
Umschriebene Melanineinlagerungen im Hautniveau ohne Konsistenzveränderung kommen beim Naevus spilus (Leberfleck), bei Epheliden (Sommersprossen), in der Schwangerschaft (Chloasma gravidum), bei Varizen, Ulcus cruris und bei endokrinen Störungen wie Nebennierenrindeninsuffizienz vor.

F 83
Frage 6.12: Lösung C

Bei der Beurteilung von Effloreszenzen sind folgende Teilaspekte wichtig: Allgemeinbeschaffenheit der Haut, Lokalisation, Anordnung, Effloreszenztyp (z. B. Macula, Papel usw.), Form, Farbe, Oberflächenbeschaffenheit, Konsistenz, Druckempfindlichkeit.
Die Untersuchung mit dem Glasspatel dient der Darstellung der Eigenfarbe einer Effloreszenz. So sind Blutungen, die in der Haut als Fleck imponieren, im Gegensatz zu Hyperämien mit dem Glasspatel nicht wegdrückbar (anämisierbar).

F 83
Frage 6.13: Lösung B

Zu (B)
Schuppen (Squamae) sind hyperkeratotische oder parakeratotische Absonderungen von Hornschichten. Je nach Aussehen werden sie als pytiriasiform (kleieförmig), lamellös oder exfoliativ bezeichnet.
Zu (A)
Idiopathische oder reaktive vermehrte Fettabsonderungen der Haut nennt man Seborrhö. Hormonelle Faktoren spielen vielfach eine Rolle, androgen wirkende Verbindungen und Wärmeeinwirkungen fördern die Seborrhö.
Zu (C)
Krusten (Crustae) entstehen bei fehlender Hornschicht und bestehen aus eingetrocknetem Sekret oder Blut. Sie werden den Sekundäreffloreszenzen zugeordnet.

Zu (D)
Auch die Rhagaden (Schrunden) gehören zu den Sekundäreffloreszenzen. Es sind eingekerbte Erosionen, die durch Zerrung oder Dehnung entstehen, wenn die Elastizität der Haut beeinträchtigt ist.
Zu (E)
Bindegewebigen Ersatz der Epidermis mit grober Strukturveränderung der Haut und fehlender Oberflächenzeichnung nennt man Narbe oder Cicatrix.

F 84
Frage 6.14: Lösung E

Eine Blase ist ein mit Serum oder Blut gefüllter, nicht vorgebildeter Hohlraum, der sich über das Hautniveau erhebt und sowohl intraepidermal als auch subepidermal liegen kann. Bis Erbsgröße bezeichnet man sie im allgemeinen als Vesicula, darüber hinaus als Bulla.

H 84
Frage 6.15: Lösung B

Zu (B)
Als Erythem bezeichnet man eine durch vermehrte Gefäßfüllung entstandene aktive Hyperämie der Haut, die sich an den betroffenen Stellen etwas wärmer anfühlt als ihre Umgebung. In Abgrenzung zu den Roseolen sind Erytheme dunkler und größer, flächenhaft ausgedehnt und diffus konfluierend.
Zu (A)
Hiermit sind Blutungen gemeint, die in Form von Petechien, Sugillationen, Vibices, Ekchymosen oder Hämatomen auftreten können.
Zu (C)
Umschriebene Melanineinlagerungen im Hautniveau ohne Konsistenzveränderung kommen beim Naevus spilus (Leberfleck), bei Epheliden (Sommersprossen), in der Schwangerschaft (Chloasma gravidum), bei Varizen, Ulcus cruris und bei endokrinen Störungen wie NNR-Insuffizienz vor.
Zu (D)
Diese entstehen bei Blutungen und sind bei der Inspektion mit dem Glasspatel anämisierbar (wegdrückbar).
Zu (E)
Hämosiderin ist eine wasserunlösliche Eisen-Eiweiß-Verbindung von goldgelber Farbe. Sie kommt z. B. als irreversible Hauteinlagerung bei chronisch venöser Insuffizienz vor.

H 85   F 91
Frage 6.16: Lösung B

Zu (B)
Als diffuses Erythem bezeichnet man eine Rötung der Haut (Flecken), die auf Grund vermehrter Gefäßfüllung entstanden ist und sich flächenhaft ausgedehnt,

diffus konfluierend abzeichnet. Charakteristisch für das Erythem ist seine Anämisierbarkeit. Ziemlich ungenaue Beschreibung.

Zu (A)
Münzgroße rote Flecken nennt man Sugillation. Unter einer gleichförmigen Verteilung kann man vielleicht eine den ganzen Körper betreffende Verteilung – also eine generalisierte – verstehen.

Zu (C)
Eine Differentialdiagnose zu Rötung und Schuppung der gesamten Hautoberfläche zu treffen dürfte einerseits anhand dieser Aussage extrem schwer, andererseits dem GK3 zuzuordnen sein. Wir würden es einer generalisierten, universellen Form erythematosquamöser Hautkrankheiten zuordnen.

Zu (D)
Endlich eine klare Aussage: Blutungen im Gegensatz zu Gefäßfüllungsveränderungen (Roseolen, Eytheme, Ektasien) lassen sich mit dem Glasspatel nicht wegdrücken.

Zu (E)
Bläschen können mit Serum, Blut, Schweiß oder auch Eiter, dann Vesikula genannt, gefüllt sein. Die Bezeichnung gruppenförmig = herpetiform weist schon in die richtige Richtung: Herpes zoster (Gürtelrose) tritt im Bereich eines Dermatoms auf. Die teils mit Blut gefüllten Bläschen sind gruppiert angeordnet.

H 91
Frage 6.17: Lösung E

Zu (E)
Vergröberung und Verdickung der Hautfelderung, wobei die Haut einen Schweinslederchararakter annimmt, mit vertieften Hautfurchen und verminderter Elastizität wird als Lichenifikation beschrieben.

Zu (A)
Exkoriationen sind traumatisch entstandene Epidermisabschürfungen, die das Korium erreichen.

Zu (B)
Ekchymosen sind kleine fleckförmig umschriebene Blutungen (im Durchschnitt > 3mm) in der Haut oder Schleimhaut infolge eines Traumas oder bei hämorrhagischer Diathese.

Zu (C)
Unter einer Alopecia areata versteht man einen kreisrunden Haarausfall an einer oder mehreren Stellen. Am behaarten Kopf oder auch in der Bartgegend können plötzlich kahle Stellen entstehen, wobei die Follikel erhalten bleiben., Es bilden sich keine Narben. Gewöhnlich wächst das Haar in 4-6 Monaten zunächst weiß nach.

Zu (D)
Eine Urtikaria ist ein umschriebenes erhabenes Ödem der Haut von heller Farbe, oft umgeben von einem roten Hof und hervorgerufen durch Plasmaaustritt ins Korium.

F 87
Frage 6.18: Lösung B

Zu (B)
Enanthem nennt man Effloreszenzen (Ausschlag) im Bereich der sichtbaren Schleimhäute (sprich Mund- und Rachenschleimhaut).

Zu (A) und (C)
Flächenhafte Rötungen können durch alles Mögliche und Unmögliche zustandekommen, besonders wenn sie an Handflächen und Fußsohlen lokalisiert sind. Mit einem Enanthem haben sie aber nichts zu tun.

Zu (D)
Die Neurodermitis, auch atopisches Ekzem genannt, bevorzugt die Beugeseiten der Extremitäten (Ellenbeugen und Kniekehlen) und geht mit Rötung und Schuppung einher.

Zu (E)
Rötungen an den nicht lichtexponierten Hautpartien des Körperstamms schließen nur den Sonnenbrand (Dermatitis solaris) und phototoxische Lichtdermatosen aus.

F 87
Frage 6.19: Lösung C

Zu (C)
Leukoplakie heißt zunächst nur „weißer Fleck" und ist **keine Präkanzerose.** Genauer definiert versteht man hierunter weißliche Veränderung an Mund- und Genital**schleimhaut** mit Verhornung und geringer Entzündung (flache oder warzige Oberfläche). Leukoplakie ist nicht schmerzhaft. Als Ursache kommen Rauchen, Arsen und mechanische Reize in Frage.

Zu (A)
Weiße, unpigmentierte Flecken in normal gebräunter Haut kommen bei Vitiligo (Weißfleckenkrankheit), bei toxischer Schädigung der Melanozyten z. B. nach Anwendung von Bleichcremes (Dyschromia inkonfetti), beim Sturge-Weber-Syndrom, der Neurofibromatose Recklinghausen, bei Naevus anaemicus und der Kleieflechte vor, was alles zum Stoffgebiet der GK3 gehört.

Zu (B)
Die Psoriasis kommt hauptsächlich an den Streckseiten (also an Knien und Ellenbogen) vor und kennzeichnet sich durch starke Schuppung.

Zu (D)
Gut abstreifbare weißliche Beläge auf Zunge und Mundschleimhaut sprechen für Soor.

Zu (E)
Ein Herpes zoster kann auch einmal die Mundschleimhaut befallen (Trigeminusäste II und III), dann findet man dort mit Eiter gefüllten Bläschen.

[H 87]
Frage 6.20: Lösung C

Zu (C)
Roseolen als Folge toxischer Gefäßdilatation beim Typhus abdominalis findet man eben nun mal hauptsächlich an der Bauchhaut (Rumpf).

[H 86]
Frage 6.21: Lösung C

Sekundäreffloreszenzen entstehen aus den Primäreffloreszenzen durch Umwandlung, Entzündung, Rückbildung oder Abheilung. Zu den Sekundäreffloreszenzen gehören: Squama (Schuppe), Crusta (Kruste), Erosio (oberflächlicher Epidermisverlust), Rhagade (Schrunde), Excoriatia (Abschürfung), Ulcus (Geschwür) und Cicatrix (Narbe).
Die erste Aussage ist also richtig. Eine Crusta entsteht aber bei fehlender Hornschicht und besteht aus eingetrocknetem Sekret bzw. Blut (z. B. bei ekzematischen Prozessen).
Ansammlung trockener Hornlamellen im Sinne hyper- oder parakeratotischer Abstoßungen, mehr oder weniger festhaftend, nennt man Squama oder Schuppe (z. B. bei Psoriasis).
Der zweite Teil der Frage ist somit falsch.

[H 86]
Frage 6.22: Lösung A

Zu (A)
Die gruppenförmige Anordnung von Bläschen nennt man herpetiform.
Zu (B)
Als Dyshidrosis bezeichnet man sagokornartige, prall gespannte, heftig juckende Bläschen an Handflächen und Fußsohlen. Die Dyshidrosis hat nichts, wie der Name vermuten lassen könnte, mit einer Störung der Schweißsekretion zu tun.
Zu (C)
Subepidermalen (also unter dem Stratum basale entstehenden) Kontinuitätsverlust mit Blasenbildung findet man bei einem Teil der bullösen Dermatosen, diese gehören aber wohl in den GK3.
Zu (D)
Pilzinfektionen der Haut führen eher zu nässenden, belagartigen oder schuppenden Erscheinungsbildern, seltener zu Bläschen. Eine spezifische Bezeichnungsform gibt es auch hierfür nicht.
Zu (E)
Die anuläre Form der Effloreszenzen manifestiert sich ringförmig mit zentraler Abheilung und peripherem Fortschreiten und kann mit etwas Phantasie auch als „zentral genabelt" beschrieben werden.

[F 88]
Frage 6.23: Lösung A

Zu (A)
Erosionen sind oberflächliche Epithelverluste, die meist durch Verletzungen oder Kratzen entstanden sind. Es erfolgt eine narbenlose Abheilung.
Zu (B)
Bei größeren Substanzverlust kommt es zur umschriebenen Defektheilung der Haut: Narben entstehen. Sie sind ein bindegewebsartiger Ersatz der Epidermis mit großer Strukturveränderung der Haut und fehlender Oberflächenzeichnung.
Zu (C)
Das Wörtchen „stets" ist stets sehr verdächtig, wenn es vom IMPP verwendet wird ... Eine Erosion kommt ohne Veränderung der Haut wie Verdickung, Narbe oder Pigmentierung zur Ausheilung. Zur Pigmentierung kommt es z. B. während der Schwangerschaft (Chloasma uterinum), beim M. Addison (Bronzediabetes der Haut und der Schleimhäute), bei Leberzirrhose (Spider naevi) usw.
Zu (D)
Eine umschriebene Verdickung der Haut nennt man, wenn sie mit einer Verhärtung einhergeht, Pachydermie.
Zu (E)
Gefäßektasien sind Erweiterungen der Gefäße und können Ursache von Fleckbildung sein (z. B. Dauererweiterung der Kapillaren bei Teleangiektasien, toxische Dilatation bei Masern).

[F 88]
Frage 6.24: Lösung A

Zu (A)
Eine Purpura ist gekennzeichnet durch multiple, kleine hämorrhagische Flecken aufgrund einer abnormen Blutungsbereitschaft. Es kommt zu Austritt von Blut in Haut und Schleimhäute, was auf Gefäßwandveränderungen oder Thrombozytopathien hinweist. Purpura sind im Gegensatz zum Erythem nicht anämisierbar (wegdrückbar).
Zu (B)
Eine Rötung der Haut durch Gefäßerweiterung (Hyperämie) ist oft entzündlicher Genese und wird dann als Erythem bezeichnet (Scharlach). Auch Roseolen und Ektasien beruhen auf einer Erweiterung der Gefäße mit einhergehender Rötung. Ihnen gemein ist die leichte Wegdrückbarkeit mit dem Glasspatel.
Zu (C)
Beim Lupus erythematodes findet man narbige Atrophie, Hyper- und Depigmentierung, Gefäßweiterungen und punktförmige Blutungen.
Zu (D)
Die livide-bläuliche Verfärbung der Haut als Folge reduzierten O_2-Gehaltes im Kapillarblut nennt man

Zyanose. Sie tritt auf, wenn mehr als ein Drittel des zirkulierenden Blutes, reduziertes (nicht mit O_2 beladenes) Hb enthält.
Zu (E)
Ein mit Eiter gefülltes Bläschen ist eine Sekundäreffloreszenz und wird Pustel genannt.

F 83
Frage 6.25: Lösung C

Als Erosion bezeichnet man den Verlust der oberen Zellagen der Epidermis ohne Substanzverlust des Koriums. Die Erosion heilt narbenlos ab, Substanzverluste des Koriums gehen mit Narbenheilung einher.

H 88
Frage 6.26: Lösung C

H 88
Frage 6.27: Lösung C

Gemeinsamer Kommentar

Zu (C)
Krusten entstehen bei fehlender Hornschicht und bestehen aus eingetrocknetem Sekret oder Blut. Sie werden den Sekundäreffloreszenzen zugeordnet.
Zu (A)
Der Ausdruck Schorf wird in aller Regel in der Dermatologie nicht benutzt. Er bezeichnet relativ uncharakteristisch eine Wunddecke aus geronnenem Blut und Gewebssaft.
Zu (B)
Schuppen (Squamae) sind hyperkeratotische oder parakeratotische Absonderungen von Hornschichten. Je nach Aussehen werden sie als pityriasiform (kleieförmig), lamellös oder exfoliativ bezeichnet.
Zu (D)
Eine Papula ist ein über das Hautniveau ragendes, festes, stecknadelkopf- bis linsengroßes Knötchen, bisweilen kann es eingedellt sein, es kann narbenlos abheilen.
Zu (E)
Pustulae sind Bläschen, deren Inhalt durch Leukozyten eitrig getrübt ist.

H 88
Frage 6.28: Lösung A

Die Urtikaria ist ein Reaktionsmuster der Haut von sehr unterschiedlicher Ursache; sie ist durch massive, aber flüchtige (1) ödematöse Schwellung der papillären Dermis (Quaddeln) aufgrund vorübergehender, mediatorbedingter Erhöhung der Gefäßdurchlässigkeit gekennzeichnet. Häufig kombiniert sind analoge Schwellungen der tiefen Dermis und Subkutis (2). Obwohl die Urtikaria im Grunde ein harmloses Geschehen ist, kann sie potentiell durch ein Larynxödem zum Tode führen. Entgegen weitverbreiteter Meinung sind die meisten Fälle von Urtikaria wahrscheinlich nichtallergischer Natur.

F 89
Frage 6.29: Lösung E

Zu (E)
Siehe Kommentar zu Frage 6.28.
Zu (A)
Ein umschriebener serumgefüllter Hohlraum in der Epidermis kann entweder eine Blase oder eine Zyste sein.
Zu (B)
Umschriebene kleine Blutungen der Haut werden, wenn sie punktförmig sind, als Petechien bezeichnet; münzgroße Blutungen nennt man Sugillationen.
Zu (C)
Diese Beschreibung spricht am ehesten für einen Abszeß.
Zu (D)
Knötchen führen durch Zellansammlung oder -vermehrung zu Verdickungen in der Epidermis oder Kutis, so daß sie das Hautniveau überragen.

F 89
Frage 6.30: Lösung E

Als Erythem bezeichnet man eine durch vermehrte Gefäßfüllung entstandene aktive Hyperämie der Haut, die sich an den betroffenen Stellen etwas wärmer anfühlt als ihre Umgebung. In Abgrenzung zu den Roseolen sind Eritheme dunkler und größer, flächenhaft ausgedehnt und diffus konfluierend. Die Untersuchung mit dem Glasspatel dient der Darstellung der Eigenfarbe einer Effloreszenz. So sind Hyperämien, im Gegensatz zu Blutungen, die in der Haut als Fleck imponieren, mit dem Glasspatel wegdrückbar (anämisierbar).

F 86
Frage 6.31: Lösung B

Zu (B)
Eine Keratose ist eine Vermehrung von Horn und kann als Parakeratose (Auftreten kernhaltiger Zellen in den obersten Epidermisschichten) oder als Hyperkeratose (Verbreiterung des Stratum corneum) auftreten.
Zu (A) und (E)
Eine Kruste (= Borke) entsteht bei fehlender Hornschicht und besteht aus eingetrocknetem Sekret bzw. Blut.
Zu (C)
Pityriasiforme Schuppung ist fein, kleie- oder mehlartig, dies sagt nichts über die Beziehung zur Haut aus (festhaftend od. abschilfernd).

Zu (D)
Psoriasiforme Schuppung ist silbrig-weiß, groblamellös und läßt sich in toto abheben.

F 88
Frage 6.32: Lösung C

Zu (C)
Spider naevi sind sternförmige, kleine Gefäßerweiterungen (Teleangiektasien), die vor allem an der Haut des Halsgebietes und des oberen Thorax auftreten. Nahezu pathognomonisch für Leberzirrhose oder chronische Hepatitis (portale Hypertension).
Zu (A)
Papulae sind über das Hautniveau ragende, feste, stecknadelkopf- bis linsengroße Knötchen, bisweilen eingedellt, die narbenlos abheilen können. Man unterscheidet epidermale Papeln (gelbe Farbe), kutane Papeln (rote Farbe) und gemischte Papeln (gelb bis rot, z. B. Lichen ruber planus).
Zu (B)
Petechien sind kleinste punktförmige Blutungen, die nicht mit dem Glasspatel wegdrückbar sind.
Zu (D)
Aphthen sind Mundschleimhautläsionen mit herdförmigen, entzündlichen, pseudomembranösen Veränderungen. Prädilektionsstellen sind Zungenspitze, Zungenrand, Region d. Zungenbändchen und Wangenschleimhaut.
Zu (E)
Striae distansae sind zunächst blaurötliche, später gelblich-weißliche Streifen besonders an Bauch, Hüften und Mammae und entstehen durch Schädigung der elastischen Fasern durch Erhöhung des Glukokortikoid-Spiegels z. B. nach Kortikoidbehandlung.

F 90
Frage 6.33: Lösung B

Zu (B)
Eine Hyperkeratose zeichnet sich durch eine Verbreiterung des Stratum corneum aus; das Stratum lucidum und Stratum granulosum sind unterschiedlich ausgeprägt.
Zu (A)
Gerinnung und Eintrocknung von Körperflüssigkeiten bei fehlender Hornschicht lassen eine Kruste oder Borke entstehen, die der Haut locker aufliegt.
Zu (C)
Ablösungen der Epidermis werden in oberflächliche Epithelverluste (Erosio) und tiefer reichende, auch das Korium betreffende Epidermisabschürfungen (Excoriatio) eingeteilt.
Zu (D)
Bindegewebigen Ersatz der Epidermis mit grober Sturkturänderung und Neigung zur Hypertrophie zeichnen die Narbe aus.

Zu (E)
Die Vermehrung von Terminalhaaren nennt man Hypertrichiosis.

F 90
Frage 6.34: Lösung B

Zu (B)
Eine Excoriatio ist eine traumatisch entstandene Epidermisabschürfung, die das Korium erreicht.
Zu (A)
Flächenhaften Blutaustritt in Gewebe nennt man Ekchymosen.
Zu (C)
Ausgedehnte Substanzverluste gehen mit Narbenbildung einher. Das geschädigte Gewebe wird bindegewebig ersetzt mit grober Strukturveränderung der Haut und fehlender Oberflächenstruktur.
Zu (D)
Eine Atrophie der Haut geht mit einer gleichmäßigen Verdünnung aller Hautschichten einher, wobei die Hautfelderung im Gegensatz zur Narbe erhalten bleibt.

F 91
Frage 6.35: Lösung A

Zu (A)
Unter Leukoplakie versteht man weißliche Veränderungen an Mundschleimhaut oder Genitalschleimhaut mit Verhornung und geringer Entzündung (flache oder warzige Oberfläche). Die Leukoplakie ist nicht schmerzhaft. Als Ursachen kommen Rauchen, Arsen oder mechanische Reize in Frage. Leukoplakie heißt „weißer Fleck". Ob es eine Präkanzerose ist oder nicht, darüber streiten die Gelehrten.
Zu (B)
Die Färbung der Haut, der Haare, der Iris und der Chorioidea ist auf Melanin zurückzuführen. Kommt es zu völligem Fehlen von Melanin in der Haut, spricht man vom Albinismus (Achromasie). Diese erbliche Störung der Melaninbildung wird meist rezessiv vererbt. Es kommt beim Menschen zu weißblonder Kopf- und Körperbehaarung, hellblauer oder rötlicher Iris und hellrosafarbiger Haut. Infolge von Pigmentmangel von Retina und Iris finden sich regelmäßig Lichtscheu, Nystagmus und auch Schwachsichtigkeit.
Zu (C), (D) und (E)
Störungen des Pigmentsystems der Haut teilt man ein in Hyper- und Hypomelanosen. Bei den Hypomelanosen kommt es entweder zu einer Funktionsstörung oder zum Untergang der Melanozyten. Hieraus resultiert entweder ein teilweiser Pigmentverlust (Leukoderm: typische Beispiele Psoriasis und Lues) oder ein totaler Pigmentverlust (Depigmentierung: typisches Beispiel depigmentierte Narbe). Zu den Hypomelanosen gehören weiterhin die Vitiligo oder der okulo-

kutane Albinismus und noch andere häufig mit Eigennamen belegte Pigmentstörungen, die vielleicht der Dermatologe wissen muß, aber nicht der Student im ersten Staatsexamen.

F 90
Frage 6.36: Lösung E

Zu (E)
Pusteln sind Bläschen, deren Inhalt durch Leukozyten eitrig getrübt ist.
Zu (A)
Ein umschriebenes, flüchtiges Ödem im Korium nennt man Urtika. Es ist von heller Farbe, oft umgeben von einem roten Hof und hervorgerufen durch Plasmaaustritt ins Korium.
Zu (B)
Vesiculae sind ein- oder mehrkammerige Bläschen, die mit einer klaren Flüssigkeit gefüllt sind. Sekundär können sie sich auch mit Blut füllen.
Zu (C)
Papeln sind knötchenförmige Verdickungen, die über das Hautniveau hinausragen. Sie können durch eine lokale Epidermisverdickung oder durch eine Zellvermehrung im Korium entstehen.
Zu (D)
Mit Talg gefüllte Effloreszenzen müssen in Kontakt mit den Haartrichtern stehen, in die sich die Talgdrüsen entleeren. Eine solche Effloreszenz nennt man eigentlich nicht Bläschen, sondern Mitesser.

H 91
Frage 6.37: Lösung A

Aphthen sind weißliche von einem roten Hof umgebene Defekte der Mundschleimhaut, die chronisch rezidivierend auftreten. Sie sind nicht infektiös und oft verbunden mit Allgemeinerkrankungen. Aphthen können sehr schmerzhaft und äußerst hartnäckig sein. Es gibt keine spezifische Therapie.

F 90
Frage 6.38. Lösung B

Spider naevi sind stecknadelkopfgroße, rote Teleangiektasien, die von einem arteriellen Gefäß ausgehen, von dem aus sich sternförmig feinste Gefäßreiser weiterspannen. Man findet sie besonders am Kopf, an der Brust und den oberen Extremitäten bei chronischer Hepatitis und Leberzirrhose.

F 89
Frage 6.39: Lösung C

Typische Befunde der Haut bei Leberzirrhose sind der Ikterus, eine Gelbfärbung der Haut aufgrund des vermehrt anfallenden Bilirubins im Blut, die Plantar- und Palmarerytheme, Rotfärbungen der Fußsohlen bzw. Handinnenflächen, und die Spider naevi, stecknadelkopfgroße, rote Teleangiektasien, von denen aus sternförmig feinste Gefäßreiser ausgehen. Weiterhin pathognomonisch ist das Caput medusae des Bauches, das durch Umgehungskreisläufe der Pfortader in die Umbilikalvenen entsteht.
Café-au-lait-Flecken sind nun mal milchkaffeefarbene Verfärbungen der Haut, die man im Zusammenhang mit der Neurofibromatose von Recklinghausen und dem M. Pringle findet.

F 90
Frage 6.40: Lösung E

Beim allergischen Kontaktekzem handelt es sich um eine zelluläre Allergie vom Spättyp, d. h. sie setzt erst ca. 10 h nach Antigenapplikation ein und erreicht ihren Höhepunkt nach etwa 48 h. Es tritt zunächst nur am Ort des Kontaktes auf. Als Allergen können nahezu alle chemischen Substanzen wirken; besonders häufig findet man ein Kontaktekzem bei Maurern, die mit Chromaten arbeiten (als Berufskrankheit anerkannt), und nach lokaler Applikation von Penizillinen. Aber auch alle anderen Stoffe können als Allergen fungieren.

H 90
Frage 6.41: Lösung C

Zu (C)
Striae distensae (auch Striae cutis atrophicae) zeigen sich als zunächst blaurötliche, später gelblich-weißliche Streifen der Haut, besonders an Bauch, Hüften und Mammae. Ursächlich kommt eine Schädigung der elastischen Fasern durch Erhöhung des Glukokortikoidspiegels, z. B. nach Kortikoidbehandlung, beim Cushing-Syndrom, Infektionskrankheiten oder Operationen in Betracht, aber auch z. B. in der Pubertät.
Zu (A)
Ausgedehnte flächenhafte Blutungen (Blutergüsse) werden Ekchymosen genannt.
Zu (B)
Keloide entwickeln sich bei disponierter Haut auf Narben, nach Verbrennungen, Verätzungen und Impfungen. Es kommt hierbei zu einer Wulstnarbe mit derben bindegewebigen, manchmal juckenden strangförmigen Hautwülsten.
Zu (D)
Leukoplakie heißt weißer Fleck. Genauer definiert versteht man hierunter weißliche Veränderungen an Mund- und Genitalschleimhaut mit Verhornung und geringer Entzündung. Leukoplakien sind nicht schmerzhaft. Als Ursache kommen Rauchen, Arsen und mechanische Reize in Frage.
Zu (E)
Exkoriationen sind traumatisch entstandene Epidermisabschürfungen, die das Korium erreichen.

H 91
Frage 6.42: Lösung A

Zu (A)
Zur Ablagerung von Silbersulfit in Haut, Schleimhäuten und verschiedenen Organen, z. B. in die Nieren, kann es nach Anwendung von silberhaltigen Medikamenten kommen. Hierbei kommt es zu einer irreversiblen schiefergrauen Verfärbung.
Zu (B), (C), (D) und (E)
Die von (B) bis (E) genannten Veränderungen gehen mit einem erhöhten Melaningehalt der Haut einher.

H 89
Frage 6.43: Lösung C

Zu (C)
Wieder einmal eine gemeine Frage, die von ganzen 13% der Prüfungsteilnehmer – das liegt unterhalb der Ratewahrscheinlichkeit – richtig beantwortet wurde. Der Begriff Schorf ist sehr unspezifisch und beschreibt die Abdeckung einer oberflächlichen Wunde durch geronnenes Blut und – wie es in verschiedenen Büchern heißt – Gewebssaft. Bezeichnenderweise taucht der im Volksmund durchaus seine Existenzberechtigung habende Ausdruck „Schorf" in den Stichwortverzeichnissen renommierter Dermatologiebücher erst gar nicht auf.
Zu (A)
Squama (Schuppe).
Zu (B)
Erosion, Exkoriation.
Zu (D)
Hyperkeratose.
Zu (E)
Hier wird eine Blase (Bulla) beschrieben.

H 83
Frage 6.44: Lösung A

Das Ulkus ist definitionsgemäß eine tiefergehende Gewebszerstörung, bei der das Korium oder noch tiefergehende Schichten betroffen sind. Eine Abheilung ohne Narbe ist somit nicht möglich. Ein Ulkus als Folge einer einfachen Quaddel ist unwahrscheinlich. Ulzera entstehen vor allem traumatisch, entzündlich, durch Neoplasmen oder gestörte Trophik.

H 89
Frage 6.45: Lösung C

Eine Wiederholungsfrage in leicht veränderter Form.
Zu (C) und (A)
Der Glasspatel ist ein einfaches diagnostisches Hilfsmittel im Rahmen der dermatologischen Untersuchung. So lassen sich Purpura (siehe Abbildung) als nicht wegdrückbare Einblutungen von einem Erythem differenzieren. Das Erythem entsteht durch eine vermehrte intravasale Blutfülle und ist mit dem Glasspatel gut wegdrückbar.
Zu (B)
Eine Urtika ist ein umschriebenes, erhabenes Ödem der Haut von heller Farbe, oft von einem dunkleren Hof umgeben.
Zu (D)
Eine Kruste entsteht als Sekundäreffloreszenz bei fehlender Hautschicht und besteht aus eingetrocknetem Sekret bzw. Blut.
Zu (E)
Primär in der Haut entstehende Dunkelfärbungen mit oder ohne bekannter Ursache nennt man Melanosis.

F 89
Frage 6.46: Lösung E

Zu (E)
Vermehrte Ablösung von Hornzellen an der Hautoberfläche kann Ursache in einer Hyperkeratose haben. Hierbei kommt es zu einer Verbreiterung des Stratum corneum; Stratum lucidum und Stratum granulosum sind unterschiedlich ausgeprägt. Auch eine Parakeratose, bei der kernhaltige Zellen in der obersten Epidermisschicht auftreten, führt zu Schuppenbildung an der Hautoberfläche. Die Stachelzellen wandeln sich hierbei nicht in Hornzellen um (z. B. Psoriasis vulgaris).
Zu (A)
Hyperhidrosis ist eine vermehrte Schweißbildung bei gleichbleibender Körpertemperatur, die entweder am ganzen Körper oder nur an einzelnen Körperregionen beschränkt vorkommen kann. Eine Hyperhidrosis findet sich im Rahmen von Infektionskrankheiten, Diabetes mellitus, Hyperthyreose und auch nach Aufnahme von bestimmten, scharfen Speisen, sie kann ebenso aber psychogen – etwa während medizinischer Staatsexamina – zutage treten.
Zu (B)
Die Exkoriation ist im Gegensatz zu der Erosion eine bis in das Korium reichende Abschürfung von Zellschichten, meist traumatisch bedingt.
Zu (C)
Krusten entstehen bei fehlender Hornschicht und bestehen aus eingetrocknetem Sekret oder Blut. Sie werden den Sekundäreffloreszenzen zugeordnet.
Zu (D)
Trix, trichos, griechisch das Haar: also ist hier eine vermehrte Körperbehaarung gemeint.

H 86
Frage 6.47: Lösung C

Zu (C)
Man sieht ein ausgedehntes Ulcus cruris varicosum mit kallösem Rand und typischer Lokalisation im Bereich

der insuffizienten Vv. perforantes. Differentialdiagnostisch wäre noch an Diabetes, Anämien oder arterielle Durchblutungsstörungen zu denken.
Zu (A)
Eine Erosion ist definitionsgemäß ein intraepidermaler Defekt.
Zu (B)
Zur Einteilung der Verbrennungen: Grad I: Hyperämie (Combustio erythematosa), Grad II: Blasenbildung (Combustio bullosa), Grad III: Nekrose (Combustio escharotica), Grad IV: Verkohlung (Carbonisatio).
Zu (D)
Daß es sich hier nicht um eine Hautblutung handelt, ist wohl offensichtlich, die Aussage (D) darf eher als Verlegenheitslösung des IMPP (man muß ja immer fünf Alternativen anbieten) verstanden werden.
Zu (E)
Zur Definition der Lichenifikation grobe Felderung durch Verstreichen der feinen und Hervorhebung der groben Hautfalten ohne tiefere Defekte.

F 84
Frage 6.48: Lösung A

Zu (A)
Es handelt sich um die typische Lokalisation des Gangräns bei chronisch arterieller Durchblutungsstörung. Diese wird in vier Stadien eingeteilt: 1. Keine subjektiven Beschwerden, 2. Schmerzen bei Belastung, 3. Schmerzen in Ruhe, 4. Gangrän.
Zu (B)
Siehe Kommentar zu Frage 6.44.
Zu (C)
Eine atrophie ist ein Gewebsschwund der Haut ohne vorangegangenen Gewebsdefekt.
Zu (D)
Ausgedehnte flächenhafte Blutungen (Blutergüsse) werden Ekchymosen genannt.
Zu (E)
Keloid nennt man die überschießende Narbenbildung.

F 84
Frage 6.49: Lösung C

Zu (C)
Purpura sind punktförmige Blutungen mit großflächiger Ausdehnung und mit dem Glasspatel nicht wegdrückbar.
Zu (A)
Ein Erythem ist eine flächenhafte Rötung infolge einer Gefäßdilatation bei Hyperämie. Im Gegensatz zur Blutung sind Erytheme gut mit dem Glasspatel wegdrückbar.
Zu (B)
Die Urtikaria (Quaddel) entsteht durch Plasmaaustritt ins Korium. Sie bildet ein umschriebenes, erhabenes Ödem der Haut, oft von einem roten Hof umgeben.
Zu (D)
Hämorrhagische Krusten sind leicht entfernbare Auflagerungen von eingetrocknetem Blut.
Zu (E)
Melanosis ist eine in der Haut entstehende Dunkelfärbung (Melaninablagerung) mit oder ohne bekannte Ursache, z. B. bei M. Basedow, M. Addison, Gravidität.

F 85   H 90
Frage 6.50: Lösung B

Zu (B)
Eine disseminierte Anordnung entspricht einer losen, unsystematischen Verteilung von mindestens 20 Einzeleffloreszenzen.
Zu (A)
Die systematische Anordnung ist quasi das Gegenteil der disseminierten, eine gewisse Regelmäßigkeit sollte hierbei erkennbar sein.
Zu (C)
Herpetiform meint gruppenförmig angeordnete Bläschen.
Zu (D)
Anulär ist ein Formmerkmal einer Effloreszenz und bedeutet ringförmig mit zentraler Abheilung und peripherem Fortschreiten.
Zu (E)
Auch kokardenförmig ist ein Formmerkmal. Als solches bezeichnet man mehrere konzentrische Ringe.

F 85
Frage 6.51: Lösung B

Zu (A), (B), (C)
Nach Art und Größe werden Schuppen eingeteilt in:
Pityriasiform: fein, kleie- oder mehlartig
Ichtyosiform: schwielig, plattenartig mit aufgeworfenem Rand
Exfoliativ: großflächig abblätternd
Psoriasiform: plättchenförmig
Außerdem unterscheidet man noch groß- und kleinlamellöse Schuppungen.
Zu (D)
Zur Wiederholung: Exkoriationen sind bis ins Korium reichende Abschürfungen meist traumatischer Genese, die mit einer Narbenheilung einhergehen.
Zu (E)
Jetzt wird's schwierig!
Eine Melanoerythrodermie ist eine mit Kachexie einhergehende, anfangs düsterrote, später anthrazitähnliche Verfärbung der gesamten Haut mit pigmentlosen Inseln. Oft tritt eine pityriasiforme Schuppung auf. Meist sind ältere Männer betroffen, und ob dies Wissensstoff eines 1. Staatsexamens sein soll, darüber kann man geteilter Meinung sein.

H 84
Frage 6.52: Lösung B

Zu (A), (B) und (C)
Siehe Kommentar zu Frage 6.51.
Zu (D) und (E)
Krustenauflagerungen und Schorf sind nicht schuppend, erhaben, uneben, scharf aber unregelmäßig begrenzt, nach Abheilung vom Rand her sich teilweise oder ganz abhebend. Sie bestehen nicht aus Epidermis, sondern aus geronnenem Blut.

H 85
Frage 6.53: Die Aufgabe wurde allen Teilnehmern als zutreffend beantwortet gewertet.

Bei den abgebildeten Hauterkrankungen erkennt man Schuppen, eitrig gefüllte Bläschen und Krusten, die sich hauptsächlich perioral befinden. Ob es sich auch um lupoide Infiltrate handelt, kann man ohne Histologie nicht beantworten.

H 85
Frage 6.54: Lösung B

F 88
Frage 6.55: Lösung B

Gemeinsamer Kommentar

Pusteln sind in der Epidermis oder subepidermal gelegene, eitergefüllte Bläschen (lat. pus = Eiter).
Zu (B)
Die Abbildung zeigt die typische traubenartige Anordnung der Bläschen bei Herpes simplex, wie man sie zumeist perioral (bei weiblichen Patientinnen) oder an der Glans penis des Mannes findet.
Zu Frage 6.54 (A)
Das dyshidrotische Ekzem tritt als Kontakt-, Arznei- oder mykotisches Ekzem sowie ätiologisch ungeklärt vornehmlich an Handtellern und Fußsohlen auf, häufig auch an Beuge- oder Innenflächen der Finger. Meist sind die Blasen größer und einzeln stehend.
Zu Frage 6.55 (A)
Die Psoriasisschuppe ist aufgrund ihres hohen Leukozyten- und Fettgehalts gelblich gefärbt, sie enthält im Gegensatz zur normalen Abschuppung nicht nur Stratum corneum, sondern auch Serum, Leukos und weitere Einschlüsse. Auch bei anderen Hauterkrankungen spricht man gelegentlich von „psoriasiformer Schuppung", im abgebildeten Fall trifft diese Bezeichnung aber nicht zu.
Zu (C)
Roseolen treten im Stadium II der Syphilis (ca. 10 Wochen postinfektiös) oder bei Typhus abdominalis auf, zunächst als Makeln, dann in Papeln übergehend. Bevorzugte Prädilektionsstellen sind Körperstamm, Handflächen, Fußsohlen und Schleimhäute.

Zu (D)
Hämorrhagie führt zu einer nicht wegdrückbaren, rötlichen Hautverfärbung. Eiter ist hier nicht im Spiel.
Zu (E)
Kokarden- (schießscheiben-)förmige Pusteln sind in der Abbildung eindeutig nicht erkennbar.

F 86
Frage 6.56: Lösung A

Der Glasspatel ist ein einfaches diagnostisches Hilfsmittel im Rahmen der dermatologischen Untersuchung. Ein Erythem läßt sich, da es duch eine vermehrte intravasale Blutfülle bedingt ist, wegdrücken (A), es liegt im Hautniveau. Purpura (B), (E) sind nicht wegdrückbare Einblutungen verschiedenster Genese, Macula (B), (C) Ausdruck einer Pigment- oder Gefäßveränderung. Eine Urtica (B) liegt über dem Hautniveau, ebenso die Vesikula – das Bläschen – (D), (E); hier ist deshalb bereits ohne technische Hilfsmittel eine differentialdiagnostische Abgrenzung möglich.

H 87
Frage 6.57: Lösung B

Zu (B)
Verbrennungen führen ebenso wie Verätzungen auf physikalischem Wege zu Vernarbung und damit zur Zerstörung der Follikel. Zur Gradeinteilung siehe Lehrbücher der Dermatologie.
Zu (A)
Typhus, wie auch andere infektiöse Krankheiten (Lues, Pyodermie, Mykosen) führen zu einem reversiblen Haarausfall. Die Haarfollikel bleiben erhalten.
Zu (C)
Ebenso bleiben bei hormonellen Ursachen wie Hyperthyreose oder Schwangerschaft die Follikel erhalten und die Alopezie ist reversibel. Anders ist dies bei der Alopecia androgenetica vom männlichen od. weiblichen Typ (beide irreversibel).
Zu (D)
Auch Zytostatikabehandlungen lassen nach Absetzen die Haare wieder sprießen.
Zu (E)
Thallium-, Arsen-, Quecksilber- und Vitamin-A-Vergiftungen bewirken reversible Alopezien.

H 87
Frage 6.58: Lösung B

Zu (B)
Unter **Hirsutismus** versteht man eine verstärkte Körper-, Sexual- und Gesichtsbehaarung bei Frauen und Kindern (männlicher Behaarungstyp). Dieser Zustand kann auf gesteigerte Androgenproduktion – etwa bei Tumoren der Nebennierenrinden oder der Ovarien – hinweisen; symptomatisch kommt es auch bei

Akromegalie, Cushing-Syndrom und Enzephalitis zu Hirsutismus.

Zu (A)
Alopecia atrophicans, beispielsweise im Verlauf eines Lupus erythematodes chronicus, können zu Vernarbungen mit irreversiblem Haarverlust in einem herdförmigen Areal führen.

Zu (C)
Die Fragestellung läßt keinen eindeutigen Kommentar zu; die beschriebene Pigmentlosigkeit der Haare, wie auch der Haut, wird als Vitiligo bezeichnet und tritt bei verschiedenen Autoimmun- und Stoffwechselerkrankungen auf. In Fachkreisen wird der auf die Behaarung beschränkte Zustand auch Poliosis genannt.

Zu (D)
Einen ausschließlich herdförmigen Haarausfall nennt man Alopecia areata.

Zu (E)
Sogenannte Alopecia symptomatica (etwa infolge von chronischen oder Infektionskrankheiten, als Reaktion auf Medikamente, Dermatosen oder Streßbelastung) läßt einen diffusen Haarausfall entstehen.

H 86
Frage 6.59: Lösung A

Zu (A)
Eine Hypertrichose ist eine gegenüber der Norm quantitativ vermehrte Körperbehaarung. Sie kann als H. congenita (die Lanugohaare bleiben erhalten; Haarmensch), als H. iritativa (nach lange anhaltenden mechanischen oder thermischen Hautreizungen) oder als H. medicamentosa (nach Langzeitbehandlung mit Streptomyzin, Kortikoiden, ACTH u. a.) imponieren.

Zu (B)
Ein weiblicher Behaarungstyp bei Männern mit Leberzirrhose entsteht durch den verminderten Abbau der Östrogene in der geschädigten Leber. Es kommt zur charakteristischen Bauchglatze.

Zu (C)
Geheimratsecken und männliche Glatze zählen zu der Alopecia androgenica.

Zu (D)
Eine Alopecia areata setzt relativ rasch ein, ist herdförmig und kreisrund. Die Haarfollikel bleiben erhalten. Die Ursache ist ungeklärt.

Zu (E)
Bei Einnahme eines Antikonzeptivums mit starker Progesteronkomponente kann es zu vermehrtem Haarausfall kommen.

F 88
Frage 6.60: Lösung E

Zu (A)
Narbige Prozesse im Kopfbereich führen zu einer Zerstörung der Haarfollikel und damit zu irreversiblem Haarausfall. Ursächlich können hierfür virale, bakterielle oder andere mykotische Veränderungen (Lepra, LE), Neoplasien (Basaliome) oder physikalische Einwirkungen (Verbrennungen) sein, die sich alle auch nur herdförmig manifestieren können.

Zu (B)
Zu den umschriebenen, herdförmigen Haarausfällen gehören die Alopecia areata, die Alopecia areoleris specifica bei der Lues II und mechanisch bedingte Haarausfälle.

Zu (D)
Zu den diffusen Haarausfällen gehören physiologisch bedingte wie Haarausfall (H.) bei Neugeborenen, postpartaler H., pubertärer H., androgener H., die toxischen oder metabolischen H., H. bei endokrinen Störungen wie Hyper- oder Hypothyreoidismus und die Alopezie vom Frühtyp (dystrophische Alopezie).

F 86
Frage 6.61: Lösung E

Zu (E)
Alopezie ist der Zustand der Haarlosigkeit, der entweder primär als Entwicklungsanomalie oder als Resultat eines Haarausfalles (Effluvium) auftritt. Man unterscheidet diffuse und umschriebene sowie nichtvernarbende (meist reversibel) und vernarbende (meist irreversible) Alopezien.

Zu (A)
Eine umschriebene Vermehrung von Haaren kann Ursache einer Hypertrichiose (Congenita [die Lanugohaare bleiben erhalten → Haarmensch]) oder eines Hirsutismus (männlicher Behaarungstyp bei der Frau) sein.

Zu (B)
Narbige Prozesse im Kopfbereich führen zu einer Zerstörung der Haarfollikel. Ursächlich können hierfür virale, bakterielle oder mykotische Veränderungen, Neoplasien oder physikalische Einwirkungen sein, die alle auch nur herdförmig vorkommen können.

Zu (C)
Hirsutismus nennt man den männlichen Behaarungstyp bei einer Frau.

Zu (D)
Eine erworbene herdförmige oder diffuse Pigmentlosigkeit der Haare nennt man Poliosis; sie tritt z. B. als Folge einer Alopecia areata auf.

H 83
Frage 6.62: Lösung C

Zu (C)
Koilonychie, Hohl- oder Löffelnägel sind durch zentrale, muldenförmige Eindellungen mit seitlicher Randablösung einer sehr dünnen Nagelplatte gekennzeichnet. Der Nagel erhält so die Form eines Löffels. Sie können als Symptom bei Eisenmangelanämie, bei

Pellagra, Sprue, Vitamin-B_{12}-Mangel und anderem mehr auftreten.
Zu (A)
Onychoschisis nennt man die sich horizontal spaltende Nagelplatte, im Gegensatz zu Onychorrhexis, bei der sich die Nagelplatte in Längsrichtung spaltet. Ursachen sind Vitamin- und Eisenmangel sowie Fehlernährung und Stoffwechselkrankheiten.
Zu (B)
Eine hyperkeratotisch verdickte und verformte Nagelplatte findet die Bezeichnung Onychodystrophie.
Zu (E)
Krallenartige Verdickung und Verkrümmung der Nagelplatte, an den Fußnägeln häufiger anzutreffen als an den Fingernägeln, nennt man Onychogryposis. Die Ursache ist nicht geklärt.

F 83
Frage 6.63: Lösung E

Uhrglasnägel, die häufig vergesellschaftet mit Trommelschlegelfingern auftreten, sind durch eine überstarke Konvexität der Nagelplatte gekennzeichnet. Sie finden sich bei langdauernden, chronischen Lungenerkrankungen, bei biliärer Leberzirrhose, bei Sprue und vor allem bei angeborenen Herzvitien, die einen Rechts-links-Shunt und daher eine Zyanose aufweisen.

F 87
Frage 6.64: Lösung D

Zu (D)
Als Onycholysis bezeichnet man das Ablösen der Nagelplatte vom Nagelbett vom distalen Rand her. Sie tritt im Rahmen von Pilzerkrankungen, allergischen Veränderungen, Psoriasis, Hypothyreose und anderen Erkrankungen auf.
Zu (A)
Nagelband, Mees-Streifen oder Rel-Beau-Linien nennt man Querbänder und Querfurchen in der Nagelplatte. Man findet sie bei Wachstumsstörungen, Vergiftungen mit Thallium oder Arsen, aber auch bei schweren Infektionen oder Mangelsyndromen.
Zu (B)
Längsriffelung und Aufsplitterung in Längsrichtung nennt man Onychorrhexis, die mit einer abnorm starken Brüchigkeit der Nagelplatte einhergeht. Sie kann erblich, idiopathisch oder traumatisch bedingt sein. Feuchtes Milieu (Waschfrauenerkrankung) und Hypothyreose begünstigen ihre Entstehung.
Zu (C)
Als Onychoschisis bezeichnet man eine lamellenartige Aufsplitterung in horizontaler Richtung vom freien Rand her. Ursächlich sind hierfür feuchtes Milieu, Stoffwechselkrankheiten, Vitamin- und Eisenmangel.

Zu (E)
Das seitliche Einwachsen der Nägel nennt man Paronychie.

H 82
Frage 6.65: Lösung C

Nach dem Sekretionsmechanismus teilt man die Schweißdrüsen in apokrine (turbuläre Duftdrüsen) und ekkrine (tubuläre Knäueldrüsen) ein. Die apokrinen Schweißdrüsen sind hauptsächlich im Achsel- und Genitalbereich vertreten und sondern ihr Sekret in die Haarfollikel ab. Die Sekretabsonderung, die erst nach der Pubertät beginnt, erfolgt unter adrenergem Einfluß durch Kontraktion der myoepithelialen Zellen. Die Duftdrüsen sorgen für ein alkalisches bis neutrales Milieu. Die im Gegensatz zu den apokrinen Schweißdrüsen am ganzen Körper, d. h. auch an den Fußsohlen und Handtellern vorkommenden ekkrinen Schweißdrüsen beginnen ihre Produktion schon am ersten Lebenstag. Sie dienen der Wärmeregulation und bieten Schutz vor Austrocknung.

F 87   F 91
Frage 6.66: Lösung C

Zu (C)
Die Schlüsselrolle im Funktionsmechanismus der Talgdrüsenstimulation spielt der Testosteronmetabolit Dihydrotestosteron, welcher an Androgenrezeptoren gebunden wird. Fehlt Dihydrotestosteron, wie z. B. bei Kastratea oder bei Vorliegen anderern Androgendefizite, bleibt die Produktionsstimulierung aus.
Zu (A)
Kältereize haben keinen stimulierenden Einfluß auf die Talgdrüsenfunktion.
Zu (B)
Die Nerven der Haut sind autonomer und sensibler Natur und nehmen über Rezeptoren Berührung, Druck, Schmerz, Temperatur und Juckreiz wahr. Auf die Talgdrüsenfunktion haben sie keinen Einfluß.
Zu (D)
Östrogene wirken hemmend auf die talgdrüsenstimulierende Aktion der Androgene, jedoch nur in unphysiologisch hohen Dosen.
Zu (E)
Die Histaminfreisetzung erfolgt in der Haut vorwiegend über H_1-Rezeptoren und kann Urtikaria, Dermographismus, Pruritus, Flushsyndrom und Teleangiektasien auslösen. Auf die Talgproduktion nimmt Histamin keinen Einfluß.

[H 89]
Frage 6.67: Lösung C

Man unterscheidet apokrine Schweißdrüsen, die erst nach der Pubertät ihre Funktion aufnehmen, meist in den Haarfollikel münden (B) und deren genaue Funktion immer noch nicht ganz geklärt ist, von den ekkrinen Drüsen, die am ganzen Körper anzutreffen sind. Sie haben einen eigenen Ausführungsgang, der auf der Hautoberfläche als „Pore" endet, ihre Knäuel liegen in der Epidermis.
Wichtig – und hier kommen wir wieder einmal auf die Anamnese zu sprechen – ist die Innervation der ekkrinen Schweißdrüsen durch cholinergische Fasern des sympathischen Nervensystems. Deshalb hat auch der aufgeregte Patient beim Arztbesuch gelegentlich feuchte Hände.

[H 88]
Frage 6.68: Lösung A

Zu (A)
Die am ganzen Körper vorkommenden ekkrinen Schweißdrüsen besitzen einen korkenzieherartigen Ausführungsgang, dessen Mündung an der Hautoberfläche in einer Pore liegt. Sie geben somit nicht wie die apokrinen Schweißdrüsen ihr Sekret in die Haarfollikel ab (B).
Zu (C)
Im Stratum papillare der Lederhaut (Korium) finden sich neben Nervenzellen, Gefäßen und Bindegewebszellen die Hautanhangsgebilde wie die Schweiß- und Talgdrüsen. Das Stratum reticulare der Lederhaut besteht aus einer zellarmen, faserreichen Kollagenschicht, die der Haut Festigkeit verleiht.
Zu (D)
Die Subkutis ist unter Epidermis und Korium gelegen, besteht aus Fettgewebe und dient der Wärmeisolation und Stoßdämpfung.
Zu (E)
Talgdrüsen sind holokrine Drüsen, die in den Haarfollikeln oder frei münden. Ihre eigentliche Tätigkeit nehmen sie in der Pubertät auf und schützen die Haut vor Austrocknung. Auf die Talgproduktion fördernd wirkt Testosteron, hemmend Östrogen.

[F 90]
Frage 6.69: Lösung A

Zu (1)
Eine Seborrhö ist eine anlagebedingte, gesteigerte Produktion und Absonderung der Talgdrüsen.
Zu (2)
Genau das Gegenteil findet sich bei der Sebostase: die Talgproduktion ist herabgesetzt, Haut und Haare sind trocken.

Zu (3)
Unter Ekchymosen versteht man kleine, flächenhafte Blutungen mit einem Durchmesser über 3 mm. Sie können traumatisch oder infolge von hämorrhagischen Diathesen entstehen.

[H 90]
Frage 6.70: Lösung E

Zu (E)
Anonychie bedeutet Fehlen der Nägel als Ausdruck einer anlagebedingten Agenesie. Des weiteren kommt das Fehlen der Nägel auch erworben bei Epidermolysis bullosa hereditaria, bei Trichophytie, Ekzem u. a. vor.
Zu (A)
Hämorrhoiden sind variköse Erweiterungen der Analvenen. Sie können entweder anlagebedingt entstehen oder durch Stauung im Pfortaderbereich bei Leberzirrhose. Begünstigt werden Hämorrhoiden durch Obstipation, Schwangerschaft oder durch sitzende Lebensweise. Äußere Hämorrhoiden sind bläuliche Hervorwölbungen der Haut im Bereich des äußeren Analringes, welche ihre Lage beim Pressen nicht verändern. Nach Thrombosierung entsteht ein blauer, prominenter äußerst schmerzhafter Knoten. Innere Hämorrhoiden sind von Schleimhaut bedeckt. Sie werden in drei Grade eingeteilt. Die typische Lage der Hämorrhoidenknoten ist bei 3, 7 und 11 Uhr in Steinschnitt-Lage.
Zu (B)
Z.B. bei der Sklerodermie als sklerosierende Bindegewebserkrankung kann es zum Befall von inneren Organen kommen. Neben Einengung des Ösophagus werden auch Analstenosen beobachtet.
Zu (C)
Kommt es zu einer Thrombosierung der varikös erweiterten Analvenen, entstehen blaue prominente äußerst schmerzhafte Knoten: Hämorrhoidenknoten.
Zu (D)
Analfissuren sind besonders bei der Defäkation schmerzhaft. Gelegentlich gehen sie mit blutenden oberflächlichen Schleimhauteinrissen im Sphinkterbereich einher. Bei chronischer Analfissur besteht ein Defekt, in dessen Tiefe die querverlaufenden weißlichen Fasern des M. sphincter ani internus sichtbar werden.

[H 82]
Frage 6.71: Lösung E

Zu (1)
2/3 aller Rektumtumoren sitzen in einer Region, die in der proktologischen Untersuchung digital palpabel ist. Somit sollte diese einfache, aber sehr effiziente Untersuchung bei der allgemeinen Krankenuntersuchung nicht fehlen.

Zu (2)
Der Douglas-Raum ist der tiefste Punkt der Peritonealhöhle und liegt zwischen Harnblase und Rektum. Douglas-Abszesse finden sich hier im Rahmen von Senkungsabszessen bei Appendizitis, Adnextumoren und anderen.

Zu (3)
Zu der körperlichen Untersuchung vor allem älterer männlicher Patienten gehört die Palpation der Prostata. Dies wird auf Größe, Konsistenz, Schmerzhaftigkeit und Abgrenzbarkeit hin überprüft.

Zu (4)
Die digital-rektale Untersuchung überprüft beim Einführen des behandschuhten und mit Vaseline bestrichenen Fingers natürlich auch den Tonus des Sphincter anii.

H 83
Frage 6.72: Lösung C

Bei Patienten mit Verdacht auf innere Hämorrhoiden sollte eine instrumentelle rektale Untersuchung durchgeführt werden, da innere Hämorrhoiden 1. und 2. Grades in der Regel von Schleimhaut bedeckt und nicht tastbar sind bzw. nur beim Pressen kurzfristig sichtbar werden. Hämorrhoiden sind kein Frühsyndrom eines Rektumkarzinoms und auch keine Präkanzerose, obwohl bei Nachweis von sichtbarem oder okkultem Blut im Stuhl immer auch ein Neoplasma ausgeschlossen werden muß.

F 86
Frage 6.73: Lösung A

Zu (A)
Ein Analekzem geht mit Rötung und Nässen der perianalen Haut einher und wird häufig von Kratzspuren begleitet (Pruritus).

Zu (B)
Äußere Hämorrhoiden imponieren als bläuliche Vorwölbungen (variköse Erweiterung der Analvenen) der Haut im Bereich des äußeren Analringes.

Zu (C)
Analfissuren sind oberflächliche Schleimhauteinrisse im Sphinkterbereich, die charakteristischerweise bei 6 Uhr in Steinschnittlage vorkommen, besonders bei Dehnung wie während der Defäkation schmerzen und gelegentlich auch bluten.

Zu (D)
Leukoplakie heißt „weißer Fleck" und ist eine Verdikkung und Verhornung des Schleimhautepithels. Leukoplakie ist zunächst **keine** Präkanzerose.

Zu (E)
Die rosettenartige Vorwölbung der Analschleimhaut mit sichtbaren zirkulären Schleimhautfalten wird Analprolaps genannt. Ein solcher Prolaps entsteht bei Schwäche der Beckenbodenmuskulatur z. B. in der Schwangerschaft oder bei chronisch gesteigertem intraabdominellem Druck.

H 86
Frage 6.74: Lösung B

Zu (B)
Siehe Kommentar zu Frage 6.73, Antwort (C).

Zu (A)
Innere Hämorrhoiden entwickeln sich oberhalb des Sphincter ani. Sie erscheinen im Proktoskop als wulstige, weiche Vorwölbung der Schleimhaut und verursachen oftmals keinerlei Beschwerden. Zuweilen führen sie aber zu Blutungen, Juckreiz und Nässen.

Zu (C)
Das spitze Kondylom (Condyloma acuminata oder Feigwarze) ist an feuchte und warme Lokalisationen gebunden (Genitoanalbereich) und erscheint als multiples, weiches, warziges Gebilde. Es wird durch Geschlechtsverkehr übertragen.

Zu (D)
Siehe Kommentar zu Frage 6.73, Antwort (A).

Zu (E)
Das Analkarzinom stellt eine relativ seltene bösartige Erkrankung dar. Es macht ca. 4% der Rektumkarzinome aus und ist gut digital tastbar. Die Therapie besteht in der Rektumamputation.

H 88   H 91
Frage 6.75: Lösung B

Hämorrhoiden als variköse Erweiterung der Analvenen entstehen meist anlagebedingt, auch bei Stauungen im Pfortadersystem, bei Schwangerschaft, Obstipation oder sitzender Tätigkeit. Innere Hämorrhoiden sind von Schleimhaut bedeckt und lassen sich im Stadium 1 nicht palpieren. Daher ist die instrumentelle proktologische Untersuchung zur diagnostischen Absicherung notwendig (B).
Mit der digitalen Palpation (C) können vor allem die Anal- und Rektumschleimhaut und auch die Prostata bezüglich ihrer Konsistenz, Elastizität und Verschieblichkeit überprüft werden. Hierbei wird der behandschuhte und mit Vaseline bestrichene Finger gegen den leichten Preßdruck des Patienten in das Rektum eingeführt. Zuvor kann man den Patienten zur Beurteilung des Sphinktertonus pressen lassen und dabei die äußere Analregion inspizieren (D). Stuhluntersuchungen auf okkultes (verstecktes) Blut (A) und auch die Inspektion des Stuhlgangs (E) können diagnostische Hinweise auf z. B. Neoplasmen des Magen-Darm-Traktes bieten.

[F 87]
Frage 6.76: Lösung E

Zu (E)
Die digital-rektale Untersuchung erfolgt in Seiten- (2), in Knie-Ellenbogen- (3), in Rückenlage auf dem gynäkol. Stuhl (Steinschnittlage) (1) oder im Stehen. Der behandschuhte und mit Vaseline bestrichene Finger wird gegen leichten Preßdruck des Patienten in das Rektum eingeführt. Ein Ausschluß eines Rektumkarzinoms ist hierbei selbstverständlich nicht mit absoluter Sicherheit möglich, aber trotz allem hat diese Untersuchung hohe Aussagekraft.

[F 87]
Frage 6.77: Lösung E

Zu (1)
Eine schlechte Abgrenzbarkeit der Prostata bei der digital-rektalen Untersuchung kann auf eine akute Prostatitis oder ein malignes Geschehen hinweisen, während bei der Hyperplasie die Prostata gut abgrenzbar ist.
Zu (2)
Beim Prostatakarzinom erscheint die Prostata oft holz- bis eisenhart.
Zu (3)
Knoten findet man sowohl bei der Hyperplasie als auch bei Ca.
Zu (4)
Schmerzhaftigkeit spricht am ehesten für eine akute Prostatitis.

[H 91]
Frage 6.78: Lösung C

Bei der digital-rektalen Untersuchung zur Abgrenzbarkeit der Prostata soll durch Palpation Größe, Konsistenz und Lappenstruktur, Erhaltensein des Sulkus, Abgrenzbarkeit gegenüber der Umgebung und Schmerzhaftigkeit der Prostata sowie Verschieblichkeit der aufliegenden Rektumschleimhaut beurteilt werden. Die normale Prostata ist 2–2,5 cm lang und 3 cm breit. Die beiden Seitenlappen sind gleich groß, in der Mitte durch einen Sulkus getrennt. Die Prostata fühlt sich wie der Muskelwulst des gespannten Daumenballens an. Ist die Prostata holz- bis eisenhart, gelegentlich auch mit harten Knötchen bedeckt bei sonst normaler Konsistenz und schlecht verschieblicher Rektumschleimhaut, ist sie verdächtig auf ein Prostatakarzinom. Beweisend ist dies natürlich noch lange nicht. Zu einer Vergrößerung der Prostata kommt es bei der Prostatahyperplasie, aber auch bei der akuten Prostatitis. Eine weitere Klärung bringt die serologische Untersuchung durch Bestimmung der sauren Phosphatase mit Isoenzym und des prostataspezifischen Antigens. Endgültige Klärung bringt selbstverständlich nur die histologische Aufarbeitung von z. B. durch Feinnadelpunktion gewonnenem Gewebe.

7 Neurologische Untersuchung

[H 82] [H 89]
Frage 7.1: Lösung A

Zu (A)
Der N. oculomotorius als 3. Hirnnerv versorgt einen Großteil der Augenmuskeln, den M. levator palpebrae, bei dessen Ausfall es zur Ptose kommt, und mit seinem parasympathischen Anteil den M. sphincter pupillae (Pupillenverengung).
Zu (B)
Der N. facialis versorgt die mimische Muskulatur und führt Geschmacksfasern aus den vorderen 2/3 der Zunge. Außerdem führt er sensorische Fasern aus Zunge und Mittelohr, präganglionäre parasympathische Fasern für die Glandula submandibularis und die Glandula sublingualis sowie für die Tränendrüse.
Zu (C)
Der N. trochlearis (4. Hirnnerv) bewirkt über die Innervation des M. obliquus superior die temprale Abwärtsbewegung der Bulbi. Lähmungen des N. trochlearis führen zu Stellungsanomalien und Doppelbildern.
Zu (D)
Der N. abducens versorgt den M. rectus lateralis, welcher das Auge lateralisiert, also abduziert. Eine entsprechende Lähmung ist leicht durch die Stellungsänderung nach medial und den Ausfall der Beweglichkeit nach lateral festzustellen.
Zu (E)
Der N. trigeminus teilt sich in 3 sensible Versorgungsgebiete, die neben der Haut, der Stirn, des Ober- und Unterkiefers auch die Kornea, die Konjunktiven, die Stirn-, Neben- und Keilbeinhöhlen (V, I), das Nasenseptum, die Kieferhöhlen, den oberen Gaumen und die obere Zahnreihe (V, II), den äußeren Gehörgang, die vorderen 2/3 der Zunge, die untere Zahnreihe und die Wangenschleimhaut (V, III) versorgen. Außerdem innerviert der N. trigeminus die Kaumuskulatur und die Muskeln des Mundbodens.

[F 90]
Frage 7.2: Lösung A

Zu (A)
Bei einer Schädigung des N. oculomotorius spricht die kranke, mydriatische Pupille weder auf Lichteinfall noch auf Konvergenz an. Häufig kommt es zum Auftreten zusätzlicher Paresen der vom 3. Hirnnerv mit-

versorgten Augenmuskeln. Als Ursache für eine Schädigung des N. oculomotorius kommen Traumen, Entzündungen, Tumoren und anderes mehr in Betracht. Durch einen gesteigerten Schädelinnendruck z. B. als Folge eines epiduralen Hämatoms kann sich ebenfalls als Ausdruck einer inneren Okulomotoriusparese eine weite und lichtstarre Pupille entwickeln, was als lebensbedrohliches Ereignis zu werten ist.

Zu (B)
Eine absolute Pupillenstarre der Gegenseite ist dem Autor nicht bekannt.

Zu (C)
Ein Ausfall der Konvergenzreaktion findet sich bei der absoluten Pupillenstarre, allerdings ist diese nicht isoliert.

Zu (D)
Weder bei Afferenz- noch bei Efferenzstörungen, noch bei reflektorischer Pupillenstarre kommt es zu einem isolierten Ausfall der gegenseitigen Konvergenzreaktion.

Zu (E)
Die reflektorische Pupillenstarre, auch Argyll-Robertson-Phänomen genannt, zeigt bei erhaltener Sehfunktion eine überschießende Konvergenzreaktion und ein Fehlen der direkten und konsensuellen Lichtreaktion. Die Pupille ist leicht entrundet und eng.

H 89
Frage 7.3: Lösung A

Der M. sphincter pupillae, sogenannter Pupillenverengerer, wird von parasympathischen Fasern aus den N. oculomotorius innerviert. Wie schön, daß 82% der Prüfungsteilnehmer das Anatomiewissen noch parat hatten.

F 86
Frage 7.4: Lösung A

Zu (A)
Bei einer Kontraktion des M. dilatator pupillae kommt es zu einer Mydriasis der Pupille. Die sympathischen Nervenfasern, die den M. dilatator pupillae versorgen, nehmen ihren Verlauf vom Hypothalamus durch das Mittelhirn und die Medulla oblongata zum Centrum ciliospinale (im Seitenhorn des Rückenmarks auf Höhe C_8n–Th_2) und dann zum Ganglion cervicale superius.

Zu (B)
Das Ganglion ciliare besitzt 3 Wurzeln: eine sensible vom N. nasociliaris, eine parasympathische, die präganglionäre Fasern vom N. oculomotorius enthält und diese umschaltet und eine sympathische vom Ganglion cervicale superius. Als „Ursprungsort" muß man aber wohl das Gg. cervicale superius ansehen.

Zu (C)
Der 2. Hirnnerv ist der Nervus opticus und hat bekanntlich nichts mit dem M. dilatator pupillae zu tun.

Zu (D)
Der N. oculomotorius als 3. Hirnnerv versorgt einen Großteil der Augenmuskeln, den M. levator palpebrae, bei dessen Ausfall es zur Ptose kommt, und mit seinem parasympathischen Anteil den M. ciliaris (Akkommodation) und den M. sphincter pupillae (Pupillenverengung).

Zu (E)
Der Nervus trochlearis (IV. Hirnnerv) ist rein motorisch und innerviert den M. obliquus superior.

H 86 H 90
Frage 7.5: Lösung B

Zu (B)
Ammoniak reizt die sensiblen Rezeptoren des N. trigeminus, der die Nasenschleimhaut sensibel versorgt und nicht den N. olfactorius.
Kaffeemehl (A), Vanillin (C), Bienenwachs (D) und Schwefelwasserstoff (E) als aromatische Stoffe eignen sich zur Überprüfung des Geruchssinns.

H 85
Frage 7.6: Lösung C

Bei einer simulierten Riechstörung, aber auch bei einer echten Anosmie (Ausfall des N. olfactorius) kannn es über eine Reizung des N. trigeminus mit Ammoniak zu Augentränen kommen. Diese reflektorische Lakrimation erfolgt aber über sensible Rezeptoren des N. trigeminus der Nasenschleimhaut. Fehlt diese Lakrimation, spricht man von einer rhinogenen Anosmie, die eine Störung des Geruchssinns vortäuscht.

H 83
Frage 7.7: Lösung A

Zu (A)
Zu den Kaumuskeln, die den Mund öffnen und schließen und den Unterkiefer hin und her bewegen können (Mahlbewegungen), gehören der M. masseter, M. temporalis und die Mm. pterygoidei medialis und lateralis. Sie alle werden vom N. mandibularis, dem 3. Ast des N. trigeminus, versorgt. Des weiteren führt der N. trigeminus sensible Fasern.

Zu (B)
Bei einer Schädigung des N. facialis fallen die mimische Gesichtsmuskulatur sowie die Geschmacksfasern der vorderen zwei Drittel der Zunge und die sensorische Fasern von Zunge und Mittelohr aus. Ebenfalls können die präganglionären parasympathischen Fasern der Glandulae sublingualis und submandibularis und der Tränendrüse betroffen sein, wobei sich das Ausmaß der Lähmung bzw. der Ausfälle nach der Höhe bzw. dem Ort der Schädigung richtet.

Zu (C)
Der N. glossopharyngeus versorgt zusammen mit dem N. vagus den oberen Pharynxbereich sensibel (Würgreflex) und motorisch (Gaumensegel). Das hintere Drittel der Zunge wird bezüglich der Geschmacksfasern ebenfalls vom N. glossopharyngeus versorgt.
Zu (D)
Der N. hypoglossus versorgt die Zungenmuskulatur, bei seinem Ausfall weicht die Zunge zur gesunden Seite ab.

F 89
Frage 7.8: Lösung A

Zu (A)
Eine wichtige und sehr sensible Untersuchungsmethode zur Objektivierung einer Trigeminusläsion ist die Prüfung des Kornealreflexes, wobei die Kornea von der Seite aus im unteren Bereich mit einem Wattebausch berührt wird. Hierdurch wird mit einem schnellen Lidschlag die Schließung des Auges herbeigeführt. Allerdings ist bei der Bewertung des Kornealreflexes zu bedenken, daß der efferente Schenkel dieses Fremdreflexes vom N. facialis gestellt wird, bei dessen Ausfall der Kornealreflex ebenfalls abgeschwächt sein kann.
Zu (B)
Die Lidschließer werden vom N. facialis motorisch versorgt, der Lidschluß ist bei einer zentralen Fazialisparese aufgehoben.
Zu (C)
Prüft man die konsensuelle Lichtreaktion, so überprüft man den N. oculomotorius.
Zu (D)
Der Augeninnendruck ist z. B. beim Glaukom erhöht und wird am genauesten durch die Tonometrie vom Augenarzt bestimmt.
Zu (E)
Die Tränendrüse wird parasympathisch innerviert durch Fasern, die mit dem N. facialis ziehen, sympathisch aus dem Ganglion cervicale superius und sensibel über Fasern, die aus dem N. trigeminus (N. lacrimalis) stammen.

H 87
Frage 7.9: Lösung C

Zu (C)
Das Öffnen des Mundes ist Aufgabe der obren Zungenbeinmuskulatur. Zu ihr gehören der M. digastricus, dessen vorderer Bauch von N. mylohyoideus (aus V/III = N. mandibularis) und dessen hinterer Bauch vom N. facialis innerviert wird. Auch der M. mylohyoideus, der ebenfalls von einem Ast des N. mandibularis innerviert wird (N. mylohyoideus), senkt den Unterkiefer und öffnet damit den Mund. Außerdem hilft hierbei noch der M. geniohyoideus, der vom N. hypoglossus versorgt wird. Es müssen also zusätzlich zum N. mandibularis auch der Fazialis und der Hypoglossus ausfallen, um den Mund nicht mehr aufzubekommen.
Zu (A)
Zu den Kaumuskeln, die den Mund schließen und den Unterkiefer seitwärts bewegen können (Mahlbewegung), gehören der M. masseter, der M. temporalis und die Mm. pterygoideus med. und lat. Sie alle werden von N. mandibularis versorgt. Ist dieser geschädigt, ist automatisch der Kauvorgang gestört.
Zu (B)
Der M. temporalis ist der stärkste Unterkieferheber. Er wird von den Nn. temporalis profundi aus dem N. mandibularis innerviert.
Zu (D)
Der M. masseter – ebenfalls ein kräftiger Schließer des Mundes – wird von N. massetericus aus dem N. mandibularis versorgt. Fällt dieser aus, kommt es natürlich auch zum Ausfall des Masseter-Reflexes.
Zu (E)
Die Mm. pterygoideus med. und lat. bewirken bei ungleicher Kontraktion eine seitliche Bewegung des Kiefers gegeneinander (Mahlbewegung). Auch sie werden von N. mandibularis versorgt.

F 86
Frage 7.10: Lösung C

Zu (C)
Der Masseter-Reflex ist ein Eigenreflex, bei dem das abwärtsgerichtete Beklopfen des Kinns eine Kontraktion der Mundschließer bewirkt. Er wird meist zur Überprüfung des Reflexniveaus benutzt. Ausgelöst wird der Masseter-Reflex üblicherweise wie in (C) beschrieben bei leicht geöffnetem Mund mit einem Schlag des Reflexhammers von kranial nach kaudal gegen den auf dem Kinn ruhenden Untersucherfinger.
Zu (A), (B), (D) und (E)
Leider alles falsch. Der Masseter- oder auch andere Reflexe lassen sich so nicht auslösen.

H 88
Frage 7.11: Lösung E

Routinemäßig werden bei der neurologischen Untersuchung die Form und Weite der Pupillen mit untersucht. **Anisokorie** nennt man hierbei die seitendifferente Pupillenweite (> 1 mm). Zunächst ist einmal zu klären, welche der Pupillen die pathologische ist – die enge oder die weite. Hierzu dient die klinische Prüfung auf Lichteinfall und Konvergenz und die pharmakologische Prüfung mit Pilocarpin.
Bei einer Schädigung des N. oculomotorius (3) spricht die kranke, mydriatische Pupille weder auf Lichteinfall noch auf Konvergenz an. Häufig kommt es zum Auftreten zusätzlicher Paresen der vom 3. Hirnnerv mitversorgten Augenmuskeln. Als Ursache für eine

Schädigung des N. oculomotorius kommen Traumen, Entzündungen, Tumoren und anderes mehr in Betracht.
Durch einen gesteigerten Schädelinnendruck, z. B. als Folge eines epiduralen Hämatoms (1), kann sich ebenfalls als Ausdruck einer inneren Okulomotoriusparese eine weite und lichtstarre Pupille entwickeln, was als lebensbedrohliches Ereignis zu werten ist.
Bei Erkrankungen des Ziliarkörpers (Synechien, Glaukom, Verletzungen) kann die betroffene Pupille enger oder weiter sein, sie reagiert weder direkt noch konsensuell auf Lichteinfall und Konvergenz (2).
Auch bei Schädigung des Ganglion stellatum im Rahmen eines Horner-Syndroms kommt es zu einer Anisokorie, wobei die geschädigte Seite eine Miosis an der betreffenden Pupille zeigt.
Als weitere Ursachen für eine Anisokorie sind das Argyll-Robertson-Zeichen und Optikusläsionen zu nennen.

H 88
Frage 7.12: Lösung A

Zu (A)
Die Abduzenslähmung ist die häufigste Augenmuskelparese. Sie führt zur horizontalen Blickparese zur gleichen Seite, da der M. rectus lateralis das gesunde Auge normalerweise nach außen zieht (abduziert). Eine Lähmung ist daher leicht zu erkennen: das betroffene Auge ist nach innen abgewichen. Temporalbewegungen zur gleichen Seite sind gestört.
Zu (B), (C), (D) und (E)
Bei der Beurteilung der sechs äußeren Augenmuskeln muß man sich aktiv eigentlich nur merken, daß der N. abducens (6. Hirnnerv) den M. rectus lateralis und der N. trochlearis (4. Hirnnerv) des M. obliquus superior inneviert. Bei einer Trochlearisparese kommt es nur zu einer geringen Fehlstellung am Auge; der betroffene Bulbus steht etwas höher als der gesunde.
Alle anderen Augenmuskeln werden vom N. oculomotorius versorgt.

H 88
Frage 7.13: Lösung B

Zu (B)
Die reflektorische Pupillenstarre, auch Argyll-Robertson-Phänomen genannt, zeigt bei erhaltener Sehfunktion eine überschießende Konvergenzreaktion und ein Fehlen der direkten und konsensuellen Lichtreaktion. Die Pupille ist leicht entrundet und eng.
Zu (A)
Einen isolierten Ausfall der konsensuellen Lichtreaktion kann man eigentlich nur bei einer Störung des visuell-sensorischen Systems des Gegenauges finden.
Zu (C)
Eine erhaltene konsensuelle Lichtreachtion bei fehlender direkter Reaktion findet man sowohl bei der amaurotischen als auch bei der efferenzbedingten Pupillenstarre.
Zu (D)
Seitengleich weite Pupillen ohne irgendeine Reaktion finden sich beim Hirntod.
Zu (E)
Eine einseitig lichtstarre, weite Pupille kann Ausdruck einer Okulomotoriusparese bei erhöhtem Hirndruck sein.

H 83
Frage 7.14: Lösung E

Siehe Kommentar zu Frage 7.8 (A).

Zur 2. Aussage: Der 6. Hirnnerv ist der N. trochlearis, bei dessen Schädigung es zu Doppelbildern, vor allem beim Blick nach unten, kommt.

H 88
Frage 7.15: Lösung A

Zu (A)
Eine wichtige differentialdiagnostische Unterscheidungsmöglichkeit zwischen einer zentralen und einer peripheren Fazialisparese ist die Überprüfung des Stirnastes des N. facialis. Man fordert den Patienten auf, die Stirn zu runzeln. Bei einer zentralen Parese ist der Patient hierzu fähig, da der Stirnast der erkrankten Seite von der nicht erkrankten Gegenseite mitinnerviert wird.
Zu (B) und (E)
Sowohl bei einer zentralen Fazialisparese als Folge eines Hirninfarktes oder eines Tumors als auch bei einer Lähmung vom peripheren Typ kann ein Herabhängen des Mundwinkels und eine Asymmetrie beim Backenaufblasen beobachtet werden, da die Gesichtsmuskulatur der betroffenen Seite an dieser Stelle nicht innerviert wird. Deutlich wird die Lähmung auch, wenn der Patient aufgefordert wird, die Zähne zu fletschen oder zu pfeifen.
Zu (C)
Die Innervation der Zunge erfolgt über den N. hypoglossus, bei dessen Ausfall die Zunge zur gesunden Seite abweicht. Der N. facialis ist an der Zunge für die Geschmacksinnervation der vorderen zwei Drittel verantwortlich.
Zu (D)
Die Kaumuskulatur wird vom 3. Ast des N. trigeminus, dem N. mandibularis, versorgt.

H 88
Frage 7.16: Lösung E

Geschmacksknospen sind Chemorezeptoren im Epithel der Papillae vallatae (1) und der Papillae foliatae (2) an der Zungenspitze bzw. am hinteren seitlichen

Zungengrund. Vereinzelt finden sie sich auch in den Papillae fungiformis, am Gaumen (3), am Kehldeckel und in der Pharynxschleimhaut.

H 90
Frage 7.17: Lösung A

Zu (A)
Der Kornealreflex wird durch Bestreichen des äußeren unteren Irisdrittels ausgelöst und ist bei einer Schädigung des N. trigeminus abgeschwächt (sensibler Ast). Ebenso kann er aber auch bei einer Fazialisparese vermindert sein (motorischer Ast). Also Vorsicht in der Beurteilung eines abgeschwächten Kornealreflexes.

Zu (B) – (E)
Bei einer kompletten, peripheren Fazialisparese kommt es zu einer fehlenden Innervation aller Gesichtsmuskeln auf der gelähmten Seite. Die Stirn kann nicht mehr gerunzelt werden (DD: zentrale Fazialisparese), das Auge kann nicht mehr geschlossen werden. Durch diesen fehlenden Augenschluß kommt es beim Versuch, das Auge zu schließen und der damit verbundenen Vertikaldrehung des Auges nach oben, zu einem Sichtbarwerden der weißen Skleren. Diesen Vorgang nennt man Bell-Phänomen. Sowohl bei der zentralen als auch bei der peripheren Lähmung ist die Mundpartie auf der betroffenen Seite gelähmt. Zudem kann es zu einer Hyperakusis und zu Geschmacksstörungen der vorderen 2/3 der Zunge kommen.

F 91
Frage 7.18: Lösung A

Zu (A)
Der Masseterreflex ist ein Eigenreflex, bei dem das abwärts gerichtete Beklopfen des Kinnes eine Kontraktion der Mundschließer bewirkt. Der Masseterreflex wird zumeist zur Überprüfung des Reflexniveaus benutzt. Ausgelöst wird der Masseterreflex üblicherweise bei leicht geöffnetem Mund mit einem Schlag des Reflexhammers von kranial nach kaudal gegen den auf dem Kinn ruhenden Untersucherfinger. Der M. masseter wird vom N. massetericus aus den N. mandibularis versorgt.

Zu (B), (C), (D) und (E)
Der N. facialis versorgt die mimische Muskulatur und führt Geschmacksfasern aus den vorderen zwei Dritteln der Zunge. Außerdem führt er sensorische Fasern aus Zunge und Mittelohr, präganglionäre parasympathische Fasern für die Glandula sublingualis und die Glandula submandibularis sowie für die Tränendrüse. So kommt es bei einer kompletten peripheren Fazialislähmung zu einer fehlenden Innervation aller Gesichtsmuskeln auf der gelähmten Seite. Die Stirn kann nicht mehr gerunzelt werden, die Stirnfalten sind verstrichen, die Zähne können nicht gezeigt, die Wangen nicht aufgeblasen werden. Den fehlenden Augenschluß bei der peripheren Fazialislähmung nennt man Lagophthalmus, da man hierbei die physiologische Vertikaldrehung des Augapfels nach oben mit Sichtbarwerden der weißen Skleren beobachten kann.

H 87
Frage 7.19: Lösung E

Zu (1)
Zur Geschmacksüberprüfung bei einseitiger Fazialisparese läßt man den Patienten die Zunge herausstrecken, diese sollte auch während der Prüfung herausgestreckt bleiben, da durch den Speichel im Mundraum die aufgetragenen Geschmackslösungen auf der Zunge verteilt werden und so keine einseitige Bestimmung möglich ist.

Zu (2)
Bei einseitiger Fazialislähmung ist auch das Geschmacksempfinden – soweit es gestört ist – nur einseitig (gleichseitig) betroffen.

Zu (3)
Die Geschmacksqualitäten sind ‚bitter', ‚süß', ‚salzig' und ‚sauer'. Bei der orientierenden neurologischen Untersuchung reicht es eigentlich aus, die Qualität ‚sauer' mit etwas Zitronenlösung zu überprüfen.

F 87
Frage 7.20: Lösung A

Zu (A)
Die Kaumuskulatur, die den Mund schließen und den Unterkiefer seitwärts bewegen kann, wird vom 3. Ast des N. trigeminus, dem N. mandibularis, versorgt. Die Mundöffner gehen aus der Zungenbeinmuskulatur hervor, den hinteren Bauch des M. digastricus versorgt allerdings der N. facialis. Wenn das IMPP mit „hin und her" bewegen eine Seitwärtsbewegung meint, läßt sich die Frage eindeutig beantworten. Man könnte aber auch an Öffnen und Schließen denken, und dann ist's nicht mehr so eindeutig.

Zu (B)
Bei einer kompletten peripheren Fazialislähmung kommt es zu einer fehlenden Innervation aller Gesichtsmuskeln auf der gelähmten Seite. Die Stirn kann nicht mehr gerunzelt werden, die Stirnfalten sind verstrichen. Bei einer zentralen Fazialislähmung kann die Stirn weiter gerunzelt werden, da die Stirnmuskeln supranukleär von beiden Hemisphären versorgt werden.

Zu (C)
Den fehlenden Augenschluß bei der peripheren Fazialislähmung nennt man Lagophthalmus (Lagos = Hase).

Zu (D)
Durch den fehlenden Augenschluß kommt es beim Versuch, das Auge zu schließen und der damit verbundenen physiologischen Vertikaldrehung des Auges

nach oben, zu einem Sichtbarwerden der weißen Skleren. Diesen Vorgang nennt man Bell-Phänomen.
Zu (E)
Sowohl bei der zentralen als auch bei der peripheren Fazialislähmung ist die Mundpartie auf der betroffenen Seite gelähmt. Ein Patient mit Fazialislähmung kann deshalb nicht pfeifen.

H 85
Frage 7.21: Lösung C

Zu (C)
Der Meatus acusticus externus ist der äußere Gehörgang. Glücklicherweise verläuft der N. facialis nicht im äußeren Gehörgang.
Zu (A)
In seinem peripheren Verlauf zieht der N. facialis um den Abduzenskern herum und bildet somit das innere Knie.
Zu (B)
Er tritt dann in Kleinhirnbrückenwinkel aus und verläuft zusammen mit dem 8. Hirnnerv im inneren Gehörgang.
Zu (D)
Am Ganglion geniculi bildet der N. facialis das äußere Knie. Hier verläßt der N. petrosus major, der für die Tränensekretion zuständig ist, den N. facialis. Nach dem äußeren Knie kommt eine tympanale Verlaufsstrecke, in der der N. stapedius und die Chorda tympani den Fazialis verlassen.
Zu (E)
Dann tritt der 7. Hirnnerv durch das Foramen stylomastoideum und versorgt hiernach die mimische Gesichtsmuskulatur.

F 89
Frage 7.22: Lösung D

Zu (D)
Das Chvostek-Phänomen zeigt eine mechanische Übererregbarkeit des N. facialis an und ist z. B. bei Tetanie oder vegetativer Labilität positiv. Ausgelöst wird dieses Phänomen durch Beklopfen des Fazialisstammes vor dem Ohrläppchen, wobei eine Zuckung der Gesichtsmuskulatur der gleichen Seite auftritt.
Zu (A)
Bei zentral-motorischer Schädigung des N. facialis kommt es zu einem Ausfall der Gesichtsmuskulatur auf der gleichen Seite, wobei die Beweglichkeit des Stirnastes erhalten bleibt, da dieser von der Gegenseite mitversorgt wird.
Zu (B)
Bei einer Fazialisparese vom peripheren Typ kommt es zu einer fehlenden Innervation aller Gesichtsmuskeln auf der gelähmten Seite, zu einem fehlenden Augenschluß mit Bell-Phänomen und zu einer Plathysmalähmung als häufige Zeichen dieses Lähmungstypes.

Zu (C)
Reizungen des 2. bzw. 3. Trigeminusastes äußern sich in sensiblen Sensationen entsprechend des Innervationsgebietes bzw. – im Falle des 3. Trigeminusastes – des N. mandibularis, auch in motorischen Sensationen der Kaumuskulatur.
Zu (E)
Der M. masseter als Kaumuskel wird vom 3. Ast des N. trigeminus, dem N. mandibularis innerviert und hat nichts mit dem N. facialis und dem Chvostek-Zeichen zu tun.

F 85
Frage 7.23: Lösung D

Für die Beantwortung dieser schwierigen Frage sind folgende Kenntnisse erforderlich:
Der Nervus facialis (VII) hat sensorische, parasympathische und motorische Qualitäten.
Um den motorischen Anteil geht es hier:
Dieser besitzt seinen Ursprung in 2 Kernen auf jeder Seite; **der obere Kern ist mit beiden Seiten** des motorischen Systems verbunden, der untere lediglich mit der kontralateralen Seite. Leicht zu merken ist, daß der obere Kern motorisch die Stirnmuskeln versorgt, der untere Kern den größten Teil der restlichen mimischen Muskulatur des Gesichtes.
Die Situation bei einer Schädigung des Nerv stellt sich also wie folgt dar:
Bei einer einseitigen, **zentralen** Schädigung des N. facialis kann somit der obere kontralaterale Kern die Innervation der gesamten mimischen Muskulatur im Bereich der Stirn übernehmen – nur die untere Gesichtshälfte weist eine Hemiparese auf, Stirnrunzeln ist nach wie vor möglich.
Die **periphere** Fazialis-Schädigung manifestiert sich eindrucksvoll in Form einer kompletten Parese einer Gesichtshälfte, da ja auch der gekreuzte Anteil des oberen Fazialis-Kernes im Endteil des Nerven geschädigt ist.
Zu (D)
Korrekte schematische Darstellung der Fazialis-Verschaltung.
Zu (A)
Hier innerviert der untere Anteil beide Seiten: falsch.
Zu (B)
Hier innervieren beide Anteile beide Seiten: falsch.
Zu (C)
Hier innerviert der untere Anteil die ipsilaterale Seite: falsch.
Zu (E)
Ganz und gar unsinnige IMPP-Phantasie.

Anmerkung: Diese Frage war übrigens wenige Tage vor dem 1. Staatsexamen im März-Physikum dieses Jahres gestellt worden, wo sie als lupenreine Anatomie-Frage wohl auch anzusiedeln wäre.

H 85
Frage 7.24: Lösung D

Zu (1)
Zur Beeinträchtigung des Geschmacks kommt es bei einer Lähmung des N. facialis, der die vorderen zwei Drittel der Zunge versorgt.
Zu (2) und (3)
Der N. glossopharyngeus versorgt zusammen mit dem N. vagus den oberen Pharynxbereich sensibel. Durch einen Reiz mit Spatel oder Tupfer wird das Berührungsempfinden überprüft und der Würgreflex (reflektorische Kontraktion des Gaumensegels) ausgelöst.

F 86
Frage 7.25: Lösung A

Der Ramus externus des Nervus accessorius (XI) innerviert den M. sternocleidomastoideus und den M. trapezius, der für die Hebung und Senkung der Schulter verantwortlich ist. Bei Lähmung des M. trapezius hängt die Schulter auf der gelähmten Seite herab, das Schulterblatt wird gedreht und dadurch das Armheben erschwert. Ein Seitwärtsheben es Armes über die Horizontale hinaus ist deutlich behindert.

H 82
Frage 7.26: Lösung A

Zu (1)
Der N. recurrens ist ein Ast des N. vagus und versorgt die innere Kehlkopfmuskulatur. Bei einer einseitigen Parese kommt es zu geringer Heiserkeit und leichter Stimmermüdung, eine Atemnot besteht durch die in Paramedianstellung stehende Stimmlippe nicht. Ursächlich für eine Rekurrenslähmung können Tumoren in der hinteren Schädelgrupe oder Läsionen im Sinne eines Hirninfarktes sein, die den N. vagus schädigen. Auch nach Strumektomie, bei Polyneuropathie oder Tumoren, die direkt auf den Nerv drücken, kann eine Lähmung des N. recurrens entstehen.
Zu (2)
Eine Zungenabweichung liegt bei einer Läsion des N. hypoglossus vor. Die Zunge weicht dann zur erkrankten, atrophisch gewordenen Seite ab.
Zu (3)
Der M. masseter wird vom N. massetericus, einem motorischen Ast des N. mandibularis (aus dem N. trigeminus), versorgt. Keine Verbindung zum N. vagus!
Zu (4)
Ein abgeschwächter Würgreflex kommt bei Schädigungen der Nn. vagi und hypoglossi vor.

F 84
Frage 7.27: Lösung D

Zu (1)
Starke Atemnot im Sinne einer Ruhedyspnoe und inspiratorischer Stridor durch die Paramedianstellung beider Stimmlippen sind typische Merkmale einer doppelseitigen Rekurrensparese.
Zu (2) und (3)
Heiserkeit und leicht ermüdbare Stimme sind Symptome der einseitigen Rekurrensparese, wobei die Heiserkeit aber auch bei der beidseitigen Parese auftreten kann, welche allerding durch die starke Atemnot imponiert. Oftmals ist dann eine Tracheotomie mit Sprechkanüle erforderlich.

Siehe auch Kommentar zu Frage 7.26.

F 87
Frage 7.28: Lösung C

Zu (C)
Bei einer Schädigung des N. hypoglossus weicht die herausgestreckte Zunge nach der gelähmten Seite ab, dies entsteht durch ein Überwiegen der Zungenmuskulatur auf der gesunden Seite. Weicht die Zunge nach links ab, ist auch die Schädigung links.
Zu (A)
Eine Schädigung des N. glossopharyngeus links läßt das Zäpfchen nach rechts, zur gesunden Seite, weichen (Kulissenphänomen).
Zu (B)
Ist der N. hypoglossus rechts geschädigt, zeigt die Zunge beim Herausstrecken auch nach rechts.
Zu (D)
Der N. lingualis, ein Ast des N. mandibularis (= 3. Ast des Trigeminus), gibt Äste zum weichen Gaumen und zur Mundbodenschleimhaut ab. Die Zungenmuskulatur wird von N. hypoglossus versorgt.
Zu (E)
Bei einer Schädigung des N. facialis rechts kommt es zu einem Ausfall der Gesichtsmuskulatur auf der gelähmten rechten Seite (Näheres siehe Frage 7.20).

F 90
Frage 7.29: Lösung C

Erneut einer Wiederholungsfrage. Das Bildmaterial des IMPP scheint doch begrenzt zu sein.
Zu (C)
Bei einer Schädigung des N. hypoglossus weicht die herausgestreckte Zunge nach der gelähmten Seite ab, dies entsteht durch ein Überwiegen der Zungenmuskulatur auf der gesunden Seite. Weicht die Zunge nach links ab, ist auch die Schädigung links.

Zu (A)
Eine Schädigung des N. hypoglossus links läßt das Zäpfchen nach rechts abweichen.
Zu (B)
Ist der N. hypoglossus rechts geschädigt, zeigt die Zunge beim Herausstrecken nach rechts.
Zu (D)
Der N. lingualis, ein Ast des N. mandibularis (= 3. Ast des Trigeminus), gibt Äste zum weichen Gaumen und zur Mundbodenschleimhaut ab. Die Zungenmuskulatur wird vom N. hypoglossus versorgt.
Zu (E)
Bei einer Schädigung des N. facialis rechts kommt es zu einer Lähmung der rechten Gesichtsmuskulatur (siehe auch Frage 7.17, F 90).

H 91
Frage 7.30: Lösung A

Bei einer Schädigung des N. hypoglossus weicht die herausgestreckte Zunge nach der gesunden Seite ab (A). Dies geschicht durch ein Überwiegen der Zungenmuskulatur auf der gesunden Seite (B, C). Kommt es zu einer Gaumensegelparese, liegt eine Schädigung des N. glossopharyngeus vor. Das Gaumensegel weicht zur kranken Seite ab (Kulissenphänomen) (D). Eine Störung der Speichelsekretion der Glandula submandibularis findet man bei einer Schädigung des N. facialis (E).

H 82
Frage 7.31: Lösung A

Der M. dilatator pupillae steht unter sympathischem Einfluß aus dem Ganglion cervicale superior und ist für die Erweiterung der Pupille zuständig.
Das Ganglion ciliare enthält postganglionäre parasympathische Nervenfasern für die inneren Augenmuskeln, den M. ciliare und den M. sphincter pupillae.
Mit dem M. oculomotorius laufen parasympathische Fasern aus dem Ganglion ciliare, kommt es zu einem kompletten Ausfall des N. oculomotorius, fällt auch die parasympathische Innervation des M. sphincter pupillae aus. Die Pupille wird weit und reaktionslos.

H 83
Frage 7.32: Lösung B

Zu (B)
Das Horner-Syndrom besteht aus der Trias Miosis, Ptosis und Enophthalmus. Zu unterscheiden ist das zentrale Horner-Syndrom, dessen Krankheitsherd im hinteren Hypothalamus, im ipsilateralen Seitenstrang oder im oberen Halsmark liegt, vom peripheren Horner-Syndrom bei Läsion vom Centrum ciliospinale an distalwärts.

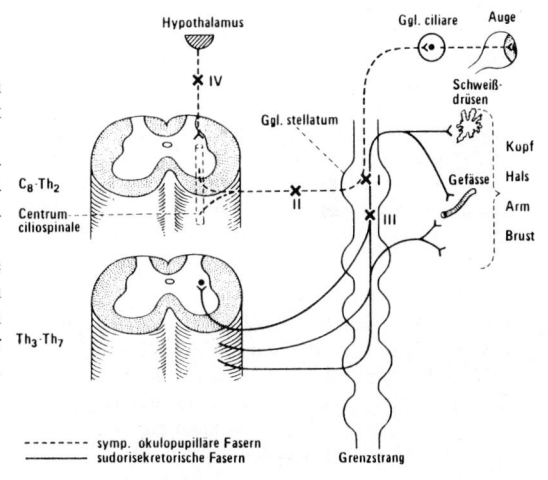

Zu (A)
Beim Argyll-Robertson-Phänomen (reflektorische Pupillenstarre) findet man eine erhaltene oder überschießende Konvergenzreaktion bei fehlender konsensuellen und direkten Lichtreaktion.
Zu (C)
Ist die Geschwindigkeit der Pupillenverengung stark seitendifferent, spricht man von einer Pupillotonie.
Zu (D)
Die amaurotische Pupillenstarre wird durch die Erblindung eines Auges hervorgerufen. Belichtet man dieses erblindete Auge, so unterbleibt sowohl die direkte Reaktion am erblindeten Auge als auch die konsensuelle Reaktion am gesunden. Bei Belichtung des gesunden Auges kann das erkrankte aber konsensuell mitreagieren.

F 87
Frage 7.33: Lösung C

Zu (1) und (2)
Der Horner-Symptomenkomplex ist eine Trias aus Ptosis (Lähmung des Müller-Muskels), Miosis und Enophthalmus (Lähmung des M. dilatator pupillae). Zu unterscheiden ist das zentrale Horner-Syndrom, dessen Krankheitsherd im hinteren Hypothalamus, im psilateralen Vorderseitenstrang oder im oberen Halsmark liegt, vom peripheren Horner-Syndrom bei Läsion vom Centrum ciliospinale an distalwärts.
Zu (3)

Bei einer Schädigung des Grenzstrangs im Ganglion stellatum tritt ein Horner-Syndrom mit Anhidrose auf. Tritt eine isolierte Anhidrose auf, muß eine Läsion der sympathischen Fasern in Höhe Th_3–Th_7n vorliegen.

Zu einer Hemihyperhidrosis der kontralateralen Seite kommt es nicht. Beim Gesunden kann es zu einer einseitigen übermäßigen Schweißsekretion nach Genuß von Senf und sauren Speisen kommen.

F 84
Frage 7.34: Lösung A

Hypertonus im Sinne einer Spastik, gesteigerte Muskeleigenreflexe und pathologische (positive) Babinski-Reflexe sind allesamt Zeichen einer zentralen Lähmung. Eine periphere Lähmung ist durch genau gegenteilige Phänomene gekennzeichnet. Die Muskulatur atrophiert.

F 88
Frage 7.35: Lösung C

Zu (1)
Das Trendelenburg-Hinken – ein Absinken des Beckens auf der gesunden Seite beim Einbeinstand auf der erkrankten – weist auf eine Schwäche der Abduktoren im Hüftgelenk hin. Als neurologische Ursache kann z. B. eine Muskeldystrophie vom Beckengürteltyp (Duchenne) in Frage kommen.
Zu (2)
Das Trendelenburg-Hinken kann aber auch durch eine absolute oder relative Fehlinsertion der Muskeln und damit ungünstigen Hebelarm (etwa Trochanterhochstand) bedingt sein.
Zu (3)
Eine Versteifung der Hüfte nach Entzündungen (beispielsweise infektiöser oder rheumatischer Genese) oder nach Trauma kann unterschiedliche Bewegungseinschränkungen bis hin zu Kontrakturen mit sich bringen und läßt sich nicht in einer einheitlichen Form des Hinkens beschreiben.

F 89
Frage 7.36: Lösung C

Zu (C)
Ein positives Trendelenburg-Zeichen wird als ein Absinken der gesunden Beinseite beim Stehen auf dem erkrankten Bein und Anheben des in der Hüfte und Knie gebeugten gesunden Beines beschrieben. Beim Stehen auf dem gesunden Bein kann das Becken in horizontaler Stellung gehalten werden. Das Trendelenburg-Zeichen weist auf eine Schwäche der Mm. gluteus medius und minimus hin und kann Ursache in einer angeborenen Hüftluxation, einer Pseudarthrose oder z. B. einer Muskeldystrophie vom Beckentyp haben.
Zu (A)
Der M. iliopsoas ist ein kräftiger Hüftbeuger und kann entweder im Liegen in Rückenlage oder im Sitzen überprüft werden. In Rückenlage fordert man den Patienten auf, sich ohne Zuhilfenahme der Arme aufzurichten. Im Sitzen ist die seitengetrennte Untersuchung möglich, wobei der Patient den Oberschenkel bei gebeugtem Knie von der Unterlage heben soll.
Zu (B)
Der M. gluteus maximus kann gut in Bauchlage des Patienten überprüft werden. Bei Streckung im Hüftgelenk und senkrecht nach oben gestrecktem Unterschenkel soll der Oberschenkel von der Unterlage abgehoben werden. Der M. gluteus maximus kann hierbei im oberen äußeren Gesäßquadranten getastet werden.
Zu (D)
Die Mm. obturatorii gehören zu den tiefen Hüftmuskeln und haben die Funktion der Außenrotation, Ab- und Adduktion. Sie sind in der klinischen Untersuchung schlecht isoliert zu überprüfen.
Zu (E)
Die Adduktoren können ebenfalls in Rückenlage getestet werden Man fordert den Patienten auf, die Knie zusammenzupressen, zwischen die der Untersucher seine Faust hält, oder läßt den Patienten die Beine übereinanderschlagen.

H 88
Frage 7.37: Lösung A

Bei faszikulären Zuckungen handelt es sich um spontane kleine Zuckungen von einzelnen Muskelfaserbündeln, die unregelmäßig da und dort auftauchen und außer an den Fingern nicht zu Gelenkbewegungen führen. Sie können prinzipiell überall auftreten und haben meist keinen Krankheitswert (benignes Faszikulieren). In Verbindung mit Schädigungen der Vorderhornzellen und Innervationsverlust der Muskeln haben sie hohe diagnostische Bedeutung, da sie in dieser Kombination nur bei neurogenen Paresen und Myathrophien vorkommen.
Pyramidenbahnschädigungen bieten als zentrale Paresen regelmäßig Reflexsteigerungen und pathologische Babinski-Reflexe.

F 87
Frage 7.38: Lösung C

Zu (C)
Bei einer Lähmung des M. triceps surae (Ausfall des N. tibialis) ist der Zehengang nicht mehr möglich, der Fuß wird nicht mehr abgerollt, es kommt zum Hackengang.
Zu (A)
Das Trendelenburg-Hinken wird als ein Absinken der gesunden Beinseite beim Stehen auf dem kranken Bein und Anheben des in Hüfte und Knie gebeugten gesunden Beines beschrieben. Beim Stehen auf dem gesunden Bein kann das Becken horizontal gehalten werden. Das Trendelenburg-Hinken kann bei angebo-

renen Hüftgelenksluxationen, bei Pseudarthrosen, Lähmungen u. a. m. auftreten.
Zu (B)
Eine N.-peronaeus-profundus-Lähmung bewirkt eine Unfähigkeit den Fuß anzuheben, der Fersengang wird unmöglich; ein sog. „Stepper- oder Hahnentrittgang" resultiert.
Zu (C)
Bei einer z. B. postapoplektischen Hemiplegie entwickelt der Kranke im Rhamen der spastischen Prädilektionsparese den sog. „Zirkumduktionsgang", auch Wernicke-Mann-Gangbild genannt.
Zu (E)
Infolge einer Adduktorenspastik bei z. B. spastischen Paraplegien (Little-Krankheit) im Rahmen einer infantilen Zerebralparese findet man den sog. „Scherengang".

[F 89]
Frage 7.39: Lösung B

Siehe Kommentar zu Frage 7.37.

[F 84]
Frage 7.40: Lösung B

Zu (B)
Die myotone Reaktion imponiert als Verzögerung der Muskelerschlaffung im Anschluß an willkürliche, mechanische oder elektrische Kontraktionen. Zur Überprüfung soll der Patient einen Muskel oder eine Muskelgruppe maximal innervieren (z. B. Faustschluß) und nach 5 Sekunden wieder öffnen. Man bemerkt dann eine erhebliche Verzögerung der Dekontraktion. Oftmals bleibt eine Delle im Muskel als Ausdruck der myotonen Reaktion bestehen. Dieser Überdauerungseffekt läßt bei mehrfacher Wiederholung in der Regel wieder nach.
Zu (A)
Spontane unregelmäßige Kontraktionen einzelner Muskelfasern nennt man Faszikulationen.
Zu (C)
Wadenkrämpfe sind meist einseitig auftretende, in der Regel auf einen Muskel oder eine Muskelgruppe beschränkte, schmerzhafte Krämpfe, die in den frühen Morgenstunden oder nach anstrengenden Märschen auftreten. Auch bei Bandscheibenvorfällen, Polyneuropathie oder Hypomagnesiämie treten sie gehäuft auf.
Zu (D)
Hiermit meint das IMPP wohl eine EMG-Untersuchung, wobei eine elektrische Reizung am entspannten Muskel vorgenommen wird. Die darauffolgende Aktivität des Muskels ist dann höchstens iatrogen, aber nicht krankheitswertig.
Zu (E)
Auch passiv nicht mehr lösbare Muskelverkürzungen nennt man Kontrakturen.

[F 83]
Frage 7.41: Lösung A

Siehe Kommentar zu Frage 7.37.

[H 90]
Frage 7.42: Lösung B

Eine spastische Tonuserhöhung der Muskulatur findet man bei einer zentralmotorischen Schädigung. Die Lokalisation dieser Schädigung ist das erste motorische Neuron von Hirnrinde über Pyramide bis zu den motorischen Hirnnervenkernen bzw. den Vorderhörnern des Rückenmarks. Neben gesteigerten Muskeleigenreflexen findet man spastische Zeichen aus der sogenannten Babinski-Gruppe. Monosynaptische Eigenreflexe sind phasische Dehnungsreflexe. Sie werden durch kurze Dehnung des Muskels erzeugt, wie sie der Schlag des Reflexhammers auf die Sehne oder einen bestimmten Extremitätenabschnitt hervorruft. Sie sind bei der zentralmotorischen Schädigung (spastischen Lähmung) in typischer Weise z. B. im Seitenvergleich gesteigert.

[H 91]
Frage 7.43: Lösung E

Bei den Muskeleigenreflexen sind Reizort und Erfolgsorgan identisch. Muskeleigenreflexe sind durch einen aus einem afferenten und einem efferenten Schenkel bestehenden Reflexbogen charakterisiert. Bei einer Schädigung des 1. motorischen Neurons kommt es zu einer spastischen Lähmung. Bei einer Schädigung des 2. motorischen Neurons kommt es zu einer schlaffen Lähmung. Die Pyramidenbahn gehört zum 1. motorischen Neuron und stellt die Gesamtheit derjenigen Leitungsbahnen des ZNS dar, die in der Großhirnrinde entspringen und bis zu den motorischen Kernen der Hirnnerven oder zu den Vorderhornzellen des Rückenmarkes ziehen. Die Pyramidenbahn ist eine der wichtigsten Leitungsbahnen, sie leitet die willkürlichen Bewegungsimpulse für die Körpermuskulatur und wirkt hemmend auf die Muskulatur des Muskeltonus und auf das Zustandekommen der Muskeleigenreflexe.

[F 91]
Frage 7.44: Lösung E

Der M. quadriceps femoris besteht aus dem M. rectus femoris und aus den Mm. vasti lateralis, intermedius und medialis. Er wird innerviert vom N. femoralis. Der M. rectus femoris ist der gerade Schenkelmuskel, der für die Streckung des Kniegelenks und für die Beugung des Hüftgelenks verantwortlich ist. Die mittleren, inneren und äußeren (M. vasti intermedius, medialis und lateralis) bewirken eine Streckung des Unterschenkels. Zum Aufrichten aus sitzender Haltung benötigt man die Unterschenkelstrecker, zum Treppensteigen zusätzlich noch die Oberschenkelbeuger. Unter einem Genu recurvatum versteht man die abnormale Überstreckbarkeit des Unterschenkels im Kniegelenk z. B. durch Bänderschlaffheit. Ursächlich kommen hierfür angeborene, konstitutionelle oder neuropathische Störungen in Frage. Sie können posttraumatisch oder bei länger bestehender Femoralislähmung auftreten.

H 91
Frage 7.45: Lösung B

Zu (B)
Der M. brachioradialis wird vom N. radialis innerviert und ist für die Beugung des Unterarmes mit zuständig. Er bringt den gebeugten Unterarm in Mittelstellung zwischen Pro- und Supination.
Zu (A)
Der N. musculocutaneus innerviert mit seinem R. muscularis den M. coracobrachialis, den M. biceps und den M. brachialis. Mit seinem R. cutaneus antebrachii lateralis versorgt er die Haut an der lateralen Seite des Unterarmes.
Zu (C)
Der N. medianus innerviert den M. brachialis, die Flexoren des Unterarmes außer dem M. flexor carpi ulnaris und das Caput ulnare des M. flexor digitorum profundum, die Muskeln des Daumenballens außer dem M. adductor pollicis und das Caput profundum des M. flector pollicis brevis, die Mm. lumbricales I und II sowie die Haut der Palmarfläche der dreieinhalb lateralen Finger.
Der N. ulnaris innerviert den M. flexor carpi ulnaris, den ulnaren Teil des M. flexor digitorum profundum, den M. palmaris brevis, die Mm. lubricales III und IV, die Mm. interossii, den M. adductor pollicis, das Caput profundum des M. flexor pollicis brevis, die Muskeln des Kleinfingerballens und die Haut des distalen Unterarmdrittels des Kleinfingerballens, des vierten und fünften Fingers und der dorsalen Ulnarseite des dritten Fingers.
Zu (E)
Der N. axillaris versorgt den M. deltoideus und den M. teres minor sowie die Haut über dem M. deltoideus.

H 90
Frage 7.46: Lösung A

Die Athetose gehört als hyperkinetisches Syndrom zu den extrapyramidalen Syndromen. Hierunter versteht man eine Störung des Bewegungsablaufs, die mit langsamen, bizarren, geschraubten, z.T. überdehnten Bewegungsabnormalitäten einer unwillkürlichen Handlung einhergehen. Ursächlich kommen Prozesse oder pathologische Zustände, die das Corpus striatum betreffen in Frage wie z. B. die zerebrale Kinderlähmung. Seltener findet man die Athetose auch im Alter z. B. nach Apoplexie, dann ist sie halbseitig.

H 91
Frage 7.47: Lösung E

Zur Differentialdiagnose des Tremors werden neben Frequenz, Dauer, Amplitude auch die Beschaffenheit des Tremors bei Ruhe, Halten oder Intention sowie die Lokalisation (z. B. Arme, Beine, Kopf) als Unterscheidungsmerkmale herangezogen. Wichtigste Formen des Tremors sind der essentielle, der Parkinson-, der zerebelläre, der senile Tremor und andere mehr.

H 90
Frage 7.48: Lösung C

Zu (C)
Leitsymptom der Myotonien ist die gestörte Dekontraktion der Skelettmuskulatur. Nach Willkürbewegungen, aber auch nach Beklopfen des Muskels oder elektrisch ausgelöster Muskelkontraktionen bleibt diese über Sekunden bis Minuten bestehen bis es zu einer Erschlaffung kommt.
Zu (A)
Leitsymptom des choreatischen Syndroms sind willkürlich einschießende, wechselnde Muskeln und Muskelgruppen betreffende, rasche Hyperkinesen, die häufig an Willkürbewegungen erinnern.
Zu (B)
Eines der Leitsymptome des M. Parkinson ist der Rigor mit dem sogenannten Zahnrad-Phänomen. Der durch reziproke Innervation der Muskeln zustandekommende Rigor zeichnet sich durch ein ruckartiges Bremsen bei passiver Bewegung aus.
Zu (D)
Zu einer spastischen Monoparese nur eines Armes kommt es bei zentralen Lähmungen, die unterschiedlicher Ursache sein können.
Zu (E)
Das sogenannte Taschenmesserphänomen kommt bei der Prüfung der Spastik zustande. Bei passivem Strecken des gebeugten Ellenbogens äußert sich die Spastizität in einem wächsernen Widerstand gegen die passive Streckung, der schließlich unvermittelt zusammenbricht. Dieses Phänomen beruht auf der Aktivierung der Golgi-Rezeptoren und entsteht dann, wenn zu der pyramidalen Schädigung extrapyramidale suppressorische kortikale Zentren oder deren Bahnen geschädigt werden.

H 91
Frage 7.49: Lösung A

Zu den klinischen Zeichen der zentralen Lähmung gehören neben Reflexsteigerungen und Kloni auch die spastische Muskeltonuserhöhung. Die Prüfung der spastischen Muskeltonuserhöhung kann durch die aktive Bewegung gegen den Widerstand des Untersuchers durchgeführt werden, aber auch gegen die passive Bewegung. Kommt es hierbei zu wachsendem Widerstand gegen passive Streckung, der unvermittelt zusammenbricht, spricht man vom Taschenmesserphänomen. Die Spastik betrifft bevorzugt Muskeln, die der Schwerkraft entgegenwirken. An den Armen sind hauptsächlich die Beuger betroffen, an den Beinen die Strecker. Der Grund hierfür ist eine vorwiegende tonische Dauerinnervation. Die Spastik mit Steigerung der Eigenreflexe und positiven Pyramidenbahnzeichen wird als Ungleichgewicht zwischen fördernden und hemmenden Einflüssen auf die segmentale Aktivität im Rückenmark interpretiert. Durch eine Änderung der segmentalen Architektonik auf spinaler Ebene soll es durch einen vermehrten synaptischen Zufluß aus den Muskelfasern zu einer gesteigerten Aktivität der Alphamotoneurone kommen.

F 85
Frage 7.50: Lösung A

Zu den Hyperkinesen gehören neben Chorea und Athetose die dystonischen Hyperkinesesn, Myoklonien, Tics, Ballismus und Tremor, wobei im Rahmen extrapyramidaler Störungen der Ruhetremor zu nennen ist und der Intentionstremor bei Kleinhirnerkrankungen und bei MS auftritt.
Zu (1)
Unter choreatischen Bewegungen versteht man schnelle, einschießende, unkontrollierte Muskelbewegungen mit einer gewissen distalen Betonung. Sie können sehr diskret oder mit Schleuderbewegungen der Extremitäten verbunden sein.
Zu (2)
Die Athetose ist gekennzeichnet durch langsame, wurm- oder schraubenförmige Bewegungen, die vor allem an den distalen Extremitäten vorkommen und dort eine Überstreckung der Gelenke bewirken.
Zu (3)
Der Intentionstremor tritt bei zielgerichteten Bewegungen z. B. im Finger-Nase-Versuch auf und ist Ausdruck einer Schädigung des Zerebellums oder seiner efferenten Fasern.
Zu (4)
Faszikulationen sind regellose, blitzartig auftretende Kontraktionen einzelner Muskelfaserbündel, meist ohne Krankheitswert aber auch bei Vorderhornschädigung gesehen.
Zu (5)
Fibrillieren entsteht durch kurze phasische Kontraktionen einzelner Muskelfasern und ist mit bloßem Auge nur an der Zunge zu erkennen.

F 88
Frage 7.51: Lösung D

Zu (1)
Tremor entsteht durch rhythmische Bewegungen von Fingern, Händen, Füßen und Kopf und gehört ebenso wie die Chorea zu den extrapyramidalen Hyperkinesen.
Zu (2)
Neben der Chorea – worunter man schnelle, unkontrollierte, einschießende Muskelbewegungen besonders im Gesichts- und Schulterbereich versteht – gehören Tremor, Athetose, Ballismus und andere zu den extrapyramidalen Hyperkinesen.
Zu (3)
Bei der Chorea ist der Muskeltonus herabgesetzt. Dies begünstigt das schlendernde Ausfahren der Hyperkinesen.

F 91
Frage 7.52: Lösung B

Bei zentralen Paresen im Rahmen einer Pyramidenbahnschädigung besteht ein erhöhter Muskeltonus mit Spastik und gesteigerten Muskeleigenreflexen. Die physiologischen Fremdreflexe sind herabgesetzt oder aufgehoben. Unterschieden werden muß die spastische Muskeltonuserhöhung vom Rigor als eine besondere Form eines erhöhten Muskeltonus bei extrapyramidal-motorischen Störungen wie z. B. dem M. Parkinson. U.U. kommt es hierbei zum sogenannten Zahnrad-Phänomen. Die Muskeln geben unter der passiven Bewegung nicht gleichmäßig, sondern ruckartig nach. Des weiteren kommt es bei der zentralen Lähmung mit spastischer Muskeltonuserhöhung zu neuauftretenden pathologischen Fremdreflexen: den Pyramidenbahnzeichen. Die spastische Muskeltonuserhöhung findet sich beim Menschen hauptsächlich an den Muskeln, die der Schwerkraft entgegenwirken, d. h. an den Streckern der Beine. An den Armen sind dagegen eher die Beuger betroffen, was auf einer tonischen Dauerinnervation beruht. Bei der spastischen Muskeltonuserhöhung kommt es zur Minderung der groben Kraft und zum Verlust der Feinmotorik.

F 91
Frage 7.53: Lösung C

Die choreatische Hyperkinesie als extrapyramidalmotorische Bewegungsstörung kennzeichnet sich durch schnell unkontrollierte Muskelbewegungen, die sich häufig in kurz andauernden Schleuderbewegungen, z. B. von einer Extremität, aber auch vom ganzen Körper bemerkbar machen. Häufig kommen sie im Bereich der Extremitäten- und Schultermuskulatur vor. Außerdem kommt es zu Grimassieren. Choreati-

sche Hyperkinesen sind selbstverständlich unregelmäßig, überschießend, unwillkürlich und schnell.
Bei der Athetose (C) dagegen kommt es zu langsamen bizarren, arrhythmischen und vor allem wurmartigen Bewegungen sowie zu einer Erhöhung des Muskeltonus.

F 90
Frage 7.54: Lösung A

Zu (A)
Die Schweißsekretion ist eine vegetative Funktion, an der fast ausschließlich der Sympathikus beteiligt ist. Die Schweißzentren liegen im Zwischenhirn, im verlängerten Mark und im Grau der Seitenhörner. Die Vorderhornzellen nehmen keinen Einfluß auf die Schweißsekretion.
Zu (B) – (E)
Fibrillationen und Faszikulationen stehen ebenso wie Paresen und Muskelatrophien kennzeichnend für eine Schädigung der Vorderhornzellen, wie sie z. B. bei der amyotrophischen Lateralsklerose zu finden ist.

F 91
Frage 7.55: Lösung C

Zu (C)
Bei einer Schädigung des Pyramidenbahnsystems, also einer zentralen Läsion, kommt es zu den typischen positiven Reflexen der sogenannten Babinski-Gruppe. Der entsprechende Befund bei den Reflexen der Babinski-Gruppe (Babinski, Oppenheim und Gordon) ist die Dorsalflexion der Großzehe bei gleichzeitigem Verharren der übrigen Zehen in Ausgangsstellung oder deren fächerförmige Spreizung. Dieses Phänomen ist als Spinalautomatismus aufzufassen.
Zu (A)
Die Athetose ist gekennzeichnet durch langsame wurm- oder schraubenförmige Bewegungen, die vor allem an den distalen Extremitäten vorkommen und dort eine Überstreckung der Gelenke bewirken. Man findet sie als typisches Phänomen bei einer Schädigung der Stammganglien.
Zu (B)
Der Ruhetremor entsteht durch rhythmische Bewegung von Fingern, Händen, Füßen oder Kopf und kann ebenso wie die Chorea zu den extrapyramidalen Hyperkinesien gehören.
Zu (D)
Unter Hemiballismus versteht man dauernde oder anfallsartig auftretende Schleuderbewegungen einer Körperhälfte, die an Wurfbewegungen erinnern. Man findet Hemiballismus hauptsächlich bei herdförmigen Erkrankungen des kontralateralen Nucleus hypothalamicus.
Zu (E)
Unter choreatischen Bewegungen versteht man schnelle, einschießende, unkontrollierte Muskelbewegungen mit einer gewissen distalen Betonung. Sie können sehr diskret sein oder mit Bewegungen der gesamten Extremitäten verbunden sein. Man rechnet sie zu den extrapyramidalen Hyperkinesien.

H 82
Frage 7.56: Lösung C

Zu (1) und (2)
Bei zentralen Paresen im Rahmen einer Pyramidenbahnschädigung besteht ein erhöhter Muskeltonus mit Spastik und gesteigerten Muskeleigenreflexen. Die physiologischen Fremdreflexe sind herabgesetzt oder aufgehoben. Zudem treten meistens pathologische Fremdreflexe wie die Babinski-Reflexe auf. Hierbei kommt es beim Bestreichen des lateralen Fußrands zu einer Dorsalflexion der Großzehe und einem Abspreizen der übrigen Zehen.
Zu (3)
Der Intentionstremor tritt nur bei Bewegung auf und verstärkt sich, je mehr sich Hand oder Fuß dem Ziel nähern. Die Amplitude reicht hierbei von feinschlägigem Zittern bis zu grobem Wackeln oder Schlagen. Er kann bei Kleinhirnschädigungen oder auch als seniler Tremor auftreten.
Zu (4)
Der Rigor ist eine besondere Form des erhöhten Muskeltonus bei extrapyramidal-motorischen Störungen, vor allem beim M. Parkinson. Es kommt zu einem sogenannten wächsernen Widerstand gegen passive Bewegungen.

H 83
Frage 7.57: Lösung C

Bei Schädigung der Pyramidenbahn sind die physiologischen Fremdreflexe meist herabgesetzt oder aufgehoben. Die pathologischen Fremdreflexe als Pyramidenbahnzeichen treten neu auf; hierzu zählen die Reflexe nach Babinski, Oppenheim, Chaddock, Gordon, Strümpell und an den oberen Extremitäten nach Wartenburg, Souques und das Fehlen des Mayer-Fingergrundgelenkreflexes.

F 89
Frage 7.58: Lösung E

Zu (1)
Ein positives Brudzinski-Zeichen liegt vor, wenn bei passiver Kopfbewegung nach vorn eine reflektorische Beugung der Beine in den Knien erfolgt.
Zu (2)
Beim Lasègue-Zeichen werden die gestreckten Beine des auf dem Rücken liegenden Patienten im Hüftgelenk gebeugt. Das Lasègue-Zeichen ist positiv, wenn dabei Schmerzen im Kreuz, Gesäß oder Bein auftreten, die eine weitere Beugung des Beines unmöglich

machen. Der maximale Hüftgelenkwinkel wird angegeben (z. B. Lasègue 30 °). Bei gebeugten Knien müssen die Bewegungen im Hüftgelenk dagegen frei sein (Dehnungsschmerz des N. ischiadicus).
Zu (3)
Von einem positiven Kernig-Zeichen spricht man, wenn beim Versuch der passiven Beugung der gestreckten Beine des auf dem Rücken liegenden Patienten eine aktive Beugung im Hüft- oder Kniegelenk erfolgt.

H 86
Frage 7.59: Lösung B

Bei einer Schädigung des Pyramidenbahnsystems, also einer zentralen Läsion, kann es zu den typischen positiven Reflexen der sogenannten Babinski-Gruppe kommen. Der entsprechende Befund bei den Reflexen der Babinski-Gruppe (Babinski, Oppenheim, Gordon) ist die Dorsalflexion der Großzehe bei gleichzeitigem Verharren aller übrigen Zehen in Ausgangsstellung oder deren fächerförmigen Spreizung. Dieses Phänomen ist als Spinalautomatismus aufzufassen. Die Steigerung der Eigenreflexe bei Schädigung des Pyramidenbahnsystems als Ausdruck einer Spastik wird als Ungleichgewicht zwischen fördernden und hemmenden Einflüssen auf die segmentale Aktivität im Rückenmark gedeutet. Durch eine Veränderung der „segmentalen Architektonik" auf spinaler Ebene soll es durch einen vermehrten synaptischen Zufluß aus den Muskelfasern zu einer gesteigerten Aktivität der α-Motoneurone kommen.

H 87
Frage 7.60: Lösung E

Zu (1)
Von einem positiven Kernig-Zeichen spricht man, wenn beim Versuch einer passiven Beugung der gestreckten Beine des liegenden Patienten eine aktive Beugung im Hüftgelenk oder Kniegelenk erfolgt.
Zu (2)
Bei schwerer Nackensteife kann es zu einer hochgradigen Rückwärtsneigung des Kopfes mit Überstreckung von Rumpf und Extremitäten – dem sogenannten Opisthotonus kommen.
Zu (3)
Ein Brudzinski-Zeichen liegt vor, wenn bei passiver Kopfbeugung nach vorne eine reflektorische Beugung der Beine in den Knien erfolgt. Dieser Symptomkomplex der meningitischen Reizerscheinungen – oft verbunden mit Kopfschmerz und Erbrechen – tritt vor allem auch bei Subarachnoidalblutungen, meningealen Reizungen im Zusammenhang mit Infektionskrankheiten und Intoxikationen und gelegentlich nach Lumbalpunktion auf.

H 86
Frage 7.61: Lösung D

Ein positives Brudzinski-Zeichen liegt vor, wenn bei passiver Kopfbeugung nach vorn eine reflektorische Beugung der Beine in den Knien erfolgt. Neben Kernig-Zeichen (bei passiver Beugung der gestreckten Knie aktive Beugung im Hüftgelenk) und Opisthotonus (hochgradige Rückwärtsneigung des Kopfes mit Überstreckung von Rumpf und Extremitäten) ist das Brudzinski-Zeichen ein charakteristischer Befund bei Meningitis.

F 86
Frage 7.62: Lösung C

Zu (C)
Von einem positiven Kernig-Zeichen spricht man, wenn beim Versuch einer passiven Beugung der gestreckten Beine des liegenden patienten eine aktive Beugung im Hüftgelenk oder Kniegelenk erfolgt. Das positive Kernig-Zeichen gehört in den Symptomenkomplex der meningitischen Reizerscheinungen.
Zu (A)
Auch Widerstand und Schmerzen beim Nach-vorne-Beugen des Kopfes (Nackensteifigkeit) können für einen Meningismus sprechen.
Zu (B)
Genau wie das Nach-vorne-Beugen kann auch das Drehen des Kopfes beim Meningismus schmerzhaft sein. Ebenso kann dies aber auch für ein HWS-Syndrom o.ä. sprechen.
Zu (D)
Wenn bei passiver Kopfbeugung nach vorne eine reflektorische Beugung der Beine erfolgt, liegt ein positives Brudzinski-Zeichen vor.

F 85
Frage 7.63: Lösung E

Die Antigravitationsmuskeln sind bei der Spastik betroffen und bewirken, daß das Bein gestreckt gehalten und der Arm im Ellenbogen gewinkelt am Körper anliegt. Bei der Spastik wächst der Widerstand gegen die passive Bewegung zunächst an und bricht dann plötzlich zusammen, was als Taschenmesser-Phänomen bezeichnet wird. Beim Rigor hingegen findet man einen kontinuierlichen, zähen, wächsernen Widerstand gegen passive Bewegungen oder ein ruckartiges Nachgeben, das sogenannte Zahnrad-Phänomen.

H 86
Frage 7.64: Lösung A

Zu (A)
Das Krankheitszeichen Rigor zeichnet sich durch einen wächsernen Dehnungswiderstand aus, der bei stei-

gender passiver Dehnung nicht zu-, sondern eher abnimmt. Der Dehnungswiderstand kann – muß aber nicht – während der Prüfung immer wieder ruckartig etwas nachlassen, sakkadieren. Man spricht dann von einem Zahnrad-Phänomen.
Zu (B)
Die Tonuserhöhung beim Rigor betrifft Beuger und Strecker, als Agonisten und Antagonisten, meist auch proximale und distale Muskeln in gleicher Weise.
Zu (C)
Die Dopaminmedikation mit L-Dopa in der Parkinson-Therapie bessert vor allem die Akinese und den Rigor. Außerdem werden Anticholinergika (zur Beeinflussung des Tremors), Amantadine und Bromocriptin eingesetzt.
Zu (D)
Die klinischen Kardinalsymptome des Parkinson-Syndroms sind die Akinese, der Rigor und – jedoch nicht obligat – der Tremor.
Zu (E)
Rigor ist ein wächserner Dehnungswiderstand der Muskeln, der sich in jeder Stellung der Gliedmaßen und in jedem Augenblick des Bewegungsablaufes gleich ausgeprägt zeigt.

H 87
Frage 7.65: Lösung E

Zu (A)
Das Krankheitszeichen Rigor zeichnet sich durch einen wächsernen Dehnungswiderstand aus. Dieser kann während der Prüfung immer wieder ruckartig etwas nachlassen, sakkadieren, was aber nicht obligat ist. Man spricht dann von einem Zahnradphänomen.
Zu (B)
Die Spastik zeigt einen federnden Dehnungswiderstand, der bei steigender passiver Dehnung zunächst zunimmt, bei weiterer Dehnung aber rasch abnehmen kann (sog. Taschenmesserphänomen).
Zu (C)
Der Rigor ist Ausdruck einer extrapyramidalen Erkrankung und kann durch das Nebeneinander einer gesteigerten Bahnung und Hemmung des Aktivitätsniveaus der spinalen Motoneuronen erklärt werden.
Zu (D)
Die Tonuserhöhung beim Rigor betrifft Beuger und Strecker, meist auch proximale und distale Muskeln in gleicher Weise.

F 87
Frage 7.66: Lösung C

Zu (C)
Nach einseitiger Pyramidenbahnschädigung (z. B. nach einem Schlaganfall) kommt es auf der entsprechenden Seite im akuten Stadium zu einer Abschwächung der Muskeleigenreflexe, später als Ausdruck der Spastizität zu einer Muskelreflexsteigerung. Die Fremdreflexe fehlen auf der gleichen Seite oder sind abgeschwächt, da die Läsion oberhalb des Reflexzentrums liegt.
Zu (A)
Schmerzempfindungsstörungen können Ausdruck sowohl einer zentralen als auch einer peripheren Läsion sein.
Zu (B)
Ebenso kann das Berührungsempfinden auch bei peripherer Schädigung betroffen sein.
Zu (D)
Eine Ataxie ist Ausdruck einer Kleinhirn- oder Hinterstrangschädigung, nicht einer Läsion der Pyramidenbahn.
Zu (E)
Eine Hemianopsie zur gleichen Seite (der Patient schaut seinen Herd an) würde für eine ipsilaterale Schädigung des Großhirns sprechen.

H 85
Frage 7.67: Die Aufgabe wurde von allen Prüfungsteilnehmern als zutreffend beantwortet gewertet.

Zu (A)
Die Paresegrade werden entsprechend der Einteilung des British Medical Research Council in 5 Gruppen unterschieden:

5. Grades	=	volle Kraft
4. Grades	=	Bewegung gegen leichten Widerstand des Untersuchers möglich
3. Grades	=	Bewegung noch gegen Schwerkraft möglich
2. Grades	=	Bewegung unter Ausschaltung der Schwerkraft möglich
1. Grades	=	sichtbare Muskelkontraktion ohne motorischen Effekt
0. Grades	=	Paralyse, keinerlei Muskelaktivität

Zu (B)
Atrophie und Kraftverlust eines Muskels sind immer gemeinsam zu beurteilen.
Zu (C)
Krankengymnastinnen und Ärzte sollten zwar zusammenarbeiten, den Befund erhebt aber in aller Regel der Arzt.
Zu (D)
Selbstverständlich unterliegt auch bei symmetrischer Kraftprüfung die Kraftentfaltung der Willkür des Patienten.
Zu (E)
Auch Erschöpfung bringt ein Nachlassen der Kraft mit sich, wie auch beispielsweise Atrophie der Muskulatur nach Immobilisation.

[F 83]
Frage 7.68: Lösung E

Muskeleigenreflexe sind phasische Dehnungsreflexe. Sie werden durch kurze Dehnung eines Muskels erzeugt, wie sie der Schlag des Reflexhammers auf einer Sehne oder auf einen bestimmten Extremitätenabschnittt hervorruft. Vordehnung, Gelenkstellung und Willküraktivität der untersuchten und nicht untersuchten Muskeln sowie die Auftreffgeschwindigkeit des Reflexhammers nehmen auf die Aktivierung der Rezeptoren in den Muskelspindeln Einfluß, die wiederum über die sog. 1a-Fasern Impulse zu den großen Alphamotoneuronen leiten und damit eine reflektorische Muskelverkürzung bewirken. Näheres siehe Lehrbücher der Physiologie.

[H 86]
Frage 7.69: Lösung A

Zu (A)
Kloni sind Ausdruck gesteigerter Eigenreflextätigkeit, bei denen erschöpfliche und unerschöpfliche unterschieden werden. Die erschöpflichen Kloni sind nur bei einer Seitendifferenz pathologisch, die unerschöpflichen sind stets Ausdruck einer Pyramidenbahnschädigung.
Zu (B)
Zur Beurteilung der Eigenreflexe in der Neurologie gibt man an, ob diese normal – also mittellebhaft auslösbar – sind, ob eine Seitendifferenz vorhanden ist oder ob eine Hypo- oder Areflexie besteht.
Zu (C)
Die Reflexlebhaftigkeit korreliert nicht mit der Muskelmasse. Die Muskeleigenreflexe sind nicht ermüdbar und laufen nach dem Alles-oder-Nichts-Gesetz ab. Gesteigerte Reflexe (bei einseitiger Steigerung) sind oft Ausdruck einer Spastizität.
Zu (D)
Das Chvostek-Phänomen zeigt eine mechanische Übererregbarkeit des N. facialis an. Es wird ausgelöst durch Beklopfen des Fazialisstammes vor dem Ohrläppchen, dabei muß eine Zuckung der Gesichtsmuskulatur der gleichen Seite erfolgen.
Zu (E)
Die Lebhaftigkeit der Muskeleigenreflexe kann bei ein und demselben Patienten zu verschiedenen Zeitpunkten schwnaken, im Alter nimmt sie in der Regel ab, auch z. B. bei einer Hypokaliämie. Pathologisch ist die Reflexabschwächung nur im Vergleich mit dem Reflex der kontralateralen Seite. Ein schwaches Reflexniveau uns pathologische Reflexe haben demnach nichts miteinander zu tun.

[F 88]
Frage 7.70: Lösung A

Muskeleigenreflexe werden immer im Seitenvergleich überprüft. Von einer Abschwächung oder Steigerung darf man nur sprechen, wenn der kontralaterale Reflex sicher nicht pathologisch verändert ist. Abschwächung oder Aufhebung von Eigenreflexen weisen in der Regel auf eine periphere Nervenschädigung hin; eine Steigerung der Muskeleigenreflexe zeigt sich bei einer Pyramidenbahnschädigung, also einem zentralen Geschehen.

[H 83]   [F 89]
Frage 7.71: Lösung A

Zu (A)
Der Grundgelenkreflex nach Mayer wird durch Beugedruck auf die Finger 2–4 ausgelöst und bewirkt eine tonische Adduktion des Daumens. Nur bei einseitigem Fehlen kann er Hinweise auf eine Pyramidenbahnläsion sein.
Zu (B)
Der Babinski-Reflex wird durch Bestreichen der lateralen Fußkante ausgelöst, wobei eine Flexion der Großzehe und ein Abspreizen und Beugen der übrigen Zehen erfolgt. Bis zum 18. Lebensmonat ist er durch die mangelnde Bahnung positiv und ohne Krankheitswert, danach pathologisch zu werten.
Zu (C)
Der Saugreflex, der durch Bestreichen der periolaren Gegend ausgelöst wird, ist bis spätestens zum 6. Lebensmonat positiv.
Zu (D)
Der Moro- oder Umklammerungsreflex ist bis zum 3. oder 4. Monat positiv und wird durch Dorsalflexion des Kopfes oder laute Geräusche ausgelöst. Hierbei kommt es zu Umklammerungsbewegungen der Arme mit gespreizten Fingern.
Zu (E)
Die Greifreflexe von Händen und Füßen erlöschen nach dem 5. bzw. 12. Monat und werden durch Bestreichen oder Druck auf die Handinnenflächen oder Zehenballen ausgelöst.

[H 88]
Frage 7.72: Lösung B

Der Brachioradialisreflex gehört zum Wurzelsegment C_5–C_7. Sein Erfolgsmuskel ist M. brachioradialis, der vom N. radialis innerviert wird.

Siehe auch Kommentar zu Frage 7.75.

[F 89]
Frage 7.73: Lösung B

Der zum Achillessehnenreflex gehörende periphere Nerv ist der N. tibialis aus dem Segment S_1–S_2.

Siehe auch Tabelle zu Frage 7.75.

[H 89]
Frage 7.74: Lösung D

Zu (D)
Der Quadrizepsreflex (Patellarsehnenreflex) wird durch Schlag auf die Sehne des M. quadriceps femoris unterhalb der Patella ausgelöst, hat eine Streckung im Kniegelenk zur Folge und dient zur Prüfung der Segmente L_2–L_4 (peripherer Nerv: N. femoralis).
Zu (A), (B), (D) und (E) finden sich in den vorhergehenden und folgenden Kommentaren Erläuterungen.

[F 86]
Frage 7.75: Lösung A

Zu (A)
Der M. biceps brachii wird von N. musculocutaneus mit der Lokalisation C_5–C_6 versorgt.
Zu (A) – (E) siehe folgende Tabelle.

[H 85]
Frage 7.76: Lösung C

Zu (C)
Der Triceps brachii-Reflex gehört zum Wurzelsegment C_7. Sein Erfolgsmuskel ist der M. triceps brachii, der vom N. radialis innerviert wird. Im übrigen siehe Frage 7.75.

[F 85]
Frage 7.77: Lösung A

Der Brachioradialis-Reflex wird aus dem Segment C_5–C_6 innerviert. Alles weitere ist in der Tabelle zu Frage 7.75 zu finden.

[F 86]
Frage 7.78: Lösung C

Zu (C)
Der Jendrassik-Handgriff dient einer Bahnung der Eigenreflexe an den unteren Extremitäten (sog. Gammaschleifenmechanismus zur Modifizierung von Willkürbewegungen). Hierzu soll der Patient bei der Reflexprüfung die verschränkten Hände kräftig auseinanderziehen. Nicht selten kann mit diesem Jendrassik-Handgrif ein zunächst nicht auszulösender Quadriceps- oder Triceps-surae-Reflex doch noch dargestellt

Tabelle zu Frage 7.75 (A)

Reflex	Erfolgsmuskel	Peripherer Nerv	Wurzelsegment
Biceps rachii-Reflex	M. biceps brachii	N. musculocutaneus	C_5–C_6
Brachioradialis-Reflex (Radius-R.)	M. brachioradialis (u. Mm. biceps u. brachialis)	N. radialis (u. N. musculocutaneus)	C_5–C_6
Triceps brachii-Reflex	M. triceps brachii	N. radialis	C_7
Patellarsehnen-Reflex	M. quadriceps femoris	N. femoralis	L_2–L_3–L_4
Achillessehnen-Reflex	M. triceps surae	N. tibialis	S_1–S_2

Tabelle zu Frage 7.76 (A) – (E)

Reflex	Erfolgsmuskel	Peripherer Nerv	Wurzelsegment
(A) Analreflex	M. sphincter ani externus	N. pudendus	S_5
(B) Kremaster (Fremdreflex)	R. genitalis d. M. cremaster	N. genitofemoralis	L_1–L_2
(C) Achillessehnen-Reflex	M. triceps surae	N. tibialis	S_1–S_2
(D) Patellarsehnen-Reflex	M. quadriceps femoralis	N. femoralis	L_2–L_3–L_4
(E) Bauchhaut-Reflex, untere Etage (Fremdreflex)	Abdominalmuskulatur	N. hypogastricus, H. ilioinguinalis	Th 11/12

werden. Man benutzt ihn also bei erniedrigtem und nicht gesteigertem Reflexniveau.

Zu (A), (B) und (D)
Ein Schlag mit dem Reflexhammer gegen den Fußballen sowie passive rasche Dorsalbewegung des Fußes im Fußgelenk durch die Hand des Untersuchers ebenso wie ein Schlag mit dem Reflexhammer gegen die durch passive Dorsalflexion des Fußes leicht angespannte Achillessehne können bei gesteigerter Reflextätigkeit (aber auch bei mittellebhaftem Reflexniveau) den Achillessehnen-Reflex des M. triceps surae auslösen.

Zu (E)
In der Praxis läßt man eigentlich den Patienten nur dann auf den Stuhl knien, wenn alle oben beschriebenen Methoden nicht fruchten. Selbstverständlich läßt sich der ASR auf diese Methode auch bei gesteigerter Reflextätigkeit darstellen.

F 88
Frage 7.79: Lösung B

Zu (B)
Der Kremasterreflex ist ein Fremdreflex, der durch Bestreichen der Haut an der Oberschenkelinnenseite ein Hochziehen des Hodens bewirkt. Der Erfolgsmuskel ist hierbei der M. cremaster mit dem Wurzelsegment L_1–L_2.

H 88
Frage 7.80: Lösung A

Bei einer Lähmung des N. femoralis ist die Beugung im Hüftgelenk abgeschwächt, und das Bein kann im Kniegelenk nicht mehr gestreckt werden, da der M. quarizeps femoris nicht mehr versorgt wird. Der Patellarsehnenreflex fehlt.

F 88
Frage 7.81: Lösung E

Zeichen einer Pyramidenbahnschädigung sind:
- Spastische Tonussteigerung mit Lähmungen
- Minderung der groben Kraft
- Steigerung der Muskeleigenreflexe nach initialer Abschwächung
- Minderung oder Fehlen der Fremdreflexe
- Auslösbarkeit pathologischer Reflexe

F 86
Frage 7.82: Lösung E

Zu (1)
Der Kornealreflex wird durch Bestreichen des äußeren unteren Irisdrittels ausgelöst und ist bei einer Schädigung des N. trigeminus abgeschwächt (sensibler Ast). Ebenso kann er aber auch bei einer Fazialisparese vermindert sein (motorischer Ast).

Zu (2)
Beim Kremasterreflex wird durch Bestreichen der Haut der Oberschenkelinnenseite ein Hochziehen des Hodens erzielt, wofür der M. cremaster, der von den Rr. genitalis des M. genitofemoralis innerviert wird, verantwortlich ist.

Zu (3)
Der Hustenreflex wird durch Reizung von Hustenpunkten der oberen Luftwegen ausgelöst.

Zu (4)
Beim Plantarhautreflex wird durch Bestreichung der Fußsohle eine Beugung der Zehen bewirkt. All diesen Fremdreflexen ist gemein, daß sie polysynoptisch und Auslöser- und Erfolgsorgan im **gleichen** Organ befindlich sind. Weiterhin ist die Reflexzeit von der Reizstärke abhängig.

F 87
Frage 7.83: Lösung C

Der N. peronaeus communis kann nicht durch lokale Druckeinwirkung geschädigt werden. Unsachgemäßes Anlegen eines Unterschenkelgipses, falsche Lagerung bei Operationen oder Tätigkeiten im Hocken oder Knien sind hierfür die häufigsten Ursachen. Der Läsionsort ist meist das Fibularköpfchen, wo der Nerv dem Knochen direkt aufliegt. Durch Lähmung der Zehenextensoren und der Mm. peronaei können die Patienten den Fuß nicht mehr heben. Ein Steppergang resultiert. Kann ein Patient nicht mehr auf den Zehen gehen, liegt eine Tibialisschädigung vor. Auch beim Achillessehnabriß wird diese Symptomatik beobachtet.

H 87
Frage 7.84: Lösung C

Zu (C)
Bei einer Schädigung des N. ulnaris kommt es zur Lähmung der Mm. interossei palmares und des M. adductor pollicis, wobei die Grundgelenke der Finger gestreckt, die Mittel- und Endgelenke gebeugt sind; der Daumen ist abduziert und reponiert.

Zu (B)
Schwurhand.

Zu (E)
Fallhand.

Zu (D)
Ausfall der Oberarmbeuger.

Zu (A)
Ausfall des M. deltoideus, der Arm kann gegen größeren Widerstand nicht mehr abduziert werden.

H 89
Frage 7.85: Lösung A

Der N. radialis aus dem Plexus brachialis versorgt u. a. auch die Mittelhandfingergelenke, außerdem ist der Faustschluß mit maximaler Kraft in Neutralstellung des Handgelenks, die bei Fallhand infolge Radialislähmung nicht erzielbar ist, möglich.
Ein während der Prüfung von jedem Teilnehmer leicht im Selbstversuch nachzuvollziehender Tatbestand.

H 89
Frage 7.86: Lösung B

Zu (B)
Die bei Störungen der inneren Kapsel im Sinne einer Spastik auftretenden Befunde überwiegen beim Menschen an den Muskeln, die der Schwerkraft entgegenwirken, im geschilderten Fall also die Strecker der Beine. An den Armen sind eher die Beuger befallen. Grund: vorwiegende tonische Dauerinnervation. Für diese von Sherrington (englischer Physiologe, 1856 bis 1952) entwickelte Theorie spricht auch, daß Vierbeiner im analogen Fall eine Streckspastik aller Extremitäten bieten (ein berühmtes Experiment aus der Geschichte der Physiologie, Hundefreunden ist die Lektüre nicht empfohlen).
Zu (A)
Die Erhöhung des Extensorentonus führt zu einer habituellen Spitzfußstellung, in deren Rahmen der Patient das betroffene Bein (es ist sozusagen „zu lang geworden") nicht mehr gerade, sondern nur noch in einem nach auswärts gerichteten Bogen nach vorne führen kann.
Zu (C)
Die typische schlaffe Hemiparese.
Zu (D) und (E)
Trifft beides zu; weiterhin können pathologische Reflexe auslösbar sein.

F 91
Frage 7.87: Lösung C

Zu (C)
Der Begriff Ataxie bezeichnet eine Störung der Bewegungskoordination. Es kommt zu einem ungeordneten Zusammenspiel der einzelnen Bewegungsabläufe. Man unterscheidet zwischen einer zerebellären und einer spinalen (Hinterstrang-)Ataxie. Als Hypermetrie bezeichnet man ein Bewegungsübermaß bei Zielbewegungen.
Zu (A)
Der Trömner-Reflex ist ein Fingerbeugereflex. Hierbei handelt es sich nicht um ein sicheres spastisches Symptom analog den Zeichen der Babinski-Gruppe, sondern um einen schwellennahen Eigenreflex der Fingerbeuger.

Zu (B)
Reflexabschwächung an den Beinen findet man bei schlaffen Lähmungen, also peripheren Lähmungen, aber auch bei der peripheren Polyneuropathie.
Zu (D)
Das Chvostek-Phänomen zeigt eine mechanische Übererregbarkeit des N. facialis an und ist z. B. bei Tetanie oder vegetativer Labilität positiv. Ausgelöst wird dieses Phänomen durch Beklopfen des Fazialisstammes vor dem Ohrläppchen, wobei eine Zuckung der Gesichtsmuskulatur der gleichen Seite auftritt.
Zu (E)
Nystagmus nennt man die unwillkürliche, rhythmische, schnell aufeinanderfolgende Zuckung der Augäpfel. Man unterscheidet unterschiedliche Formen des Nystagmus: z. B. Spontan-Nystagmus, Lage-Nystagmus, Pendel-Nystagmus. Ein Nystagus kann entweder oszillatorisch (horizontal oder vertikal) oder rotatorisch sein. Man findet ihn entweder angeboren bei Schwachsinnigkeit oder erworben bei multipler Sklerose, Kleinhirntumoren, Erkrankungen des Labyrinthes, des N. statoacusticus usw.

H 87
Frage 7.88: Lösung E

Zu (1)
Zur Erfassung von Koordinationsstörungen, bei denen das Zusammenspiel von Großhirn, peripheren Nerven und vor allem zerebellaren, extrapyramidalen spinalen Bereichen und der Vestibularapparat gestört ist, dient der Gehversuch.
Hierbei soll der Gang sowohl als freier Gang wie auch als Blindgang überprüft werden, was zur Unterscheidung von spinaler und zerebellarer Ataxie dient. Bei der spinalen Ataxie kommt es beim Augenschluß zu einer deutlichen Verschlechterung, da sie meist auf einer Tiefensensibilitätsstörung beruht, die durch optische Kontrolle gut ausgeglichen werden kann.
Zu (2)
Beim Knie-Hacken-Versuch soll der Patient die Ferse des einen Beines exakt auf die Kniescheibe des anderen Beines setzen und dann langsam an der Schienbeinkante entlang herunterfahren.
Zu (3)
Zur Überprüfung der Diadochokinese wird der Patient aufgefordert, rasch aufeinanderfolgende Pro- und Supinationsbewegungen der vorgehaltenen Hände durchzuführen („Glühbirnen einschrauben"). Auch kann man den Patienten Bewegungen wie beim „Klavierspielen" ausführen lassen. Unter Beachtung der Händigkeit (Rechtshänder: rechte Hand geschickter) ist eine Verlangsamung (Dysdiadochokinese) ein Hinweis auf eine dysmetrische Störung.

Frage 7.89: Lösung E

Zu (1)
Beim Romberg-Versuch läßt man den Patienten mit geschlossenen Augen und nach vorne gerichteten Armen bei zusammengestellten Füßen ruhig auf der Stelle stehen. Tritt hierbei eine Standataxie auf (der Patient schwankt stark zu einer Seite), spricht dies für eine Vestibularisstörung oder eine gestörte Tiefensensibilität.

Zu (2)
Auch der Tretversuch nach Unterberg kann ein Zeichen für eine vestibuläre Erkrankung sein. Man läßt den Patienten in Ausgangsstellung des Romberg-Versuches auf der Stelle treten; kommt es bei ca. 15 Tritten auf der Stelle zu einer Drehung von mehr als 45°, liegt die Drehtendenz über dem Normalfall. Der Patient dreht sich hierbei zur erkrankten Seite.

Zu (3)
Im Blindgangversuch wird der Patient aufgefordert, mit geschlossenen Augen geradeaus zu gehen. Ein starkes Abweichen hierbei kann ebenfalls auf eine Erkrankung des Gleichgewichtsorgans hinweisen.

Frage 7.90: Lösung B

Zu (B)
Beim Romberg-Versuch wird durch Überprüfung der Fallneigung die Standataxie kontrolliert. Hierzu steht der Patient mit geschlossenen, parallel zueinanderstehenden Füßen bei geschlossenen Augen vor dem Untersucher. Der spinalen (Hinterstrang-)Ataxie liegt im Gegensatz zur zerebellaren Ataxie eine Störung der Tiefensensibilität zugrunde. Differentialdiagnostisch bedeutsam ist eine Verschlechterung der spinalen Ataxie bei Wegfall der Augenkontrolle, was mit dem Blindgang-Versuch oder dem Romberg-Versuch geprüft werden kann.

Zu (A)
Das unvermittelte Zusammenbrechen des wachsenden Widerstandes bei passiver Bewegung einer spastischen Extremität nennt man Taschenmesser-Phänomen.

Zu (C)
Eine Reflexabschwächung an den Beinen spricht für ein peripheres Geschehen und kann unterschiedliche Ursachen haben. Eine hiervon ist die häufig vorkommende Polyneuropathie.

Zu (D)
Unter Hypermetrie versteht man ein Bewegungsübermaß bei Zielbewegungen, wie z. B. dem Finger-Nase-Versuch. Die Hypermetrie ist meist Ausdruck einer Kleinhirnschädigung.

Zu (E)
Durch periphere Schädigung des Nervensystems oder direkt über Schäden und Erkrankungen der Muskulatur kommt es zu einer Muskelhypotrophie.

Frage 7.91: Lösung E

Die Ataxie ist gekennzeichnet durch die Unfähigkeit, zielgerichtete Bewegungen flüssig durchzuführen. Es kommt zu ausfahrenden Abweichungen bei den Zielversuchen (Finger-Nase-Versuch, Knie-Hacke-Versuch). Von den sogenannten Extremitätenataxie ist die Rumpfataxie abzugrenzen. Bei der Rumpfataxie schwanken die Patienten im Stehen oder auch im Sitzen. Meist haben sie ein breitbeiniges unsicheres Gangbild. Während die Extremitätenataxie meist für eine Schädigung der Kleinhirnhemisphären typisch ist, wobei die Symptome ipsilateral zum Läsionsort auftreten, weist die Rumpfataxie auf einen Krankheitsprozeß im Kleinhirnwurm hin. Differentialdiagnostisch zur kleinhirnbedingten Ataxie kommt die sensible Ataxie durch eine Schädigung der Hinterstränge des Rückenmarks in Frage. Bei der Ataxie, die durch Schädigung der Hinterstränge des Rückenmarks hervorgerufen wird, bessern sich die oben genannten Defizite unter optischer Kontrolle. Bei dieser gestörten Lageempfindung bzw. Tiefensensibilitätsstörung, verschwinden Ataxie und Dysmetrie in den Zielversuchen, wenn der Patient bei der Untersuchung die Bewegung mit den Augen kontrollieren kann. Bei der sensiblen Ataxie, die auch spinale Ataxie genannt wird, kommt es als Ausdruck der gestörten Tiefensensibilität zu einem verminderten Vibrationsempfinden, einem verminderten Lagesinn und zu einem verminderten Zahlenerkennen.

Frage 7.92: Lösung E

Der Begriff Ataxie bezeichnet eine Störung der Bewegungskoordination, es kommt zu einem ungeordneten Zusammenspiel der einzelnen Bewegungsabläufe.

Zu (1)
Bei einer Schädigung der Kleinhirnhemisphären kommt es neben der Ataxie auch zu homolateralem Intentionstremor und Dysdiadochokinese.

Zu (2)
Ist der Kleinhirnwurm geschädigt, beobachtet man hauptsächlich eine lkokomotorische Ataxie, Zielbewegungen mit Fingern und Füßen sind nicht mehr zielsicher (Romberg-Versuch). Außerdem kann es zu einer Dysarthrie kommen.

Zu (3)
Der spinalen (Hinterstrang-)Ataxie liegt im Gegensatz zur zerebellaren Ataxie eine Störung der Tiefensensibilität zugrunde. Differentialdiagnostisch bedeutsam ist eine Verschlechterung bei Wegfall der Augenkontrolle.

[F 87]
Frage 7.93: Lösung E

Zu (E)

Rigor

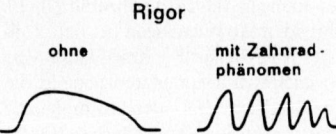

ohne   mit Zahnrad-
              phänomen

Rigor ist ein sogenannter wächserner Widerstand gegen passive Bewegung.
Zu (A)
Der Intentionstremor entsteht bei der Ausführung oder Planung einer Bewegung.
Zu (B)
Der Ruhetremor, auch Pillendreher- oder Geldzählertremor (Parkinson-Krankheit) genannt, verschwindet, sobald eine Bewegung ausgeführt wird.
Zu (C)
Die Chorea zählt zu den Hyperkinesien und ist durch schnelle, unkontrollierte Muskelbewegungen (oft einschießende Schlenderbewegungen der Extremitäten) charakterisiert.
Zu (D)
Ataxie ist als Koordinationsstörung definiert.

[H 89]
Frage 7.94: Lösung C

Ataxie (A-táxis = Unordnung) bezeichnet eine Störung koordinierter Bewegungsabläufe im weitesten Sinne, die Ursachen sind vielfältig und können in Schädigungen von Großhirn, Kleinhirn, Rückenmark oder peripherem Nervensystem (etwa bei Polyneuropathie) zu suchen sein. Eine lohnende Aufgabe für den detektivisch angehauchten Neurologen. Leider können wir angesichts des komplexen Krankheitsspektrums auch dem geneigten Leser das Nachlesen in Neurologiebüchern nicht ersparen, zu den konkret in der Frage angesprochenen Befunden folgendes:
Zu (1)
Hier wird die bei Hinterstrangataxie beobachtete Gangstörung beschrieben, der Patient geht um so sicherer, je besser er seine Füße im Blickfeld behalten kann.
Zu (2)
Typischer Befund bei beeinträchtigter Funktion der hinteren afferenten Bahnen. Außerdem: Störung der Diskrimination, der Zeigversuche, Romberg-Versuch positiv, gestörte Feinmotorik.
Zu (3)
Das Gegenteil ist der Fall. Da bei der Hinterstrangataxie die Rückmeldung gestört ist (auf unebenem Boden weiß der Erkrankte nicht genau, wie sein Bein steht), ist die optische Kontrolle wichtig. Bei zerebellarer Ataxie spielen dysmetrische, über das Ziel hinausschießende Bewegungen eine Rolle, die einen verwackelten Ablauf zur Folge haben (Asynergie).

[F 84]
Frage 7.95: Lösung B

Zu (B)
Der Ausfall der Tiefensensibilität führt zu Lage-, Vibrations- und den in der Frage beschriebenen Bewegungsstörungen, die bei Läsionen der Hinterstrangbahnen des Rückenmarks auftreten und von einer kleinhirnbedingten Ataxie abzugrenzen sind. Diese sogenannte spinale Ataxie kann im Gegensatz zur Kleinhirnataxie durch optische Kontrolle, also durch Zuhilfenahme der Augen, kompensiert werden. Sie wird so oftmals erst in Situationen klinisch sichtbar, bei denen eine Kontrolle durch den Gesichtssinn nicht möglich ist, z. B. bei Dunkelheit oder geschlossenen Augen.
Zu (A)
Siehe vorstehenden Kommentar.
Zu (C)
Bei einer peripheren motorischen Schädigung kommt es zu schlaffen Lähmungen mit abgeschwächten oder fehlenden Muskeleigenreflexen in Abhängigkeit vom Läsionsort distal der Schädigung. Da periphere Nerven in der Regel gemischte Nerven sind, also sowohl afferente als auch efferente Fasern führen, finden sich bei einer Schädigung meist auch sensible und vegetative Ausfallserscheinungen.
Zu (D)
Siehe Antwort (B).
Zu (E)
Unter dem Überbegriff Striatum werden das Putamen und der Nc. caudatus zusammengefaßt, zwei wichtige Teile der Basalganglien, bei deren Ausfall es zu extrapyramidalen Bewegungsstörungen wie Athetose und Chorea kommt.

[H 84]
Frage 7.96: Lösung E

Die Fähigkeit, Wechselbewegungen flüssig und rhythmisch auszuführen (Eudiadochokinese), erfordert ein hohes Maß an Präzision im Zusammenspiel antagonistischer Muskelgruppen und läßt sich gut mit den in der Frage aufgeführten Untersuchungen prüfen. Störungen hierbei (Dysdiadochokinese) sind nicht selten Frühsymptome bei Pyramidenbahnschädigungen. Läsionen des Tractus corticospinalis, des motorischen Kortex, bei Kleinhirn- oder Hinterstrangschädigungen oder auch bei extrapyramidal-motorischen Erkrankungen. Also eine recht unspezifische Sache.

[F 84]
Frage 7.97: Lösung C

Das Zahlenschrifterkennen und die Zwei-Punkte-Diskrimination sind im Rahmen der Sensibilitätsprüfung beides Tests für das räumliche Untersuchungsver-

mögen und korrelieren miteinander. Sie können unabhängig von der Berührungsempfindlichkeit gestört sein, besonders bei zerebralen Herden.
Andere zcrebrale Leistungen des Erkennens und des Differenzierens sind die Topognosie (Lokalisation von Reizen), die Stereognosie (Tasterkennen von Gegenständen) und Barognosie (Erkennen von Gewichtsdifferenzen).
Also ist Aussage (3) zutreffend; (2), vor allem aber (1) völliger Quatsch.

F 85
Frage 7.98: Lösung C

Unter die Tiefensensibilität, die in den Hintersträngen des Rückenmarks fortgeleitet wird, fallen die Sinnesqualitäten für Stellungssinn, Bewegungssinn, Vibration und Tiefendruckschmerz.
Schmerz und Temperatur werden im Vorderseitenstrang – Tractus spinothalamicus lateralis – weitergeleitet.
Druck und Berührungsempfindlichkeit werden im Tractus spinothalamicus anterior geleitet.

H 84
Frage 7.99: Lösung B

Von einer dissoziierten Empfindungsstörung spricht man, wenn die Schmerz- und Temperaturempfindung gestört, die Berührungsempfindung jedoch erhalten sind. Dieses Syndrom findet sich bei einer einseitigen Vorderseitenstrangläsion. Dies liegt daran, daß die Vorderseitenstränge (Schmerz, Temperatur bzw. Druck und Berührung) auf spinaler Ebene kreuzen, die Hinterstrangbahnen (Vibration, Tiefensensibilität, Druck und Berührung) aber erst in der Medulla oblongata und somit die Information für das Berührungsempfinden gekreuzt und ungekreuzt im Spinalraum weitergeleitet wird.

F 84
Frage 7.100: Lösung B

Mit einem Wattebausch oder einem feinen Pinsel prüft man die Berührungsempfindung. Mit dem stumpfen Ende einer Nadel oder mit der Fingerkuppe prüft man die tiefer gelegene Druckempfindung. Mit dem spitzen Ende der Nadel wird die Schmerzempfindlichkeit überprüft. Wichtig zur Objektivierung einer Sensibilitätsstörung ist unter anderem der Vergleich mit dem entsprechenden Areal der Gegenseite.

Schweißsekretionsstörungen gehören zu den vegetativen Störungen der Haut und können mit dem Ninhydrintest geprüft werden.

F 83
Frage 7.101: Lösung D

Zu (D)
Eine motorische Aphasie oder Broca-Aphasie geht mit einer Störung des Sprachentwurfes bei erhaltenem Sprachverständnis einher. Ort der Läsion ist die 3. Stirnwindung der sprachdominanten Hemisphäre oder nach neueren Erkenntnissen weiter dorsal im Marklager des Stirnhirns.
Zu (B), (C)
Es ist kaum zu glauben: das IMPP stellt hier eine Frage, die selbst fortgeschrittene Neurologen kaum beantworten können!
Es gibt wohl eine Unterscheidung zwischen kortikaler und subkortikaler sensorischer Aphasie. Als kortikale sensorische Aphasie oder Wernicke-Aphasie bezeichnet man eine Läsion im Schläfenlappen der dominanten Hemisphäre, also eine im Kortex gelegene Störung, die mit gestörtem Sprachverständnis, kaum gestörter Spontansprache mit teilweise überschießender Sprachproduktion und Wortneubildungen (Neologismen) und Wortdeformierungen (phonematische/semantische Paraphasien) einhergeht. Da Sprechen aber auch mit Emotionen verbunden ist, dürften auch subkortikale Strukturen – insbesondere der Hypothalamus, der Thalamus und das limbische System – bei der Sprache von Bedeutung sein, was man bei einer Störung als sensorische, subkortikale Aphasie bezeichnen würde.
Zu (A)
Apraxie ist die Unfähigkeit zu zielgerechten, zweckmäßigen und situationsgerechten Handlungen, der Bewegungsapparat ist intakt, der Plan aber fehlt.
Zu (E)
Die amnestische Aphasie macht sich durch ausgeprägte Wortfindungsstörungen bemerkbar, während Sprachverständnis und Spontansprache weitgehend erhalten sind. Die Läsionsherde sind temporoparietal gelegen.

H 84
Frage 7.102: Lösung C
Zu (C)
Bei der sensorischen Aphasie besteht eine starke Störung des Sprachverständnisses. Die Spontansprache ist über das Maß hinaus gesteigert. Die Sprache kann durch Paraphasie bis zur Unverständlichkeit entstellt sein. Die Sprachmelodie bleibt hierbei erhalten.
Zu (A)
Verminderte Sprachproduktion und Telegrammstil sprechen für eine motorische Aphasie, während man Perseverationen eher bei psychiatrischen Erkrankungen findet.
Zu (B)
Auch Störungen der Sprachmelodie und ein Agrammatismus sind bei einer motorischen Aphasie häufig.

Zu (D)
Auch dies ist typisch für eine motorische Aphasie.
Zu (E)
Hierbei handelt es sich um eine visuelle Agnosie.

H 86
Frage 7.103: Lösung D

Zu (D)
Bei der nach Wernicke benannten sensorischen Aphasie besteht eine starke Störung des Sprachverständnisses. Die Sprachproduktion ist über das normale Maß hinaus gesteigert. Die Sprache kann bis zur Unverständlichkeit durch Paraphasien entstellt sein, wobei die Sprachmelodie erhalten bleibt. (Beispiel in der Frage.)
Zu (A)
Eine Apraxie ist eine Handlungsstörung bei intakter elementarer Motorik. Es kommt zu fehlerhaften Aneinanderreihungen und Auswahl von Bewegungselementen.
Zu (C)
Die Dysarthrie ist eine Sprechstörung, und zwar eine Störung im Bereich der Sprechmuskulatur (mimische Muskulatur, Zungenmuskulatur, Sprechmuskeln), und ist von den Aphasien, die eine Sprachstörung bedeuten, abzugrenzen.
Zu (B)
Eine Gedächtnislücke für einen Zeitraum vor Eintreten einer Bewußtlosigkeit nennt man retrograde Amnesie.
Zu (E)
Eine quantitative Bewußtseinsstörung, wobei der Patient noch auf große Umweltreize (z. B. Schmerzreize) reagiert, wird Sopor genannt. Die Reflexe sind noch gut auslösbar.

F 88   F 91
Frage 7.104: Lösung B

Zu (B)
Die Dysarthrie bedingt eine Störung der Koordination des Sprachvollzugs. Es liegt eine Störung der Aussprache und eine Gleichförmigkeit der Sprache vor. Die unscharfe, verwaschene Sprechweise kommt bei den in der Frage genannten Testwörtern gut zum Ausdruck.
Zu (A)
Eine amnestische Aphasie kennzeichnet sich durch Wortfindungsstörungen aus. Während Sprachproduktion und Sprachverständnis unauffällig sind, versuchen die Patienten durch Umschreibung oder Füllwörter die Wortfindungsstörungen zu verbergen.
Zu (C)
Bei der nach Wernicke benannten sensorischen Aphasie besteht eine starke Störung des Sprachverständnisses. Die Sprachproduktion ist über das normale Maß hinaus gesteigert. Die Sprache kann bis zur Unverständlichkeit durch Paraphasien entstellt sein, wobei die Sprachmelodie erhalten bleibt.
Zu (D)
Das ständige Wiederholen von vorangegangenen Begriffen findet man bei hirnorganischen Krankheiten als Ausdruck der Erschwerung und Verlangsamung des Denkens und nennt man Perseveration (lat.: beharrlich bei etwas bleiben).
Zu (E)
Als Agnosie wird das Nichterkennen optisch dargebotener Gegenstände bezeichnet. Nach Betasten kommt es zu einer prompten Benennung.

F 88
Frage 7.105: Lösung C

Zu (C)
Eine Apraxie ist eine Handlungsstörung bei intakter elementarer Motorik. Es kommt zu fehlerhafter Auswahl und Aneinanderreihung von Bewegungselementen.
Zu (A)
Siehe Kommentar zu Frage 7.101 (B).
Zu (B)
Die Ataxie ist ein Leitsystem der Koordinationsstörung. Zielgerichtete Bewegungen können nicht mehr flüssig durchgeführt werden (Extremitätenataxie), oder die Patienten schwnken im Sitzen oder Stehen und zeigen ein unsicheres Gangbild (Rumpfataxie). Zur Überprüfung dienen der Knie-Hacken-Versuch, der Finger-Nase-Versuch und der Gehversuch.
Zu (D)
Ist das exakte Zusammenspiel verschiedener Muskelgruppen (Agonisten und Antagonisten) bei feineren Bewegungen nicht möglich, spricht man von einer Asynergie. Sie tritt im Rahmen einer zerebellaren Ataxie auf.
Zu (E)
An sogenannten „Split-brain"-Patienten wurde eine operative Durchtrennung des Balkens und anderer Kommissurenverbindungen vorgenommen. Diese Operation sollte die Ausbreitung epileptischer Erregungen von einer Hirnhälfte zur anderen unterbinden. Es kam hierdurch natürlich zu Leitungsstörungen, wobei hauptsächlich sensible und sensorische Reize, die über die unterschiedlichen Hemisphären eingegangen waren, nicht mehr verknüpft werden konnten. Auch die Apraxie (C) wird heute als Symptom einer Leitungsstörung gedeutet. Somit ist die Frage eigentlich nicht genau zu beantworten.

Bildanhang

434 *Bildanhang*

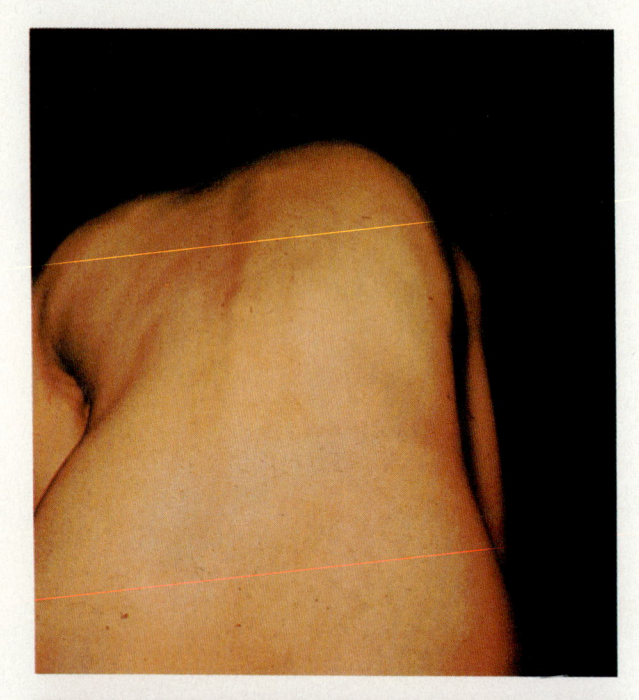

Abb. 1 zu Frage 2.153

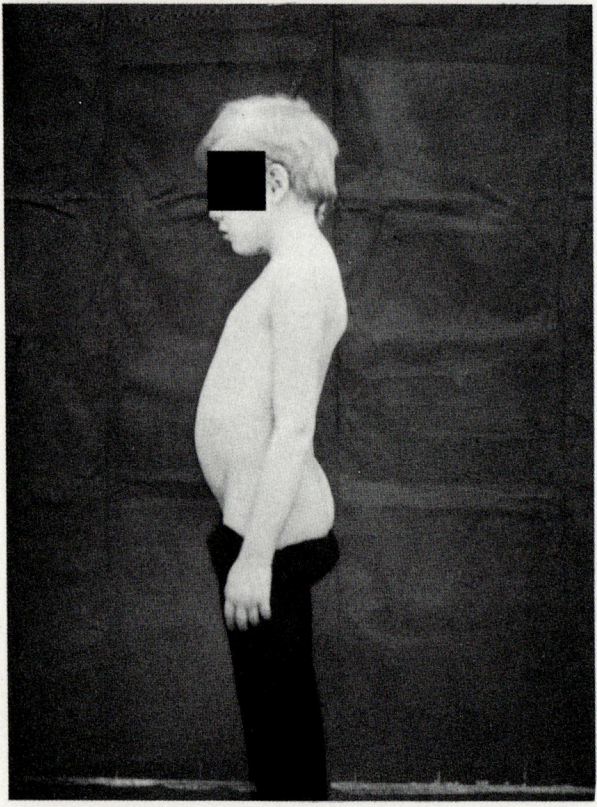

Abb. 2 zu Frage 3.13

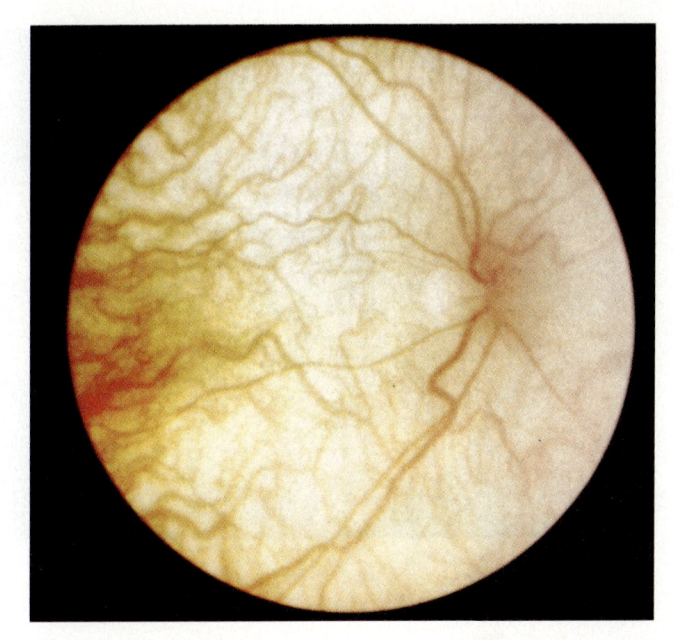

Abb. 3 zu Frage 4.15

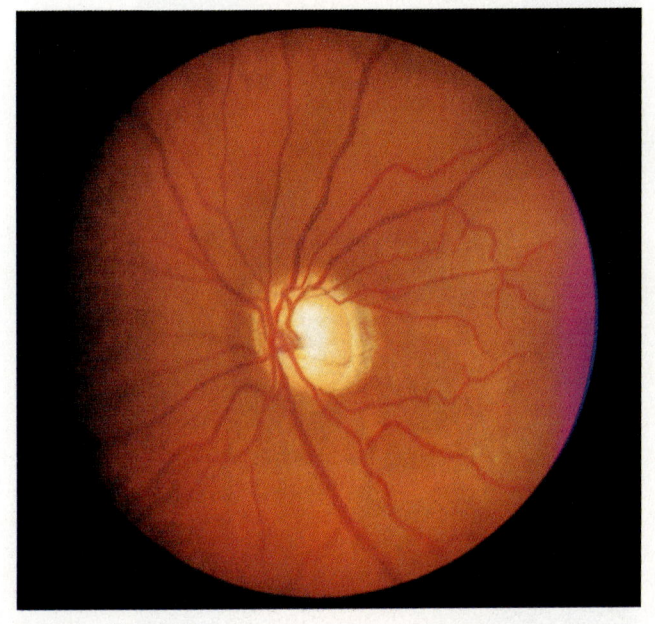

Abb. 4 zu Frage 4.42

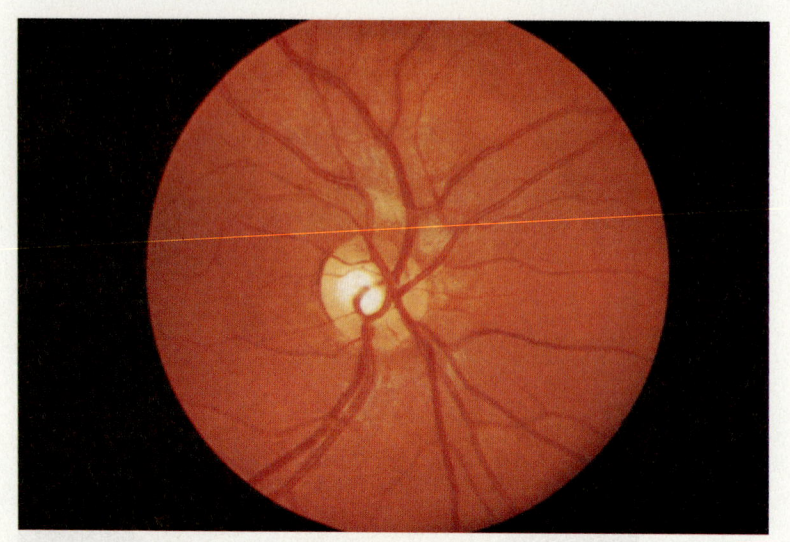

Abb. 5 zu Frage 4.45

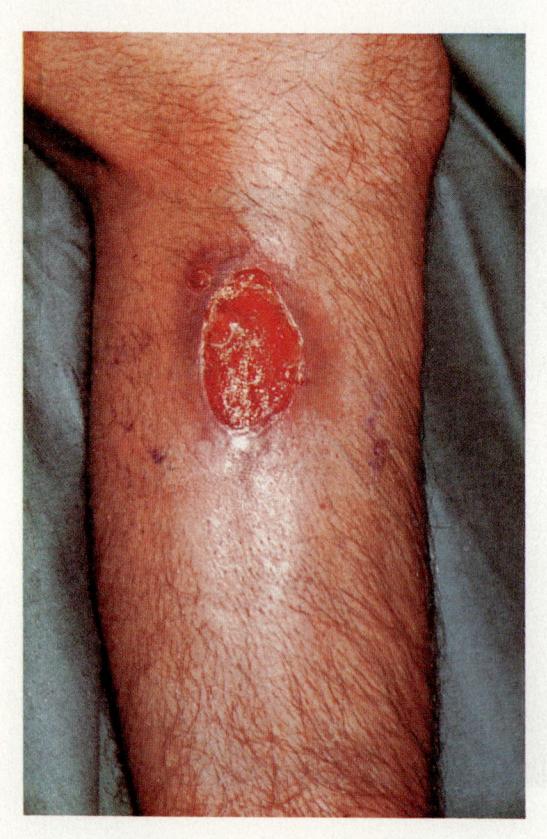

Abb. 6 zu Frage 6.44

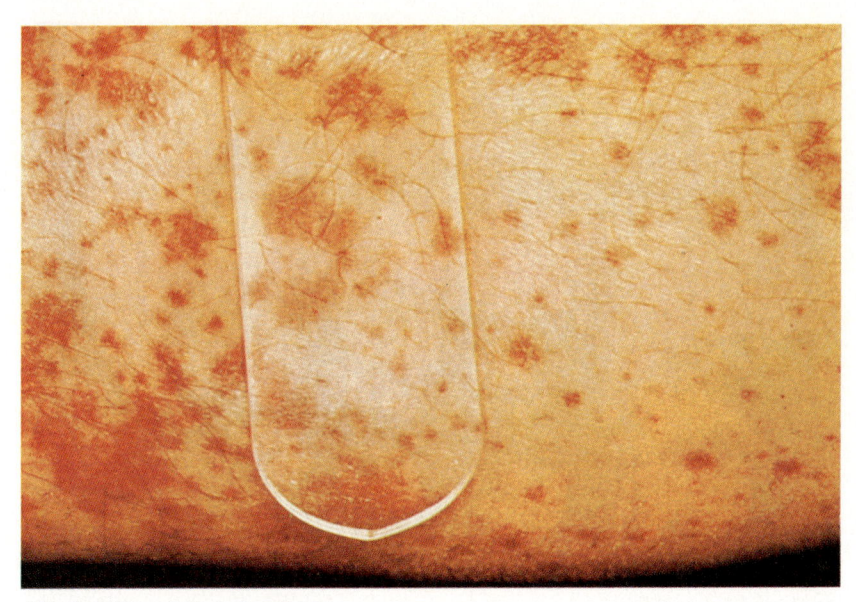

Abb. 7 zu Frage 6.45, 6.49 und 6.56

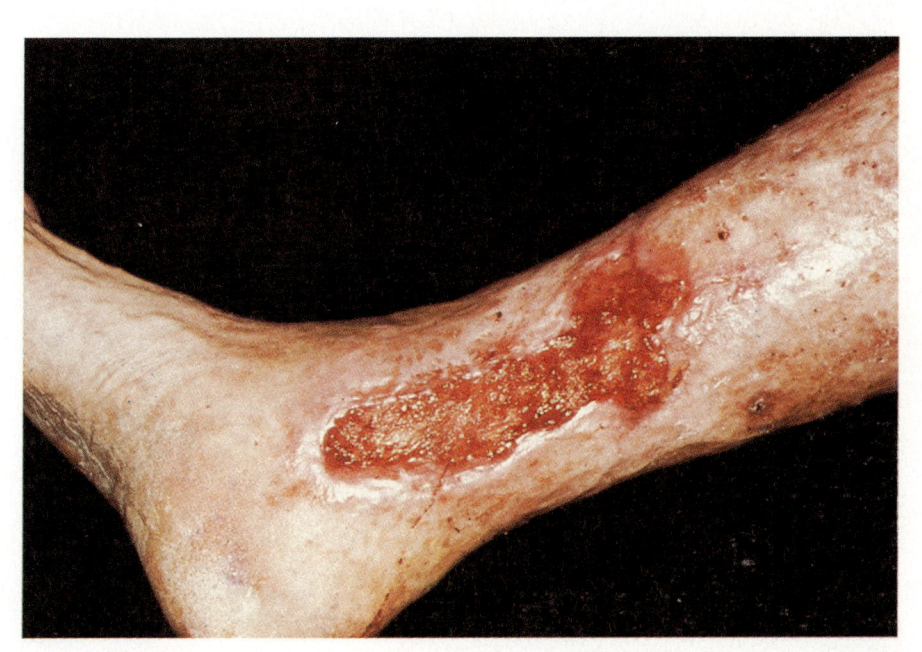

Abb. 8 zu Frage 6.47

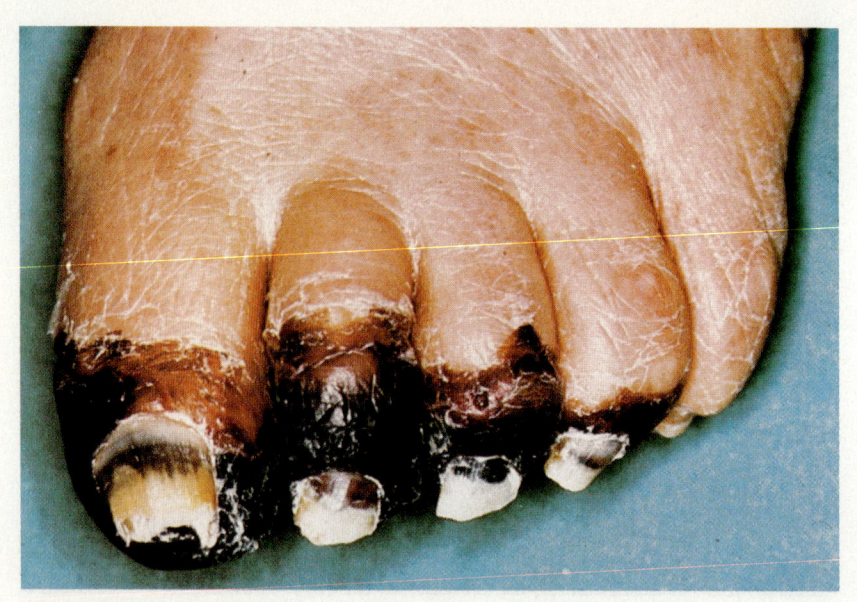

Abb. 9 zu Frage 6.48

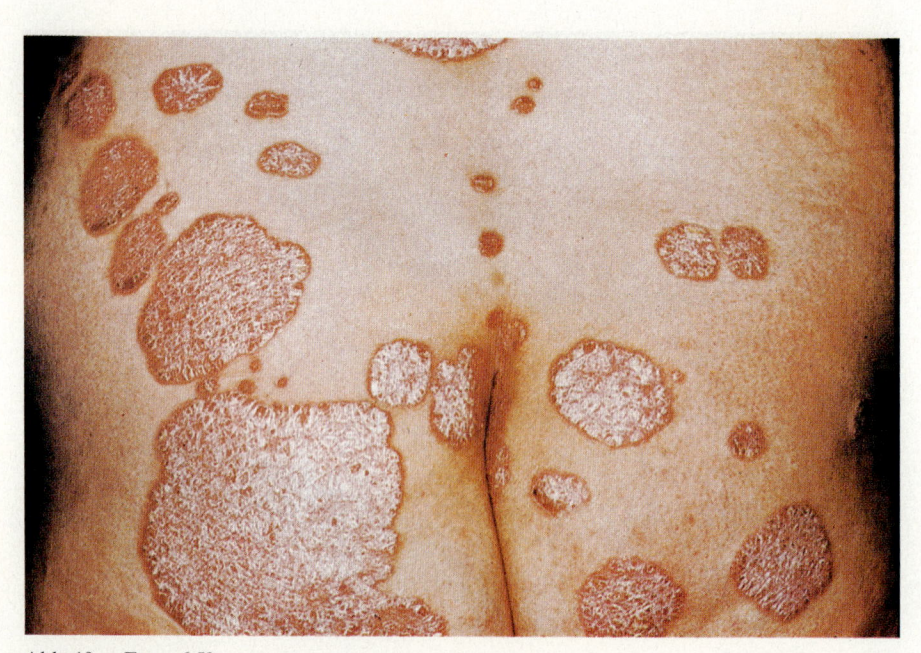

Abb. 10 zu Frage 6.50

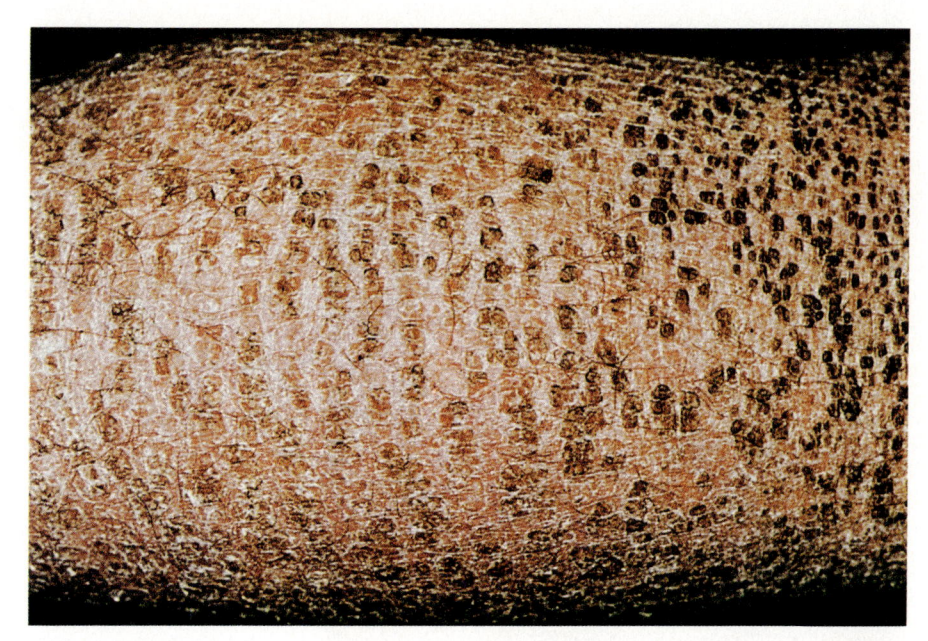

Abb. 11 zu Frage 6.51

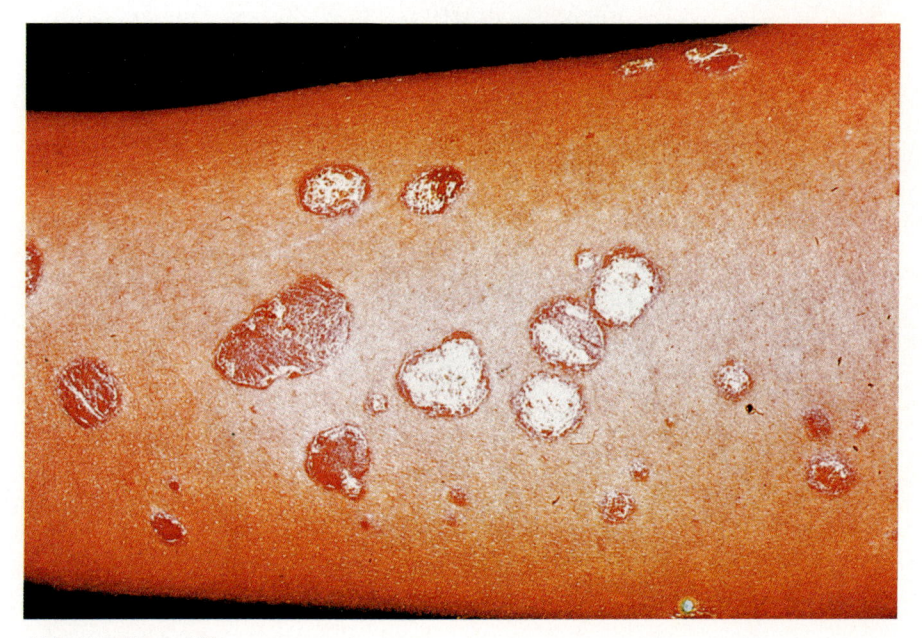

Abb. 12 zu Frage 6.52

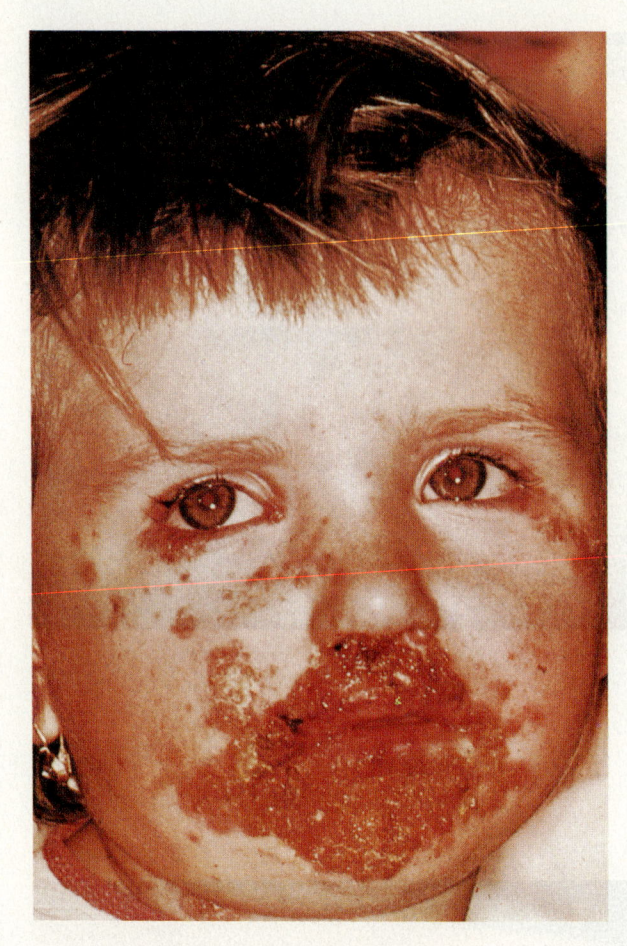

Abb. 13 zu Frage 6.53

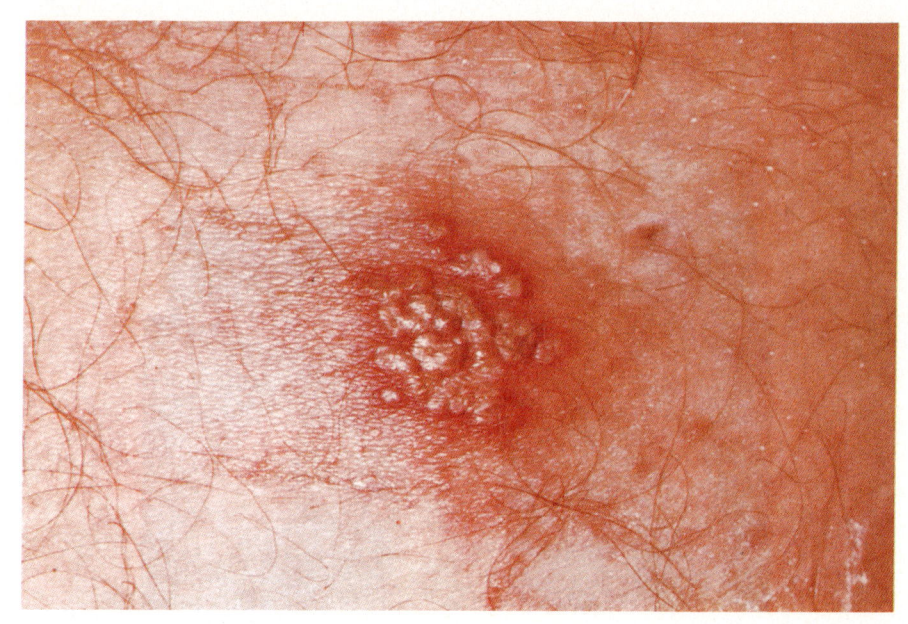

Abb. 14 zu Frage 6.54 und 6.55

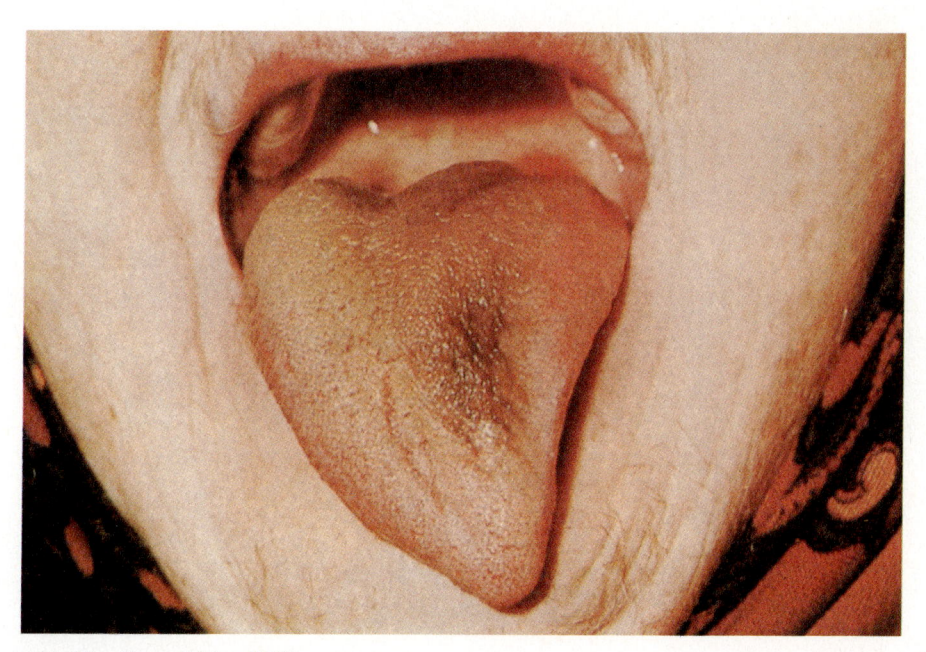

Abb. 15 zu Frage 7.28 und 7.29

Anhang I
Examen Frühjahr 1992
Fragen

F 92
1 Die Dokumentation von Funktionsstörungen am Bewegungsapparat erfolgt am häufigsten durch

(A) seitenvergleichende Röntgenfunktionsaufnahmen
(B) Winkelaufzeichnungen nach der Neutral-Null-Methode
(C) graphische Dokumentation mittels sog. Holographie
(D) Photometrie
(E) seitenvergleichende Kraftmessung mit dem Dynamometer

F 92
2 Als Keloid bezeichnet man üblicherweise eine(n)

(A) umschriebenen (kreisförmigen) Haarausfall
(B) überschießende Narbenbildung
(C) Hautriß durch Dehnung krankhaft veränderter Haut
(D) flächige „trockene" Nekrose am Grunde eines Ulkus
(E) breitflächige, warzenartige Vergrößerung der Hautfelderung

F 92
3 Von einem obstartigen/apfelartigen Geruch der Atemluft spricht man vor allem beim Patienten

(A) mit fortgeschrittenem Magenkarzinom
(B) mit akutem oder perakutem Leberversagen
(C) im ketoazidotischen diabetischen Koma
(D) mit akuter oder subakuter Niereninsuffizienz
(E) mit Tuberkulose und Bronchiektasie

F 92
4 Bei der Technik der direkten Ophthalmoskopie dient zum Ausgleich einer Myopie des Patienten üblicherweise:

(A) Tragen eines geeigneten Brillenglases durch den Patienten
(B) Akkommodation des Untersuchers
(C) Applikation eines Mydriatikums
(D) Zwischenschaltung eines Korrekturglases im Ophthalmoskop
(E) Verkürzung des beim Gesunden üblichen Abstandes zwischen Ophthalmoskop und Patientenauge um einige Zentimeter

F 92
5 Die Pupillen-Naheinstellungsreaktion ist physiologischerweise vor allem gekoppelt mit

(A) der Augenkonvergenzbewegung
(B) Verengung der Lidspalte
(C) Abnahme der Tiefenschärfe
(D) dem Orbicularis-oculi-Reflex
(E) Zunahme der sphärischen Aberration der Linse

F 92
6 Der Befund einer sehr druckschmerzhaften Prostata findet sich bei der rektalen digitalen Untersuchung am häufigsten bei

(A) Prostataadenom
(B) Prostata-Konkrement(en)
(C) akuter Prostatitis
(D) Prostatazyste
(E) fortgeschrittenem Prostatakarzinom

F 92
7 Der Befund einer Zungenatrophie ist vor allem charakteristisch für

(A) Polycythaemia vera
(B) Scharlach
(C) periphere Hypoglossuslähmung
(D) Aphthen
(E) chronisch rezidivierenden Herpes simplex

F 92
8 Die Prüfung auf Dermographismus dient in erster Linie

(A) dem Ausschluß einer Stereognosie
(B) der Beurteilung der vegetativen Ausgangslage
(C) der orientierenden Abgrenzung von Hautspannungslinien
(D) dem Nachweis einer Hypalgesie oder Analgesie
(E) der Prüfung der Schwellenlabilität bei Verdacht auf Pallästhesie

1 B   2 B   3 C   4 D   5 A   6 C   7 C   8 B

F 92
9 Welche der folgenden bei der Anamneseerhebung eingeholten Patientenangaben erfüllt am zutreffendsten die Definition der Pollakisurie?

(A) Harnausscheidung pro Tag geringer als ca. 500 ml
(B) zweimaliges Aufstehen zum Wasserlassen in der Nacht, am Tag Wasserlassen unauffällig
(C) abnorm häufiges Wasserlassen ohne vermehrte Harnausscheidung
(D) plötzlicher imperativer Harndrang mit Einnässen, weil sich der Harndrang nicht beherrschen läßt
(E) Harnausscheidung pro Tag liegt deutlich über der üblichen Menge, ohne daß absichtlich mehr getrunken wurde

F 92
10 Der Rigor

(A) kommt vor allem durch eine das Parkinsonsyndrom begleitende Pyramidenbahnschädigung zustande
(B) findet sich bevorzugt in den Streckmuskeln am Bein
(C) läßt sich sowohl bei passiver Beugung als auch bei passiver Streckung der betroffenen Extremitäten nachweisen
(D) ist ein Hauptmerkmal der extrapyramidalen ballistischen Hyperkinese
(E) bedingt einen breitbeinigen, schleudernden Gang

F 92
11 Ein typisches Symptom bei Patienten mit einer Erkrankung der Hinterstränge des Rückenmarks ist insbesondere

(A) isolierte Störung der Schmerz- und Temperaturempfindung
(B) Gangunsicherheit, die dem Patienten besonders im Dunkeln auffällt
(C) auffällig starke Abnutzung der Schuhsohlen im Bereich der Schuhspitzen
(D) von Tageszeit und Belastung abhängige Schwäche der Hüftmuskeln
(E) rasches „Einschlafen" der Füße beim Sitzen mit übereinandergeschlagenen Beinen

F 92
12 Ein Ziel der anamnestischen Gesprächsführung ist es, „Fragen so zu formulieren, daß der Patient sie als Anregung versteht, in sich selbst hineinzuhorchen, zu analysieren und Zusammenhänge zu erkunden, die sein Verständnis für das Problem und sein Selbstverständnis fördern".

Bei diesem Fragetyp handelt es sich insbesondere um

(A) offene Fragen
(B) direkte Fragen
(C) Katalog-Fragen
(D) Suggestiv-Fragen
(E) Alternativfragen

F 92
13 Beim Prüfen einer Beugekontraktur an der Hüfte ist insbesondere zu beachten,

(A) daß zuvor durch geeigneten Handgriff ein Lendenlordosenausgleich erfolgt
(B) daß beide Beine parallel in 45 Grad Anhebung gestreckt nach vorn gehalten werden
(C) daß beide Beine während der Untersuchung gestreckt bleiben
(D) daß der Patient während der Untersuchung in Bauchlagerung verbleibt
(E) daß im allgemeinen eine Antetorsion des Femurs vorliegt, die vom Untersucher ausgeglichen werden muß

F 92
14 Welche Aussage trifft **nicht** zu?

Als Ursachen von Lidödemen werden insbesondere beobachtet:

(A) Hypothyreose
(B) Glomerulonephritis
(C) Thyreotoxikose mit Exophthalmus
(D) Xanthelasmen
(E) Herzinsuffizienz

F 92
15 Welche Aussage trifft **nicht** zu?

Beim Erwachsenen kommen apokrine Schweißdrüsen vor allem in folgenden Bereichen vor:

(A) Füße
(B) Genitalbereich
(C) Axillen
(D) Perimamillarregion
(E) Analregion

16 Welche Aussage trifft **nicht** zu?

Physiologische Befunde des Trommelfells bei der Otoskopie sind:

(A) Lichtreflex vorne unten sichtbar
(B) Der Hammergriff zeichnet sich sichtbar auf dem Trommelfell ab.
(C) Der Umbo ist gut lokalisierbar.
(D) Die Pars tensa ist größer als die Pars flaccida.
(E) Symmetrische flach-kegelige Vorwölbung in toto nach außen

17 Welche Aussage trifft **nicht** zu?

Charakteristische Befunde beim spinalen Schocksyndrom sind:

(A) Para- oder Tetraparese
(B) Blasenlähmung
(C) Spastik
(D) Sensibilitätsausfall unterhalb der Schädigung
(E) Mastdarmlähmung

18 Welche Aussage trifft **nicht** zu?

Bei der orthopädischen Krankenuntersuchung sind folgende Längenmessungen an den Extremitäten üblich:

(A) Armlängenmessung: von der Akromionspitze zum Processus styloideus radii
(B) Beinlängenmessung: von der Spina iliaca anterior superior zu Malleolus lateralis
(C) Oberschenkellängenmessung: von der Spina iliaca anterior superior zur Oberkante der Patella
(D) Oberarmlängenmessung: von der Akromionspitze zum Epicondylus lateralis humeri
(E) Unterarmlängenmessung: vom Epicondylus lateralis humeri zum Processus styloideus radii

19 Welche Aussage trifft **nicht** zu?

Die myotonische Reaktion bei der Myotonie

(A) zeigt typischerweise das sogenannte Zahnradphänomen
(B) ist auslösbar bei Willkürinnervation von betroffenen Muskeln
(C) ist auslösbar durch Beklopfen eines betroffenen Muskels
(D) ist elektromyographisch nachweisbar
(E) äußert sich in einer Dekontraktionshemmung

20 Die Ratschow-Lagerungsprobe ist vor allem von Bedeutung für die Beurteilung einer Veneninsuffizienz an den Beinen,

weil

die Ratschow-Lagerungsprobe vor allem die Funktion der Venae perforantes (bzw. den Rückfluß des venösen Blutes aus denselben) prüft.

21 Ein Patient mit einer simulierten Riechstörung bekommt Augentränen, wenn er im Test Ammoniak mit der Nase wahrnimmt,

weil

die Auslösung der reflektorischen Lakrimation vor allem über den N. olfactorius stimuliert wird.

22 Bei einer sogenannten zentralen Fazialislähmung besteht typischerweise ein gleichseitiger Lagophthalmus,

weil

vor allem der Stirnast des N. facialis bei einer sogenannten zentralen Fazialislähmung ausfällt.

23 Das Atemgeräusch in Ruhe (bei der Thoraxauskultation) des Säuglings unterscheidet sich physiologischerweise von dem des Schulkindes,

weil

die Atemfrequenz in Ruhe beim Säugling physiologischerweise niedriger ist als beim Schulkind.

24 Bei Aphasien infolge kortikaler Schädigung werden beobachtet:

(1) Entstellung der Wörter durch Auslassen von Silben
(2) Störung des Sprachverständnisses
(3) Erschwerung der Wortfindung
(4) Störung des Nachsprechens

(A) nur 1 und 2 sind richtig
(B) nur 1, 2 und 3 sind richtig
(C) nur 1, 3 und 4 sind richtig
(D) nur 2, 3 und 4 sind richtig
(E) 1–4 = alle sind richtig

F 92
25 Ein seitlicher Überhang des Rumpfes ist charakteristisch für eine(n)

(1) strukturelle Skoliose der oberen LWS ohne Gegenkrümmung
(2) Hohlrundrücken
(3) Beckenkippung in der Sagittalebene

(A) nur 1 ist richtig
(B) nur 1 und 2 sind richtig
(C) nur 1 und 3 sind richtig
(D) nur 2 und 3 sind richtig
(E) 1–3 = alle sind richtig

F 92
26 Der Begriff retrograde Amnesie besagt, daß

(1) alles aus der kurz zurückliegenden Vergangenheit in zunehmendem Maße vergessen wird
(2) man sich an eine bestimmte Zeitspanne vor einer Hirnschädigung nicht mehr erinnern kann
(3) man sich an die Zeit nach einer Bewußtlosigkeit nicht mehr erinnern kann

(A) nur 1 ist richtig
(B) nur 2 ist richtig
(C) nur 3 ist richtig
(D) nur 1 und 2 sind richtig
(E) nur 2 und 3 sind richtig

F 92
27 Zu den typischen Befunden bei Pleuritis sicca zählen:

(1) Nachschleppen der betroffenen Seite bei der Atmung
(2) Klopfschalldämpfung hinten und seitlich auf der betroffenen Seite
(3) Stimmfremitus verstärkt

(A) nur 1 ist richtig
(B) nur 1 und 2 sind richtig
(C) nur 1 und 3 sind richtig
(D) nur 2 und 3 sind richtig
(E) 1–3 = alle sind richtig

F 92
28 Welche Beobachtungen sind zur Beurteilung der psychischen Entwicklung eines Kleinkindes von Bedeutung?

Beobachtung

(1) des Wortschatzes
(2) des Sprechverhaltens
(3) der Motorik

(A) nur 1 ist richtig
(B) nur 2 ist richtig
(C) nur 1 und 2 sind richtig
(D) nur 2 und 3 sind richtig
(E) 1–3 = alle sind richtig

F 92
29 Häufige Befunde bei Patienten mit reiner Mitralklappenstenose sind – bei Sinusrhythmus des Herzens –:

(1) präsystolisches Geräusch
(2) abgeschwächter 1. Herzton
(3) Hypertrophie des linken Ventrikels
(4) Dreierrhythmus

(A) nur 1 und 4 sind richtig
(B) nur 2 und 4 sind richtig
(C) nur 1, 2 und 3 sind richtig
(D) nur 1, 2 und 4 sind richtig
(E) 1–4 = alle sind richtig

Antwort	Aussage 1	Aussage 2	Verknüpfung
A	richtig	richtig	richtig
B	richtig	richtig	falsch
C	richtig	falsch	–
D	falsch	richtig	–
E	falsch	falsch	–

F 92

30 Welche Aussagen über die Ausbildung des bleibenden Gebisses treffen zu?

(1) Als erster Zahn des bleibenden Gebisses tritt im allgemeinen der erste Molar durch.
(2) Der Zahnwechsel betrifft in aller Regel zuerst die Eckzähne.
(3) Mit Ausnahme der Weisheitszähne ist der Zahnwechsel im allgemeinen mit 10 Jahren abgeschlossen.

(A) nur 1 ist richtig
(B) nur 2 ist richtig
(C) nur 3 ist richtig
(D) nur 1 und 3 sind richtig
(E) nur 2 und 3 sind richtig

30 A

Anhang I
Examen Frühjahr 1992
Kommentare

[F 92]
Frage 1: Lösung B

Zu (B)
Die Neutral-Null-Methode dient der Vereinheitlichung der Meßwerte bei der orthopädischen Untersuchung und geht von einer standardisierten Grundstellung der Gelenke aus, von der aus die Gelenkbewegungen gemessen werden. Das Bewegungsmaß wird durch drei Zahlen angegeben: Die erste Zahl steht für die Bewegung vom Körper weg, die zweite für die Nullstellung bzw. für die Stellung, die die bewegungsbehinderte Extremität beim Versuch, in die Nullstellung zu gelangen, einnimmt, und die dritte Zahl steht für die Bewegung zum Körper hin.

Zu (A)
Seitenvergleichende Röntgenfunktionsaufnahmen können ebenfalls der Dokumentation von Funktionsstörungen am Bewegungsapparat dienen, werden aber bei weitem nicht so häufig wie die Winkelaufzeichnung nach der Neutral-Null-Methode angewendet.

Zu (C)
Die Holographie dient bestimmt nicht der routinemäßigen Dokumentation von Funktionsstörungen am Bewegungsapparat. Es sind allerdings Versuche unternommen worden, konventionelle Röntgenbilder in Form von Hologrammen darzustellen.
Bei der Holographie wird ein Gegenstand mit Laserlicht beleuchtet. Die von ihm reflektierten Lichtwellen überlagern sich mit den aus dem Laserstrahl abgezweigten Bezugswellen und ergeben auf einer Fotoplatte ein Interferenzbild, das sogenannte Hologramm. Bestrahlt man dieses mit gleichartigem Laserlicht, so ergibt sich ein frei im Raum stehendes dreidimensionales (virtuelles) Bild des beleuchteten Gegenstandes.

Zu (D)
Die Photometrie ist ein auf Lichtmessung basierendes Meßverfahren für quantitative Analysen. Hierbei wird ein Photometer benutzt mit einer Lichtquelle, einem Monochromator, einem Verstärker sowie einer Photozelle. Die Photometrie kann für einfache Helligkeitsmessungen benutzt werden, aber auch zur komplexen Spektralanalyse.

Zu (E)
Da die Kraftmessung nur einen Teil in der Funktionsprüfung am Bewegungsapparat darstellt und in der routinemäßigen Untersuchung des Bewegungapparates eher unüblich ist, ist diese Antwort ebenfalls nicht richtig.

[F 92]
Frage 2: Lösung B

Zu (B)
Die normale Narbe ist ein bindegewebiger Ersatz der Epidermis mit einer groben Strukturveränderung der Haut und fehlender Oberflächenzeichnung. Kommt es nun zu einer überschießenden Narbenbildung, bezeichnet man diese als Keloid. Sie entwickelt sich bei disponierter Haut, z. B. nach Verbrennungen, Verätzungen, Impfungen oder ähnlichem.

Zu (A)
Einen ausschließlich herdförmigen Haarausfall nennt man Alopecia areata.

Zu (C)
Eingekerbte Erosionen, die durch Zerrung oder Dehnung entstehen, wenn die Elastizität der Haut beeinträchtigt ist, nennt man Rhagaden.

Zu (D)
Ulzera sind tiefgreifende Epidermisverluste, die unter Narbenbildung abheilen. Hierbei kann sich eine sogenannte trockene Nekrose am Grund des Ulkus bilden.

Zu (E)
Unter einer Lichenifikation versteht man die Vergröberung und Verdickung der Hautfelderung. Die Haut nimmt einen sogenannten Schweinslederkarakter an. In der IMPP-Formulierung stört mich allerdings etwas der Ausdruck „warzenartig". Vielleicht dachte das IMPP an das Warzenschwein.

[F 92]
Frage 3: Lösung C

Zu (C)
Ein obstartig bzw. apfelartiger Geruch in der Atemluft, der auch als Azetongeruch bezeichnet wird, ist differentialdiagnostisch immer für das Coma diabeticum (ketoazidotisches diabetisches Koma) von Bedeutung.

Zu (C)
Für Magenkranke ist häufig der säuerliche Geruch in der Ausatmungsluft charakteristisch.

Zu (B)
Bei einem akuten oder perkutanen Leberversagen findet sich häufig ein Geruch nach frischer Leber.

Zu (D)
Der typische Geruch von Urin findet sich bei Patienten mit dekompensierter Niereninsuffizienz.

Zu (E)
Bei Patienten mit Bronchiektasen sammelt sich häufig eitriges Sekret in den Bronchien, was ebenfalls zu einem Mundgeruch von faulig stinkendem Charakter führt (vgl. maulvolles Sputum).

[F 92]
Frage 4: Lösung D

Bei der direkten Ophthalmoskopie lassen sich zum Ausgleich von Refraktionsfehlern beim Untersucher oder Patienten Linsen in den Strahlengang des Augenspiegels einschalten (D). Man unterscheidet bei der Ophthalmoskopie das Spiegeln im aufrechten Bild sowie das Spiegeln im umgekehrten Bild.

Die direkte Ophthalmoskopie – oder das Spiegeln im aufrechten Bild – liefert ein aufrechtes seitengleiches reelles Bild mit 16facher Vergrößerung. Hierbei betrachtet der Arzt das Patientenauge mit Hilfe des Ophthalmoskops aus unmittelbarer Nähe. Der Strahl der Lichtquelle, die Sehstrahlen des Patienten und die des Untersuchers müssen in eine Achse gebracht werden. Sowohl der Arzt als auch der Patient dürfen nicht akkomodieren, sondern sie müssen in die Ferne sehen (A, B, E). Die Applikation eines Mydriatikums erleichtert dem Untersucher die Befundung (C).

F 92
Frage 5: Lösung A

Will man die Konvergenz eines Patienten überprüfen, so läßt man ihn zunächst in die Ferne blicken und führt dann den eigenen Finger in die Mitte des Gesichtsfeldes des Patienten bis auf eine Entfernung von etwa 20 cm vor die Nasenspitze heran. Bei der Fixierung des vorgehaltenen Fingers zeigt der Patient eine Konvergenzreaktion beider Augen, wobei sich beide Bulbi auf den nahegelegenen Punkt ausrichten. Hierdurch wird das Gesichtsfeld eingeengt, wodurch störende Strahlen aus der Peripherie ausgeschlossen werden (A). Neben der Konvergenzreaktion findet man auch eine Miosis. Diese Engstellung der Pupillen verbessert die Tiefenschärfe (C). Außerdem findet sich natürlich bei der Nahakkomodation eine verstärkte Krümmung der Linse.

Beim Orbicularis-oculi-Reflex schlägt der Untersucher auf die Glabella, was zu reflektorischen Kontraktionen beider Ringmuskeln führt, die man am Unterlid am besten erkennt. Dieser Versuch wird bei geschlossenen Augen durchgeführt, da es sonst zu einem optisch ausgelösten Lidschluß kommt. Man prüft hiermit den N. facialis (D).

Unter einer sphärischen Aberration versteht man optische Abbildungsfelder infolge relativ stärkerer Brechung in den Randpartien eines optischen Systems (E).

F 92
Frage 6: Lösung C

Zu (C)
Bei der Prostatitis wird eine akute und eine chronische Form unterschieden. Hierbei kann man weiter spezifische bzw. unspezifische Entzündungen der Prostata differenzieren. Bei der digital-rektalen Untersuchung findet sich bei der akuten Prostatitis eine druckschmerzhafte Prostata, die diffus geschwollen sowie schlecht abgrenzbar ist.
Zu (A)
Der Tastbefund bei einem Prostataadenom ist charakterisiert durch eine vergrößerte Prostata mit verstrichenem Sulkus, aber guter Abgrenzbarkeit, wobei die Konsistenz der Prostata relativ derb ist.

Zu (B)
Infolge von chronischen Entzündungen oder Abszessen kann es durch das Eindringen von Harn zur Bildung von sogenannten Steinen in der Prostata kommen, die auch Prostatakonkremente genannt werden.
Zu (D)
Zur Differentialdiagnose des palpablen Knotens in der Prostata gehört neben dem Prostatakarzinom auch die Prostatazyste, die diagnostisch durch Sonographie, CT bzw. Stanzbiopsie geklärt werden kann.
Zu (E)
Wichtigste diagnostische Maßnahme zur Frühentdeckung des Prostatakarzinoms ist die digital-rektale Untersuchung. Hierbei fällt beim Prostatakarzinom eine holz- bis eisenharte knotige Verdichtung auf, die in der Regel gegen die Rektalschleimhaut schlecht verschieblich ist.

F 92
Frage 7: Lösung C

Zu (C)
Bei einer Schädigung des N. hypoglossus weicht die herausgestreckte Zunge nach der gelähmten Seite ab. Dies entsteht durch ein Überwiegen der Zungenmuskulatur auf der gesunden Seite. Auf der kranken Seite atrophiert die Muskulatur.
Zu (A)
Die Polycythaemia rubra vera geht mit einer Vermehrung der Erythro-, Thrombo- und Granulopoese einher. Zu den klinischen Symptomen zählen Juckreiz, Schmerzen, Sehstörungen, Parästhesien. Außerdem haben Haut und Schleimhäute ein tiefrotes Aussehen mit blauroter Zyanose.
Zu (B)
Scharlach als akute Infektionskrankheit wird durch Streptokokken der Gruppe A verursacht. Zu den klinischen Symptomen gehören neben plötzlichem Beginn, Kopfschmerzen, hohem Fieber und Erbrechen auch eine Angina mit feuerrotem Rachen sowie die typische Himbeerzunge am zweiten Krankheitstag.
Zu (D)
Aphthen sind umschriebene Schleimhautdefekte, die meist chronisch-rezidivierend auftreten und häufig mit allgemeinen Krankheiten verbunden sind.
Zu (E)
Chronisch-rezidivierende Herpes-simplex-Infektionen können u. a. eine Stomatitis aphthosa hervorrufen, die mit Bläschenbildung der Zunge einhergeht. Zu einer Atrophie der Zunge kommt es hierbei nicht.

F 92
Frage 8: Lösung B

Zu (B)
Die Prüfung auf Dermographismus dient der Beurteilung der vegetativen Ausgangslage. Reizt man die

Haut, z. B. indem man mit dem Finger über sie fährt, zeigt sich eine Hautreaktion (vasomotorisches Nachröten der Haut). Der Dermographismus spiegelt also die Erregbarkeit des Gefäß-Nerven-Systems der Haut wider.
Zu (A)
Unter einer Stereognosie versteht man die Fähigkeit, Gegenstände allein durch Betasten, also mit geschlossenen Augen zu erkennen.
Zu (C)
Hautspannungslinien oder auch Langer-Linien sind durch die natürlichen Spaltrichtungen der Haut hervorgerufen. Sie sind vor allem in der Chirurgie für die Richtung der Hautschnitte von Bedeutung. Hautschnitte, die in einer Hautspannungslinie verlaufen, klaffen nicht und lassen sich leichter adaptieren.
Zu (D)
Unter Hyp- bzw. Analgesie versteht man die verminderte bzw. aufgehobene Schmerzhaftigkeit durch Störung der Sensbilität.
Zu (E)
Die Palläösthesie gehört zum Formenkreis der Sensibilitätsstörungen. Hierbei ist das Vibrationsempfinden herabgesetzt, also ein Teil der Tiefensensibilität. Geprüft wird die Pallästhesie mit der Stimmgabel.

Frage 9: Lösung C

Zu (C)
Unter einer Pollakisurie versteht man das abnorm häufige Wasserlassen ohne vermehrte Harnausscheidung. Pollakisurie ist z. B. ein Symptom bei Harnwegsinfekten.
Zu (A)
Harnausscheidungsmengen von weniger als 500 ml/die werden Oligurie genannt.
Zu (B)
Muß ein Patient nachts mehrmals aufstehen, um Wasser zu lassen, so spricht man von Nykturie. Eine Nykturie findet man vermehrt bei Herzinsuffizienz.
Zu (D)
Imperativer Harndrang, der sich nicht mehr willkürlich beherrschen läßt, wird als Inkontinenz beschrieben. Die Inkontinenz kann mehrere Ursachen haben, z. B. neurogener Art, oder sie kann eine rein urologische Ursache haben.
Zu (E)
Liegen die Harnvolumina deutlich über 3 l/die (teilweise bis zu 15 l/die), ohne daß absichtlich mehr getrunken wird, besteht der V.a. einen Diabetes inspidus. Hierbei besteht eine Störung des ADH-Systems entweder aufgrund eines Mangels an ADH oder aufgrund einer fehlenden Ansprechbarkeit der Niere auf ADH.

Frage 10: Lösung C

Das Krankheitszeichen Rigor zeichnet sich durch einen Dehnungswiderstand aus, der bei steigender passiver Dehnung nicht zu-, sondern eher abnimmt. Die Tonuserhöhung beim Rigor betrifft Beuger und Strecker als Agonisten und Antagonisten und meist auch die proximalen und distalen Muskeln in gleicher Weise (C, B). Der Rigor ist Ausdruck einer extrapyramidalen Erkrankung wie z. B. dem M. Parkinson (A) und kann durch das Nebeneinander einer gesteigerten Bahnung des Aktivitätsniveaus der spinalen Motoneuronen erklärt werden. Weitere extrapyramidale Symptome sind z. B. die Hyperkinesien wie Chorea, Athetose, aber auch Ballismus (D), wobei es zu weit ausfahrenden schleudernden Bewegungen kommt (E).

Frage 11: Lösung B

Zu (B)
Der spinalen oder auch Hinterstrang-Ataxie liegt im Gegensatz zur zerebralen Ataxie eine Störung der Tiefensensibilität zugrunde. Differentialdiagnostisch bedeutsam ist die Verschlechterung der Hinterstrang-Ataxie bei Wegfall der Augenkontrolle.
Zu (A)
Bei einer Störung des Tractus spinothalamicus kommt es zu einer isolierten Störung des Schmerz- und Temperaturempfindens der kontralateralen Seite.
Zu (C)
Eine auffällig starke Abnutzung der Schuhsohlen im Bereich der Schuhspitzen findet sich bei Mißbildungen bzw. Störungen des Fußskelettes sowie bei muskulären oder nervalen Ausfällen.
Zu (D)
Bei Störung der Nn. glutei kommt es zu einer Schwächung der Hüftmuskulatur. In diesem Falle kippt beim Gehen das Becken zur Seite des Schwungbeines ab (Trendelenburg-Zeichen). Diese Läsion kann mehr oder weniger schwer ausgeprägt sein und nach stärkerer Belastung deutlicher zutage treten.
Zu (E)
Bei einem vorgeschädigten Arteriensystem, wie z. B. der Arteriosklerose, kann es rascher zu einem Einschlafen der Füße beim Sitzen mit übereinandergeschlagenen Beinen kommen als beim gesunden Normalpatienten.

Frage 12: Lösung A

Zu (A)
Offene Fragen bieten dem Patienten die Möglichkeit, seine Beschwerden frei zu äußern. Aus den subjektiven Mitteilungen ergeben sich Hinweise für den Un-

tersucher, wo gezielte Fragen anzusetzen haben. Aber auch hierüber hinausgehende Informationen wie etwa psychische Situation oder verbale Leistungen des Patienten sind durch offene Fragen zu erhalten.

Zu (B)
Direkte Fragen sind ebenfalls ein wichtiger Bestandteil der Anamnese. Tauchen z. B. bei der Beantwortung von Katalog- oder offenen Fragen Auffälligkeiten auf, so kann der Untersucher durch gezielte Fragen eine Präzisierung und Quantifizierung erreichen.
Beispiel: Katalogfrage nach Nykturie wird vom Patienten bejaht. Direkte (gezielte) Frage: Wie oft?

Zu (C)
Katalogfragen sind sinnvoll, wenn es um standardisierte lückenlose Erfassung von Basisinformationen geht. In einem Anamnesebogen können etwa Fragen nach Miktion, Stuhlfrequenz oder Alkoholkonsum zum festen Bestandteil einer jeden Anamnese werden. Sie erlauben eine rasche Orientierung wichtiger Allgemeinbefunde und dienen zur übersichtlichen Dokumentation.

Zu (D)
Suggestivfragen sollte der Untersucher natürlich nicht stellen, um ein objektives Bild der Beschwerden des Patienten zu bekommen. Ganz vermeiden lassen sich solche Fragen allerdings nicht, wenn man ehrlich ist.

Zu (E)
Was versteht das IMPP unter Alternativfragen? Vielleicht wenn ein Arzt bzw. Medizinstudent in der elaborierten Code eine Anamnese durchführt, von der der Patient, um den es ja geht, überhaupt nichts versteht, sollte der Untersucher Alternativfragen anwenden. Statt nach Nykturie sollte nach nächtlichem Wasserlassen gefragt werden.

F 92
Frage 13: Lösung A

Zur Funktionsprüfung im Hüftgelenk ist nach der Betrachtung des Patienten im Stehen und Gehen und der Beobachtung der aktiven Beweglichkeit die Überprüfung der passiven Bewegungen erforderlich. Diese wird auf einer festen Unterlage am liegenden Patienten überprüft. Dazu gehören das Beugen und Überstrecken, das Seitwärts- und Einwärtsspreizen sowie das Einwärts- und Auswärtsdrehen. Die Beurteilung erfolgt nach der Neutral-Null-Methode. Die Prüfung der Dreh- und Streck- bzw. Überstreckfähigkeit erfolgt am besten in Bauchlage (D). Hierbei werden die Beine in den Knien gebeugt und dann Unterschenkel und Füße zum Drehen der Oberschenkel benutzt, wobei die Unterschenkel nicht nur als Hebel für Drehbewegungen dienen, sondern auch als Zeiger, die den Drehungsgrad deutlich machen (C, B). Die Kontraktur des Hüftgelenks beginnt mit einer Einschränkung der Überstreckbarkeit und Drehfähigkeit. Um auch leichte Grade einer Beugekontraktur nicht zu überse-

hen, muß man die Lendenlordose durch stärkstes Beugen des anderen Beines in der Hüfte völlig ausgleichen (A). Adduktionskontrakturen hingegen treten bei waagrechter Einstellung beider Beckenkämme deutlicher in Erscheinung.

Zu (E)
Der Antetorsionswinkel beschreibt den Winkel zwischen Schenkelhals zur Kondylenebene und beträgt normalerweise 10 bis 15 Grad. Der Antetorsionswinkel kann natürlich nicht vom Untersucher ausgeglichen werden, es sei denn, er setzt grobe Gewalt ein.

F 92
Frage 14: Lösung D

Lidödeme können außer bei Nierenerkrankungen (B) als erste Manifestation renaler Ödeme auch bei zyklisch bedingten Hormonschwankungen, allergischen Reaktionen, Thyreotoxikose (C), Herzinsuffizienz (E), Konjunktivitiden und beim Myxödem der Hypothyreose (A) gesehen werden. Auffallend bei allen Lidödemen ist, daß sie schwer wegdrückbar sind, vor allem morgendlich auftreten und im Tagesverlauf eine Tendenz zur Rückbildung zeigen.
Xanthelasmen sind durch Cholesterinablagerungen in Speicherzellen bedingte hellgelbe Platten im Bereich der Augenlider und kommen vor allem bei Fettstoffwechselstörungen oder in hohem Alter unabhängig davon vor.

F 92
Frage 15: Lösung A

Nach dem Sekretionsmechanismus teilt man die Schweißdrüsen in apokrine (tubuläre Duftdrüsen) und ekkrine (tubuläre Knäueldrüsen) ein. Die apokrinen Schweißdrüsen sind hauptsächlich im Achsel- (C) und Genitalbereich (B) vertreten. Des weiteren findet man sie in der Perimammilar- (D) und der Analregion (E). Sie sondern ihr Sekret in die Haarfollikel ab. Die Sekretabsonderung, die erst in der Pubertät beginnt, erfolgt unter adrenergem Einfluß durch Kontraktion der myoepithelialen Zellen. Die Duftdrüsen sorgen für ein alkalisches bis neutrales Milieu. Sie kommen im Gegensatz zu den apokrinen Schweißdrüsen am ganzen Körper, d. h. auch an den Fußsohlen (A) und Handtellern, vor. Ekkrine Schweißdrüsen beginnen mit der Produktion schon am ersten Lebenstag. Sie dienen der Wärmeregulation und dem Schutz vor Austrocknung.

F 92
Frage 16: Lösung E

In der Otoskopie stellt sich das gesunde Trommelfell typischerweise von hinten-oben-außen nach vorne-unten-innen geneigt dar. D.h.: Das hintere Trommelfell liegt dem Betrachter näher als die vorderen Anteile. Insgesamt hat das Trommelfell die Form eines nach innen flach gerichteten Trichters (E). Man unterscheidet einen großen unteren gespannten Teil – die Pars tensa – und einen kleinen oberen schlaffen Teil – die Pars flaccida (D). Zwischen Pars tensa und Pars flaccida ist der vorspringende kurze Fortsatz des Hammers gut erkennbar. Dieser Fortsatz setzt sich in den nach unten und innen verlaufenden Hammergriff fort (B). Sein unteres Ende entspricht dem Umbo (Nabel) des Trommelfells (C). Vom Umbo ausgehend sieht man den dreieckigen Lichtreflex, der mit der Basis nach vorne unten gerichtet ist (A). Dieser Lichtreflex kommt durch das Licht bei der Spiegeluntersuchung, wobei in diesem dreieckigen Trommelfellbezirk bei normaler Trommelfellstellung das Licht senkrecht auffällt.

F 92
Frage 17: Lösung C

Bei akuten Läsionen des Rückenmarks resultiert zunächst ein spinaler Schock. Dieser spinale Schock kann mit Para- oder Tetraparesen einhergehen. Ein Querschnittsyndrom in Höhe von C1–C4 ist nicht mehr mit dem Leben vereinbar, da es zu einer Lähmung der Thorax- und Zwerchfellmuskulatur mit Atemstillstand führt. Bei thorakalem Querschnitt findet man eine spastische Paraparese der Beine. Es kann auch eine Lähmung der Bauchmuskulatur mit der Gefahr des paralytischen Ileus vorliegen. Beim lumbalen Querschnittssyndrom besteht ebenfalls eine komplette Paraparese der Beine. Insgesamt kommt es zunächst zu einer schlaffen Parese (C) der unterhalb der Läsion gelegenen Partien mit Erlöschen der Reflexe, Blasen- und Mastdarmlähmung (B, E) und vegetativen Ausfällen. Das obere sensible Niveau entspricht wegen der Überlappung der Dermatome häufig nicht der tatsächlichen Läsionshöhe. Im Verlauf von Tagen oder Wochen wird die schlaffe Lähmung spastisch und es treten spinale Automatismen mit willkürlichen Beugebewegungen und autonomer Blase auf.

F 92
Frage 18: Lösung C

Alle Antworten sind vollkommen korrekt bis auf Lösung (C), da die Länge des Oberschenkels zwischen der Spitze des Trochanter major und dem lateralen Kniegelenkspalt gemessen wird.

F 92
Frage 19: Lösung A

Das Leitsymptom Myotonie ist die gestörte Dekontraktion der Skelettmuskulatur. Bei Willkürbewegungen bleibt die Muskelkontraktur über Sekunden bis Minuten bestehen, bis es zu einer Erschlaffung kommt. Der Bewegungsablauf ist hierdurch erheblich beeinträchtigt. Diese Dauerkontraktionen machen sich besonders deutlich bei abrupten plötzlichen Bewegungen bemerkbar, während sie bei wiederholter Kontraktur desselben Muskels nachlassen (B). Zur Überprüfung myotoner Reaktionen beklopft man einen Muskel, was zur Dauerkontraktur führt. Am besten überprüft man in der neurologischen Untersuchung die Zunge. Beklopft man einen der Zunge aufliegenden Spatel, so bildet sich ein Wulst aus, als Hinweis auf eine tonische Verkrampfung des Zungenmuskels (C). Die wichtigste diagnostische Hilfsmethode ist das Elektromyogramm (D), wobei sich im Anschluß an eine Willkürkontraktion kurze Entladungen zeigen, die als Sturzkampfbombergeräusch charakterisiert werden.

Das Zahnradphänomen findet man beim Rigor als Ausdruck einer extrapyramidalen Erkrankung. Dieser kann während der Überprüfung immer wieder ruckartig etwas nachlassen (sakkadieren). In diesem Fall spricht man von einem Zahnradphänomen.

F 92
Frage 20: Lösung E

Die Lagerungsprobe nach Ratschow dient der Beurteilung arterieller Verschlußkrankheiten an der unteren Extremität. Hierbei hebt der auf dem Rücken liegende Patient beide Beine senkrecht in die Höhe, wobei die Oberschenkel von den Händen gestützt werden können. In dieser Stellung läßt man den Patienten die Füße im Sprunggelenk rotieren. Dies geschieht solange, bis Schmerzen auftreten oder 5 Minuten vergangen sind. Bei Patienten mit arterieller Durchblutungsinsuffizienz treten Abblassung der Hautfarbe und Schmerzen auf. Läßt man den Patienten sich mit hängenden Beinen aufsetzen, findet beim Gesunden eine Rötung als aktive Hyperämie statt. Bei Patienten mit Durchblutungsinsuffizienz ist das Nachröten verzögert. Die Wiederauffüllung der Venen ist ebenfalls verzögert.

F 92
Frage 21: Lösung C

Es handelt sich um eine Altfrage vom Herbst 85.
Bei einer simulierten Riechstörung, aber auch bei einer echten Anosmie (Ausfall des N. olfactorius) können über eine Reizung des N. trigeminus mit Ammoniak Augentränen provoziert werden. Diese reflektorische Lakrimation erfolgt aber über sensible Reflektoren des N. trigeminus der Nasenschleimhaut. Fehlt diese Lakrimation, spricht man von einer rhinogenen Anosmie, die eine Störung des Geruchssinns vortäuscht.

[F 92]
Frage 22: Lösung E

Bei einer Schädigung des N. facialis fallen die mimischen Gesichtsmuskeln sowie die Geschmacksfasern der vorderen 2/3 der Zunge und die sensorischen Fasern von Zunge und Mittelohr aus. Ebenfalls können die präganglionären parasympathischen Fasern der Gll. sublinguales, Gll. submandibulares und der Tränendrüse betroffen sein, wobei sich das Ausmaß der Lähmung bzw. der Ausfälle nach der Höhe bzw. dem Ort der Schädigung richtet. Eine wichtige differentialdiagnostische Unterscheidungsmöglichkeit zwischen einer zentralen und einer peripheren Fazialisparese ist die Überprüfung des Stirnastes des N. facialis. Hierbei fordert man den Patienten auf, die Stirn zu runzeln. Bei der zentralen Parese ist der Patient hierzu fähig, da der Stirnast der erkrankten Seite von der nicht erkrankten Seite mitinnerviert wird. Ebenso bleibt durch diese Mitinnervation der Augenschluß vollständig.

[F 92]
Frage 23: Lösung C

Es handelt sich um eine Altfrage vom Herbst 88.
Die Atemfrequenz eines Neugeborenen liegt bei 40–60/min, am Ende des ersten Lebensjahres bei 30–40/min und bei einem sechsjährigen Kind bei ca. 20–24/min. Mit 10–12 Jahren atmet das Kind etwa so schnell bzw. so langsam wie ein Erwachsener mit einer Frequenz von ca. 18/min.

[F 92]
Frage 24: Lösung E

Bei den Aphasien handelt es sich um Störungen der Sprachproduktion und des Sprachverständnisses bei Läsionen bestimmter Areale der dominanten Hemisphäre. Im Gegensatz hierzu liegt den Dysarthrien eine Erkrankung der Sprechwerkzeuge zugrunde. Man unterscheidet die sensorische Aphasie, bei der eine Störung des Sprachverständnisses vorliegt (2), von der motorischen Aphasie. Hierbei ist die Sprachproduktion herabgesetzt, während das Sprachverständnis relativ gut erhalten ist. Leitsymptom der mnestischen Aphasie ist die Wortfindungsstörung (3). Des weiteren gibt es noch die globale Aphasie und die transkortikale Aphasie. Zur Diagnostik einer Aphasie dient sowohl die Beurteilung der Spontansprache als auch die Beurteilung des Nachsprechens mit Benennungsaufgaben sowie komplexere Aufgaben zur Untersuchung des Sprachverständnisses.

[F 92]
Frage 25: Lösung A

Unter einer strukturellen Skoliose (1) versteht man eine bleibende Deformität mit aktiv nicht korrigierbarer seitlicher Verkrümmung, Rotation und anderen Form- und Stellungsveränderungen der Wirbel. Je nach Hauptkrümmung nach rechts oder links spricht man von einer rechtskonvexen oder linkskonvexen Skoliose. Im Bereich der Brustwirbelsäule kommt es hierbei konvexseitig zum Rippenbuckel. Im Bereich der Lendenwirbelsäule findet sich konvexseitig der lumbalen Hauptkrümmung ein Lendenwulst.
Unter einem Hohlrundrücken versteht man eine verstärkte Brustkyphose und Lendenlordose durch Beckenkippung nach vorne (2, 3). Der Hohlrundrücken zählt zu den Haltungsschwächen der Wirbelsäule.

[F 92]
Frage 26: Lösung B

Bei der retrograden Amnesie findet sich ein eingeschränktes Erinnerungsvermögen an die Zeit unmittelbar vor der Hirnschädigung und an den Ablauf des traumatischen Ereignisses (2). Von einer antegraden Amnesie spricht man, wenn die Zeit nach einer Bewußtlosigkeit nicht mehr erinnerlich ist (3).
Im Rahmen der senilen Demenz vergessen die Patienten häufig die in der kurzen Vergangenheit zurückliegenden Ereignisse, während sie sich an weiter liegende Ereignisse, wie z. B. aus der Kindheit, gut erinnern (1).

[F 92]
Frage 27: Lösung A

Bei einer Pleuritis sicca fällt zunächst inspektorisch eine asymmetrische Thoraxbeweglichkeit auf. Es kommt zum Nachschleppen der betroffenen Seite (1). Bei der Perkussion findet sich ein sonorer Klopfschall (2). Der Stimmfremitus ist unverändert (3). Bei der Auskultation hört man ein atemsynchrones Pleurareiben.

[F 92]
Frage 28: Lösung E

Das Bewußtwerden der psychischen Entwicklung eines Kleinkindes fällt häufig auf den ersten Blick schwer. Äußere physische Anzeichen wie Mongolismus, Mikrozephalus oder Hydrozephalus bieten erste Hinweise. Wie die körperliche Entwicklung vollzieht sich auch die seelisch-geistige Entwicklung des Kindes in bestimmten Phasen, die sich beim Kleinkind u. a. durch Überprüfung des Wortschatzes und des Sprechverhaltens, aber auch in der willkürlichen Motorik und Koordination überprüfen lassen, wobei die psychische ebenso wie die motorische Entwicklung in spezielle Phasen eingeteilt wird.

[F 92]
Frage 29: Lösung A

Es handelt sich um eine Altfrage vom Herbst 84.
Die Mitralstenose, der häufigste erworbene Klappenfehler, zeigt typischerweise einen paukenden ersten

Herzton, einen unauffälligen bis leisen zweiten Herzton, ein präsystolisches Crescendo (bei Sinusrhythmus), einen frühdiastolischen Extraton (Mitralextraton) mit anschließendem rauhen Diastolikum (1, 2). Die Thoraxröntgenaufnahme läßt einen dilatierten linken Vorhof, eine prominente Arteria pulmonalis und eine Hypertrophie des rechten Ventrikels (Druckbelastung) (3) erkennen. Dreierrhythmen (4) entstehen durch die Spaltung von Herztönen. Bei der Mitralstenose und resultierender pulmonaler Hypertonie ist der zweite Herzton betroffen.

F 92
Frage 30: Lösung A

Im 6. Lebensjahr bricht als erster bleibender Zahn meist der erste Molare durch. Dieser dient als Stützpfeiler des bleibenden Gebisses. Mit 12 Jahren schließt der Zahnwechsel mit Durchbruch der mittleren Molaren in der Regel ab.

Anhang II
Examen Herbst 1992
Fragen

1 Wie wird der Säugling üblicherweise auf Kraniotabes untersucht?

(A) Hyperextension des Kopfes („Opisthotonus")
(B) maximale Flexion des Kopfes zur Brust
(C) Palpation der Schädelknochen
(D) Prüfung der Kopf-Stellreflexe
(E) Auslösung der Pupillenreflexe

2 Eine Ruptur der Ligg. alaria führt vor allem zu:

(A) Subluxation zwischen HWK 2 und HWK 3
(B) Kopfzwangshaltung nach dorsal
(C) Rotationsinstabilität
(D) Einbruch des Dens axis in das Foramen magnum
(E) extremer Zwangshaltung des Kopfes nach ventral

3 Ein jauchiger Geruch der Atemluft findet sich am wahrscheinlichsten bei:

(A) Diphtherie
(B) akuter Strychninvergiftung
(C) Lungengangrän
(D) schwerer akuter Hepatitis
(E) chronischem Ulcus ventriculi mit Gastritis

4 Die pupillomotorischen Fasern des Sympathikus verlassen das Rückenmark typischerweise in Höhe von

(A) C2 – C4
(B) C4 – C8
(C) C8 – Th2
(D) Th2 – Th6
(E) Th6 – Th10

5 Der sogenannte Schubladentest am Kniegelenk (Auslösung des „Schubladenphänomens") ist

(A) typischerweise ein Arthrosetest
(B) typischerweise eine Prüfung des Ligamentum patellae
(C) typischerweise ein Kreuzbandtest
(D) im allgemeinen nur bei Jugendlichen sinnvoll
(E) vor allem eine Prüfung auf Kapselschwellung

6 Das Punctum maximum des systolischen Austreibungsgeräusches bei der angeborenen valvulären Pulmonalklappenstenose findet sich am häufigsten über

(A) dem 2. ICR rechts in der Mamillarlinie
(B) dem 2. und 3. ICR links parasternal
(C) dem 5. ICR links in der Axillarlinie
(D) der Herzspitze
(E) dem 3. und 4. ICR rechts parasternal

7 Die Frage „Was führt Sie zu mir?" im Rahmen des Arzt-Patienten-Gespräches bzw. der Anamneseerhebung zählt in erster Linie zu folgendem Fragetyp:

(A) offene Frage
(B) Identifikationsfrage
(C) Selektionsfrage
(D) Konfrontationsfrage
(E) Katalog-Frage

8 Wenn bei der indirekten Ophthalmoskopie (= Augenspiegeln im umgekehrten Bild) beim Untersucher eine Myopie vorliegt, so

(A) ist diese bei dieser Untersuchungsmethode im allgemeinen nur dadurch ausgleichbar, daß der Untersucher ein Sammelglas als Brillen-Korrekturglas trägt
(B) hat dies, wenn der Untersucher keine Korrekturlinse trägt, keinen Einfluß auf die Entfernung der Untersuchungslinse **und** des Untersucherauges zum Patientenauge
(C) ist diese im allgemeinen nur durch zusätzliche Zwischenschaltung einer Korrekturlinse am Gerät ausgleichbar
(D) erfordert dies in der Regel den Austausch der üblichen Sammellinse (+13 dpt) gegen eine andere Sammellinse
(E) Keine der Aussagen (A) – (D) trifft zu.

9 Als Bellsches Phänomen bezeichnet man üblicherweise einen bestimmten, bei Inspektion des Kranken pathologischerweise sichtbaren Untersuchungsbefund infolge Schädigung des

(A) N. facialis
(B) N. trigeminus
(C) N. trochlearis
(D) N. oculomotorius
(E) N. opticus

10 Die amnestische Aphasie erkennt man vor allem an folgendem Erscheinungsbild:

(A) Stimmlosigkeit; weitgehendes Unvermögen, unterschiedliche sensorische Reize in ihrer Bedeutung zu erfassen
(B) Sprachverständnis grob erhalten, einfache Aufforderungen werden befolgt, Sprechen unverständlicher Laute und Wortsilben, Sprechen im Telegrammstil
(C) Sprachverständnis, Sprachvermögen und fähigkeit zum Nachsprechen vorhanden; Begriffsbezeichnungen fallen nicht ein, Versuch der Umschreibung
(D) Sprachvermögen erhalten, weitgehend fehlendes Sprachverständnis, Verwechseln der Wörter oder falscher Gebrauch derselben (semantische Paraphasien)
(E) schwache, klangarme Stimme; vorgehaltene Gegenstände werden nur durch Betasten erkannt

11 Der in der Effloreszenzenlehre üblichen Definition der Erosio der Haut entspricht am zutreffendsten folgende der genannten Beschreibungen:

(A) nässende Hautläsion infolge Substanzdefekt der Epidermis
(B) flächiger, blutender Hautdefekt unterschiedlicher Genese, der typischerweise bis in die Subkutis reicht
(C) Untergang von Hautgewebe infolge flächiger Abschilferung des Koriums von der Subkutis
(D) schmerzhafter, typischerweise durch die Schichten des Koriums ziehender Einriß der Haut mit rotem Grund auf normaler oder vorgeschädigter Haut
(E) blutende, flächige Hautabschürfung auf gesunder Haut, in der Regel mit Verlust der oberen Schichten des Koriums

12 Für den rektalen digitalen Tastbefund der normalen Prostata beim gesunden Mann im mittleren Alter (z. B. 30 Jahren) wird überwiegend folgender Palpationsbefund gelehrt:

(A) „Kleinapfelgröße"
(B) „Kastaniengröße"
(C) „Pfirsichgröße"
(D) „Kirschgröße"
(E) „Haselnußgröße"

13 Feuchte, klingende Nebengeräusche sind charakterisiert durch folgendes Merkmal:

(A) klein-, mittel- oder grobblasige Rasselgeräusche über lufthaltigem und flüssigkeitshaltigem Lungenparenchym
(B) Giemen und Pfeifen
(C) Rasselgeräusche über infiltriertem Lungenparenchym
(D) feinstblasiges Knistern
(E) ohrnahes pleuritisches Reibegeräusch (z. B. Schneeballknirschen)

14 Welche Aussage über Dermatome trifft **nicht** zu?

Charakteristische Zuordnungen von Körperregion und Rückenmarkssegment bei der Untersuchung der Hautsensibilität sind:

(A) Kleinfinger, volar – Segment C8
(B) Nabel – Segment L2
(C) Großzehe – Segment L5
(D) lateraler Fußrand – Segment S1
(E) Hinterhaupt – Segment C2

15 Welche Aussage trifft **nicht** zu?

Häufige Befunde bei peripheren Lähmungen infolge Läsion des peripheren motorischen Neurons mit Beteiligung des motorischen Vorderhorns sind:

(A) Muskelatrophie
(B) Areflexie
(C) Nachweis von Fibrillationspotentialen in der Elektromyographie
(D) Kloni
(E) Faszikulieren

16 Welche Aussage trifft **nicht** zu?

Charakteristische Befunde bei Kleinhirnschädigungen sind:

(A) Dysmetrie
(B) Dyssynergie
(C) Myotonie
(D) skandierende Sprache
(E) Intentionstremor

17 Welche Aussage trifft **nicht** zu?

Zu den Stammgangliensyndromen zählen:

(A) Chorea
(B) Athetose
(C) Parkinson-Syndrom
(D) Hemiballismus
(E) spastisches Syndrom

Ordnen Sie den Untersuchungsbefunden in Liste 1 jeweils die Erkrankung (Liste 2) zu, bei welcher der Befund als ein charakteristisches Merkmal am häufigsten auftritt!

Liste 1

18 Stammfettsucht

19 rotes „Vollmond"-Gesicht

Liste 2

(A) Kraniopharyngeom
(B) Cushing-Syndrom
(C) Conn-Syndrom
(D) M. Addison
(E) M. Basedow

20 Eine Schädigung des sechsten Hirnnerven wird nachgewiesen durch Prüfung des Kornealreflexes mit einem Wattefädchen,

weil

die aufgehobene Hornhautsensibilität ein wichtiges klinisches Zeichen bei Schädigung des sechsten Hirnnerven ist.

21 Der blinde Fleck des Gesichtsfeldes eines Auges liegt nasal vom Gesichtsfeldzentrum,

weil

die Papilla nervi optici nasal von der Fovea centralis liegt.

22 Typisch für die schwere, chronische, reine Mitralklappeninsuffizienz rheumatischer Genese ist ein lauter, paukender 1. Herzton,

weil

es bei der schweren, chronischen, reinen Mitralklappeninsuffizienz rheumatischer Genese typischerweise zur Dilatation des linken Ventrikels kommt.

23 Roseolen bei Typhus finden sich am häufigsten im Bereich der Achselhöhlen,

weil

im Bereich der Achselhöhlen zahlreiche apokrine Schweißdrüsen vorkommen.

24 Bei der Untersuchung des Kindes auf kongenitale Hüftgelenksluxation achtet man auf:

(1) Hautfaltenasymmetrie beim Vergleich des rechten und linken Oberschenkels
(2) unterschiedlichen Höhenstand der linken und rechten queren Glutealfalte
(3) Abspreizhemmung

(A) nur 2 ist richtig
(B) nur 1 und 2 sind richtig
(C) nur 1 und 3 sind richtig
(D) nur 2 und 3 sind richtig
(E) 1–3 = alle sind richtig

25 Die digitale rektale Untersuchung ist beim Erwachsenen

(1) indiziert bei Verdacht auf Appendizitis
(2) indiziert bei Verdacht auf entzündlichen Prozeß im Douglasschen Raum
(3) indiziert bei Verdacht auf chronische Prostatitis

(A) nur 1 ist richtig
(B) nur 3 ist richtig
(C) nur 1 und 2 sind richtig
(D) nur 1 und 3 sind richtig
(E) 1–3 = alle sind richtig

26 Welche Leistungen vermag ein gesunder Säugling im 3. Lebensmonat normalerweise auszuführen?

(1) fixiert Gegenstände
(2) lächelt
(3) macht willkürliche Bewegungen mit dem Kopf
(4) steht nach Hochheben 2–3 Sekunden allein

(A) nur 3 ist richtig
(B) nur 1 und 2 sind richtig
(C) nur 1 und 3 sind richtig
(D) nur 1, 2 und 3 sind richtig
(E) 1–4 = alle sind richtig

27 Bei einer Skoliose mit Rippenbuckel treten folgende charakteristische Veränderungen auf:

(1) Rotation von Brustwirbeln
(2) Rippenbuckel nach dorsal auf der Seite der Konkavität der skoliotischen Brustwirbelsäulenkrümmung
(3) asymmetrischer Stand der Schulterblätter

(A) nur 3 ist richtig
(B) nur 1 und 2 sind richtig
(C) nur 1 und 3 sind richtig
(D) nur 2 und 3 sind richtig
(E) 1–3 = alle sind richtig

28 Zur Diagnostik bei Gleichgewichtsstörungen sind verwendbar:

(1) Armhalteversuch
(2) Frenzel-Brille
(3) kalorische Nystagmusprüfung

(A) nur 3 ist richtig
(B) nur 1 und 2 sind richtig
(C) nur 1 und 3 sind richtig
(D) nur 2 und 3 sind richtig
(E) 1–3 = alle sind richtig

29 Für die entspannteste Einstellung bei akuter Coxitis (Entspannungsstellung) ist das Hüftgelenk typischerweise:

(1) gebeugt
(2) maximal gestreckt (Hyperextension)
(3) außenrotiert
(4) innenrotiert
(5) abduziert
(6) adduziert

(A) nur 1, 3 und 5 sind richtig
(B) nur 1, 3 und 6 sind richtig
(C) nur 1, 4 und 6 sind richtig
(D) nur 2, 4 und 5 sind richtig
(E) nur 2, 4 und 6 sind richtig

30 Welche der Begriffe in der Effloreszenzenlehre dienen insbesondere zur Beschreibung der Schweißdrüsenaktivität?

(1) Seborrhoe
(2) Sebostase
(3) Ekchymosis

(A) Keine der Aussagen 1–3 ist richtig.
(B) nur 1 ist richtig
(C) nur 3 ist richtig
(D) nur 1 und 2 sind richtig
(E) 1–3 = alle sind richtig

Antwort	Aussage 1	Aussage 2	Verknüpfung
A	richtig	richtig	richtig
B	richtig	richtig	falsch
C	richtig	falsch	–
D	falsch	richtig	–
E	falsch	falsch	–

Anhang II
Examen Herbst 1992
Kommentare

Frage 1: Lösung C

Zu (C)
Unter Kraniotabes versteht man eine weiche, eindrückbare Schädelkalotte sowie den verspäteten Schluß der Fontanellen. Sie tritt bei der Erstmanifestation der Rachitis vor dem 6. Lebensmonat auf, ist für diese aber nicht absolut beweisend. Bei der Untersuchung auf Kraniotabes liegt der kindliche Kopf zwischen den Händen des Untersuchers, die die Scheitelbeine und das Hinterhaupt unter kräftigem Druck abtasten.

Zu (A)
Als Opisthotonus bezeichnet man einen tonischen Krampf der Rückenmuskulatur mit Rückwärtsbeugung des Rumpfes. Er ist charakteristisch für Tetanus, Meningitis oder Epilepsie.

Zu (B)
Bei Verdacht auf meningitische Reizerscheinungen flektiert der Untersucher den Kopf des Patienten zur Brust; beugt der Patient hierbei die Beine, spricht man von einem positivem Brudzinski-Zeichen. Außerdem wird die maximale Flexion des Kopfes nach ventral im Rahmen von HWS-Traumen zur Funktionsbeurteilung überprüft.

Zu (D)
Vom 2. bis zum 4. Lebensmonat des Säuglings findet sich bei Seitwärtsbewegung des Kopfes eine Bewegung, bei der der ganze Körper folgt. Dieser Reflex wird im allgemeinen Hals-Stell-Reflex genannt. Der Körper-Stell-Reflex kommt bei Drehung des Kopfes um die Längsachse vor, der Körper des Säuglings folgt diesem schraubenförmig.

Zu (E)
Unter Pupillenreflexen wird vermutlich das Auslösen von Pupillenreaktionen verstanden. Diese unterscheiden sich in direkte Pupillenreaktionen mit Pupillenveränderungen durch unmittelbare Belichtung und in eine indirekte Reaktion, bei der sich bei Belichtung nur einer Pupille die andere auch gleichzeitig verengt. Desweiteren kann man noch unter Pupillenreaktion die Konvergenzreaktion, die Lidschlußreaktion, die idiomotorische Pupillenreaktion und die synergische Pupillenreaktion verstehen.

Frage 2: Lösung C

Zu (C)
Die Ligg. alaria oder auch Flügelbänder genannt sind kräftige Bänder zwischen dem Dens axis und den Condyli occipitales. Sie hemmen die Drehung des Kopfes über 30 ° hinaus. Bei ihrer Ruptur besteht eine Rotationsinstabilität.

Zu (A)
Subluxationen der Halswirbelsäule zählen zu den stabilen Verletzungen. Sie entstehen durch Flexionsverletzungen.

Zu (D)
Die Densfrakturen werden nach Anderson in 3 Typen eingeteilt, wobei Typ 1 zu den stabilen Frakturen zählt. Hier ist das obere Densdrittel abgerissen. Der Typ 2 besteht aus einer Querfraktur an der Densbasis und zählt zu den instabilen Frakturen. Typ 3 zeichnet sich durch eine Fraktur durch die Densbasis mit Ausdehnung in den Axiskörper aus. Sie zählt ebenfalls zu den stabilen Frakturen.

Zu (B) und (E)
Extreme Zwangshaltungen des Kopfes nach dorsal oder ventral sind selten. Im Rahmen von reversiblen bzw. irreversiblen pathologischen Ventral- oder Dorsalverschiebungen der HWK findet sich eine Gleitinstabilität bzw. eine Blockierung einzelner Segmente. Diese können neben traumatischen Ursachen auch degenerativ bedingt sein.

Frage 3: Lösung C

Zu (C)
Der Geruch der Atemluft bei Lungengangrän wird als jauchig, faulig oder fötide beschrieben. Er entsteht durch Gewebszerfallsprodukte.

Zu (A)
Nur wenige Ärzte kennen heute noch den süßlich, aashaften Geruch der Diphtherie, der dem Erfahrenen die Unterscheidung von anderen Infektionen erleichtert. Größere Diphtherieepidemien sind allerdings selten geworden.

Zu (B)
Strychnin zählt ebenso wie das Tetanustoxin zu den Rückenmarkskonvulsiva. Es wird aus der indischen Brechnuß gewonnen und verhindert den Angriff von Glycin, dem Überträgerstoff der postsynaptischen Hemmung im Rückenmark, an der subsynaptischen Membran. Strychnin wird zum größten Teil im Organismus inaktiviert und wirkt verhältnismäßig kürzer als Tetanustoxin. Der Tod tritt infolge der Beteiligung der Atemmuskulatur ein. Die symptomatische Behandlung erfolgt durch eine Barbituratnarkose. Ein bestimmter Foetor ex ore tritt nicht auf.

Zu (D)
Als Frühmerkmal eines beginnendes Leberkomas wird der Geruch nach frischer Leber beschrieben, der durch den Zerfall von Leberparenchym ausgeht und den eigentümlich süßlich-fauligen Geruch der Atemluft des Patienten hervorruft.

Zu (E)
Beim chronischen Ulcus ventriculi mit Gastritis wird häufig ein säuerlicher Geruch der Atemluft des Patienten beschrieben, der meistens von einer weißlich belegten Zunge begleitet ist.

[H 92]
Frage 4: Lösung C

Zu (C)
Die Ursprungszellen des Sympathikus liegen in der Substantia intermedia, der Seitensäule des Rückenmarks im Bereich von C 8 bis L 2 oder L 3. Der Sympathikus wird in einen Hals-, Brust-, Bauch- und Beckenteil unterteilt. Im Halsbereich des Sympathikus liegen 3 Ganglien: das Ganglion cervicale superior in Höhe von C 2 bis C 4 hinter der Carotis interna und dem N. vagus, das Ganglion cervicale medium in Höhe des 6. HWK hinter der A. thyroidea inferior sowie das Ganglion cervicale inferior in Höhe von C 8 bis Th 12, welches auch Ganglion stellatum genannt wird. Aus ihm gehen die pupillomotorischen Fasern ab. Bei einer Schädigung im Ganglion stellatum tritt ein Horner-Syndrom mit Anhidrose auf. Zum Horner-Syndrom gehören die Trias Miosis, Ptosis und Enophthalmus. Der Brustteil des Sympathikus besitzt 11 bis 12 Ganglien, die auf den Rippenköpfchen liegen. Der Bauchteil besteht aus 4 Ganglien, die auf der ventralen Seite der Wirbelsäule liegen. Prävertebral liegt der Plexus solaris als größter Plexus des autonomen Nervensystems. Der Beckenteil des Grenzstranges besteht aus den 4 paarigen und dem unpaarigen Ganglion coccygeum impar in Höhe des Kreuzbeins.

[H 92]
Frage 5: Lösung C

Zu (C)
Zum Erfassen des Schubladenphänomens prüft man bei dem um 90 ° gebeugtem Knie die horizontale Beweglichkeit des Unterschenkels gegen die Femorkondylen durch Zug oder Druck. Von einer Rotationsschublade spricht man, wenn das Schubladenphänomen in 30 ° Innen- bzw. 15 ° Außenrotation auslösbar ist. Die vordere (Zug) oder hintere Schublade (Druck) spricht für einen vorderen bzw. hinteren Kreuzbandschaden.
Zu (A)
Die Arthrosis deformans des Kniegelenks (Gonarthrose) kann in unterschiedlicher Weise die Gelenkabschnitte betreffen. Bei vorwiegendem Befall der Patellargleitfläche spricht man von einer Arthropathia patellofemoralis. Häufig sind die Gelenkverbindungen zwischen Femur und Tibia erkrankt, wobei beim alten Menschen mit zunehmenden O-Bein insbesondere die mediale Gelenkfläche beteiligt ist. Die Mehrzahl der Erkrankten befinden sich jenseits des 4. Lebensjahrzehnts. Sie klagen über einen Zerrungsschmerz, mitunter auch über einen Druckschmerz und über Krepitationen bei Bewegung. Im weiteren Verlauf kommen neben Bewegungseinschränkung und Fehlstellung auch Instabilitäten des Gelenkes vor. Die Diagnose wird klinisch und radiologisch gestellt.

Zu (B)
Im Rahmen von lokalen Tendopathien kann auch der Ansatz des Lig. patellae an der Kniescheibe betroffen sein. Dies nennt man Patellaspitzensyndrom. Die Diagnosestellung erfolgt klinisch.
Zu (D)
Alle klinischen Funktionsuntersuchungen der Bänder und Gelenke des Erwachsenen sind auch für den Jugendlichen anwendbar.
Zu (E)
Kapselschwellung ist ein unspezifisches Symptom im Rahmen von degenerativen, entzündlichen oder traumatischen Veränderungen. Eine Prüfung erfolgt im Rahmen der klinischen Untersuchung. Einen speziellen Test hierauf gibt es nicht.

[H 92]
Frage 6: Lösung B

Zu (B)
Eine Stenose der Pulmonalklappe führt zu einem behinderten Blutabfluß der Pulmonalarterie mit Druckbelastung des rechten Ventrikels sowie poststenotischer Wirbelbildung. Auskultatorisch hört man über der Pulmonalisklappe mit Punctum maximum im 2. ICR links parasternal ein systolisches Preßstrahlgeräusch, welches gelegentlich in den Rücken fortgeleitet wird. Zusätzlich kann man eine Spaltung des 2. Herztones hören, gelegentlich auch einen Vorhofton.
Zu (A)
Im 2. ICR rechts parasternal findet sich der Auskultationspunkt für die Aortenklappe.
Zu (C), (D)
Die Mitralklappe hat ihr Punctum maximum über der Herzspitze im 5. ICR links in der Medioklavikularlinie.
Zu (E)
Im 3. und 4. ICR rechts parasternal läßt sich die Trikuspidalklappe am besten auskultieren.

[H 92]
Frage 7: Lösung A

Zu (A)
Offene Fragen bieten dem Patienten die Möglichkeit, seine Beschwerden frei zu äußern. Aus den subjektiven Mitteilungen ergeben sich nicht nur Hinweise für den Untersucher, wo gezielte Fragen anzusetzen haben; auch über die aktuelle Befindlichkeit des Patienten hinausgehende Informationen wie etwa psychische Situation oder verbale Leitung sind hierdurch zu erhalten.
Zu (E)
Katalogfragen sind sinnvoll, wenn es um standardisierte, lückenlose Erfassung von Basisinformationen geht. In einem Anamnesebogen können etwa Fragen nach Miktion, Stuhlfrequenz oder Alkohol-

konsum zum festen Bestandteil einer jeden Anamnese werden. Nachteil der Katalogfragen ist der über weite Strecken schematisch ablaufende Gang der Anamnese, von Vorteil sind die Zeitersparnis für Patient und Untersucher, wichtige Fragen werden nicht vergessen. Eine spätere statistische Auswertung kann erleichtert werden. Die übersichtliche Anordnung der Katalogfragen erlaubt eine rasche Orientierung im Krankenblatt.
Zu (B) und (D)
Identifikationsfragen und Konfrontationsfragen sind mehr dem Formenkreis des psychotherapeutischen Gespräches zuzuordnen. Das ‚normale' Arzt-Patienten-Gespräch im Rahmen der Anamneseerhebung zielt auf die Erfassung von Krankheitserscheinungen und -symptomen hin, die nach ihrer Zuordnung hierdurch eine Diagnosefindung und Therapie zugänglich werden. Identifikationsfragen und Konfrontationsfragen leisten hierzu keinen Beitrag.
Zu (C)
Selektionsfragen können im Zusammenhang von gezielten Fragen interpretiert werden. Tauchen bei der Beantwortung von Katalogfragen oder offenen Fragen Auffälligkeiten auf, so fragt der Untersucher nach, um Präzisierung und Quantifizierung zu erreichen.

H 92
Frage 8: Lösung E

Bei der indirekten Ophthalmoskopie hält der Untersucher mit der einen Hand den Augenspiegel an sein eigenes Auge, mit der anderen Hand hat er bei ausgestrecktem Arm eine Sammellinse von + 12 dpt., die er etwa 7 cm vor das Auge des Patienten hält. So erhält der Untersucher bei 4facher Vergrößerung ein umgekehrtes, seitenvertauschtes virtuelles Bild. Mit letzterem kann er einen orientierenden Überblick über große Teile der Netzhaut gewinnen.

H 92
Frage 9: Lösung A

Zu (A)
Bei einer kompletten peripheren Fazialislähmung kommt es zu einer Lähmung aller Gesichtsmuskeln auf einer Seite. Es besteht eine Tränensekretionsstörung, eine Hyperakusis, eine Speichelsekretionsstörung, eine Geschmacksempfindungsstörung der vorderen 2/3 der Zunge sowie eine umschriebene Hypästhesie am äußeren Ohr und des Gehörgangs ipsilateral. Eindrucksvolles Symptom der peripheren Fazialisparese ist der unvollständige Lidschluß mit positivem Bell-Phänomen, wobei sich der Bulbus nach oben wendet und die Skleren sichtbar werden. Liegt zusätzlich ein Lagophthalmus vor, muß mit der Entstehung einer Keratitis gerechnet werden, die durch eine herabgesetzte Tränensekretion bei Mitschädigung des N. petrosus major begünstigt werden kann.

Zu (B)
Der N. trigeminus ist in erster Linie der sensible Nerv des Gesichtes. Gleichzeitig versorgt er die Kaumuskulatur. Bei Verdacht auf Tetraspastik zur Festlegung des Reflexniveaus wird der Masseterreflex überprüft. Da der N. trigeminus auch sensibel die Hornhaut des Auges versorgt, ist der Kornealreflex geeignet, die Angaben einer Hypästhesie oder Hypalgesie des Gesichtes zu objektivieren. Das sicher wichtigste Krankheitsbild in Zusammenhang mit dem N. trigeminus ist die Trigeminusneuralgie, die idiopathisch oder sekundär im Rahmen anderer Erkrankungen auftreten kann.
Zu (C)
Der N. trochlearis verläßt den Hirnstamm an seiner dorsalen Seite und innerviert den M. obliquus superior. Bei der Trochlearisparese kommt es zu einer Achsabweichung des gelähmten Auges nach oben mit kompensatorischer Kopfneigung zur Gegenseite nach unten.
Zu (D)
Der N. oculomotorius innerviert die geraden Augenmuskeln sowie den M. obliquus inferior. Da der N. oculomotorius auch den M. levator palpebrae versorgt und parasympathische Fasern für die Pupille führt, ist bei einer kompletten Okulomotoriuslähmung eine Ptose und Dilatation der Pupille mit fehlender Licht- und Konvergenzreaktion zu erwarten.
Zu (E)
Der N. opticus (2. Hirnnerv) ist entwicklungsgeschichtlich als Hirnanteil (weiße Substanz) zu sehen. Bei dessen Ausfall kommt es zur einseitigen Amaurose, die unterschiedlicher Genese sein kann: raumfordernde Prozesse, entzündliche Veränderungen und Infarzierungen kommen hierfür in Frage.

H 92
Frage 10: Lösung C

Zu (C)
Die amnestische Aphasie macht sich durch ausgeprägte Wortfindungsstörungen bemerkbar, während Sprachverständnis und Spontansprache weitgehend erhalten sind. Die Läsionsherde sind temporoparietal gelegen.
Zu (A)
Eine Stimmlosigkeit muß im Rahmen einer Dysarthrie bzw. Anarthrie von der Wortstummheit bei globaler Aphasie unterschieden werden. Bei der Dysarthrie liegt die Schwierigkeit bei der Artikulation, nicht beim Verstehen oder Produzieren der Wörter. Die schwerste Form der Dysarthrie ist die Anarthrie, bei der der Kranke kein Wort mehr sprechen kann, ein erhaltenes Sprachverständnis aber vorliegt. Die Anarthrie muß neben der globalen Aphasie von Kommunikationsproblemen beim organischen Psychosyndrom abgegrenzt werden.

Zu (B)
Herabgesetzte Sprachproduktion bei relativ guterhaltenem Sprachverständnis ist Kennzeichen der motorischen Aphasie. Es kommt zu einer Rarefizierung grammatikalischer Strukturen; der Patient verzichtet auf Konjugation, Deklination, auf nicht essentielle Adverben und Adjektive. Dies führt zum sogenannten Telegrammstil.
Zu (D)
Eine starke Störung des Sprachverständnis bei flüssiger Sprachproduktion, die sogar über das normale Maß hinausgehen kann, findet sich bei der sensorischen Aphasie. Die Sprache des Patienten kann bis zur Unverständlichkeit entstellt sein. Hierbei können ganze Satzteile oder Worte vertauscht werden (semantische oder verbale Paraphasien).
Zu (E)
Das Nichterkennen optisch dargebotener Gegenstände bei prompten Benennen nach Betasten dieser Gegenstände wird als visuelle Agnosie beschrieben und ist Folge einer Leitungsstörung im Bereich der linken Sehrinde. Eine zusätzlich schwache und klangarme Stimme kann durch zusätzliche dysarthrische Störungen auftreten.

[H 92]
Frage 11: Lösung A

Zu (A)
Erosionen sind oberflächliche Epidermisverluste, meist durch Kratzen oder andere Verletzungen entstanden. Eine Abheilung erfolgt narbenlos.
Zu (B)–(E)
Traumatisch entstandene Epidermisabschürfungen, die das Korium oder sogar die Subkutis erreichen nennt man Exkoriationen. Hierbei liegt die Definition im Erreichen des Koriums. Ob eine gesunde Haut oder eine vorgeschädigte Haut zugrunde liegt, ist für die Definition nicht ausschlaggebend.

[H 92]
Frage 12: Lösung B

Bei der rektalen digitalen Untersuchung soll durch Palpation Größe, Konsistenz und Lappenstruktur, Erhaltensein des Sulkus, Abgrenzbarkeit zu den umgebenden Strukturen und Schmerzhaftigkeit der Prostata beurteilt werden. Die normale Prostata des gesunden jungen Mannes ist 2 bis 2,5 cm lang und 3 cm breit, das dürfte wohl einer mittelgroßen Kastanie entsprechen. Die beiden Seitenlappen sind gleich groß, in der Mitte durch einen Sulkus getrennt. Die Prostata fühlt sich wie der Muskelwulst des gespannten Daumenballens an.

[H 92]
Frage 13: Lösung C

Zu (C)
Feuchte Rasselgeräusche entstehen bei der Bewegung von Sekret in den Lungenwegen. Für die Bronchopneumonie, also dem infiltrierten Lungengewebe im Rahmen entzündlicher Veränderungen der Lunge, sind eher feinblasige Rasselgeräusche, die ihren Entstehungsort in den Alveolen haben, typisch.
Nur 18% der Studenten haben diese Frage richtig beantwortet.
Zu (A)
Diese Lösung wurde mit 74% am häufigsten angegeben, wobei die meisten Prüflinge wohl die Haarspalterei des IMPP vergessen haben.
Rasselgeräusche entstehen zwar über lufthaltigem und flüssigkeitshaltigem Lungenparenchym, wie sie bei einem Infiltrat der Lunge vorkommen. Sie werden aber als kleinblasige Rasselgeräusche beschrieben. Mittelblasige Rasselgeräusche kommen bei der Bronchitis vor, und grobblasige Rasselgeräusche sind typisch für das Lungenödem oder Bronchiektasen.
Zu (B)
Giemen und Pfeifen entstehen bei Luftwegsverengung durch Schleimhautschwellung bzw. Bronchospasmus. Sie sind vermehrt im Expirium zu hören. Hierbei handelt es sich um trockene Rasselgeräusche.
Zu (D)
Bei den feuchten Rasselgeräuschen kann man von der Tonhöhe auf den Entstehungsort schließen, das heißt je kleiner das Kaliber, desto höher ist der Ton des Rasselgeräusches. Dies ist aber kein Knistern. Beim Hautemphysem oder beim Gasbrand kommt es durch Gas- bzw. Lufteinschlüsse in das Weichteilgewebe zum charakteristischen Knistern beim Betasten.
Zu (E)
Pleurareiben entsteht wenn das parietale und viszerale Pleurablatt bei den Atembewegungen gegeneinander reiben. Bei einer Pleuritis sicca kommt es dann zu atemsynchronen Reibegeräuschen.

[H 92]
Frage 14: Lösung B

Die Bauchwand wird durch die Rami cutanes laterales (Nn. intercostales) von Th 7 bis 11 innerviert. Der Bauchnabel selbst wird durch Th 10 innerviert. Die sensible Versorgung aus dem Segment L 2 ist ein schmales Band der Lumbalregion des Rückens, das zum proximalen Oberschenkelteil von kranial außen nach medial schräg unten zieht.
Die anderen aufgeführten Segmente sind den Körperregionen richtig zugeordnet.

[H 92]
Frage 15: Lösung D

Zu (D)
Eine Steigerung der Eigenreflexe führt zum Klonus (z. B. Patellarklonus), dabei unterscheidet man den erschöpflichen, bei der Prüfung verebbenden und den unerschöpflichen, bei der Prüfung rhythmisch weiterschlagenden Klonus. Letzterer ist ein sicheres Pyramidenbahnzeichen und steht somit im Gegensatz zu den Veränderungen bei einer peripheren Lähmung.
Zu (A), (B), (C) und (E)
Bei einer schlaffen Lähmung liegt eine Schädigung des 2. motorischen Neurons (Vorderhornzellen des Rückenmarks, vordere Wurzel, peripherer Nerv bis zur motorischen Endplatte) vor. Der Ruhetonus der Muskulatur ist hypoton, die Muskeleigenreflexe sind erloschen bzw. abgeschwächt bei gleichzeitiger Atrophie der Muskulatur. Im Gegensatz zur spastischen Lähmung finden sich keine spastischen Zeichen. Es kann aber zu Faszikulierung, d. h. sichtbaren Zuckungen von Muskelbündeln in unregelmäßiger Form und Frequenz kommen. Ebenso können Fibrillationspotentiale z. B. im EMG nachgewiesen werden. Hierbei handelt es sich um Zuckungen einzelner Muskelfasern mit regelmäßigem Ablauf in Form und Frequenz.

[H 92]
Frage 16: Lösung C

Zu (C)
Leitsymptom der Myotonie ist die gestörte Dekontraktion der Skelettmuskulatur. Nach Willkürbewegungen, aber auch nach Beklopfen des Muskels oder elektrisch ausgelöster Muskelkontraktion bleibt diese über Sekunden bis Minuten bestehen, bis es zu einer Erschlaffung kommt.
Zu (A)
Die Dysmetrie gehört zu den Koordinationsstörungen. Zentrum der Regelkreise der Koordination ist das Kleinhirn. Koordinationsstörungen können durch Störungen des Kleinhirn oder seiner efferenten und afferenten Bahnen hervorgerufen werden. Die Dysmetrie ist gekennzeichnet über das Hinausschießen über das Ziel bei Zielbewegungen.
Zu (B)
Als Dyssynergie bezeichnet man das mangelnde oder fehlende Zusammenspiel einzelner Muskelgruppen z. B. von Detrusor oder Sphinkter bei funktionellen Blasenstörungen. Dyssynergien können auch im Rahmen von Kleinhirnschädigungen auftreten, z. B. bei der Dyssynergia cerebellaris progressiva sive myoclonica.
Zu (D)
Die zerebelläre Dysarthrie führt zu einer gestörten Koordination des Sprechvorgangs der beteiligten Muskelgruppen. Sowohl Atmung als auch Phonation und Artikulation erfolgen arhythmisch mit falschen Pausen und fehlerhafter Betonung. Man spricht von der skandierten Sprache.
Zu (E)
Neben der Ataxie ist der Intentionstremor Charakteristikum bei der Kleinhirnläsion. Das Zittern hat eine langsame Frequenz von 3 bis 5/sec. Hiervon muß der essentielle Tremor, der meist ein Haltetremor ist, und der Ruhetremor abgegrenzt werden.

[H 92]
Frage 17: Lösung E

Zu (E)
Eine spastische Tonuserhöhung der Muskulatur findet man bei zentralmotorischen Schädigungen. Die Lokalisation dieser Schädigung ist das erste motorische Neuron von Hirnrinde über Pyramide bis zu den motorischen Hirnnervenkernen bzw. den Vorderhörnern des Rückenmarks. Neben gesteigerten Muskeleigenreflexen findet man spastische Zeichen aus der sogenannten Babinski-Gruppe.
Zu (A)
Leitsymptom der Chorea sind unwillkürliche, einschließende, wechselnde Muskeln und Muskelgruppen betreffende rasche Hyperkinesien, die häufig an Willkürbewegungen erinnern. Die Chorea gehört ebenso wie die folgenden Syndrome zu den extrapyramidalen Krankheitsbildern, bei denen die Stammganglien beteiligt sind. Die Chorea wird als hyperkinetisch-hypotone Erkrankung durch Schädigung der Substantia nigra und des Pallidum beschrieben.
Zu (B)
Auch die Athetose gehört zu den hyperkinetischen hypotonen Syndromen, vor allem nach Schädigung des Nc. caudatus und des Putamens. Es kommt zu unwillkürlichen, langsamen Bewegungen mit Überstreckung in den Gelenken und starker Antagonistenspannung. So entstehen vom Gesunden nicht imitierbare Bewegungen.
Zu (C)
Der M. Parkinson kennzeichnet sich durch Ruhetremor, Rigor, Akinese, Bradyphrenie und vegetative Symptome aus. Hier ist der Nc. caudatus und die Substantia nigra im Ungleichgewicht.
Zu (D)
Bei einer Schädigung des Nc. subthalamicus und seiner Verbindungsbahnen resultiert das ballistische Syndrom. Klinisch findet man heftige Schleuderbewegungen der Gliedmaßen. Im Schlaf verschwinden diese Hyperkinesien.

[H 92]
Frage 18: Lösung B
[H 92]
Frage 19: Lösung B

Gemeinsamer Kommentar

Zu (B)
Das Cushing-Syndrom ist durch vorwiegende Erhöhung von Kortisol im Plasma gekennzeichnet. Klinische Zeichen sind Vollmondgesicht, Stammfettsucht, Hypertonie, Osteoporose, Muskelschwäche und herabgesetzte Glukosetoleranz.
Zu (A)
Das Kraniopharyngeom gehört zu den ektodermalen Tumoren und kann suprasellär oder intrasellär (selten) lokalisiert sein. Die Symptome äußern sich in Kopfschmerz, Gesichtsfeldeinschränkungen, Visusverlust und auch endokrine Störungen, die aber in der Regel mit einer Erniedrigung der ACTH-Sekretion einhergehen.
Zu (C)
Beim Conn-Syndrom findet man eine Überfunktion der Nebennierenrinde mit vermehrter Produktion des Mineralkortikoids Aldosteron. Die klinischen Symptome können durch die Aldosteronwirkung erklärt werden. Es besteht eine arterielle Hypertonie, eine vermehrte Kaliumausscheidung im Urin mit Hypokaliämie im Serum sowie Muskelschwäche und verminderte Natriumausscheidung im Harn mit Ödemneigung.
Zu (D)
Der M. Addison ist durch eine primäre, chronische Nebenniereninsuffizienz charakterisiert. Es kommt zum Ausfall oder der Verringerung der Nebennierenrindensteroidhormonproduktion. Symptome sind Müdigkeit, Gewichtsverlust, gastrointestinale Beschwerden, Hypotonie, Hypoglykämie, Hyperpigmentation (Synonym: Bronze-Diabetes) sowie psychische Veränderungen.
Zu (E)
Der M. Basedow hat als Krankheitsmerkmale eine Struma, Exophthalmus und andere Augensymptome sowie eine Tachykardie mit ggf. Herzinsuffizienz.

[H 92]
Frage 20: Lösung E

Wiederholungsfrage von H 83, Frage 7.14.
In der Beschreibung handelt es sich um den 5. Hirnnerven. Eine wichtige und sehr sensible Untersuchungsmethode zur Objektivierung einer Trigeminusläsion ist die Prüfung des Kornealreflexes, wobei die Kornea von lateral im unteren Bereich mit einem Wattebausch berührt wird. Hierdurch wird durch einen schnellen Lidschlag die Schließung des Lides herbeigeführt. Allerdings ist bei der Bewertung des Korneal-reflexes zu bedenken, daß der efferente Schenkel dieses Fremdreflexes von N. facialis gestellt wird, bei dessen Ausfall der Kornealreflex ebenfalls abgeschwächt ist.
Der 6. Hirnnerv ist der N. trochlearis, bei dessen Schädigung es zu Doppelbildern, vor allem beim Blick nach unten kommt.

[H 92]
Frage 21: Lösung D

Wiederholungsfrage vom H 84, Frage 4.3.
Das anatomische Substrat, nämlich die Papilla nervi optici, liegt sehr wohl nasal der Fovea centralis. Im Gesichtsfeld vor dem Auge projeziert sich die Papille jedoch temporal des Gesichtfeldzentrums.

[H 92]
Frage 22: Lösung D

Auskultatorisch hört man bei der Mitralinsuffizienz einen leisen 1. Herzton, ein bandförmiges, teils holosystolisches Geräusch mit Punctum maximum über der Herzspitze und Fortleitung in die linke Axilla, einen gespaltenen 2. Herzton bei ausgeprägter Mitralinsuffizienz sowie einen 3. Herzton als Kammerdehnungston. Durch die Volumenbelastung ist der linke Vorhof dilatiert.
Einen paukenden 1. Herzton auskultiert man über der Herzspitze in Linksseitenlage bei der Mitralstenose.

[H 92]
Frage 23: Lösung D

Roseolen sind kleinfleckige Hautrötungen in Folge toxischer Gefäßdilatation, die auf Druck verschwinden. Roseolen bei Typhus finden sich besonders am Rumpf am Ende der ersten Krankheitswoche.
Nach dem Sekretionsmechanismus werden die Schweißdrüsen in apokrine und ekkrine Schweißdrüsen unterteilt. Erstere sind im Achsel- und Genitalbereich vertreten und nehmen ihre Tätigkeit erst mit der Pupertät auf. Sie sondern Sekret in die Haarfollikel ab. Die ekkrinen Schweißdrüsen kommen am ganzen Körper vor und beginnen ihre Produktion in den ersten Lebenstagen. Ihr Vorkommen ist unabhängig vom Vorkommen von Haarfollikeln.

[H 92]
Frage 24: Lösung E

Bei der Untersuchung des Kindes auf kongenitale Hüftgelenksluxation im Rahmen einer frühkindlichen Hüftdysplasie gelten als unsichere Zeichen neben dem einseitigen Verstrichensein der Inguinalfalten auch Verstrichensein oder Asymmetrie der Gesäßfalten.

Diagnostisch größere Bedeutung haben die Überprüfung des Ortolani-Zeichens, die Sonographie der Hüfte und in seltenen Fällen auch die Röntgenuntersuchung. Zu den weiteren unsicheren Hinweisen zählt die Abspreizhemmung des erkrankten Hüftgelenks. Sie kommt durch eine Abduktionshemmung bei rechtwinklig gebeugtem Hüftgelenk zustande.

H 92
Frage 25: Lösung E

Die digitale rektale Untersuchung beim Erwachsenen sollte in Seitenlage, Knie-Ellenbogen-Lage oder Steinschnittlage durchgeführt werden. Nach Überprüfen des Sphinktertonus erfolgt die Beurteilung der Anal- und Rektumschleimhaut sowie beim Manne die Beurteilung der Prostata. Bei der Frau läßt sich rektal der Gebärmutterhals und die Größe des Muttermundes fühlen. Der palpierende Finger reicht etwa bis in Höhe der Kohlrausch-Falte und damit bis zum tiefsten Punkt des kleinen Beckens, dem Douglasraum. Hier lassen sich druckschmerzhafte, fluktuierende Schwellungen wie z. B. Abszesse bei Z.n. perforierter Appendizitis oder intraabdominelle Blutungen mit nachfolgender Infektion tasten (1, 2). Beim Mann läßt sich neben der Prostatagröße auch die Konsistenz, die Abgrenzbarkeit sowie die Oberfläche der Prostata beurteilen. Bei einer akuten Prostatitis ist die Prostata schmerzhaft diffus geschwollen und schlecht abgrenzbar (3).

H 92
Frage 26: Lösung D

Ein erstes Lächeln (2) zeigt der Säugling im 2. Lebensmonat. Im 3. Lebensmonat beginnt das Kind zu fixieren (1) und es besteht eine Kopfkontrolle (3). Ab dem 9. Lebensmonat beginnt das Kind auf Händen und Knien zu krabbeln, zieht sich an Gegenständen hoch und beginnt mit Unterstützung zu Laufen. Ab dem 12. Monat richtet es sich alleine zum Stehen auf (4).

H 92
Frage 27: Lösung C

Eine Skoliose kommt durch eine seitliche Verbiegung der Wirbelsäule zustande, wobei es zu einer Rotation der Wirbelkörper zur konvexen Seite der Krümmung kommt (1). Als typischer Befund der Skoliose ist der Rippenbuckel anzusehen (2). Dieser läßt sich am besten diagnostizieren, wenn man hinter dem Patienten steht und dieser sich nach vorne beugt. Im Bereich der Brustwirbelsäule werden die Rippen von der Wirbeldrehung mitgenommen: konvexseitig entsteht ein Rippenbuckel, dem ventral eine Abflachung des Brustkorbes entspricht. Hieraus resultiert die typische asymmetrische Thoraxdeformierung bei Skoliose. Der Schultergürtel wird entsprechend der Form der oberen Brustkorbhälfte verlagert. Die konvexseitige Schulter steht höher und weiter vorne, die konkavseitige tiefer (3).

H 92
Frage 28: Lösung E

Die Gleichgewichtsstörungen werden in zentrale, zerebelläre und periphere, vestibuläre Störungen unterschieden. Beim Armhalteversuch (1) hält der Patient beide Arme parallel vor sich ausgestreckt mit geschlossenen Augen. Hierbei kann es zu einer Abweichung eines Armes oder auch beider Arme zur gleichen Seite kommen. Die Beurteilung mit einer Frenzel-Brille ermöglicht eine Beurteilung der Augenbewegung bei Lupenvergrößerung (2). Bei einem peripheren Vestibularissyndrom findet sich ein horizontaler Spontannystagmus mit der raschen Phase zur Gegenseite. Beim zentralen Vestibularissyndrom besteht ein ungerichteter Nystagmus mit rotatorischer Komponente. Desweiteren eignet sich die kalorische Nystagmusprüfung durch Spülung des Gehörganges mit Wasser von anderer als Körpertemperatur zur Diagnose einer zentralen bzw. peripheren Gleichgewichtsstörung (3). Hiervon abzugrenzen sind Schwindelerscheinungen kardiovaskulärer, psychischer oder sonstiger Art.

H 91
Frage 29: Lösung A

Diese Frage wurde in ähnlicher Form schon im Herbst 87 gestellt.
Zu einer Beugung im Hüftgelenk, Abduktion und Außenrotation kommt es bei der sogenannten Entspannungsstellung des Femurs im Hüftgelenk. Durch diese Haltung werden die die Gelenkkapsel bildenden Bänder entspannt und der Gelenkbinnenraum entlastet.

H 92
Frage 30: Lösung A

Wiederholungsfrage von F 90, Frage 6.69.
Zu (1)
Eine Seborrhö ist eine anlagebedingte, gesteigerte Produktion und Absonderung der Talgdrüsen.
Zu (2)
Genau das Gegenteil findet sich bei der Sebostase: die Talgproduktion ist herabgesetzt, Haut und Haare sind trocken.
Zu (3)
Unter Ekchymosen versteht man kleine, flächenhafte Blutungen über 3 mm. Sie können traumatisch oder infolge von hämorrhagischen Diathesen entstehen.

Anhang III
Examen Frühjahr 1993
Fragen

1 Asymmetrie der Taillendreiecke und zugleich Schulterhochstand ist vor allem typisch für:

(A) Adoleszentenkyphose (M. Scheuermann)
(B) die Fehlhaltung beim Hohlrundrücken
(C) strukturelle Wirbelsäulenskoliose
(D) Gibbus der Wirbelsäule
(E) die Fehlhaltung beim Flachrücken

2 Von einem süßlich-fauligen oder erdigen Geruch der Atemluft spricht man vor allem bei(m)

(A) der Pleuritis exsudativa
(B) akuten Leberversagen
(C) Coma hypoglycaemicum
(D) der chronischen Gastritis
(E) der Viruspneumonie

3 Multiple Atrophien mit fleckigen Hyper- und Depigmentierungen sowie Teleangiektasien bezeichnet man definitionsgemäß als:

(A) Ekchymose
(B) Roseolen
(C) Petechien
(D) Sugillationen
(E) Keine der Aussagen (A) – (D) trifft zu.

4 Welche der Aussagen zum Stimmgabelversuch nach Rinne trifft zu?

(A) Dauer der Luftleitungswahrnehmung und der Knochenleitungswahrnehmung verhalten sich beim Innenohrschaden umgekehrt zueinander als beim Gesunden.
(B) Als Knochenaufsetzpunkt ist der Warzenfortsatz verwendbar.
(C) Gesunde hören beim Rinne-Versuch den Knochenleitungston typischerweise länger und lauter als den Luftleitungston.
(D) Die dabei zumeist verwendete Stimmgabel hat üblicherweise eine um 4 000 Hertz höhere Tonfrequenz als die beim Weber-Versuch verwendete.
(E) Die dabei zumeist verwendete Stimmgabel hat üblicherweise eine Tonfrequenz zwischen 40 und 50 Hertz.

5 Welche der folgenden Aussagen beschreibt am zutreffendsten das typische Bild einer Exkoriation?

(A) weitgehend auf das Korium beschränkter flächenhafter Blutaustritt ins Gewebe
(B) umschriebener, mechanisch bedingter Defekt der Epidermis und des oberen Koriums
(C) breitflächige, typischerweise mit Vernarbung einhergehende, traumatische Abhebung des Koriums von der Subkutis mit ausgedehnten Substanzverlusten
(D) umschriebene Atrophie des Koriums und seiner Anhangsorgane
(E) zeitweilige breitflächige Abhebung des Koriums von der Subkutis durch pathologische Spaltbildung zwischen Korium und Subkutis

6 Eine isolierte Störung der Schmerz- und Temperaturempfindung (= dissoziierte Sensibilitätsstörung) findet man am häufigsten bei einer Läsion mit folgender Lokalisation:

(A) Gyrus postcentralis
(B) Lemniscus medialis
(C) Tractus spinothalamicus lateralis des Rückenmarks
(D) Hinterstränge des Rückenmarks
(E) Rückenmarksnervenwurzeln

7 Die motorische Aphasie (Broca-Aphasie) erkennt man vor allem an folgendem der genannten Erscheinungsbilder:

(A) Stimmlosigkeit
(B) Sprachverständnis weitgehend erhalten, Sprechen im Telegrammstil, große Sprechanstrengung, Paraphasien
(C) bestimmte Begriffsbezeichnungen fallen nicht ein, werden umschrieben; ansonsten flüssige Spontansprache
(D) Sprachvermögen unauffällig, weitgehend fehlendes Sprachverständnis, reichlich semantische Paraphasien
(E) schwache, klangarme Stimme; vorgehaltene Gegenstände werden nur durch manuelles Betasten erkannt

| 1 C | 2 B | 3 E | 4 B | 5 B | 6 C | 7 B |

8 Worin besteht das Charakteristikum der amaurotischen Pupillenstarre?

(A) Afferenzstörung
(B) Efferenzstörung im Verlauf des N. oculomotorius extrakraniell
(C) Verlust der Naheinstellungsreaktion am gesunden und am kranken Auge
(D) Ausfall der konsensuellen Pupillenreaktion am erkrankten Auge bei gleichzeitig erhaltener direkter Pupillenreaktion an diesem Auge
(E) allgemeine komplette Nichterregbarkeit der Pupille bei Belichtung des kranken und des gesunden Auges

9 Das sogenannte „Taschenmesserphänomen" beobachtet man bei der Krankenuntersuchung vor allem im Rahmen folgender Erkrankung bzw. Störung:

(A) Parkinson-Syndrom
(B) kongenitale Myotonie
(C) Kleinhirnhemisphärenläsion
(D) Spastik
(E) Stirnhirnläsion

10 Welche von den genannten ophthalmologischen Untersuchungsmethoden ist zur Erkennung von Trigeminus-Paresen am wichtigsten?

Prüfung

(A) des Kornealreflexes
(B) der Lidschlußkraft
(C) der konsensuellen Lichtreaktion
(D) des Augeninnendruckes
(E) der Tränensekretion mit Ophthalmometer

11 Welcher der folgenden Begriffe dient zur Beschreibung von Schweißdrüsenfunktion?

(A) Seborrhö
(B) Purpura
(C) Hypertrichosis
(D) Anhidrosis
(E) Keiner der genannten Begriffe (A) – (D) dient zur Beschreibung von Schweißdrüsenfunktion.

12 Das Bellsche Phänomen (zu beobachten bei Schädigung eines bestimmten Hirnnerven) beinhaltet vor allem folgendes:

(A) Ausbleiben des Lidschlußreflexes bei Berühren der Kornea mit ausgezogenem Wattebausch
(B) sichtbare „Schließstellung" des Bulbus bei Lidschlußversuch
(C) Auslösen des Orbicularis-oculi-Reflexes bei Schlag mit Reflexhammer auf die Glabella
(D) „tonische Dauerkontraktur" der mimischen Muskulatur nach Innervationsversuch bei länger bestehender Fazialislähmung
(E) Zuckung der mimischen Muskulatur bei Beklopfen des gleichseitigen Fazialisstammes

13 Bei welcher Erkrankung tritt folgender Befund am häufigsten auf:

Vergröberung (einschließlich knöcherner Veränderungen) des Gesichts, mit Betonung (Vergrößerung) von Kinn, Nase und Supraorbitalwülsten?

(A) eosinophiles Hypophysenvorderlappenadenom
(B) M. Cushing
(C) Kraniotabes
(D) Conn-Syndrom
(E) Hydrozephalus

14 Beim positiven Trendelenburg-Zeichen zeigt sich typischerweise

(A) (beim Einbeinstand) ein Absinken des Beckens auf der Spielbeinseite
(B) eine Schwäche des M. iliopsoas (infolge Paralyse oder funktioneller Insuffizienz)
(C) das schmerzbedingte Absinken des Beckens bei einseitiger Coxarthrose
(D) eine Hüftbeugekontraktur der betreffenden Seite im Einbeinstand
(E) eine (einseitige) anatomische Beinverkürzung am deutlichsten

15 Bei einem Patienten weicht die Zunge beim Herausstrecken schräg nach links ab.

Welche der folgenden Ursachen kommt am wahrscheinlichsten in Betracht?

Eine Läsion des

(A) linken N. glossopharyngeus
(B) rechten N. glossopharyngeus
(C) linken N. hypoglossus
(D) rechten N. hypoglossus
(E) 11. Hirnnerven links

16 Der Rigor

(A) ist stets mit einem Ruhetremor verbunden
(B) ist immer mit einem erhöhten Muskeldehnungswiderstand verbunden
(C) ist in der Regel hauptsächlich mit einem Intentionstremor gekoppelt
(D) ist stets mit einer Hyperkinese verbunden
(E) beruht in 1. Linie auf einer Nekrose des Nucleus ruber

17 Welche Aussage trifft **nicht** zu?

Für akzidentelle Herzgeräusche bei Kindern gilt:

(A) Es sind oft leise Geräusche.
(B) Sie sind typischerweise holosystolisch.
(C) Sie sind in späteren Jahren (Erwachsenenalter) bei den betreffenden Personen häufig dann verschwunden.
(D) Sie sind häufig von der Körperlage des Patienten beeinflußbar.
(E) Sie zeigen in einem Teil der Fälle musikalischen Klangcharakter.

18 Welche Aussage trifft **nicht** zu?

Zum routinemäßigen Nachweis, ob es sich bei einem (männlichen) Neugeborenen um ein reifes Neugeborenes handelt (Prüfung der Reifezeichen), dienen sinnvollerweise:

(A) positiver Nachweis amphorischen Atmens
(B) Beurteilung der Lanugobehaarung
(C) Beurteilung der Hautfarbe
(D) Prüfung des Hodenstandes
(E) Messung, ob eine Mindest-Körperlänge erreicht ist

19 Welche Aussage trifft **nicht** zu?

Bei der ophthalmoskopischen Betrachtung des normalen Augenfundus unterscheiden sich Netzhautarterien und -venen folgendermaßen:

Die Arterien der Netzhaut

(A) zeigen ein helleres Rot als die Venen
(B) sind geringer geschlängelt als die Venen
(C) sparen den Bereich der Papille aus
(D) zeigen einen breiteren Reflexstreifen
(E) zeigen einen relativ geringeren Querdurchmesser als die Venen

20 Die chronische schwere Aortenklappeninsuffizienz verursacht in der Regel ein systolisches Austin-Flint-Geräusch,

weil

bei der chronischen schweren Aortenklappeninsuffizienz typischerweise eine Dilatation des linken Ventrikels besteht.

21 Als Ursache ungleich erscheinender Beinlängen (bei der Inspektion) eines 8 Monate alten Säuglings kommt differentialdiagnostisch eine kongenitale Hüftgelenksluxation in Betracht,

weil

es bei der kongenitalen Hüftgelenksluxation typischerweise zur Luxation des Hüftkopfes nach ventrokaudal kommt.

22 Bei der Beugekontraktur eines Hüftgelenkes ist bei der Messung des Bewegungsumfanges dieses Hüftgelenkes die Stellung der Wirbelsäule von Bedeutung,

weil

eine Hüftbeugekontraktur in der Regel zu einer funktionellen Abflachung der Lendenwirbelsäulenlordose führt.

23 Das Phänomen der tanzenden Patella beweist eine Kniebandschwäche,

weil

eine Schädigung des Lig. patellae die Voraussetzung für eine tanzende Patella ist.

24 Hinsichtlich der orientierenden Daten bei der altersüblichen Entwicklung von gesunden Kindern in Mitteleuropa gilt:

(1) Der Säugling verdoppelt sein Geburtsgewicht bis zum Ende des 3. Lebensmonats.
(2) Der größte Wachstumsschub beim Körperlängenwachstum wird typischerweise zwischen dem 3. und 4. Lebensjahr beobachtet.
(3) Die Dentition (Milchgebiß) beginnt bei einem Großteil der Kinder im 6.–8. Lebensmonat.

(A) nur 3 ist richtig
(B) nur 1 und 2 sind richtig
(C) nur 1 und 3 sind richtig
(D) nur 2 und 3 sind richtig
(E) 1–3 = alle sind richtig

25 Was charakterisiert bei der Anamneseerhebung eine Suggestivfrage?

Die Suggestivfrage

(1) ist die typische Anwendungsform der Eröffnungsfrage
(2) zielt häufig auf eine Ja/Nein-Antwort
(3) ist die typische Anwendungsform der Katalogfragen

(A) nur 1 ist richtig
(B) nur 2 ist richtig
(C) nur 1 und 2 sind richtig
(D) nur 1 und 3 sind richtig
(E) nur 2 und 3 sind richtig

26 Welche der Aussagen über den Intentionstremor treffen zu?

(1) Zur Prüfung ist der Knie-Hacken-Versuch geeignet.
(2) Er wird in der Regel durch eine isolierte Schädigung des Nucleus olivaris hervorgerufen.
(3) Er ist obligat gekoppelt mit einer Akinese.

(A) nur 1 ist richtig
(B) nur 2 ist richtig
(C) nur 1 und 2 sind richtig
(D) nur 1 und 3 sind richtig
(E) nur 2 und 3 sind richtig

27 Ungünstige Voraussetzungen für die perkutorische Erfassung einer Lungeninfiltration sind bei der allgemeinen körperlichen Untersuchung:

(1) Abstand zwischen innerer Brustwand und Infiltration ca. 6 cm
(2) sehr dicke subkutane Fettgewebsschicht im Bereich der Perkussionsstelle
(3) Perkussion mit der Methode der indirekten Perkussion

(A) nur 2 ist richtig
(B) nur 1 und 2 sind richtig
(C) nur 1 und 3 sind richtig
(D) nur 2 und 3 sind richtig
(E) 1–3 = alle sind richtig

28 Welche der Aussagen über die korrekte Prüfung und Dokumentation des Lasègue-Zeichens treffen zu?

(1) Ein positives Lasègue-Zeichen wird mit einer Winkelangabe (in Grad) dokumentiert.
(2) Das Knie bleibt während der Untersuchung gebeugt.
(3) Der Patient soll während der Prüfung mit erhöhtem Oberkörper sitzen und sich mit den Armen abstützen.

(A) nur 1 ist richtig
(B) nur 3 ist richtig
(C) nur 1 und 2 sind richtig
(D) nur 1 und 3 sind richtig
(E) nur 2 und 3 sind richtig

29 Bei einem Patienten soll die Anamnese zur Abklärung einer Urtikaria erhoben werden.

Als Ursache der Urtikaria kommen differentialdiagnostisch in Betracht:

(1) Lebensmitteladditivum
(2) Insektenstich
(3) Medikament

(A) nur 2 ist richtig
(B) nur 1 und 2 sind richtig
(C) nur 1 und 3 sind richtig
(D) nur 2 und 3 sind richtig
(E) 1–3 = alle sind richtig

30 Bei der Suche nach pathologischen Trommelfellbefunden mit Hilfe der Otoskopie ist auf folgende Trommelfellzeichen zu achten:

(1) Vorwölbung
(2) Retraktion
(3) Lichtreflexänderung

(A) nur 1 ist richtig
(B) nur 1 und 2 sind richtig
(C) nur 1 und 3 sind richtig
(D) nur 2 und 3 sind richtig
(E) 1–3 = alle sind richtig

Antwort	Aussage 1	Aussage 2	Verknüpfung
A	richtig	richtig	richtig
B	richtig	richtig	falsch
C	richtig	falsch	–
D	falsch	richtig	–
E	falsch	falsch	–

Anhang III
Examen Frühjahr 1993
Kommentare

Frage 1: Lösung C

Zu (C)
Echte oder strukturelle Skoliosen sind von funktionellen skoliotischen Fehlhaltungen zu unterscheiden. Hierbei kommt es zu einer seitlichen Verbiegung der Wirbelsäule, wobei es zu einer Rotation der Wirbelkörper zur konvexen Seite der Krümmung kommt. Weitere typische Befunde sind Beckenschiefstand mit Taillendreieck, Asymmetrie der Schulter mit Schulterhochstand sowie Thoraxasymmetrie und Rippenbuckel bzw. Lendenwulst.

Zu (A)
Unter einer Adoleszentenkyphose oder einem M. Scheuermann versteht man eine Entwicklungsstörung der Wirbelsäule mit Rundrückenbildung insbesondere im Brust- und im thorakolumbalen Abschnitt. Sie befällt vornehmlich Jungen zwischen dem 12. und 17. Lebensjahr. Wahrscheinlich besteht eine anlagebedingte Gewebsminderwertigkeit der Wirbeldeckplatten, wodurch es durch Einbruch von Bandscheibengewebe zu den sogenannten Schmorl-Knötchen kommt.

Zu (B)
Zu den Haltungsfehlern zählt der Hohlrund-, der Totalrund- und der Flachrücken. Beim hohlrunden Rücken sind thorakale Kyphose und lumbale Lordose stärker betont. Der Rumpf bekommt einen mehr gedrungenen Eindruck. Häufig liegt der Hyperlordose eine zu starke Beckenneigung zu Grunde.

Zu (D)
Als Gibbus der Wirbelsäule bezeichnet man eine anguläre Kyphose durch keilförmigen Zusammenbruch eines oder mehrerer Wirbelkörper z. B. bei destruierenden Entzündungen, bei Wirbelfrakturen oder bei Tumoreinbrüchen.

Zu (E)
Beim konstitutionellen Flachrücken hat die Wirbelsäule ihre physiologische Krümmung und damit auch einen wesentlichen Teil ihrer Fähigkeit zum Ausgleich von Erschütterungen verloren. Stoß- und Druckbelastungen werden so ungünstiger auf den Bandscheibenapparat und die Kreuzbeinfugen übertragen.

Frage 2: Lösung B

Zu (B)
Der Geruch nach frischer Leber von süßlich-fauligem oder erdigem Geruch in der Atemluft des Patienten läßt an eine akute Lebererkrankung mit Untergang von Leberparenchym denken.

Zu (A) und (E)
Hier gibt es keine zuverlässigen Geruchsmerkmale für die Nase des Untersuchers.

Zu (C)
Azetongeruch, der typische nach Obst riechende Atem, ist charakteristisch für die diabetische Ketoazidose. Beim Coma hypoglycaemicum gibt es ebenfalls nichts besonderes zu riechen.

Zu (D)
Ein säuerlicher Geruch weist in Richtung Gastritis. Häufig finden sich weißliche Beläge der Zunge.

Zu (E)
Lungeninfektionen mit bakteriellem oder Pilzbefall können mit einem putriden, fötiden Atemgeruch einhergehen.

Frage 3: Lösung E

Zu (E)
Hyper- und Hypo- bzw. Depigmentierungen findet man bei Störungen des Pigmentsystemes der Haut im Rahmen eines teilweisen Funktionsverlustes oder bei Untergang der Melanozyten. Hier kann entweder ein teilweiser Pigmentverlust (Leukoderm: Psoriasis und Lues) oder ein totaler Pigmentverlust (depigmentierte Narbe) vorliegen. Außerdem gehören die Vitiligo, der Albinismus und noch andere Pigmentstörungen hierzu. Zu den Hyperpigmentationen zählt die Bronzehautkrankheit, der M. Addison.
Unter Teleangiektasien versteht man bleibende Erweiterung kleiner oberflächlicher Hautgefäße, die zumeist erworben, im Gesicht meist witterungsbedingt sind.

Zu (A)
Ausgedehnte flächenhafte Blutungen werden Ekchymosen genannt.

Zu (B)
Roseolen sind Folgen toxischer Gefäßdilatationen, z. B. beim Typhus abdominalis findet man sie hauptsächlich an der Bauchhaut.

Zu (C)
Petechien sind kleinste punktförmige Haut- oder Schleimhautblutungen (Kapillarblutungen).

Zu (D)
Unter Sugillationen versteht man flächenhafte Haut- oder Schleimhautblutungen nach Verletzungen oder hämorrhagischer Diathese.

Frage 4: Lösung B

Der Stimmgabelversuch nach Rinne dient dem Vergleich zwischen Luft- und Knochenleitung an ein und demselben Ohr. Die in Schwingung versetzte Stimmgabel wird auf das Mastoid aufgesetzt (B) und solange dort belassen wie ein Ton zu hören ist. Dann wird die Stimmgabel sofort vor den Gehörgang gehalten. Normalerweise wird hier der Ton noch einmal wahrgenommen. Ist die Luftleitung besser als die Knochenleitung spricht man von Rinne positiv, einem Normalbefund. Liegt ein Mittelohrschaden vor, der eine Schalleitungsstörung bewirkt, hört der Patient den Ton länger auf dem Warzenfortsatz (C). Somit ist die Knochenleitung besser als die Luftleitung. Man spricht von Rinne negativ, einem pathologischen Befund. Beim Innenohrschaden findet man die gleichen Befunde wie beim Gesunden, nur ist die Wahrnehmungszeit hier insgesamt kürzer (A). Das menschliche Ohr nimmt Schwingungen zwischen 16 und 22000 Hz wahr, die im Alter einer zunehmenden Einengung des Frequenzbereiches unterliegen. Die Stimmgabelprüfung zur Differenzierung zwischen Schalleitungs- und Schallempfindungsstörungen (Weber-, Rinne-, Gellè-Versuch) werden mit einer Stimmgabel mit Kammerton A (440 Hz) durchgeführt (D, E).

F 93
Frage 5: Lösung B

Wiederholungsfrage von F 90, Frage 6.34.
Zu (B)
Eine Exkoriation ist eine traumatisch entstandene Epidermisabschürfung, die das Korium erreicht.
Zu (A)
Flächenhaften Blutaustritt in Gewebe nennt man Ekchymosen.
Zu (C)
Ausgedehnte Substanzverluste gehen mit Narbenbildung einher. Das geschädigte Gewebe wird bindegewebig ersetzt mit grober Strukturveränderung der Haut und fehlender Oberflächenstruktur.
Zu (D)
Eine Atrophie der Haut geht mit einer gleichmäßigen Verdünnung aller Hautschichten einher, wobei die Hautfelderung im Gegensatz zur Narbe erhalten bleibt.

F 93
Frage 6: Lösung C

Zu (C)
Im Tractus spinothalamicus laufen die sensiblen Qualitäten für Schmerz und Temperatur. Bei einem Ausfall kommt es zu einer dissoziierten Empfindungsstörung auf der Gegenseite, wobei es bei einer Halbseitenschädigung des Rückenmarkes zu einer spastischen Parese mit Tiefensensibilitätsstörung auf der Seite der Läsion kommt.
Zu (A)
Dem Gyrus postcentralis ordnet man den Endpunkt der Körperfühlbahnen (somatosensible primäre Rindenfelder) zu.
Zu (B)
Zu den aufsteigenden Bahnen im Rhombenzephalon gehören der Lemniscus medialis (innere Schleife).

Zu (D)
Zu den aufsteigenden Bahnen im Rückenmark gehört die Hinterstrangbahn, welche epikritische Sensibilität für Berührung, Druck, Vibration und Tiefensensibilität leitet.
Zu (E)
Die 31 paarig angeordneten Spinalnerven entstehen im Bereich der Foramina intervertebralia aus einer vorderen Wurzel (Radix ventralis) und einer hinteren Wurzel (Radix dorsalis). Die ventrale Wurzel führt motorische (efferente) Fasern, die dorsale Wurzel führt sensible (afferente) Fasern.

F 93
Frage 7: Lösung B

Die Frage entspricht inhaltlich der Frage 10 vom Herbstexamen 92.
Zu (B)
Herabgesetzte Sprachproduktion bei relativ guterhaltenem Sprachverständnis ist Kennzeichen der motorischen Aphasie. Es kommt zu einer Rarefizierung grammatikalischer Strukturen; der Patient verzichtet auf Konjugation, Deklination, auf nicht essentielle Adverben und Adjektive. Dies führt zum sogenannten Telegrammstil.
Zu (A)
Eine Stimmlosigkeit muß im Rahmen einer Dysarthrie bzw. Anarthrie von der Wortstummheit bei globaler Aphasie unterschieden werden. Bei der Dysarthrie liegt die Schwierigkeit in der Artikulation, nicht beim Verstehen oder Produzieren der Wörter. Die schwerste Form der Dysarthrie ist die Anarthrie, bei der der Kranke kein Wort mehr sprechen kann, ein erhaltenes Sprachverständnis aber vorliegt. Die Anarthrie muß neben der globalen Aphasie von Kommunikationsproblemen beim organischen Psychosyndrom abgegrenzt werden.
Zu (C)
Die amnestische Aphasie macht sich durch ausgeprägte Wortfindungsstörungen bemerkbar, während Sprachverständnis und Spontansprache weitgehend erhalten sind. Die Läsionsherde sind temporoparietal gelegen.
Zu (D)
Eine starke Störung des Sprachverständnis bei flüssiger Sprachproduktion, die sogar über das normale Maß hinausgehen kann, findet sich bei der sensorischen Aphasie. Die Sprache des Patienten kann bis zur Unverständlichkeit entstellt sein. Hierbei können ganze Satzteile oder Worte vertauscht werden (semantische oder verbale Paraphasien).
Zu (E)
Das Nichterkennen optisch dargebotener Gegenstände bei prompten Benennen nach Betasten dieser Gegenstände wird als visuelle Agnosie beschrieben und ist Folge einer Leitungsstörung im Bereich der linken

Sehrinde. Eine zusätzlich schwache und klangarme Stimme kann durch zusätzliche dysarthrische Störungen auftreten.

F 93
Frage 8: Lösung A

Wiederholungsfrage H 90, Frage 4.22.
Zu (A)
Die amaurotische Pupillenstarre beruht auf einer Erblindung des Auges. Hierdurch kommt es zum Ausfall der visuell sensorischen Fasern. Desweiteren kommt es zum Erlöschen der pupillomotorischen Aktivität: die Afferenz fehlt. Die Pupillen sind mittelweit, Sehfunktion und direkte Reaktion sind negativ, wobei die indirekte Reaktion und die Konvergenzreaktion positiv sind.
Zu (B)
Bei Efferenzstörungen kommt es zur absoluten Pupillenstarre. Man unterscheidet eine einseitige absolute Pupillenstarre, die ihre Ursache in einer peripheren Schädigung des N. oculomotorius findet. So kommt es zu einem Überwiegen des Sympathikus an diesem Auge. Der parasympathische efferente Schenkel, der mit dem N. oculomotorius verläuft, wurde unterbrochen. Bei der beidseitigen absoluten Pupillenstarre liegt eine Schädigung des N. oculomotorius im zentralen Anteil vor.
Zu (C)
Der Verlust der Naheinstellungsreaktion am gesunden und kranken Auge findet sich bei der absoluten Pupillenstarre als Efferenzstörung. In der ausgeprägtesten Form dieser Efferenzstörung kommt es zu weiten entrundeten Pupillen, erhaltener Sehfunktion, wobei direkte, indirekte und Konvergenzreaktion negativ sind.
Zu (D)
Diese Kombination gibt es nicht. Es gibt nur eine erhaltene konsensuelle Pupillenreaktion bei aufgehobener direkter Pupillenreaktion. Man findet diese bei der amaurotischen Pupillenstarre.
Zu (E)
Bei der absoluten Pupillenstarre trifft man eine negative Reaktion auf direkte und indirekte Beleuchtung des Auges an. Hier liegt eine Efferenzstörung vor. Das gleiche findet man bei der reflektorischen Pupillenstarre, beim Argyll-Robertson-Phänomen, wobei im Gegensatz zur absoluten Pupillenstarre die Naheinstellungsreaktion nachweisbar bleibt.

F 93
Frage 9: Lösung D

Zu (D)
Das sogenannte Taschenmesserphänomen trifft man bei der Prüfung der Spastik an. Bei passivem Strecken des gebeugten Ellenbogens äußert sich die Spastizität in einem wächsernem Widerstand gegen die passive Streckung, der plötzlich unvermittelt zusammenbricht. Dieses Phänomen beruht auf der Aktivierung der Golgirezeptoren und entsteht dann, wenn zu der pyramidalen Schädigung extrapyramidale suppressorische kortikale Zentren oder deren Bahnen geschädigt werden.
Zu (A)
Leitsymptome des Parkinsonsyndroms sind Ruhetremor, Rigor, Akinese, Bradyphrenie und vegetative Symptome.
Zu (B)
Bei der Myotonie findet man eine gestörte Dekontraktion der Skelettmuskulatur. Nach Willkürbewegungen aber auch nach Beklopfen des Muskels oder elektrisch ausgelöster Muskelkontraktion bleibt diese über Sekunden bis Minuten bestehen, bis es zu einer Erschlaffung kommt. Das am häufigsten vorkommende Krankheitsbild ist die Dystrophia myotonica Cruschmann-Steinert. Sie ist die zweit häufigste erbliche Muskelerkrankung überhaupt.
Zu (C)
Kleinhirnschädigungen gehen in der Regel mit Koordinationsstörungen einher. Sind die Kleinhirnhemisphären geschädigt, findet sich meist eine Extremitätenataxie. Liegt die Läsion hingegen im Kleinhirnwurm, tritt eine Rumpfataxie auf.
Zu (E)
Läsionen im Bereich des Stirnhirns können zu Wesensänderungen des Patienten führen, dann treten Enthemmung und ein läppisches Wesen auf.

F 93
Frage 10: Lösung A

Diese Frage wurde in fast identischer Form im Frühjahr 89, Frage 7.8, schon einmal gestellt.
Zu (A)
Die wichtige und sehr sensible Untersuchungsmethode zur Objektivierung einer Trigeminusläsion ist die Prüfung des Kornealreflexes, wobei die Kornea von der Seite aus im unteren Bereich mit einem Wattebausch berührt wird. Hierdurch wird mit einem schnellen Lidschlag die Schließung des Auges herbeigeführt. Allerdings ist bei der Bewertung des Kornealreflexes zu bedenken, daß der efferente Schenkel dieses Fremdreflexes vom N. facialis gestellt wird, bei dessen Ausfall der Kornealreflex ebenfalls abgeschwächt sein kann.
Zu (B)
Die Lidschließer werden vom N. facialis motorisch versorgt. Der Lidschluß ist bei einer zentralen Fazialisparese aufgehoben.
Zu (C)
Prüft man die konsensuelle Lichtreaktion, so überprüft man den N. oculomotorius.
Zu (D)
Der Augeninnendruck ist z. B. beim Glaukom erhöht und wird am genauesten durch die Tonometrie beim Augenarzt bestimmt.

Zu (E)
Die Tränendrüse wird parasympathisch innerviert durch Fasern, die mit dem N. facialis ziehen, sympathisch aus dem Ganglion cervicale superius und sensibel mit Fasern, die aus dem N. trigeminus (N. lacrimalis) stammen.

[F 93]
Frage 11: Lösung D

Zu (D)
Als Anhidrosis bezeichnet man eine fehlende Schweißabsonderung. Sie kann z. B. im Rahmen eines Horner-Syndroms bei Pancoast-Tumor auftreten.
Zu (A)
Eine Seborrhö ist eine anlagebedingte, gesteigerte Produktion und Absonderung von Talgdrüsen.
Zu (B)
Purpura sind multiple kleine hämorrhagische Flecken, die im Gegensatz zum Erythem nicht anämisierbar sind. Punktförmige Blutungen deuten auf Gefäßwandveränderungen oder Thrombozytopathien hin.
Zu (C)
Eine Hypertrichose ist eine gegenüber der Norm quantitativ vermehrte Körperbehaarung. Sie kann als hypertrichosis congenita (Lanugohaare bleiben erhalten, Haarmensch), als Hypertrichosis irritativa (nach langem Anhalten termischer oder mechanischer Hautreizung) oder als Hypertrichosis medicamentosa (Langzeitbehandlung mit Streptomycin, Kortikoiden, ACTH und anderen) imponieren.

[F 93]
Frage 12: Lösung B

Zu (B)
Bei einer kompletten, peripheren Fazialisparese kommt es zu einer fehlenden Innervation der Gesichtsmuskeln auf der gelähmten Seite. Die Stirn kann nicht mehr gerunzelt werden (DD: zentrale Fazialisparese), das Auge kann nicht mehr geschlossen werden. Bei diesem fehlenden Augenschluß kommt es beim Versuch das Auge zu schließen und der damit verbundenen Vertikaldrehung des Bulbus nach oben zu einem Sichtbarwerden der weißen Skleren. Diesen Vorgang nennt man Bell-Phänomen.
Zu (A)
Der Kornealreflex wird durch Bestreichen des äußeren unteren Irisdrittels ausgelöst und ist bei einer Schädigung des N. trigeminus abgeschwächt (sensibler Ast). Ebenso kann er aber auch bei einer Fazialisparese vermindert sein (motorischer Ast). Also Vorsicht in der Beurteilung eines abgeschwächten Kornealreflexes.
Zu (C)
Beim Glabella-Reflex findet man eine Kontraktion der Mm. orbiculares oculi. Diese findet sich bei Beklopfen der Glabellagegend (unbehaarte Stelle zwischen den Augenbrauen). Der Glabella-Reflex fehlt schon im Beginn einer Fazialislähmung.
Zu (D)
Die mimische Muskulatur wird durch den N. facialis innerviert. Bei einer Lähmung kommt es eben zu einer Parese und nicht zu einer tonischen Dauerkontraktion. Im Rahmen der Heilung bei einer Fazialisparese kann es allerdings zu Fehlsprossungen kommen. Bekanntestes Phänomen sind die sogenannten Krokodilstränen beim Essen, die durch Fehleinwachsen von Speicheldrüsenfasern in die Glandula lacrimalis zustande kommen.
Zu (E)
Das hier beschriebene Phänomen nennt man Chvostek-Phänomen. Es zeigt eine mechanische Übererregbarkeit des N. facialis an und ist z. B. bei Tetanie oder vegetativer Labilität positiv. Ausgelöst wird dieses Phänomen durch Beklopfen des Fazialisstammes vor dem Ohrläppchen, wodurch eine Zuckung der Gesichtsmuskulatur auf der gleichen Gesichtsseite auftritt.

[F 93]
Frage 13: Lösung A

Zu (A)
Das eosinophile Adenom der Hypophyse geht mit Wucherung STH produzierender Zellen einher und führt zur Akromegalie. Eine Vergrößerung des Gesichtes mit Betonung von Kinn, Nase und Supraorbitalwülsten sowie Vergrößerung der Hände, aber auch Vergrößerung der inneren Organe sind typische Befunde bei der Akromegalie.
Zu (B)
Der M. Cushing, der entweder hypophysär, adrenal, iatrogen oder paraneoplastisch bedingt sein kann, hat laborchemisch eine ACTH- und Kortisolerhöhung. Klinische Zeichen sind Vollmondgesicht, Stammfettsucht, Hypertonie und anderes mehr.
Zu (C)
Elastische Eindrückbarkeit des Schädels bei Erstmanifestation der Rachitis vor dem 6. Lebensmonat nennt man Kraniotabes (lateinisch: tabes = Verwesung).
Zu (D)
Eine Überfunktion der Nebennierenrinde mit vermehrter Produktion der Mineralkortikoide nennt man M. Conn. Die klinischen Symptome bestehen in arterieller Hypertonie, vermehrter Kaliumausscheidung, verminderter Natriumausscheidung und Hypokaliämie und Hypernatriämie im Serum sowie Ödemneigung.
Zu (E)
Ein Hydrozephalus beruht auf der Erweiterung der Liquorräume und wird in einen Hydrocephalus externus mit Erweiterung des Subarachnoidalraumes und in einen Hydrocephalus internus mit Erweiterung des Ven-

trikelsystems bzw. in einen Hydrocephalus communicans als Hydrocephalus internus et externus unterschieden. Das klinische Bild ist je nach Alter des Patienten sehr unterschiedlich. Bei Säuglingen und Kleinkindern zeigen sich zentralnervöse Anfallserscheinungen bis hin zur Oligophrenie. Der chronische Hirndruck führt neben der Optikusatrophie zu anderen neurologischen Ausfällen. Akute Hirndrucksteigerung kann zu Erbrechen, Krämpfen und bis zum Tode führen.

F 93
Frage 14: Lösung A

Das Trendelenburg-Zeichen oder auch der Einbeinstand genannt (nicht zu Verwechseln mit dem Trendelenburg-Test, der zur Diagnose von venösen Klappeninsuffizienzen herangezogen wird) beschriebt beim Stehen auf der kranken Seite und Anheben des in Hüfte und Knie gebeugten Beines ein Absinken der gesunden Beckenseite. Normalerweise wird die Beckenseite des angehobenen Beines ebenfalls mit angehoben, bei einer muskulären Schwäche des M. glutaeus medius sinkt das Becken auf der Seite des Spielbeines ab. Man findet ein positives Trendelenburg-Zeichen bei angeborener Hüftgelenksluxation, aber auch bei Coxa vara, Perthes-Krankheit, Pseudoarthrosenkrankheiten usw.

F 93
Frage 15: Lösung C

Zu (C)
Bei einer Schädigung des N. hypoglossus weicht die herausgestreckte Zunge nach der gelähmten Seite ab. Dies entsteht durch ein Überwiegen der Zungenmuskulatur auf der gesunden Seite. Weicht die Zunge nach links ab, ist auch die Schädigung links.
Zu (A)
Eine Schädigung des N. glossopharyngeus links läßt das Zäpfchen nach rechts abweichen.
Zu (B)
Bei Schädigung des rechten N. glossopharyngeus weicht das Zäpfchen nach links ab.
Zu (D)
Ist der N. hypoglossus rechts geschädigt, zeigt die Zunge beim Herausstrecken nach rechts.
Zu (E)
Eine Schädigung des N. accessorius (11. Hirnnerv) bewirkt eine Lähmung des M. sternocleidomastoideus und des M. trapezius.

F 93
Frage 16: Lösung B

Zu (B)
Der Rigor als Ausdruck einer extrapyramidalen Erkrankung ist gekennzeichnet durch einen wächsernen Dehnungswiderstand. Dieser kann während der Prüfung ruckartig nachlassen, sakkadieren. Man spricht dann von einem Zahnradphänomen. Die Tonuserhöhung hierbei betrifft Beuger und Strecker, meist auch proximale und distale Muskeln in gleicher Weise.
Zu (A)
Den Ruhetremor findet man ebenso wie den Rigor beim Parkinson-Syndrom. Es handelt sich hierbei um einen Antagonistentremor mit einer Frequenz von 4–6/Sekunde. Er ist bei Durchführung von Zielbewegungen nicht vorhanden.
Zu (C)
Im Gegensatz hierzu tritt der Intensionstremor nur bei Bewegung auf und verstärkt sich, je mehr sich Hand und Fuß dem Ziel nähern. Die Amplitude reicht hierbei von feinschlägigem Zittern bis zu grobem Wackeln oder Schlagen. Der Intentionstremor kann bei Kleinhirnschädigungen, aber auch als seniler Tremor oder nach Alkoholgenuß auftreten.
Zu (D)
Zu den Hyperkinesien gehören neben Chorea, Athetose und dystone Hyperkinesien auch Myoklonien, Tics, Ballismus und Tremor, wobei im Rahmen extrapyramidaler Störungen der Ruhetremor zu nennen ist.
Zu (E)
Der Nucleus ruber, der durch eingelagertes kolloidales Eisen eine rötliche Farbe hat, dient als Kontroll- und Schaltstelle: er erhält Impulse aus Groß- und Kleinhirn und vom Thalamus und sendet Impulse zum Rückenmark und Kleinhirn. Diese sind unter anderem für Muskeltonus und Körperhaltung wichtig. Bei einem Ausfall kommt es zu Ruhetremor und verändertem Muskeltonus.

F 93
Frage 17: Lösung B

Zu (B)
Herzfehler mit holosystolischen Herzgeräuschen sind vor allem die Mitralinsuffizienz und der Ventrikelseptumdefekt. Auch beim Vorhofseptumdefekt, dem Eisenmenger-Syndrom, der Fallot-Tetralogie und der Pulmonalstenose findet man ein holosystolisches Geräusch.
Zu (A), (C), (D) und (E)
Akzidentelle Herzgeräusche treten meist bei gesunden Kindern und Jugendlichen auf ohne strukturelle oder funktionelle Herzveränderungen. Meist verschwinden sie in späteren Jahren. Sie entstehen durch harmlose Wirbelbildungen des Blutstroms und werden gewöhnlich als leise Geräusche mit Punctum maximum über der Herzspitze beschrieben, die aber durch die Körperlage des Patienten beeinflußbar sind. Auch wird ein musikalischer Klangcharakter beschrieben.

[F 93]
Frage 18: Lösung A

Zu (A)
Beim amphorischen Atmen hat das Atemgeräusch einen bronchialen Charakter mit einem hohen Beiklang. Dieser Klang wird auch als Metallklang geschildert (wie beim Anblasen eines enghalsigen Kruges, also einer Amphore). Es ist pathognomonisch für glattwnadige Kavernen und Pneumothorax.
Zu (B)–(E)
Zur Beurteilung der Reifekriterien eines Neugeborenen werden bestimmte Kriterien und äußere Merkmale herangezogen, die sich teilweise zeitbezogen verändern. Hierzu zählt die Lanugobehaarung, die am Termin noch spärlich vorhanden sein soll. Die Hautfarbe sollte rosig sein. Die Testes beim männlichen Neugeborenen sollten ins Skrotum deszendiert sein. Die durchschnittliche Körperlänge eines Neugeborenen beträgt zwischen 48 und 54 cm. Insgesamt sind die Reifezeichen des Neugeborenen abhängig von der Schwangerschaftsdauer.

[F 93]
Frage 19: Lösung C

Bei der ophthalmoskopischen Betrachtung der Netzhaut stellen sich die Netzhautarterien folgendermaßen dar: sie sind hellrot, laufen gradliniger als die Venen, haben einen breiten Reflexstreifen und einen geringeren Querdurchmesser als die Venen. Außerdem zeigen sie keine Pulsation. Die Venen im Gegensatz hierzu sind dunkelrot mit schmalem oder fehlendem Reflexstreifen, haben ein größeres Kaliber als die Arterien mit einem Verhältnis von Arterie zur Vene wie 2:3, sind stärker geschlängelt und haben einen physiologischen Spontanpuls. Selbstverständlich sparen die Gefäße die Papille nicht aus.

[F 93]
Frage 20: Lösung D

Eine mangelnde Schlußfähigkeit der Aortenklappe führt zu einer Dilatation des linken Ventrikels durch den diastolischen Blutrückstrom aus der Aorta. Man hört ein diastolisches Sofortgeräusch mit Punctum maximum über Erb, einen leisen 2. Herzton sowie bei relativer Stenose ein systolisches Geräusch. Das Austin-Flint-Geräusch ist ein präsystolisches Crescendogeräusch, das bei der Aortenklappeninsuffizienz auftritt. Ursächlich hierfür ist eine funktionelle Mitralstenose.

[F 93]
Frage 21: Lösung C

Die kongenitale Hüftgelenksdysplasie weist eine Steilstellung mit vermehrter Antetorsion des Schenkelhalses auf, sekundär kommt es zu Fehlwachstum und Umbauungsstörungen des Schenkelkopfes und Insuffizienz der Adduktoren durch Verkürzung. Desweiteren können Luxationen und frühzeitige Arthrose auftreten. Hinweiszeichen sind die leere Hüftpfanne, Hochstand des Trochanter major, Adduktorendelle, seitliche Verlagerung des Hüftkopfes, Hilgenreinerzeichen sowie die unsicheren Zeichen. Verstrichensein der Gluteal- und Inguinalfalte, Beinlängendifferenz und Ortolani-zeichen werden hierzu gezählt. Die Luxationen werden in 3 Grade eingeteilt. Mit Luxation 1. Grades wird eine Subluxation bezeichnet, bei der Luxation 2. Grades steht der Hüftkopf zwischen oberem Pfannenerker und Os ileum und bei der Luxation 3. Grades hinter dem Os ileum.

[F 93]
Frage 22: Lösung C

Den Bewegungsumfang im Hüftgelenk stellt man beiderseits vergleichend fest. Dabei muß die Lordose der Lendenwirbelsäule berücksichtigt werden, die normalerweise einer Beckenneigung von 12 ° entspricht. Bei der Untersuchung sollte der Patient in Rückenlage oder Seitenlage auf einer möglichst harten Unterlage liegen. Bei übermäßiger Lendenlordose, die z. B. durch eine vermehrte Beckenkippung nach ventral aufgrund einer Spondylolisthesis oder bei einer Beugekontraktur der Hüfte vorkommt, läßt man den Patienten mit Hilfe eines angezogenen Beines und beider Arme die Ausgangslage des Beckens für die Messung korrigieren. Eine Beugekontraktur führt also zu einer übermäßigen Lendenlordose und nicht zu einer Abflachung.

[F 93]
Frage 23: Lösung E

Das Phänomen der tanzenden Patella tritt bei Kniegelenksergüssen auf. Eine Schädigung des Lig. patellae kann traumatisch z. B. bei knöchernem Ausriß der Ansätze geschädigt werden. Bei Kniebandschwächen muß unterschieden werden zwischen Kreuzbandläsionen und Seitenbandschäden.

[F 93]
Frage 24: Lösung A

Wiederholungsfrage vom F 87, Frage 3.60.
Zu (1)
Ein Säugling sollte sein Geburtsgewicht bis zum 4./5. Lebensmonat verdoppeln.
Zu (2)
Die größte Zunahme sowohl der Körperlänge als auch des Körpergewichtes findet im ersten Lebensjahr statt. So wächst der Säugling im 1. Quartal des 1. Lebens-

jahrs etwa 5 cm pro Monat, nach dem 3. Lebensjahr nur noch 5–7 cm pro Jahr.
Zu (3)
Die erste Dentition (Zahnung) beginnt im 6. bis 8. Lebensmonat mit dem Durchbruch der unteren Schneidezähne.

F 93
Frage 25: Lösung B

Eine Suggestivfrage ist so gestellt, daß eine bestimmte Antwort besonders nahe liegt. Im Arzt-Patient-Gespräch wird hierdurch der Patient in seinem Denken, Fühlen, Wollen und Handeln beeinflußt. Häufig werden diese Fragen mit ja oder nein beantwortet, da die Antwort schon im Frageninhalt dar- bzw. nahegelegt wird (2). Bei einer standardisierten Befragung z. B. im Rahmen von Katalogfragen, die sinnvoll zur lückenlosen Erfassung von Basisinformationen sind, findet man selten eine Suggestion (3). Meist beginnt die Anamneseerhebung mit einer freien Befragung des Patienten. Die Eröffnungsfrage (1) lautet dann meistens: Wie geht es Ihnen, was führt Sie zu mir?

F 93
Frage 26: Lösung A

Zur Erfassung von Koordinationsstörungen, bei denen das Zusammenspiel von Großhirn, Kleinhirn und peripheren Nerven und deren Verbindungsbahnen oder auch der Vestibularapparat gestört ist, dient unter anderem der Knie-Hacken-Versuch (1). Hierbei soll der Patient die Ferse des Beins exakt auf die Kniescheibe des anderen Beines setzen und langsam an der Schienbeinkante entlang herunter fahren. Der Intentionstremor im Gegensatz zum Ruhetremor beim M. Parkinson tritt bei Kleinhirnläsionen, bei Intoxikationen mit Alkohol oder anderem oder bei der Hyperthyreose und auch im Rahmen des senilen Tremors auf. Beim Ausfall des Nucleus ruber findet man einen Ruhetremor. Der Nucleus olivaris ist eine Schaltstation der pyramidalen und extrapyramidalen Bahnen mit dem Kleinhirn. Bei einer Schädigung treten vielseitige Symptome auf (2). Die Akinese beschreibt die Starthemmung, die Minderung der Feinbeweglichkeit und das Abbremsen von Bewegungen. Sie äußert sich in Hypomimie und Dysartrie (3). Bekanntestes Krankheitsbild mit Akinese ist der M. Parkinson.

F 93
Frage 27: Lösung B

Als ungünstige Voraussetzung für die perkutorische Erfassung einer Lungeninfiltration gelten Gewebsveränderungen in der Lunge, die tiefer als 5 cm unter der Oberfläche liegen (1) und einen Durchmesser von kleiner als 5 cm haben. Liegt nun eine dicke, subkutane Fettschicht der Thoraxwand auf, sind die Voraussetzungen schon einmal eingeschränkt (2). Im Rahmen der Perkussion unterscheidet man zwischen einer direkten und einer indirekten Perkussion. Bei der direkten Perkussion klopfen die Fingerspitzen der 2. bis 5. Finger aus dem Handgelenk großflächig den Thorax ab. Hierbei kann man eine grobe Orientierung im Thoraxraum gewinnen. Bei der indirekten Perkussion liegt der Mittelfinger der linken Hand fest auf der Thoraxwand, während der Mittelfinger der anderen Hand diesen beklopft. Durch Verschieben der linken Hand wird der gesamte Thorax im Seitenvergleich perkutiert (3).

F 93
Frage 28: Lösung A

Zur Prüfung des Lasègue-Zeichens wird beim flach liegenden Patienten das gestreckte Bein langsam im Hüftgelenk gebeugt. Wenn Schmerzen im Bein, Hüfte oder Gesäß eine Beugung bis 90° unmöglich machen, ist das Lasègue-Zeichen positiv (pathologisch) und weist auf eine Irritation der Wurzeln L4 bis L2 hin. Ein positives Lasègue-Zeichen wird mit einer Winkelangabe in Grad dokumentiert.

F 93
Frage 29: Lösung E

Ein umschriebenes, erhabenes Ödem der Haut von heller Farbe, oft umgeben von einem roten Hof und hervorgerufen durch Plasmaaustritt ins Korium, nennt man Urtikaria. Die Urtikaria ist eine Ausdrucksmöglichkeit einer allergischen Reaktion. Neben den hier aufgeführten Allergenen wie Medikamente, Insektenstiche und Lebensmitteladditiva können fast alle Stoffe eine Antigen-Antikörper-Reaktion als Grundlage einer Allergie auslösen.

F 93
Frage 30: Lösung E

Das normale Trommelfell erscheint bei der Otoskopie hellgrau und durch eine dünne Fettschicht aus Ohrenschmalz perlmuttartig glänzend. Es ist von oben außen hinten nach unten innen vorn geneigt und spitzt sich zum Umbo hin wie ein flacher Trichter zu. Änderungen der Vorwölbung, Retraktion und Lichtreflexänderungen lassen auf pathologische Veränderungen schließen. Beim Cholesteatom z. B. findet man eine Retraktion. Vorwölbungen kommen bei der Ottis media oder anderen raumfordernden Prozessen vor, die am einfachsten durch eine Änderung des Lichtreflexes erkennbar sind.

Anhang IV
Examen Herbst 1993
Fragen

1 Der Befund der sogenannten Darmsteifungen ist bei der Krankenuntersuchung vor allem charakteristisch für:

(A) die akute Appendizitis
(B) den paralytischen Ileus
(C) den Obturationsileus
(D) die Obstipation
(E) das Hämorrhoidalleiden

2 Der Plattfuß beruht vor allem auf der Insuffizienz des

(A) Lig. tibiocalcaneare
(B) Lig. calcaneonaviculare plantare
(C) Lig. tibiofibulare anterius
(D) Lig. talofibulare anterius
(E) Lig. calcaneofibulare

3 Der größte Teil der geraden äußeren Augenmuskeln wird motorisch innerviert vom

(A) N. facialis
(B) N. abducens
(C) N. oculomotorius
(D) N. ophthalmicus
(E) N. trochlearis

4 Zu den charakteristischen Untersuchungsbefunden beim spinalen Schock unmittelbar nach akuter Rückenmarksdurchtrennung zählt:

(A) Spastik
(B) Hyperreflexie der Muskeleigenreflexe
(C) positives Babinski-Phänomen
(D) Klonus
(E) Keine der Aussagen (A) – (D) trifft zu.

5 Welches ist der charakteristische Auskultationsbefund eines Bronchospasmus?

(A) Giemen und Brummen
(B) fehlendes Atemgeräusch und fehlende Atemnebengeräusche
(C) Crepitatio indux
(D) sogenanntes „Lederknarren"
(E) massiv verstärkte Bronchophonie

6 Die reine sensorische Aphasie (reine Wernicke-Aphasie) erkennt man vor allem an folgendem Erscheinungsbild:

(A) Stimmlosigkeit, gekoppelt mit weitgehendem Unvermögen, unterschiedliche sensorische Reize in ihrer Bedeutung zu erkennen
(B) Sprachverständnis intakt, einfache Aufforderungen werden befolgt, Sprechen unverständlicher Laute und Wortsilben, „Telegrammstil"
(C) Sprachverständnis, Sprachvermögen und Fähigkeit zum Nachsprechen vorhanden, Wörter fallen nicht ein, Versuch der Umschreibung
(D) Sprachverständnis schwer beeinträchtigt, Sprachproduktion flüssig, reichlich Paraphasien, Paragrammatismus
(E) vorgehaltene Gegenstände werden nur durch Betasten erkannt, schwere Störungen der Prosodie (Sprachmelodie und -rhythmus), Sprachgeschwindigkeit massiv verlangsamt

7 Welche der Aussagen über das typische Bild akzidenteller Herzgeräusche trifft zu?

Akzidentelle Herzgeräusche

(A) zeigen häufig Schwirren
(B) enden im Regelfall vor dem Schluß der Taschenklappen
(C) sind im allgemeinen sehr laute Geräusche
(D) sind vom 1. Herzton zumeist nicht abgrenzbar
(E) sind im allgemeinen diastolisch

8 Welcher der folgenden Befunde gibt bei einem reifen Neugeborenen den stärksten Hinweis auf eine Steigerung des intrakraniellen Druckes?

(A) Kopfumfang im Bereich der 90. Perzentile
(B) tastbare Größe der großen Fontanelle: 2,5 cm × 2,5 cm
(C) Hypertonie der Beinmuskulatur
(D) Palpation: Sagittalnaht 16 mm weit offen
(E) Muskeleigenreflexe gesteigert

9 Die Urtika wird dermatologisch üblicherweise definiert als

(A) mit Eiter gefüllter Hohlraum der Epidermis
(B) mit serösem Inhalt gefülltes präformiertes Bläschen
(C) juckender, indurierter Knoten in der Kutis infolge allergisch bedingter Ansammlung von Epidermiszellen
(D) (meist allergisch bedingter) umschriebener Austritt von Blut in das perivaskuläre Gewebe
(E) Keine der Aussagen (A) – (D) trifft zu.

■ 1 C   ■ 2 B   ■ 3 C   ■ 4 E   ■ 5 A   ■ 6 D   ■ 7 B   ■ 8 D   ■ 9 E

10 Welche der folgenden zusammenfassenden Aussagen beschreibt am zutreffendsten die wesentlichen Charakteristika des Parkinson-Tremors?

(A) vorrangig Halte- und Aktionstremor, Frequenz bei 8–12/s
(B) vorrangig Ruhetremor, Frequenz ca. 4–6/s, oft einseitig beginnend
(C) vorrangig Intentionstremor, bei (intendierten) Bewegungen auf Ziel zu zunehmend
(D) im Schlaf stärker als am Tag, grobschlägig, unregelmäßig, oft nur am Bein; bei affektiver Ablenkung Abnahme
(E) normalerweise nicht sichtbar, nur mit Elektromyographie nachweisbar, jede Willkürbewegung begleitend

11 Welches ist die typische, allgemein gebräuchliche Methode zur Prüfung des Stimmfremitus?

(A) den Patienten während der Thoraxauskultation wiederholt „66" sagen lassen
(B) den Patienten während der Thoraxpalpation wiederholt mit hoher Stimme „66" sagen lassen
(C) den Patienten während der Thoraxauskultation wiederholt „99" flüstern lassen
(D) den Patienten während der Thoraxpalpation wiederholt mit „zischender" Stimme „66" intonieren lassen
(E) Keine der Aussagen (A) – (D) trifft zu.

12 Die Prüfung der Sehschärfe bei Kindern im Alter von 4–5 Jahren geschieht am zweckmäßigsten mit:

(A) E-Haken oder Landolt-Ringen
(B) visuell evozierten Potentialen
(C) Isopterenbestimmung durch Führungsbewegungen mit Sehzeichen
(D) den pseudoisochromatischen Tafeln (z. B. nach Ishihara)
(E) dem Anomaloskop

13 Unter Crusta versteht man nach vorherrschender Lehrmeinung in der Effloreszenzenlehre eine(n)

(A) umschriebene, eingetrocknete, vermehrte Fettabsonderung der Haut
(B) durch vermehrte Hornbildung bedingte, homogene, gleichmäßig geschichtete Primäreffloreszenz auf der Haut
(C) durch eingetrocknetes Sekret bedingte Auflagerung auf der Haut
(D) strichförmige, meist mechanisch bedingte Spaltbildung der Haut
(E) umschriebenen, fibrösen Gewebsersatz, meist nach Verletzung der Haut

14 Der Rigor

(A) ist in Agonisten und Antagonisten (z. B. Beuger/Strecker) annähernd gleich stark ausgeprägt
(B) führt typischerweise zu einer Steigerung der monosynaptischen Eigenreflexe
(C) verursacht typischerweise das Taschenmesserphänomen
(D) ist im allgemeinen beim schlafenden Patienten stärker ausgeprägt als beim wachen Patienten
(E) hat federnden Charakter und tendiert dazu, die Extremität in die Ausgangshaltung zurückzuführen

15 Der sogenannte Bittermandelgeruch ist vor allem typisch bei Personen

(A) mit E 605-Vergiftung
(B) mit Zyankali-Vergiftung
(C) mit Vergiftung durch die aromatischen Kohlenwasserstoffe
(D) im thyreotoxischen Koma
(E) , die kurz zuvor Nitroglyzerinkapseln oral appliziert bekamen (Zerbeißen der Kapsel)

16 Eine Beckenvorkippung (mit Zunahme des anatomischen Beckenneigungswinkels) beim aufrecht stehenden Menschen ist in erster Linie verbunden mit

(A) einer Seitverbiegung der Lendenwirbelsäule
(B) einer verstärkten Lendenlordose
(C) extremer Abflachung der Brustkyphose
(D) einer Zunahme der Conjugata vera von ca. 5 cm
(E) einer Überdehnung der lumbalen Rückenstreckmuskeln

17 Beim Stimmgabelversuch nach Weber (Weber-Versuch) erfolgt typischerweise

(A) bei einseitiger Mittelohrschwerhörigkeit eine Lateralisierung zur kranken Seite
(B) bei einseitiger Innenohrschwerhörigkeit eine Lateralisierung zur kranken Seite
(C) bei einseitiger Mittelohrschwerhörigkeit keinerlei Lateralisierung
(D) bei einseitiger Innenohrerkrankung niemals eine Lateralisierung
(E) **sowohl** bei Mittelohrschwerhörigkeit **als auch** bei Innenohrschwerhörigkeit eine Lateralisierung zur gesunden Seite

10 B   11 E   12 A   13 C   14 A   15 B   16 B   17 A

18 Vermehrte Behaarung im Sinne eines männlichen Haarkleides (u. a. Bartbereich, Brust, Medianlinie am Unterbauch, Beine) bei Frauen (ohne sonstige Zeichen der Vermännlichung) wird am zutreffendsten bezeichnet als

(A) Hyperparakeratosis
(B) Trichophytie
(C) Hirsutismus
(D) androgenetische Alopezie
(E) Hyperhidrosis

19 Für welche der genannten Störungen/Erkrankungen ist folgende Tonusanomalie der Muskulatur vor allem charakteristisch:

Verzögertes Öffnen der Faust nach festem Zugreifen, besonders in Kälte.

(A) Parkinson-Syndrom
(B) Myotonie
(C) Kleinhirnhemisphärenläsion
(D) Spastik bei älterer Pyramidenbahnläsion
(E) Stirnhirnläsion

20 Welche Aussage trifft **nicht** zu?

Hinsichtlich der Untersuchungsbefunde bei der Radialisparese durch Schädigung im Bereich der Axilla gilt:

(A) Die aktive Streckung im Ellenbogengelenk ist gestört.
(B) Die aktive Streckung im Handgelenk ist gestört.
(C) Der Brachioradialis-Reflex ist abgeschwächt bis erloschen.
(D) Die aktive Beugung in den Fingergrundgelenken ist unmöglich.
(E) Der Triceps-brachii-Reflex ist abgeschwächt bis erloschen.

21 Welche Aussage über Dermatome trifft **nicht** zu?

Charakteristische Zuordnungen von Körperregion und Rückenmarkssegment bei der Untersuchung der Hautsensibilität sind:

(A) Hals – Segment C3
(B) Schulterkuppe – Segment C7
(C) Daumen – Segment C6
(D) Arm am Ellenbogengelenk medial – Segment Th1
(E) proximaler Oberschenkel ventral – Segment L2

22 Bei der allgemeinen körperlichen Untersuchung ist über ausgeprägter Verdichtung der Lunge (Lungeninfiltration) welcher der folgenden Befunde **am wenigsten** wahrscheinlich zu erwarten?

(A) Perkussionsschall: leise
(B) Atemgeräusch bei Auskultation: bronchial
(C) Rasselgeräusche bei Auskultation: klingend
(D) Stimmfremitus: abgeschwächt
(E) Bronchophonie: verstärkt

23 Welche Aussage trifft **nicht** zu?

Bei einer Schädigung der Rückenmarks-Hinterstränge finden sich bei der Krankenuntersuchung insbesondere folgende Qualitäten gestört:

(A) Lagesinn
(B) Temperaturempfindung
(C) Vibrationsempfindung
(D) Bewegungsempfindung
(E) Zweipunktediskrimination

24 Bei Verdacht auf Ankylosierung der Kostotransversalgelenke ist die Messung der Atembreite des Thorax von Bedeutung,

weil

die Ankylosierung der Kostotransversalgelenke zu einer deutlichen Verminderung der Umfangdifferenz des Thorax zwischen tiefer Einatmung und tiefer Ausatmung führt.

25 Wenn bei der aktiven Abduktion im Schultergelenk bei bestimmten Winkelbereichen Schmerzen auftreten, so kommt differentialdiagnostisch eine Sehnenerkrankung im Bereich der Rotatorenmanschette in Frage,

weil

es bei der aktiven Abduktion im Schultergelenk bei bestimmten Winkelbereichen zu besonderer Belastung von (vorgeschädigten) Sehnen der Rotatorenmanschette kommt.

26 Bei einem älteren Patienten mit Verdacht auf akuten zerebralen embolischen Insult im Bereich der A. cerebri media ist die Auskultation über der A. carotis communis von Bedeutung,

weil

akute embolische Insulte im Bereich der A. cerebri media bei älteren Menschen fast ausschließlich auf atheromatösen Veränderungen im Gefäßgebiet der A. carotis communis beruhen.

27 Die reine Mitralklappenstenose verursacht typischerweise einen nach dem 2. Herzton auftretenden Extraton,

weil

bei der reinen Mitralklappenstenose die bei der Füllung des linken Ventrikels diastolisch vorhofwärts prolabierten Mitralsegel systolisch ventrikelwärts umschlagen.

28 Die Sonographie ist für die Diagnostik der Hüftgelenksdysplasie beim Neugeborenen ungeeignet,

weil

sich beim Neugeborenen sonographisch noch keine Weichteilstrukturen im Bereich des Hüftgelenkes darstellen lassen.

29 Sehstörungen werden beobachtet bei:

(1) akuter Methanolvergiftung
(2) chronischer Thalliumvergiftung
(3) Überdosierung herzwirksamer Glykoside

(A) nur 2 ist richtig
(B) nur 1 und 2 sind richtig
(C) nur 1 und 3 sind richtig
(D) nur 2 und 3 sind richtig
(E) 1–3 = alle sind richtig

30 Bei der Anamneseerhebung bei erwachsenen Patienten mit pathologischem Herzgeräusch sind folgende Angaben bzw. Beschwerden von Bedeutung:

(1) Hämoptysis
(2) Synkopen
(3) Nykturie
(4) Husten

(A) nur 2 und 3 sind richtig
(B) nur 3 und 4 sind richtig
(C) nur 1, 2 und 3 sind richtig
(D) nur 1, 2 und 4 sind richtig
(E) 1–4 = alle sind richtig

31 Anläßlich der Vorsorgeuntersuchung wird Ihnen ein 24 Monate alter Junge vorgestellt.

Welche der erhobenen Befunde sind durchaus als altersentsprechend anzusehen?

(1) kann nach entsprechender Aufforderung auf bestimmte einfache Figuren der Sehtafel zeigen
(2) kann Zwei-Wort-Sätze nachsprechen
(3) Pinzettengriff der Hand noch nicht möglich

(A) nur 2 ist richtig
(B) nur 1 und 2 sind richtig
(C) nur 1 und 3 sind richtig
(D) nur 2 und 3 sind richtig
(E) 1–3 = alle sind richtig

32 Bei der digitalen rektalen Untersuchung bei der Frau sind Anteile folgender Strukturen der Palpation zugänglich:

(1) Parametrien
(2) Douglasscher Raum
(3) Uterus

(A) nur 1 ist richtig
(B) nur 1 und 2 sind richtig
(C) nur 1 und 3 sind richtig
(D) nur 2 und 3 sind richtig
(E) 1–3 = alle sind richtig

33 Wie testet man bei einseitiger Fazialisparese das über den N. facialis vermittelte Geschmacksempfinden?

(1) bei herausgestreckter Zunge
(2) jeweils rechte und linke Zungenhälfte getrennt
(3) Prüfung der Qualität „sauer" z. B. mit Zitronensäurelösung

(A) nur 3 ist richtig
(B) nur 1 und 2 sind richtig
(C) nur 1 und 3 sind richtig
(D) nur 2 und 3 sind richtig
(E) 1–3 = alle sind richtig

34 Welche der folgenden Befunde passen zu der Diagnose akute tiefe Beinvenenthrombose einer unteren Extremität?

(1) sichtbare Schwellung der Extremität
(2) Palpationsschmerz entlang der tiefen Venen im betroffenen Bereich
(3) pathologische Verfärbung der Haut am herabhängenden erkrankten Bein

(A) nur 2 ist richtig
(B) nur 1 und 2 sind richtig
(C) nur 1 und 3 sind richtig
(D) nur 2 und 3 sind richtig
(E) 1–3 = alle sind richtig

Antwort	Aussage 1	Aussage 2	Verknüpfung
A	richtig	richtig	richtig
B	richtig	richtig	falsch
C	richtig	falsch	–
D	falsch	richtig	–
E	falsch	falsch	–

27 C　28 E　29 E　30 E　31 B　32 E　33 E　34 E

35 Bei der indirekten Ophthalmoskopie

(1) sieht der Untersucher üblicherweise ein umgekehrtes Bild des Fundus
(2) wird üblicherweise eine Sammellinse verwendet
(3) sieht der Untersucher üblicherweise den Fundus 10fach vergrößert

(A) nur 1 ist richtig
(B) nur 1 und 2 sind richtig
(C) nur 1 und 3 sind richtig
(D) nur 2 und 3 sind richtig
(E) 1–3 = alle sind richtig

Anhang IV
Examen Herbst 1993
Kommentare

Frage 1: Lösung C

Der Begriff Darmsteifung ist sehr ungebräuchlich und in der Bedeutung auch mißverständlich. So haben die Prüflinge auch ihre Antworten zwischen den Antworten B, C und D jeweils zu einem Drittel verteilt.

Zu (C)
Der Obturationsileus, ausgelöst durch stenosierende Prozesse wie z. B. Tumoren oder Gallensteine, beginnt langsam mit kolikartigen Schmerzen. Die Peristaltik ist vor dem Hindernis verstärkt. Hierbei kommt es zu den sogenannten Darmsteifungen.

Zu (B)
Im Gegensatz hierzu fehlt die Peristaltik beim paralytischen Ileus fast völlig. Die meist hochgradig eingeschränkten Patienten haben häufig Erkrankungen, die mit einer Peritonitis einhergehen.

Zu (D)
Als Obstipation wird die verzögerte Darmentleerung bezeichnet. Sie kann akut bei stenosierenden Prozessen im Kolon oder chronisch als organische oder funktionelle Störung der Darmmotorik auftreten. Die passagere Obstipation kommt im Rahmen einer Begleiterkrankung bei vielen Krankheiten vor. Die Darmgeräusche sind hierbei verstärkt, können aber auch abgeschwächt sein.

Zu (A)
Die akute Appendizitis geht mit einem diffusem meist periumbilikalen Schmerz einher sowie einer reflektorischen Abwehrspannung mit Punctum maximum am McBurney-Punkt als Zeichen einer fokalen Peritonitis. Bei einer Ruptur mit anschließender diffuser Peritonitis kann es zu einem paralytischen Ileus kommen.

Zu (E)
Hämorrhoiden sind variköse Erweiterungen der Analvenen und entstehen anlagebedingt, aber auch bei Stauungen im Pfortaderbereich. Begünstigt werden sie durch Obstipation, Schwangerschaft und sitzende Lebensweise. Sie werden unterteilt in äußere und innere Hämorrhoiden. Neben Schmerzen und Analjuckreiz ist die Auflagerung vom hellrotem Blut ein klinisches Zeichen.

Frage 2: Lösung B

Zu (B)
Der Plattfuß ist das Ergebnis einer Abflachung der Fußwölbungen und kann angeboren oder erworben sein. Das Lig. calcaneonaviculare plantare (Pfannenband) verbindet Kalkaneus und Os naviculare. Bei einer Insuffizienz dieses Ligaments ist das Längsgewölbe nach konvex unten durchgebogen.

Zu (A) und (D)
An der medialen Seite des oberen Sprunggelenks findet sich das Lig. deltoideum als stärkstes Band. Es setzt sich zusammen aus der Pars tibiocalcaneare, der Pars tibiotalaris anterior und posterior und der Pars tibionavicularis.

Zu (C)
Tibia und Fibula werden durch ein über die Vorderseite laufendes Lig. tibiofibulare anterius und ein über die Hinterseite verlaufendes Lig. tibiofibulare posterius zusammengehalten.

Zu (E)
Das Lig. calcaneofibulare liegt lateral am oberen Sprunggelenk.

Frage 3: Lösung C

Zu (C)
Der N. oculomotorius versorgt die Mm. rectus inferior, superior, internus und obliquus inferior, zusätzlich noch den levator palpabrae, den Ziliarmuskel und den M. sphincter pupillae.

Zu (A)
Der N. facialis versorgt motorisch die Gesichtsmuskulatur, desweiteren innerviert er die Tränen- und Speicheldrüsen und führt parasympathisch Geschmacksfasern für die vorderen 2/3 der Zunge.

Zu (B)
Der N. abducens (6. Hirnnerv) versorgt den M. rectus externus.

Zu (D)
Der N. ophthalmicus ist der erste Ast des N. trigeminus, welcher sich wiederum in die Nn. frontalis, nasociliaris und lacrimalis aufteilt.

Zu (E)
Der N. trochlearis (4. Hirnnerv) bewirkt über die Innervation des M. obliquus superior die temporale Abwärtsbewegung der Bulbi.

Frage 4: Lösung E

Bei Z.n. akuter Durchtrennung des Rückenmarks handelt es sich um eine schlaffe Lähmung. Hierbei ist die Muskulatur hypoton, die Muskeleigenreflexe sind erloschen. Im späteren Verlauf entwickelt sich eine Muskelatrophie. Es finden sich keine spastischen Zeichen. Im Gegensatz hierzu steht die spastische Lähmung mit Lokalisation im Bereich des ersten motorischen Neurons. Hier ist die Muskulatur spastisch, die Muskeleigenreflexe sind im späteren Krankheitsverlauf gesteigert. Es liegt keine Muskelatrophie vor. Es finden sich spastische Zeichen wie ein positiver Babinski-Reflex oder auch Kloni.

[H 93]
Frage 5: Lösung A

Zu (A)
Trockene Rasselgeräusche der Lunge wie Giemen und Brummen entstehen bei Luftwegsverengung durch Schleimhautschwellung oder Bronchospasmus. Meist sind sie im Expirium zu hören. Typisch sind sie für die chronische Bronchitis oder das Emphysem.
Zu (B)
Fehlende Atemgeräusche oder fehlende Atemnebengeräusche kommen über einem Pleuraerguß bzw. bei einem Pneumothorax, aber auch bei einer Pleuraschwiele oder einer Atelektase vor.
Zu (C)
Als Crepitatio indux bezeichnet man das feine krepitierende Rasseln (Knisterrasseln), welches bei der Bildung von entzündlichen Infiltraten der Lunge durch die bei der Atmung erfolgte Trennung von Bronchialverklebung durch Sekret entsteht. Mit Crepitatio redux meint man die Lösung von entzündlichen Reaktionen der Lunge und die hierbei entstehenden Knistergeräusche.
Zu (D)
Das sogenannte Lederknarren entsteht bei der Pleuritis sicca und ist am deutlichsten in den unteren Thoraxpartien zu hören, da hier die Verschieblichkeit der Pleurablätter am größten ist.
Zu (E)
Unter einer verstärkten Bronchophonie versteht man die pathologisch deutliche Fortleitung der Flüstersprache des Kranken an der Brustwand bei Verdichtung des Lungengewebes. Hierzu läßt man den Patienten hochfrequent 66 flüstern.

[H 93]
Frage 6: Lösung D

Zu (D)
Eine starke Störung des Sprachverständnis bei flüssiger Sprachproduktion, die sogar über das normale Maß hinausgehen kann, findet sich bei der sensorischen Aphasie. Die Sprache des Patienten kann bis zur Unverständlichkeit entstellt sein. Hierbei können ganze Satzteile oder Worte vertauscht werden (semantische oder verbale Paraphasien).
Zu (A)
Eine Stimmlosigkeit muß im Rahmen einer Dysarthrie bzw. Anarthrie von der Wortstummheit bei globaler Aphasie unterschieden werden. Bei der Dysarthrie liegt die Schwierigkeit in der Artikulation, nicht beim Verstehen oder Produzieren der Wörter. Die schwerste Form der Dysarthrie ist die Anarthrie, bei der Kranke kein Wort mehr sprechen kann, ein erhaltenes Sprachverständnis aber vorliegt. Die Anarthrie muß neben der globalen Aphasie von Kommunikationsproblemen beim organischen Psychosyndrom abgegrenzt werden.

Zu (B)
Herabgesetzte Sprachproduktion bei relativ guterhaltenem Sprachverständnis ist Kennzeichen der motorischen Aphasie. Es kommt zu einer Rarefizierung grammatikalischer Strukturen; der Patient verzichtet auf Konjugation, Deklination, auf nicht essentielle Adverben und Adjektive. Dies führt zum sogenannten Telegrammstil.
Zu (C)
Die amnestische Aphasie macht sich durch ausgeprägte Wortfindungsstörungen bemerkbar, während Sprachverständnis und Spontansprache weitgehend erhalten sind. Die Läsionsherde sind temporoparietal gelegen.
Zu (E)
Das Nichterkennen optisch dargebotener Gegenstände bei prompten Benennen nach Betasten dieser Gegenstände wird als visuelle Agnosie beschrieben und ist Folge einer Leitungsstörung im Bereich der linken Sehrinde. Eine zusätzlich schwache und klangarme Stimme kann durch zusätzliche dysarthrische Störungen auftreten.

[H 93]
Frage 7: Lösung B

Diese Frage hat nur ein Drittel der Kandidaten richtig beantwortet.
Akzidentelle Herzgeräusche treten i.d.R. bei Kindern und Jugendlichen auf und verschwinden meistens im Erwachsenenalter. Sie sind lageabhängig und haben keinen pathologischen Charakter. Der Mechanismus ihrer Entstehung ist nicht ganz klar. Man vermutet, daß sie durch Wirbelbildungen des Blutes zustande kommen. Meist sind sie leise mit einem Punctum maximum über der Herzspitze. Die akzidentellen Herzgeräusche enden i.d.R. vor dem zweiten Herzton, also vor Schließung der Aorten und Pulmonalklappen, die auch als Taschenklappen bezeichnet werden. Außerdem sind die akzidentellen Herzgeräusche häufig lageabhängig, sie sind gut von den übrigen Herztönen zu differenzieren.
Schwirren findet man diastolisch bei schwerer Mitralstenose, systolisch z. B. bei der Fallot-Tetralogie oder der Aortenstenose und kontinuierlich beim offenen Ductus Botalli oder arteriovenösen Fisteln.

[H 93]
Frage 8: Lösung D

Wiederholungsfrage vom F 88, Frage 3.14.
Zu (D)
Ein Klaffen der Schädelnähte weist auf eine intrakranielle Drucksteigerung hin. Die Pfeilnaht (= Sagittalnaht), die durch die Ossa parietalia gebildet wird, ist in den ersten Lebenstagen höchstens noch 2 mm breit.

Zu (A)
Perzentilenkurven sind Prozentkurven, mit denen sich der Wachstumsverlauf besser beurteilen und die Variationsbreite, die zwischen 3. und 97. Perzentile liegt, genau festlegen läßt. Ein Kopfumfang im Bereich der 90. Perzentile bei einem entsprechend großen Kind ist völlig normal.

Zu (B)
Die große Fontanelle, rhombusförmig zwischen Stirn- und Scheitelbein gelegen, ist während des 1. Lebensjahrs weit offen (z. B. 2,5 × 2,5 cm) und schließt sich im Normalfall zwischen dem 15. und 18. Monat.

Zu (C)
Der Tonus der Muskulatur ist beim Neugeborenen im Vergleich zum älteren Säugling erhöht. Allein von einer Hypertonie der Beinmuskulatur auf eine intrakranielle Drucksteigerung zu schließen, ist nicht zulässig.

Zu (E)
Eine Steigerung der Muskeleigenreflexe kann nur im Vergleich mit der kontralateralen Seite diagnostiziert werden. Das Reflexniveau der Muskeleigenreflexe ist auch beim Erwachsenen keine feste Größe, es ist abhängig von Befindlichkeit, Tageszeit, Alter usw.

H 93
Frage 9: Lösung E

Zu (E)
Die Urtika wird definiert als ein umschriebenes, erhabenes Ödem der Haut von heller Farbe, oft umgeben von einem roten Hof, und hervorgerufen durch Austritt von Plasma ins Korium.

Zu (A)
Mit Eiter gefüllte Hohlräume der Epidermis werden als Pustula bezeichnet, deren Inhalt durch Leukozyten eitrig getrübt ist.

Zu (B)
Ein- oder mehrkammerige Bläschen, die mit klarer Flüssigkeit gefüllt sind nennt man Vesicula. Man unterscheidet intra- und subepidermale Blasen.

Zu (C)
In der Effloreszenzenlehre differenziert man knotenartige Veränderungen, die Papulae genannt werden, in lokale Epidermisverdickung und lokale Zellvermehrung im Korium. Beides sind nicht typische allergische Reaktionsformen der Haut.

Zu (D)
Austritt von Blut in das perivaskuläre Gewebe kann in Form von Petechien, Sugillationen, Vibices, Ekchymosen oder Hämatosen auftreten.

H 93
Frage 10: Lösung B

Zu (B)
Der Parkinson-Tremor ist ein Ruhetremor. Es handelt sich um einem Antagonisten-Tremor mit einer Frequenz zwischen 4–6/Sekunde, wobei am häufigsten Beuge- und Streckbewegung der in Mittelstellung gehaltenen Finger im Sinne eines „Pillendreher- oder Geldzähl-Tremors" bestehen. Der Tremor ist bei der Durchführung von Zielbewegungen nicht vorhanden.

Zu (A)
Die häufigste Tremorform ist der essentielle Tremor, der sich schwerpunktmäßig als Halte-Tremor, aber auch als Aktions-Tremor äußert. Seine Frequenz liegt zwischen 5–10/Sekunde. Typisch ist, daß er sich unter Alkoholgenuß bessert.

Zu (C)
Bei Intoxikationen, auch mit Alkohol, bei der Hyperthyreose, beim senilen Tremor sowie bei Kleinhirnläsionen, findet sich ein Intentionstremor, der bei zielgerichteten Willkürbewegungen zunimmt.

Zu (D)
Im Rahmen von Hyperkinesien, z. B. dem Ballismus, kommt es zu grobschlägig unregelmäßigen Bewegungen der Gliedmaßen. Im Schlaf verschwinden allerdings diese Hyperkinesien. Über den Ruhetremor des M. Parkinson wird berichtet, daß die Tremoramplitude abhängig ist von affektiven Erregungen.

Zu (E)
Elektromyographisch äußern sich Willkürbewegungen in einem Interferenzmuster. Die Aktionspotentiale sind hierbei mono- bis triphasisch und von unterschiedlicher Dauer, insgesamt muskelspezifisch verschieden.

H 93
Frage 11: Lösung E

Zur Prüfung des Stimmfremitus legt der Untersucher am sitzenden Patienten die Handfläche der hinteren Thoraxwand des Patienten auf und läßt diesen dann mit tiefer Stimme die Zahl 99 sagen. Die Vibration wird an unterschiedlichen Brustwandpartien im Seitenvergleich beurteilt. Eine Abschwächung des Stimmfremitus findet man bei Atelektasen, Flüssigkeitsansammlung oder erhöhtem Luftgehalt. Verstärkt wird der Stimmfremitus durch Gewebsverdichtung, da dann die Schalleitungsfähigkeit besser wird wie z. B. bei Pneumonien, Tumorinfiltrationen etc.
Zur Prüfung der Bronchophonie flüstert der Patient hochfrequent die Zahl 66, während die Untersucherhände der Thoraxwand des Patienten anliegen. Eine pathologische, bessere Fortleitung findet sich hier ebenfalls bei Verdichtungen des Lungengewebes.

H 93
Frage 12: Lösung A

Zu (A)
Die Landolt-Ringe dienen zur Prüfung der Sehschärfe. Es sind Ringe von verschiedener Dicke und Größe mit Aussparungen, deren Stelle der Patient näher zu be-

zeichnen hat. Im Gegensatz zum Erkennen von Buchstaben oder Zahlen zur Prüfung der Sehschärfe setzen die Landolt-Ringe keine Intelligenz oder Bildung voraus. Die E-Haken werden ebenfalls für Kinder oder Personen, die unsere Zahlen und Buchstaben nicht lesen können zur Prüfung der Sehschärfe eingesetzt. Hierbei zeigen die Balken des „E"s in unterschiedliche Richtungen, die benannt werden müssen.
Zu (B)
Als evozierte Potentiale bezeichnet man die nach sensorischen z. B. visuellen oder auch akustischen und elektrischen Reizen peripherer Nerven an der Schädeloberfläche ableitbare Antwortpotentiale des Gehirns. Im Seitenvergleich kann auf Störungen im Leitungssystem oder der entsprechenden Hirnareale rückgeschlossen werden.
Zu (C)
Wir dringen immer tiefer in die objektiven Untersuchungsmethoden des Facharztes für Ophthalmologie ein. Die Isopterenbestimmung durch Führungsbewegungen mit Sehzeichen ist eine kinetische Perimetrie mittels einer Hohlkugel, auf die Lichtmarken projeziert werden.
Zu (D)
Der praktische Arzt oder der Schularzt untersucht den Farbensinn mit pseudoisochromatischen Farbtafeln z. B. nach Ishihara. Diese Tafeln zeigen Zahlen, die aus vielen verschiedenen Farbtupfen so bedruckt sind, daß der Farbtüchtige die richtige Zahl erkennt, der Farbuntüchtige keine oder falsche Zahlen benennt.
Zu (E)
Ein Anomaloskop dient der Prüfung von Farbsinnstörungen, wobei der Patient eine Mischung von rot und grün mit einem in der Helligkeit variablen gelb vergleicht. Farbentüchtige stellen rot und grün zu gelb entsprechend einer Normalgleichung ein.

H 93
Frage 13: Lösung C

Zu (C)
Eine Crusta gehört zu den Sekundäreffloreszenzen und entsteht bei fehlender Hornschicht aus eingetrocknetem Sekret bzw. Blut.
Zu (D)
Unter strichförmiger, meist mechanisch bedingter Spaltbildung der Haut kann man sich vielleicht eine Erosio oder eine Abschürfung vorstellen.
Zu (E)
Umschriebener Ersatz der Epidermis, Strukturveränderung der Haut und fehlende Oberflächenzeichnung sind typisch für eine Narbe.
Die angegebenen Lösungen (A) und (B) ergeben im Rahmen der Effloreszenzenlehre keinen Sinn.

H 93
Frage 14: Lösung A

Zu (A)
Der Rigor ist eine besondere Form des erhöhten Muskeltonus bei extrapyramidalmotorischen Störungen, vor allem beim M. Parkinson. Er zeichnet sich durch einen wächsernen Dehnungswiderstand aus, der bei steigender passiver Dehnung eher abnimmt. Er kann, muß aber nicht ruckartig nachlassen, dann spricht man von einem Zahnradphänomen. Die Tonuserhöhung betrifft Beuger und Strecker sowie Agonisten und Antagonisten und proximale und distale Muskeln in gleicher Weise.
Zu (C) und (E)
Hier wird das sogenannte Taschenmesserphänomen beschrieben. Im Rahmen der Spastik findet sich ein federnder Widerstand, der bei steigender passiver Dehnung zunächst zunimmt, bei weiterer Dehnung aber rasch abnehmen kann.
Zu (B)
Bei monosynaptischen Eigenreflexen sind Reizort und Erfolgsorgan identisch. Die Eigenreflexe sind durch einen aus einem afferenten und einem efferenten Schenkel bestehenden Reflexbogen charakterisiert. Gemindert sind sie bei Störungen des 2. motorischen Neurons, gesteigert bei spastischer Lähmung.
Zu (D)
Im Schlaf ist die Tonuserhöhung des Rigors nicht vorhanden. Auch bei anderen extrapyramidalen Syndromen findet sich eine Minderung oder Aufhebung im Schlaf.

H 93
Frage 15: Lösung B

Zu (B)
Vergiftungen mit Zyankaliverbindungen führen über eine Blockierung der Atemkette zu einer Erstickung auf zellulärer Ebene. Toxisch wirksam ist das Zyanidion, das z. B. über das Glykosid Amygdalin in Bittermandeln enthalten ist. Hiernach wird auch der charakteristische Bittermandelgeruch benannt.
Zu (A), (C), (D) und (E)
Die übrigen angebotenen Lösungsmöglichkeiten gehen alle nicht mit einem besonderen Geruch der Atemluft einher.

Hier noch einmal eine Übersicht des Foetor ex ore:
Alkoholgeruch: Bewußtlosigkeit, Intoxikation
Azetongeruch: Coma diabeticum
Uringeruch: Urämie
Geruch nach
frischer Leber (süßlich): Leberzerfallskoma
säuerlicher Geruch: Gastritis
Fäkalgeruch: Ileus
fötider Geruch: z. B. Lungengangrän
Bittermandelgeruch: Zyankalivergiftung

[H 93]
Frage 16: Lösung B

Zu (B)
Die physiologische Beckenvorkippung beträgt 12 ° nach ventral. Hierbei zeigt sich eine physiologische Lendenlordose. Bei stärkerer Kippung des Beckens nach ventral oder bei Kontraktion der Beckenmuskulatur verstärkt sich die Lordose.
Zu (A)
Die Seitverbiegung der Wirbelsäule und so auch der Lendenwirbelsäule wird Skoliose benannt.
Zu (C)
Physiologischerweise ist die BWS leicht kyphosiert. Bei einer Abflachung spricht man vom sogenannten Flachrücken.
Zu (D)
Die Conjugata vera stellt ein Maß des inneren Beckens dar. Sie bezeichnet die engste Stelle zwischen Promontorium und Symphyse und sollte mindestens 11 cm betragen. Liegt sie darunter, stellt sie ein Geburtshindernis dar.
Zu (E)
Die tiefen autochtonen Rückenmuskeln werden zusammen als Rückenstrecker oder M. erector trunci bezeichnet. Der Erector trunci ist im Hals- und Lendenwirbelbereich besonders kräftig ausgebildet. Eine Überdehnung führt nicht zu einer Beckenvorkippung.

[H 93]
Frage 17: Lösung A

Der Stimmgabelversuch nach Weber überprüft die Knochenleitung. Bei einseitiger Schalleitungsschwerhörigkeit wird die in der Mitte des Schädels aufgesetzte Stimmgabel im schlechter hörenden Ohr lateralisiert (A). Bei einseitiger Schallempfindungsschwerhörigkeit wird die angeschlagene Stimmgabel im besser hörenden Ohr lokalisiert (B bis E). Im Gegensatz hierzu wird beim Rinne-Versuch Luftleitung und Knochenleitung des gleichen Ohres beurteilt. Die in Schwingung versetzte Stimmgabel wird auf das Mastoid gesetzt und solange dort belassen bis der Ton nicht mehr zu hören ist. Dann wird die Stimmgabel vor den Gehörgang gehalten, wo der Ton normalerweise auf Grund der Verstärkung durch die Gehörknöchelchen noch wahrgenommen wird. Physiologisch ist die Luftleitung besser als die Knochenleitung, man spricht dann von Rinne positiv. Rinne negativ bedeutet eine Schalleitungsschwerhörigkeit, wenn der Ton am Mastoid besser gehört wird. Zur Beurteilung benutzt man eine Stimmgabel der Tonhöhe des Kammertons A (440 Hz).

[H 93]
Frage 18: Lösung C

Zu (C)
Unter Hirsutismus versteht man eine verstärkte Körper-, Sexual- und Gesichtsbehaarung bei Frauen und Kindern vom männlichen Behaarungstyp.
Zu (A)
Bei einer Hyperkeratose findet man eine Verbreiterung des Stratum corneum, des Stratum lucidum und des Stratum granulosum mit unterschiedlicher Ausprägung. Bei Parakeratosen zeigt sich eine verzögerte Verhornung.
Zu (B)
Die Trichophytie gehört zu den Dermatophytien, also zu Pilzerkrankungen von Haut und Hautanhangsgebilden.
Zu (D)
Die androgenetische Alopezie ist ein irreversibler Verlust der Haarfollikel.
Zu (E)
Eine Hyperhidrosis ist eine vermehrte Schweißabsonderung besonders an Händen, Füßen und in der Achselhöhle. Sie kommt symptomatisch bei Adipositas, Akromegalie, Gicht, Hyperthyreose sowie idiopathisch und bei anderen Erkrankungen vor.

[H 93]
Frage 19: Lösung B

Zu (B)
Bei der Myotonie findet man eine gestörte Dekontraktion der Skelettmuskulatur. Nach Willkürbewegungen, aber auch nach Beklopfen des Muskels oder elektrisch ausgelöster Muskelkontraktion bleibt diese über Sekunden bis Minuten bestehen, bis es zu einer Erschlaffung kommt. Das am häufigsten vorkommende Krankheitsbild ist die Dystrophia myotonica Cruschmann-Steinert. Sie ist die zweit häufigste erbliche Muskelerkrankung überhaupt.
Zu (A)
Leitsymptome des Parkinsonsyndroms sind Ruhetremor, Rigor, Akinese, Bradyphrenie und vegetative Symptome.
Zu (C)
Kleinhirnschädigungen gehen in der Regel mit Koordinationsstörungen einher. Sind die Kleinhirnhemisphären geschädigt, findet sich meist eine Extremitätenataxie. Liegt die Läsion hingegen im Kleinhirnwurm tritt eine Rumpfataxie auf.
Zu (D)
Die Lokalisation einer spastischen Lähmung liegt im 1. motorischen Neuron. Der Ruhetonus ist bei nicht ganz frischen Läsionen gesteigert, spastisch. Die Muskeleigenreflexe sind gesteigert, eine Atrophie der Muskulatur findet sich nicht. Spastische Zeichen wie

z. B. Zeichen aus der Babinski-Gruppe sind typisch für die Pyramidenbahnläsionen.
Zu (E)
Läsionen im Bereich des Stirnhirns können zu Wesensänderungen des Patienten führen, dann treten Enthemmung und ein läppisches Wesen auf.

H 93
Frage 20: Lösung D

Zu (D)
Die Mm. flexor digitorum superficialis und profundus sowie der M. flexor pollicis longus, die vom N. medianus bzw. vom N. medianus und vom N. ulnaris innerviert werden, sind für die Funktion der Beugung der Grundphalangen verantwortlich.
Zu (A), (B), (C) und (E)
Bei einer Lähmung des N. radialis kommt es zur Fallhand. Die Dorsalextensoren sind gelähmt. Durch die intakten Beugermuskeln wird das Handgelenk extrem gebeugt. Der N. radialis gibt am Oberarm Äste zur sensiblen Versorgung der dorsalen und lateralen Oberarmhaut sowie zur Innervation der Haut der Streckerseite bis zur Handwurzel ab. Motorisch innerviert er den M. triceps brachii und den M. anconaeus. Beide Muskeln bewirken eine Streckung im Ellenbogengelenk. Im Unterarmbereich versorgt er den M. extensor carpi radialis brevis, den extensor carpi radialis longus, extensor digitorum, extensor digiti minimi, die eine aktive Streckung im Handgelenk ermöglichen. Im Bereich der radialen Extensorengruppe wird der M. brachioradialis ebenfalls vom N. radialis innerviert. Bei einer Störung ist der Brachioradialis-Reflex gestört. Die Funktion dieses Muskels liegt in der Beugung des Ellenbogengelenks sowie einer Pronation und Supination.

H 93
Frage 21: Lösung B

Zu (B)
Für die Zuordnung von spinalen Ausfallserscheinungen ist es wichtig segmentale Begrenzungen von Sensibilitätsausfällen, die den einzelnen motorischen Nervenwurzeln zugeordneten Myotome sowie deren Kernreflexe zu kennen. 3 wesentliche Segmenthöhen lassen sich leicht einprägen: Th 4 liegt in Höhe der Brustwarzen. Th 10 in Höhe des Bauchnabels und L 1 in Höhe der Leistenbeuge.
Die Schulterkuppe wird über C 4/5 sensibel innerviert. C 7 innerviert Zeige- und Mittelfinger sensibel.
Zu (A), (C), (D) und (E)
Die übrigen Zuordnungen sind korrekt.

H 93
Frage 22: Lösung D

Zu (D)
Der Stimmfremitus wird überprüft, indem die Hände des Untersuchers der Thoraxwand des Patienten anliegen und der Patient dazu aufgefordert wird, tieffrequent 99 zu sagen. Normal ist eine seitengleiche Vibration der Thoraxwand. Durch die verbesserte Schalleitungsfähigkeit bei Gewebeverdichtung wie der Lungeninfiltration ist der Stimmfremitus verstärkt.
Zu (A), (B), (C) und (E)
Bei einer ausgeprägten Verdichtung der Lunge wie z. B. einer Lungeninfiltration findet man eine absolute Dämpfung im Perkussionsschall. Da der Perkussionsschall abhängig ist von der Dichte des Gewebes findet man in dichterem Gewebe einen helleren, kürzeren und leiseren Klopfschall. Auskultatorisch hört man durch Ausfüllung der Alveolen durch das Infiltrat und die damit verbesserte Leitfähigkeit ein Bronchialatmen. Es kommt zu feuchten, feinblasigen, klingenden Rasselgeräuschen. Bei der Überprüfung der Bronchophonie findet sich eine pathologisch deutlichere Fortleitung der Flüstersprache (der Patient flüstert die Zahl 66 hochfrequent, während der Untersucher die Vibration an der Thoraxwand des Patienten mit seinen anliegenden eigenen Händen fühlt). Auch diese wird durch die Verdichtung des Lungengewebes besser fortgeleitet.

H 93
Frage 23: Lösung B

Diese Frage ist schon häufig in leicht abgewandelter Form gestellt worden.
Schmerz- und Temperaturempfindung werden im Vorderseitenstrang im Tractus spinothalamicus lateralis weitergeleitet (B). In den Hintersträngen des Rückenmarkes werden die Qualitäten der Tiefensensibilität fortgeleitet, hierunter fallen die Sinnesqualitäten für den Stellungssinn (A), Bewegungssinn (D) und das Vibrationsempfinden (C). Auch die Zweipunktediskrimination im Rahmen der Sensibilitätsprüfung wird über die Hinterstränge weitergeleitet. Hingegen werden Druck- und Berührungsempfindlichkeit im Tractus spinothalamicus anterior weitergeleitet.

H 93
Frage 24: Lösung A

Eine Ankylosierung der Kostotransversalgelenke geht mit einem Elastizitätsverlust des Thorax einher und führt somit zu einer behinderten Atembeweglichkeit. Es kommt zu einer Verminderung der Umfangsdifferenz des Thorax zwischen tiefer Ein- und tiefer Ausatmung.

Frage 25: Lösung A

Die aktive Armhebung wird hauptsächlich von zwei Muskelfunktionen gewährleistet: dem M. deltoideus und den Muskeln der gemeinsamen Sehnenmanschette am Humeruskopf, die auch Rotatorenmanschette genannt wird. Hierzu zählen die gemeinsamen Sehnenansätze der Mm. supraspinatus, infraspinatus und teres minor. Bei krankhaften Veränderungen degenerativer Art der Rotatorenmanschette kommt es bei abduziertem Arm zwischen 80° und 120° zum sogenannten schmerzhaften Bogen, bei innenrotiertem Arm sogar schon bei 60° Abduktion zum schmerzhaften Anheben des Armes. Die passive (geführte) Bewegung ist meistens schmerzfrei.

Frage 26: Lösung C

Die häufigste Ursache des Hirninfarkts ist mit 80% die thrombotische Genese bzw. die arterioarterielle Embolie aus einem arteriosklerotischen Plaque. 15% sind kardial embolisch bedingt, und weitere 5% teilen sich in unterschiedliche Ursachen auf. Der Infarkt im Bereich der A. cerebri media ist der häufigste Hirninfarkt. Er kann zustande kommen bei stenosierenden oder verschließenden Prozessen der A. carotis interna und der A. cerebri media als häufigste Ursachen.

Frage 27: Lösung C

Bei der Mitralklappenstenose kommt neben einem paukenden 1. Herzton und einem frühdiastolischem Füllungsgeräusch vom Decrescendo-Charakter sowie einem prädiastolischem Geräusch ein Mitralöffnungston vor dem 2. Herzton vor. Dieser entsteht durch Anspannung der Mitralsegel. Der Blutstrom vom linken Vorhof in den linken Ventrikel ist durch die narbigen Veränderungen der Klappensegel erschwert. Bei Überwinden dieser entsteht der frühdiastolische Extraton nach Beginn des 2. Herztones.

Frage 28: Lösung E

Genau das Gegenteil ist der Fall: die Sonographie der Säuglingshüfte gehört mittlerweile zur Routineuntersuchung für die Diagnostik der Hüftgelenksdysplasie, da sich hierbei die Weichteilstrukturen, aber auch die Knorpel- und Knochenstrukturen darstellen lassen. Die früher häufiger verwendete Röntgendiagnostik ist etwas in den Hintergrund getreten. Hinweise bei Verdacht auf Hüftgelenksdysplasie können röntgenologisch erst bei Kindern über 4 Monaten gefunden werden. Vor diesem Zeitpunkt ist die Hüfte noch nicht knöchern durchbaut. Außerdem ist die sonographische Untersuchung der Säuglingshüfte ohne Strahlenbelastung durchzuführen.

Frage 29: Lösung E

Die für die Methanolvergiftung (1) charakteristischen Sehstörungen verlaufen in 2 Phasen. In der ersten Phase nach ca. 3 Tagen nach Applikation ist der Visus getrübt, aber nicht aufgehoben. In einer zweiten Phase kommt es zu irreversibler Degenerationserscheinung des Sehnervs und zur dauernden Erblindung. Bei einer Thalliumvergiftung, das z. B. in Rattengift vorkommt, findet man neben gastrointestinalen Beschwerden, toxischer Polyneuropathie und Lähmungen auch Erblindung als Vergiftungszeichen (2). Auch bei einer Überdosierung mit herzwirksamen Glykosiden kann es zu Sehstörungen im Rahmen der neurotoxischen Wirkung kommen (3). Typisch hierfür sind Holo- oder Skotombildung und Störungen des Farbsehens (Xantopsie, Kornblumenphänomen).

Frage 30: Lösung E

Zu (1)
Hämoptysen (Bluthusten) können in Form von Beimischung von Blut zum Auswurf oder als reines Blut abgehustet werden. Die häufigsten Ursachen sind Lungentumoren, Tuberkulose, verschiedene Infektionen, aber auch Herz-Gefäß-Erkrankungen z. B. im Rahmen einer Lungenstauung bei Linksherzinsuffizienz, wie sie bei einem pathologischen Herzgeräusch bei Herzfehler vorkommen können.
Zu (2)
Auch Synkopen können bei pathologischen Herzgeräuschen bei Störung des Reizleitungssystems auftreten.
Zu (3) und (4)
Die Nykturie, das nächtliche, häufige Wasserlassen, weist auf eine Rechtsherzinsuffizienz hin. Zu Husten kann es ebenfalls im Rahmen einer Rechtsherzinsuffizienz, z. B. beim Asthma cardiale kommen. All diese Beschwerden lassen sich mit unterschiedlichen Herzfehlern in Einklang bringen.

Frage 31: Lösung B

Bis zum 2. Lebensjahr beherrscht das Kind die Bildung von 2- und 3-Wortsätzen (2). Aufforderungen werden verstanden und sinnvoll beantwortet (1). Ein Zweijähriger hat außerdem eine gewisse räumliche Orientierung z. B. in seiner Wohnung erreicht, er erkennt seine eigene Person und kennt den eigenen Namen. Im Rahmen der motorischen Entwicklung sollte ein Zweijähriger sicher Laufen und stufenweise Treppensteigen können. Auch die Kontrolle über die Hand ist schon weit entwickelt zur Durchführung differenzierter Handgriffe (3).

H 93
Frage 32: Lösung E

Wiederholungsfrage vom F 89, Frage 2.149.
Alle Aussagen sind richtig: man müßte nur in der rektovaginalen Untersuchung ergänzen. Die Parametrien lassen sich in bezug auf Konsistenz und Schmerzhaftigkeit beurteilen (1). Der Douglasraum (Excavatio rectouterina) ist ebenfalls der rektalen Untersuchung zugänglich (2). Die Untersuchung des Uterus (3) gibt Auskünfte über Lage, Größe, Konsistenz, Verschieblichkeit, Schmerzhaftigkeit.

H 93
Frage 33: Lösung E

Wiederholungsfrage vom F 87, Frage 7.17.
Zu (1)
Zur Geschmacksprüfung bei einseitiger Fazialisparese läßt man den Patienten die Zunge herausstrecken, diese sollte auch während der Prüfung herausgestreckt bleiben, da durch den Speichel im Mundraum die aufgetragenen Geschmackslösungen auf der Zunge verteilt werden und so keine eindeutige Bestimmung möglich ist.
Zu (2)
Bei einseitiger Fazialislähmung ist auch das Geschmacksempfinden – soweit es gestört ist – nur einseitig (gleichseitig) betroffen.
Zu (3)
Die Geschmacksqualitäten sind „bitter", „süß", „salzig" und „sauer". Bei der orientierenden neurologischen Untersuchung reicht es eigentlich aus, die Qualität „sauer" mit etwas Zitronenlösung zu prüfen.

H 93
Frage 34: Lösung E

Die klinischen Zeichen einer tiefen Beinvenenthrombose gehen mit Rötung und Überwärmung des betroffenen Beines sowie einer Schwellung mit Umfangsdifferenz zur Gegenseite einher. Desweiteren findet sich eine Glanzhaut, eine livide Verfärbung der Haut bei herabhängendem Bein. Es werden Spontanschmerzen angegeben, ebenso Wadenschmerzen bei Palpation der Wade bzw. Wadenschmerzen bei Dorsalflexion des Fußes (Homans-Zeichen). Ein Fußsohlenschmerz bei Druck auf die Fußsohle (Payr-Zeichen) findet sich ebenfalls bei einem Teil der Patienten. Die beste Methode zum Nachweis einer tiefen Beinvenenthrombose ist die Phlebographie.

H 93
Frage 35: Lösung B

Diese Frage entspricht in minimal abgewandelter Form einer Altfrage vom H 86, Frage 4.49.
Bei der indirekten Ophthalmoskopie hält der Untersucher mit der einen Hand den Augenspiegel an sein eigenes Auge, in der anderen Hand hat er bei ausgestrecktem Arm eine Sammellinse von +12 dpt, die er etwa 7 cm vor das Auge des Patienten hält. So erhält er bei 4-facher Vergrößerung ein umgekehrtes, seitenvertauschtes, virtuelles Bild.

Ihre Meinung ist gefragt!

Damit wir die „Schwarze Reihe" auch in Zukunft lernfreundlich und an den Bedürfnissen der Studenten orientiert gestalten und produzieren können, benötigen wir Ihre Meinung, Ihre Anregungen und Kritik: helfen Sie mit, diese Bände noch weiter zu verbessern!

Bitte schicken Sie diesen Fragebogen an:

Lektorat Original-Prüfungsfragen
Chapman & Hall GmbH
Pappelallee 3
69469 Weinheim

Unter allen Einsendern **verlosen** wir jeweils zu Semesterbeginn
– 3 Büchergutscheine à DM 100,–
– 50 Expl. Memorix (bitte vermerken, welches Memorix Sie gewinnen wollen)

Einsendeschluß ist jeweils der 1. Mai und der 1. November

---

1. Wo und im wievielten Semester studieren Sie Medizin?
   ....

2. Wie beurteilen Sie diesen Band?
   (Note 1 = sehr gut bis Note 5 = unzufrieden)

	1	2	3	4	5
Qualität der Kommentare?	O	O	O	O	O
Anzahl und Qualität der Abbildungen?	O	O	O	O	O
Lerntexte?	O	O	O	O	O
Tabellen?	O	O	O	O	O
Qualität und Layout	O	O	O	O	O

Zu folgenden Themen wünsche ich mir einen zusätzlichen Lerntext:
....
....

3. Wie haben Sie sich auf dieses Prüfungsfach vorbereitet?

Mit einem großen Lehrbuch	O
Mit einem Kurzlehrbuch oder Skript	O
Nur mit der Schwarzen Reihe	O
Mit Lehrbuch und Schwarzer Reihe	O
Mit einer anderen Fragensammlung	O

4. Welche Lehrbücher haben Sie für dieses Prüfungsfach benutzt?

   ....

5. Womit bereiten Sie sich auf die mündliche Prüfung vor?

   ....

6. Haben Sie die Möglichkeit, Originalfragen auf Diskette zu nutzen?
   ja ○   nein ○   Welches System? ....

7. Haben Sie jetzt für diese Prüfung noch andere Bände der „Schwarzen Reihe" benutzt? Wenn ja, welche?

   ....

   ....

8. Weitere Vorschläge und Verbesserungsmöglichkeiten?

Adresse:

....

....

....